麻醉学临床诊疗案例分析

主审　王国林　杜洪印
主编　于泳浩　余剑波

U0245246

天津出版传媒集团

天津科学技术出版社

共同交流探讨 提升专业能力

扫描本书二维码，获取以下正版专属资源

☆ **交流社群** >>>>>>>>>>>>
加入本书专属读者社群，交流探讨专业话题

☆ **推荐书单** >>>>>>>>>>>>
获取医学专业参考书单，精进你的专业能力

扫码添加智能阅读向导
助你实现高效阅读

操作步骤指南
① 微信扫描左侧二维码，选取所需资源。
② 如需重复使用，可再次扫码或将其添加到微信的"收藏"。

图书在版编目（ＣＩＰ）数据

麻醉学临床诊疗案例分析 / 于泳浩，余剑波主编
. -- 天津：天津科学技术出版社，2023.5（2025.3 重印）
（临床诊疗案例分析丛书）
ISBN 978-7-5742-0637-3

Ⅰ.①麻… Ⅱ.①于… ②余… Ⅲ.①麻醉学—病案
—分析 Ⅳ.① R614

中国版本图书馆 CIP 数据核字 (2022) 第 199602 号

麻醉学临床诊疗案例分析
MAZUIXUE LINCHUANG ZHENLIAO ANLI FENXI
责任编辑：张　跃

出　　版：天津出版传媒集团
　　　　　天津科学技术出版社
地　　址：天津市西康路 35 号
邮　　编：300051
电　　话：(022) 23332399
网　　址：www.tjkjcbs.com.cn
发　　行：新华书店经销
印　　刷：天津午阳印刷股份有限公司

开本 787×1092　1/16　印张 38.75　字数 920 000
2025 年 3 月第 1 版第 4 次印刷
定价：140.00 元

编者名单

主　　审	王国林　杜洪印	
主　　编	于泳浩　余剑波	
副 主 编	韩建阁　喻文立　王海云　谢克亮	

编　　委　于泳浩　余剑波　韩建阁　喻文立　王海云　谢克亮　王洪武　刘金柱
　　　　　张世栋　单世民　卢悦淳　李　宏　尹毅青　王建波　阚永星　张　鹏
　　　　　黄　岩　尹立军　刘晓东　马浩南　孙瑞强　王冰舒　申　岱　谢淑华
　　　　　陈　君　齐庆岭　翁亦齐　赵崇法　徐　进　杨　程　张　杨　彭　民
　　　　　李　寅　高心晶　王　昆　史可梅　陈亚军　王晨旭

编　　者　（按姓氏笔画排序）

　　　　　丁　梅　于志强　于宝臣　于建健　于俊相　于洪丽　于艳宏　马　纪
　　　　　马颖超　王亚欣　王存斌　王　刚　王朵朵　王志芬　王志君　王　杰
　　　　　王凯元　王金辉　王玲玲　王　洁　王　莹　王　涛　王　乾　王　鹏
　　　　　王　蓓　井水清　牛　敏　方文倩　计有为　尹承芬　尹荣真　石屹崴
　　　　　石晓伟　石　雪　田英杰　白　广　成忠平　乔南南　任以庆　任立洁
　　　　　刘云霞　刘伟华　刘　建　刘　政　刘娅楠　刘艳鹏　刘　烨　刘婧雅
　　　　　齐梦圆　闫　诺　许奎斌　孙金超　孙　熠　芦树军　李小燕　李全波
　　　　　李红伟　李红霞　李　丽　李泽宇　李津源　李　娜　李　莹　李　栩
　　　　　李　倩　李家峰　李硕鹏　李　辉　杨丽萍　杨泉涌　杨　蕾　肖　燕
　　　　　吴玉立　吴荷宁　吴雅轩　何　欣　宋　玮　宋　晓　张加艳　张　钊
　　　　　张　钊*　张君宜　张　卓　张佩军　张绍鹏　张胜男　张艳莉　张桂诚
　　　　　张　圆　张　祯　张敏玉　张　婧　张雅静　张　斌　张　颖　张　璐
　　　　　陈会敏　陈红光　陈　沛　陈　铁　陈　静　武丽娜　苗鲁民　林　彦
　　　　　罗　俊　罗维昊　周宏伟　周　强　周　鹏　庞申月　郑　磊　房　怿
　　　　　赵丽娜　赵知励　赵宝珠　赵茗姝　赵晏民　赵增秀　赵燕鹏　郝　伟
　　　　　胡奕瑾　信　茜　姚　芳　骆　宁　秦海倩　袁志浩　柴　勇　党瑶瑶
　　　　　倪丽伟　殷阔琦　高艺凡　高　洁　高勇昊　高　莹　高雪芳　高雪松
　　　　　郭艳辉　曹　蕊　曹籍文　崔　剑　董艾莉　董素素　蒋文臣　韩　莹
　　　　　韩　雪　韩晨阳　程文莉　程耀北　傅　冬　鲁会卿　翟美丽　潘阳阳
　　　　　薛伟超　魏　斐　魏　颖

编写秘书　王晨旭

* 天津市眼科医院

序

《临床诊疗案例分析》系列丛书的问世，是天津市医学会精心组织、辛勤努力的结果，我首先祝贺这套丛书的成功出版。

天津的临床医学有着悠久的历史和深厚的文化底蕴，从医疗资源到医疗人才、医疗设施等各个方面在全国都有举足轻重的地位。为了把临床医师们多年来积累的宝贵经验传承下去，发扬光大，天津市医学会自 2021 年开始，组织所属的 88 个专科分会中经验丰富的临床医师，将自己多年来的临床案例分析撰写成文，由医学会总其成，编辑为《临床诊疗案例分析》丛书，将其奉献给读者。这不仅可以促进临床医师之间经验共享，从而更好地提高临床诊疗技术，促进相关学科发展，同时也可以将临床医师的宝贵经验保存下来，传承下去。

临床医生既要具备扎实的理论知识，也要拥有足够的实践经验。系列丛书对临床医生和青年学者是一个不可多得的知识宝库。丛书内容实用，贴近临床，全书以病例讨论的形式呈现，所有案例均来自于临床真实病例，涵盖各学科的常见病、多发病、疑难病等，临床思维成熟，诊疗思路清晰，处理规范。丛书严谨生动，可读性强，通过典型临床案例的分享，引导青年医师在诊疗过程中及诊疗结束后总结思考，培养青年医师横向思维、发散思维能力，提高青年医师临床诊疗水平。

万千砂砾寻明珠，大浪淘沙始出金。《临床诊疗案例分析》系列丛书是我市临床医学多年来实践工作的优秀成果，出版后将使更多的临床医生受益，对普通读者而言，也可以从中获得医学知识的普及。愿这套丛书能在早日实现健康中国的目标中发挥助力作用。

国医大师　中国工程院院士　姜咸中

2022 年 12 月

序　言

现代麻醉学的发展虽然只经历了约 180 年,但麻醉学在推动医学的发展,人类文明和社会进步中发挥重要作用。目前麻醉学已经从手术室内麻醉发展到围术期医学,工作范畴包括手术室内麻醉、手术室外舒适化镇静镇痛、急救复苏等方面。尤其是我国进入深度老龄化后,在保障围术期患者安全,舒适化诊疗,促进三、四级手术开展等方面彰显其学科的重要性。

天津麻醉学在前辈们的不懈努力下,开疆扩土,蓬勃发展,如今正是生机勃勃,风华正茂。面对着现代医学的变革与新的挑战,麻醉医生同时肩负着提高自身和学科发展的重要使命,因此不仅需要学识渊博,还必须技术优良,同时需要具有工匠精神。这就要求每名麻醉医生不断学习,努力完善自身知识和技能,才能在危急时刻处变不惊,举重若轻。

他山之石,可以攻玉,前人的经验可以让我们更为直观地掌握麻醉专业知识,尤其是处理临床问题的思路和方法。为此,我们组织了天津市各大医院麻醉科骨干,精选了 160 多例真实的病例,通过病例呈现及专家分析的方式编写成册,希望能够为广大麻醉医生提供借鉴与参考。这本书涵盖了临床麻醉、疼痛诊疗、危重症急救医学三大领域,以不同的手术类型为分类依据分为十一章。所选病例涉及危重患者的麻醉、特殊类型手术的麻醉、围术期危急情况的处理等,通过对病例的细致描述,清晰的分析,不断发现问题,抽丝剥茧,逐步深入,为读者提供全面的解答及实用的临床处理要点,同时也有经验和教训的总结。

此外,为了凸显每个病例的特点,特别设置了关键词检索,使读者一目了然,方便查阅。病例分析类书籍在医学专业书籍中扮演了"小说"的角色,与"小说"不同,此书"故事"基于真实病例,读者会有更好的阅读体验,更容易在枯燥的学习中提高兴趣,打起精神。我相信这本书一定会让您读起来津津有味,爱不释手,希望这一个个病例能够为年轻麻醉医生的临床工作提供参考,尤其是遇到危重病、罕见病时,能从此书中找到处理方案和解决问题的思路,改善患者转归。

此书是全市 1100 名麻醉医生辛勤工作和智慧的结晶。在此,我衷心感谢为此书编写付出辛勤工作的主编、副主编、各位编委和编写秘书,他们在繁忙工作之余挤出时间完成编写工作,其中凝集着他们汗水和辛劳! 但编写过程中难免存在不足,甚至错误,恳请读者在阅读过程中提出批评和意见!

2023 年 4 月 28 日

前　言

　　近年来，随着医学新理论、新技术、新设备、新药品的不断发展和进步，麻醉学科取得了迅猛的发展，麻醉学理论和临床麻醉工作充满变革和挑战。一直以来，麻醉医生被称为"外科学中的内科专家，内科学中的外科专家"，要成为一名优秀的麻醉医生，除了掌握必需的麻醉相关知识，还需对相关学科的基础及临床知识有充分的了解。因此，为适应麻醉学专业的发展和人才的培养，《麻醉学临床诊疗案例分析》应运而生。本书从麻醉学科各亚专业以及涉及的基础和临床知识入手，以病例分析的形式解答麻醉学相关基础理论和临床实践知识，希望能够为广大麻醉医生和读者答疑解惑。

　　本书主要为适应临床麻醉学人才培养的需要而编写，面向包括在读麻醉学及相关专业的学生、研究生、住院医师以及主治医师在内各层次人才。为便于阅读，本书按照不同手术类型划分与编写，共计十一章，包括神经外科手术的麻醉、五官颌面部手术的麻醉、心胸外科手术的麻醉等，还有危重症医学和疼痛诊疗学相关的病例分析。共包含160多例不同麻醉方式的病例分析，介绍了病例处理过程，每个病例提出2~3个问题，通过回答问题铺陈展开，删除冗长文字，力求精炼，使读者阅读更为方便，对相关知识点更易理解与记忆。同时对病例中的临床问题加以适当的发散与联想，引入最新研究进展，推陈出新，抛砖引玉，为读者在繁忙的临床工作中提供一个了解新理论、新知识及新方法的窗口。由于不同病例涉及到的临床知识点不同，我们也设立了关键词检索，可以通过病例中所涉及的临床关键问题快速找到此类病例，方便读者快速的查找。

　　我们邀请国内三十多位著名中青年麻醉学专家为副主编及编委。他们都是工作在一线的麻醉专家，在专业学科方面各有所长，不但具有丰富的基础理论知识，而且有着多年的临床麻醉工作经验，这会在本分册各个章节的内容中有所体现。但限于本书编者的理论、实践水平和篇幅的限制，难免有遗漏和不当之处，恳请广大读者批评指正，希望本书能够为读者在临床麻醉、危重症医学和疼痛诊疗领域了解相关知识提供帮助，能够为临床和基础研究提供灵感，为麻醉学专业的发展做出贡献。

2023 年 4 月 25 日

目　　录

第一章　神经外科手术的麻醉

病例 1　高流量搭桥患者术中突发房颤的麻醉管理一例

【导读】

心房颤动(atrial fibrillation, AF)是临床上最常见的循环系统疾病之一。心悸、胸闷和运动耐量下降是常见的临床症状,也有一些心室率不快的慢性房颤患者无明显症状,而在体格检查或因其他原因做心电图时发现。体格检查可发现心律绝对不齐,第一心音强弱不等,脉短绌。心电图表现为 P 波消失,代之以不规则的 f 波,RR 间期绝对不规则。由于心房失去有效收缩,并伴有快速或缓慢心室率,导致心脏功能下降,心房内附壁血栓形成。血栓脱落可致卒中及体循环栓塞,可危及生命,并严重影响患者的生命质量。

【病例简介】

患者女, 43 岁,术前诊断:基底动脉尖动脉瘤伴蛛网膜下腔出血,拟在全身麻醉下行右侧颈外动脉 - 桡动脉 - 右侧大脑后动脉搭桥 + 基底动脉夹闭动脉瘤孤立术。患者既往高血压、糖尿病、阵发性房颤病史。入手术室时患者血压 18.67/9.33 kPa(140/70mmHg, 1mmHg=0.133 kPa),心率96bpm,麻醉诱导前行足背动脉穿刺监测有创动脉压,麻醉诱导采用丙泊酚 120 mg、芬太尼 0.2 mg、顺苯 20 mg 静脉注射,行面罩通气并手动控制呼吸 4 min 后在可视喉镜下行气管插管(7.0#、深度 21 cm)并连接麻醉机(潮气量 450 mL,频率 12 次 / min),观察呼气末二氧化碳与气道压波形,确定气管导管在位后固定气管导管,予 1.0% 七氟醚持续吸入。在麻醉诱导、气管插管及固定导管过程中,患者无呛咳和体动,血流动力学稳定。术中以七氟烷 + 丙泊酚 + 瑞芬太尼维持麻醉,并间断辅以阿曲库胺静脉注射。插管后心率 85 次 / 分,血压 14.67~16/8~9.33 kPa(110~120/60~70mmHg)。患者取仰卧位开始手术,开皮前调整七氟醚浓度为 2.0%,维持 MAC ≥ 0.7。此时血气分析示血糖 13.6mmol/L,血钾 3.6mmol/L,给予胰岛素静脉泵注。外科医师切开右侧颈部皮肤、皮下、颈阔肌,分离胸锁乳突肌,显露右侧颈总动脉、颈内动脉及颈外动脉备用。头部术区开颅后逐层分离至小脑幕缘显露基底动脉及同侧小脑上动脉,动脉瘤位于基底动脉末端,周围被血肿包裹,只能探及部分动脉瘤,难以探及全貌,无法夹闭或阻断。遂阻断颈外动脉两端,拟行桡动脉端端吻合。但在阻断颈外动脉时患者心率骤增至 170~200 次 / 分,心电图表现为 P 波消失,R-R 间期不规则,血压下降至 9.33~10.67/5.33~6.67 kPa(70~80/40~50mmHg),立即嘱外科医师停止操作,静脉泵注去氧肾上腺素,适当扩容,同时静脉推注艾司洛尔 30 mg,之后继以 100 μg/ (kg·min)持续泵注,待血压回升后适当加深麻醉。5 min 后,患者血压回升至 13.33/8.67 kPa (100/65mmHg),心率维持在 90 次 / 分左右,但依然未恢复窦性心律。血气分析示血钾 2.8mmol/L,给予 10% 氯化钾 20 mL 加入液体中静脉滴注。与外科医师沟通予以利多卡因喷洒术野后继续手术,约一小时后恢复窦性心律并维持至手术结束。术后随访48小时未再出现阵发性房颤。

【问题】

(一)术中出现阵发性房颤的可能原因

1. **手术相关操作诱发** 本例患者在神经外科阻断颈外动脉时突发快速性房颤,可能与外科医师手术操作刺激颈动脉窦相关。心房的电生理特性受自主神经系统调节,迷走神经和交感神经刺激均可引发房颤。颈动脉窦为颈总动脉分支处和颈内动脉起始端的膨大部,感受血压变化的刺激,其内神经来自舌咽神经感觉神经末梢,为压力感受器,其作用为将血压的冲动传至延髓的血管舒缩中心,调节血压和心律,刺激颈动脉窦内的神经末梢可导致心跳减慢和血压下降。本例患者既往有房颤病史,在手术操作刺激颈动脉窦兴奋迷走神经后有可能诱发房颤的再次发作。此外,对于房颤患者而言,维持适当的体循环压力至关重要,有研究显示与收缩压 <16 kPa(120 mmHg)和收缩压 ≥ 18.67 kPa(140 mmHg)组相比,16 kPa(120 mmHg)≤收缩压 <18.67 kPa(140 mmHg)水平的房颤人群发生心脑血管疾病死亡风险最低。所以,当出现阵发性房颤时,应在维持循环稳定的基础上再考虑复律问题。

2. **低钾的影响** 患者在术前血钾处于正常值低限,但由于使用胰岛素造成血钾的丢失和向细胞内转移,使血钾降低。低钾血症可导致心肌细胞兴奋性和传导功能障碍,主要表现为窦房结兴奋性降低,房室交界区传导减慢,异位节律细胞的兴奋性增强。可出现多种心律失常,如窦性心动过缓、房室传导阻滞、房性或室性早搏、室上性心动过速和房颤,甚至室性心动过速和心室颤动。

(二)房颤的鉴别诊断

(1)房颤应与其他不规则的心律失常鉴别,如频发早搏、室上性心动过速或心房扑动伴有不规则房室传导阻滞等,心电图可明确诊断。

(2)阵发性房颤伴完全性束支传导阻滞或预激综合征时,心电图表现酷似室性心动过速,应仔细辨认房颤波以及 RR 间距的明显不规则性。急诊难以鉴别时,应按室性心动过速处理。如果心室率极快,尤其影响血液动力学时,应及早同步直流电击复律。

(三)房颤的治疗原则

1 **抗凝治疗** ①维生素 K 拮抗剂华法林:抑制维生素 K 依赖的凝血因子Ⅱa、Ⅶa、Ⅸa、Xa 的合成。华法林可降低 30%~50% 相关凝血因子的合成率,抑制凝血因子活性,通过多个作用位点拮抗凝血过程。华法林的抗凝效果肯定,但治疗窗狭窄,不同个体的有效剂量差异较大,并易受多种食物和药物的影响,需常规监测抗凝,力求 INR 达到 2.0~3.0。有临床研究证实抗凝强度为 INVR 2.0~3.0 时,华法林可有效预防卒中事件。INR<2.0 预防卒中的作用显著减弱。INR>4.0,出血并发症显著增多,INR 在治疗目标范围内的时间越长,华法林疗效越明显。②非维生素 K 拮抗口服抗凝药(non-vitaminK antagonist oral anticoagulants,NOAC):包括直接凝血酶抑制剂达比加群酯,直接 Xa 因子抑制剂利伐沙班、阿哌沙班和艾多沙班。NOAC 受食物及药物影响较少,应用过程中无需常规监测凝血功能。而且有研究显示 NOAC 的疗效与华法林相当,消退血栓速度及安全性有潜在优势。NOAC 禁用于合并机械人工瓣膜或中、重度二尖瓣狭窄(通常是风湿性的)的房颤患者,这些患者的抗凝只能使用华法林。尽管 NOAC 与华法林相比药物相互作用少,但仍需监测重要的药物相互作用,避免同时使用决奈达隆、利福平、HIV 蛋白酶抑制剂 伊曲康唑、酮康唑、伏立康唑、连翘和地塞米松等。

2. 控制心室率 急性房颤发作时,可将休息时心室率控制在 <110 次/分,若症状仍明显,可继续控制至 80~100 次/分。对无心力衰竭或低血压,不伴有预激的房颤患者,β 受体阻滞剂和非二氢吡啶类钙通道阻滞剂(维拉帕米或地尔硫草)均能较好减慢心室率,对有心脏收缩功能不良的患者,禁用非二氢吡啶类钙通道阻滞剂。急性心力衰竭伴快速心室率房颤的患者,可选择胺碘酮或洋地黄类药物如去乙酰毛花苷。研究显示急性心力衰竭合并房颤患者采用美托洛尔进行治疗,可使心功能得到大幅度改善,降低药物不良反应发生率,有效缩短病情控制时间以及患者住院时间,提高临床疗效和生活质量。

3. 转复和维持窦性心律 房颤转复为窦性心律的方式有药物复律、电复律及导管消融。对于血液动力学稳定患者,优先选用药物复律。①复律常用的药物有 I c 类和Ⅲ类抗心律失常药物。I c 类药物通过减慢传导速度以终止折返激动,使房颤转复为窦性心律,我国常用药物为普罗帕酮和莫雷西嗪(乙吗噻嗪)。Ⅲ类药物通过延长有效不应期以终止折返激动达到房颤复律,常用的有胺碘酮、伊布利特。应根据是否有基础疾病、药物作用特点和安全性选择不同的药物。对于无器质性心脏病患者,可静脉应用普罗帕酮、伊布利特复律。伴有严重器质性心脏病、心力衰竭患者以及缺血性心脏病患者应选静脉胺碘酮。②电复律:血液动力学不稳定的房颤首选电复律,还可用于心室率控制不佳或症状明显的阵发性房颤患者。但洋地黄中毒和严重的低钾血症禁忌电复律治疗。③导管消融治疗:对房颤症状分级在Ⅱb 以上的阵发性或持续性房颤患者,抗心律失常药物治疗效果不佳或不能耐受,可导管消融治疗。伴有心力衰竭、肥厚型心肌病、年龄 >75 岁的房颤患者,在应用抗心律失常药物之前或之后均可考虑行导管消融,但需慎重权衡导管消融治疗的风险。

需要注意的是:在临床麻醉中对所有的房颤,均可首先考虑心室率控制,并非所有的阵发或持续房颤都要考虑节律控制,维持血流动力学的稳定才是第一要务。

【小结】

房颤是围术期非常常见的心率失常,不仅使心脏泵血功能下降,还会导致心房内附壁血栓形成,严重者可危及生命。神经外科手术由于其手术部位的特殊性经常会对患者的心脏节律和循环状态造成影响,这就要求麻醉医生对中枢和外周神经系统的解剖更加熟悉,对于可能出现的问题及早预防,及时处理,保证患者安全度过围术期。

【专家点评】

(1)本例患者是实施神经外科血管手术,有房颤病史,术中颈动脉窦的操作,一般引发慢性心律失常,很少会引发房颤,因此,在病因分析方面尚需斟酌。

(2)低钾血症是引发心律失常的主要原因,术前应对患者水电酸碱平衡进行全面评估,及时调整。血钾 2.8 mmmol/L,容易引发异位心律失常,应立即纠正,同时注意维持 BE 在正常范围。

（3）风心病的患者多合并房颤，同时有肺部纤维化的表现，在围麻醉期要引起高度重视。

（王亚欣　陈　君）

病例2　功能区脑瘤唤醒麻醉术中癫痫的麻醉处理一例

【导读】

胶质瘤病变如累及脑功能区，或手术切除范围涉及脑功能区皮质及皮质下白质纤维，手术切除肿瘤时极易对功能区造成损伤。唤醒状态下切除脑功能区胶质瘤手术技术在安全切除脑瘤同时，还可以最大限度地保护脑功能，已被国内外神经外科广泛应用。癫痫是脑瘤最常见的症状之一，在唤醒开颅状态下发生的癫痫不但会影响手术效果，还会对病人预后产生深远影响。如何有效管理唤醒期间发作的癫痫，对麻醉团队既是艰巨的挑战，也是值得不断探讨和完善的课题。

【病例简介】

患者男性，42岁，因"发作性头颈部不自主活动伴言语不能10余天"入院。发作时呈左右不自主晃动，伴有言语不能，持续约2 min，可自主缓解。头MRI检查提示左额占位性病变，中线结构右移位，考虑肿瘤性病变，胶质瘤可能大，转移性病变不排除。既往体健，无高血压、冠心病、糖尿病病史，心功能I-II级。因病变累及语言区，拟择期行唤醒麻醉下肿瘤切除术。

术前访视时，向患者仔细解释手术与麻醉的细节，包括定位，导尿管放置以及与手术相关的噪音以及其他主题，与病人一起排练各种与唤醒阶段测试相关的任务，告知病人在清醒阶段可能作为谈话的主题（例如简单的计算等）。术前建立良好的医患信任关系，消除病人紧张焦虑情绪。本病例选取AAA（asleep-awake-asleep）麻醉方案进行术中唤醒。即术前30分钟肌注阿托品0.5 mg，入手术室时患者心率73 bpm，血压18.13/9.73 kPa（136/73 mmHg），血氧97%。选取2%罗哌卡因行双侧眶上神经、颧颞神经、枕小神经和枕大神经阻滞。开放上下肢两条静脉通路，分别给予乳酸林格液和羟乙基淀粉静脉滴注。选取右桡动脉穿刺进行有创动脉血压监测。麻醉诱导采用丙泊酚130 mg、舒芬太尼50 μg顺势苯磺酸阿曲库铵20 mg静脉注射，面罩加压吸氧去氮4 min后，气管导管前段均匀涂抹丁卡因凝胶，采用2%利多卡因行环甲膜穿刺后在可视喉镜下行气管插管（7.0#，可注药型气管插管，插管深度距门齿22 cm），并连接呼吸机（潮气量450 mL，频率12次/min）。麻醉维持采用丙泊酚和瑞芬太尼TCI靶控输注，调整药量维持BIS在40~50之间，麻醉维持期间不给予肌松药物和吸入性麻醉药物。病人身下、双腿间和右臂下加软垫，使体位呈40度右侧卧位，保证既可充分显露手术部位、患者唤醒后较舒适，也便于麻醉医师观察病人面部，进行唤醒后的指令交流，以及紧急气管插管。摆好体位后放置头架，颅骨固定钉进皮处局部侵润注射利多卡因，之后铺透明手术大单。围术期使用保温毯。手术期间，经气管插管注药孔间断给予2%利多卡因5 mL。手术切口皮缘周围注射2%利多卡因局部麻醉。手术切皮时，静脉输注甘露醇250 mL。

在移除骨瓣即刻,静脉停止输注丙泊酚,瑞芬太尼速率降至 0.02 μg/(kg·min),参考 BIS 值调整给药剂量,将麻醉机从机械通气切模式换为 SIMV。20 min 后患者 BIS 值达到 85,待自主呼吸稳定后,呼唤患者将其唤醒,唤醒过程生命体征平稳,患者无呛咳,可配合进行从嘱动作。切开硬脑膜,于功能区放置好神经电刺激电极后,移除麻醉机呼吸回路,备好紧急气管插管相关用具,准备拔除气管导管。将均匀涂抹丁卡因凝胶的气道交换气管导管置入气管导管内,自气管导管口置入 35 cm 并固定,缓慢平稳拔除气管导管,此过程中患者无呛咳体动。交换导管末端与麻醉剂呼吸回路连接,给患者进行纯氧通气,患者血氧饱和度 96%,呼气末二氧化碳 36 mmHg。手术医师使用脑皮层电刺激电极于功能区对肿瘤边界进行定位刺激初期,患者可依嘱进行简单问题的应答,双侧肢体可动,无疼痛感,但偶尔出现言语不清和言语不能。在临近语言区进行电刺激时,患者突然出现癫痫发作,言语中断,上肢和面部肌肉抽搐伴肌张力增高,呼之不应。告知手术医师后停止电刺激后,用 5~10 ℃冰生理盐水冲洗暴露的脑组织,患者癫痫症状迅速减弱消失,肌张力下降并再次恢复言语功能,癫痫发作持续约 10 秒。发作时心率 89~94 次 / 分,桡动脉有创血压 19.47~20.67/10.27~11.07 kPa(146~155/77~83 mmHg),血氧饱和度最低达到 92%;癫痫症状消失后心率恢复至 78 次 / 分以下,有创血压降至 17.33/10.13 kPa(130/76 mmHg)以下,血氧饱和度恢复至 97%~98%。之后的电生理刺激均未诱发癫痫发作,直至肿瘤边界标记完毕,唤醒阶段完成。随后静脉给予丙泊酚 100 mg、顺式苯磺酸阿曲库铵 15 mg,诱导后利用可视喉镜通过交换导管再次进行气管插管,固定导管后切换麻醉机为容量控制模式,潮气量设置为 480 mL,频率 12 次 / 分。麻醉诱导期间患者心率血压稳定。手术顺利进行,完整切除肿瘤。

手术持续约 3 小时,术毕麻醉复苏患者自主呼吸恢复,清醒拔除气管导管,与患者交谈确认除因放置尿管导致尿道部位有较强刺激外,唤醒期间无明显其他疼痛和不适感,遂安返病房。出室时心率 70 次 / 分,血压 17.07/10.13 kPa(128/76 mmHg),血氧饱和度 96%。术后 24 h 随访,患者神清可语,肢体活动未见异常,增强 MRI 检查提示肿瘤切除完全,基本达到预期手术效果。

【问题】

(一)癫痫及癫痫的诱发因素

(1)35%~70% 的脑肿瘤存在癫痫发作,是脑肿瘤最常见的临床表现,甚至作为第一临床症状出现。

(2)癫痫的发病机制涉及许多因素,包括肿瘤组织学性质、肿瘤位置和微环境特定的遗传基因改变等。任何可能导致脑皮层缺血缺氧的因素,例如颅内出血、颅脑外伤、脑卒中,甚至感染或电解质紊乱等都可诱发癫痫发作。

(3)有报道称,术中癫痫的发生率与患者术前是否已存在癫痫有关,与术中手术医师的操作,例如刺激电极的使用、脑组织的牵拉等亦有一定关系。

(二)充分的术前评估

对预防术中癫痫及其他不良事件的发生有着积极作用。术前评估包括以下内容:

1. 上呼吸道评估 是否存在困难气道(包括患者的体格构像及有无继往插管史)。

2. 阻塞性呼吸暂停风险　如肥胖、睡眠呼吸暂停综合征等。

3. 癫痫病史　抗癫痫药物使用情况,患者癫痫药物血清浓度,以及癫痫发作的类型和频率等。

4. 继往手术史,是否存在恶心、呕吐。

5. 患者颅内压评估　病变类型,结合影像学检查和临床体征来综合判断。

6. 出血风险　病变类型及病灶位置可粗略推测出血可能性,并询问术前有无抗血小板药物使用史。

7. 患者合作情况　是否存在术前焦虑,患者对疼痛的耐受性,以及是否存在神经功能障碍。

(三)药物对癫痫的影响

使用抗惊厥药物预防术中癫痫发作的效果并不显著,大多数预防癫痫发作都是采用的苯妥英钠或丙戊酸盐。有新的数据支持左乙拉西坦在预防癫痫发作方面具有优越性,但并没有足够的数据支持其可以应用于术中唤醒期间的癫痫发作预防。

(四)唤醒期间癫痫的管理

脑肿瘤手术术中唤醒期间癫痫的发生率最高可达32%。

(1)常用全麻药物对癫痫的影响:①瑞芬太尼,与其他阿片类药物相比,瑞芬太尼较少引起术中癫痫发作,可在局部麻醉、表面麻醉和头皮神经阻滞效果不佳时作为选择性镇痛药物。②丙泊酚,对癫痫发作具有很好的保护作用,但应注意至少要在脑皮层电刺激开始前15 min 停止输注,否则会对神经电生理监测结果产生影响。③右美托咪定,低剂量可提供镇静,言语刺激即可唤醒。临床剂量在镇静镇痛的基础上,还可以减少阿片类镇痛药物的使用量。对于术种唤醒后癫痫等不良事件的发生率,也有一定效果。负荷剂量可设置为0.5~1 μg/(kg·h),输注20 min;在唤醒前20 min,输注剂量降低至0.1~0.7 μg/(kg·h)。

(2)有报道称在唤醒期间,术前有癫痫症状的患者发生术中电刺激相关癫痫的发生率,并不高于无症状者。神经电刺激引发的可为短暂发作的局灶性癫痫。如在进行言语功能测试时,发现患者出现面部抽搐或言语功能障碍,应立即告知手术医师停止脑皮层电刺激,待情况平稳后再继续操作,并使用5~10 ℃冰生理盐水或冰乳酸林格氏液冲洗局部脑皮质进行降温,并辅以低剂量丙泊酚静脉推注;如癫痫仍持续或出现强直阵挛性全身性癫痫发作,应迅速做出判断,中止唤醒,加深麻醉,管理气道保证病人呼吸充分。

(3)癫痫导致的剧烈抽搐会使患者氧耗量增加,二氧化碳分压升高,继而增加脑血流,导致颅内压急剧升高,可引发脑组织急性膨出、脑血管破裂出血等危险后果,因此必须立即进行处理。

(五)本病例术中发生癫痫的原因及思考

(1)术中唤醒下,脑皮质和皮质下直接电刺激技术,目前被认为是大脑功能区定位的金标准。电刺激使局部皮质和皮质下神经元和传导束的神经细胞发生去极化,相应的神经组织兴奋或抑制,从而引起对应功能的兴奋或抑制。

(2)本例唤醒阶段进行语言功能测试时使用的是双极神经电刺激器,频率设置为

50 Hz,波宽 1 ms,强度 5 ma。在进行语言区靶点刺激时,以相同的电流强度对某一部位进行了多次连续刺激,且刺激间隔时间过短,可能是引起患者癫痫发作的主要原因。在停止电刺激后,患者阵挛症状逐渐消失。

（3）本例患者在唤醒期间无明显疼痛不适感,苏醒过程平稳,无明显心血管反应。考虑如在充分表面麻醉后清醒状态下放置尿管,应可有效减轻唤醒后的尿道刺激感。对于电刺激的操作,遵循更规范和安全的指南和流程,有赖于更多临床经验和手术例数作为依托;手术设计方面,尽管目前微创技术主张手术切口尽可能小,但对于接受唤醒麻醉开颅脑肿瘤切除的患者,较大的切口和骨瓣仍然是必要的。因为小骨瓣会使骨缘附近的皮质静脉承受更多张力而引起充血,有加重脑肿胀的潜在危险性,一旦发生术中癫痫,脑组织膨出会更加迅速;较大的骨瓣也有利于功能区的暴露和减压,有助于进行神经电生理定位和测试。

【小结】

唤醒麻醉下切除功能区脑肿瘤可以最大程度地切除肿瘤,并保全重要的神经功能。唤醒期间患者可因不适当的手术操作、麻醉镇痛不足等原因直接或间接诱发癫痫及其他不良事件,如处理不利会对手术效果和患者预后产生深远影响。唤醒麻醉应在加强围术期监测的同时,更要引起对术中癫痫发作的重视,积极预判、迅速处理。对于唤醒期间癫痫发作相关对策,目前还比较依赖临床经验,面临缺乏大量数据进行参考的现实;未来还需依据更多的专家经验和意见,结合临床麻醉实践,不断总结和完善出更好的方案策略。

【专家点评】

唤醒麻醉,又叫术中唤醒,主要是指在手术进行过程中,于病变切除之前,将麻醉状态下的患者唤醒,使其配合手术医生的指令,同时联合电生理作用,以起到让手术医生能够精确判断病变组织与功能区的关系,并精确切除肿瘤组织,而降低对功能组织的损伤。如果病变在语言区,在唤醒的过程中需要拔除气管导管,便于患者进行语言测试。此病例就是语言区的肿瘤,唤醒期间在保留交换管在气道内的前提下拔除气管导管,这需要精准麻醉深度的掌控和娴熟的麻醉操作技术支持。本病例的麻醉操作与管理很成功。

唤醒期间的癫痫发作是常见并发症之一,特别是需要语言区测试的患者,皮层刺激是诱发癫痫的主要原因。此类患者重在预防,术前访视需要详细询问病史,症状可能不典型,比如癫痫的小发作,往往会被忽视。本例患者术前可能存在癫痫的症状,如不自主的晃头,应给予重视,抗癫痫治疗,做到有效预防术中发作。

唤醒麻醉体位的摆放也很重要,身体各主要着力点的保护,头颈之间避免由角度扭转,适度保温,眼睛保护等一些细节操作也是决定麻醉成败的关键。

唤醒期间要充分镇痛,这就要求局部的神经阻滞和局部浸润麻醉有效。同时,还要减少手术室内的外界刺激,保持安静,有利于患者在唤醒期间的语言交流。

（周　强　陈　君）

病例3　脑室－腹腔分流患者合并肺动脉高压及低氧血症的麻醉管理一例

【导读】

肺动脉高压（pulmonary hypertension，PH）是指由多种异源性疾病（病因）和不同发病机制所致肺血管结构或功能改变,引起肺血管阻力和肺动脉压力升高的临床和病理生理综合征。在临床工作中 PH 通常指静息仰卧位时右心导管测的平均动脉压 ≥ 3.33 kPa（25mmHg）。导致 PH 的原因较多,PH 不仅仅局限于一种疾病,是多种原因导致血流动力学改变而引起的综合性病理状态。PH 的特点是肺动脉血管的重建,肺血管阻力进行性增加,最终导致右心功能衰竭。围手术期预后极差、病死率极高,术前并发心力衰竭、呼吸衰竭、心律失常、败血症、肾功能不全、心肌梗死等的发生率为 14%~42%。PH 已成为术前并发症及术后死亡的独立危险因素。

【病例简介】

患者男,48 岁,主因"步态不稳伴反应迟钝 2 个月"入院,CT 检查示脑室扩大。患者入院后意识状态持续恶化,行脑室外引流后明显缓解,拟在全身麻醉下行脑室-腹腔分流术。术前访视病人可自主活动,简单从嘱,自诉既往体健,心功能Ⅰ-Ⅱ级,心电图示窦性心律,不完全右束支传导阻滞,实验室检查无显著异常。患者入室后意识状态嗜睡,呼唤可睁眼。连接生命体征监护后示心率 78 次 / 分,血压 18.93/11.07 kPa（142/83mmHg）,血氧 79%,双肺听诊遍布痰鸣音。行血气分析（pH 7.38、$PaCO_2$ 42 mmHg、PaO_2 45 mmHg、K^+ 2.9 mmol/L、Ca^{2+} 1.10 mmol/L、血糖 5.9 mmol/L）。与外科医师及家属沟通后暂停手术送回病房并行对症治疗。急查超声心动示右心稍大（右房左右经 42 mm,右室左右经 30 mm）,肺动脉高压:肺动脉收缩压 6 kPa（45mmHg）,三尖瓣轻度返流,左室射血分数 62%;肺功能回报中度阻塞性通气障碍,轻度限制性通气障碍,经一周祛痰、止咳、平喘对症治疗后再次行限期手术。此次入室后患者意识状态较前无明显变化,双肺听诊痰鸣音较前减少但并未消失,生命体征监护示心率 72 次 / 分,血压 18/10.13 kPa（135/76mmHg）,血氧 83%,血气分析（pH 7.41、$PaCO_2$ 43 mmHg、PaO_2 56 mmHg、K^+ 3.4 mmol/L）。考虑患者病情进展及家庭经济情况与家属充分交代手术麻醉风险后开始麻醉。建立两条外周静脉通路后给与乳酸钠林格液和羟乙基淀粉静脉滴注,同时静脉泵注米力农,于 10 min 内给与负荷剂量 50 μg/ kg,随后以 0.5 μg/（kg·min）维持泵注。麻醉诱导前行桡动脉穿刺监测有创动脉压,麻醉诱导采用丙泊酚 120 mg、芬太尼 0.2 mg、顺苯 20 mg 静脉注射,行面罩通气并手动控制呼吸 4 min 后在可视喉镜下行气管插管（7.0#、深度 21 cm）并连接麻醉机（潮气量 500 mL,频率 12 次 /min）,观察呼气末二氧化碳与气道压波形,确定气管导管在位后固定气管导管并充分吸痰,予 1.0% 七氟醚持续吸入（纯氧、流量 2 L/min）。在麻醉诱导、气管插管及固定导管过程中,患者无呛咳和体动,血流动力学稳定。随后行右侧颈内静脉穿刺置管并监测中心静脉压。术中以七氟烷 + 丙泊酚 + 瑞芬太尼维持麻醉,并间断辅以阿曲库胺静脉注射。插管后心率 85 次 / 分,血压 14.67~16/9.33~10.67 kPa（110~120/70~80mmHg）,血氧 98%,$CVP 6cmH_2O$。患者取仰卧位开始手术,开皮前调整七氟醚浓度为 2.0%,维持 MAC ≥ 0.7。术中下通条时血氧忽然下降至 90%,心率 88 次 / 分,血压 18/11.47(135/86mmHg),CVP11cmH$_2$O。遂嘱外科医师暂停手术,吸痰后手动膨肺的同时立即吸入 NO,适当加深麻醉,地尔硫卓 5 mg 静脉推注,并将米力农泵注速度调整至 1.0 μg/(kg · min)。经处理后血氧逐步回升至 98%~99%,手术继续进行。生命体征稳定后取动脉血行血气分析(pH 7.37、PaCO$_2$ 38 mmHg、PaO$_2$ 175 mmHg、K$^+$ 3.6 mmol/L)。30 min 后手术结束,充分吸痰后复苏病人,10 min 后呼唤可睁眼,30 min 后潮气量 400~450 mL,呼吸频率 15 次 / 分,脱机 10 min 血氧 80%,遂拔除气管导管,面罩吸氧血氧维持在 91%~92%。病人回病房后血压 18.4/10.13 kPa(138/76mmHg),心率 77 次 / 分,鼻导管吸氧后血氧 89%。术后 4 h 病人躁动,血压 21.6/11.6 kPa(162/87mmHg),心率 102 次 / 分,血氧 72%,给与非甾体抗炎药后逐渐缓解。

【问题】

(一)术中突发低氧血症的可能原因

(1)血流动力学波动引发肺血管收缩,导致通气 / 血流比例失调,诱发低氧血症。

(2)神经外科手术操作压迫胸、腹部,使肺膨胀受限,加之患者术前气道分泌物较多,影响通气功能。

(二)肺动脉高压患者的临床麻醉管理

1. 术前评估　PH 患者围手术期风险高、并发症严重,术前应明确告知患者该病可能的严重并发症,这些并发症可能延长住院时间增加住院费用,甚至死亡。PH 患者的并发症及病死率都较非 PH 患者明显高,PH 患者的并发症主要是右心衰竭、呼吸衰竭、心律失常,发生率为 24%~42%,病死率 0~18%。要充分做好 PH 术前评估工作,其直接影响围手术期并发症及病死率。对于 PH 的患者,术前主要从 PH 的严重程度、病因学、实验室检查及生化指标、麻醉方式及神经外科因素这几个方面来评估。

PH 疾病的严重与患者的预后密切相关,基于 PH 患者的症状,WHO 将 PH 的严重程度分为 4 级。Ⅰ级:患者日常活动不受限制,日常活动后患者不会出现呼吸困难、疲乏、胸痛或晕厥先兆症状。Ⅱ级:患者活动轻度受限,安静时没有不适,但是日常活动后就会导致呼吸困难、疲乏、胸痛或晕厥先兆症状。Ⅲ级:患者活动明显受限,在安静时患者没有不适,但是在低于日常活动强度时就会导致呼吸困难、疲乏、胸痛或晕厥先兆症状。Ⅳ级:患者不能进行任何活动,患者在安静时就有右心衰竭的表现,进行任何活动均会加重患者的症状。虽然 WHO 分级可预测患者的生存率,但是行非心脏手术 PH 患者的生存率缺乏证据。此外,外科因素也是术前危险分层的重点,急诊和中级 / 高风险手术是独立危险因素。手术时间 >3 h、大出血风险、术中输血、肺叶切除、术中缺氧和高碳酸血症可诱发肺血管收缩,加剧 PH。

2. 术中及术后管理　术中主要管理原则是避免一切引起肺动脉压力升高的因素,预防 PH 危象的发生。适当的监测可避免诱发及加重 PH 的因素(如低氧血症、高碳酸血症、低体温、酸中毒、高血容量或血容量不足等),并根据监测做出及时调整。对于 PH,目前没有任何数据表明哪种监测是最合适的;虽然右心导管监测备受争议,但大多数研究学者认为持续的有创动脉监测及右心导管监测是必要的。术中最常见及致命性的并发症包括 PH 危象和全身性低血压。一旦出现肺高压危象应立即给予肺血管扩张剂(如吸入NO、伊洛前列素、西地那非或静脉给予米力农、硝酸甘油)治疗,同时静脉注射血管升压素纠正全身性低血压。若上述措施失败,可考虑主动脉球囊反搏或体外膜肺氧合。有研究证实给予低浓度一氧化氮吸入治疗,能够显著改善PH患儿的低氧血症。此外一氧化氮联合米力农在治疗新生儿持续性肺动脉高压时效果显著,可明显改善肺循环和肺动脉压力,纠正低氧血症。

术后PH患者仍处于危险期,应继续治疗。术后管理必须包括警惕血流动力学变化,维持血流动力学稳定,避免已知因素引起肺血管收缩,继续加强PH的治疗,监测与系统评估患者病情变化。由于麻醉药物作用消失,疼痛可能使全身血管阻力增加,从而加重PH,引起急性右心衰竭。术后疼痛的管理极为重要,宜采用多模式镇痛方式,可使用神经阻滞联合阿片类药物加强镇痛,可辅以非甾体抗炎药改善疼痛。术后患者大多数死于呼吸衰竭、心力衰竭。术后及时治疗出血、感染等并发症,必要时可使用利尿剂及强心药物以维持血流动力学稳定,继续强化监测,加强液体管理,量出为入,避免液体负荷过重。

(三)本例麻醉过程中存在的问题

(1)术前访视应更加全面细致。患者肤色较黑,住院医师因而未能发现唇色异常;另一方面,患者无直系亲属,故而对既往病史的了解不确切不全面,从而导致第一次手术患者推入手术室连接监护后才发现问题。

(2)术中血流动力学控制应更加平稳。对于PH患者,围术期血流动力学的稳定至关重要,对于血管活性药物的选择也应更加慎重。有试验证实,对于PH产妇多巴酚丁胺联合去氧肾上腺素、麻黄素和去甲肾上腺素均可维持血液动力学稳定,其中多巴酚丁胺+去甲肾上腺素组合对产妇和新生儿更为安全。此外,在低氧性肺动脉高压模型中,肾上腺素、去甲肾上腺素对肺动脉环的反应性和最大收缩张力相似,而甲氧明与肾上腺素、去甲肾上腺素相比,对肺动脉的收缩作用较弱。本例患者术中下通条时和术后4 h两次出现血压升高后诱发血氧降低,虽经对症处理后均有惊无险,但这种情况并非不可避免,在日后工作中应引起足够的重视。

(3)应积极参与术后的镇痛管理。本例患者术后4 h突发心率血压上升,血氧降低,推测原因为伤口疼痛,导致患者躁动,耗氧量增加从而诱发低氧血症。作为麻醉医师,我们的职责不仅仅是限于手术过程,而应延伸到整个围术期,麻醉医师应该多学科统筹,术前充分评估,完善相关检查并且评估其严重程度及合并症,优化PH的治疗方案,改善心功能和机体氧合;术中尽可能避免一切引起肺动脉压力升高的因素;术后亦不可放松警惕,就术后镇痛问题应与神经外科医师一道共同协商,确保患者平稳舒适的度过围术期。

【小结】

PH隐匿性强,临床上往往是患者心功能严重受损才就诊。在非心脏手术的临床麻醉中,PH患者较非PH患者病死率高1%~8%。麻醉医师应善于从细微末节中发现问题,并从全局考虑手术的风险及患者预后,为患者提供完善的围术期管理治疗方案,保证患者平稳的度过围术期。

【专家点评】

脑室-腹腔分流术是神经外科相对时长较短的手术,但是也是最容易发生问题的手术,因为患者大部分是长期卧床,多次手术,身体基础条件很差,合并症多,一定要引起麻醉医生的重视。作为择期手术,要严格掌握择期手术的准入标准,术前准备要充分,有效,对于难于调控的指标,要和手术医生,家属三方共同签署手术麻醉同意书,必要时需要法律保护。

本例患者围麻醉期多次出现低氧血症,心动超声提示肺动脉高压(45mmHg),还应考虑是否有下肢血栓导致的肺栓塞,因此在术后气管导管拔除的问题上仍存在过早的风险,在低氧血症的情况下没有气道的保护,往往会陷入被动。

(王亚欣　陈　君)

病例 4　颅咽管瘤合并感染性休克二次手术麻醉管理一例

【导读】

颅咽管瘤是组织学起源于蝶鞍区的良性肿瘤,通常采用手术治疗。但其位置深在,毗邻视神经、垂体、下丘脑及颈内动脉、大脑前动脉等重要结构,因此手术难度大、围术期并发症多,被称为"生物学恶性"肿瘤,也给麻醉管理带来很大挑战。麻醉医生需要对颅咽管瘤患者的病理生理改变具备充分的了解,做好预案和围麻醉期管理,积极改善患者预后,进而达到整体提高颅咽管瘤诊治水平的目的。

【病例简介】

患者女性,51 岁,159 cm,68 kg。主因"左眼视物模糊半年余"入院。既往体健,未诉特殊不适,化验检查基本正常。头颅 CT 示:蝶鞍及鞍上区占位性病变。择期行内镜下经鼻蝶入路鞍区-鞍上病变切除术,手术顺利。术毕拔除气管导管,神清可语。术中冰冻病理回报:颅咽管瘤(鳞状乳头型)。术后第二日起,患者诉头痛恶心,精神欠佳,出现间断高热、垂体功能减退、颅压增高、电解质紊乱、尿量大量增加、肝酶升高等病情变化。予抗感染、激素替代、腰大池引流、纠正水电解质紊乱、保肝等对症及支持治疗。术后第六日,患者无明显诱因出现鼻出血。内镜检查示:内镜下见鼻出血。手术指征明确,拟急症全麻下行鼻出血电凝止血+脑脊液鼻漏修补术。

术前检查:白细胞计数 $14.25 \times 10^9/L$,中性粒细胞百分比 90.3% ,C 反应蛋白 14.5 mg/L,降钙素原 4.90ng/mL,皮质醇 1.69 μg/dL,白蛋白 29.6 g/L。脑脊液常规+生化提示细菌感染,脑脊液培养尚未回报。

术前诊断:颅咽管瘤术后:鼻出血,脑脊液鼻漏;颅内感染:感染性休克?;垂体功能减退症;中枢性尿崩症。

患者带去甲肾上腺素入手术室,嗜睡,刺痛睁眼,双侧瞳孔直径左:右约 2.5：2.5 mm,鼻腔填塞物血染。入室监护示:心率 130~150 次/分,血压 69/38mmHg,呼吸 30~35 次/分,血氧 96%,体温 39.6℃。抢救处理:①调节去甲肾上腺素泵速为 0.1~0.6 μg/(kg·min);②快速补液,合血备用;③氢化可的松 200 mg 静脉滴注;④温水擦浴、冰袋冰枕等方式物理降温;⑤行有创血压监测。即刻动脉血气分析示:pH 7.322,PCO_2 43.8 mmHg,PO_2 86.2 mmHg,Hb

11.4 g/dL，Hct 34.8%，K^+ 3.2 mmol/L，Na^+ 156 mmol/L，Cl^- 124 mmol/L，Glu 9.4 mmol/L，Lac 3.3mmol/L。予去氨加压素（DDAVP）4 μg 静脉注射，将含 Na^+、Cl^- 液体置换为 5% 葡萄糖 500 mL ＋ 胰岛素 20U ＋ 10% 氯化钾 15 mL。经对症处理，心率 115~130 次 / 分，血压 80~90/50~60 mmHg，呼吸 25~30 次 / 分。充分吸氧去氮，麻醉诱导采用咪达唑仑 3 mg、芬太尼 0.1 mg、丙泊酚 50 mg、苯磺顺阿曲库铵 10 mg 静脉注射，滴定法缓慢给药，气管插管后行控制呼吸。诱导过程顺利，生命体征示：心率 112 次 / 分，血压 87/56 mmHg，血氧 100%。以丙泊酚＋七氟醚维持麻醉深度，间断按需给予少量镇痛药和肌松药，去甲肾上腺素微量泵维持血流动力学稳定。术中监测动脉血气、电解质、血糖、乳酸和尿量。

入室 50 分钟后，行动脉血气分析示：Hb 10.2 g/dL，Hct 30.4%，K^+ 3.6 mmol/L，Na^+ 154 mmol/L，Cl^- 121 mmol/L，Glu 10.6 mmol/L，Lac 3.2 mmol/L。尿量增量 800 mL，尿色浅淡如水。依血气结果调整胰岛素＋钾泵用量。

手术共进行 1 小时 20 分钟，鼻内镜下双极电凝出血点满意，取腿部阔筋膜及脂肪修补脑脊液鼻漏漏口，手术顺利。术中输液 3200 mL，尿量 1 500 mL。术毕患者自主呼吸浅弱，刺痛无反应。去甲肾上腺素泵速可下调至 0.03~0.3 μg/（kg·min），生命体征示：心率 96 次 / 分，血压 93/61 mmHg，血氧 99%。患者带气管插管返回重症监护室。

患者后续住院治疗 10 余天，逐渐减少血管活性药用量直至停用，病情好转出院。

【问题】

（一）颅咽管瘤患者的围术期并发症

颅咽管瘤是常见的鞍区占位性病变，肿瘤侵袭和手术操作可造成下丘脑或垂体功能不同程度的损害，进而影响神经内分泌中枢、水盐代谢中枢和体温调节中枢的功能。颅咽管瘤起病隐匿，典型症状包括：内分泌功能障碍、视觉障碍、头痛等颅内高压表现。经鼻手术与开颅手术相比，发生脑脊液鼻漏伴颅内感染的风险更高。术后患者合并感染性休克，拟行急症手术，与之相关的围术期并发症需引起特殊关注。

1. 垂体功能减退症　由于鞍区肿瘤、手术感染、继发性肾上腺功能减退等因素影响下丘脑—垂体—肾上腺轴（HPA 轴）的功能，机体在应激状况下不能分泌足够量的皮质醇，严重者甚至可能引起急性肾上腺皮质危象。垂体功能减退患者对麻醉药非常敏感，机体代偿能力差、循环波动大，可出现顽固性低血压，因此围术期需尽早采用短效皮质类固醇激素进行替代治疗。

2. 中枢性尿崩症　术中对下丘脑、垂体柄和垂体后叶的牵拉及损伤，导致垂体后叶抗利尿激素（ADH，血管加压素）的产生和（或）代谢异常，肾小管重吸收水的功能障碍，尿液浓缩异常，从而引起多尿、烦渴、多饮、低比重尿和低渗尿为特征的一组综合征。对于围麻醉期患者，烦渴、多饮症状多被掩盖，可根据每小时尿量和 24 小时出入量、血浆晶体渗透压和血钠水平、尿液颜色判断是否出现尿崩症。如果患者不能及时补充由多尿引起的体液损失量会导致低血容量。中重度尿崩症患者，在补充体液丢失量的同时应给予 ADH 治疗，控制尿量在 200 mL/h 左右。过量使用 ADH 药物、一过性尿崩症缓解或发生抗利尿激素异常分泌综合征（SIADH）时，可能出现低钠血症的风险，需定期复查电解质加以避免。

3. 高钠血症　当血钠浓度 >145 mmol/L 时,诊断为高钠血症。水钠代谢中枢紊乱、尿崩补液量不足和高渗治疗等均可导致颅咽管瘤患者的高钠血症。根据中心静脉压、动脉血压、血钠和尿量监测补液,及时调整。对于高钠血症,限制钠盐和含钠液体输入;动态监测血钠水平,如果血钠水平持续上升,可以胃管定期注入白开水,并注意糖皮质激素的补充,必要时血液滤过;如果已经进行 ADH 替代治疗,不建议同时使用其他的降血钠治疗方案。纠正高钠血症不宜过快,如渗透压快速下降,可引发脑水肿、癫痫、神经损伤甚至患者死亡。建议将血清钠浓度下降速度控制在 0.5~1 mmol/h,24 h 降幅不超过 10 mmol/L,以预防脑水肿的发生。补液时需注意,患者虽有血钠升高,但因尿崩丢失大量体液导致血液浓缩,实际上体内总钠量还是减少的,在补水同时应适当补钠,以纠正缺钠。

4. 中枢性高热　下丘脑前部受损,体温调节中枢障碍或囊性肿瘤内胆固醇结晶溢出刺激引起中枢性高热,表现为高热无汗。下丘脑后部受损的体温调节异常多表现为低体温,少数患者可有寒战现象。应严密监测体温,多以对症处理为主,体温过高者可予物理或药物降温,过低者采取保暖措施。重度脱水或严重感染的患者也可产生高热。

5. 意识障碍与癫痫发作　意识障碍主要是丘脑下部受损或颅内压增高引起,应及时观察患者神志及瞳孔的变化。癫痫发作与血钠快速下降密切相关,尤其是伴有交替性血钠异常者,因此需常规预防性使用抗癫痫药物。以上多种因素均可导致麻醉后苏醒延迟的发生,术后拔管需谨慎。

（二）感染性休克的定义、诊断和病理生理改变

1. 定义　2021 版"拯救脓毒症运动"(surviving sepsis campaign,SSC)指南,沿用了 2016 版指南中 Sepsis3.0 的定义。脓毒症指"针对感染的宿主反应失调,导致危及生命的器官功能障碍"。脓毒症休克指"由脓毒症引发的循环、细胞或代谢异常,并因此造成病死率增加的临床状态"。新版定义的核心不再是全身炎症反应,而是器官损伤。

2. 诊断　通过发热、白细胞、PCT、CRP 等指标的变化判断患者感染的可能性,是诊断脓毒症的前提。明确诊断脓毒症,且伴有持续性低血压,在充分补充血容量的基础上,仍需要升压药物以维持平均动脉压 ≥ 65 mmHg 且血清乳酸水平 >2 mmol/L,诊断为感染性休克。

3. 病理生理改变　感染性休克患者因严重的全身炎症反应,血流动力学表现为"高排低阻"的特点。外周血管阻力下降,同时容量血管扩张、毛细血管渗漏,导致有效循环血量不足,组织器官低灌注、微循环功能障碍、电解质紊乱及酸中毒等内环境变化,进而导致器官功能障碍。

（三）感染性休克的液体治疗和早期复苏目标

1. 液体治疗　早期、及时的液体治疗或复苏,是通过快速补充液体达到纠正血容量相对或绝对不足,保证正常的心输出量和器官血流灌注,保护脏器功能的目的。初始复苏应以晶体液为首选,起始 3 h 内可以按照 30 mL/kg 进行液体复苏,同时密切监测心率、血压、尿量、血乳酸等。慎用人工胶体液,有低蛋白血症者可输注人血白蛋白,血色素低者可输注浓缩红细胞至 Hct 30% 水平。严重的感染性休克患者可能伴有凝血功能障碍和 DIC,必要时补充凝血因子和新鲜冰冻血浆,不推荐将新鲜冰冻血浆作为单纯补液、扩容的胶体使用。大量输入晶体液后,为了维持血浆渗透压及防止组织水肿,应当适度考虑胶体液的使用。但应避免输注羟乙基淀粉,因其会增加患者死亡率和肾衰竭发生率。

2. 早期复苏目标　平均动脉压≥65 mmHg;血乳酸<2.0 mmol/L。

3. 近年多项临床研究　早期目标导向治疗(early goal directed therapy,EGDT)在改善脓毒症患者预后方面没有明确优势,存在争议。新版SSC指南中已不在早期复苏阶段推荐使用EGDT。

【小结】

颅咽管瘤患者术后合并感染性休克,病情复杂、进展迅猛、危及生命,需要麻醉医生对病情变化做出及时、准确的判断和处理,也需要神经外科、内分泌科、感染科、重症医学科等多学科通力合作,共同抢救患者生命,对改善预后、提高生活质量起到积极的作用。

【专家点评】

重症休克患者,经积极抗休克治疗后,血压仍难以回升,表现为顽固性低血压。其影响因素多、病因机制复杂,临床上短时间内难以区分,但治疗原则相似,可行诊断性治疗,待病情平稳后再做病因诊断。

中心静脉压(CVP)的变化可用于快速判断患者的容量状态,也可为血管活性药和大量补液提供很好的静脉通路。在神经外科重症患者中,应当酌情行中心静脉置管并监测CVP。如有条件,监测每搏变异度(SVV)指导液体治疗,敏感度更高。

体温可能波动大,常规鼻咽温监测。严重休克初期,大量输血输液,患者的中心与外周温度温差较大。拇指的皮温能较好的反映休克的严重程度和治疗效果。

颅咽管肿瘤术后合并感染性休克,症状并不典型,两种疾病互相干扰,导致尿量,体温等互相掩盖。患者病情复杂,某一症状的出现,可能是多种病因共同作用的结果。尿量间接反映休克患者的全身循环状态。尿量减少是抗利尿治疗有效还是休克进展。因此,要根据乳酸,血钠,血糖等综合判断。

重症病例,严密监测,随时调整,个体化管理。降血钠不应操之过急,血清钠浓度下降速度控制在0.5~1 mmol/h,24 h降幅不超过10 mmol/L,避免脑水肿、癫痫发作等影响患者预后。

（曹籍文　陈　君）

病例5　法洛四联症患者颅脑外伤术中阵发性缺氧发作一例

【导读】

法洛四联症是联合的先天性心血管畸形,主要有四种心脏结构的畸形:室间隔缺损、右室流出道梗阻、主动脉骑跨、右心室肥厚。其中右室流出道梗阻是影响血液动力学变化的最主要因素,具有决定性意义。以右心室漏斗部合并肺动脉狭窄最多见,单纯肺动脉狭窄少见。临床主要表现为青紫、蹲踞症状、杵状指和阵发性缺氧发作。

【病例简介】

患者男,47岁,于入院当天摔伤头部,当即昏迷,呕吐数次,无明显四肢抽搐,伤后随即送当地医院就诊,行头颅 CT 示右侧额颞部及左侧额颞顶部硬膜下出血;患者当时昏迷,刺痛屈曲,不睁眼,不发音,双侧瞳孔左:右 =5:5,对光反射(-),GCS5 分,收入当地医院治疗,因病情危重且合并先天性心脏病在当地医院经降颅压等对症治疗后转入我院,拟行急诊开颅血肿清除术。既往诊断法洛四联症,未行手术治疗,心功能 Ⅱ-Ⅲ 级,偶有缺氧发作。入室心率 92 次 / 分,血压 21.73/12.53 kPa(163/94 mmHg),血氧 93%。体格检查:胸骨左缘 3、4 肋间收缩期杂音,杵状指。建立两条外周静脉通路后给与乳酸钠林格液和羟乙基淀粉静脉滴注。麻醉诱导前行桡动脉穿刺监测有创动脉压,麻醉诱导采用丙泊酚 120 mg、芬太尼 0.2 mg、顺苯 20 mg 静脉注射,行面罩通气并手动控制呼吸 4 min 后在可视喉镜下行气管插管(7.0#、深度 21 cm)并连接麻醉机(潮气量 400 mL,频率 12 次 /min),观察呼气末二氧化碳与气道压波形,确定气管导管在位后固定气管导管,予 1.0% 七氟醚持续吸入(纯氧、流量 2 L/min)。在麻醉诱导、气管插管及固定导管过程中,患者无呛咳和体动,血流动力学稳定。同时,行血气分析(pH 7.31、$PaCO_2$ 54 mmHg、PaO_2 77 mmHg、K^+ 3.2 mmol/L、Ca^{2+} 1.20 mmol/L、血糖 5.9 mmol/L、Hct 49%)。根据血气结果静脉泵注氯化钾 2 g,随后每小时行血气分析 1 次。术中以七氟烷 + 丙泊酚 + 瑞芬太尼维持麻醉,并间断辅以阿曲库胺静脉注射。插管后心率 85bpm,血压 14.67~16/9.33~10.67 kPa(110~120/70~80mmHg),血氧 95%。患者取仰卧位开始手术,开皮前调整七氟醚浓度为 2.0%,维持 MAC ≥ 0.7。开皮后心率 83 次 / 分,血压 16~17.33/9.33~10.67 kPa(120~130/70~80mmHg),血氧 95%~96%。截止目前共输注胶体 400 mL,晶体 700 mL。硬膜打开后发现脑组织肿胀严重,迅速给与去甲肾上腺素 50 μg,但此时有创血压已下降至 9.33~10.67/5.33~4 kPa(70~80/40~30mmHg),心率 120 次 / 分,血氧也降至 78%。嘱外科医师暂停手术后两条外周静脉快速补充液体,静脉分次推注爱司洛尔 30 mg,静脉泵注去氧肾上腺素,同时停用 PEEP。经紧急处理后患者血压恢复至 16~17.33/9.33~10.67 kPa(120~130/70~80mmHg),心率 70+ 次 / 分,血氧 96%。手术继续进行,术毕自主呼吸恢复,带管回病房,血压 16/9.33 kPa(120/70mmHg),心率 80+ 次 / 分,血氧 92%。

【问题】

(一)法洛四联症的病生理学改变有哪些? 为什么会出现严重低氧血症? 此病例有什么不足之处? 应该如何术中出现的低氧血症?

1. 法洛四联症的病理生理学改变 由于肺动脉口狭窄,血液从右心室进入肺循环受阻,引起右心室的肥厚以及右心室压力增高。右心室的静脉血通过室间隔缺损和骑跨的主动脉进入体循环系统,导致青紫。同时因肺循环的血流减少更加重了青紫的程度。当因外界诱因引发肺动脉狭窄部位痉挛时,会引起肺动脉一过性梗阻,使得右向左分流增加,从而导致阵发性缺氧发作。

2. 手术室内严重低氧血症

1)原因分析

(1)混合气体中氧含量低:①流量计显示有误;②第二气体效应(特别是拔管时);③供氧故障;④麻醉机故障。

（2）通气失败：①通气受限或昏迷状态；②呼吸机麻痹，但 IPPV 不足；③呼吸回路断开；④气管导管位置有误（进入食管或支气管）；⑤气道、气管导管、过滤器、回路等梗阻；⑥气道阻力增加（喉痉挛、支气管痉挛、过敏反应）；⑦功能余气量减少（气胸、腹内压增高、病理性肥胖）。

（3）分流：①肺不张；②呼吸道分泌物增多；③低氧性肺血管收缩反应减弱（扩血管药或 β_2 受体激动剂）；④胃内容物误吸；⑤原有病理基础（如：室缺，房缺 + 全身血管阻力减小，返流）。

（4）氧供减少：①全身低灌注（低血容量、脓毒败血症）；②栓塞（气栓 / 空气 / 血栓 / 骨水泥 / 脂肪 / 羊水）；③局部问题（四肢冰冷，Raynaud's 病，镰状细胞性贫血）。

（5）氧耗增加：①脓毒败血症；②恶性高热。

2）鉴别诊断

（1）FiO_2：随时可由氧气分析仪测得。

（2）通气：听诊上腹部及双侧腋下，反复确认胸廓起伏；监测二氧化碳浓度；测量呼出潮气量和气道压。

（3）过敏反应：心血管反应，红斑，支气管痉挛，血管源性水肿，药疹，风疹等。

（4）误吸 / 气道分泌物：听诊，并用吸痰管吸出气管内分泌物。

（5）张力性气胸：IPPV 时气管移位，由高共鸣肺移向对侧，伴有呼吸音减弱，应怀疑张力性气胸。可表现为颈静脉充盈。此时应立即在第二肋间锁骨中线处置入开放导管，进行胸腔减压。

（6）低血容量：心率 >100 次 / 分，呼吸 >20 次 / 分，毛细血管回流 >2 s，四肢厥冷，脉搏细弱，或 CVP 和动脉搏动明显随呼吸变化。

（7）心衰：心率 >100 次 / 分，呼吸 >20 次 / 分，颈静脉充盈，毛细血管回流 >2 s，四肢厥冷，肺水肿，SaO_2 随液体入量增加而下降。

（8）空气或气体栓塞：患者术前 CVP 低，静脉血管床开放时应考虑空气或气体栓塞可能。表现各异，包括 $ETCO_2$ 突然下降，SaO_2 下降，脉搏不可触及，心脏电机械分离，CVP 随之上升。

（9）脂肪栓塞或骨水泥反应：多发骨折，或长骨髓内手术时。

（10）恶性高热：当伴有 $ETCO_2$ 升高，呼吸增快，心率增快及异位心律时，应高度警惕恶性高热。

3）处理措施

ABC：暴露胸部、全部呼吸回路及所有与气道连接部分。手控呼吸，给予 100% 纯氧，开始 3~4 次大潮气量有助于塌陷肺泡复张（持续手控通气还可以感受气道状态变化）。如果状况未见改善：

（1）确定 FiO_2：如果怀疑麻醉机的吸入氧浓度有误，可以使用独立的瓶装氧气。

（2）确定气管内导管位置：听诊上腹部及双肺，监测二氧化碳浓度，反复确定胸廓起伏。

（3）通气故障：简化呼吸回路，直至问题解决。例如：不用呼吸机，改用气囊手控呼吸；

不用循环回路,改用 Bain 回路;使用自膨胀气囊;不用气管内导管,改用面罩呼吸等等。

（4）寻找漏气或梗阻处:首先应当保证病人的安全,其次再进行系统的检查,找出漏气或梗阻处。

（5）严重的右向左分流:体循环阻力降低时,血流经心脏上的先天性缺陷处返流,产生旁路肺循环,此时即发生严重低氧。由此引起的低氧血症又可以引起低氧性肺血管收缩,肺血管阻力升高,加重血流经心脏缺陷处的分流,从而使病情进一步恶化。对此有双重措施:①升高体循环阻力:抬高双腿,使用肾上腺素,静脉补液。这在脓毒败血症时尤其强调。②降低肺血管阻力:停用 PEEP,防止胸内压过高,提高 FiO_2。

（6）支气管痉挛:治疗上可以增加麻醉深度,停止机械刺激同时应用 β_2 受体兴奋剂。

3. 本例病例术中阵发性缺氧发作的原因　法洛四联症患者麻醉管理的首要目标为避免右室流出道的痉挛,并减少经室间隔的右向左分流,增加肺循环血流量。本例患者系外院转入,受伤时间长,且由于大剂量应用脱水药物使得患者循环血量骤减,但由于颅内压升高导致的高血压恰巧掩盖了循环血量不足的事实。当硬膜剪开后,颅内压力骤然降低,虽然及时给予了血管活性药物,但由于给药途径是外周静脉,从而造成起效慢,导致血压迅速降低,心率反射性加快。心率加快后诱发右室流出道痉挛,同时合并体循环阻力降低,右心系统的未氧合血液只能通过室间隔缺损和骑跨的主动脉进入左心循环,导致了阵发性的缺氧发作。对于此种情况的处理方法类似"开源节流",即一方面缓解右室流出道痉挛,使血液可以进入肺循环氧合;另一方面升高体循环阻力,减少右向左分流。在血管活性药物选择方面,应尽量避免增加心率,有文献报道法洛四联症根治术患儿术中使用肾上腺素对于维持血流动力学稳定和术后早期恢复方面,不优于多巴合剂。

4. 本例麻醉存在的问题

（1）未进行中心静脉压监测。本例患者经外院转入后复查 CT 发现已脑疝,遂紧急行开颅血肿清除术。考虑到患者病情危重,时间紧急,术前没有行深静脉穿刺并进行中心静脉压监测,使得在后续救治中不能够得心应手,例如在补液时没有 CVP 指导,以及血管活性药物没有中心通路导致起效慢等等。

（2）补液量欠缺。法洛四联症患者由于长期缺氧,血红蛋白含量和红细胞计数往往升高,血液黏度增加,所以择期手术术前可以给予等容血液稀释。试验证实急性等容血液稀释用于法洛四联症矫正术成年患者可增加心输出量,维持氧供和血流动力学平衡。本例患者自受伤后一直禁食水,同时静脉应用大剂量脱水药物,导致循环血量严重不足,但由于患者既往心功能较差,且没有 CVP 的指导,在补液扩容时难免畏首畏尾。

5. 法四患者阵发性缺氧发作处理预案

1）建立静脉,扩容 10~20 mL/kg。

2）控制心率（β 受体阻滞剂）艾司洛尔 0.1~0.5 mg/kg ,0.05~0.2 mg/(kg·min)（持续）。（稀释缓慢注射! 同时密切观察心率和血压变化）

3）提高体循环压力（α 受体兴奋剂）。

（1）去氧肾上腺素:0.05~0.1 mg/kg（ IV）,3~5 μg/(kg·min)（持续）。

（2）甲氧明：0.01~0.03 mg/kg（ IV ），1.5~4 µg/（ kg·min ）（ 持续 ）。

4 ）纠酸：5% NaHCO$_3$（ mL ）=BE × KG /4（ 纠正 BE 至 0 所需的半量 ）；或 3~5 mL/kg。

【小结】

法洛四联症是一种发绀型先天性心脏畸形，多数需在婴幼儿期进行外科治疗。未经矫治的法洛四联症患者能存活至 40 岁者仅有 3%。能存活至成年的未矫治法洛四联症患者，右室流出道梗阻和右向左分流程度一般较轻。麻醉医生应该深刻理解法洛四联症的病理生理改变以及阵发性缺氧发作的处理原则，结合神经外科手术的特点，全面评估患者，对于可能出现的情况做到心中有数并提供相应的救治措施，保证患者围术期循环和氧合的稳定。

【专家点评】

本例患者是颅脑外伤合并有先天性心脏病史，特别是急诊病例，风险较大，在有限的术前准备下，不但要全面评估患者的心功能及术中可能发生的心脏方面的意外，还要兼顾颅脑损伤对液体治疗的要求。因此，本例患者是神经外科手术中相对棘手的病例。

该患者在打开硬膜后出现急性低血压，继而出现低氧血症，立即考虑法四的右左分流，诊断明确，治疗及时，补充容量，使用血管活性药升高体循环压力，同时要停用 PEEP，从而降低肺循环压力。纯氧吸入。

此类患者由于颅内压较高，心率慢，从而掩盖法四的快速心律失常，需要鉴别诊断。

（王亚欣　陈　君）

病例 6　神经外科急诊介入手术中的神经源性肺水肿一例

【导读】

神经源性肺水肿（ neurogenic pulmonary edema, NPE ）是指无心、肺、肾等疾病的情况下，由于中枢神经系统损伤导致颅内压增高引发的急性肺水肿，又称"中枢性肺水肿"或"脑源性肺水肿"。引起 NPE 的原因众多，如颅脑损伤、脑炎、脑出血等，其中最常见的病因是动脉瘤破裂引起的蛛网膜下腔出血。早期临床表现无特异性，可仅表现为心率增快，血压升高，呼吸急促。胸部 X 线检查也常无阳性发现，或仅有双肺纹理增粗模糊，早期诊断较难。等出现皮肤苍白湿死感、双肺湿啰音、粉红色泡沫痰、严重低氧血症、进行性呼吸困难、胸部 X 线检查双肺呈大片浸润影等特征性表现时多已进入晚期，救治成功率很低，病死率可高达 60%~100%。而脑科原发病的治疗在神经源性肺水肿的治疗中具有关键作用，其及时与否与治疗效果密切相关，而脑科这类患者常需要急诊手术。这就需要麻醉医生对神经源性肺水肿相关知识有充分的了解，不仅能够区分是何原因引起的肺水肿，还能够对其进行及时而准确的围手术期评估和管理。

【病例简介】

患者女，56 岁，因突然发作的持续性剧烈头疼、头晕 3 小时，伴反复呕吐和意识不清急诊入院。既往有原发性高血压病史 10 年，规律服用硝苯地平（ 拜新同 ）30 mg/d。入院后查体：体温 37.1 ℃，心率 66 次 /min，呼吸 23 次 /min，血压 26.60/14.36 kPa（ 200/108mmHg ）。查体不合作，神志不清楚，双侧瞳孔等大等圆，直径约 2.5 mm，直接、间接对光反射存在，四肢肌力和肌张力正常，共济运动和感觉系统检查无明显异常，颈项强直，病理征阴性。Glasgow 昏迷量表（GCS）评分 9 分（其中疼痛刺激时睁眼 2 分、说话能被理解但无意义 3 分、对疼痛刺激有反应，肢体能回缩 4 分），Hunt-Hess 分级 Ⅱ级。入院后积极完善实验室检查，头部 CT 显示蛛网膜下腔出血，胸部 CT 未见异常，心电图显示 T 波改变。诊断为："①出血性脑血管病：蛛网膜下腔出血；②高血压 Ⅲ 级（极高危）；③吸入性肺炎"。给予止血、脱水降颅压、抗感染等对症治疗。拟急诊全身麻醉下行全脑血管造影术。

入介入导管室时患者血压 21.95/13.03 kPa（165/98mmHg），心率 56 次 /min，呼吸 26 次 /min，脉搏氧饱和度 SPO_2 96%。建立两条静脉通路后分别给予生理盐水和羟乙基淀粉静脉滴注。麻醉诱导前充分给氧去氮，静脉注射咪达唑仑 5 mg、舒芬太尼 25 μg、依托咪酯 15 mg、罗库溴铵 40 mg，气管插管（钢丝加强型气管导管）后行控制呼吸。然后行桡动脉穿刺测动脉压。诱导过程血流动力学平稳，血压 14.63~17.29/9.31~10.64 kPa（110~130/70~80mmHg），心率 60 次 /min 左右，SPO_2 98%。术中以丙泊酚 + 瑞芬太尼泵注维持麻醉，并间断辅以顺苯磺酸阿曲库铵静脉注射。

患者平卧位，手术进行到 20 分钟左右时，麻醉机报警，显示气道峰压增高，由开始的 17cmH₂O 增加到了 32cmH₂O，呼末二氧化碳 EtCO₂ 42 mmHg 也较前增高，SPO_2 降到 94% 左右，血压和心率较平稳，心电图无异常。喊手术医生暂停踩射线，入导管室内检查呼吸回路、气管导管位置以及是否有打折。排除打折后，吸引器吸引气道，未有明显的痰液。调整呼吸参数，降低潮气量，增加呼吸频率，静脉注射了 5 mg 顺苯磺酸阿曲库铵，气道峰压降低到 26cmH₂O，SPO_2 维持在 96% 左右，继续进行手术。15 分钟后，麻醉机再次报警，气道峰压再次 >30 cmH₂O，EtCO₂ 51 mmHg，SPO_2 降到 88% 左右，患者血压升高 22.61/13.30 kPa（170/100 mmHg），心率增快 98 次 /min，再次叫停手术，进入导管室，发现气管导管内涌出了粉红色泡沫痰，呼吸回路里也有泡沫样液体，随气体进出发出呼噜噜的声音，赶紧拿听诊器听诊双肺，双肺满布湿啰音，诊断发生了肺水肿。赶紧嘱护士减慢液体的输注速度，立即拿吸痰管吸引气道里的泡沫痰和清理呼吸回路。再次调整呼吸参数，采用呼吸末正压通气 PEEP（10cmH₂O），给予纯氧吸入。同时静脉注射速尿 20 mg、地塞米松 10 mg、乌拉地尔 25 mg、毛花苷 C 0.4 mg。动脉抽血做血气分析。再次吸引气管和呼吸回路。经过一系列的处理后，气道峰压缓慢降低到 23 cmH₂O，SPO_2 也回升到 92% 左右，血压和心率也降到了正常水平，手术医生继续手术，造影显示患者右侧颈内动脉后交通段动脉动脉瘤，行支架辅助下弹簧圈栓塞术。30 min 后泡沫逐渐减少，期间入室吸引一次。术中查看患者陆续出来的试验室检查结果，血常规：白细胞计数 13.60×10^9 /L[（4 ~ 10）× 10^9/L]、中性粒细胞比例 0.806（0.40 ~ 0.75）、血红蛋白 Hb 128 g/L；心肌损伤标志物：肌钙蛋白 Ⅰ 0.038ng /mL，肌酸激酶 MB 同工酶 0.78ng /mL，肌红蛋白 87.8ng /mL，BNP78.56 pg/mL；动脉血气分析：pH 值 7.28、PaO_2 63 mmHg、SPO_2 89%、氧合指数 <200 mmHg、二氧化碳分压 $PaCO_2$ 为 48 mmHg（35 ~ 45 mmHg）。手术全程历时 3.5 小时，术中输液 1400 mL，尿量 650 mL，出血量 10 mL。手术结束后，泡沫痰完全消失，听诊双肺湿啰音基本消失，呼吸音粗。血压 15.96/10.37 kPa（120/78 mmHg），心率 63 次 /min，脉搏氧饱和度 SPO_2 98%。带气管插管送

入 NICU 继续治疗,48 小时后患者清醒拔管。

【问题】

(一)什么原因导致的肺水肿?

本例患者根据病史、术中临床表现和实验室检查分析为动脉瘤破裂引起的蛛网膜下腔出血导致的颅压升高引起的神经源性肺水肿。该患者发病前没有心脏疾病的相关病史,术中手术开始时间不长,输液速度不快,实验室检查心肌损伤标志物的指标也是正常的,没有贫血、休克、心律失常和使用诱发心脏衰竭的药物等原因,基本可以排除心源性肺水肿。术前患者胸部 CT 未见异常,没有呼吸困难和肺萎陷,也不可能是复张性肺水肿。手术是在全身麻醉行气管插管下做的,诱导时血流动力学平稳,插管顺利,术中也排除有呼吸道的梗阻,因此也可以排除是梗阻性肺水肿。虽然患者入院前意识不清有多次呕吐的病史,术前有吸入性肺炎的诊断,但术中出现的呼吸功能紊乱和生命体征难以完全以吸入性肺炎导致的湿肺解释。因此,最终诊断为神经源性肺水肿,该病是在无心、肺、肾等疾病的情况下,由于中枢神经系统损伤导致颅内压增高引发的严重应激反应引起的急性呼吸窘迫,损害区域多见于脑干或下丘脑。

(二)肺水肿的病因诊断

1. 心力衰竭肺水肿　是由左心衰竭或二尖瓣狭窄所致的一种临床常见的肺水肿。常见的疾病有:缺血性心脏病、高血压、瓣膜性心脏病、各种原因心肌炎、心律失常等。也可以是单位时间内输液输血超量,导致循环超负荷,血容量超过心脏泵血功能,导致心衰,肺循环中血液不能回流心脏,肺动脉压力升高引起肺水肿。

治疗原则:纠正低氧血症和利尿时最关键的两个要点。一旦发生呼吸困难,低氧血症难以纠正,可使用肌松剂机械通气,解决呼吸困难和人机对抗,减少呼吸机氧耗。有条件的可以采用 PEEP 通气模式。静脉注射速尿、大剂量激素、以及强心和扩血管药物。

2. 复张性肺水肿(RPE)　是由于各种原因所致肺脏长时间的萎陷,导致肺组织缺血缺氧,快速的复张导致肺血管的通透性增加,胸内负压显著增加,肺毛细血管内压上升,血管内液体外渗到肺组织间隙,从而引起的肺间质和肺泡水肿。多见于液气胸患者经大量排气排液之后。

治疗原则:肺复张的病人在原发病因解除后,需要逐渐缓慢地复张肺,是预防出现这种情况的关键。

3. 梗阻性肺水肿(POPE)　是各种原因导致的呼吸道阻塞后出现的肺水肿,又叫做"间质负压性肺水肿",常发生于呼吸道梗阻解除后数分钟,是由于急性上呼吸道梗阻而用力呼吸,导致胸腔负压显著增高而引起的。例如气道异物、出血、气管插管扭曲等。多见于既往无基础疾病的年轻人。

治疗原则:首要的是解除呼吸道的梗阻。对有高危梗阻风险的气道,如鼾症、小儿喉痉挛、肥胖等患者,需充分评估气道,掌握好插拔管的时机,以防 POPE 的发生。

4. 神经源性肺水肿(NPE)　是指无心、肺、肾等疾病的情况下,由于中枢神经系统损伤导致颅内压增高引发的急性肺水肿。

临床诊断标准主要如下：①双肺浸润性病变；②氧合指数 $PaO/FiO<200mmHg$；③除外左心房高压；④存在中枢神经系统病变（病情足够严重以至于颅内压升高）；⑤除外其他导致急性呼吸系统疾病或急性呼吸窘迫综合征（ARDS）的常见原因（如窒息、大量输血、脓毒症、败血症等）。

治疗原则：首要原则是治疗中枢神经系统原发病，降低颅内压；其次是呼吸系统、支持治疗，包括治疗低氧血症及循环系统液体控制。

可以使用包括血管活性药物、利尿剂、液体疗法、吸氧、必要时机械通气。补液方面极具挑战性，因为较大量的补液可能对脑灌注的恢复很有必要，而肺水肿及脑水肿的处理则需要限制液体入量。动物研究表明，血管紧张素转换酶抑制剂可能对 NPE 患者有有益的作用。由于类固醇可能有利于某些神经疾病，如多发性硬化症或伴有水肿的肿块病变，以及在其他情况下，如创伤性脑损伤，类固醇在 NPE 患者中的应用必须是个体化的。如果 NPE 对常规治疗或抢救性治疗无效，则启动体外膜氧合（ECMO）是一种有效的替代方法，可使氧合指数迅速纠正。

5. 感染性肺水肿　是因肺部感染或者全身感染导致细菌毒素、炎症介质如组胺、激肽、蛋白水解酶等损伤肺泡膜，使肺血管通透性增高所致。

6. 中毒性肺水肿　包括药物性肺水肿和化学性肺水肿。前者主要是使用了镇静药物、麻醉药物或接触过有机磷农药等药物后诱发的肺水肿。是因为药物抑制了呼吸中枢，导致患者缺氧，肺毛细血管通透性增加，缺氧刺激下丘脑，引起交感神经兴奋，周围血管收缩，肺毛细血管静水压增高。有机磷中毒是由于乙酰胆碱聚集，支气管腺体分泌亢进，支气管受阻导致缺氧。后者主要是接触包括酸碱类、无机氯化物、卤素等化学物质，使肺泡上皮和肺毛细血管损伤、肺淋巴管损伤，导致回流障碍等原因所致。

7. 低渗透压肺水肿　多见于肾病、肝病、失蛋白性肠病或营养性疾病所致的低蛋白血症，导致的血浆胶体渗透压降低所引起的肺水肿。

8. 高原性肺水肿（HAPE）　多见于年轻人。当海拔迅速上升至 2500 米以上时，因高海拔缺氧引起的神经激素释放和血流动力学的改变，继之肺微血管床过度灌注、毛细血管静脉压增高、渗出引起。

（三）鉴别诊断

1. 创伤性湿肺　为常见的肺实质损伤，多为迅猛钝性损伤所致，如车祸、撞击和坠落等引起的肺实质出血和水肿。其严重程度和范围大小不同，临床表现差异大，轻者仅有胸痛、气促、咳嗽等，重者有明显的呼吸困难、发绀、血性泡沫痰等。听诊呼吸音减弱或消失或管型呼吸音、广泛啰音。X 线胸片是其诊断重要手段。其改变约 70% 患者在伤后 1 小时就可出现，30% 延迟到伤后 4~6 小时。

2. 吸入性肺炎（AP）　是指吸入异物或口咽分泌物移位进入下呼吸道而导致的肺炎，最常见的吸入物是口咽分泌物和胃内容物等，常见的临床症状是咳嗽、气促和发热，严重者有气喘、呼吸困难、神志不清等。早期胸片可能正常，随着病情进展可以出现肺纹理增粗。

（四）肺水肿的病理生理机制

肺水肿（pulmonary edema）是由于某些病因引起肺组织微循环的液体交换功能紊乱,导致肺间质和（或）肺泡腔内液体量增加,造成肺通气以及换气功能严重障碍的临床综合征。

临床特点:常突然发生。表现为严重的呼吸困难、皮肤苍白湿死感、双肺听诊水泡音或湿啰音、粉红色泡沫痰、严重低氧血症。

病生机制:肺毛细血管流体静压增高、肺毛细血管通透性增高。

肺水肿的辅助发生因素:血浆胶体渗透压下降、肺淋巴回流障碍。

（五）肺水肿的围术期处理

1. 预防　应根据患者身体情况、术前禁食情况和具体手术来精确计算术中需要的输液量,控制输液速度。

麻醉期间维持血流动力学稳定,适当控制血压和心率在合适的水平,从而降低心脏的氧耗。

手术过程中操作需轻柔,小潮气量通气缓慢复张,吸引负压不易超过 $10cmH_2O$。

对有气管插管困难、鼾症或易发生喉痉挛和各种原因引起的呼吸道梗阻的患者,应充分评估气道,掌握好插管和拔管的时机和指征。

2. 治疗　面罩加压给予纯氧吸入,如缺氧不能改善应行气管插管持续正压（CPAP）或呼气末正（PEEP）机械通气,可以增加功能残气量,降低呼吸道阻塞,改善缺氧和二氧化碳蓄积,阻止液体向血管外漏出,增加氧弥散及肺泡通气的分布。

大剂量肾上腺皮质激素可以减轻肺水肿,降低肺泡膜通透性,提高应激性,增加肺的顺应性。

静脉注射强心药物,改善心衰的症状,增强心肌收缩力,提高心脏做功能力。

静脉注射呋塞米,可迅速有效的将液体从肾脏排除。

吗啡、扩血管活性药物静脉注射,可扩张外周血管,降低血管阻力,减轻心脏的后负荷,减轻心脏做功,改善呼吸困难。

山莨菪碱和氨茶碱可以改善肺循环、促进肺泡功能恢复、解除支气管痉挛。

静脉点滴或雾化吸入沐舒坦可促进肺泡表面活性物质合成与分泌。

【小结】

肺水肿按病因可分为血液动力型和微血管通透型,临床也常分为心源性肺水肿和非心源性肺水肿。前者的主要发病机制是肺毛细血管静水压升高,而后者的主要发病机制是肺毛细血管通透性增加、肺毛细血管内皮 - 肺泡上皮屏障受损,但二者均难以用单一机制解释,可出现相互关联。前者多因心力衰竭、输血或输液过多、麻醉和手术等因素使胶体渗透压与肺动脉楔压的梯度差缩小所致;后者多因休克、缺氧、过敏、感染等因素使毛细血管通透性增加。麻醉医生应该熟悉掌握肺水肿的不同病因,能够快速进行鉴别诊断,深刻了解肺水肿的病理生理机制以及围手术期所存在的各种风险。对于这类患者,我们需要做好术前评估,及时且合理的进行干预和治疗,做好不同病因所致的肺水肿患者的围手术期管理。

【专家点评】

（1）本例患者根据术中特点，是典型的神经源性肺水肿的表现。但是因为患者是脑科急诊手术，多数患者在急诊室或者术前就已经进行了气管插管，等手术时全身麻醉又掩盖了许多的有意义的临床表现，使早期发现和诊断较困难。

（2）该患者第一次出现气道压和氧饱和度的变化时，麻醉医生就应该想到可能导致的相关原因。对脑科急诊介入手术，尤其是蛛网膜下腔血等可引起高颅压改变的易引起 NPE 的高危病人，麻醉医生要提高认识，争取能做到早期预防和治疗。

（3）引起肺水肿的发病原因很多，但不管什么原因引起的，预防是关键，越早发现越早综合干预是提高救治率的重点。而对于神经源性肺水肿对于脑科原发病的处理和治疗的及时与否有更高的要求。

（高　洁　杨　程）

病例 7　围术期脑心综合征引起恶性心电图改变一例

【导读】

脑心综合征是因急性脑病主要为脑出血、蛛网膜下腔出血、急性颅脑外伤累及下丘脑、脑干自主神经中枢所引起类似的急性心肌梗死（AMI）、心内膜下出血、心肌缺血、心律失常或心力衰竭的统称。当脑部病变渐趋平稳或好转时则心电图异常及心肌损伤随之好转或消失。对于围术期合并脑心综合征患者，麻醉医师应该能够早期识别，以免延误最佳手术时机，降低生存率。

【病例简介】

患者男，56 岁，在外院诊断为"颅内动脉瘤破裂伴蛛网膜下腔出血"，2 h 后转入我院，拟急诊下行"颅内动脉瘤夹闭术"。既往高血压 5 余年，平素规律服用"拜新同"，血压控制在 120~130/70~80 mmHg 之间。3 月前无痛胃镜检查时行心电图诊断"心肌缺血"，心内科医生未给予治疗，患者平时无任何心脏不适症状。

术前相关实验室检查：GLU：9.7 mmol/L；K^+：3.62 mmol/L；Na^+：140 mmol/L；血常规：WBC：15.26；；RBC：4.66；HB：151 g/L；心肌复合物：肌酸激酶同工酶（CKMB）：3.04 ng/mL；肌红蛋白（MYO）：230 ng/mL；肌钙蛋白 I（TNI）0.0532 ng/mL；B 型钠尿肽（BNP）：2481pg/mL。

患者入手术室时神志昏迷，BP160~200/80~120mmHg，SPO_2：93%。ECG 示：HR62 次/分，QT 间期明显延长，T 波高耸。考虑患者术前治疗处于脱水状态，先行补液。

麻醉诱导前行桡动脉穿刺测压，充分吸氧去氮，麻醉诱导采用舒芬太尼 25 μg、依托咪酯 20 mg、罗库溴铵 50 mg 静脉注射，气管插管顺利。插管后 BP 降至 69/40 mmHg，HR75 次/分。继续输液，10 分钟后，患者血压逐渐回升到 95/55 mmHg，HR 上升至到 60~70 次/分。麻醉维持采用瑞芬太尼 0.2 μg/（kg·min）和丙泊酚 3 mg/（kg·h），间断给予罗库溴铵，术中监测动脉血气，术中循环平稳。术毕，保留气管导管，安返 ICU。

术后第三天相关实验室检查：BNP：900pg/mL；GLU：7.2mmol/L；K^+：3.53mmol/L；Na^+：

139mmol/L；血常规：WBC：17.25；；RBC：4.66；HB：12.2 g/L；心肌复合物：CKMB2.0ng/mL；MYO：100ng/mL；TNI0.035ng/mL。

术后 15 天，患者顺利出院，无遗留明显后遗症。复查心电图示心肌缺血。

【问题】

（一）患者术前出现恶性心电图改变的原因

心脏受交感与副交感神经的调节，其调节中枢位于下丘脑、脑干以及边缘系统等。这些部位的损伤必将引起肾素—血管紧张素、水钠等的异常，致使高级自主神经活动异常，交感神经与副交感神经平衡失调。当交感神经系统占优势时，心血管神经中枢的调节功能紊乱，引起患者心律失常甚至室颤的发生，这是脑心综合征的主要机制，其他还包括神经体液调节紊乱、电解质和内环境紊乱等因素。不恰当的甘露醇使用出现低钾、低钠、低氧，造成神经调节障碍或止血或凝血剂的应用导致血液的高凝状态均可影响心脏调节功能。

本例患者虽然既往心电图示心肌缺血，但否认心律失常病史，且平时无任何心脏不适症状，心内科医生并未给予任何治疗，说明心脏问题并不严重。但入室后，QT 间期明显延长，T 波高耸，可高度怀疑超急性期心肌梗死或高钾血症，这两个病症哪个都不比蛛网膜下腔出血轻，但血钾正常，TNI 升高并不明显，既往心电图仅示心肌缺血，故基本可排除这两个诊断。

（二）脑心综合征诊断及鉴别诊断

1. 脑心综合征诊断　发生急性脑血管病或脑外伤后心电图检查结果发现存在假性心肌梗死、心律失常、心肌缺血等改变，心肌酶谱异常伴心功能不全，并能除外其他原因致心脏损伤者，并且病情、心电图及心肌酶谱的改变随脑血管病的改善而逐渐恢复正常或遗留轻度异常。

2. 脑心综合征鉴别诊断

（1）心电图改变需与原有存在心脏疾病心电图异常作鉴别：需了解既往是否存在心脏病史、既往是否存在心电图异常、本次心电图异常是否与以前类似。如有新的心电图改变，应考虑与本次颅脑病变有关；如与原先的类似，即可认为不属脑心综合征。

（2）急性颅脑病变与真性心肌梗塞同时存在：急性颅脑病变患者，个别病人同时存在真性心肌梗死，切不可忽略。这时除本身存在的颅脑病变症状、体征外，心电图提示出现心肌梗塞，心肌酶谱、肌钙蛋白升高（特别是 cTnT 成倍升高）；颅脑损伤症状好转，心脏的症状、体征、心电图异常（包括急性心肌梗塞图形等）、心肌酶谱仍升高，由此可判断同时存在急性心肌梗死。

（3）冠状动脉造影检查无血管阻塞表现，即可排除真性心肌梗死：此时心电图异常、血浆心肌损伤标志物升高、心功能障碍即考虑由脑心综合征引起。

（三）脑心综合征的临床表现

1. 心电图异常多样化　以 ST-T 改变最突出，包括 ST 段下移或抬高，T 波低平或倒置，QT 间期延长和出现 U 波；其次是心律失常，表现为窦性心动过速、窦性心动过缓、心房颤动、房性或室性期前收缩、心室颤动等；需特别注意的是，QT 间期延长（>550ms）常出现在蛛网膜下腔出血后,这时患者出现恶性心律失常,包括尖端扭转型室性心动过速的风险增加。心电图改变一过性、可逆性,并随原发病好转而逐渐恢复。

2. 心电图异常与病变部位有密切关系　延髓是心血管运动调节中枢,脑干和丘脑下部是植物神经调节中枢,丘脑下部的一些核团与脑干的孤束核及迷走神经背核、疑核、中缝核均参与心血管系统的调节。病变越靠近脑干、岛叶、丘脑、下丘脑等中轴附近功能区时,心电图异常率越高。额叶出血时常有 Q-T 间期延长;颞、顶叶出血和枕叶出血时易出现 ST 段偏移和 T 波改变;当出血破入脑室或脑干受压时,心电图改变明显,可导致 S-T 段和 T 波异常极化;小脑病变可有类似心梗的心电图,出现异常 Q 波。

3. 心肌损伤指标升高幅度较小　在急性脑血管病患者中,心肌酶谱均有不同程度的增高,以脑出血最明显。部分患者肌酸激酶(CK)、CK-MB、乳酸脱氢酶(LDH)和肌钙蛋白升高。但升高幅度不太大,这也有别于心肌梗死,且随着急性脑血管病好转而逐渐恢复正常。其中肌钙蛋白 I(cTnI)可提示左心功能障碍的程度,与脑损伤的严重程度相关,特别是与右侧大脑中动脉支配区梗死密切相关;B 型钠尿肽(BNP)增高程度与心室功能障碍,心脏射血分数下降及早期死亡风险均密切相关,同时也是冠状动脉造影阴性患者确诊脑心综合征比较重要的依据。

4. 左心功能不全　超声心动图常发现心室壁运动异常,包括典型的"心尖球形"改变、心底部运动减弱而心尖部运动增强或左心室中段的运动减弱甚至全心运动减弱等。但其特点在于运动减弱与冠状动脉某支或某几支的分布不符,且冠状动脉造影检查无血管堵塞表现。左心室射血分数降低,伴或不伴血流动力学障碍,合并心电图改变,心律失常和心肌标志物异常升高,但通常是可逆的。病理检查可见特征性的心内膜下片状出血及收缩带坏死。

(四)脑心综合征治疗原则

1. 病因治疗　首先针对原发病进行处理,其次密切观察其心律失常及心功能情况并兼顾心肌损害的处理;当两者出现矛盾时,优先对原发病进行处理。

2. 药物治疗

(1)抗心律失常药:临床观察发现,轻的心律失常可较快随原发病的好转而恢复,故可不予治疗。但对较严重的心律失常应采取相应的抗心律失常的措施。但大多数治疗心律失常的药物对脑心综合征的心律失常无效,应用钾盐和肾上腺素能 β 受体阻滞药可获得良好疗效。钾离子可稳定心肌细胞膜,预防心律失常。β 受体阻滞剂抑制肾上腺素能受体,减少心肌耗氧量,防止儿茶酚胺对心脏损伤。在抗心律失常同时应用门冬氨酸钾镁,往往有辅助作用,实验证实,缺血、缺氧的心肌迅速缺镁,可导致严重的心律失常和猝死。补镁可纠正心律失常、保护心肌功能。

(2)保护心肌细胞的药物:注意保护心脏功能,避免使用损害心肌和冠状动脉血液供应的药物。应用 1-6- 二磷酸果糖等营养心肌药物。

(3)合理使用甘露醇:对有心肌损害或心功能不全者应尽量少用或不用脱水剂,脱水剂使用不当可导致心律失常和电解质紊乱,特别是低钾。甘露醇用量宜少,因其会造成冠状动脉痉挛,快速滴注时会加重心脏负担,诱发心力衰竭。而且大剂量应用,如果入量不足,会导致急性肾功能衰竭。故应用甘露醇时要注意出入量,以及电解质平衡和肾功能。可适当选用利尿剂减轻脑水肿。

（4）解除脑血管痉挛:针对脑血管病变性质分别给予扩容、溶栓、抗凝及解除血管痉挛等治疗。

（5）纠正和预防水、电解质紊乱:使用甘露醇或速尿脱水降颅压时,大量利尿会导致低钾血症,因此脱水治疗中需监测血钾并及时补钾;无急性颅内压增高患者,治疗脑水肿时可选用甘油果糖,该药对电解质平衡干扰小于甘露醇;不能进食者,伤后3天开始早期肠内营养,可减少输液量,有利于防止水、电解质失衡,又可减轻心脏负荷。

（6）血压管理原则:在脑出血及脑梗死急性期,为保证脑组织有效灌注,通常不主张积极降压,但因此可能导致心脏负担加重,甚至诱发恶性心律失常及心力衰竭。故为防止心源性猝死,对于有心电图异常者均应接受至少3天以上的心电和血压监护。

【小结】

脑心综合征是指各种颅内疾患引起的继发性心脏损伤,临床表现为心电图异常(ST-T改变或心律失常)与心肌损伤标志物的升高以及心功能的下降。心脏损伤为一过性、可逆性,随原发病好转而逐渐恢复,此为鉴别原发心脏病变的关键。治疗以积极处理原发病为主,辅以营养心肌、纠正水电解质紊乱、β受体阻滞剂。

【专家点评】

（1）本例患者是典型的脑心综合征导致的恶性心电图改变。如果没有意识到这个病因,可能会以恶性心电图为由而延误脑部手术的最佳时机。麻醉医生应该掌握脑心综合征的早期识别,同时权衡神经系统病变和心脏功能异常的利害关系,选择合适的手术时机。

（2）脑血管病时心脏损害颇为常见,心电图表现多种多样,只有你想不到的,没有不可能的。但是由于缺乏统一的脑心综合征的诊断标准,如果患者高龄,且本身之前就有过心脏病病史,会使得我们更加容易忽视脑病本身对于心脏的影响。如何判别是脑心综合征还是合并了恶性心脏事件,我们能做的就是追问心脏相关病史,准确、动态心肺体征查体,心电图、心肌复合物动态观察。

（3）在治疗脑部病变时,要心脑兼治,避免或慎重应用增加心脏负担的药物,并注意水、电解质平衡,以免电解质紊乱诱发心律失常。

（闫 诺 杨 程）

病例8 枕颈融合术致呼吸困难一例

【导读】

拔管后呼吸困难是麻醉医生经常面临的问题,如果处理不及时,可能造成极为严重的后果,危及患者的生命。这就要求麻醉医生除了对呼吸困难的常见原因有充分的了解,还要对手术和手术可能造成的并发症比较熟悉,并能够根据具体情况做出迅速准确的判断和及时的治疗。

【病例简介】

患者男，54岁，因"双手麻木1年余，加重伴双下肢无力半年"入院。入院后颈椎核磁示：① Chiari 畸形（Ⅰ型），伴颅底凹陷症；②颈椎骨质增生，C3/4、C4/5 椎间盘突出（中央型），C5/6 椎间盘膨出。颈椎 CT 示：结合 MRI，Chiari 畸形（Ⅰ型），伴颅底凹陷症；颈椎骨质增生，C3/4、C4/5 椎间盘突出（中央型），C5/6 椎间盘膨出，伴寰枕关节脱位。拟在全身麻醉下行枕颈融合内固定术。

入手术室时患者血压 140/75 mmHg，心率 55 次/分。建立一条外周静脉通路后给予钠钾镁钙葡萄糖注射液静脉滴注。麻醉诱导前行桡动脉穿刺，测动脉压，充分吸氧去氮，麻醉诱导采用咪达唑仑 3 mg、舒芬太尼 20 μg、丙泊酚 60 mg、苯磺顺阿曲库铵 20 mg 静脉注射，气管插管后行控制呼吸。诱导过程中血压 110~130/65~80 mmHg，心率 60 次/分左右。诱导后进行锁骨下静脉穿刺置管，静脉输液，测量中心静脉压。术中以丙泊酚＋瑞芬太尼＋苯磺顺阿曲库铵维持麻醉，BIS 值保持在 45~55 之间。手术行枕颈融合＋后颅窝减压＋小脑扁桃体部分切除＋脊髓空洞分流术，过程顺利，历时 4 h30 min，输液 3000 mL，失血量 300 mL，尿量 1300 mL。手术结束后 2 分钟患者自主呼吸恢复，手术结束后 15 分钟患者意识清醒，呛咳反射恢复，握手有力，脱氧 5 min SpO_2 维持在 95% 以上，但观察到患者头部呈过屈位，与外科医生沟通，考虑俯卧位时间过长下颌受压导致，予以拔除气管导管，拔管约 2 min 后，患者出现牙关紧闭、呼吸困难、躁动，面罩辅助通气时下颌不能提起，SpO_2 缓慢下降，拔管后 10 min 给予丙泊酚 50 mg，尝试再次经口气管插管失败，后经支气管镜经鼻气管插管，支气管镜确认导管位置无误后给予苯磺顺阿曲库铵 10 mg，机械通气，丙泊酚持续静脉泵注镇静，请口腔科会诊确认下颌关节无脱位等异常，1 h 后带气管插管回重症监护室，给予呼吸机辅助通气。第二天患者意识清醒，呛咳反射良好，遵嘱活动，张口不受限，拔出气管插管，拔管后患者再次出现呼吸困难，牙关紧闭，肌张力高，经口气管插管困难，紧急行气管切开术。患者再次入手术室行探查术明确枕骨与颈椎关系，微调枕骨板位置。术后在重症监护室转醒后肌张力恢复正常，呼吸状态良好。二次手术后第 5 日转入普通病房，20 日后出院。

【问题】

1. Chiari 畸形定义　Chiari 畸形是一种先天性颅脑交界区畸形疾病，以小脑扁桃体下疝为主要特征，30%~70% 的 Chiari 畸形患者合并有脊髓空洞，常伴有脑积水、颅底凹陷、寰椎畸形、脊柱侧弯等枕颈交界区的骨性病变，导致颅后窝容积不足，小脑、延髓和上段颈髓受压，产生复杂多样的临床症状。

2. 拔管后呼吸困难的可能原因

（1）患者因素：①患者本身具有肺部疾患；②分泌物潴留致支气管阻塞；③气道痉挛；④气道水肿；⑤肺栓塞；⑥气胸；⑦充血性左心衰致间质性肺水肿等。

（2）麻醉因素：麻醉药物残留作用，深度镇静和镇痛下拔管，肌肉松弛药残留致肌松未恢复或过早拮抗致拔管后肌松作用反跳，导致通气不足。

（3）手术因素：胸腹部手术致局部通气不足和肺不张等。

3. 本例患者拔除气管导管后呼吸困难的原因　本例患者出现拔管后呼吸困难与枕颈融合术中将枕颈部固定于过屈位有关。当术后 O-C2 角较术前减小 5° 或以上,术后枕颈部较术前过屈 5° 以上,发生呼吸困难的可能性增加。(在颈椎中立位 X 线片或者 CT 定位片上,McGregor 线即硬腭后缘至枕骨鳞部最低点连线与枢椎下缘切线的交角为 O-C2 角)。一方面,上颈椎固定于过屈位置时,下颌骨后移(更靠近颈椎),舌根也随之后移,从而使口咽通气道变小;另一方面,当口咽通气道变小后,原来的气管插管管径相对变大,对周围组织造成压迫,同时下颌骨后移的力量带动气管插管也向后压迫椎前软组织,椎前软组织双重受压,静脉回流受阻,时间一长就会出现严重的咽喉部水肿。口咽通气道减小加上咽喉部水肿,患者拔管后出现呼吸困难的可能性将大大增加。因此,枕颈部过屈是出现术后呼吸困难的始动原因。另外,O-C2 角较术前减小越大,即枕颈部过屈程度越大,术后呼吸困难的程度也越重。本例患者二次手术微调枕骨板位置,O-C2 角角度改变,拔管后呼吸困难的症状就消失了。

【小结】

本例患者抢救成功的关键在于发生呼吸困难时,迅速有效控制了呼吸,第一次经支气管镜经鼻成功气管插管,第二次及时行气管切开,为第二次手术提供了机会。虽然经历了两次手术,但是患者最终脱离了危险,治愈出院。

【专家点评】

(1)不管任何手术,麻醉医生都应熟知手术的特点、基本步骤以及各个步骤可能导致的不良反应和并发症,知己知彼,百战不殆。

(2)麻醉医生要熟练掌握困难气道的处理流程和操作方法,本病例中第一次拔管后发生呼吸困难,常规经口气管插管困难,改经支气管镜经鼻成功气管插管,第二次拔管后发生呼吸困难,成功进行气管切开,这样才为之后二次手术提供了机会,最终患者才能转危为安,痊愈出院。

(于艳宏　李宏)

病例 9　一例合并反流误吸的创伤性颅脑损伤患者的围术期管理

【导读】

创伤性颅脑损伤(TBI)是临床常见重症之一,全球约一半的人口一生中可能会有一次或多次 TBI。我国人口基数大,TBI 在我国发病率较高,是一个主要的公共卫生问题。在过去的 30 年里,随着大脑监测技术的进步和新指南的实施,TBI 患者的诊疗已经得到实质性的改善。对于 TBI 的患者,麻醉医生不仅需要维持脑灌注压和氧供,防止继发性神经损伤,也需要关注患者的全身状况,患者多为饱胃且意识障碍,反流误吸风险较高,因此麻醉前需做好充分的准备和预判。

【病例简介】

患者男性,30 岁,主因"外伤后意识不清 6 小时"入院。患者于入院前 6 小时发生追尾碰撞交通事故,伤后出现意识不清,呕吐,为大量血性呕吐物,颜面部多发伤,小便失禁。头部 CT 示:右颞、右额顶、左颞硬膜外血肿,右额颞脑挫裂伤,实质内血肿,颅内积气;颅底骨折、右颞骨折、右眶骨折、右下颌骨骨折;右侧第 7 颈椎横突骨折。胸部 CT 示:左侧第 1 肋骨骨折,肺挫伤。患者症状迅速进展恶化,头胸腹部 CT 示颅内出血进展明显,急诊以"头外伤、复合伤"收入我院。患者既往体健。入院诊断:①急性创伤性开放性颅脑损伤;右颞、右额顶、左颞硬膜外血肿;右额颞脑挫裂伤;右额颞实质内血肿;蛛网膜下腔出血;颅内积气;颅底骨折、右颞骨折;脑脊液鼻漏;脑脊液耳漏。②右眼挫伤、右眶骨折。③右上、下颌骨骨折。④右侧第 7 颈椎横突骨折。⑤左侧第 1 肋骨折;肺挫伤。⑥吸入性肺炎。⑦面部及肢体多发皮肤软组织损伤。

体格检查:体温(T)37 ℃,心率(HR)109 次 / 分,呼吸(R)30 次 / 分,血氧饱和度(SpO₂)90 %,血压(BP)109/75 mmHg。患者躁动,刺痛不睁眼,鼻腔、左耳有活动性淡红色流出液。颈部无抵抗感,四肢肌力检查不合作,肌张力双侧上下肢未见增高,腱反射无亢进,双侧巴氏征(-),共济检查不合作。

麻醉管理:患者平车入手术室,口腔颌面部多发软组织肿胀,口腔内大量血性液并从口角持续流出,双侧鼻腔弥漫性粘膜出血,局部活动性出血,较剧烈,出血量大,置患者于头低脚高位,口鼻处给予充分吸引。血压 127/70 mmHg,心率 110 次 / 分,脉搏氧饱和度 90%,同时迅速建立两条静脉通路。口腔内大量出血,不允许气管插管操作,立即请耳鼻喉科行紧急气管切开术。气道建立后给予咪达唑仑 2 mg、舒芬太尼 10 μg、丙泊酚 50 mg、罗库溴铵 50 mg 行麻醉诱导。连接麻醉机,通气阻力高,气道峰压 30 cmH₂O,使用机械正压通气,潮气量 450 mL,呼吸频率 13 次 / 分,听诊双肺呼吸音粗,无明显哮鸣音,右下肺呼吸音低,怀疑反流误吸,给予 PEEP 5~10cmH₂O,行血气分析:pH 7.17, PaCO₂ 39 mmHg, PaO₂ 70 mmHg, Na⁺ 137 mmol/L、K⁺ 2.5 mmol/L、BE -12.2 mmol/L、HCO₃⁻ 17.0 mmol/L、Hb 78 g/L、Hct 16%,纤支镜下气道内充分吸引,多为血性分泌物,未见食物残渣,激素抗炎,补钾纠酸,输血补液治疗,对症处理后,饱和度升至 98%,气道压降至 20cmH₂O。麻醉维持选择静吸复合全身麻醉。术中见右额颞颅骨粉碎性骨折,硬膜外血肿量约 40 mL,硬膜发蓝,张力高,脑搏动微弱;广泛蛛网膜下腔出血;左颞硬膜外血肿量约 20 mL。患者血压下降到 70/40 mmHg,血红蛋白曾检测不到。经快速输血补液,持续泵注去甲肾上腺素并间断给予苯肾上腺素,有创血压维持在 100~140/50~70 mmHg。手术历时 8 小时,出血量 2700 mL,尿量 2800 mL,输液总量 7850 mL(晶体 3000 mL,胶体 3500 mL, 5% NaHCO₃ 250 mL,甲强龙 40 mg,葡萄糖酸钙 4 g, KCl 3.5 g,悬浮红细胞 10 IU,血浆 2000 mL)。术毕带气管切开回 NICU,生命体征:血压 140/780 mmHg,心率 109 次 / 分,脉搏血氧饱和度 100%。给予严密的心电监护,连续监测动脉压,继续泵注去甲肾上腺素并缓慢减量,患者生命体征平稳,观察 8 天后转入普通病房,术后 15 天胸部 X 光片未见异常。

【问题】

(一)创伤性颅脑损伤麻醉时需要注意哪些方面?

TBI 患者手术一般都要在全麻下进行,术中需要机械通气支持呼吸,模式的调整应以保证充足氧供(PaO₂>100 mmHg)和维持适当的二氧化碳分压(PaCO₂ 35~45 mmHg)为前提。

分泌物多者术前应尽量控制感染,加强排痰引流措施,避免下呼吸道梗阻。术中应加强对动脉血二氧化碳分压($PaCO_2$)的监测,因高碳酸血症($PaCO_2>45$ mmHg)会导致脑血流的增加进而引起 ICP 增高,应尽量避免。短时间的过度通气能降低患者 ICP,有利于开颅时的术野暴露。但长时间的过度通气会导致脑血管收缩,加重脑缺血及由缺血引起的继发性脑损伤,临床使用须谨慎,应同时监测脑氧合和脑血流以避免不良反应的发生。对 TBI 的患者在术中监测颈静脉球血氧饱和度($SJVO_2$),术后监测脑组织氧分压($PbtO_2$)和 CBF(经颅超声多普勒)具有积极的意义。因麻醉期使用的全麻药、镇静药、镇痛药、肌松药的残留作用,均会影响患者术后呼吸功能的恢复,所以大型颅脑外伤的手术患者术后必须送 ICU 继续进行机械通气,直至患者全身状态恢复至较正常,内环境稳定、咳嗽有力、能做深呼吸运动、肌力正常才能逐渐脱机,患者 SpO_2 在不吸氧的情况下恢复至术前水平,才能考虑拔管,拔管后应继续鼻导管或面罩吸氧。

TBI 患者术中麻醉维持宜采用静吸复合麻醉,优点在于供氧充分,镇痛效果好,对呼吸循环影响小,麻醉深度易于调节,有利于维持患者术中血压、心率和血氧的稳定。需要注意的是,脑外伤的患者常呈现高血压和心动过速,高血压会对患者预后产生不良影响。因此,围术期血压的控制,包括术中输液和升压药物的正确选择至关重要。对于围术期低血压同样要适当处理。颅脑外伤基金会指南指出,对于 TBI 患者应尽量避免低血压(SBP<90 mmHg),维持脑灌注压(CPP)在 50~70 mmHg 之间。在开颅手术中,低血压同样不利于患者预后,常发生在打开硬膜时,可以通过 GCS 评分、CT 扫描呈现出的中脑池缺失和双侧瞳孔放大的体征来预测。对于术中升压药物的应用,临床研究表明,血管加压素应用于 TBI 患者效果有限,去甲肾上腺素和多巴胺对于改善脑血流和脑氧代谢的作用相当,但前者的作用更持久而后者可能有增高 ICP 的风险。最近的一项单中心回顾性研究对 TBI 患者应用去氧肾上腺素、去甲肾上腺素和多巴胺进行了对比,结果显示,去氧肾上腺素能最大程度的提高平均动脉压和脑灌注压,而对于颅内压的影响,三者无显著差异。目前的证据并不足以支持应用某一种升压药更有利于脑灌注,实际应用时应根据患者情况实行个体化用药。

(二)如何对创伤性颅脑损伤的患者进行脑保护?

创伤性颅脑损伤患者围术期脑保护:低温能降低应激状态下的脑代谢率,减少兴奋性神经递质的释放,降低血脑屏障的通透性,作为 TBI 患者的脑保护治疗策略已有数十年的应用史。然而,基于死亡率和神经功能结果的临床应用证据仍然不确切。最近的一项荟萃分析指出 TBI 患者应用亚低温疗法在改善死亡率和神经功能方面作用甚微,且当亚低温持续超过 48 小时才会有明显作用,但长时间的低温会增加患者发生肺炎的风险,因此亚低温疗法对 TBI 患者是否有益要权衡利弊综合考虑。为此美国神经外科医师协会指南工作组发布了一项指南,就 TBI 患者的亚低温疗法应用的适应证和注意事项进行了详细论述。

传统观念认为,糖皮质激素具有抗炎、稳定膜结构、缓解脑水肿、保护血脑屏障的作用。因此,临床上对严重颅脑外伤的患者糖皮质激素应用广泛。然而对于 TBI 患者应用类固醇激素目前并无改善患者预后和降低颅内压的确切临床证据。一项糖皮质激素应用效果的多中心随机对照研究表明,脑外伤发生后 8 小时内应用甲强龙反而会增加患者的死亡率和发生严重残疾的风险。因此,对于中重度颅脑损伤患者大剂量甲强龙应属禁忌。

此外,一些其他脑保护药物和手段,包括钙拮抗剂(尼莫地平)、谷氨酸受体拮抗剂、自由基清除剂、镁制剂和超大剂量白蛋白和肽类脑神经营养药物等,均缺乏临床有效的循证医学证据支持,且存在增加 TBI 患者死亡率的风险,均不推荐使用。

(三)全麻诱导期间易致反流、误吸的危险因素有哪些? 误吸主要有哪些表现?

1. **胃内容物增多**　胃排空延迟、胃液分泌增多、饱胃、没有禁食或禁食时间过短。

2. **患者反流倾向高**　食管下端括约肌张力低下、胃 - 食管反流、食管狭窄(食管癌)、食管内压性失弛症、高龄病人、糖尿病性自主神经病。

3. **喉部功能障碍**　全身麻醉急诊手术、无经验麻醉医师、颅脑外伤、脑梗死 / 出血等中枢性疾病、多发性硬化、创伤、灼伤。

病例中患者 TBI,且多发颌面部损伤,术前有呕吐,口腔颌面部出血严重,饱胃等均可造成反流误吸。

患者出现反流误吸的主要表现有:

(1)急性呼吸道梗阻:气道机械性梗阻可造成缺氧和高碳酸血症。非全麻患者可见到用力呼吸,尤以呼气时更为明显,随之出现窒息。同时血压、心率升高,若仍未能解除梗阻,则两者均下降。由于缺氧使心肌收缩减弱、心室扩张,终致室颤或心跳停止。

(2)Mendelson 综合征:在误吸发生不久或 2~4 小时后出现"哮喘样综合征",患者发绀、心动过速、支气管痉挛和吸困难。在受累肺野可听到哮鸣音或啰音。肺组织损害程度与胃内容物 pH 直接相关外,还与消化酶活性有关。胸部 X 射线可见受累肺野呈不规则、边缘模糊的斑状阴影,一般多在误吸发生后 24 小时才出现。

(3)吸入性肺不张:大量吸入物可使气道在瞬间堵塞无法通气,后果严重。若只堵塞支气管,又由于支气管分泌物的增多,可使不完全性梗阻成为完全性梗阻,远侧肺泡气被吸收后发生肺不张。肺受累面积的大小和部位,取决于发生误吸时病人的体位和吸入物容量,平卧位时最易受累部位是右下叶的尖段。

(4)吸入性肺炎:气道梗阻和肺不张导致肺内感染。有的气道内异物是可以排出的,但由于全身麻醉导致咳嗽反射的抑制和纤毛运动的障碍,使气道梗阻不能尽快地解除,随着致病菌的感染,势必引起肺炎,甚至发生肺脓肿。

(5)急性呼吸窘迫综合征(ARDS)甚至多器官功能障碍综合征(MODS)。

【专家点评】

TBI 的患者对于值班医生来说无疑是一个挑战,脑组织生理功能特殊,对麻醉管理要求较高,且此类患者可能合并多器官损伤,失血性休克以及文中出现的反流误吸。需要多学科参与管理围术期的每一个环节,尽量避免神经损伤的发生,尽可能改善患者预后。

(王晨旭　于泳浩)

病例 10　苯磺酸顺阿曲库铵致过敏性休克一例

【导读】

过敏性休克是 IgE 介导的对变应原的全身性反应。当变应原初次进入机体后,激发机体产生 IgE。IgE 则结合于组织的肥大细胞与血液嗜碱性粒细胞的受体上。当变应原再次进入后,则与 IgE 发生特异性结合,结合的复合物促使肥大细胞等释放组胺、缓激肽、白三烯及前列腺素等,它们使血管平滑肌松弛、支气管平滑肌收缩及毛细血管通透性增加,使血浆渗入组织间隙。

变态反应亦可促使血小板释放血小板活化因子(PAF),进一步促使血管扩张、支气管收缩、肺动脉和冠状动脉收缩。据实验性变态反应观察,PAF 拮抗药逆转负性肌力和血管扩张作用。因此,对抗组胺治疗无效的变态反应,PAF 可能是一种重要的递质。

围手术期过敏性休克是围手术期药物或其他物质触发的一种严重的全身性过敏反应,抗菌药物、神经肌肉阻滞剂、氯己定、医用染料和胶体溶液等是主要的触发因素。国内外研究表明,围手术期过敏反应的发生率为 1/10 000~1/20 000,并且即使进行及时有效的救治,死亡率仍为 1.4%~9%。严重的呼吸和循环系统并发症是围手术期过敏性休克患者死亡的重要原因,因此也是急救治疗的重点。

【病例简介】

患者男,68 岁,因颈部不适 7 年余,症状加重伴双上肢放射痛 10 d 入院。入院后生命体征平稳,Hoffmann 征(+),颈强直(+),心、肺、腹检查未见异常。磁共振成像检查:颈 1-7 椎间盘膨出,颈髓变性,腰 3-7 椎间盘突出,颈 4-7 椎管狭窄。临床诊断:颈椎病,椎间盘突出,椎管狭窄,脊髓压迫症,颈髓损伤。既往有 2 型糖尿病 2 年,未予药物治疗,血糖维持在 7~8 mmol/L。患者自述"过敏体质",但无法详述出具体过敏药物及食物。美国麻醉师协会(ASA)分级 II 级。拟在全麻下行颈前路椎体次全切除及椎体融合内固定术。

术前用药:入室前 30 min,肌内注射苯巴比妥钠 0.1 g 及阿托品 0.5 mg,同时静脉滴注头孢呋辛钠 3 g 和奥美拉唑 30 mg。进入手术室后记录血压 139/87mmHg(1mmHg=0.133 kPa),心率 89 次 / 分钟,脉搏血氧饱和度(SpO$_2$)98%。开通两路外周静脉后,分别输注聚明胶肽、钠钾镁钙葡萄糖注射液。全麻诱导依次静脉注射咪达唑仑 3 mg、舒芬太尼 30 μg、依托咪酯 16 mg、罗库溴铵 50 mg。90 秒后测得血压 95/66mmHg(1mmHg=0.133 kPa),心率 68 次 / 分钟,随即可视喉镜下插入 7.5# 气管导管,并于桡动脉穿刺行有创血压监测。全麻维持静脉持续泵注丙泊酚 3 mg/(kg·h)、瑞芬太尼 0.5 μg/(kg·min)维持麻醉。手术开始前静脉注射地塞米松 10 mg、苯磺顺阿曲库铵 2 mg 和血凝酶 2U。5 min 后,患者血压降至 50/40mmHg,心率 130 次 / 分,SpO$_2$ 90%。四肢及躯干出现大片红色风团样皮疹。判断出现过敏性休克,怀疑为巴曲亭或者苯磺酸顺阿曲库铵过敏(其他药物不除外)。立即分次静脉注射肾上腺素 1 mg,静脉泵注去氧肾上腺素 100 μg/min,静脉注射甲泼尼龙 80 mg、葡萄糖酸钙 1 g,肌内注射苯海拉明 20 mg。动脉血气分析检查:pH 7.25,二氧化碳分压(PCO$_2$)55mmHg,氧分压(PO$_2$)80mmHg,碱剩余(BE)-6.0,SpO$_2$ 92%。

静脉滴注碳酸氢钠 50 mL。放弃手术,缝合手术切口。10 min 后,患者血压升至 110/65mmHg,心率 86 次 / 分。待患者生命体征稳定、自主呼吸恢复并清醒后,拔除气管插管,送回重症监护室。

3 d 后再次进入手术室,准备完成手术。入室时血压 132/82mmHg,心率 76 次 / 分钟,SpO_2 98%。静脉注射甲泼尼龙 40 mg 后给予达唑仑 3 mg、舒芬太尼 30 μg、罗库溴铵 50 mg 行麻醉诱导。并以丙泊酚 3 mg/(kg·h)、瑞芬太尼 0.5 μg/(kg·h)维持麻醉深度。术中输液采用羟乙基淀粉、钠钾镁钙葡萄糖及乳酸钠林格液,维持血压于 100~125/65~80mmHg、心率于 70~80 次 / 分。手术期间患者生命体征一直十分平稳,5 h 后外科医生反应手术切口紧,随即静脉注射苯磺顺阿曲库铵 5 mg。5 min 后患者血压下降至 55/40 mmHg,心率波动于 140~150 次 / 分,SpO_2 92%,同时其四肢及躯干出现大片红色风团样皮疹。立即静脉注射盐酸肾上腺素 2 mg,静脉泵注去氧肾上腺素 100 μg/min,血压升至 65/40 mmHg。5 min 后血压升至 100/64 mmHg. 心率 140 次 / 分。静脉注射葡萄糖酸钙 1g、甲泼尼龙 40 mg,肌内注射苯海拉明 20 mg。血气分析检查: pH 7.23,PCO_2 53 mm Hg,PO_2 83 mm Hg,BE -6.0,SpO_2 94%,静脉滴注碳酸氢钠 50 mL。救治 20 min 后患者血压 105~115/65~70 mmHg,心率 110~120 次 / 分,遂停用去氧肾上腺素。救治 30 min 后再行血气分析检查,pH 7.33,PCO_2 43 mmHg,PO_2 212 mmHg,BE -3.2,SpO_2 100%。患者皮疹逐渐消失。lh 后手术结束,待患者自主呼吸恢复(潮气量 700 mL、呼吸频率 16 次 / 分)并清醒后拔除气管插管,吸入空气条件下 SpO_2 90%,回重症监护室。行鼻导管吸氧,血压 145/82 mmHg,心率 114 次 / 分 SpO_2 95%。患者于术后 7 d 康复出院。

【问题】

(一)过敏反应的发病机制

尽管过敏反应表现出相似的临床特征,但是潜在的发病机制可能不同,主要分为 IgE 介导和非 IgE 介导的过敏反应。IgE 介导的过敏反应是最常见的发病机制。首先致敏原刺激机体产生大量特异性 IgE 抗体,IgE 抗体和效应细胞上的高亲和力受体结合形成复合物,当同一抗原再次进入机体后和之前形成的复合物结合,促进肥大细胞和嗜碱粒细胞脱颗粒,从而产生过敏反应。非 IgE 介导的过敏反应又分为免疫性和非免疫性过敏反应。前者通常由 IgG 或补体介导,而后者可以通过某些受体直接激活肥大细胞和嗜碱性粒细胞,例如 G 蛋白偶联受体。

(二)围术期过敏性休克的治疗原则

围手术期出现典型症状怀疑过敏性休克时,应根据治疗原则立即采取稳定呼吸和循环系统的治疗措施,以挽救患者生命。基本治疗原则包括:①快速识别过敏反应并立即停止可疑过敏药物的应用,停止手术,若为全身麻醉则使用最小剂量的吸入麻醉药;②寻求帮助并组织治疗团队;③检查和保护气道,吸入纯氧,必要时气管内插管进行机械通气;④快速输液,若低血压则抬高下肢;输入晶体液 2 L,必要时重复;⑤应用肾上腺素。

(三)有哪些药物可以稳定围术期过敏性休克患者的循环功能

1. 肾上腺素 肾上腺素是非选择性肾上腺素能受体激动剂,几乎可以改善过敏反应导致的所有病理生理改变:其 α 受体激动作用可以使皮肤、黏膜血管收缩,降低毛细血管通透性,有利于消除支气管黏膜水肿;其 $β_1$ 受体激动作用产生正性变时和变力作用,使心脏收缩力增强,心率加快,心排血量增加;其 $β_2$ 受体激动发挥舒张支气管作用并能抑制肥大细胞释放组胺等过敏性物质。围手术期过敏反应治疗的相关指南均推荐尽早静脉注射肾上腺素,当未建立静脉通路或静脉通路不通畅时,考虑肌内注射。但也有研究表明,与肌内注射相比,静脉注射肾上腺素可能更容易过量从而引起严重并发症。因此,在围手术期过敏性休克急救时,不仅要及时给药,还要重视药物剂量的选择和给药途径。由于伦理问题以及过敏性休克疾病本身的严重性,尚缺乏有关肾上腺素剂量的随机对照研究,初始剂量的选择多基于专家意见和病例报道。澳大利亚和新西兰麻醉过敏组围手术期过敏反应管理指南建议根据围手术期过敏反应等级确定肾上腺素的初始剂量:1 级过敏反应仅出现皮肤黏膜症状,无需肾上腺素治疗;2 级过敏反应表现为多器官受累(黏膜皮肤症状合并低血压或支气管痉挛),推荐的成人和 0~12 岁儿童静脉注射初始剂量分别为 1∶10 000 浓度的肾上腺素 20 μg、1∶50 000 浓度的肾上腺素 2 μg/kg;3 级表现为威胁生命的单器官或多器官受累,推荐成人和儿童静脉注射初始剂量分别为 100~200 μg(1∶10 000 浓度)、4~10 μg/kg(1∶50 000 浓度);4 级为呼吸或心脏骤停,应遵循当地的高级生命支持指南予以治疗。对于成人围手术期 3 级过敏反应,疑似围手术期过敏反应的国际概述和共识(简称国际共识)则推荐应用初始肾上腺素剂 50~100 μg。由于肾上腺素的治疗窗较窄,临床医生需要重视药物过量的可能性,尤其是在危及生命的严重围手术期过敏反应管理时。澳大利亚和新西兰麻醉过敏组围手术期过敏反应管理指南指出麻醉期间出现的 2~3 级(中重度)过敏反应治疗的最主要措施是静脉注射肾上腺素,严密监测心血管反应,调整药物剂量(证据水平 IV,推荐级别 D)。肾上腺素首次注射后应根据需要每 1~2 min 重复 1 次,无效则增加剂量,若肾上腺素给药 3 次后仍无显著的治疗效果则应及时采用外周静脉连续输注肾上腺素。当存在上呼吸道阻塞时,考虑肾上腺素雾化治疗。研究表明,肾上腺素的延迟给药与过敏反应较高的死亡率密切相关,肾上腺素应用不足、过量以及不恰当的用药方式是引起不良反应的主要原因。因此,发生围手术期过敏性休克时,不仅要快速诊断并尽早缓慢静脉注入肾上腺素,还要根据病情严重程度以及药物治疗效果调节给药剂量。

2.其他血管活性药　肾上腺素应用后仍持续存在低血压时应考虑及时加用其他血管活性药,这已得到指南的支持并在临床实践中得以应用。一项 42 例难治性过敏反应的病例报道显示,有 21 例(50%)患者又使用了其他升压药(包括血管加压素、去甲肾上腺素、间羟胺、多巴胺、甲氧胺),其中 13 例使用血管加压素的患者中有 8 例在使用数分钟内逆转了难治性低血压。英国一项对 266 例 3~5 级围手术期过敏反应的分析显示,几乎一半的患者加用了除肾上腺素以外的血管活性药。但目前尚无研究表明具体哪种血管活性药治疗效果更好。

3.胰高血糖素　胰高血糖素是胰岛 α 细胞产生的肽类激素,可以绕过 β 腺素能受体直接激活腺苷酸环化酶,产生正性变力和变时作用。临床上已用于 β 受体阻断药过量的治疗。对于长期服用 β 受体阻断药的围手术期过敏性休克患者,常规剂量的肾上腺素可能不能获得有效的临床治疗效果,在这种情况下,静脉注射胰高血糖素可能逆转难治性低血压。胰高血糖素的这种治疗作用已在临床实践中得到证实。国际共识推荐服用β受体阻断药患者围手术期过敏反应期间,应考虑尽早静脉注射胰高血糖素1~2 mg,必要时重复应用,但并没有说明重复使用的时间。

4. 亚甲蓝　围手术期过敏性休克可能导致一氧化氮信号通路的过度激活。一氧化氮由一氧化氮合酶氧化 L- 精氨酸产生,通过激活鸟苷酸环化酶增加环鸟苷酸单磷酸的合成,从而达到舒张血管、降低血压的作用。亚甲蓝是鸟苷酸环化酶的抑制剂,已有多项病例报道显示亚甲蓝成功治疗了过敏反应导致的难治性低血压,在亚甲蓝注射数分钟后血压迅速上升。但是最近的一项动物研究表明,过敏性休克发生后单独应用亚甲蓝治疗并不能有效恢复低血压和提高生存率。这项研究在静脉注射 C48/80 化合物诱导大鼠过敏性休克之前(预防)和之后(治疗)给予一氧化氮 / 环磷酸鸟苷途径抑制剂(亚甲蓝、N- 硝基 -L- 精氨酸甲酯、靛蓝胭脂红),从而达到预防和治疗效果。结果显示休克组血浆一氧化氮水平显著高于无休克组,过敏性休克预防组中仅靛蓝胭脂红预防组最终收缩压和过敏性休克组相比无明显提高,而过敏性休克治疗组最终收缩压均和过敏性休克组相似,无明显升高。因此,围手术期过敏性休克期间,亚甲蓝仅用于肾上腺素的补充治疗而不能单独应用。

【小结】

肾上腺素是围手术期过敏性休克的首选治疗措施,其余任何药物的应用都不应该延迟肾上腺素的治疗。抗组胺药和糖皮质激素一般不推荐用于围手术期过敏性休克的首选急救治疗。需要注意的是,治疗过敏的药物本身也可能引起过敏反应或其他严重并发症。

【专家点评】

(1)尽管苯磺酸顺阿曲库铵一般不会诱导组胺释放,但已有该药致过敏反应,甚至过敏性休克的报道。临床工作中,我们应该格外注意,不应轻易将其排除在致敏原之外。

(2)麻醉药物所致过敏性休克的患者,致敏原已确诊的情况下,再次行全身麻醉诱导时宜改用其他药物替代,不能确定致敏原的情况下,应在充分监测血流动力学情况下谨慎用药,并做好抢救准备,急救设备与药物应处于随时备用状态。

（任以庆　杨　程）

【参考文献】

[1]　XING AJ，ZHAO QH，MA LM，et al. Impact of systolic blood pressure on outcome of patients with nonvalvular atrial fibrillation[J]. Chinese Journal of Cardiology.2021,(3)：236-241.

[2]　LIU JP，LI RN，ZHANG YT, et al. Non-vitamin K oral anticoagulants for left atrial appendage thrombus resolution in nonvalvular atrial fibrillation：a single-center study[J]. Chinese Journal of Cardiac Arrhythmias.2021,25(6)：537-541.

[3]　LIU LL. Effect of Metoprolol in the treatment of acute heart failure complicated with atrial fibrillation and its influence on cardiac function[J]. China Modern Medicine.2021,(10)：92-95.

[4] HE ST. Observation on the Effect of Nitric Oxide Combined with Milrinone in the Treatment of Neonates with Persistent Pulmonary Hypertension[J]. Clinical Medical & Engineering.2021,（8）:1093-1094.

[5] GE YH, BAI Y, XUN LL, et al. Effects of different vasoactive drugs combinations on maintaining hemodynamic stability in parturient women with pulmonary artery hypertension during cesarean section[J]. China Medicine.2021,（6）:905-909.

[6] EVANS L, RHODES A, ALHAZZANI W, et al. Surviving sepsis campaign: international guidelines for management of sepsis and septic shock 2021[J]. Intensive Care Med. 2021;47（11）:1181-1247.

[7] JIA Y, KANGWY, LUOQP, et al. Effect of intraoperative inotropes on the short-term outcomes of children under-going repair of tetralogy of Fallot[J]. Chinese Journal of Extracorporeal Circulation.2020,（3）:154-158.

第二章　五官科和颌面外科手术麻醉

病例 11　超高龄衰弱口腔颌面肿瘤患者围术期麻醉处理一例

【导读】

头颈部肿瘤是世界第六大常见癌症,约占全身恶性肿瘤的 20%~30%。近十年来,其发病率呈明显上升趋势。根据中国国家癌症中心统计数据显示,目前我国头颈部恶性肿瘤的患者共有 17 万多,其中新发病例达 7.45 万,死亡病例达 3.66 万。随着社会老龄化进程的持续加速,高龄甚至超高龄头颈部肿瘤手术的比例也逐年增高,他(她)们并非手术麻醉的"禁区",但身体状态会随年龄的增加逐渐衰弱,围术期临床事件和并发症的发生率较高,手术成败有时难以预料,因此,必须加强术前麻醉评估和围术期管理,减少并发症,降低死亡率。

【病历简介】

患者,男, 96 岁, 170 cm, 70 kg, BMI 24.22 kg/m²。主因"左面部肿物 2 年余"入院。两年内曾有两次面部肿物局麻手术史,第二次手术后 5 个月,肿物再次原位复发,并加速生长,无疼痛、麻木等不适。既往史:否认高血压、心脏病、糖尿病、脑血管疾病等系统疾病史;耳背、双眼白内障(未行手术); 40 余年前曾行右结肠肿物切除术(具体不详);否认外伤、药敏史。体格检查:T:36.5 ℃,P 80 次 /min,BP144/85mmHg,RR18 次 /min;发育正常,营养良好,神清,耳背,言语缓慢,反应迟钝,眼动检查不合作,认知功能障碍;颈软,气管居中,甲状腺无肿大;听诊双肺呼吸音尚清,两肺底可闻及少量散在干鸣音,心脏听诊心尖部可闻及 SM Ⅲ/6 吹风样、粗糙样杂音;腹软,双下肢无水肿,脊柱四肢无畸形,四肢肌力Ⅴ-级,行动迟缓,双巴氏征(-),可拄杖搀扶下蹒跚行走。化验检查: ALB 37.7 g/L(正常值 40~55 g/L)、TP 62.7 g/L(正常值 65~85 g/L),余实验室检查基本正常。辅助检查:胸片:双肺纹理增多,主动脉硬化,右侧肋膈角欠锐利。肺功能:不能配合检查。EKG:窦性心律、室性早搏、心电轴左偏。Holter: 24 h 心搏总数 104256 个,平均心率 72 次 /min,最慢心率 57 次 /min,最快心率 98 次 /min,单发室性早搏 384 个,有 3 阵室性二联律和 6 阵室性三联律。UCG:左房增大,主动脉硬化,主动脉窦部及升主动脉增宽(38 mm),主动脉瓣口流速稍增快,左室舒张功能减低, EF55%。心肌酶:肌红蛋白(Myo)108.32ng/mL(正常值 0~58ng/mL)、肌钙蛋白 I (cTnI)<0.1ng/mL(正常值 0~0.3ng/mL)。氨基末端 -B 型利钠肽前体(NT-proBNP)511.6pg/mL(正常值 <450pg/mL)。血气分析: pH 7.43、PO₂89 mmHg、PCO₂37 mmHg、SpO₂97%。颈部血管超声:双侧颈动脉硬化伴斑块形成,双侧颈静脉未见明显异常。双下肢血管超声:双下肢动脉硬化伴斑块形成,左胫后动脉闭塞样改变,双下肢深静脉未见明显异常。入院诊断:左面部角化棘皮瘤。拟行手术:左面部病损切除术 + 局部皮瓣转移术。

手术麻醉处理经过:术前优化,予心律平 0.1 mg, 3 次 /d × 7 d,复查 Holter: 24 h 心搏总数 93424 个,平均心率 64 次 /min,最慢心率 50 次 /min,最快心率 83 次 /min,单发房早 174 个,1 阵房速,单发室性早搏 52 个。多学科(心内科、呼吸内科、神经内科、颌面外科、麻醉科)会诊,评估手术麻醉风险并向家属交代,最终麻醉决策方案:超前镇痛 + 多模式无阿片镇痛 + 中度镇静技术下为该患者手术治疗,气道管理工具选择对呼吸道刺激更小的鼻咽通气道(可监测 PetCO$_2$)。

麻醉管理:手术前一天,患者口服对乙酰氨基酚缓释片,1 片(0.65 g),2 次 /d,术前 1 h、0.5 h 病灶及周围均匀涂抹利多卡因乳膏 2 次。患者入室体温(T)保护,HR 69 次 /min,NIBP 197/103mmHg,SPO$_2$100%,RR16 次 /min。吸入 30%N$_2$O,3 min 后 NIBP173/95mmHg,建立外周静脉通路,予乌拉地尔 5 mg,2 min 后 NIBP 148/86mmHg,HR、RR、SPO$_2$ 无明显变化,予 BIS、T 监测,局麻下行桡动脉穿刺置管测 IBP 为 169/76mmHg。血气:pH 7.42、PO$_2$ 166mmHg、PCO$_2$40mmHg、Na$^+$ 136mmol/L、K$^+$ 4.2mmol/L、Ca^{2+} 1.10mmol/L、Glu6.0mmol/L、Lac0.6mmol/L、Hct42%、SO$_2$c100 %、THbc13.0 g/L。麻醉诱导:泵入右美托咪定(DEX) 0.1~0.2 μg/(kg·h),10 min 后置入涂抹了丁卡因胶浆的 7$^\#$ 鼻咽通气道(可监测 PetCO$_2$),接呼吸回路吸 O$_2$,手术医生给予 0.25% 罗哌卡因局部浸润麻醉后开始手术。麻醉维持:30%~50% N$_2$O + DEX0.1~0.3 μg/(kg·h)+ 甲氧明 1.5~2.0 μg/(kg·min)泵注维持循环 + 托烷司琼 2 mg 止吐,按需给予 0.25% 罗哌卡因局部麻醉。术中维持 IBP 在 140~170/60~65mmHg,HR70~95 次 /min,SPO$_2$100%,RR16 次 /min,PetCO$_2$35~45mmHg。BIS 值 50~70,T 在 36.3~36.8 ℃之间。术毕患者生命体征平稳,呈浅睡眠状态,大声呼之能应,观察 30 min 后入 PACU。按时给予对乙酰氨基酚缓释片 1 片,患者当晚睡眠好,无躁动。次日返回病房。继续口服对乙酰氨基酚缓释片 1 片,2 次 /d×3 d。术后第 5 天出院,无并发症,无谵妄及认知功能障碍进一步加重。术后病理:角化棘皮瘤型高分化鳞状细胞癌,选择性边界及基底(-)。

【问题】

(一)超高龄患者的手术麻醉,麻醉医生要面临怎样的风险?

目前临床上将年龄超过 90 岁称为"超高龄"。超高龄患者生理及组织的改变甚为明显,麻醉风险极大,近似婴幼儿麻醉,有时甚至比婴幼儿更危险。主要原因有:①增龄的生理影响,生理储备量低,日常生活不明显,一遇应激,机体就会无力应付;②伴发疾病多,严重伴发病的有无,在老年麻醉并发症的评估中,占有很大比重;③手术的严重打击和麻醉的直接干扰。所以,充分的术前评估和准备,优化治疗内科疾病,是保证麻醉安全和促进术后快速康复的前提。

(二)该患者可以耐受麻醉吗? 选择什么麻醉方法? 插管还是不插管?

口腔颌面部血运丰富,颌面部肿瘤根治性手术大多需要邻近软组织瓣(或远处自由瓣)修复,操作复杂,创伤大,出血多,手术时长不确定,刺激程度不均匀,手术操作部位影响麻醉医生对呼吸道的管理。该超高龄患者虽无重要脏器明显器质性病变,但增龄导致的生理储备降低,以及衰弱和认知功能障碍,其围术期的麻醉管理,充满挑战。

该患者左面部角化棘皮瘤拟行左面部病损切除术 + 局部皮瓣转移术,手术为中风险,预计手术时长 1.5 h。其理想的麻醉方法应当具有以下特点:简单易实施;良好的镇静与镇痛;起效迅速、血流动力学稳定;确保 O_2 供,防止 CO_2 蓄积;无呛咳、反流、误吸危险;提供便于操作的空间,不限制操作时间;术后恢复快速平稳,苏醒后无疼痛不适。针对此类手术,我院的麻醉方式包括局部麻醉、全身麻醉、监护麻醉(MAC)与镇静镇痛。

该患者若选择局部麻醉,可能存在镇静、镇痛不足,患者频繁体动、不合作,增加手术风险,延长手术时间;同时血压升高,心率增快,出现心、脑血管系统并发症;患者亦可能因不适,出现恶心呕吐、呃逆、误吸风险;亦可能因手术时间延长出现局麻药过量中毒或中途改变麻醉方法的风险,故不采用。

该患者若选择全身麻醉,气管插管刺激影响循环,肌松药的使用可能会增加术后肌松残余风险,术后可能出现拔管困难。患者术前存在认知功能障碍,术后可能出现苏醒延迟、谵妄、认知功能障碍加重甚至发生脑卒中可能,故也不采用。

该患者若选择监护麻醉(MAC),理想的 MAC 状态即"清醒镇静",要求在保留自主呼吸和可以回答问题的情况下,最大限度地降低患者的意识水平,对患者的生理紊乱最小,且保护性反射存在,但镇静的深度及标准不易把握。

权衡利弊,结合本院及科室情况,我们选择超前镇痛 + 多模式无阿片镇痛 + 中度镇静技术下为该患者手术治疗,气道管理工具我们选择了对呼吸道刺激更小的鼻咽通气道(可监测 $PetCO_2$)。既能满足手术要求,又能保证患者安全,防范不良反应的发生。

(三)该患者围术期有哪些风险?如何预防并处理?

该患者围术期风险如下:

(1)反流误吸:反流误吸是镇静镇痛难以解决的问题之一,重在预防,要做到:①保证术前禁食水时间足够;②预防性使用止吐药;③保留患者自主呼吸。一旦术中出现误吸,立即气管插管,给予相应处理。

(2)低氧血症:预防措施主要有:①保证呼吸道通畅,必要时提、托下颌;②避免使用导致呼吸抑制的药物;③维持呼吸道通畅,提高吸 O_2 浓度和流量;④若患者氧合受到威胁,立即干预。此外,术中还需要保温,维持合适的镇静深度,维持循环稳定,血压波动在基础血压的 $\pm20\%$ 以内;维持 HR 稳定,减少心律失常风险;选择生理影响小,操作刺激小的麻醉操作,减少血管活性药物的应用。

(四)超高龄患者麻醉前除了器官和疾病的评估,还要进行哪些评估?为什么说要对超高龄患者进行老年状态全面评估(CGA)?

术前访视与评估是麻醉手术前至关重要的一环,对于超高龄患者,合理完善的术前评估不应仅仅基于器官和疾病的评估。越来越多的证据表明:高龄和 / 或超高龄患者的术前衰弱状态与术后不良事件明显相关,如术后并发症增加,住院时间延长,30 d 内死亡率和长期死亡率增加等。因此,有必要对超高龄患者的术前衰弱状态进行评估。研究显示:择期手术的高龄患者,22%~23% 存在术前认知功能障碍。合并术前认知功能障碍可使术后并发症、谵妄、认知功能障碍加重和死亡率增加,并延长住院时间,增加医疗费用。因此,术前评估认知功能具有重要的临床意义。

因此,除了对高龄和/或超高龄患者进行常规的 ASA 分级术前评估外,还应采用老年状态全面评估(CGA)中的术前评估项目对超高龄患者进行评估,并加强对麻醉医师相关知识的培训。术前应尽可能改善超高龄患者的功能和营养状态,纠正导致认知功能下降的危险因素,提高对手术应激的耐受性,降低围术期不良事件的发生率,并通过精准的术中监测,个体化的麻醉处理方案,促进超高龄患者术后康复,回归家庭正常生活。

(五)什么是老年衰弱症? 如何对老年衰弱症患者进行诊断分级?

老年衰弱症指老年生理功能贮备下降或多种异常,应激能力减退,外界较小的刺激即可引起临床事件的发生。因此,高龄、营养不良、肌少症、跌倒、疼痛、多病共存、多重用药、骨质疏松、活动能力下降、睡眠障碍、脱水便秘及焦虑抑郁等均与衰弱相关。老年患者手术固有风险和术后并发症增加,均与老年衰弱症有密切关系。

老年衰弱症的诊断分级如下:

1. 衰弱症状学量表 衰弱指数评分包括 5 个方面:①体质量降低,过去一年中,体质量意外下降 >4.54 kg;②握力差,优势手握力男性 ≤ 26 kg,女性 ≤ 18 kg;③自述疲乏,做每一件事都需要经过努力;④走路慢,走 5 m>6 s;⑤体力活动(卡路里消耗)减少,男性 <1602 千焦 / 周,女性 <1130 千焦 / 周。每项 1 分, 0~1 分为没有衰弱, 2~3 分为轻度衰弱, 4~5 分为衰弱。

2. 衰弱分级 加拿大将老人衰弱情况具体分为九级:①非常健康;②健康;③维持健康;④脆弱易损伤;⑤轻度衰弱;⑥中度衰弱;⑦严重衰弱;⑧非常严重衰弱;⑨终末期。

【小结】

超高龄衰弱患者的手术麻醉,要让患者安全、舒适、无痛地度过围术期。因此,必须做到以下几点:①充分的术前访视和评估优化;②充分的镇痛镇静,减少或不用阿片类药物;③术中维持血流动力学平稳,使用对循环影响小的麻醉方式和药物;④维护围术期呼吸功能,术中持续监测 $PetCO_2$,避免缺 O_2、CO_2 蓄积、呼吸抑制、误吸等,保护肺功能;⑤术中保温,予 T、BIS 监测,维护肝、肾、脑等重要脏器功能;⑥术中维持氧合及循环稳定,维持内环境稳定,血气分析,调节酸碱平衡。⑦防范术后发生谵妄、认知功能障碍进一步加重。术前制定并发症的预案,做到及时发现,及时处理。

【专家点评】

本病例采用预防性镇痛 + 多模式无阿片镇痛 + 中度镇静麻醉方案策略:术前口服 NSAIDs 药物 + 局部麻醉药伤口浸润,既控制了切口痛,又降低了炎性反应,整个围术期未使用阿片类药物,术中镇痛在完善的局麻基础上,采用吸入麻醉药 N_2O+ 小剂量 DEX 泵注滴定镇静,通气方式选择了对呼吸道刺激更小、可监测 $PetCO_2$ 的鼻咽通气道,满足手术需求的同时,很大程度提高了患者的舒适度;避免了术后重要脏器并发症,及谵妄、认知功能障碍加重的发生;本病例在口腔专科医院无 ICU、无完善的内科系统支持的环境下,为超高龄口腔颌面肿瘤患者非口内手术围术期麻醉管理提供了新思路。

(张绍鹏 王冰舒)

病例 12 口腔颌面肿瘤术后大出血致误吸窒息紧急处理一例

【导读】

口腔颌面恶性肿瘤根治术手术部位涉及舌根、咽腔及喉部,部分患者下颌骨截骨越过中线,需要同期取带蒂组织瓣或游离组织瓣进行缺损修复,因其部位、结构及其功能特点,术后易发生咽部周围组织水肿或血肿,阻塞气道导致窒息。部分患者需根据手术部位进行预防性气切以保证气道通畅,术后气切导管需要留置多日,常规间断套囊放气,以减轻气道压力。口腔颌面部手术创伤大、时间长,手术部位血供丰富,若术中止血不彻底或结扎血管的缝线脱落导致术后出血,因术后咽部肿胀,口内的出血部分被吞咽入胃,不易发现,出血量达到一定程度,刺激气道,患者呛咳导致喷射状大出血,因出血部位临近气道,虽留置气切导管仍有误吸窒息的可能。窒息是口腔颌面外科围术期的危急重症,抢救不及时或处理不当,严重威胁患者生命,致死率很高。

【病例简介】

患者,男, 43 岁, 170 cm, 65 kg, BMI 22.49 kg/m², 因"左舌部肿物 1 年余"入院。自发病以来,精神睡眠好、饮食欠佳、小便正常、大便次数减少,近半个月体重减少 3.5 kg。既往史:发现血压升高半年,最高达 160/120mmHg,未服药治疗。否认心脏病、糖尿病、脑血管病等系统疾病史,有右膝关节手术史(5 年前,具体不详),否认药物、食物过敏史。吸烟 20 年, 20~40 支 / 日,饮酒 18 年, 7~8 两 / 日。体格检查: T 36.2 ℃, P 84 次 /min, R20 次 /min, BP134/103mmHg,心肺听诊正常。化验检查:血、尿常规、凝血功能及肝肾功能均未见异常。胸片正常。ECG:窦性心律、电轴左偏,非特异性室内传导延迟。UCG:①室间隔稍增厚;②主动脉瓣返流微量;③二尖瓣、三尖瓣返流轻度;④左室假腱索。初步诊断:①左舌鳞状细胞癌(T3N0M0);②高血压。在经鼻气管插管全麻下行下颌骨劈开术 + 左舌癌扩大切除术 + 左颈功能性淋巴结清扫术 + 左股前外侧皮瓣游离移植术 + 暂时性气管切开术,手术历时 12h35 min,麻醉时间 13h45 min,术中患者生命体征平稳,内环境稳定,术后自主呼吸良好,带气切导管进入 PACU。

术后第 1~4 天保持头部右偏 15° ~45° 制动,常规抗炎、补液、营养等支持治疗,患者各项生命体征平稳,无不适主诉。

术后第四天(周日)16:00 左右常规间断放松气切套囊期间,患者突然剧烈咳嗽,并自口、鼻及气切套管内喷射出大量鲜红色血液,值班医师立即置患者头低侧卧位,负压吸引口、鼻及气切套管内的血液及血凝块,并加快补液,随即患者面色青紫,呼吸减慢,呼叫无应答, SPO₂ 降至 30%,面罩加压辅助通气后 SPO₂ 上升达 60%~70%,即刻通知手术室紧急手术探查。

患者入室时意识不清,面色青紫,呼吸急促, SPO₂ 73% 左右, HR160 ~170 次 /min, NIBP 150~160/85~90mmHg,立即从气切套管处接呼吸回路 100% O₂ 手控通气(将气切套囊充气), SPO₂ 逐渐上升达 93% 左右。听诊双肺呼吸音粗,可闻及肺内痰鸣音及湿啰音,以右肺底为著。遂开启反复气切套管内吸引—供氧—温生理盐水冲洗—吸引模式(期间吸入 1%

七氟烷），同时开通两组静脉通路快速补液，全身覆盖保温毯，头部给予冰袋物理降温，快速输液 2000mL（0.9% NS 1000mL+ 聚明胶肽 1000mL）后患者 HR110~120 次 /min，NIB-P110~120/60~70mmHg，SPO_2 99%~100%。直至气道内吸出的生理盐水变淡，听诊双肺呼吸音变粗，痰鸣音及湿啰音变少，查血气：pH < 6.80、PO_2 189mmHg、PCO_2>115mmHg、Na^+129mmol/L、K^+2.9mmol/L、Ca^{2+}1.20mmol/L、Glu>27.8mmol/L、Lac >15mmol/L、Hct39%、BEecf、BE（B）、SO_2c 未测出、THbc12.1 g/L。吸入 1.5%~2% 的七氟烷，静脉予顺苯磺酸阿曲库铵 10 mg、舒芬太尼 10 μg，加深麻醉，予 PEEP 5~10cmH_2O，机械通气下手术探查，手术开始时气道压 26~32mmHg。行 IBP、BIS、体温（T）监测，麻醉维持采用 1% 丙泊酚 TCI 1 μg/ml + 瑞芬太尼 0.1 μg/（kg·min）泵注、间断推注顺苯磺酸阿曲库铵，甲氧明 1.5~4.0 μg/（kg·min）泵注维持血流动力学平稳，术中维持 IBP 90~120/55~70mmHg，HR70~80 bpm，体温在 36.2~36.5 ℃之间，BIS 值 45~65。给予甲强龙 80 mg、地塞米松 20 mg 增加细胞膜稳定性，提高机体应激能力，稳定内环境。每 30 min 复查血气，根据血气检测结果间断给予碳酸氢钠共 200mL。

外科处理：置开口器，发现新鲜血液自咽部涌出，考虑出血来自舌根部可能，拆除舌部及下唇部分缝线后，清除剩余舌体及皮瓣之间血凝块，探查发现舌根部一小静脉活动性出血，予确切结扎止血，同时行舌创面缝扎止血，观察再无活动性出血后，复位皮瓣，将口内及下唇部创口对位缝合。

转归：手术进行 1.5 h，麻醉照护 4.5 h，共输液 4500mL，术毕血气：pH7.22、$PO_2$511 mmHg、$PCO_2$71mmHg、Na^+137mmol/L、K^+3.7mmol/L、Ca^{2+}0.99mmol/L、Glu14.7mmol/L、Lac 1.9mmol/L、Hct20%、BEecf1.4mmol/L、BE（B）1.2mmol/L、SO_2c100 %、THbc6.2 g/L。术中备悬浮红细胞 6U，至术毕输注 2U，术毕患者生命体征平稳，血糖、乳酸及内环境改善明显，但 PCO_2 下降不理想，考虑患者喷射状出血时误吸，需要支气管肺泡灌洗，由于专科医院的局限性，带呼吸机转运至综合医院 ICU，行对症支持治疗，十天后出院，无并发症。

【问题】

（一）口腔颌面恶性肿瘤术中、术后诱发窒息的因素有哪些？应如何处理？

口腔颌面部恶性肿瘤因其部位、结构及功能具有显著特点，易在术中、术后并发窒息，诱发窒息的因素有：①麻醉，口腔颌面恶性肿瘤手术围术期对气道管理要求高，麻醉诱导期患者意识丧失后插管困难或失败；术中气道管理不善、脱管、气管导管被误切（破）断；苏醒期喉头痉挛、水肿；复苏期咽反射减弱致口内血液、分泌物以及胃内容物返流进入气道，均易造成窒息。处理需尽快明确原因，对因处理，并做好预防工作。②肿胀，口底手术（如口底癌切除）及口咽部手术（如舌根癌、软腭癌切除等），术后易发生咽部周围组织水肿或血肿，阻塞气道导致窒息。此时患者会突然发生呼吸困难、烦躁、挣扎、青紫、血氧饱和度迅速下降，应立即气管插管或气管切开。可术前应用激素减轻咽部肿胀，术中妥善止血，若预估术后有咽部肿胀、阻塞可能，可在术毕预防性气管切开。③舌后坠，舌、口底、下颌骨前部手术因舌肿胀及麻醉后舌肌松弛，发生舌后坠，阻塞气道造成窒息。处理应立即将舌体牵出、托下颌向前，临时置入口咽通气道，并尽快行气管插管或气管切开。预估发生舌后坠风险较大的手术,术毕舌体留置牵引线,将舌尖固定于口外,术后采取侧卧位,至患者完全清醒,舌根部肿胀减轻时拆除。④肺栓塞,口腔颌面恶性肿瘤患者血液浓缩、血黏稠度增加,易有血栓形成;行颈淋巴清扫术,有时需结扎颈内静脉,结扎的断端可形成血栓;血管化游离组织瓣修复术后,需较长时间卧床制动,更易有下肢深静脉血栓形成;术后因咳嗽、拍背、体位改变等致血栓脱落形成肺栓塞。患者可表现为突然发生的呼吸困难、端坐呼吸、青紫、血氧饱和度迅速下降、窒息甚至猝死等表现。处理应以挽救患者生命为原则。⑤快速胸腔积液,多见于原有肺部病变,如胸膜高度粘连或一侧肺叶切除的患者。此类患者若右肺已无呼吸功能,行左侧颈淋巴清扫术并发左侧乳糜胸时,胸水形成较快而致双肺呼吸功能丧失,发生呼吸困难、窒息等表现,应立即行左胸腔穿刺放液。⑥心包填塞,若手术损伤了颈部大血管,血液可沿血管壁流入心包造成心包填塞,表现为突发性呼吸困难、烦躁、血氧饱和度迅速下降等窒息样表现,此时应立即心包穿刺放血。⑦合并阻塞性睡眠呼吸暂停综合征(obstructive sleep apnea syndrome,OSAS),OSAS是一种有潜在致死性的睡眠呼吸紊乱疾病,患者因长期低氧血症而使呼吸中枢功能降低,出现呼吸驱动障碍(respiratory drive dysfunction)。在全麻下呼吸功能进一步降低,且对呼吸兴奋药不敏感,出现缺氧情况易导致呼吸衰竭,窒息死亡。有时患者自己不知有此疾病存在,故口腔颌面肿瘤患者若为中老年,存在肥胖、颈短、下颌短小等情况应提高警惕,加强监测,一旦出现窒息症状,应立即环甲膜穿刺,或气管切开。

（二）口腔颌面肿瘤术后出血的识别与治疗原则有哪些? 如何对大出血造成的窒息进行紧急处理?

口腔颌面肿瘤切除并游离瓣转移修复术创面大,出血多,手术时间长,操作部位血供丰富,术中仔细、轻柔的操作是预防术后出血的关键;术后对伤口的密切观察、准确判断和及时处理也很重要。发现出血时,应首先确定出血性质及出血部位,一般渗血采用局部加压法;有创面者可加用肾上腺素或明胶海绵止血;动脉性出血应及时结扎止血;慢性渗血会形成组织内血肿压迫气道,如血肿不大,可以空针吸出陈血后再加压包扎;急性大出血,血压下降,或呼吸抑制,一般处理无效者,应紧急手术,打开伤口,放出陈血,清除血凝块,结扎止血点。有休克症状者,应及时输血、输液,补充血容量。本例患者大出血手术探查证实为舌根部小静脉活动性出血,因口底肿胀,部分血液被患者吞咽入胃,大量血液在口底聚集超过一定程度,刺激咽喉部引起患者呛咳、剧烈咳嗽,使大量血液喷涌而出,通过气切口堵塞气道,造成窒息。通常认为,气切术是解除呼吸道梗阻、保证呼吸道通畅的通路,在这种情况下,反而成了大量血液进入呼吸道的通路,需紧急处理,挽救患者生命。

大出血造成的误吸窒息,如果不立即救治100%死亡。死亡的原因是气道阻塞和急性失血。所以应先保持气道通畅,同时采取措施,保证有效的循环血量,包括调整体位为头低侧卧位;迅速清理咽喉部及气道内的血液,保持气道通畅;行支气管内冲洗、吸引和给氧;同时静脉补充血浆及全血,维持有效血液循环,尽快进入手术室处理出血伤口。

【小结】

本例口腔颌面肿瘤患者术后第四天,在病房发生的大出血导致的窒息病例病情凶险,恰逢周日,值班人员少,抢救的成功有赖于值班医生第一时间果断、迅速、有效的处理,和后续麻醉医生及手术室护士的紧密配合,虽有惊无险,但从事口腔颌面外科麻醉和手术的医师应引以为戒,围术期严密监测,确保患者生命安全。

【专家点评】

口腔颌面肿瘤术后大出血导致的窒息,病情危急,迅速、有效的处理是抢救成功的关键。提醒手术医生术中操作轻柔,止血彻底,术后严密监测患者生命体征及伤口引流量变化,做出准确判断,及早处理,防患未然,降低术后窒息的发生率和病死率。

(井水清　王冰舒)

病例13　合并锁骨下动脉盗血高龄舌癌患者麻醉与围术期处理一例

【导读】

中国人口老龄化进程持续加速,使得具有手术适应证的老年患者数量急剧增加,老年患者生理功能减退以及伴随的多种慢性疾病,使得术后并发症的发生率和病死率较高。脑缺血/脑卒中是围术期的并发症之一,严重影响老年患者术后转归及远期生活质量。特别是术前合并影响大脑血流灌注的脑血管疾病患者,譬如锁骨下动脉盗血(subclavian steal,SS),围术期发生脑缺血甚至脑卒中的几率更大。然而,由于其症状缺乏特异性,常常被忽视,这就要求麻醉医生对该疾病高度重视,做好围术期的评估和管理,实施个体化的脑保护策略,提高围术期安全,保障脑健康。

【病历简介】

患者,女,72岁,158 cm,55 kg,BMI 22.03 kg/m^2。主因"左舌部肿物6年余"入院。自发病以来,局部涂抹药物治疗,病变进展缓慢,2个月前自觉生长加速,疼痛加重,要求进一步诊治入院。既往史:否认高血压、心脏病、糖尿病及脑血管病等系统疾病史;发现血糖增高3~4年,未诊治;间断头晕2次,均与体位有关(左侧转头时),无晕厥及黑矇,无间歇性跛行及静息痛。颈部血管超声:双侧颈动脉硬化伴膨大处斑块形成;椎动脉:右侧椎动脉椎间段内径0.39 cm,峰值流速53.0 cm/s,血流方向为反向。右侧锁骨下动脉起始处可见强回声斑块,大小0.7 cm×0.2 cm。左侧椎动脉椎间段内径0.49 cm,峰值流速59.7 cm/s,血流通畅,方向正常。考虑右侧锁骨下动脉窃血。头颅MRI:两基底节腔隙性梗死灶,脑白质稀疏,脑萎缩。头颅MRA:颈内动脉虹吸部、右侧大脑中动脉、大脑前动脉部分管腔窄、血流信号减低,提示动脉硬化性改变,两侧大脑前动脉共干。术前诊断:①左舌鳞状细胞癌(cT3N0M0);②缺血性脑血管病:锁骨下动脉盗血/腔隙性脑梗/脑萎缩;③动脉粥样硬化;④Ⅱ型糖尿病;⑤冠心病;⑥营养不良。拟行手术:左舌癌扩大切除术+左功能性颈淋巴清扫术+颏下岛状瓣转移修复术。

手术麻醉经过:患者入室保温,建立外周静脉通路,常规生命体征、体温(T)、BIS监测,左上肢NIBP151/83mmHg,右上肢NIBP123/82mmHg,左桡动脉IBP163/86mmHg,HR74次/min,SPO$_2$100%。血气:pH 7.44、PaCO$_2$46mmHg、PO$_2$118mmHg、Glu8.9mmol/L、Lac1.4mmol/L、Hb13.6 g/L、K$^+$3.7mmol/L。麻醉诱导依次给药:咪达唑仑2 mg、舒芬太尼20 μg、依托咪酯16 mg,顺苯磺酸阿曲库铵10 mg,插入经鼻异形气管导管(ID6.0 mm),调整呼吸参数行机

械通气。麻醉维持:1% 七氟烷、40%N_2O 吸入、1% 丙泊酚 TCI 1 μg/mL ＋ 瑞芬太尼 0.1~0.2 μg/(kg·min)泵注、间断静注顺苯磺酸阿曲库铵。给予甲氧明 1.5~4.0 μg/(kg·min)泵注维持血流动力学平稳,必要时给予麻黄碱,3~6 mg/ 次。术中维持 IBP150~160/60~70mmHg,NIBP(右上肢)120~140/70~80mmHg,HR70~80 次 /min;T 在 36.2~36.5 ℃之间;BIS 值 45~65,定期查血气维持血糖、乳酸和内环境稳定。术毕血气:pH7.45、$PaCO_2$38mmHg、$PO_2$481mmHg、Glu11.4mmol/L、Lac3.6mmol/L、Hb11.8 g/L、K^+3.8mmol/L。苏醒期管理:术毕至患者呼吸恢复时间 35 min,术毕至患者完全苏醒、能遵嘱活动时间 1h32 min。拔出气管导管,置入鼻咽通气道,观察 15 min,带术后镇痛泵(右美托咪定 200 μg+ 布托啡诺 10 mg+ 托烷司琼 5 mg+0.9%NS 至 100mL)入 PACU。麻醉总结:手术历时 7h45 min,麻醉时间 10h10 min。总出量 2550mL(出血量 500mL+ 尿量 2050mL),总入量 4100mL(晶体液 3100mL+ 胶体液 1000mL)。术后转归:患者在 PACU 当晚睡眠好,无躁动,次日返回病房。术后恢复良好,住院 13 天出院。

【问题】

(一)什么是锁骨下动脉盗血(subclavian steal,SS)? 其发病原因及危险因素是么?

SS 指在锁骨下动脉或头臂干的椎动脉起始处的近心段有部分的或完全的闭塞性损害,由于虹吸作用,引起患侧椎动脉中的血流逆行,进入患侧锁骨下动脉的远心端。导致椎 - 基动脉缺血性发作和患侧上肢缺血性的症候时称为锁骨下动脉盗血综合征(subclavian steal syndrome,SSS)。可以有脑缺血或上肢缺血症状。

发病原因及危险因素:动脉粥样硬化是椎动脉、锁骨下动脉盗血常见的重要原因,多见于中老年人。危险因素包括吸烟、高脂血症、高血压、糖尿病、高龄以及家族史。

(二)SSS 的临床表现和体征是什么? 其病理生理学机制是什么?

SSS 的临床表现和体征:临床表现:后循环缺血;颈内动脉系统缺血;上肢症状。体征:患侧桡动脉波动减弱或消失,双侧脉搏不同步;双上肢血压差超过 20mmHg(健侧高)患侧锁骨上窝血管杂音。

SSS 的病理生理学机制:好发位置:左侧,左右侧患病比例约为 3：1。原因:左锁骨下动脉开口与主动脉弓血流方向呈近似直角,血流正面冲击血管壁,容易产生涡流,进而损伤这部分血管。症状与部位相关:狭窄位于椎动脉起源的近心段时为上肢缺血和锁骨下动脉窃血综合征,狭窄位于椎动脉起源的远心段时为上肢缺血。(上肢缺血主要表现为与上肢运动相关的跛行症状,一般表现为患肢运动耐力差,运动时加重,休息后缓解;缺血加重时出现患肢发凉或肩周部位酸胀不适;严重缺血发生时患肢远段苍白、冰冷、麻木、无力、晚期可出现静息痛和局部组织坏死)。

(三)如何对合并锁骨下动脉盗血的高龄患者进行术前评估? 手术麻醉的风险点是什么? 围术期关注的重点有哪些? 麻醉管理的重点是什么?

(1)术前合并有脑血管疾病患者术后脑卒中发生率高,围手术期脑卒中导致患者术后 30 d 死亡率升高 8 倍。锁骨下动脉盗血属于缺血性脑血管病,因此,该类患者的术前评估要高度关注导致脑卒中的危险因素。该患者术前危险因素为:高龄(>70 岁)、女性、合并锁骨下动脉盗血、冠心病、糖尿病、动脉粥样硬化、营养不良等；术中危险因素为：长时间手术、全身麻醉、术中高血糖（>10 mmol/L）、低血压和高血压等，术中低血压是围术期脑卒中的重要因素之一，尤其对于脑卒中高危患者，可导致分水岭性脑梗死；术后危险因素包括：镇痛不足、容量不足和高血糖（>10 mmol/L）。

（2）该患者高龄、冠心病、糖尿病、动脉粥样硬化、营养不良，合并锁骨下动脉盗血，出现过2次头晕，均与体位有关（头偏向左侧时），判断患者病变部位在椎动脉 V1 段，其手术麻醉的风险点为围术期脑的低灌注导致脑梗死的可能，万幸的是该患者病变在左侧，术中需要头低仰卧位，头偏向右侧。

（3）该患者围术期关注的重点：维持血流动力学稳定，注意心肺脑等重要脏器功能的维护；术中监测血糖，维持血糖值在 8~10mmol/L；精准进行液体治疗，避免容量不足及液体超负荷；围术期镇痛充分；体温的监测与保护，维持术中体温在 36.0 ℃以上；有条件监测脑血流及脑灌注。

（4）该患者年龄大于 70 岁，合并 SS，麻醉管理的重点：①维持血流动力学平稳，保障心肌氧供与氧耗的平衡；②脑功能的监测与维护，注意手术前、后患者的意识、语言、肌力的变化，条件具备，术中进行脑血流、脑电、脑氧饱和度监测，使用具有脑保护的药物及技术等。欧洲的一项多临床资料显示：成人血压控制在 130~140/70~80mmHg，老年人血压控制在 140~150/80~90mmHg，可以显著降低脑梗死的发生率；③术中控制高血糖：糖无氧代谢产生乳酸，致细胞内酸中毒。围术期血糖维持在 8~10mmol/L，重要脏器并发症和死亡率最低；④调整电解质和酸碱平衡，维持内环境稳定，维持合适的 $PetCO_2$，避免过度通气；⑤ GDFT 治疗联合预防性缩血管药物，包括液体类型选择、容量的监测／管理等，除常规血流动力学监测指标外，GDFT 管理指标包括 PPV、SVV、PVI 以及液体冲击试验 + 维持液体输注量方案等；⑥术后镇痛，采用多模式、个体化方式，避免疼痛应激导致的血压波动、血液高凝引起出血、脑梗。

【小结】

研究表明，约 25%~40% 的 TIA 或者脑卒中发生在后循环。锁骨下动脉和椎动脉是后循环系统的重要供血血管，同时也是后循环缺血性脑卒中的重要起源部位，其中约 20% 的后循环卒中是由颅外椎动脉狭窄（extracranial vertebral artery stenosis，ECVAS）或 SS 引起。掌握锁骨下动脉盗血的发生机制、病理生理过程及围术期所存在的风险是麻醉医生的必修课程。针对该患者，我们做了充分的术前评估和准备，完善的术中监测，维持术中血流动力学平稳，保障脑的供血供氧，保障内环境稳定，保温，充分的术后镇痛等精准的个体化处理措施，使患者顺利度过围术期，虽然出现了苏醒延迟，但预后良好，无脑血管并发症发生。

【专家点评】

应高度重视合并缺血性脑血管疾病患者的围术期麻醉管理，熟悉其发病机制、病理生理改变及可能对麻醉造成的影响。对于高危手术和脆弱脑功能患者，强烈建议实施连续动脉血压监测或连续无创动脉血压监测，以及 GDFT 管理联合预防性缩血管药物治疗，维持患者血压在基线值至基线值 120% 水平。条件具备时可联合麻醉镇静深度、无创局部脑氧饱和度等监测,实施个体化的脑功能保护策略,提高围术期安全。

(赵晏民 王冰舒)

病例14 重度"牙科恐惧症"并线粒体脑肌病患儿牙体治疗麻醉处理一例

【导读】

牙科恐惧症(dental anxiety,DA)是患者对口腔临床诊治产生恐惧的症状,从而躲避或拒绝口腔治疗,目前尚无根治方法,临床上需要口腔临床诊治的患者多需要麻醉医生的参与。线粒体脑肌病(mitochondrial encephalomyopathy,ME)为罕见疾病,是线粒体结构和(或)功能异常,不能产生足够的三磷酸腺苷,不能维持细胞的正常生理功能,进而导致的以脑和肌肉受累为主的多系统疾病。对合并有线粒体脑肌病患者的麻醉管理应该包括对神经、心脏、肌肉和代谢系统的仔细检查。目前关于合并线粒体脑肌病的麻醉处理文献并不多见,权威性指南较少,同时合并牙科恐惧症,需要麻醉医师高度重视,保障患儿围术期安全。

【病例简介】

患儿,男,14岁,130 cm,20.5 kg,BMI:12.13 kg/m²。主因"多发龋齿伴严重瘘管影响进食,要求牙体治疗"入院。患者在诊室门口即紧张出汗、坐上牙椅即出现恐慌、全身发抖、张嘴不能,要求全麻下牙体治疗。既往史:患者出生5个月时,因"双眼先天性白内障"行双眼白内障切除+前部玻璃体切除术;2岁时发现轻度智力发育低下;5岁时明确诊断为线粒体脑肌病。给予免乳糖饮食、维生素 B₁、辅酶 Q、维生素 E、乐维力、精氨酸等治疗。此后不定期复诊,维持对症治疗。否认其他病史。家族中否认类似疾病患者。自发病以来,食欲欠佳,进食不足,营养不良,发育迟缓,体重极低,日常无法独立行走,在家长搀扶下行走乏力,易疲劳。平素无呼吸困难,无心慌气短。近半年来,因口腔疾病饮食欠佳,体重进一步减轻,迫切要求口腔治疗。入院查体:患儿身材瘦小,神志清楚,言语流利,高级皮层功能正常。双眼球内收位,双眼球上视、下视、外展均欠充分,余颅神经检查未见异常。感觉系统检查未见异常。左足内旋内翻。四肢远、近端肌力Ⅳ级,四肢伸、屈肌肌张力对称性增高;双侧指鼻试验、跟膝胫试验稳准。双侧腹壁反射、足跖反射对称引出,双侧肱二头肌腱反射、肱三头肌腱反射、尺骨膜反射、桡骨膜反射对称活跃;双侧膝腱反射、跟腱反射对称活跃,髌阵挛、踝阵挛未引出。双侧 Babinski 征(+),脑膜刺激征(-)。自主神经功能检查未见异常。化验检查:血尿常规、凝血功能、血糖、电解质、肝肾功能、甲功、血乳酸、胸片、腹部超声均正常。EKG:窦性心律不齐伴短 PR 间期。UCG:三尖瓣少量返流。入院诊断:①多发性龋病伴瘘管;②牙科恐惧症;③线粒体脑肌病;④ 双眼白内障术后。拟行手术:龋齿充填术,预计手术时间3~4 h。

术前麻醉评估分析:患儿确诊线粒体脑肌病9年,慢性病容,身材极度瘦小、发育迟缓,全麻下行龋齿充填术,预计手术时间长,风险高,围术期可能发生的风险包括:心脑血管意外、呼吸功能损害、恶性高热、苏醒延迟、反流误吸等。同时该患儿患牙科恐惧症,术前提起"看牙"便极度紧张,应在心理和生理两方面进行准备,心理方面:反复沟通,缓解患儿紧张情绪;生理方面:术前口服辅酶 Q,术中给予维生素 C、保温等措施。

手术麻醉经过:患儿术前继续服用辅酶 Q 和精氨酸口服液,在等候区与患儿反复沟通交流,缓解患儿紧张情绪,左桡静脉处涂抹利多卡因乳膏。患儿入室 NIBP 110/70mmHg,HR 120 次 /min,R22 次 /min,SpO$_2$ 100 %。予温毯保温,监测体温(T)36.1 ℃、脑电双频谱指数(BIS)90;麻醉诱导采用 7~8% 七氟烷吸入,入睡后左桡静脉穿刺建立静脉通路,依次给予:芬太尼 20 μg、瑞芬太尼 30 μg 缓慢注射,期间持续吸入 4%~5% 的七氟烷,待 BIS 值下降至 60 以下,在可视喉镜引导下插入 5.5# 经口异形气管导管,行机械通气,建立有创动脉血压监测(IBP)。全麻维持:1.5%~3% 七氟烷吸入 + 瑞芬太尼 0.02~0.08 μg/(kg·min)泵注,术中维持 IBP 在 100~120/60~70mmHg 之间,HR 80~120 次 /min,SpO$_2$ 100%,BIS 值 40~60,气道压 10~13cmH$_2$O,P$_{ET}$CO$_2$ 35~50mmHg,体温 36.1~36.5 ℃。

术中输液给予 5%GS 250mL + 乐加(钠钾镁钙葡萄糖注射液)250ml 配制成含糖量 3% 的 500mL 液体,内加入维生素 C2 g,按 1:8 比例,加入 2U 的胰岛素(RI),期间每 30 min 进行一次血气分析。手术进行 1.5 h 时查血气,血糖值为 3.8mmol/L,立即输入 10%GS 250 mL,20 min 后测血糖 5.6mmol/L。

【问题】

(一)什么是线粒体脑肌病? 如何对线粒体脑肌病进行分型和评估?

线粒体脑肌病(ME)是一组少见的线粒体结构和(或)功能异常所导致的以脑和肌肉受累为主的多系统疾病。其肌肉损害主要表现为骨骼肌极度不能耐受疲劳,神经系统主要表现有眼外肌麻痹、卒中、癫痫反复发作、肌阵挛、偏头痛、共济失调、智能障碍以及视神经病变等,其他系统表现可有心脏传导阻滞、心肌病、糖尿病、肾功能不全、假性肠梗阻和身材矮小等。2018 年收录于国家卫健委员制定的《第一批罕见病目录》。本病的病因为遗传基因缺陷,患者线粒体上有着各种不同的功能异常,并由此导致临床表现多样性。

由于肌肉和脑组织高度依赖氧化磷酸化等代谢,无论 nDNA 或 mtDNA 单独缺陷或二者均同时受累,临床出现症状往往是全身性的,只是由于各酶体系缺失受累程度不同而临床表现各有侧重,人为地将线粒体疾病划分为两大类,即线粒体肌病和线粒体脑肌病。其中线粒体脑肌病包括:MELAS 综合征;MERRF 综合征;KSS 综合征;Pearson 综合征;Alpers 病;Leigh 综合征;Menke 病;LHON;NARP;Wolfram 综合征。确诊需要行电生理、血清乳酸、影像学(CT、MRI)、基因等检查。治疗目前主要是支持疗法,无法纠正根本缺陷。线粒体脑肌病不同分型会有不同系统的病变特征,术前需要确定其基因突变及其累及系统并进行相关评估。

(二)线粒体脑肌病患者围手术麻醉期需要关注哪些问题?

1. 全麻药物的选择　一项回顾性研究发现,线粒体脑肌病包括 MELAS 综合征、呼吸链复合酶缺陷、Leighs 综合征患者对于不同全麻药物的反应是不同的。个别病例全麻后出现严重致死性并发症多与代谢失代偿有关。其中一例 2 岁患儿因为容量不足使用丙泊酚导致循环衰竭。丙泊酚通过诱导丙二酰肉碱的升高而损害线粒体电子运输链,丙二酰肉碱随后抑制肉碱棕榈酰转移酶 i ,抑制呼吸链的复合物 ii ,导致 C5- 酰基肉碱的增加。这些丙泊酚输注线粒体效应被认为是“丙泊酚输注综合征”的原因。丙泊酚输注综合征具有与线粒体脑肌病相似的临床病理特征,包括乳酸酸中毒、心肌功能障碍和肾衰竭。此类患者应避免长期输注丙泊酚。动物实验研究表明,吸入麻醉药中七氟醚对线粒体的损伤最小,而大剂量的丙泊酚对肝脏的线粒体损伤也较小。另有研究表明:与丙泊酚相比,七氟烷能保护线粒体功能并减轻心肌缺血/再灌注损伤,此例患儿我们采用了七氟烷吸入与瑞芬太尼泵注维持麻醉。

2. 肌松药的选择　虽然线粒体脑肌病本身是由于基因突变,线粒体酶的缺陷引起的,而不是神经肌肉接头病变,对于肌松药的药效和药代动力学应该没有影响,理论上来讲应该不受限制。但因存在肌无力的表现,在肌松药没有代谢完全的情况下,肌力的恢复必然会受到一定程度的影响,在正常人肌松能恢复而线粒体脑肌病患者未必能正常恢复,所以以肌松药的使用要谨慎,如果用,最好有肌松监测,但是肌松检测也未必能完全准确的反映肌力的恢复趋势。系列回顾分析发现,一例 MELAS 综合征患儿使用琥珀胆碱后出现恶性高热(MH),而使用了非去极化肌松药的 40 多例患者并没有任何不良后遗症,考虑到线粒体脑肌病患者可能对非去极化神经肌肉阻滞更敏感,代谢也较慢,因此应密切监测神经肌肉阻滞,并考虑使用短效非去极化肌松药,尽量避免使用琥珀胆碱。该患儿肌力Ⅳ级,四肢伸、屈肌肌张力对称性增高;口腔龋病治疗对肌松要求低,所以我们没有使用肌松药。麻醉诱导我们选择了七氟烷,其本身有肌肉松弛作用,镇痛药物选择了芬太尼和瑞芬太尼合用,保证镇痛效果的同时降低了芬太尼用量,缩短了阿片类药物的代谢时间。麻醉诱导我们在七氟烷浓度稳定后维持 5 分钟,延长诱导时间,待麻醉深度足够抵抗应激反应,肌肉松弛完全时,使用可视喉镜插管,暴露良好,插管顺利,未出现血液动力学波动。

3. 液体选择　线粒体脑肌病患儿由于线粒体呼吸酶缺陷,限制葡萄糖摄取,氧化代谢转向糖酵解,导致乳酸堆积,引起乳酸酸中毒。该类患者术中输注乳酸钠林格氏液会导致乳酸水平进一步升高,应避免使用,可选用醋酸钠林格、碳酸钠林格氏液和生理盐水。同时要保证患者能量的摄取和代谢。线粒体脑肌病的患者有一部分会伴发先天性糖尿病。术中既要保证葡萄糖供应,又不能血糖过高,我们采取了 5%GS250mL + 钠钾镁钙葡萄糖注射液(乐加)250mL +RI2U,配成含糖 3% 适合儿童的液体。但在输入 1.5 h 后,血气监测发现血糖明显降低,立即输入 5%GS 250mL,升高血糖。此现象提示我们:胰岛素能促进血液中的糖进入细胞,激活丙酮酸脱氢酶磷酸酶活性,使丙酮酸脱氢酶激活,加速丙酮酸氧化为乙酰辅酶A,加快糖的有氧氧化,而线粒体功能障碍会很快耗尽葡萄糖供应,提示我们术中可以适当保持较高的血糖水平。

4. 保温及其他相关问题　低温会减少氧供,在术中要注意保温,持续体温监测,同时要注意输入液体的温度,减少机体的能耗。该患儿皮下脂肪极少,短时间手术即出现骶尾部皮肤发红,提醒我们要注意此类患者身体局部受压部位的减压和保护。

线粒体脑肌病患儿因为心肌线粒体功能低下,会导致一系列心律失常,包括房室传导阻滞、预激综合征,心肌细胞能量不足逐渐导致短 PR 间期。有 18% 的 MELAS 综合征患者伴有以心肌肥厚为特点的心肌改变,左室收缩和舒张功能降低。该患儿的心电图表现符合上述改变,未见心肌改变。此类患者多伴有胃肠功能障碍,胃排空延迟,要预防反流误吸,同时要避免血糖过低。患者神经认知下降,为避免术后躁动,手术结束前缓慢停用止痛药。

此例龋齿修复术,手术结束前 10 min 停七氟烷,持续瑞芬太尼低剂量泵注,患儿苏醒期平稳,无躁动。

【小结】

本例重度牙科恐惧症合并线粒体脑肌病患儿的麻醉,我们在查阅了既往文献(报道极少)和充足的术前准备后,该患儿的麻醉平稳,术后儿童口腔科医生、患儿和家长都很满意。我们的体会如下:①术前充分评估和准备,熟知线粒体脑肌病的临床表现和病理生理变化;②选择合适的对线粒体脑肌病影响最小的麻醉药物和方法;③围术期严密监护心肺功能、保温、监测血糖变化、保持内环境稳定;④保持麻醉平稳,减少能耗,避免苏醒期躁动;⑤充足的爱心和人文关怀。

【专家点评】

线粒体脑肌病为罕见疾病,临床表现多样,轻重不一,分型也随着技术进步,不断更新,之前对于典型综合征 MELAS 的麻醉多有报道,但对于 ATAD3 基因突变型的非典型线粒体肌脑病的麻醉报道极为少见。该疾病涉及到多器官功能变化,以及线粒体酶功能下降,对麻醉药物的选择和围术期的管理提出了挑战;本病例同时合并牙科恐惧症,术前详尽的评估和准备,术中完善的监测、精准恰当的处理,术后良好的结局,可以为此类患者的麻醉及围术期处理提供借鉴。

(井水清 王冰舒)

病例 15   口腔颌面恶性肿瘤根治术后紧急气道处理一例

【导读】

口腔颌面恶性肿瘤为头颈部肿瘤的常见类型,具有生长迅速,浸润性生长,界限模糊,活动受限等特点,联合根治及软组织瓣修复术是其主要和有效的治疗手段。此类手术手术部位涉及舌根、咽腔及喉部,部分患者下颌骨截骨越过中线,需要同期取带蒂组织瓣或游离组织瓣进行缺损修复,创伤大,出血多,加上术后颌颈部包扎固定等因素,影响术后气道通畅,甚至造成气道梗阻,严重威胁患者生命。部分患者需要根据手术部位及自身情况进行预防性气管切开,确保气道通畅和生命安全。

【病历简介】

患者,男,52 岁,172 cm,65 kg,BMI 21.97 kg/m²。因发现"左侧口底肿物 1 月余"入院。自发病以来,精神、睡眠、饮食好,二便正常,体重无明显减轻。既往史:有高血压病史 6 年,最高血压 150/100mmHg,不规律服用硝苯地平缓释片(10 mg,1 次 /d),平素血压控制在130~150/80~90mmHg,有"鼾症"病史 20 余年,未诊治过,否认其他系统疾病,否认外伤、手术、药敏史。饮酒 20 年,3 两 / 日,吸烟 20 年,20 支 / 日。体格检查:T 36.7 ℃,P 87 次 /min,R 20 次 /min,BP 133/95 mmHg。发育正常,营养中等,小下颌,气管居中,心肺听诊正常。血、尿常规、电解质、凝血功能及肝肾功能正常。胸片:双肺纹理增多。ECG:窦性心律,心肌缺血。术前病理活检:左口底鳞状细胞癌。入院诊断:①左侧口底癌(T2N0M0);②高血压。

在经鼻气管插管全麻下行左侧口底肿瘤扩大切除术＋左侧颈淋巴结清扫术＋右侧肩胛舌骨上颈淋巴结清扫术＋左侧下颌骨区段截骨术＋颏下岛状瓣转移修复术,手术历时6h50 min,麻醉时间7h40 min,术中患者生命体征平稳,内环境稳定,术毕主刀医生认为患者左侧下颌骨区段截骨未过中线,勿需气管切开,麻醉医生提醒该患者为小下颌,主刀医生坚持己见。术毕自主呼吸良好,苏醒完全,拔出气管导管,安返PACU。为预防术后口底水肿影响通气,置入单侧鼻咽通气道保持气道通畅。

当日夜间(术后6 h左右)患者在PACU吸氧状态下诉憋气,查看患者呼吸稍急促,SPO$_2$ 97%~98%,血压150~160/90~95mmHg,心率103~110次/min,值班麻醉医生予患者对侧鼻孔也置入鼻咽通气道,置患者侧卧位,患者自觉憋气症状改善,遂密切监测。术后第二天返回病房,常规抗炎、补液、营养等对症支持治疗。患者不时诉憋气,主管医生请麻醉医生查看、协助处理患者,麻醉医生再次建议行气管切开,主刀医生不予采纳,遂嘱定期吸痰,轮换清洗鼻咽通气道,避免痰液结痂堵塞,至少随时保持一侧通畅。术后第2~3天,患者口内术区肿胀明显,舌部活动欠佳,黏痰多,颈部(左侧、右侧、中部)引流通畅。术后第5日晨,患者体温36.6 ℃,心率112次/min,血压165/95mmHg,主管医师查看患者,判断口内肿胀减轻,遂拔出鼻咽通气道。6 h后,患者诉胸闷、憋气,咽喉部有痰和异物感,主管护士给予吸痰,未吸出。患者诉憋气加重,迅速发展为呼吸困难,口唇及皮肤黏膜青紫,自主呼吸微弱,意识消失,同时颈动脉波动微弱,立即呼叫主管医师,主管医师即刻于床旁行气管切开术,并进行心肺复苏。同时呼叫麻醉医生协助抢救。

麻醉医生到场后气切术和胸外按压在同时进行,观察患者无体动,气切完成后,麻醉医生接呼吸囊手控通气,嘱暂停胸外按压,查看监护仪NIBP180~190/110~120mmHg,HR130~140次/min,SPO$_2$89%,随后患者出现极度烦躁及呛咳反射,大量鲜血从颈部创口和气管套管周围涌出,为防止患者病情进一步恶化,麻醉医生决定即刻将患者转入手术室进一步救治。

患者入室SPO$_2$91%左右,HR130~140次/min,NIBP 150~160/85~90mmHg,从气切处接呼吸回路手控呼吸至SPO$_2$98%左右,吸入2%~3%七氟烷镇静,吸净气切套管内血液及分泌物,听诊两肺呼吸音清。静脉给予顺苯磺酸阿曲库铵10 mg、舒芬太尼10 μg全麻并机控呼吸,行手术探查止血。同时开通两组静脉通路快速补液,全身覆盖保温毯,头部给予冰袋物理降温,IBP、BIS、体温(T)监测,保持循环稳定,查血气:pH 7.43、PCO$_2$28mmHg、PO$_2$84mmHg、Na$^+$ 125mmol/L、K$^+$2.7mmol/L、Ca^{2+}0.97mmol/L、Glu15mmol/L、Lac 9.7mmol/L、HCT49%、BEecf-5.7mmol/L、BE(B)-5.1mmol/L、SO$_2$c 97%、THbc15.2 g/L。麻醉维持采用吸入1%的七氟烷,1%丙泊酚TCI 1 μg/mL＋瑞芬太尼0.1 μg/(kg·min)泵注,甲氧明1.5~4.0 μg/(kg·min)泵注维持血流动力学平稳,术中维持IBP 90~125/55~75mmHg,HR70~80次/min,,体温在36.2~36.5 ℃之间,BIS值45~65。手术历时1 h。停麻醉药后1 h患者完全清醒,可遵嘱活动,双侧肢体运动正常,转入PACU继续观察治疗。于气切后第九日拔除气切套管,第十日出院,无并发症。

【问题】

（一）头颈颌面外科手术气道的特点是什么？

头颈颌面外科手术气道的特点：①属于上气道的畸形或梗阻；②口内操作影响气道管理；③术后气道解剖改变；④反射多、血管多、分泌物多。这些特点决定了头颈颌面手术患者的气道问题是所有外科患者中最多的，一般外科全麻困难气道的发生率为5.8%，颌面外科手术困难气道的发生率为37%~53%，而且发生的时段最多，在麻醉的诱导、维持、拔管、苏醒及术后各个阶段均可发生，气道是颌面部手术患者死亡和相关并发症的最主要因素。特别是术后1~3天的创面渗血、肿胀高峰期，应做好急性气道阻塞的预防及处理工作，包括术后严格掌握拔管指征，对术后保留气管导管者（包括鼻咽通气道）应及时清除导管内的分泌物，以免呼吸道梗阻。对气管切开的患者，也要做好气切术后的护理。

（二）口腔颌面恶性肿瘤患者围术期气道管理，有哪些方面需要我们特别关注？

口腔颌面恶性肿瘤患者围术期气道问题，体现在困难气道多发（发生率37%~53%）、发生时段最多（麻醉的诱导、维持、拔管、苏醒及术后各个阶段均可发生），并且气道是颌面部恶性肿瘤患者手术死亡和相关并发症的最主要因素。因此，从事口腔颌面外科麻醉的麻醉医师都非常重视此类患者的术前气道评估。尽管如此，有以下两点仍然需要我们特别关注：①有些恶性肿瘤手术需要切除部分下颌骨使下颌骨失去连续性，采用邻近软组织瓣（或游离瓣）转移修复口底后，口底软组织肿胀同时失去下颌骨支撑，导致上呼吸道梗阻可能。因此，麻醉医生要关注手术步骤及手术涉及范围，预判手术可能对气道造成的影响，并对术后气道管理问题与手术医生充分沟通。②关注术后气切患者的护理，避免痰痂阻塞，及时拔除气切套管；对未气切放置鼻咽通气道辅助通气的患者，同样要关注鼻咽通气道的护理，根据患者病情情况，评估气道风险，及时拔除鼻咽通气道，以缓解患者不适。

（三）口腔颌面恶性肿瘤术后气道如何管理？

口腔颌面恶性肿瘤术后气道一般要根据手术情况决定术后是否拔除或保留气管导管或预防性气管切开。由于术后组织的水肿、颜面部结构的改变以及术后的包扎使得面罩通气变得困难甚至无法通气，因担心会破坏修补后口咽和鼻咽的解剖结构，有时通气道或喉罩可能也无法使用。为了确保气管导管拔除后患者的安全，拔管前有两个问题必须确认：①气管套囊放气后导管周围是否有漏气？②如果患者在拔管过程中出现气道梗阻，紧急通气包括外科建立气道是否可行？如果以上答案是肯定的，则可尝试拔管。评估无术后拔管困难的患者，术后待患者完全清醒，肌张力恢复，自主呼吸好，血流动力学平稳情况下，充分供氧并吸尽患者气道分泌物和口腔内容物，方可拔除气管导管，并予以面罩吸氧，严密观察，确定安全后方可送出手术室。对于大范围的联合手术；下颌骨截骨超过中线；手术涉及舌根、咽腔和喉的手术；同期双侧颈淋巴结清扫术；大面积口内有游离组织瓣的患者需要术后行预防性气管切开。对于颅颌面肿瘤大手术的患者，延迟拔管非常常见，对于术后局部肿胀明显、可疑出血或手术部位可能影响呼吸的病例，延迟拔管更加安全。避免术后常规的预防性气切，必须有适当的术后监测，术后保留气管导管，在监护室拔管的时间为术后的（1.1 ± 0.9）d，可以保证患者的安全。对于预料困难气管拔管的患者，拔管时可以使用气管交换导管或细的导管,为紧急情况下能迅速重新插入气管导管,交换管留置20~30 min后再拔除,拔管前还需常规备有环甲膜穿刺、气管切开装置等,拔管后患者仍需严密监测。口腔颌面肿瘤根治术术后的气道管理仍然是保证患者生命安全的重要环节。

（四）本例患者术后第五天出现紧急气道的原因是什么？

此例口腔颌面恶性肿瘤手术,术者根据患者病变程度及范围,术中仅仅给予下颌骨区段截骨且未过中线,不是术后患者气管切开的绝对适应症。但忽视了该患者同时伴有鼾症、小下颌,本身就存在咽腔空间狭小,气道容易梗阻的情况,加上患者术后口咽部肿胀明显,严重影响患者术后气道通畅程度,应该在术后进行预防性气切术,虽经麻醉医生提醒,主刀医生并未重视。从患者术后始终依靠鼻咽通气道维持呼吸道通畅,可再次证实。术后1~3天为创面渗血、肿胀高峰期,应做好急性气道阻塞的预防及处理工作,该患者在这期间一直憋气,不能平卧,放置双侧鼻咽通气道、侧卧位才能缓解憋气症状,而且血压升高、心率加快,通气功能勉强维持,麻醉医生再次建议气管切开,主刀医生仍坚持己见、一意孤行。至第5日误判口底术区肿胀情况减轻,拔出鼻咽通气道后,实际术区肿胀情况依然存在,加上本身存在的鼾症、小下颌等气道梗阻因素,通气障碍逐渐加重,直至出现严重的气道危机。

总之,口腔颌面肿瘤手术围术期的气道管理是保证患者生命安全的重中之重。无论手术医生或麻醉医生,必须加以重视。

【小结】

该口腔颌面恶性肿瘤根治术后紧急气道救治成功,有赖于处理及时、有效,手术医生和麻醉医生紧密配合,才在短时间内挽救了患者的生命。颌面恶性肿瘤术后上呼吸道内存在肿胀、渗血等风险,气道梗阻通常发生在术后苏醒期,易被发现和处理。术后多日在病房发生的气道危机,如发现和处理不及时,患者风险更大,必须加以重视。

【专家点评】

口腔颌面部血运丰富,手术创伤大、出血多,术后组织肿胀、颌颈部包扎固定以及分泌物残留等,影响呼吸道通畅,严重时可引起急性上呼吸道梗阻窒息,危及患者生命。因此,做好口腔颌面部肿瘤患者围术期的呼吸管理,确保呼吸道通畅,是保证该类手术成功的关键。

（柴　勇　王冰舒）

病例16　眼科手术中眼心反射致心跳骤停一例

【导读】

眼心反射（oculocardiac reflex，OCR）是指由加压眼球或牵拉眼外肌等操作导致患者出现心率减慢和心律失常,甚至心跳骤停的迷走神经反射,是眼科手术中最常见的并发症之一。

【病例简介】

患者女,43岁,60 kg,因新生血管性青光眼入院治疗,拟在全身麻醉下行巩膜冷冻术。患者术前合并糖尿病肾病和糖尿病视网膜病变,ASA Ⅲ级。术前血压130/83 mmHg,心率72次/分,眼内压55 mmHg。术前30 min给予长托宁0.6 mg肌注,入手术室患者血压

130/86mmHg，心率 80 次 / 分，建立静脉通路后给予乳酸钠林格液滴注。麻醉诱导采用咪达唑仑 2 mg、舒芬太尼 15 μg、依托咪酯 15 mg 静脉注射，到达麻醉深度后置入喉罩，保留患者自主呼吸，呼吸频率 18 次 / 分，呼末 CO_2 50 mmHg。术中以丙泊酚 20 mL/h 维持麻醉，并间断辅以舒芬太尼静脉注射。患者诱导后情况良好，未见明显血压心率下降。手术操作过程中突发眼心反射，心率迅速下降至 40 次 / 分、室性心率失常，随即发生心跳骤停。麻醉医师停止麻醉用药后，开始进行心肺复苏治疗，更换喉罩为气管内插管行辅助通气，静脉注射肾上腺素 1 mg、甲强龙 40 mg，胸外按压五个周期后，患者心跳和自主呼吸恢复，血压 110/75 mmHg，心率 86 次 / 分，自主呼吸频率 16 次 / 分，血氧饱和度 98%~100%（FiO_2 100）。行动脉血气分析显示，pH 值 7.22，PCO_2 45，PO_2 118 mmHg，BE-6 mmHg，随后静脉滴注 5% 碳酸氢钠 0.5 g，静脉注射纳洛酮 0.4 mg，行冰袋脑部降温保护并继续监测生命体征。停药 45 分钟后，患者逐渐苏醒意识恢复，生命体征平稳，拔除气管导管后送至 PACU 观察，达到出 PACU 标准后安返病房。当日和次日术后随访患者恢复良好。

【问题】

（一）术中发生心跳骤停的原因

1. 眼心反射　本例患者术前眼内压高，术中行巩膜冷冻手术时冷冻笔于术中持续按压眼球造成的眼心反射是引起患者心跳骤停的主要原因。

2. 患者因素　患者术前患有青光眼病史、糖尿病肾病和视网膜病变。此类患者往往长期经青光眼治疗，有长期使用毛果芸香碱和甘露醇治疗史，存在术前有效循环血量不足等情况，患者对麻醉和手术的耐受性较差，眼心反射发生的程度较重，本例眼心反射直接造成了患者发生心跳骤停。

3. 手术因素　本例手术方式为巩膜冷冻术，该手术是青光眼终末期的急症姑息性手术。患者术前眼压持续增高且常规方法无法缓解，需尽快进行手术以降低眼内压保护眼球，因此术前准备时间不足。此外，此类手术属于破坏性手术，手术疼痛刺激较强，术中需要持续对眼球进行按压操作，容易造成眼心反射。

4. 麻醉因素　患者病情重、起病急，同时此类患者往往身体条件差，术前缺乏足够的时间进行全身系统的全面评估和处置。患者术前存在有效循环血量不足情况，又由于手术时间短，麻醉期无法及时通过补液等方式补充血容量，造成患者在发生眼心反射时叠加风险因素过大，造成了心跳骤停。青光眼患者不宜使用阿托品等术前用药，无法通过提前使用阿托品的方式预防眼心反射。

（二）心肺复苏后患者苏醒延迟的原因

1. 患者病情较重　本例患者及时进行心肺复苏后，生命体征恢复但意识未恢复，考虑为心跳骤停所致的缺血缺氧性脑病。患者术前存在糖尿病肾病和视网膜病变，患者终末血管存在病变，导致在发生心跳骤停后，患者耐受缺血缺氧时间明显缩短。

2. 麻醉药物作用　患者术前存在糖尿病肾病以致肾功能不全情况，患者对麻醉药物耐受性下降，麻醉期内药物代谢和排出速度下降，造成苏醒延迟。

【小结】

眼心反射是眼科手术中常见的并发症之一,虽然多数情况下预后良好,但仍有可能造成心跳骤停并由此引发严重的并发症。眼心反射由患者、手术和麻醉等因素共同造成,预防和减轻眼心反射具有重要的意义。传统的预防眼心反射的措施为应用抗胆碱药物提高术前基础心率,但此方法并发症较多,目前不主张应用。在围术期,可通过采取极进行术前准备,改善患者术前状态,术中保障通气和维持循环稳定,避免缺氧和 CO_2 蓄积,保持适当的麻醉深度,以及根据情况术前使用抗胆碱药物等方法预防和减轻眼心反射。此外研究显示,采用颈部迷走神经阻滞预防眼心反射可取得良好的效果。眼心反射造成心跳骤停的发生率较低但后果严重,一旦发生心跳骤停,应及时开始进行心肺脑复苏治疗。

【专家点评】

本病例是由眼心反射造成患者发生心跳骤停的严重事件。眼科手术的麻醉同样存在高危性,麻醉医师应时刻保持警惕。本例患者术前合并症多、手术特异性和麻醉管理等因素共同造成的心跳骤停的发生。

眼心反射是眼科手术中常见的并发症之一,虽然多数情况下预后良好,但不能因此就低估眼心反射的危害,尤其是对于合并症多身体条件差的患者,更要小心应对。围术期应采用多种方案,积极预防和及时治疗眼心反射,避免由此造成的恶性事件和严重后果。

(罗　俊　孙瑞强)

病例17　两次全麻下角膜移植术后认知功能障碍一例

【导读】

术后谵妄(postoperative delirium,POD)和术后认知功能障碍(postoperative cognitive dysfunction,POCD)是老年患者手术麻醉后常见的中枢神经系统并发症,其主要临床表现为患者在手术麻醉后出现认知功能(包括学习、记忆、情绪、情感、判断力等)下降或改变。其增加患者住院费用,延长患者住院时间,影响患者生活质量,给家庭和社会带来极为沉重的负担。随着老年人口的不断增加,发病人数将持续增加,已成为围术期医学的热门话题和课题之一。尽管目前对危险因素和发病机制已有一定的认识,但这也是广大麻醉医师面临的问题与挑战。

【病例简介】

患者男,69 岁,175 cm,72 kg(BMI=23.5),因"左眼疼痛、畏光 1 周"入院。患者于入院一周前干农活后出现左眼疼痛、畏光,就诊于当地医院,诊断为"角膜炎"给予抗生素等药物治疗后无好转,此后症状进一步加重,为进一步诊治收入我院。患者既往体健。无手术、外伤史。无过敏史。无家族遗传病史。长期饮酒史,每日一杯白酒(约 2~3 两)。初步诊断为:①角膜溃疡 OS;②前房积脓 OS。完善相关检查后,拟于全身麻醉下行左眼角膜移植术。

术前 30 分钟肌注盐酸戊乙奎醚 1 mg,入室后 BP 122/80 mmHg,HR 72 次/分,RR12 次/分,SPO_2 98%,T 36.7 ℃。建立静脉通路,充分去氮给氧,常规全麻静脉麻醉诱导:咪达唑仑 2 mg,舒芬太尼 10 μg,丙泊酚 140 mg,顺式阿曲库铵 10 mg,麻醉满意后置入 4#

喉罩,位置满意,静吸复合麻醉维持:丙泊酚 300 mg/h ＋ 2% 七氟烷＋瑞芬太尼 0.1 μg/(kg·min),手术时长 2 h15 min,术程顺利,术后静脉滴注高乌甲素 4 mg 镇痛,清醒安返病房。

术后 4 日发现角膜植片上方 1 点位置可见深层线状浑浊,角膜共聚焦显微镜下可见大量炎性细胞,病理切片示真菌性角膜溃疡,遂于次日再次全身麻醉下行左眼角膜移植术＋前房冲洗术。

术前 30 min 肌注盐酸戊乙奎醚 1 mg,入室后 BP 130/80mmHg, HR 70 次 / 分,RR16 次 / 分,SPO$_2$ 99%,T 36.5 ℃。建立静脉通路,充分去氮给氧,常规全麻静脉麻醉诱导:咪达唑仑 2 mg,舒芬太尼 12 μg,丙泊酚 140 mg,顺式阿曲库铵 14 mg,麻醉满意后置入 4# 喉罩,位置满意,静吸复合麻醉维持:丙泊酚 350 mg/h ＋ 2% 七氟烷＋瑞芬太尼 0.1 μg/(kg·min),手术时长 1 h35 min,术程顺利,术后静脉滴注高乌甲素 4 mg 镇痛,清醒安返病房。

患者于第二次手术后第二日夜间出现轻微精神亢奋,经家属安抚与之交流后有所好转,第二次手术后第三日晚 20 时出现意识障碍并逐渐加重,产生幻觉,精神亢奋,回忆过往,恐惧并存在被害妄想,有自杀倾向,行走步态不稳,请麻醉科会诊考虑为谵妄状态,遂在家属陪同下请安定医院会诊,精神科医师给予奥氮平 5 mg,每晚 1 次,阿普唑仑 0.4 mg,每晚 1 次,嘱家属 24 小时陪伴。患者用药后安睡,次日精神逐渐稳定,嗜睡,转日认知功能基本恢复正常。病情稳定后痊愈出院。

【问题】

（一）术后谵妄的病因学基础

1. 术后谵妄常见的易感因素

（1）高龄:65 岁以上的患者谵妄发生率明显增加;平均年龄每增加 1 岁,谵妄风险增加约 2%。

（2）认知功能储备减少:术前存在认知功能改变(如痴呆、认知功能损害、抑郁等)的患者易于发生术后谵妄。术前存在认知功能损害是术后发生谵妄的重要预测因素。此外,术前记忆力下降、轻度认知功能减退和抑郁都与术后谵妄发生相关。

（3）生理储备功能降低:术前存在自主活动受限、活动耐量降低或存在视觉、听觉损害的老年患者,术后更易发生谵妄。

（4）摄入不足:良好的营养状态有助于维持正常的脑功能,严重营养不足就可导致意识混乱。

（5）并存疾病:病情严重往往意味着多个器官系统受累或存在代谢紊乱(如酸碱失衡、电解质紊乱、高血糖等)均可导致谵妄风险增加。创伤和骨折患者术前即遭受强烈的应急刺激,术后谵妄的发生率要明显高于择期手术。

（6）药物:术前应用影响精神活动的药物及酗酒、吸烟等均可增加术后谵妄发生率。

（7）遗传因素。

2. 术后谵妄常见的促发因素

（1）药物：围手术期常用的药物中，苯二氮䓬类药物会导致增加谵妄风险。抗胆碱药物主要用于减少唾液腺分泌、治疗心动过缓以及增强围手术期遗忘等。但其副作用是可引起谵妄和认知功能损害，老年患者尤其敏感，可能与其通过血脑屏障阻断中枢 M 受体有关。

（2）手术种类：谵妄在心血管手术和矫形外科手术后较为多见。

（3）ICU 环境。

（4）术后并发症：术后并发症会增加谵妄发生的风险，并发症的数量越多发生谵妄的风险越大。

（二）术后谵妄的发病机制

（1）认为胆碱能系统功能减退是术后谵妄和认知功能障碍的最终共同通路。乙酰胆碱是脑内广泛分布的神经递质，从前脑基底部发出支配全部大脑皮质和旧皮质胆碱能纤维，是维持皮质功能状态的主要传入通道，而从脑干发出支配丘脑的胆碱能纤维与唤醒、注意力等过程有关。此外胆碱能系统很容易受到外界因素影响，如脑卒中，药物，应激反应等，胆碱能功能减退又会引起其他神经递质紊乱，加重谵妄发生。

（2）糖皮质激素是重要的应激发应指标，其分泌与应激反应强度成正比。由于与认知功能密切相关的额叶皮质特别是海马中存在糖皮受体，所以应急反应与谵妄发生密切相关。糖皮对认知功能影响呈倒 U 曲线，过高或过低都会引起损害，而适当的激素水平会增强记忆功能。老年人在应激反应后糖皮容易过度分泌，这可能也是大手术后谵妄的原因之一。

（3）炎性反应学说是目前研究的热点之一。炎性反应是机体遭受手术创伤后的必然反应，单炎性反应引发认知功能损害的证据主要来自动物实验，产生于外周的促炎症介质（IL-1β、TNF-α、IL-6）等会通过各种途径影响大脑，这些细胞因子通过诱导大脑的小神经胶质细胞产生炎性介质引起神经炎性反应。也有研究表明老年患者外周血促炎细胞因子（IL-6、IL-8）升高与谵妄的发生相关。

（三）术后谵妄的预防

（1）非药物预防：由于谵妄通常是由于多种易感因素和促发因素共同作用的结果，预防谵妄也应针对多种危险因素进行干预。所针对的危险因素包括：认知损害、睡眠剥夺、制动、视觉损害、听觉损害和脱水；所采取的干预措施包括：保持定向力、改善认知功能、早期活动、尽可能采用非药物措施、改啥睡眠、积极交流、佩戴眼镜和助听器、预防脱水等。

（2）药物预防：抗精神病药物、抗胆碱酯酶抑制剂、右美托咪定。

（四）术后谵妄的治疗

（1）非药物治疗为首选和基本的治疗方法，包括去除危险因素和支持治疗。

（2）药物治疗仅适用于躁动症状严重患者，如不及时控制有可能危及患者自身或他人安全。①抗精神病药物，氟哌啶醇是目前推荐用于治疗危重患者谵妄的首选药物。②苯二氮䓬类药物，对于因酒精戒断或苯二氮卓类药物戒断而产生谵妄者，该类药物是首选。但对于高危患者或普通患者，会导致谵妄风险增加，躁动加剧。③右美托咪定，有希望用于谵妄的治疗，但这方面还需要进一步研究证实。

（五）麻醉及围术期处理

（1）麻醉方法的选择：有多项研究对比了区域阻滞与全身麻醉的作用，两种麻醉方法对术后谵妄发生率的影响无明显差异。但这些研究涉及的患者人群各有差异，所使用的麻醉药物和手术种类也各不相同。

（2）麻醉药物的选择：关于麻醉药物与术后谵妄关系的研究仍不充分，初步研究结果显示七氟烷吸入麻醉可能优于丙泊酚静脉麻醉；如果必须实施丙泊酚镇静，应尽可能采取浅镇静；氯胺酮的作用值得进一步关注。

（3）阿片类药物和辅助镇痛药物的应用：疼痛是术后谵妄发生的危险因素，因此术后应给予有效的镇痛。阿片类药物是术后镇痛的主要药物，但与谵妄的关系还存在争议。原则上不应限制阿片类药物的使用，完善的镇痛可减少谵妄的发生，但应避免使用哌替啶。加巴喷丁和对乙酰氨基酚常作为术后辅助用药，减少阿片类药物的使用，被认为在炎性反应中发挥作用。

【小结】

尽管 POCD 的研究方兴未艾，且其发病机制复杂，已被证实的防治手段有限。在今后的临床工作中，应在加强对 POCD 认识的基础上，从精细麻醉管理、减小手术创伤、减轻炎症反应和疼痛、消除患者紧张焦虑情绪等方面积极干预。另一方面，在未来研究中，进行多中心、大样本的临床研究，寻找与神经心理学诊断显著相关的理想生物标记物，同时结合动物实验探索 POCD 的内在机制，从而为 POCD 的诊断和防治提供更多依据。

【专家点评】

本例患者是非预料到的术后谵妄发生患者，在及时处理下并未造成严重后果，在围术期患者管理中给大家敲响警钟，不能一味地只看重术中病人情况的管理，还要注意患者精神状态的改变。

术后谵妄与术后认知功能障碍 是近年来开始引起临床工作人员重视的外科术后并发症，其特点表现为两个方面：术后经过 ICU 治疗的病人发病率高；老年病人手术后发病率高。曾有报道手术后经 ICU 病房治疗的危重症病人其谵妄的发生率可高达 80%。病人一旦发生谵妄，不仅延长住院时间，术后或出院后 6 个月和 12 个月内的病死率会明显增加，此类病人可伴有长期的认知功能障碍，严重影响病人的术后康复及生存质量。

注意与低氧血症、高碳酸血症、中枢神经系统疾病、脑血管事件、血糖变化、电解质异常、酒精或药物戒断相鉴别。

（张　钊　孙瑞强）

病例 18　糖尿病终末期肾病 MAC 下玻璃体切割手术一例

【导读】

糖尿病是指因为胰岛素分泌不足以及靶细胞对胰岛素敏感性降低，而引起的糖代谢紊乱、血糖升高（餐后两小时血糖 ≥ 11.1mmol/L，空腹血糖 ≥ 7.0mmol/L）。糖尿病患者病变会累及全身血管，引起相关器官的病变，累及小血管会引起糖尿病肾病、糖尿病视网膜病变等,且肾脏功能的损伤发生隐匿,发现时已经处于明显的损伤。临床上糖尿病视网膜病变的患者多同时伴有肾功能不全甚至终末期肾病。糖尿病视网膜病变是常见的成人致盲性疾病,常通过玻璃体切割手术治疗。眼科手术操作精细,手术操作当中需要患者保持静止避免手术失败。此类患者由于肾功能不佳,同时伴有高血压、冠心病等多种疾病,对于麻醉耐受的能力极差,全身麻醉风险极高。因此通过选择 MAC(麻醉监测管理)的麻醉方式,充分镇静镇痛,使患者术中保持镇静,避免体动,保证患者循环稳定。同时由于麻醉药量比全身麻醉时用量减少,对肾功能影响相对减少,避免了患者围手术期肾功能指标的波动。

【病例简介】

患者,男,53 岁,一年前发现视力下降,近一个月视物模糊情况加重,到本院就诊,诊断为:双眼视网膜玻璃体病变 V 期,左眼玻璃体出血,双眼白内障。既往糖尿病史 15 年,糖尿病肾病。入院前内科检查空腹血糖 14 mmol/L,血肌酐 610 μmol/L,尿蛋白 4+,24 小时尿蛋白定量 5 g,血白蛋白 24 g/L,血红蛋白 92 g/L,患者定期行肾透析,入院前一天行透析,查血钾 5.2 mmol/L,血肌酐 214 μmol/L。入院血压 160/100 mmHg(1mmHg=0.133 kPa),心电图示胸前导联广泛 ST 段压低,拟 MAC 下行左眼玻璃体切除加白内障切除手术。

无术前药物应用,嘱患者手术日晨继续服用高血压药物。入手术室后患者血压 150/100 mmHg,心率 87 次 / 分。面罩吸氧,氧气流量 4 L/ 分,建立静脉通路给予生理盐水静脉滴注,静脉给与咪达唑仑 0.5 mg,舒芬太尼 3 μg,镇静镇痛。术中给与丙泊酚、舒芬太尼静脉泵注维持镇静镇痛,托烷司琼 4 mg 预防术后恶心呕吐。术中监测患者的动脉血气、电解质以及血糖。

手术开始后 30 分钟后,患者血压升高至 182/109 mmHg,心率 109 次 / 分,自述无痛觉,有胸闷憋气,静脉注射乌拉地尔 10 mg、艾斯洛尔 10 mg。患者血压降至 150/102 mmHg,心率 87 次 / 分,自述不适感减轻。术中查患者血糖 8.9 mmol/L,血钾 5.6 mmol/L。手术结束后,患者血压 158/103 mmHg,心率 91 次 / 分,自述无不适感,平车俯卧位回病房。

【问题】

(一)糖尿病患者发生肾功能不全的病理生理学原因是什么?

糖尿病发生时患者会出现微血管功能障碍,这种功能性障碍特征为非闭塞性微循环障碍以及血流量和血管张力调节障碍。约 30%~40% 的 1 型糖尿病和 5%~10% 的 2 型糖尿病患者可能进展为终末期肾病(ESRD)。肾小球硬化伴发肾小球基底膜增厚,动脉硬化、肾小球硬化和肾小管间质疾病。患者会出现高血压、蛋白尿、水肿、肾小球滤过率进行性降低。肾小球滤过率降至 15~20 mL/min 时,患者可能会出现高血钾以及代谢性酸中毒。当患者存在高血压、高血糖、高脂血症、蛋白尿时,会进行性加重肾小球滤过率下降以及肾脏功能损伤。控制患者的高血压可以有效缓解肾功能不全的发展。ACEI(血管紧张素转换酶抑制剂)以及 ARB(血管紧张素Ⅱ受体阻滞剂)类药物可以作为控制血压的药物,同时可以延缓蛋白尿以及肾小球滤过率的下降。

(二)此患者术前准备应该注意哪些问题?

根据患者既往病史,重点考察患者心血管系统、肾脏系统、神经系统等多方面情况,完善多种实验室检查,对患者的全身情况进行评估。糖尿病视网膜病变合并终末期设病的患者行 MAC 时,其麻醉术前评估与全麻评估是一致的。

患者糖尿病合并高血压、肾功能不全,并行透析治疗,全身情况差,对麻醉耐受能力差。对于患者而言,既往高血压服用 ACEI 类药物,此类药物可以降低蛋白尿水平,延缓肾功能不全的进展。术前降血压治疗应一直持续进行, ACEI 类药物一般不与 ARB 类药物同时使用,因其合用风险明显高于收益。使用 ACEI 或 ARB 药物应注意,如果选择全身麻醉时,此类药物应在手术当同日停用,非全麻手术药物可以在当天继续使用。患者心电图检查广泛胸前导联 ST 低平,提示有心肌缺血的可能,手术中应注意血流动力学稳定,避免缺血症状加重。对于发生自主神经病变的患者,易出现围手术期低血压以及心律失常。

评估患者的气道情况,糖尿病人骨骼肌肉系统可能受累,蛋白的非酶糖基化以及胶原蛋白的异常交联可能会引起关节活动的受限。因此麻醉医生术前访视中应重视患者的颈部活动度,因为糖尿病人可能有 BMI 指数增加甚至病理性肥胖,这些问题同时发会引起气道管理的困难,处理不当会造成患者诱导或麻醉维持中缺氧,而缺氧又会进一步增加血流动力学波动以及恶性心律失常发生的可能性。

术前检查患者血常规以及出血时间,评估患者贫血的程度以及出血倾向,患者的血红蛋白 92 g/L,虽 PT、APTT 皆正常值,但仍应注意患者术中有出血倾向。

患者平时行透析治疗,对于这样的患者,一般来说手术前一天行透析治疗,可能对于手术及麻醉收益最大。透析后复查患者的血钾以及血气情况。手术当天一般要求血钾低于 5.5 mg/dL 以下,如果患者的血钾超过 5.5 mg/dL,围术期的高血钾和代谢性酸中毒也会诱发恶性心律失常发生。

由于患者存在胃轻瘫的可能,要考虑预防误吸。适当的延长禁食水时间,使用抑酸药物,都可以减少误吸以及误吸造成的损伤。但是同时应该注意延长患者的禁食水时间可能对血糖以及体液造成的影响。

(三)麻醉当中有哪些危险因素需要处理?

1. 血糖　无论是高血糖还是低血糖都应该及时纠正。

血糖升高使血渗透压升高,引起组织脱水,引起高渗昏迷。血糖过高还可以引起渗透性利尿,对于肾功能不全患者严重可引起水、电解质和酸碱平衡紊乱。 术中血糖应维持正常水平,手术开始 1 小时内测定一次血糖,并可根据术前血糖测定结果及胰岛素和葡萄糖应用等情况,调整血糖测定间隔时间。现在也常将胰岛素和葡萄糖分别静脉输注,葡萄糖成人 5~10 g/ 小时,胰岛素用生理盐水稀释后以微量泵输注准确而调节方便,是较理想的方法。

当血糖低于 2.8 mmol/L 时为低血糖,一类表现为肾上腺素样作用,如出汗、心慌、手颤、饥饿感、烦躁等。另一类为中枢神经功能障碍,如头痛、视物模糊、痴呆、谵妄,甚至可引起意识丧失及脑功能的不可逆性损害。低血糖的处理是静脉补充葡萄糖,先静注 50% 葡萄糖 40~100 mL,必要时重复,然后以 5%~10% 葡萄糖连续输注,直至血糖维持稳定。

2. 高血压以及糖尿病性心脏病　患者既往高血压史,心电图示广泛胸前导联 ST 段压低。糖尿病心脏病时,自主神经功能紊乱使心血管调节功能降低。围手术麻醉期间易发生循环功能波动。心率对阿托品或 β 受体阻剂的反应不敏感。应用降血压药、升压药、强心药或抗心律失常药,维持病人血压、心率和心律的稳定。由于糖尿病病人的自主神经功能紊乱,对心血管活性药及抗心律失常药的反应异常,如对扩血管药敏感而对其需要量下降,心率下降时应用阿托品反应不敏感而须增加用量。因此,宜小量分次或连续缓慢用药,以减少循环波动。

3.自主神经病变　糖尿病神经病变会累及周围神经、中枢神经和自主神经。神经病变常呈现是缓慢进展,心血管和胃肠系统自主神经病变引起的心血管和胃肠功能变化有可能成为手术麻醉期间的高危因素。控制血糖是维持有效治疗的基本原则,高血糖可引起神经传导速度减慢,而高血糖纠正后神经传导速度可恢复。心血管自主神经病变是糖尿病性心脏病的病因之一,其手术麻醉期间的监测和处理与糖尿病性心脏病相同。胃肠自主神经病变的病人术前禁食、禁饮时间须延长,并可用抗酸药降低胃液 pH。胃肠自主神经病变患者术后发生恶心呕吐的风险增高,手术可以使用 5-HT$_3$ 阻断剂等药物预防术后恶心呕吐。

4.电解质以及酸碱平衡紊乱　ESRD 患者入手术室后,一般会存在一定程度的血液浓缩情况,可以给予平衡盐溶液恢复循环容量,慎用乳酸钠林格氏液以及其他的含钾的溶液。对于进行血液透析的患者,液体治疗的安全窗口有非常小,对于眼科手术这类创伤小的手术,只需要对隐形丢失的水分进行补充。术中应对患者进行动脉血气分析和电解质检测,关注患者的血钾以及酸碱平衡情况。

【小结】

糖尿病合并终末期肾病的患者,合并多种全身并发症,对于麻醉的耐受能力很差。麻醉医生应对患者的全身情况进行评估,根据眼科手术的特点,选择对循环以及肾脏功能影响较小的 MAC,麻醉中注意患者的各项监测指标,做好患者的围术期管理。

【专家点评】

本患者是糖尿病合并终末期肾病的患者,同时存在多种全身病,对于麻醉的耐受极差,选择 MAC 的麻醉方式,给予足够的镇静镇痛,避免患者因手术刺激造成的循环波动。

糖尿病合并 ESRD 的患者,会出现高血压、蛋白尿、水肿、肾小球滤过率进行性降低。肾小球滤过率降至 15~20 mL/min 时,患者可能会出现高血钾以及代谢性酸中毒。当患者存在高血压、高血糖、高脂血症、蛋白尿时,会进行性加重肾小球滤过率下降以及肾脏功能损伤。

(高雪松　孙瑞强)

病例 19　眼科手术球后神经阻滞致黑矇一例

【导读】

球后神经阻滞是眼科手术常用的局部麻醉方式,其麻醉效果确切,尤其是对眼球制动具有较好的效果。20 世纪 90 年代球周阻滞和 Sub-tenon 阻滞用于眼科局部麻醉之后,球后阻滞的使用虽然有所减少,但因其麻醉效果确切,其依然是眼科手术局部麻醉的主要选择。球后阻滞的基本原理是将局部麻醉药注入狭窄的眼肌圆锥内,通过麻醉药的浸润和扩散达到阻滞效果,但是肌锥周围神经血管丰富,虽然一般采用专用的钝针头但仍易损伤血管及视神经等重要组织结构,从而引起出血、视神经损伤、黑矇、局麻药中毒等并发症,如果穿刺过深进入视神经鞘并注入药物至蛛网膜下腔,则可能引起脑干麻醉,需要立即进行干预,以保护患者生命安全及视功能。不管是球后出血压迫、神经损伤还是眼底血管痉挛,黑矇是比较常见且较早出现的症状,临床上需要高度重视并及时采取措施,以避免导致不可逆的视力损害。

【病例简介】

患者男,23 岁,体重 67 kg,因"孔源性视网膜脱离"入院,拟在 MAC 下行"左眼巩膜冷冻 + 外垫压"手术。患者入院时各项生命体征正常,体格检查、实验室检查无异常,ASA1 级。眼科检查示双眼高度近视,左眼眼轴 28.8 mm,右眼眼轴 29 mm。B 超及眼底镜检查示左眼颞下视网膜脱离,余未见异常。患者于术日晨入室,入室后常规监测无创血压、心电图、脉搏血氧饱和度,测量血压 132/82mmHg(1mmHg=0.133 kPa),心率 84bpm,SPO$_2$99%,给予文丘里面罩吸氧,开放左上肢静脉,静脉给予咪达唑仑 1.5 mg,舒芬太尼 8 μg,静脉持续输注丙泊酚 4~8 mL/h。患者达镇静状态后由麻醉医师行球后阻滞:嘱患者眼球处于注视位,使用球后阻滞针头(长 3 cm,23G 口径)于眼眶下壁和侧壁交界处皮肤沿眶底进针约 15 mm,沿眼球壁越过赤道后将针头稍向内、向上调整,对准瞳孔与黄斑连线眼球后的假想点,注射 2% 利多卡因 +0.75% 左布比卡因 1∶1 溶液共 4 mL 于肌圆锥内。注药完成后立即行眼球按摩 3 min 以促进局麻药物扩散。按摩完成后嘱患者睁眼并转动眼球以验证球后阻滞效果,患者诉左眼无光感。此时监护仪显示血压 110/65mmHg,心率 67 次 / 分,脉搏血氧饱和度 100%,可按医嘱活动肢体并清晰回答医师问题。经与眼科医师沟通后立即启动抢救程序:①立即停止手术 ,询问患者术眼及对侧非术眼视力情况,患者术眼持续无光感,对侧非术眼视力无明显改变,初步判断患者意识正常。②使用眼底镜,观察眼底视网膜动脉血管变化,发现视网膜动脉极细、视盘色变淡,考虑局部麻醉药引起视网膜血管痉挛或眶压升高。③在持续吸氧的同时,行术眼前房穿刺,嘱患者舌下含服硝酸甘油片 0.5 mg,球后注射东莨菪碱 2 mg,通过静脉给予血栓通 250 mg、地塞米松 2 mg、肌苷 0.2 mg+ 辅酶 A100U+ATP40 mg。经抢救后患者 1 h 恢复部分视力,暂停手术返回病房,持续观察患者视力变化,抢救后 2.5 小时患者视力接近术前水平。

【问题】

(一)球后阻滞引发无光感的原因

1. 眼底血管灌注不足　球后阻滞将局麻药注入狭小的肌圆锥间隙,局部刺激和药物作用可能引起视网膜中央动脉血管痉挛,导致局部暂时性缺血,使视网膜血液供应突然减少甚至中断,引起一过性黑矇。同时也可能由于穿刺操作导致眼眶内血管损伤出血,从而升高眶压,使眼底血管灌注减少,从而引发缺血黑矇。若眼底镜检查发现视网膜痉挛体征需及时使用血管扩张剂和神经营养药物,如有眶压升高情况,需及时采取措施降低眶压,常可使症状获得缓解而恢复视力,如抢救不及时可能造成严重的视力损害。

2. 麻醉药物通过视神经鞘进入蛛网膜下腔　球后阻滞进针过深将局麻药注入视神经鞘,通过蛛网膜下腔扩散至视交叉至对侧视神经,可导致非手术眼暂时性视力丧失。如果局麻药经神经鞘进入蛛网膜下腔引起全脊麻,引发心动过缓、呼吸暂停或低血压,则需要及时进行呼吸循环支持,如发生心搏骤停,则需立即启动心肺脑复苏。为避免进针过深,进针深度不超过 3.5 cm,进针点选择在中、外 1/3 交界处的眶缘。

3. 术眼本身对局麻药物的耐受性差　青光眼、高度近视及糖尿病视网膜病变的患者视功能已受到不同程度的破坏,对局麻药的耐受性差。青光眼患者因长期高眼压导致视网膜缺血损伤甚至视神经萎缩、视野缺损,高度近视因眼球后部扩张,视网膜血管牵拉变细,少量局部麻醉药或轻微的眼压升高均可导致明显的视网膜供血减少。

4. 穿刺导致的眼球损伤　主要包括穿透眼球、视神经、视网膜中央静脉和动脉,以及这些结构周围的肌肉损伤。穿透眼球一方面可能会因为外伤导致玻璃体出血、低眼压、视网膜脱离等并发症,另一方面麻醉药注入眼内可引起严重的视网膜毒性反应,破坏视力。视网膜中央静脉和动脉损伤可导致血管阻塞或者出血,进而继发视神经受压和缺血。下直肌注射导致复视、垂直斜视和永久性肌病,由于非对抗性肌挛缩导致持续性斜视。前房积血也可导致短期视力严重受损,但对患者的长期视力影响相对较小,一般待血肿吸收或清除后视力可恢复。

(二)球后阻滞后无光感的诊断及处理

1. 判断患者意识　如患者表现出轻度迟钝、对言语或疼痛刺激逐渐无反应、颤抖或痉挛发作、双侧眼神经麻痹和黑矇、偏瘫至四肢瘫痪、呼吸抑制和血流动力学不稳等首先考虑局麻药进入蛛网膜下腔。如果患者已经被手术单覆盖,诊断和治疗可能会延迟,因此麻醉医师需要保持高度警惕,随时准备好循环呼吸支持。

2. 行眼底镜检查　通过眼底镜观察眼球是否有视网膜损伤、出血等,判断是否发生视网膜血管的痉挛、出血或眼球穿透。如发生眼球损伤需及时进治疗,必要时行激光或手术治疗。如发生视网膜血管痉挛,则按照本列患者处理流程进行处理。

3. 其他眼科专科检查　对于可疑眼肌损伤的患者可行三棱镜检查、同视机检查,可根据斜视情况采取保守或手术治疗。

【小结】

球后阻滞可对眼科手术提供良好的镇痛及制动效果,但是考虑到球后阻滞可引发眼球损伤、视网膜血管痉挛、蛛网膜下腔麻醉等并发症,需要施行麻醉的医师熟悉掌握眼眶的解剖,尤其是针对高度近视巩膜葡萄肿及青光眼患者要保持高度警惕,以便及时发现上述并发症并第一时间处理,保护患者视力。对于手术操作刺激较小的患者可采用球周阻滞或 Sub-tenon 阻滞替代球后阻滞。另外也有学者采用超声引导进行球后阻滞,但是研究结果显示其相对于传统的盲法穿刺在麻醉起效时间、镇痛效果、满意度评分以及避免并发症方面并无明显优势。另外,眼科手术患者术前的焦虑紧张情绪可能会影响球后阻滞的操作,如穿刺过程中过度紧张不能配合或突然头部运动可能导致阻滞效果不佳甚至眼球损伤或周围神经血管损伤,因此我们提倡球后阻滞前给予患者充分的宣教或给予适当的镇静、镇痛药物,可有效提高患者的配合程度,在一定程度上提高球后阻滞的成功率并减少并发症。

【专家点评】

本例患者是典型球后阻滞后的无光感病例。基于以往的诊断及处理流程,首先判断患者意识,排除患者局麻药中毒、蛛网膜下腔麻醉等并发症,同时进行眼科专科检查,及时采取针对性的处理措施,以挽救患者视力为第一目标。本例患者经检查后诊断为视网膜血管痉挛,因此在第一时间给予降低眼压和血管扩张药物,并密切随访观察患者视力恢复情况,患者术后两小时左右恢复术前视力。

本病例中麻醉医师与眼科医师保持了高度的警觉性,严格按照操作流程进行了球后阻滞后的询问程序,能在第一时间发现无光感的情况。因此,临床操作流程的严格遵循对于医疗安全至关重要。

本例患者采取了 MAC+ 球后阻滞的麻醉方式,在 MAC 给药后进行球后阻滞,一方面可使患者处于镇静状态以减少球后阻滞操作时患者的焦虑情绪,同时 MAC 给予镇静镇痛药物可减轻球后阻滞的疼痛感,为患者提供舒适的麻醉体验。但是球后阻滞后需要确认患者视力情况,因此 MAC 需要维持适度镇静状态,保持浅镇静可配合的麻醉状态,便于及时发现患者意识状态改变。同时浅镇静可配合的状态便于患者术中保持良好的配合,避免麻醉过深后未预料头部运动的发生率,避免眼内显微手术操作导致的医源性视力损伤。

(孙瑞强　谢克亮)

病例 20　牙龈恶性肿瘤切除术中血氧骤降一例

【导读】

口腔颌面部手术部位在气道入口处,术中异物、分泌物和血液有误入气道的危险,加上患者头部位置的多变动和麻醉医生的远距离操作,给气道管理带来不便,术中应严密监测各项呼吸参数,并对突发的问题进行及时而准确的判断和处理。

【病例简介】

患者,男,62 岁,身高 160 cm,体重 80 kg,BMI 28.3。因"左颌下肿物术后 4 月,左牙龈肿物 3 月"入院,既往高血压病史 10 年,规律口服非洛地平、氯沙坦,血压控制在 18.62~19.95/10.64~11.97 kPa(140~150/80~90 mmHg),无吸烟史及过敏史。拟在全麻下行左上颌牙龈肿物切除术 + 左上颌骨次全切除术 + 左颈清术。

入室患者心率 60 次 / 分,血压 19.95/11.97 kPa(150/90 mmHg),SpO_2 96%,动脉血气分析:pH 7.405,pCO_2 41.5,pO_2 72.5,SO_2 95.8,BE 0.61,GLU 8.2,Lac 1.2,K^+ 3.9,Ca^{2+} 1.068,Na^+ 134.9,Cl^- 106.2。麻醉诱导静脉给予咪达唑仑 4 mg,舒芬太尼 0.02 mg,丙泊酚 100 mg,罗库溴铵 50 mg,可视喉镜下经鼻气管插管(加强型 7#),听诊双肺呼吸音清,Pmax 19 cmH_2O。麻醉维持:丙泊酚、瑞芬太尼静脉持续泵注,间断追加罗库溴铵。

手术开始后 4 小时,动脉血气分析:pH 7.353,pCO_2 40.9,pO_2 286.3,SO_2 100,BE 0.61,GLU 6.3,Lac 1.2,K^+ 3.79,Ca^{2+} 0.992,Na^+ 136.8,Cl^- 111.9。手术开始后 5 小时,气道压力突然升高至 40 cmH_2O,SpO_2 迅速降低至 80%,改为手控呼吸,通气困难,不能压入气体,胸廓起伏不明显,听诊两肺无呼吸音,立即沟通台上医生停止操作,检查气管插管位置及深度无异常,呼叫上级医生,血氧继续下降至 60%,血压 10.64/6.65 kPa(80/50 mmHg),给予肾上腺素 0.1 mg,地塞米松 10 mg,同时快速扩容,急查动脉血气分析: pH 7.310,PCO_2 45.0,PO_2 33.3 ,SO_2 57.9,BE -3.96,GLU 9.5,Lac 2.3,K^+ 4.03,Ca^{2+} 0.988,Na^+ 136.8,Cl^- 113.2。血氧逐渐回升,气道压下降,血压升高,静脉注射葡萄糖酸钙 1 g、氢化可的松 100 mg。改为机控呼吸,继续扩容、输血治疗, SpO_2 上升至 100%,血压 15.96/9.31 kPa(120/70 mmHg),心率 65 次 /分。手术继续进行,复查动脉血气分析: pH 7.387,PCO_2 27.8,PO_2 384.9,SO_2 100,BE -7.5,GLU 8.7,Lac 2.9,K^+ 3.69,Ca^{2+} 0.886,Na^+ 134.7,Cl^- 114.5。手术总时长 9 小时,术毕患者带气管插管回 ICU。

该患者手术当晚拔管,生命体征平稳,术后第二天转至口腔科病房,随访无特殊。

【问题】

(一)术中血氧骤降可能原因

本例患者分析原因为经鼻插管 + 长时间张口颌面部手术操作,可能使导管误入一侧支气管或刺激隆突诱发支气管痉挛。

(1)该患者头偏大,颈较短粗,张口度可达三横指,马氏气道分级 II 级,腹部凸起明显,有打鼾史。肥胖、焦虑、误吸、胃一食管反流等病理生理状态会增加患者围术期支气管痉挛发生的危险。

(2)男性鼻插管导管深度为 23~26 cm,右主支气管粗短且直,气道入口的手术操作易使导管滑入,当气管导管插入过深刺激隆突时,可引起胆碱能神经亢奋而诱发支气管痉挛。

(3)套囊压力升高可能诱发支气管痉挛。当气管插管套囊压力超过其承受能力 >30cmH_2O,即可引起气管黏膜损伤。本例手术,口腔最大程度张开,手术牵拉时间较长,可能造成上呼吸道解剖结构改变,从而对套囊的压力产生影响。

(4)气管黏膜的损伤主要取决于气管黏膜所受压力和灌注压。黏膜在受机械刺激后会发生一系列的炎症反应如纤毛、基细胞和上皮细胞坏死脱落,当气管黏膜损伤之后会出现水肿、出血、炎症细胞浸润,气道压力增高,气道水肿可激活胆碱能受体活性,诱发支气管痉挛。

(二)支气管痉挛与肺水肿 / 气胸所致气道压力升高诊断及鉴别诊断

1. 支气管痉挛所致气道压力升高

(1)支气管平滑肌痉挛性收缩,使气道变窄,通气阻力骤增,听诊可闻及两肺广泛哮鸣音,呼气相明显, $EtCO_2$ 或 $PaCO_2$ 可稍下降,严重者哮鸣音反而减少或无呼吸音(寂静肺),$EtCO_2$ 或 $PaCO_2$ 显著升高。若不予以解除,病人因不能进行有效通气,不仅发生血流动力学变化,甚至发生心律失常和心跳骤停。

(2)诱因:哮喘儿童、接触抗原或病毒感染相关性气道水肿、炎症。诱导痰和外周血嗜酸性细胞计数、呼出气一氧化氮水平检测是评估哮喘气道炎症水平的重要指标。这些指标对预测哮喘发作及指导治疗具有重要意义。有小样本的研究显示,术前使用全身激素可以明显地减少手术导致的哮喘加重和支气管痉挛。

(3)组胺释放的药物:阿曲库铵、米库氯铵、吗啡、输血、万古霉素。

(4)成人刺激物反射机制比变态反应更为多见。

2. 肺水肿 / 气胸所致气道压力升高

（1）肺水肿早期间质液在细支气管周围呈袖带样蓄积,气道阻力增高可以引起喘鸣,主要在近呼气末。喘鸣是手术患者肺水肿的主要早期体征,气管插管内可有粉红色泡沫样痰。

（2）气胸患者有慢性阻塞性气道疾病史。气胸的喘鸣可能是由于病变侧肺容积下降使细支气管受压所致。低血压和心动过速是气胸的早期体征,有助于鉴别。确诊和治疗有赖于胸部 X 片或前胸第二肋间大号针穿刺有气体逸出。

（三）支气管痉挛的发病机制

气道张力受自主（胆碱能与肾上腺素）神经、非肾上腺素能和非胆碱能神经、感觉受体的影响。自主神经和感觉受体主要通过副交感神经途径来改变支气管平滑肌张力。支气管痉挛患者的这些受体对有害刺激的阈值降低可引起进行性反射性支气管收缩。机械刺激、热刺激、吸入性颗粒、气体等有害刺激或组胺释放,作用在快速适应性刺激物受体,这些受体主要位于气管尤其隆突,从而引起反射性咳嗽、支气管痉挛。

（四）"寂静肺"主要临床表现和诊断依据

"寂静肺"是支气管强烈痉挛或广泛黏液栓堵塞而出现哮鸣音、呼吸音明显减弱或消失的一种危重征象,听诊肺部哮鸣音或呼吸音消失,气道阻力和峰压升高,氧分压下降,二氧化碳分压升高,并出现血氧饱和度持续降低,气管插管后挤压呼吸囊呈"铁肺"手感,气管导管连接呼吸机后无潮气量,并不可见呼末二氧化碳波形。围手术期"寂静肺"与哮喘具有相类似的发病机制。

（五）支气管痉挛的的处理及药物选择

（1）消除可能的刺激因素,气管导管后退 1 cm,增加纯氧吸入浓度,加大氧流量 6~8 L/min,进行手动通气维持氧合。"寂静肺"切勿猛压呼吸囊（FRC 增加,胸内压增加,会导致肺气压伤甚至肺破裂）。

（2）停用静脉麻醉药,丙泊酚虽具有扩张支气管、降低气道阻力的作用,但也有过敏先例。可增加七氟醚吸入浓度至最大（8%）。地氟醚刺激性较大,可导致患者气道分泌物增多、咳嗽、喉痉挛及支气管痉挛,明显增加气道阻力。七氟醚是临床吸入麻醉的首选用药。

（3）肾上腺素 β_2 受体激动作用,扩张支气管作用较强,可以改善气道黏膜水肿,0.05~0.1 mg,根据缓解情况增加剂量。用药期间密切监测心率及血压。

（4）沙丁胺醇气雾剂在气管插管时,进入气管的量不到 10%,加大至 8~10 揿经气管导管进入气管内,用以扩张支气管（吸入后 1~5 min 起效,持续 4~6 h）。

（5）糖皮质激素类药物,具有抗炎和减轻气道水肿的作用,可采用氢化可的松 100 mg 或甲强龙 80 mg 静脉滴注。

（6）硫酸镁是天然的 L 型钙离子通道抑制剂,能够降低局部以及全身组织炎症因子生成,可能对难治性支气管痉挛有效,可静脉滴注硫酸镁 2 g,滴注时间不少于 20 min。氨茶碱推注时间长（10~20 min、5 mg/kg）,不作为紧急用药。

（六）支气管痉挛的术后管理

（1）如需拔管,拔管过程中,需要确保通气良好,警惕误吸发生。因痰液等口腔分泌物对气道的刺激可诱发支气管痉挛的发生,故拔管前充分吸痰、清理口咽腔分泌物。

（2）新斯的明作为肌松药拮抗剂可增加支气管分泌物,提高气道反应性,进而容易引发支气管痉挛,故在拮抗肌松药作用时需要谨慎。在拔管前使用沙丁胺醇气雾剂,以及静脉给予利多卡因 1.5~2.0 mg/kg 能够有效降低气道反应性。

（3）加强术后气道管理,尽可能避免对气道的不良刺激。包括:调整患者枕头高度;术后剧烈疼痛及紧张焦虑,应及时给予对症支持治疗;根据患者手术后具体情况,鼓励其及早进行肺功能锻炼及下地活动,促进肺功能恢复。

【小结】

支气管痉挛是围手术麻醉期常见的并发症之一,发生率为 0.8%~0.6%。临床表现为支气管平滑肌痉挛性收缩,通气阻力增加,呼气性呼吸困难,引起二氧化碳蓄积和缺氧,如果处理不当可导致死亡。如何预防和处理围术期支气管痉挛是一个临床重点。一旦确诊为支气管痉挛,处理必须果断、及时,以尽可能保证患者不缺氧为前提,积极实施综合措施进行有效救治。

【专家点评】

本例患者起病急,血氧骤降至 60%,在排除导管扭折、导管内贴壁分泌物、过敏反应、肺水肿、误吸、肺栓塞等情况后,极有可能发生了严重的支气管痉挛。

听诊出现肺静默,无任何呼吸音,并且出现呼末二氧化碳波形改变,潮气量降低,血氧饱和度降低以及气道压迅速升高,挤压呼吸囊呈"铁肺"手感时,需警惕"寂静肺"的发生,"寂静肺"具有起病急、进展快等特点,如果没有早期识别、诊断并给予及时、有效的处理,可引起严重的低氧血症,继而造成缺氧性脑损伤、心肺功能衰竭乃至心跳骤停。

另外,围术期"寂静肺"在临床中并不常见,但因其不典型的临床表现,常被误判为发生气道外插管,此时如果进行盲目拔管以及再次气管插管等操作均可加重气道痉挛症状,从而严重威胁患者围术期生命安全及预后。应具备快速识别、诊断围术期发生"寂静肺"的能力,并给予及时有效的处理。

值得注意的是,动脉血乳酸值（Lactate , Lac）的处理也尤为重要,动脉血气分析我们经常关注的是血气分析的 pH 值、氧分压与二氧化碳分压等,然而乳酸值对于疾病严重程度的评估有着非常重要的作用。此类乳酸酸中毒（A 型乳酸酸中毒）是由于组织低氧引起的乳酸堆积,对于重度代谢性酸中毒（pH 值 < 7.1 且血清碳酸氢盐浓度 ≤ 0.06 mol/L）的危重患者,建议给予碳酸氢盐治疗。

在预防围术期支气管痉挛方面,所有患者术前均应严格禁烟 2 周,有哮喘病史者麻醉前应做预防处理,术前使用 3 天以上茶碱和激素类药物,呼吸道有急慢性炎症患者应控制炎症 1 周后再行手术。麻醉药物选择上慎用硫贲妥钠、吗啡,尽量选用不释放组胺的肌松药,慎用阿曲库铵、琥珀胆碱。

（刘婧雅　苗鲁民　黄　岩）

病例 21　儿童行埋伏阻生牙拔除术 ERAS 理念下促进术后快速康复一例

【导读】

儿童埋伏阻生牙拔除是口腔颌面外科较为常见的手术,它具有手术时间短、出血少、住院时间短的特点。由于患儿通常不能主动配合,多需施行全身麻醉,且要求麻醉做到恢复快、术后不良反应少。随着日间手术的快速发展,对于麻醉医生来说,如何基于快速康复外科(enhanced recovery after surgery, ERAS)的理念,采用有效的举措,实现更加优化的麻醉管理,做到精准麻醉快速康复已成为我们需要思考的问题。

【病例简介】

患儿,男,7 岁,因"发现上颌前牙区埋伏多生牙 2 月余"入院。CBCT 示 11、21 间倒置埋伏多生牙,初步诊断:上颌前牙区埋伏多生牙。入院查体:身高 135 cm,体重 25 kg, Bp 90/55 mmHg,HR 78 次 / 分,入院体格检查未见异常,实验室检查基本正常。术前访视评估:ASA I 级。拟在静吸复合全身麻醉下行上颌前牙区埋伏多生牙拔除术。

患儿术前禁食 8 h、禁水 2 h,术前 45 分钟鼻喷右美托咪定 20 μg,入手术室患者 Bp 100/50mmHg、HR 60 次 / 分,BIS 值 85。2% 利多卡因雾化吸入 3 mL。建立静脉通路,麻醉诱导:TCI 靶控泵输注瑞芬太尼 1 ng/mL,注入诱导剂量后,静推依托咪酯 8 mg,米库氯铵 5 mg,充分吸氧去氮,纤支镜辅助下经鼻置入经鼻异型气管导管,确定导管位置后固定并行机械控制呼吸, V_T 280 mL, RR 12 次 / 分。麻醉维持:N_2O 1 L/min(N_2O : O_2=1 : 1)吸入,TCI 效应室浓度靶控输注瑞芬太尼 1 ng/mL、丙泊酚 2 μg/mL。手术前, 4% 阿替卡因手术部位局部麻醉,术中维持 BIS 值 43~50,Bp 80~90/40~50 mmHg,HR 60~70 次 / 分,$P_{ET}CO_2$ 35~38 mmHg。术毕前 10 分钟瑞芬太尼减量至 0.5ng/mL,自主呼吸渐恢复,术毕前 5 分钟停药,术毕自主呼吸充分,吞咽反射恢复,充分吸除口鼻咽腔分泌物及血液后拔除气管导管。此时患者呼之睁眼,转入 PACU 继续复苏。整个过程手术时长 37 min,麻醉时长 70 min,共补晶体液 500 mL,出血量 5 mL。进入 PACU 30 分钟,患者完全清醒,1 小时后自行走回病房,恢复进水、流食。术日下午出院时情况:患者各项生命体征平稳,无不适主诉,T 36.4 ℃,P 80 次 / 分, R 20 次 / 分, Bp 90/50 mmHg。患者口腔干净,口腔内伤口无红肿及渗出,对位整齐,缝线未拆。嘱患者出院后逐步过渡到普食,并注意餐后漱口、保持口腔卫生,术后一周复诊拆线。

【问题与答案】

(一)日间手术患儿术前评估

部分小儿埋伏阻生牙拔除术可以通过日间手术的方式施行。为了保证日间手术的安全实施,术前应对患儿进行认真的筛选和充分的评估。

1.病史采集　麻醉医师必须全面了解患儿的整体情况,包括出生史和生长发育情况、既往史、现病史、手术麻醉史、过敏史、用药史以及是否合并各系统疾患。特别是最近 1 周内是否有感冒症状等。

2.体格检查　麻醉医师在充分了解患儿全身情况的基础上对与麻醉安全有直接关系的

器官应行仔细检查。尤其在以下几个方面:①颌面部情况,包括张口度、甲颏距离、气管位置、头部活动度等,对 6~10 岁的患儿还要着重关心换牙情况,口腔内有无松动的乳牙。②呼吸和循环系统:观察患儿的呼吸幅度和频率,测定患儿的血压和脉搏并听诊呼吸音和心音是否正常。心肺功能的评估是术前麻醉评估最重要的内容,对保证日间手术麻醉的安全实施尤为重要。③营养状况和意识状态:面黄肌瘦和神情淡漠的患儿若非疾病本身造成,都值得关注是否合并其他系统疾患。

3. 实验室检查 日间手术患儿大多身体健康、合并其他系统性疾病较少,除外手术要求的相关检查外,麻醉仅需几项简单的检查即可:①胸部 X 线片;②血常规检查;③出凝血时间(行椎管内麻醉的患儿必须检查);④肝、肾功能检查。对有相关症状的患儿还必须行其他相关检查。

(二)围术期麻醉相关 ERAS 的理念如何实施?

本例小儿日间手术具有手术时间短、出血少、住院时间短等特点,要求全身麻醉快速、完全的恢复。因此,本病例非常适合在 ERAS 理念下采取多举措优化围术期麻醉管理的方式。

1. 麻醉前准备 儿童术前可能因禁食时间过长引起口渴和饥饿而导致患儿哭闹或烦躁;另一方面,患儿因与父母分离进入陌生环境及对麻醉、手术的担心和恐惧,而无法配合麻醉。对于这些问题,我们做出相应的干预措施:①手术前一日,与患儿及家属充分交流沟通并取得其信任是关键,这可以缓解患儿焦虑情绪,提高患儿的依从性与参与度。②调整禁食水时间,禁食 8 h,禁饮 2 h。

2. 术前用药 充分的术前用药能够使患儿后期麻醉更为顺利,采用非侵入性方式给药患儿更容易接受。本病例中术前 45 min,应用口鼻气雾剂给药装置给予患儿 1 μg/kg 右美托咪定鼻喷,能够起到镇静、抗焦虑作用,增加后续麻醉程序的配合程度,同时可减小插管应激反应及减少麻醉药使用量。

3. 麻醉过程 对于儿童短小手术的麻醉应遵从联合用药和最低有效剂量使用原则。选用起效快、代谢迅速、对心肺功能影响小的药物。肌肉松弛剂采用米库氯铵,作用时间短,更为适合短时手术后自主呼吸的恢复。阿片类药物应用短效的瑞芬太尼,同时联合手术部位神经阻滞麻醉,这可有效减少术中阿片类药物用量,同时还可减轻术后疼痛,降低术后躁动、恶心呕吐等不良反应。

气道管理方面,采用纤维支气管镜辅助经鼻异型导管气管插管,于视频直视下可有效加快气管插管速度并提高一次性插管成功率,再加上前期雾化吸入利多卡因局麻气道的处理,可大大减低插管应激反应。拔管时,在自主呼吸恢复的前提下采用深麻醉下拔管,此方式能够避免剧烈呛咳,减少拔管相关应激反应,减少术后躁动,提高患儿舒适度。浅麻醉拔管易诱发喉痉挛,应尽量避免。但对于新生儿、婴儿和饱胃、过度肥胖、困难气道等特殊情况患儿宜在完全清醒下拔管。

4. 术后处理 进入 PACU 时允许家长进行陪伴,增加患儿安全感。术后鼓励患儿早期下床活动,在麻醉清醒后,即可尝试进食流质。

在本病例中,采用无创性术前用药、气道局麻药雾化吸入、纤支镜辅助气管插管、深麻醉下拔除气管导管等多项针对性的举措抑制应激反应。与术者沟通在手术部位局部麻醉药物阻滞痛觉传导,减少全身麻醉药用量。同时,也与护理部密切协作,采取多种干预措施从心理层面减轻患儿的焦虑。整个围术期的过程中,这一系列 ERAS 理念下各项举措的实施,有效抑制了各个阶段的应激反应,患儿得以快速康复。

【小结】

由于日间手术的增加,对麻醉专业也提出了更高的要求,对于儿童这一特殊人群,实现精准麻醉的难度更大。麻醉医生应充分掌握患儿解剖、生理、脏器功能发育程度乃至心理特点,做好术前评估,以 ERAS 理念为指导,多措并举,实现患儿的快速康复。

【专家点评】

本病例为口腔颌面外科儿童较为常见的日间手术,日间手术的麻醉管理较常规择期手术的麻醉要求有所不同,不仅需要全麻过程中减轻患儿围手术期的创伤和应激反应,还要求优化围手术期管理模式,争取患儿的快速康复。这就要求麻醉医师了解儿童的解剖及生理特点,对患儿做充分的术前评估,与相关学科共同协作,制定详细的麻醉计划并有效实施。

依据 ERAS 的理念,围术期麻醉管理实施了多方面的优化措施,加快了患者康复速度。如术前鼻喷右美托咪定减轻焦虑、抑制应激反应,局麻药物雾化吸入气道表面麻醉、纤支镜插管以减轻插管应激,手术部位局麻注射,术中麻醉维持采用笑气吸入以减少阿片药物的用量等,这些举措在取得满意麻醉效果的同时,提高了患者舒适度,加快了康复速度,提高了复苏质量。

儿童口腔颌面部手术,气道管理始终是需要关注的问题。儿童的气道解剖生理结构增加气管插管难度,选择纤支镜辅助气管插管可以提高插管成功率并且可以减轻应激反应。颌面外科手术部位的特殊性,术后气道管理也应密切关注,防止因手术部位水肿、分泌物等造成术后的气道阻塞,因此患儿的快速恢复非常重要。

本病例中右美托咪定的使用也具特色。右美托咪定通常是在患者入室后静脉泵注给药,本病例采用术前 45 分钟鼻腔喷雾的方式,给药简便、无创,非常适合患儿接受,待右美稳定发挥作用的最佳时段入室完成麻醉诱导,使患儿更加平稳地进入诱导插管阶段,同时右美托咪定的使用也可减少瑞芬太尼的用量,这样既减少了阿片药物的副作用,也为术后快速地康复奠定了良好的基础,并且右美托咪定在术后苏醒阶段也不妨碍自主呼吸和意识的恢复。

(房　怿　申　岱)

病例 22　肥厚性心肌病合并心律失常、脑血管病老年患者行颌骨囊肿切除术应用 MAC 麻醉一例

【导读】

颌骨囊肿是口腔颌面外科常见的疾病,这类口腔内的手术通常需要在全身麻醉下进行。由于高龄患者脏器功能退行性变、合并症等因素,手术不良事件的风险显著增加。因此,对于这类患者手术需充分权衡利弊,选择合理的麻醉方式,以降低围术期风险、减少并发症、维护脏器功能稳定是需要特别关注的问题。

【病例简介】

患者男，78岁，身高174 cm，体重80 kg。因"右下颌肿痛2月余，发现右下颌骨肿物1月"入院。患者既往高血压病史40年，肥厚性心肌病40余年，规律口服药物控制较为平稳，基底节腔隙性脑梗死10年。无吸烟史，否认肺部疾病史。入院查体：头颅MR扫描结果显示：双侧基底节区、双侧脑室旁、左额腔隙灶及软化灶；缺血性脑白质脱髓鞘改变；脑萎缩。颈部动脉彩超显示：颈动脉硬化，多发附壁斑块；右侧椎动脉管径纤细，阻力指数增高；颈部各动脉阻力指数普遍增高。多普勒心脏彩超提示：EF 56%；非梗阻性肥厚性心肌病；左心增大；升主动脉扩张；左室收缩功能减低。动态心电图提示：窦性心动过缓、完全性右束支传导阻滞、可见室性早搏、房性早搏、短阵房速。肺功能示：中度混合性肺通气功能障碍，小气道功能减低，肺弥散功能轻度减低。胸部平片显示：主动脉硬化。心电图示：窦性心律、I度房室传导阻滞、完全性右束支传导阻滞。CBCT示48区囊性病损，考虑继发感染；右下颌骨磨牙区及升支致密性骨炎；全口牙牙周炎；38、48阻生；12扭转。入院查体：Bp140/80 mmHg，HR 60次/分，ASA分级III级，Goldman评分22分，METS 3分，实验室血生化检查基本正常。初步诊断：①右下颌骨肿物伴感染；②48埋伏阻生；③肥厚性心肌病；④高血压1级。拟于局麻+MAC下行"右下颌骨病损切除术+48阻生齿拔除术伴翻瓣+47拔牙术"。

术前45分钟鼻喷右美托咪定20 μg，入手术室患者Bp 150/80 mmHg、HR 80次/分。右侧鼻腔及后鼻道2%利多卡因凝胶表面麻醉，置入8#鼻咽通气道。建立静脉通路，阿芬太尼1 mg缓慢推注并间隔15 min追加0.3 mg，总计1.6 mg，瑞马唑仑0.3 mg/（kg·h）泵注23 mg。手术前，4%阿替卡因手术部位局部麻醉，术中维持BIS值60~70，患者嗜睡，可唤醒，Bp 130~140/70~80 mmHg，HR 70~80次/分，RR 13~15次/分，SpO_2 96%~98%，$P_{ET}CO_2$ 40~45 mmHg。术毕前10分钟停用瑞马唑仑。术毕患者意识清醒，拔除鼻咽通气道。整个过程手术时长80 min，麻醉时长85 min，共补晶体液500 mL，出血量20 mL，转入监护室观察。监护室期间生命体征平稳，意识清醒。2小时自行走回病房。

【问题与回答】

（一）高龄合并心脑血管疾病患者手术、麻醉风险评估

高龄患者进行非心脏手术，根据患者身体状况，进行手术、麻醉风险评估是尤为重要的。该病例患者心、肺、脑重要脏器存在不同程度病理生理改变：原发性高血压、肥厚性心肌病造成心脏结构改变及心泵功能减弱；患者房室传导阻滞、右束支传导阻滞、房早、室早原因可能为冠状动脉硬化引起传导神经纤维组织供血不足造成传导异常或异位起搏；由血管超声检查发现患者多部位的动脉血管病变及靶器官损害包括颈动脉附壁斑块、椎动脉狭窄及脑梗死；患者无吸烟史、否认呼吸道疾病史，肺功能检查仍出现肺通气及弥散功能障碍，入院后查血气及电解质均显示基本正常，患者现有的肺功能障碍尚未引发电解质酸碱平衡紊乱。患者复杂的病史，多脏器功能减退，入院后患者Goldman多因素心脏危险性登记评估存在年龄>70岁、房性早搏、室性早搏、药物治疗效果差，计22分，危险等级III级，有较大风险；METS体能状态评估患者能够耐受普通平地短距离步行，日常生活自理，METS 3分，体能较差。综合术前评估分析，本病例患者手术麻醉风险高，危险性较大。

术前经外科医师评估病例,患者手术创伤中等,没有刺激性强操作,时长大约 1 小时,出血少,属于中风险手术。

(二)麻醉方案的实施

1. 充分镇痛　局麻药局部神经阻滞联合阿片类中枢镇痛药物实现多模式镇痛。手术区域局部神经阻滞麻醉是最为直接的镇痛方法,本病例采用阿替卡因肾上腺素注射液(4% 阿替卡因 1.7 mL+ 肾上腺素 17 μg),局部神经阻滞效果好,作用时间长。中枢性镇痛药物使用阿芬太尼,该药物为 μ 阿片受体激动剂,镇痛效能高,作用时间短,呼吸抑制的发生率很低,血流动力学平稳,适用于短时手术麻醉。本病例采用小剂量阿芬太尼,分次静注给药,与局部麻醉配合之下,有效地抑制了伤害性刺激的影响,镇痛效果理想。

2. 浅镇静　本病例浅镇静麻醉采用术前小剂量右美托咪定及术中持续泵注瑞马唑仑。术前小剂量右美托咪定起到镇静、抑制交感应激反应作用,苯磺酸瑞马唑仑是 $GABA_A$ 受体激动剂,其在体内迅速被组织酯酶代谢生成无活性代谢产物,从而使其镇静作用迅速消退、镇静恢复时间快。镇静效应可被氟马西尼特异性拮抗,快速逆转,并且具有对循环影响小、呼吸抑制轻的特点,适用于老年患者短时手术。通常建议的麻醉维持剂量为 1~2 mg/(kg·h)。本病例老年患者浅镇静采用小剂量 0.3 mg/(kg·h)泵注,患者镇静效果好,呼吸循环影响小,术中生命体征平稳,术毕停药意识恢复清醒,无并发症。

3. 气道管理工具　患者术中浅镇静麻醉效果能够达到维持自主呼吸,嗜睡,呼之能应,血压心率平稳,BIS 值 60~70。浅镇静的麻醉深度下,容易出现舌后坠抑制呼吸。因此,保障气道通畅极为关键。本病例老年患者术前置入一次性监测型鼻咽通气导管,保障气道通畅。该鼻咽通气道可同时氧气吸入和 $P_{ET}CO_2$ 监测。通过 $P_{ET}CO_2$ 监测能够更早的发现呼吸抑制。患者手术过程自主呼吸充分,维持 $P_{ET}CO_2$ 40~45mmHg,气道通畅,无缺氧及 CO_2 潴留。

【总结】

高龄患者常合并心脑血管疾病、糖尿病等系统性疾病,麻醉及手术风险较高。对于本例患者手术相对简单而麻醉风险较高,常规全身麻醉下的手术不仅术中难以管理,术后也往往易出现并发症。因此,在与外科医生充分沟通、协商的前提下,局麻 +MAC 的方式也是可行的选择,特别是对于口腔颌面部的手术,气道的有效管理也需要手术医生的重视和配合。当然麻醉医生应该做好术前评估,充分了解患者术前各脏器功能状态,结合手术创伤的大小,选择合适的麻醉药物和实施方案。麻醉方式的选择应充分权衡利弊,以最终实现缓解手术疼痛,防止应激反应,减少对脏器功能的干扰,使患者平稳安全地度过围手术期。

【专家点评】

本例患者为高龄合并严重心脑血管疾病行口腔颌面部手术,手术不大但麻醉风险较高。全面了解基础疾病病变程度,选择恰当的麻醉方式是患者安全度过围术期的关键。局麻 +MAC 的方式患者全程不仅处于镇静状态之下,还能够满足镇痛及手术要求,相对于全身麻醉来讲,选择 MAC 更适合本例患者。当然,这也需要与术者及患者进行必要的沟通。

高龄患者充分镇痛是术中循环稳定的基础。ERAS 管理举措中推荐多模式镇痛。手术部位局部麻醉是最为直接有效的镇痛方法,辅助中枢性镇痛药能够加深镇痛水平。但对于中枢性镇痛药要求小剂量,无呼吸抑制和循环抑制。本病例中阿芬太尼的使用,较好地满足了上述需求。

本病例选用阿芬太尼、瑞马唑仑及小剂量的右美,在局部麻醉下较好地达到了镇静、镇痛的要求,术中循环稳定、无呼吸抑制且术后恢复较快。但本例手术的气道管理其实也有几点需要关注。

其一,与手术医生的充分沟通。由于术中未行气管插管,且麻醉医生须远离患者头部,口腔内手术部位的出血需由手术医生及时、充分地吸引,以确保气道通畅。因此,取得手术医生的理解与配合对气道管理极其重要。

其二,镇静、镇痛药物的选择。本例采用的阿芬太尼、瑞马唑仑、右美托咪定均比较适合MAC 下的镇静、镇痛需要,呼吸抑制轻,患者可以保留较好的保护性反射,确保患者的气道自理能力。

其三,合理的气道管理工具。在前述两点的基础之上,本例仍使用了鼻咽通气道作为气道管理工具。鼻咽通气道本身经鼻道置入,不占用口腔内的手术空间利于术者的操作,且对组织刺激性小、易耐受。本例采用的新型鼻咽通气道可与麻醉机的呼吸回路连接给氧,可连接呼气末二氧化碳采样管监测呼吸波形,也可通过通气道管腔内吸引咽腔内的分泌物和血液。以上的这些措施对于本例的气道管理均至关重要。

（房　怿　申　岱）

病例 23　经皮穴位电刺激用于糖尿病、高血压患者全身麻醉下行口腔颌面外科手术一例

【导读】

口腔颌面部手术患者合并糖尿病、高血压、冠心病的人数日渐增加,麻醉风险也随之增加。为了确保这类患者在围术期的安全,麻醉医生必须了解合并症的病理生理变化及对麻醉的影响。除常规的指南要求及处理之外,根据患者生理特征制定合理的个性化麻醉方案,这对减少并发症并平稳度过围术期也大有裨益,其中祖国传统中医的穴位刺激也是一种有益的方式。

【病例简介】

患者男, 62 岁,身高 170 cm,体重 87 kg。因"发现左颌下无痛性肿物 10 月余"入院。患者既往糖尿病史 4 年,规律服药控制餐前血糖 7~9 mmol/L,高血压病史 5 年余,规律服药维持血压 130~150/80~95 mmHg。入院查体: Bp 160/90 mmHg,HR 70 次 / 分。辅助检查:彩色多普勒示左侧颌下区可见一大小约 3.0 cm × 2.3 cm 低回声实性肿物。超声心动图:EF 62%,左室下壁运动幅度减低,室间隔运动不协调;左室舒张功能减低。胸部平片:主动脉硬化。实验室检查:血糖 7.98 mmol/L(正常值 3.9~6.1 mmol/L),尿糖 +。入院诊断:左下颌肿物,高血压,糖尿病。拟在静吸复合麻醉下行左颌下腺及肿物切除术。术前 HRV 分析显示,反映患者交感应激性的指标低频 / 高频比值(LF/HF)2.1,反映迷走神经活动性的指标心率减速力(DC)6.3 ms,综合其他指标分析表明该患者自主神经总体活动性较低,副交感活动

性差,但交感活动性相对较强,提示该患者易诱发应激反应且脏器功能的适应性不佳,麻醉耐受性差。

患者进入手术室 Bp 180/90 mmHg、HR 55 次 / 分。经皮穴位电刺激(transcutaneous electrical acupoint stimulation, TEAS)双侧内关、合谷穴 30 min,疏密波,电刺激频率 2/100 Hz,刺激电流强度以食指或中指发颤且患者可接受为宜。建立静脉通路,麻醉诱导静推咪达唑仑 4 mg、芬太尼 0.2 mg、依托咪酯 20 mg、维库溴铵 4 mg,充分吸氧去氮,喉镜明视下经鼻置入经鼻异型气管导管,确定导管位置后行控制呼吸,V_T 480 mL,RR 12 次 / 分,维持 $P_{ET}CO_2$ 33~38 mmHg。麻醉维持:TCI 靶控输注丙泊酚 2 μg/mL,间隔 45 min 追加维库溴铵 2 mg。根据麻醉深度调节静脉麻醉药量。手术开始前,2% 利多卡因手术部位局部麻醉。术中维持 Bp 110~125/70~80 mmHg, HR 50~65 次 / 分, BIS 值 43~50。术中 HRV 不同时段分析显示 LF/HF 1.0~1.3, DC 5.3~5.8ms,自主神经功能均衡稳定,未出现明显的交感应激。术毕前 5 分钟停药,术毕自主呼吸恢复,出现吞咽反射,吸清口咽分泌物,拔除气管导管。此时患者呼之睁眼。整个过程手术时长 180 min,麻醉时长 210 min,共补晶体液 1700 mL,尿量 600 mL,出血量 130 mL。转入 PACU 1 小时后,患者完全清醒,2 小时后步行返回病房,复苏期间 Bp 130~140/70~80 mmHg, HR 60~70 次 / 分。返回病房恢复进水、流食。术后 1 日,患者无不适,Bp 140/85 mmHg,HR 68 次 / 分,HRV 分析结果 LF/HF 1.7,DC 7.5 ms,与术前自主神经功能对比发现患者术后整体状态好于术前,一是因为术后少了术前焦虑情绪对自主神经功能抑制,二是整个手术麻醉过程对患者的脏器功能影响较小,患者术后一日已经恢复术前水平。术后 7 天拆线出院。

【问题与答案】

（一）患者高血压、冠心病、糖尿病对自主神经系统的影响

目前,高血压患病率逐年增加,合并高血压的手术患者数量也在不断增加。围术期高血压可增加手术出血,诱发或加重心肌缺血,导致脑卒中以及肾脏衰竭等并发症。本病例患者高血压 2 级,具有男性 >55 岁、糖耐量受损、吸烟、肥胖 4 个危险因素,合并糖尿病,危险分层为极高危。高血压患者自主神经系统功能失衡,交感神经活动性增强,极易诱发应激状态。手术、麻醉时轻微的干扰均会加重交感神经应激反应,增加心脏负荷,易出现手术出血,加重心肌缺血,导致脑卒中及肾衰竭等并发症。糖尿病常累及全身多脏器功能减退,常合并心脑血管疾病,自主神经功能减退是糖尿病明确的病理生理变化。研究表明,糖尿病患者自主神经活动性减弱,尤其是迷走神经功能减低,造成机体对外界刺激的适应和调整能力减弱,围术期可能诱发并发症的风险增加。

自主神经系统的交感与副交感神经活动其实并非像天平的两端,迷走神经的活动在通常情况下具有一定的优势,依此完成机体的能量积蓄和脏器功能储备,并支撑应激状况下的被动能量消耗,因此以迷走神经为代表的副交感神经系统对机体的基础性调控作用至关重要。从自主神经系统的角度来看,高血压、冠心病、糖尿病等多种慢性疾病的患者其自主神经系统对各脏器功能的调控能力大大减低,患者脏器功能对内外环境改变的适应能力也大大减低,从 HRV 分析结果上表现为自主神经总体活动性降低,特别是迷走神经活动性显著

降低。因此,对于具有这类合并症的患者,保持迷走神经活动生理性的优势,即可成为自主神经调控的重要抓手。本病例患者合并高血压、糖尿病,虽日常平稳,但术前 HRV 评估发现基础状态下患者自主神经总体的活动性减低,其中特别是迷走神经活动性减弱,自主神经均衡性显示交感神经处于明显优势,这样的评估结果提示我们应尽可能避免麻醉药物的过度抑制,可采用中医穴位刺激的方式,以期达到对交感活动的抑制和迷走神经活动的提升,对围术期自主神经系统的活动实现良性调整。

（二）经皮穴位电刺激对自主神经系统的调控

麻醉的主要目的是解决患者镇痛与防止应激反应,但同时还需要维持脏器功能的稳定。通常的麻醉方案主要考虑抑制应激反应,但麻醉药物的抑制作用可能同时造成低血压、心脑血管供血不足等并发症,而浅麻醉方式为了防止过度的抑制,则可能引发应激反应。对于本例合并高血压及糖尿病的患者,受自主神经系统调控的脏器功能本已处于能力降低的状态,因此为了抑制应激反应而采用的麻醉药物对各脏器功能均会带来负面影响,而对于本例合并高血压、糖尿病的患者就更加难以做到精准的平衡。因此,本病例采用 TEAS 的方法,以其镇痛抑制应激及对副交感神经活动的提升来实现全身麻醉的辅助作用。

经皮穴位电刺激与穴位针刺具有相似的效果,常作为辅助麻醉应用于临床。研究表明,TEAS 具有减少术中麻醉用药,稳定术中生命体征,降低手术应激反应并减少术后并发症的作用。同时 TEAS 具有恢复自主神经系统平衡及提升迷走神经作用,提高了患者脏器功能及内环境的稳定性。穴位刺激效果与取穴有关,本病例选取双侧内关穴和合谷穴。内关穴归属手厥阴心包经,可调整心脏功能及提升迷走神经活动性。合谷穴归属手阳明大肠经,具有较好的头面部镇痛作用,两穴位联合使用可起到镇静、镇痛、降低血压及调控自主神经系统功能等作用,非常适合口腔颌面外科手术的辅助麻醉。本病例电刺激采用疏密波,频率 2/100 Hz,患者入室后刺激 30 min。

（三）麻醉方案实施及效果

本病例患者术前 Bp 160/90mmHg, HR 65 次 / 分,自主神经活动性较弱且呈交感活跃状态,进入手术室 HRV 显示患者紧张焦虑造成更为明显的应激状态,临床表现为血压升高,麻醉诱导前 TEAS 30 min 后,术中维持麻醉阶段生命体征平稳,麻醉效果满意。术中不同时段 HRV 分析示自主神经功能稳定均衡,迷走神经活动性较入室麻醉前提升。术毕麻醉药物停止后,患者恢复快速且平稳。通过穴位刺激调动机体机能,起到了辅助镇痛,减少麻醉药物用量,提升迷走神经活动性,增强机体对外界伤害性刺激的抵御能力,促进患者恢复的作用。

【小结】

合并高血压、糖尿病的手术病人具有一定的麻醉风险。由于患者本已存在一定程度的脏器功能降低,因此手术及麻醉的干扰极易造成循环波动等不利影响。常规全麻方式多聚焦于交感应激的抑制,对于迷走神经的活动较为忽视,常致使自主神经系统生理性的平衡被打破,临床中难以做到维持足够的麻醉深度与保持良好脏器功能的平衡。因此,本病例选择了经皮穴位电刺激的方式,既辅助了镇静镇痛的麻醉作用,又通过对自主神经系统的良性调控达到稳定脏器功能的效果,在一定程度上弥补了抑制交感神经活动的各种麻醉药物对于副交感神经活动的打击,从而收到了较好的临床效果。

【专家点评】

合并心血管、糖尿病的手术患者人数增加,随之麻醉风险提高。麻醉医师需要熟悉心脑血管疾病、糖尿病等基础疾病的病理生理特点及给麻醉带来的问题。同时我们对于这类慢性病患者,还应该有一个新的认知视角,即从系统的层面去认识这类常见且多发的慢性疾病对于自主神经系统这一脏器功能调控角色的伤害。人体是经历漫长的时间演化而形成的一个复杂巨系统,通常我们从临床层面所关注的各个脏器其实均受自主神经系统的统一调控。虽然手术创伤及麻醉药物对自主神经系统带来强烈的干扰,但我们如果能够调控自主神经系统的平衡更接近于其生理状态,则自主神经系统所控制的脏器功能即会处于良好的状况,患者即会更加安全。鉴于自主神经系统与手术和麻醉的密切关联,我们对自主神经系统的生理应引起充分的重视,正如麻醉专业老前辈李德馨教授所言:应通晓麻醉的生理,做符合生理的麻醉。

TEAS 是一种安全、简便、无创的穴位刺激方式,它通过电刺激贴敷于穴位皮肤表面的电极,产生针刺穴位相似的效果,麻醉医生易于掌握。它可起到辅助镇痛,减少术中麻醉用药,促进术后恢复,减少并发症发生的作用。大量研究表明,针刺穴位可有效抑制交感应激反应,提升迷走神经活动性,提高脏器功能的适应性、稳定性,在临床中表现为术中生命体征平稳,术后恢复快,可提高手术安全性。TEAS 虽属中医原理,但临床中也可作为麻醉医生的一种选择。

TEAS 辅助麻醉的实施效果一般多从临床层面总结和评价,现实操作中难以准确量化。HRV 分析能够从自主神经系统的角度补充客观评价针刺穴位的效果。本病例通过围术期全程的 HRV 分析,从多项 HRV 分析指标中观察到 TEAS 对自主神经活动的良性调控作用,临床也收到了较好的效果。但本病例的离线分析方式仍不能满足临床麻醉中实时监测的需要,未来在自主神经功能监测方面的研究仍待加强。

（房　怿　申　岱）

病例 24　髁突骨折致张口受限麻醉处理一例

【导读】

颌骨骨折是口腔颌面外科常见病症,上下颌骨损伤所致颌面部解剖结构改变,易造成张口受限及插管困难,这是麻醉医生遇到的较为棘手的情况。因此,对于困难插管乃至困难气道的评估及处理至关重要。

【病例简介】

患者男,54 岁,身高 180 cm,体重 59 kg。因"颌面部外伤 8 日余"入院。患者既往体健。入院查体:Bp 115/70mmHg,HR 68 次/分。患者左侧耳前区较对侧肿胀,表面皮肤完整,色泛红,皮温正常。双侧颞下颌关节无明显压痛,左侧扪及台阶感,无明显骨动度,张口度一横指。咬合关系正常。辅助检查:颌骨 CT 提示:患者义齿植入,部分层面金属伪影,组织结构显示欠满意,左下颌骨升支骨折伴断端分离、错位,左颞颌关节脱位。左颌面部软组织肿胀。胸部平片：主动脉硬化。实验室检查：总胆红素（TBIL）21.93 μmol/L（正常值 5.1~19 μmol/L）、直接胆红素（DBIL）7.66 μmol/L（正常值 1.7~6.8 μmol/L）、间接胆红素（IBIL）14.3 μmol/L（正常值 0~12.2 μmol/L）、尿素氮（BUN）8.84 mmol/L（正常值 2.86~8.2 mmol/L）。入院诊断：左髁突骨折。术前访视进行气道评估：患者 Mallampati 分级 IV 级，张口度 12 mm。拟在静吸复合麻醉下行左髁突骨折切开复位内固定术 + 颌间结扎术。

　　由于患者术前评估为明确的困难气道，拟行慢诱导纤支镜辅助插管。术前 45 分钟鼻喷右美托咪定 40 μg，进入手术室患者血压 108/65 mmHg、心率 50 次 / 分。BIS 值 90，2% 利多卡因雾化吸入 5 mL。建立静脉通路，右美托咪定 0.1 μg/（kg·min）恒量泵注 23 μg，麻醉诱导：TCI 靶控泵输注瑞芬太尼 1 ng/mL，注入诱导剂量后，静注依托咪酯 20 mg，保留自主呼吸紧闭面罩吸氧，但头后仰、托下颌方法气道开放无效，出现 SpO_2 下降，置入 8# 鼻咽通气道，随即气道开放，加压吸氧通畅。遂给予静注罗库溴铵 50 mg，充分吸氧去氮，纤支镜辅助，经鼻置入，光纤导线穿过后鼻道，舌咽部无腔隙，只能盲探凭经验寻找会厌，见到会厌后，再继续深入通过声门进入气管，随后，顺导线导入经鼻异型气管导管，确定导管位置退出纤支镜，行控制呼吸，V_T 400 mL，RR 12 次 / 分，维持 $P_{ET}CO_2$ 33~38 mmHg。麻醉维持：N_2O 1 L/min（$N_2O:O_2=1:1$）吸入，TCI 效应室浓度靶控输注瑞芬太尼 1ng/mL、丙泊酚 2 μg/mL。根据麻醉深度调节静脉麻醉药量。手术开始前，4% 阿替卡因手术部位局部麻醉。术中维持 Bp 95~110/50~65mmHg，HR 50~65 次 / 分，BIS 值 43~50。术毕前 10 分钟瑞芬太尼减量至 0.5ng/mL，自主呼吸渐恢复，术毕前 5 分钟停药，术毕出现吞咽反射，呼吸充分，吸清口咽分泌物，拔除气管导管。此时患者呼之睁眼。整个过程手术时长 155 min，麻醉时长 211 min，共补乳酸钠林格液 1000 mL，出血量 100 mL。转入 PACU 肌肉注射布托啡诺 1 mg。1 小时后，患者完全清醒，2 小时后行颌间结扎并牵引，置入鼻饲管。术后 3 小时步行返回病房，恢复进水、鼻饲食。术后 7 天拔除鼻饲管，继续流质饮食。术后 8 天拆线出院。嘱患者出院后一周复诊拆除牵引钉及橡皮筋，拆除后及时进行张口训练。

【问题与答案】

（一）颌骨骨折与困难气道

　　髁突骨折多发生在翼外肌附着下方的髁突颈部，折断的髁突由于受翼外肌的牵拉而向前、内移位，但仍可留在关节囊内。如打击力过大，髁突可撕破关节囊从关节窝内脱出，向内、向前或向外移位，其移位的方向和程度与外力撞击的方向及大小有关。髁突及髁突颈部骨折常累及关节盘，使关节盘随髁突骨折段发生移位或破裂，如不及时处理，可能会发生关节强直。由于疼痛和升颌肌群痉挛，多数下颌骨骨折患者存在不同程度的张口受限症状。

　　关节强直导致的张口受限对于麻醉医生是更为棘手的问题，它常伴随插管困难乃至通气障碍，这类病例在临床时有发生，应引起高度重视。关节强直多是由于损伤、炎症或外科手术等原因导致关节运动功能丧失。关节内强直是指由于关节病变致关节内的纤维性或骨性粘连。病理生理改变为：①纤维性强直：关节窝和髁突关节面的骨与纤维软骨及关节盘破坏，被富含血管的纤维组织代替，纤维组织长入骨髓腔，形成关节内纤维粘连；②骨性强直：纤维性强直组织经过软骨化成骨逐渐骨化，形成膨大的骨球，使关节窝与髁突之间发生骨性愈合。关节外强直是由于上下颌间皮肤、黏膜或深层组织发生粘连限制了关节运动。两者同时存在者,称为混合性强直。病理生理变化对麻醉产生的影响:①开口受限,关节强直病史从几个月到几年,甚至十几年。开口受限程度因强直性质而不同,纤维性强直的开口度一般为 10~25 mm;骨性强直的开口度一般为 0~15 mm。②面部发育畸形:单侧强直者可出现颏部偏向患侧,患侧下颌体和下颌升支短小。双侧强直者由于整个下颌发育障碍,下颌内缩、后退,而正常的上颌却显前突,形成特殊的小下颌畸形面容。下颌骨及其相应的软硬组织,特别是舌和舌骨均处于后缩位置,即与咽后壁间距离缩小,造成上呼吸道狭窄,容易引起阻塞性呼吸暂停。③髁突活动减小或消失。

总之,髁突骨折后骨骼、关节和肌肉组织解剖结构变化,导致张口受限、下颌关节强直均会造成困难气道,使气道开放和气管插管困难。本病例患者左侧髁突骨折伴有颞颌关节脱位,张口度 12 mm,造成开口受限,开放气道时托下颌受限,预料到的困难为诱导期气道阻塞,插管时喉镜置入困难及声门暴露困难。

(二)困难气道处理

1. 建立气道的工具　在困难气道管理指南中提出,对已明确的困难气道应该准备充分建立气道的工具。声门上工具包括口咽、鼻咽通气道,引流型喉罩,插管型喉罩以及充气型喉罩。经气管导管类:包括管芯类、光棒、可视管芯、纤维支气管镜四类。

2. 困难气道的处理基本流程

(1)预充氧:在病人麻醉诱导前,自主呼吸状态下,持续吸入纯氧几分钟可使功能残气量中氧气/氮气比例增加,显著延长呼吸暂停至出现低氧血症的时间。由于通气困难、插管困难常常难以预计,所以对所有的病人,尤其是无法实施面罩通气或预计存在通气或插管困难的病人,应该实施最大程度的预充氧,使呼出气体氧浓度大于等于90%。

(2)判断气道类型:明确病人是否存在困难气道,根据气道类型精心准备并制定对应的处理方案。本病例患者存在张口困难、关节强直问题,即为明确的困难气道,气道风险在于诱导期开放气道困难导致气道梗阻,插管期喉镜置入困难。针对这些难题,准备声门上气道管理工具鼻咽通气道及纤维支气管镜辅助插管。

(3)诱导方式:依据气道类型包括清醒镇静表面麻醉、保留自主呼吸的浅全麻和全麻诱导。明确的困难气道选择清醒镇静表面麻醉,可疑的困难气道则根据操作者的技术水平与条件选择清醒镇静表面麻醉或保留自主呼吸浅全麻,"正常"气道病人选择全麻诱导。本病例计划保留自主呼吸全麻。在实施过程中,患者意识消失后,头后仰,托下颌不能充分开放气道,出现气道梗阻,置入备好的 8# 鼻咽通气道,气道开放,在确认通气正常后,遂给予肌松药物,一方面缓解颌面部肌肉痉挛,有利于气道开放;另一方面,有助于改善面罩通气,便于气管插管操作。加压吸氧去氮后,纤支镜辅助经鼻气管插管,顺利置入经鼻异型气管导管。

(三)拔管期气道管理

对于术前张口受限及困难气道的患者,在拔管时也可发生呼吸、循环等多方面的问题,严重者可危及生命,对于颌骨骨折手术后如何正确把握拔管时机更为重要。除严格遵守常规气管导管拔管原则外,应考虑拔除导管后是否存在上呼吸道梗阻问题。如没有梗阻的可能性或很小,当患者情况达到拔管指征,吸入空气下脉搏氧饱和度达95%以上,即可考虑拔管。如手术创伤大,手术创口主要位于咽喉上下颌骨支撑力不足、修复体因水肿和出血可能影响通气等应延期拔管。当创伤水肿高峰过后在严密监护下拔管,拔管时必须有外科医师在场,并备好气管切开包。对于困难气管插管患者,应备好各种抢救用具,一旦需要可行再插管或进行其他相应处理。

【小结】

　　髁突骨折引起的骨骼、肌肉组织异常、功能紊乱,造成全麻过程中气管插管困难。麻醉医师应该了解骨折病变病理生理及解剖结构的变化,全面评估困难气道及围术期存在的风险,制定合理的气道管理方法及工具。同时,也应充分估计到手术后可能存在的气道风险,掌握好拔管时机,并准备好紧急气道管理用具用于紧急气道危险的处理。

【专家点评】

　　髁突骨折的解剖结构改变,造成张口受限、关节脱位、关节强直,这些病理性改变造成困难气道,致全麻气道管理困难。术前充分评估,并准备多种气道管理用具,以备不时之需。对于本例明确具有气道困难的病例,术前准确的气道评估,以及全面的气道辅助管理工具准备是成功解决困难气道的关键。依据气道评估的结果,按照气道管理指南的建议,根据自身科室技术和设备条件,尽可能准备好不同等级的气道处理用具。有效的气道管理工具为解决气道危机起到事半功倍的作用。

　　本例患者术前张口受限,不仅会有可预料的插管困难,也常常会出现通气困难,因而在插管前声门上气道管理工具的准备至关重要。本例采用鼻咽通气道是非常合适的选择,它可以减轻医生托下颌的强度,使气道得以完全控制,并为采用肌松下的快诱导创造了良好条件。对于张口受限的患者,普通喉镜及视频喉镜均难以置入口腔并完成插管,纤支镜引导下的插管方式通常是最终有效的插管方式。同时为了应对可能出现的困难插管,本病例在术前即通过鼻喷的方式给予了右美托咪定,并使用了局麻药雾化吸入的方式实施气道表面麻醉,这些措施均为抑制困难插管的应激起到了辅助作用,并且不会造成呼吸抑制。所以本例气管插管顺利的实施,最终是受益于多方面的有效举措。

　　拔管期的气道管理也是不容忽视的,许多口腔颌面外科手术患者在术后阶段出现各种严重的气道问题,应引起高度重视。本例手术结束前先恢复患者的自主呼吸,在确保气道通畅的前提下再复苏达到意识清醒下拔管,既提升了患者在苏醒期的舒适度,也利于下一步的颌间牵引固定尽早实施,以达到良好的手术效果。当然,在患者复苏阶段,床旁气道管理工具的储备也是必要的。

（房　怿　申　岱）

病例25　重度肥胖患者实现低阿片化麻醉下口腔颌面外科手术一例

【导读】

　　重度肥胖病人可能导致一系列生理及病理生理改变,增加高血压、冠心病、糖尿病等相关伴发疾病的危险性,同样也给气道管理、麻醉和手术带来相当大的风险,应引起高度警惕和重视。麻醉医生应该充分了解相关的病理生理知识,进行准确的围手术期评估和管理,为患者术中平稳及术后高质量的恢复奠定扎实的基础。

【病例简介】

患者男,16岁,因"发现右下颌骨无痛性肿物半年"入院。CBCT示右下颌体部囊状病变,初步诊断为右下颌骨肿物。入院查体:身高181 cm,体重140 kg,Bp142/83 mmHg,HR 96次/分,实验室检查白细胞计数(WBC)为$13.2 \times 10^9/L$(正常值$3.5 \times 10^9 \sim 9.5 \times 10^9/L$),红细胞计数(RBC)为$5.76 \times 10^{12}/L$(正常值$4.0 \times 10^{12} \sim 5.5 \times 10^{12}/L$),总蛋白(TP)为81.7 g/L(正常值60~80 g/L),白/球(A/G)为1.45(正常值1.5~2.5),谷丙转氨酶(ALT)为42.2U/L(正常值5~40 U/L),尿酸(UA)为691.9 μmol/L(正常值202~416 μmol/L),C反应蛋白(CPR)为29 mg/L(正常值<10 mg/L)。术前访视进行气道评估:患者Mallampati分级IV级,张口度3.5 cm,舌体大,甲颏距离6 cm,头后仰80°,颈围48 cm。患者ASA II级拟在静吸复合麻醉下行右下颌骨病损切除术+下颌骨合成物植入术+45、47根尖切除术+46拔牙术。

术前45分钟给患者鼻腔喷雾右美托咪定40 μg。进入手术室常规生命体征监测、脑电监测及心电信号采集,并后续分析心率变异性(heart rate variability,HRV),患者血压125/72mmHg、心率80次/分,BIS值90,2%利多卡因雾化吸入行气道表麻,建立静脉通路,右美托咪定$0.1 \mu g/(kg \cdot min)$恒速泵注44.8 μg。麻醉诱导采用TCI靶控泵注瑞芬太尼,效应室浓度为1ng/mL,静注依托咪酯20 mg,意识消失后,患者出现鼾声,不完全气道阻塞,即刻头后仰、托下颌、面罩正压通气均不能完全开放气道,出现面罩通气困难,遂紧急置入8#鼻咽通气道,气道梗阻缓解,确定气道通畅后静脉推注罗库溴铵100 mg,充分吸氧去氮,纤支镜下经右侧鼻孔置入经鼻异型气管导管,确定导管位置后行控制呼吸,并拔除鼻咽通气道。机械通气V_T 600 mL,RR 12次/分。麻醉维持:50% N_2O、50% O_2吸入,TCI效应室浓度靶控输注瑞芬太尼1ng/mL,累计540 μg[平均泵速$0.05 \mu g/(kg \cdot min)$,建议$0.2 \sim 0.4 \mu g/(kg \cdot min)$];丙泊酚2 μg/mL,累计750 mg[平均4 mg/(kg·h),建议4~12 mg/(kg·h)]。术区4%阿替卡因局部麻醉,术中维持BIS值43~50,Bp 98~108/48~58mmHg,HR 70~75次/分,$P_{ET}CO_2$ 35~38mmHg。术毕前10分钟瑞芬太尼减量至0.5ng/mL,自主呼吸渐恢复,术毕前5分钟停药,术毕出现吞咽反射,呼吸充分,吸清口咽分泌物,拔除气管导管,放置鼻咽通气道。此时患者呼之睁眼,转入PACU继续复苏。整个过程手术时长67 min,麻醉时长103 min,共补晶体液1000 mL。出血量10 mL。1小时后,患者完全清醒,2小时自行走回病房,恢复进水、流食。

【问题与答案】

(一)肥胖的病理生理改变及麻醉风险

肥胖患者全麻诱导插管期存在呼吸道梗阻甚至发生面罩通气障碍的风险。肥胖影响膈肌及胸腹部运动,进而导致功能残气量降低,呼吸储备力下降,全麻后通气不足风险增加。肥胖是高血压、冠心病、心力衰竭、心律失常等心血管疾病的独立危险因素,使心血管疾病发病率显著升高。肥胖病人常合并肝功能异常,这些病理生理变化均会增加麻醉风险。本病例患者为病理性肥胖,并存肝肾功能异常、血压偏高,具有明确的困难气道因素。患者的肥胖已导致心血管系统、消化系统及呼吸气道等脏器发生病理生理改变。这些提示患者手术麻醉存在气管插管困难、药物代谢异常导致苏醒延迟及拔管后气道管理难度增加等风险。

因此,在有效控制手术创伤应激的前提之下,精准使用麻醉药物特别是阿片类药物,对于该病例的术中循环稳定,以及术后的快速康复就成为应关注的问题。

(二)肥胖患者困难气道处理

肥胖病人充分的气道评估,充足的气道用具准备是成功处理困难气道的关键。

本病例气道处理经验总结:充分评估患者后准备声门上气道管理用具鼻咽通气道,应用纤维支气管镜替代传统喉镜。诱导期间,出现面罩通气困难时,及时置入鼻咽通气道开放气道,保证有效通气后,再给肌肉松弛剂,保证良好的插管条件。鼻咽通气道可有效解除肥胖患者舌后坠所致的气道梗阻,同时它并不妨碍面罩通气、去氮和经鼻气管插管操作,且刺激性小,患者易耐受。纤支镜经后鼻道、舌咽部、会厌进入声门到达气管内,纤支镜前端见到隆突时再引导置入气管导管。

(三)复苏期麻醉管理难点

肥胖患者拔管后发生气道阻塞的危险性显著增加。掌握好拔管时机尤为重要:应确定患者在清醒前恢复肌力,恢复足够的潮气量,必要时可在肌松监测下指导应用肌松拮抗剂。拔管前应准备口咽或鼻咽通气道,并做好再次气管插管准备。肥胖患者离 PACU 时,必须评估患者无低通气,观察 1 h 吸空气下脉搏氧饱和度达到所需水平,方可返回病房。

在本病例中,手术结束在意识恢复前,先恢复患者自主呼吸,自主呼吸充分后,逐渐恢复吞咽反射、呛咳反射后拔除气管导管,随即置入鼻咽通气道,保证呼吸道通畅,进入复苏室观察。等待意识完全清醒后,吸空气保持血氧饱和度,无低通气症后,拔除鼻咽通气道。

【小结】

麻醉医师应该充分了解重度肥胖患者病理生理变化及气道评估,并制定合理的麻醉方案。全面监测项目,包括麻醉深度和伤害感受评估等能够更为准确地指导临床药量计算。应用多模式镇痛方式,减少术中麻醉药物用量,实现低阿片化麻醉及快速康复对重度肥胖患者的是一种较为合适的选择。

【专家点评】

本例患者是重度肥胖患者,伴发血压升高、肝功能异常、气道困难。也就是说患者的肥胖已经引起循环系统、呼吸系统及消化系统的病理生理改变。基于以往的临床经验,这样的病人实施全身麻醉存在气道管理困难及全麻精准用药困难。这两方面的问题需重点关注。

肥胖患者的气道困难,重点在于做好充分术前评估及准备好气道管理用具,如口咽通气道、鼻咽通气道、喉罩。气管插管借助纤维支气管镜处理困难气道能提高气管插管的成功率。而在拔管时期,确认自主呼吸充分是拔管的首要条件,拔管后可借助声门上呼吸道管理用具辅助气道开放。

麻醉深度是肥胖患者全麻管理重要环节。麻醉方法及药物的选择不仅要满足患者镇痛需求,而且能有效抑制应激反应,还要保证患者的苏醒快速且无药物残留效应。提示我们多模式镇痛方式是实现低阿片化麻醉较好的选择，且这种镇痛方式需要贯穿术前、术中及术后各个阶段，而不应仅依赖于麻醉性镇痛药这种单一的方式。

精准麻醉依赖于围术期镇静深度、镇痛水平、应激反应程度等全面的监测，这对于实现低阿片化麻醉也应是重要的条件保障。近年在国际上已经相继出现了一些针对疼痛和伤害性感知监测的产品，如法国的 ANI 指数和以色列的 NoL 指数。本病例除了常规生命体征监测和脑电双频指数外，还采用了 HRV 分析来评价术中的应激和伤害性感知水平，虽然采用的是离线处理的分析方式，但本例对于疼痛和伤害性感知评价的尝试值得鼓励，这一方向也需要麻醉同道共同努力，以最终实现临床麻醉对于伤害性感知监测的需要。

（房　怿　申　岱）

病例 26　口底多间隙感染致困难气道一例

【导读】

口底多间隙感染又称口底蜂窝织炎（cellulitis of the floor of the mouth）是颌面部最严重的炎症之一，它是多间隙同时感染的疾病，通常波及双侧颌下间隙、双侧舌下间隙及颏下间隙。其感染可能是金黄色葡萄球菌为主的化脓性口底蜂窝织炎；但多数是厌氧菌或腐败坏死性细菌为主的混合感染，称腐败坏死性口底蜂窝织炎，又称为卢德维咽峡炎（Ludwig angina），临床上全身及局部炎症反应均甚为严重可引起双舌症和严重气道阻塞。临床常表现为语言不清，吞咽困难，而不能正常进食，病情进一步发展可出现呼吸困难，以致患者不能平卧，严重时患者烦躁不安，呼吸短促，口唇青紫、发绀，甚至出现三凹症状，有发生窒息的危险，是临床麻醉中很具有挑战性的一类疾病。

【病例简介】

患者男，30 岁，身高 180 cm，体重 110 kg，因"右侧下后牙疼痛伴颌下区肿胀 3 天"入院。患者 3 天前因右侧下颌肿胀于外院抗感染治疗，疗效不佳，后肿胀范围增大且肿胀加重趋势明显致言语不清，就诊于我院口腔科急诊，诊断为"口底多间隙感染"，收入院。既往体健。入院查体：体温（T）36.3 ℃，血压（BP）138/101 mmHg，心率（HR）115 次/min，呼吸频率（RR）17 次/min。神志清楚，表情痛苦，体型肥胖，心肺腹查体（—）。双侧颌下区及颏下区弥漫性肿胀，范围约 20 cm×8 cm，边界不清，皮温高，皮肤潮红，张口度约 1.5 cm，舌体高抬，活动受限，口底肿胀明显，触压疼痛明显，右侧口底黏膜处可见小部分破溃，黄白色脓液溢出。

辅助检查：血常规：白细胞 $17.68×10^9$/L，中性粒细胞百分比 91.8%，血小板 $359×10^9$/L。血生化：谷丙转氨酶（ALT）69 mmol/L，谷草转氨酶（AST）55 mmol/L，直接胆红素 7.6 mmol/L，间接胆红素 14.5 mmol/L。凝血功能：凝血酶原时间（PT）13.5 s，活化部分凝血活酶时间（APTT）25.1 s，纤维蛋白原（Fib）4.79 g/L。心电图：窦速。胸部 CT：右肺叶间斜裂胸膜轻度增厚。颌面部 CT：下颌骨内缘及颏部软组织肿胀，考虑感染。患者入院后立即给予心电监护、吸氧、雾化吸入、补液、抗感染等对症支持治疗。

患者急诊绿色通道入室，生命体征监护：T 37.5 ℃，BP 148/91 mmHg，HR 110 次/min，

RR 22 次 /min,脉搏血氧饱和度(SpO$_2$)90%~94% ,拟在急诊全麻下行"口底多间隙感染切开引流术"。

气道评估分析:对于口底多间隙感染患者,维持气道通畅和气管内插管是一个非常突出的难题。本例患者为典型颌面部感染性疾病,且感染进展迅速,颌下、口底明显肿胀,气道检查发现患者重度张口受限,甲颏距离减小,颈部肿胀严重,头颈部活动差;影像资料可见咽腔狭窄,会厌周围软组织肿胀。根据中华医学会麻醉学分会指定的《困难气道管理指南》,选择清醒表面麻醉,首选非紧急无创方法建立气道,选择损伤最小的纤维支气管镜行气管插管,同时准备其他紧急无创方法(可视喉镜)和紧急有创方法(气管切开)。考虑到该患者是急诊绿色通道手术,可能存在饱胃,有发生反流误吸风险,准备好吸引装置的同时,选择清醒气管插管也能降低反流误吸发生率。

患者入室后即通知耳鼻喉科会诊,做气管切开准备。患者采用平卧位,垫肩使头后仰,最大程度开放气道;,纯氧 6 L/min 面罩给氧,SpO$_2$93%。

10 min 后 1% 丁卡因 5 mL 行环甲膜穿刺局麻,随后 1% 丁卡因鼻咽、口咽、舌根及喉部表面麻醉,SpO$_2$94%。

15 min 后 可视喉镜检查可见会厌周围软组织肿胀,仅见会厌边缘,SpO$_2$92%。

25 min 后 经口纤支镜 + 可视喉镜,患者口腔大量分泌物(粘稠脓液 + 少量血液),紧急吸引,SpO$_2$90%。

35 min 后 经鼻纤支镜 + 可视喉镜引导下成功(边吸边插), 6.5# 钢丝气管导管,调整气管导管深度,经听诊及呼末 CO$_2$ 波形确定位置后固定。随后予以丙泊酚 100 mg ,咪达唑仑 2 mg,舒芬太尼 30 μg,顺式阿曲库胺 20 mg 加深麻醉。诱导顺利,SpO$_2$ 维持在 100%。

术中采用静吸复合维持麻醉,予 1%~2% 的七氟醚吸入,瑞芬太尼、右美托咪定持续泵注维持麻醉。术中 HR 80~100 次 /min, BP 在 100~130 /70~90 mmHg,各项生命体征平稳。手术历时 45 min,共补液 1500 mL,出血约 50 mL,尿量 200 mL。术后带气管插管回 ICU 监护治疗。患者术后第 5 天,引流量减少,肿胀减轻,拔出气管插管。术后第 15 天,局麻 +MAC 下行双侧阻生齿拔出 + 颌骨病灶骚刮术。术后第 21 天康复出院。

【问题】

(一)口底多间隙感染患者术前评估的重点有哪些?

1.气道评估 气道评估是此患者术前评估中的重中之重。麻醉医生应对气道的急迫性做出评估,如患者为困难气道,则进一步分为紧急困难气道和非紧急困难气道。紧急困难气道,一般可通过患者的临床症状、体征做出初步的判断:或观察到三凹征、喘鸣、发音困难、吞咽困难等;或颌面颈部的 X 线、超声、CT 提示气道压迫显著时,均提示气道压迫程度比较严重,需要尽快实施脓肿切开引流手术或预防性气管插管甚至气管切开。CT 检查能够直观地观测到咽后、会厌及颈部的肿胀情况,更准确地评估出气道受压、移位情况,可作为此类患者气道评估的首选影像学气道评估方法。

2.呼吸系统评估 对于合并呼吸系统疾病的患者,术前应行动脉血气分析检查。动脉血气分析可以提供患者通气、氧合组织灌注及酸碱平衡状态的信息,帮助评估患者通气、携氧状态和肺内分流情况。

3. 内分泌系统评估　糖尿病是此类患者常见内分泌系统并存疾病。糖尿病患者机体免疫能力降低,更容易并发颌面部间隙感染,对于血糖过高的患者,围术期还应警惕糖尿病酮症酸中毒及昏迷的发生。目标血糖值控制在 7.8~10.0 mmol/L 相对比较合适。此外,血糖控制不佳的患者,术前评估时还应综合考虑感染性休克、低钾血症和酮症酸中毒对患者的威胁。

（二）口底多间隙感染患者麻醉诱导及术中管理需要注意哪些?

1. 正常气道的麻醉诱导及气道建立　气道评估正常患者,建议选择全麻常规诱导后的气管插管方案。对于循环脆弱的老年人或已经存在休克症状的患者,麻醉诱导应选择对循环抑制较轻的镇静药物,如依托咪酯。针对肝肾功能脆弱的患者,肌松剂应选择不经过肝肾代谢的药物,如顺式阿曲库铵。

2. 已预料困难气道的麻醉诱导及气道建立　已评估为困难气管插管或预计麻醉诱导后可能出现困难通气的患者,建议首选清醒表麻下纤维支气管镜或者可视喉镜插管（ATI）。但是,对于口内有大量出血或脓肿破裂的紧急情况,因口腔内视野情况差,预计清醒气管插管困难的患者应首选气管切开。英国困难气道协会清醒气管内插管指南指出,ATI 的成功与否取决于气道表面麻醉的效果,在非镇静的状态下,仍可以安全有效的进行 ATI,镇静药物的使用可以减轻患者焦虑与不适感,并提高患者耐受性。但对于有些患者来说过度镇静的风险尤其危险,需谨慎使用。临床实践证明:患者术前 20~30 min 给予雾化吸入表面麻醉（利多卡因 100 mg+ 地塞米松 10 mg）,及入室后给予 10~15 min 的右美托咪定负荷剂量（1 μg/kg）,可以达到较好的清醒插管条件。

3. 未预料困难气道的麻醉管理　若常规诱导后出现未预料气管插管困难,推荐采用可视喉镜与纤维支气管镜的联合气管插管方案。联合气管插管方案,往往能够成功地解决非常棘手的困难气管插管。需要注意的是:使用该方案不熟练的医生,建议继续维持面罩通气,待患者自主呼吸恢复再行清醒气管插管或直接行气管切开。

需要注意的是:若面罩通气或气管插管过程中,出现无法通气的紧急情况时,应果断的选择紧急有创工具与方法。

（三）口底多间隙感染患者术后气道管理重点

术后气道管理主要有:拔管、留置气管导管或气管切开。术前存在困难气道、术中气道恶化、合并呼吸功能受损、循环系统不稳定等拔管危险因素,拔管后常需再次插管且再次气管插管困难时,应留置气管导管,待咽喉部肿胀消失后择期拔管。

【小结】

口底多间隙感染是口腔颌面感染的急重症病之一,被认为是颌面部最严重而且治疗最困难的感染之一。当口底多间隙感染没有得到及时有效的控制时,感染有可能沿颈深筋膜间隙向下扩散至颈部,更为严重的甚至扩散至纵隔形成纵隔脓肿。近年来,有关急性下行性纵隔脓肿的临床报道有增加趋势,由于其是一种致死性疾病,发展极为迅速,死亡率高达40%~50%。针对此类急重症患者,脓肿形成后早期行广泛地切开引流,防止扩散是治疗的重点之一。未及时处理的间隙感染患者经历脓毒症、脓毒症休克、多脏器功能障碍的同一病理过程的不同阶段,造成严重后果。

【专家点评】

口底多间隙感染(路德维咽峡炎)是非常少见的口腔颌面外科急危重症,通常合并有牙痛、口底、颌下、颏下、颈部肿胀、吞咽困难,甚至出现纵隔、心包脓肿、脓毒血症。疾病进展迅速,死亡率高。患者通常急诊入院,可能合并呼吸困难、端坐呼吸等症状,对麻醉医生而言,最重要的挑战是诱导期气道评估和管理。这个病例给予我们的启示:首先,必须明确,为了安全此类患者应当按照困难气道准备和处理。患者张口受限,口底抬高,抬头受限,颌下咽旁肿胀使空间狭窄,脓肿也极易破溃,按照中华医学会麻醉学分会的《困难气道管理指南》,气管插管应选择表面麻醉气管插管,可以不给予镇静镇痛药物,或仅给予右美托咪定泵注。其次,从本例患者的处理,我们看到表面麻醉纤支镜引导经鼻气管插管是一个较好的选择,前提是麻醉医生应当熟练掌握纤支镜的使用和气道表面麻醉技术,在麻醉前就存在呼吸困难、脉搏血氧饱和度降低的患者,镇痛镇静只是辅助的可选项,不是必选项。第三,在进行麻醉操作前,做好麻醉插管方案及麻醉管理计划。应请耳鼻喉科会诊,评估沟通气管切开情况,外科医生、手术室护士在场,备好环甲膜穿刺套件、气管切开包、抢救药品,确保紧急状态下可以实施多学科的共同积极救治。总之,口底多间隙感染既要重视气道管理,也要重视多学科配合,在完善的气道、全身状况评估下,合理选择气管插管方案,在充分的设备、器材工具、人员、药物准备下完成气道的管理。术后患者则需在脓毒症纠正、呼吸循环稳定、意识清楚、咽喉部情况好转后方可安全拔管。

(刘艳鹏　王　鹏)

病例 27　舌肿瘤术后出血二次手术困难气道的紧急麻醉处理

【导读】

舌肿瘤术后出血是手术后常见且危险的并发症,由于口腔颌面部血运丰富,止血困难加上麻醉药物的扩血管作用,常可造成手术的失血量增多,且手术与麻醉呼吸道管理占用同一通道,这就会导致舌肿瘤病人术后出血误吸的风险显著增高。这就要求麻醉医生对舌肿瘤术后出血急行清创止血术的术前评估与术中突发情况的处理有充分的了解。不仅能对患者有一个良好的术前评估,还能积极应对围手术期突发状况。

【病例简介】

患者,男,32岁,身高175 cm,体重102 kg,体重指数 BMI33.3 kg/m²,张口度3横指,颈短、肥胖,Mallampati 气道分级Ⅲ级,患者既往有睡眠呼吸暂停综合征病史。12月10日主因"发现舌右缘肿物1个月"入院。入院后完善血、尿常规、心电图、胸片、B超、肝肾功能等各项术前检查。拟于全麻下行舌癌广泛切除术。12月14日下午经鼻插管全身麻醉下行舌癌广切术,麻醉插管较顺利,无困难插管。手术顺利,术后安返病房。12月15日晚外科医生查房,查看患者口腔,见口腔内存有血液,呈活动性出血状态,因舌体血染不能看清术区缝线有无裂开情况。准备纱布压迫止血时,患者突发剧烈咳嗽,后咯出约50 mL鲜红色血液,血流不止,立即纱布压迫止血。拟急症入手术室行清创缝合止血术。

患者入室后建立静脉通路连接监护,同时再次评估患者,心率 116 次 / 分、血压 150/95 mmHg、血氧饱和度 92%,呼吸 20 次 / 分,神清合作,张口度 2 横指。入室后患者处半坐位,大口径吸痰器持续吸引口腔分泌物及血块,同时快速扩容,外科医生持续纱布压迫止血,鼻导管充分高流量吸氧,外科医生考虑出血位置较深,患者配合度差,局麻不能满足手术需求,要求全麻气管插管,交代误吸及困难气道风险后,口腔内活动出血明显减少,吸尽口腔内残余分泌物及血液开始麻醉,将患者处于头低脚高位以防误吸,麻醉诱导采用咪达唑仑 4 mg(0.04 mg/kg)、舒芬太尼 20 μg(0.2 μg/kg)、依托咪酯 20 mg(0.2 mg/kg),罗库溴铵 50 mg(0.5 mg/kg)静脉注射快速顺序诱导,同时按压环状软骨,置入可视喉镜尝试能否快速插入气管导管,置入可视喉镜后发现口腔内仍有活动性出血,无法显露会厌及声门,继续吸引器持续吸引下尝试行第二次气管插管,依然无法显露会厌及声门造成插管失败。此时患者心率 108 次 / 分,血压 160/88 mmHg,血氧饱和度降至 54%,外科医师紧急行气管切开术,顺利置入 7.5# 气管导管,导管置入后患者心率 122 次 / 分,血压 168/96 mmHg,血氧饱和度 48%,气管内吸引,吸出约 20 mL 血液及血凝块,待无血液吸出后连接呼吸机正压通气,机械通气后患者心率 110 次 / 分,血压 164/94 mmHg,血氧饱和度 88%,气道压 28 cmH$_2$O。紧急呼叫重症医学科行纤维支气管镜下支气管内吸引,同时外科医师行清创止血术。重症医师行纤支镜检查发现两侧主支气管有鲜血及分泌物,吸净后气道压降为 20 cmH$_2$O,血氧饱和度 90%,同时给予地塞米松 10 mg 静推,氨茶碱 250 mg 静滴,机械容量模式通气并给予呼气末正压通气(PEEP)以纠正低氧血症,20 分钟后患者气道压 15 cmH$_2$O,血氧饱和度 98%,血压 128/82 mmHg,心率 88 次 / 分。再次行纤支镜检查,发现两侧主支气管及下级支气管内已无残存的血液及分泌物,故暂不考虑支气管盥洗。术中静脉泵注丙泊酚、瑞芬太尼维持麻醉,间断给予苯磺酸顺式阿曲库铵维持肌松至术毕,术中出血约 250 mL,手术时间 180 分钟。术毕患者心率 78 次 / 分,血压 131/83 mmHg,血氧饱和度 100%,气道压 13 cmH$_2$O,带气管套管返回 ICU 继续呼吸机肺保护策略治疗,以防肺不张、低氧血症的发生。患者转入 ICU 30 分钟后呼唤睁眼,恢复自主呼吸,继续给予吸氧、解痉、抗生素、激素对症治疗,转天复查胸部 CT 肺部未见明显炎症征象及肺不张后脱机拔管。15 天后行化疗,28 天后出院。

【问题】

(1)舌肿瘤手术的特点:口腔颌面科手术需要在头面部施行操作,手术涉及区域又多与麻醉插管、观察和管理的区域重叠,因此,手术和麻醉可能相互干扰。手术一般采用鼻腔插管的方式尽量为手术提供更好的空间,急症手术可行经口明视下气管插管。

(2)气道的评估:此患者体重指数 BMI33.3 kg/ ㎡,颈短、肥胖,Mallampati 气道分级 Ⅲ级,患者既往有睡眠呼吸暂停综合征病史,气道评估属困难气道。由于第一次手术后导致口腔结构发生改变,且口腔内有活动性出血等原因,增大了气管插管的难度。由于此类手术多涉及上呼吸道入口处,因此围手术期容易发生呼吸道梗阻,应加强重视。

(3)循环的管理:口腔颌面部血运丰富,止血困难加上麻醉药物的扩血管作用,常可造成手术的失血量增多。特别是恶性肿瘤涉及上颌骨切除、颌骨中心性血管瘤、巨大血管纤维瘤等手术时,失血量会更多,注意加强循环监测和管理,及时补充血容量。必要时采用控制性降压减少失血量。同时也要求外科医师术毕应充分止血,术后需加强对病人的宣教及护理。

(4)根据中华医学会麻醉分会于2017年发布的困难气道管理流程图,麻醉前的气道评估情况将困难气道分为已预料的困难气道和未预料的困难气道。对已预料的困难气道患者,麻醉医师应提高警惕,并在插管操作时集中注意力,处理方法包括:①采用清醒、镇静、表面麻醉下行气管插管,尤其推荐使用可是插管软镜,纤支镜等工具,避免镇静过度,也可置入喉罩;②改变麻醉方式;③建立外科气道;对此类困难气道,术前应准备好困难气道管理工具,告知患者情况及操作流程取得患者配合,寻求有经验医师帮助,麻醉前充分预充氧,对反流误吸高风险的患者应做好防范措施;④外科气道建立困难或建立失败且患者存在缺氧,可考虑体外膜氧合或体外循环。

(5)误吸的临床表现为:①口咽部及喉镜下可见声门及气管内有胃内容物或口腔分泌物。②会出现急性呼吸道梗阻,气道压升高,严重者随之可出现窒息,同时血压骤升、心率加快。③在误吸发生不久或2~4小时后出现"哮喘样综合征"(Mendelson综合征),患者呈发绀,心动过速,支气管痉挛和呼吸困难。④在受累的肺野可听到哮鸣音或湿啰音。⑤若只堵塞支气管,又由于支气管分泌物增多,远侧肺泡气被吸收后发生肺不张。⑥气道梗阻。

此患者口腔内活动性出血会导致误吸入支气管,应及时解除呼吸道梗阻,尽快吸净支气管内血液,防止引起肺不张、吸入性肺炎等严重的不良反应。

(6)误吸后气道的管理:气道清理后可应用机械性通气以呼气末正压通气(PEEP)或持续起到正压通气(CPAP)以纠正低氧血症。对于最佳PEEP的设置应为在肺内分流程度最低且不伴心输出量降低状态下,最佳及最适PEEP值的概念也不断改进。我们应用PEEP通气旨在达到下述目标:在FiO_2小于0.5时应用最小PEEP以达到机体所需的PaO_2水平。在容量通气模式下,最佳PEEP设置应为压力-容量环吸气支的拐点处压力+2cmH_2O。除了给予PEEP外,手术期间还应注意间断膨肺减少术后肺不张的可能。

【小结】

本例手术所述患者体重较大,BMI约为33.3 kg/m²(BMI>28 kg/m²为肥胖患者),患者此前行舌癌广切术,术后口腔结构改变,口腔持续出血,再次行舌清创止血术,为已预料的困难气道,术前多次置入可视喉镜后无法暴露声门,插管失败后尽快建立外科切开气道。可视喉镜的出现确实是气道管理技术的革新,但他不能完全代替传统的喉镜的作用。口咽部出血是气道管理非常特殊的情况,口咽部的持续出血阻挡了可视喉镜的光源,同样的道理在这种情况下使用纤维支气管镜进行插管难度也会更大。

【专家点评】

舌肿瘤切除术后出血要同时考虑失血和气道风险,有插管失败同时有误吸的潜在风险。因此对于舌肿瘤术后出血的麻醉需要对气道做全面评估,及时向高年资医师寻求帮助,制定谨慎详细麻醉计划,并确保这些计划得以顺利实施。

物资准备尽量齐全。此类病例处理时硬质大号引起器用于快速清理口腔积血,尽可能提供良好的插管视野;麻醉前可准备一个普通喉镜备用。在紧急情况下,可行环甲膜穿刺,但是需要强调的是非外科的紧急通气均有误吸的风险,不是绝对安全的气道管理,仅在非常紧急的情况下使用。在所有的插管方案失败时,ASA 指南建议紧急建立外科气道。这种情况下要求耳鼻喉医师麻醉诱导时就要在手术室内,一方面可帮助吸引口咽部血液及监测整个过程,另一方面不能维持氧合的紧急情况下可及时建立外科气道以保证患者的生命安全,紧急环甲膜切开术也是一种可选择的气道管理方式。

对于肥胖且有睡眠暂停综合征的患者,麻醉诱导前必须评估好困难气道风险,拟定备选方案,尽量选择快速顺序诱导。保留自主呼吸或确保患者自主呼吸能迅速恢复是相对安全的气道管理策略。

传统喉镜的使用可能在呼吸道出血的患者紧急插管中发挥一定的作用;

团队合作、寻求帮助在临床麻醉及急症状况是必不可少的。

(石 雪 白 广 张 鹏)

【参考文献】

[1] LOTZ C, STUMPNER J, SMUL TM. Sevoflurane as opposed to propofol anesthesia preserves mitochondrial function and alleviates myocardial ischemia/reperfusion injury[J]. Biomed. Pharmacother. 2020,20:129.

[2] WALDSCHMIDT B, GORDON N. Anesthesia for pediatric ophthalmologic surgery. J AAPOS[J]. 2019,23(3):127-131.

[3] ARNOLD RW, JANSEN SS, GLASIONOV J. Anesthetic impacts on the oculocardiac reflex: evidence from a large, observational study. Clin Ophthalmol[J]. 2021(15):973–981.

[4] YOO JJ, GISHEN KE, THALLER SR. The Oculocardiac Reflex: Its Evolution and Management[J].J Craniofac Surg, 2021,32(1): 80-83.

[5] MEI X, ZHENG H L, LI C, et al. The Effects of Propofol and Sevoflurane on Postoperative Delirium in Older Patients: A Randomized Clinical Trial Study[J]. Journal of Alzheimer's disease: JAD, 2020, 76(4):1-10.

[6] POLANIA GUTIERREZ JJ, RIVEROS PEREZ E. Retrobulbar Block. 2022, Treasure Island(FL): StatPearls Publishing.

[7] YOUNG-ZVASARA T, WINDER J, WIJETILLEKA S, et al. Efficacy and Safety of a Novel Blunt Cannula Trans-Sub-Tenon's Retrobulbar Block for Vitreoretinal Surgery[J]. Middle East Afr J Ophthalmol. 2019,26(3):163-167.

[8] MOHAMAD I, NARAYANAN MS. "Double tongue" appearance in Ludwig's angina[J]. N Engl J Med, 2019, 381(2): 163. DOI: 10.1056/NEJMicm1814117.

第三章 心胸外科手术麻醉

病例 28 OPCABG 术中循环系统大量气栓一例

【导读】

循环系统气栓是临床罕见的并发症,外伤、静脉管路、CPB、医用性气体均可以是气栓的来源。少量气体可能引起咳嗽、胸痛、呼吸困难等不典型症状,短时间大量气体进入循环系统,可引起患者恶性心律失常、心脏停搏、脑卒中等严重并发症。在心脏手术中,由于切开心腔或者血管腔的操作导致气栓的风险增加,因此术中气栓更应引起心血管麻醉医生的注意。

【病例简介】

患者女性,65 岁,身高 165 cm,体重 75 kg。主因:活动后胸背部疼痛 5 年,加重 1 月入院。患者自诉,5 年前与活动量增加后出现胸背部疼痛,不伴胸闷憋气,休息后症状可自行缓解;近 1 月来,疼痛发作逐渐频繁,较轻的体力活动后即可引起症状发作,休息后可缓解。遂就诊于我院门诊,以冠状动脉粥样硬化性心脏病收入心内科。患者既往患高血压 20 年,自行服药控制,血压控制可;糖尿病 10 年,注射胰岛素治疗,血糖控制可。入院查体: HR 72 次 / 分, BP 152/89 mmHg, SpO_2 96%;心脏超声示: LA 41 mm, RA 35 mm, LV 52 mm, IVS 12 mm, PASP 30 mmHg, LVEF 55%,二尖瓣轻度反流,左室壁节段性运动异常,左室舒张功能减低。择期行冠状动脉造影检查示: LAD 90%~99% RCA 100% OM70% DIAG 99%,建议转往心外科行冠状动脉搭桥手术。

入住心外科后,完善各项术前检查,实验室检查结果未见明显异常。拟择期行 OPCABG 手术。术前诊断:冠状动脉粥样硬化性心脏病,原发性高血压 2 型糖尿病。

患者入手术室后,连接监护仪,监测 ECG、SpO_2、NIBP,监护仪示 HR 91 次 / 分、SpO_2 95%, Bp159/89 mmHg。开通外周静脉,给与晶体液输注同时静脉给与布托啡诺 1 mg,局麻下行左侧桡动脉穿刺置管,监测 ABP。行麻醉诱导,诱导药物咪达唑仑 2 mg,依托咪酯 15 mg,罗库溴铵 50 mg,舒芬太尼 100 μg 静脉推注,诱导过程无明显血流动力学波动,气管插管行机械通气,$EtCO_2$ 30 mmHg;诱导完成后 HR 5 4bpm, Bp 97/49 mmHg, SpO_2 100%。行颈内静脉穿刺,置入三腔中心静脉导管,同时置入 TEE 探头及鼻温探头。术前 TEE 检查示:二尖瓣轻度反流,二尖瓣舒张期血流 E/A<1,左室前壁、下壁运动幅度减低。血气分析: pH 7.41, PCO_2 37mmHg, PO_2 140 mmHg, GLU 7.9 mmol/L, LAC 0.8mmol/L, K 3.6 mmol/L, ABE -0.1 mmol/L, HCO_3^- 23.9 mmol/L。麻醉维持用药丙泊酚 1 μg/mL TCI 泵注,七氟醚 1%~2%,间段给与顺式阿曲库铵。手术开始前间断推注舒芬太尼 150 μg。

心外科行常规正中开胸,打开心包,探查心脏及冠脉血管后,获取左侧乳内动脉,腔镜辅助下获取左下肢大隐静脉;此时患者突然出现循环波动,监护仪示 $EtCO_2$ 由 30 降至

8 mmHg，心率减慢至 30 次 / 分，血压降至 55/20 mmHg；紧急停止所有操作，给与间羟胺 0.5 mg 静脉推注，无反应；外科医生行心脏按摩，同时静脉给与肝素 300 mg 及肾上腺素 1 mg，通知体外循环医师预充体外循环机备用；麻醉助手紧急行经食管超声心系图（Trowse-sophageal echocardio-graphy，TEE）扫查见右房、右室内大量气体影，全心运动减弱，气体栓塞诊断确立。立即给与病人纯氧吸入，将病人置于头低脚高位，外科医生继续给与心脏按摩，再次静脉推注肾上腺素 1 mg，头部行冰袋低温，经颈内静脉导管进行抽吸，抽出约 5 mL 气体。经处理后，TEE 见右心系统气体影消失，EtCO$_2$ 恢复正常，血压升至 110/68 mmHg，心率恢复至 67bpm。待患者血流动力学参数稳定后复测血气：pH 7.32，PCO$_2$ 51mmHg，PO$_2$ 185 mmHg，Hb 10.6 g/dL，GLU 11.2 mmol/L，LAC 2.6 mmol/L，K 4.2 mmol/L，ABE -3.6 mmol/L，HCO$_3^-$ 20.6 mmol/L，调整呼吸参数同时给与碳酸氢钠 150 mL；测 ACT 360 s，非体外循环下完成 LIMA → LAD V → RCA V → DIG 三支桥血管吻合。术后安返 ICU，术后 1 天拔管，3 天返回普通病房。

【问题】

（1）循环系统中气栓的来源：生理情况下，循环系统为一密闭系统，不会有气体进入其中。循环中气栓的来源可能包括：外伤造成的破口，并且破口和环境之间存在负压力梯度从而使环境气体进入循环；静脉管路排气不严格；医疗操作，如冠脉造影注射造影剂时、肺针刺活检、逆行性胆胰管造影、射频消融术并发的心房食管瘘等；CPB 复温阶段，复温过快造成血液中大量气泡产生；腔镜检查操作中，医用气体直接进入循环。本例病例中，在腔镜获取下肢大隐静脉时，医用 CO$_2$ 气体由静脉破口短时间大量进入循环，瘀滞与右心系统内，是造成患者气栓及血流动力学波动的病因。

（2）循环系统中气栓的临床表现：对于清醒患者，少量气体进入循环后可能无症状，或者仅表现为咳嗽、呼吸困难、意识改变、定向力障碍等。若短时间内大量气体进入循环，可引起急性循环衰竭：低血压、心率减慢、心脏停搏、急性卒中、猝死。

（3）循环系统中气栓的监测：TEE 是诊断心脏气栓的金标准，但具有侵入性和设备昂贵的缺点；若是少量气体进入循环，仅可在 TEE 扫查时见到右房内少量的高回声气泡，此种现象在经颈内静脉快速输注液体时也可见，不具有特异性和诊断价值；若是大量气体短时间内进入循环，则可在右心体统或肺动脉内探查到大量瘀滞的高回声气体团块，此时循环系统气栓的诊断确立；此外，一些间接征象也可提示气栓的发生，如术中 EtCO$_2$ 的突然下降，表明出现肺通气血流比的严重失衡，可能提示右心系统或肺动脉的栓塞，但其具有敏感性高特异性差的特点。

（4）循环系统中气栓的治疗：循环系统中进气对患者的影响取决于气体进入循环的速度和量。若是少量气体进入循环，患者可无症状或仅表现为非特异性的症状，很难通过常规监护发现，并且此类患者往往并不需要特殊的处理。若是短时间内大量气体进入循环，则应按照手术室内的抢救流程对患者进行救治。由于循环系统大量气栓对患者的影响可能是致命的，因此诊断一旦成立，即应立即开始抢救性救治。首先需确定气栓的来源，阻断其来源；立即给与患者纯氧吸入；将患者置于头低脚高位；若患者出现循环衰竭，立即进行 CPB 并启动高级生命支持(advanced life support，ALS)流程;若患者有中心静脉导管,可从导管中直接抽吸气体。若患者循环衰竭状态持续不能缓解,可紧急 CPB 辅助循环。基于此,手术室团队应建立基于循环系统大量气栓的标准救治流程和团队。

【小结】

此病例中,在术前桥血管获取阶段,患者即出现了循环衰竭;因患者并存严重的心血管疾病,这给循环衰竭的病因诊断提出了挑战;通过 TEE 检查明确了右心系统气栓的诊断,明确的诊断是治疗的基础,针对循环系统气栓给与心脏复苏和抢救药物后患者的血流动力学趋于平稳。

外科医生在通过腔镜获取下肢大隐静脉,存在静脉破口,而腔镜中所使用的高压二氧化碳气体通过静脉破口短时间内大量进入血液循环,导致患者在手术初始阶段出现了循环衰竭。

针对气栓启动了紧急救治流程,包括调整体位和氧浓度、给与肾上腺素、经中心静脉导管抽吸气体,从而成功救治了患者。因此,循环系统气栓的及时诊断与处理,离不开麻醉医生相关知识的储备、对相关危险因素的准确识别、术中实时的监测措施及基于大量气栓的标准化救治流程。

【专家点评】

OPCABG 术中的气体栓塞,少见却致命。及时的救治依赖于快速准确的诊断,再次凸显了 TEE 这一检查手段的优势。心血管麻醉医生,作为钢丝上的舞者,怎样能够游刃有余的处理工作中的各种挑战,离不开技术的进步。

对于循环衰竭的危重患者,病因的寻找和及时的治疗应同时推进,除了常见的病因,一些罕见病因,如此例病例中的循环气栓,亦应刻在麻醉医生的记忆中。针对病因及其引起的病理生理变化的治疗,更为重要,积极推进手术室中各种危机情况的模拟救治训练,能显著提升围术期团队应对此类危机情况的救治能力。

（王 涛 韩建阁）

病例29 VATS 肺叶切除术中肺动脉损伤一例

【导读】

随着设备和技术上的显著进步,VATS 肺切除术在肺癌的治疗中越来越受欢迎。随着技术的日益成熟,胸外科医生能够以微创的方式进行各种具有挑战性和复杂的手术。VATS 肺叶切除术中血管损伤并不常见,但可能会产生灾难性的后果。因此,在使用 VATS 手术时,麻醉医生应及早发现患者的生命体征变化,并能及时应对突发状况,及早进行抢救。

【病例简介】

患者女,58 岁,因“检查发现左肺下叶结节 2 月余”入院。患者 2 月前因发热伴咳嗽咳痰就诊于当地医院,发现左肺下叶结节,给予抗炎治疗 2 周后肺部结节未见变化。既往糖尿病 8 年,口服药物治疗,空腹血糖 9~10 mmol/L,糖化血红蛋白(HBAlc)9%,既往脑梗死 7 年余,无后遗症。患者化验检查及心肺功能基本正常,拟在全身麻醉下行纵隔镜下淋巴结活检。

入手术室时患者血压 17.86/9.06 kPa（134/68 mmHg），心率 80 次 / 分。建立外周静脉通路后常规给予抗生素及奥美拉唑静脉滴注。麻醉诱导前行桡动脉穿刺测动脉压，充分吸氧去氮，麻醉诱导采用咪达唑仑 2 mg、舒芬太尼 40 μg、依托咪酯 12 mg、顺式阿曲库铵 20 mg 静脉注射，气管插管后行控制呼吸。诱导过程血压 13.33~15.99/7.99~9.33 kPa（100~120/60~70 mmHg），心率 75 次 / 分左右。术中以丙泊酚 + 右美托咪啶 + 瑞芬太尼维持麻醉，并间断辅以顺式阿曲库铵静脉注射。术中监测动脉血气，血压维持在 13.33/7.99 kPa（100/60 mmHg），BIS 维持在 40-60。

患者仰卧位手术。手术开始前血红蛋白 14.1 g/dL，血钾 3.4 mmol/L，血糖 8.9 mmol/L，乳酸 1.9 mmol/L，BE-3.6 mmol/L，碳酸氢根 21 mmol/L。给予 10% 氯化钾 20 mL 加入碳酸氢钠林格液中静脉滴注，并给予 5% 碳酸氢钠 80 mL。纵隔镜下去淋巴结活检，病理回报炎性改变。

外科医生考虑患者纵隔淋巴结未能明确癌转移。考虑继续翻身行 VATS 左进胸探查，必要时行左下叶切除备淋巴结清扫术。

建立中心静脉通路，置入支气管封堵器。患者右侧卧位手术。此时血红蛋白 13.3 g/dL，血钾 4.4 mmol/L，血糖 8.0 mmol/L，乳酸 2.0 mmol/L，BE-0.7 mmol/L，碳酸氢根 23.9 mmol/L。手术进行到 2 小时时，患者血压骤降至 10.66/6.66 kPa（80/50 mmHg），立即头低位，大量给与碳酸氢铵林格注射液及羟乙基淀粉氯化钠注射液，血压升至 11.99/7.33 kPa（90/55 mmHg）。外科医生及时发现出血点，为肺动脉损伤。及时按压减少出血，尝试阻断血管，考虑行血管修补。此时出血量 200 mL，血压缓慢升至 14.66/8.66 kPa（110/65 mmHg）并维持。此时血红蛋白 13.5 g/dL，血钾 3.8 mmol/L，血糖 7.7 mmol/L，乳酸 1.8 mmol/L，BE0.6 mmol/L，碳酸氢根 23.9 mmol/L。

25 分钟后，患者肺动脉撕裂，血压骤降。立即给予患者头部低温，间断给予肾上腺素 4 mg 静脉注射，甲泼尼松龙 40 mg，白蛋白 40 mg，5% 碳酸氢钠 500 mL。持续泵注去甲肾上腺素和肾上腺素维持血压。给予自体血回输。抢救过程中患者心跳停止，打开心包进行心脏按压并除颤，后心跳恢复。50 分钟后血压可维持在 10.66/6.66 kPa（80/50 mmHg）。期间 BIS 在 0~10 之间波动。此时血红蛋白 6.6 g/dL，血钾 5.0 mmol/L，血糖 14.1 mmol/L，乳酸 14.7 mmol/L，BE-12.4 mmol/L，碳酸氢根 17.5 mmol/L。继续给予 5% 碳酸氢钠及红细胞，间断补充血浆。给予氯化钙预防低钙血症。给予乌司他丁 1000KU 改善循环状态。期间每 30 分钟监测血气一次。

常规关胸。患者转入 ICU 继续治疗。出手术室时血红蛋白 10.6 g/dL，血钾 3.7 mmol/L，血糖 17.2 mmol/L，乳酸 12.5 mmol/L，BE1.3 mmol/L，碳酸氢根 27.3 mmol/L。持续泵注去甲肾上腺素 0.05 μg/（kg·min），血压维持在 14.66/9.33 kPa（110/70 mmHg）。术中失血约 4 850 mL，输注红细胞 9 单位，血浆 1 000 mL，自体血回输 1 350 mL。术中总输液量 5 600 mL，尿量 800 mL。

患者入 ICU 后，继续呼吸机辅助通气，头部冰帽降温。逐渐减少去甲肾上腺素泵注量，循环稳定。2 小时后,血常规血红蛋白 10.8 g/dL,凝血酶原时间 17.2 s,纤维蛋白原 1.57 g/L,给与纤维蛋白原。12 小时后,患者呼之可睁眼,无应答。血红蛋白 7.9 g/dL,乳酸 4.9 mmol/L,继续补血补液。行头 CT 示双侧大脑半球皮层下多发斑片状低密度影,脑梗塞不除外,建议神经妥乐平对症治疗,酌情行强化 CT 或 MRI 检查。向家属交代病情,家属要求放弃治疗,自动出院。

【问题】

(一)VATS 肺叶切除术中导致术中出血的原因

术中出血是胸腔镜手术中最常见也是最严重的术中并发症。胸腔镜与开胸肺叶手术的术中出血发生率无显著差异。胸腔镜下肺血管出血成功处理与出血量、医生的经验、手术器械及助手的配合相关。遇到大出血时,有经验的医师团队可以在单孔下尝试处理较大的出血,对于尚处于学习阶段的医师,需熟悉解剖、保持镇静、做好及时中转开胸的准备。

在 VATS 手术中,导致术中出血的主要原因如下:外科医生的经验不足;血管剥离困难:动脉或静脉融合;钙化或恶性的肝门淋巴结粘附在主要血管上;使用烧灼器或能量装置造成的血管损伤;吻合器血管撕裂(有限角度或强制插入);用直角钳夹或剪刀治疗后壁上的血管损伤;吻合器故障;钝性剥离时的撕裂伤;金属或聚合物血管夹松动或移位;脆弱血管的过度牵引(化疗、皮质激素治疗后或老年患者)。其中不适当和不清楚的血管结构暴露和识别、粗心和粗暴的血管剥离、结扎和分裂是血管损伤最常见的原因。设备或吻合器失败导致出血事件相对罕见,大多数的发生可能与外科医生的失误有关。

在解剖和操作过程中损伤肺动脉引起的出血通常是最可怕的,因为血管相对脆弱,并有大量血流通过。与其他结构相比,一般认为肺动脉最容易损伤。重要的是,试图修复肺动脉损伤有时会导致更广泛的撕裂,这可能会进展到累及肺动脉主干。当肺动脉损伤不能及时得到充分控制时,重大肺动脉损伤可导致术中因放血而导致的患者死亡。

本例患者,术中由于血管变异,造成血管损伤,但及时发现,压迫止血,并未造成严重出血。但在缝合血管的过程中出现广泛的撕裂,造成严重出血。

(二)胸腔镜肺切除手术的容量管理

胸腔镜手术时,多采用侧卧位单肺通气。由于低氧性肺血管收缩和重力的影响,非通气侧肺血流一般占心排量的 25%~50%。而通气侧肺呈过度灌注,通气血流比值降低,引起肺泡毛细血管膜通透性增加,可能造成弥漫性肺泡损伤。为了防止高潮气量通气造成的机械损伤,单肺通气期间使用小潮气量、高频率、限制气道平台压的通气方式。这种通气方法会导致呼气末肺容积过低、增大无效腔和肺不张,而局部肺组织的萎陷会造成肺顺应性改变。长时间萎陷的肺泡再次开放时,相邻的肺泡组织之间可以产生强大的剪切力,而剪切力叠加时会造成肺泡上皮细胞损伤。肺泡毛细血管膜通透性增加、肺泡内皮细胞损伤,造成肺间质液增多,出现肺水肿,形成急性肺损伤。

在早期的回顾性研究报道中指出,肺切除手术后急性肺损伤与术中输液量增加有关。在第一个 24 小时,液体用量限制在 20 mL/kg 以下。但限制性液体管理可减少但不能消除急性肺损伤的发生。不管肺损伤由任何机制造成,血管内过多液体造成的额外静水压可加重肺水肿。肺水肿越严重,肺部气体交换、肺顺应性及呼吸做功更差。而且肺切除使患者淋巴回流受损、右心负荷增加以及心肺储备能力下降,恢复更为困难。

因此,广泛推荐相对限制性输液。但过于严格或苛刻的液体限制可能弊大于利。补液量需要针对失血量和第三间隙丢失量。虽然维持血容量在正常至适当偏低的范围可能会使肺部获益,但不能发生严重的医源性低血容量和休克。对接受硬膜外阻滞或椎旁阻滞的患者,在已经保证充足的血容量时,患者血流动力学指标仍不理想,可适量使用血管活性药物,确保终末器官的灌注(尿量)。

(三)器官保护

动脉血压是推动血流灌注器官的驱动力。急性肾损伤和心肌损伤是成人非心脏手术后与低血压相关的最主要并发症。越来越多的证据表明,术中平均动脉压 <60~70 mmHg 与心肌损伤、急性肾损伤和死亡相关。器官损伤与低血压的关系与严重程度和持续时间有关,血压越低造成损伤所需的暴露时间越短。当平均动脉压持续低于 70 mmHg 仅 10 分钟,终末器官损伤风险即可轻度增高。当平均动脉压低于 65~60 mmHg 持续 5 分钟,或低于 55-50 mmHg,该风险即中度增高。平均动脉压低于 65 mmHg 持续 20 分钟,或低于 50mmHg 持续 5 分钟,或低于 40 mmHg,则终末器官损伤为高风险。

当出现血压下降时,及时判断造成血压降低的原因。手术出血、休克时,应扩容,积极补充血容量。若血容量已补足血压仍低,或交感神经阻滞导致的静脉扩张或心排血量减少,可使用拟交感神经药物维持血压。

然而,最近有研究表明低血压并不总是导致器官灌注不足;相反,低血压可以保持甚至增加器官灌注,这取决于灌注压和区域血管阻力的相对变化以及血压自动调节的状态。血压管理并非追求血压维持在一个预定数值,而是要在不造成心血管系统过度负荷的前提下,确保器官的灌注。血压主要由一定充盈压下的每搏量 [或心输出量(CO)] 和全身血管阻力(SVR)决定,$CO \times SVR = (MAP - CVP) \times 80$。低血压虽然通常导致灌注压下降,但并不总是导致器官灌注不足。低血压对器官灌注的影响取决于区域血管阻力(RVR)的变化方向。CO 不仅是 BP 的决定因素,而且还与器官灌注有关。即使血压降低,但只要 CO 保持稳定时,器官灌注可能保持稳定。因此在术中管理时,应着重保持心输出量稳定,确保器官灌注充足。

(四)脑保护策略

脑保护是指脑缺血或缺氧后,减轻脑细胞损伤和恢复神经功能障碍的措施,脑保护治疗方法主要包括亚低温治疗、内科综合治疗以及脑保护药物治疗。基于心脏骤停和心肺复苏后脑损伤的机制,筛选临床上有潜在脑保护作用的药物主要通过如下机制和目标:保证脑血流灌注、保护线粒体、改善能量代谢、清除氧自由基、抗炎和抗氧化、改善微循环等。

亚低温脑保护为通过人工物理的方法降低患者全身体温或者局部脑温,进而降低脑氧耗、促进脑功能恢复的一种治疗方法。分为:轻度低温(33~35 ℃)、中度低温(28~32 ℃)、深低温(17~27 ℃)、超深低温(4~16 ℃)。轻度低温和中度低温归属亚低温。33 ℃ 是亚低温治疗最合适的温度,对缺血损伤保护效果最佳。其作用机制为:①降低脑能量代谢,减少脑组织乳酸堆积;②保护血脑屏障,减轻脑水肿,降低颅内压;③抑制兴奋性氨基酸的释放,降低神经毒性作用;④抑制一氧化氮合酶的活性,减少一氧化氮终产物的产生,减少神经元死亡;⑤减少 Ca^{2+} 内流,阻断钙对神经元的毒性作用;⑥抑制氧自由基的产生,促进氧自由基的清除;⑦抑制参与即刻早期基因 c-fos 的表达;⑧减少炎性因子的释放,抑制神经元凋亡。主要通过体表降温、血管内降温、局部降温等方法。

理论上讲,温度越低,脑保护效果越明显,副作用也越明显。由于达到目标亚低温所需要的时间相对较长,且对大脑局部温度的监测存在困难。因此,设置的温度应综合考虑脑保护作用和低温的不良反应,推荐采用靶向目标温度管理策略。

【小结】

术中出血是比较常见的手术术中并发症。手术规模越大、越复杂,发生意外严重出血的可能性就越大。当手术过程中发生严重出血时,死亡率可能会大大增加。麻醉医生应该掌握术中意外出血的抢救措施,了解其病理生理变化,器官保护措施。尽量减少术中出血造成的器官功能损伤。

【专家点评】

VATS 在肺切除手术中的应用中越来越普遍。虽然在 VATS 肺叶切除术中血管损伤并不常见,但由于 VATS 手术视野暴露问题,一旦出现术中出血,往往会导致血流动力学波动造成严重并发症。熟悉术中导致出血的原因,术中合理补液,出血后及时、恰当的抢救措施,均可以挽救病人的生命。

(张　颖　韩建阁)

病例 30　体外循环下心脏手术鱼精蛋白过敏一例

【导读】

鱼精蛋白是一种富含精氨酸的阳离子活性多肽,常被用来中和肝素,对抗其抗凝作用,广泛应用于心脏外科手术中。因其异体蛋白的性质,临床中常常出现毒性反应,不同程度的引起血流动力学改变甚至循环崩溃,严重影响患者的预后和术后转归。因此,深入了解鱼精蛋白过敏反应的表现和病生理改变,做到早发现,早诊断,并进行有效的预防和处理,对于麻醉医生而言尤为重要。

【病例简介】

患者女,73 岁,身高 161 cm,体重 55 kg,主因"间断乏力 5 年余,加重 1 周"入院。于入院前 5 年余无明显诱因出现乏力症状,伴胸闷,憋气,无心前区疼痛,入院前一周,上述症状持续加重,活动明显受限。否认高血压糖尿病等既往病史,否认过敏史及输血史。心电图示房颤,心率 70 次 / 分。入院后血压控制在 90~120/60~70 mmHg。行心脏超声检查,结果示:二尖瓣狭窄(瓣口面积约 1.3~1.5 cm²)舒张期血流速度增快 1.79 m/s;二尖瓣轻 - 中度反流;三尖瓣轻 - 中度反流;左室收缩功能正常;估测肺动脉收缩压约 35 mmHg。术前诊断:"心脏瓣膜病、二尖瓣狭窄伴关闭不全、三尖瓣关闭不全、心功能Ⅱ—Ⅲ级、心律失常、房颤",拟在全麻体外循环下行"二尖瓣置换＋射频消融术"。

　　术前 30 分钟予患者吗啡 5 mg 肌注。入室时血压 152/66 mmHg，心率 75 次 / 分，血氧饱和度 99%。建立静脉通路，吸氧，超声引导下桡动脉穿刺置管监测动脉压，抽取动脉血 0.5 mL 行血气分析示：Tb 12.9 g/L，K^+ 4.0 mmol/L，Lac　1.0 mmol/L，ABE 2.2 mmol/L。开始麻醉诱导，给氧去氮，先后静脉推注咪达唑仑 2 mg，依托咪酯 14 mg，舒芬太尼 50 μg，顺式阿曲库铵 15 mg，血压稳定在 115/50 mmHg，心率 55 次 / 分时行气管插管，改为机械通气，插管过程血流动力学稳定。而后在超声引导下颈内静脉穿刺置管，并置入经食道超声探头进行术前心脏超声评估，结果与术前诊断大致相同。术中以（TCI 模式）丙泊酚和顺式阿曲库铵静脉泵注的方法维持麻醉，采用舒芬太尼间断推注术中镇痛，术中除基础生命体征监测外，持续或间断进行 BIS，体温，TEE，血气等监测。

　　患者在仰卧位下，采用前正中切口，劈开胸骨，肝素化后（肝素 220 mg），测 ACT>480S后，经升主动脉－上下腔静脉插管建立体外循环，并体降温阻断横窦，注入停跳液。行左心耳切除＋二尖瓣生物瓣置换术后，升温，静脉泵入多巴胺 3 μg/（kg·min），排气，松横窦，心脏自动复跳。后并体约 15 分钟后，逐渐减流量，TEE 评估心脏功能与状态，提示二尖瓣开放与闭合正常，流速不快，轻微反流，未见瓣周漏；三尖瓣轻度反流；左室室壁运动正常。各项生命体征平稳后停止体外循环，开始超滤。停机后循环稳定，血压 100/51 mmHg，心率 80 次 / 分，呼吸机参数：TV 400 mL，f 12 次 / 分，$EtCO_2$ 32 mmHg。Ppeak 13mmHg。鱼精蛋白 300 mg 与 0.9& 氯化钠溶液 1∶1 稀释后开始经外周静脉缓慢滴注。约 8 分钟后，患者血压突然下降，立即静脉推注间羟胺 125 μg 和去甲肾上腺素 10 μg，血压未见回升并迅速降至 40/15 mmHg，伴心率减慢及室壁运动减低，气道压升高至 20 mmHg，$EtCO_2$ 26 mmHg。在此过程中判断患者可能发生鱼精蛋白过敏反应，同时静脉推注甲泼尼松龙 40 mg+ 肾上腺素 50 μg，直视下观察到心脏运动进一步减低，右心膨隆，气道压升至 22 mmHg，辅以氯化钙 0.5 g 静推，冰帽头部降温，同时迅速重新予以肝素抗凝，准备再次建立体外循环。约 1 分钟后，第二次体外循环开始前，心脏运动逐渐活跃，血压回升，心率增快，数分钟后稳定在血压 102/58 mmHg，心率 88 次 / 分，气道压回落至 15 mmHg。而后使用自体血＋晶体液进行扩容，根据血气分析结果调整内环境，5% 碳酸氢钠纠正酸中毒，持续静脉泵注多巴胺。静脉滴注氨甲环酸 / 巴曲亭 / 纤维蛋白原等改善凝血 / 纤溶系统功能。此后，循环基本平稳，TEE 评估瓣膜活动，室壁运动及心脏各腔室大小，三尖瓣反流法估测肺压回落至 33~36 mmHg。苯海拉明 20 mg 肌注，间断给与氯化钙总量 0.5 g，后将鱼精蛋白与生理盐水 1∶4 稀释后，以极缓慢的速度经主动脉根部推注，并从鱼精蛋白开始进入血管后，持续观察血压，心率，气道压及心脏状态的变化。期间，可见血压小幅下降 10~15 mmHg，心率基本平稳。止血关胸，至手术结束血压 87/48 mmHg，心率 88 次 / 分，血氧饱和度 100%，顺利转回ICU。

　　患者返回 ICU 后，因引流血多，凝血功能异常，输入血浆 1000 mL，冷沉淀 20U；测血红蛋白 8 g/L，予悬浮红细胞 4U 静脉输注。于术后第三日凌晨拔出气管插管，术后第五日转回病房。

【问题】

（一）鱼精蛋白过敏的原因和病生理机制

鱼精蛋白是从雄性鲑鱼或其它鱼类的生殖腺中提取出来的富含精氨酸的阳离子、强碱性多肽的低分子量蛋白质，相对分子质量约为 8000，呈强碱性。通过与酸性肝素分子中的聚戊糖序列结合，从而解离肝素—抗凝血酶Ⅲ复合物，使肝素失去抗凝活性，从而达到中和肝素的目的。以其不可替代的优势，广泛用于心脏外科手术或血液透析治疗中。

鱼精蛋白属于异体抗原，可刺激机体产生抗体，抗原抗体结合后，可引发快速过敏反应。临床上多于开始输注后 5-15 分钟发生，常表现为体循环阻力下降，心肌收缩力减弱，心输出量下降，动脉血压下降，肺动脉压上升，气道压增高等，表现程度轻重不一，呈现明显的个体差异。严重者可致循环崩溃，心跳骤停。Kimmel 等回顾性分析了 2159 例心脏手术患者，发现在输注鱼精蛋白时如果出现严重的血流动力学不稳定，则会导致死亡率增加 2.6%。

引起上述表现可能的病生理机制有：①降低心肌细胞对 β 肾上腺素能神经元的敏感性，并可抑制窦房结功能；②释放组胺，降低冠脉血管的灌注压，减少心肌血液供应；③诱导心肌细胞释放肿瘤坏死因子（TNF－α），直接对心脏产生毒性作用，抑制心肌收缩；④肝素—鱼精蛋白复合物沉积于肺毛细血管床，刺激肥大细胞释放大量组胺，引起肺毛细血管的通透性增加，导致肺间质水肿；⑤肝素—鱼精蛋白复合物形成白色微血栓，沉积于肺毛细血管床，使肺循环阻力骤升，导致肺动脉高压；⑥肝素—鱼精蛋白复合物可以激活补体系统，从而加重对心脏的毒性作用。

（二）鱼精蛋白过敏的鉴别和预防

术中给与鱼精蛋白后，当发生突然的血压下降，心肌运动减低等情况时，应与体外循环后其它因素导致的血流动力学不平稳相鉴别，包括：①手术因素，手术中的意外情况或体外循环后探查心脏等外科操作，可引发循环波动，此时立即停止操作排除手术干扰后，循环多可逐步改善；②术前合并症及心脏功能状况，患者术前如有心功能不全，心衰，肺高压或合并其它严重并发症，可在体外循环后出现血流动力学不稳定等表现，此种情况多为循环的逐步改变，并在给与容量或血管活性药等处理后得到改善；③血制品或其他药物的过敏反应，体外循环后，为改善凝血功能或纠正贫血，需要进行血制品的输注，部分患者会发生血制品相关的过敏反应，也可表现为突然发生的循环波动且常规血管活性药处理后不能缓解，应与鱼精蛋白过敏相鉴别。

主要预防措施有：①术前充分了解过敏史、病史和用药史；②减慢给药速度；③选择外周静脉路径或改变注药位置；④减少给药量；⑤降低药物浓度，给药前充分稀释等。

（三）鱼精蛋白过敏后的治疗原则

①立即停用鱼精蛋白；②应用肾上腺素 / 去甲肾上腺素 / 多巴胺等血管活性药对症治疗；③糖皮质激素、钙剂、抗组胺药物等减轻过敏反应；④应用异丙肾上腺素扩张支气管和肺血管平滑机；⑤积极扩容；⑥必要时果断肝素化重建体外循环，以迅速稳定血液动力学状态，改善心、脑、肝和肾等脏器的血供及缺氧状态。

【小结】

随着心脏手术的广泛开展,鱼精蛋白过敏反应越来越被重视,常常表现为突然发生的剧烈的血流动力学改变。如若未能及时诊断,并作出迅速而有效的处理,将严重影响患者预后,甚至危及生命。麻醉医生应在术前充分掌握患者的用药史和过敏史;使用鱼精蛋白前,积极改善患者心肺功能和内环境,维持适当的容量状态,也可给与糖皮质激素;输注后积极观察各项生命体征和指标,一旦发生鱼精过敏,迅速给与相应的干预和治疗,降低过敏反应对心肺及其它各个器官的影响。

【专家点评】

本例是典型的体外循环下心脏手术患者于术中发生鱼精蛋白过敏反应的病例,临床表现典型,证据明确。并依据鱼精蛋白过敏的治疗原则较为迅速的做出了相应的处理,在二次体外循环开始前,完成了心肺功能复苏,将血流动力学调整至正常状态。

对于已经发生过敏反应的患者,首要处理原则是立即停用鱼精蛋白。而治疗完毕循环恢复平稳后,是否可以再次使用,则存在争议。有人指出,对于鱼精过敏的病例,应绝对禁止再次应用;而近来另一些观点则认为,当患者心肺功能 / 容量状态平稳,抗过敏治疗仍在起效中,且凝血功能显著异常,渗血严重时,可酌情再次谨慎使用鱼精蛋白,但对给药速度,给药位置,药物浓度和剂量,应有更为严格的要求。

(于建健　韩建阁)

病例 31　席汉综合征患者行 OPCABG 术中顽固性低血压一例

【导读】

低血压是心脏外科手术中常见的生理学波动,大部分可通过补充容量、调整麻醉药物剂量及给与血管活性药物来纠正;近年来,随着术中 TEE 及 Swan-Ganz 导管的应用,对患者的围术期血流动力学信息能更准确及时的进行评估并针对异常情况进行处理。但是,针对某些特殊的导致血压波动的病因,缺乏术中快速准确的诊断措施,给围术期的管理带来困难。

【病例简介】

患者女性,75 岁,身高 155 cm,体重 73 kg。主因:活动后胸背部疼痛伴胸闷憋气 3 年,加重 1 月入院。患者自诉,3 年前与活动量增加后出现胸背部疼痛,伴胸闷憋气,休息后症状可自行缓解;近 1 月来,疼痛发作逐渐频繁,较轻的体力活动后即可引起症状发作,休息后可缓解。遂就诊于我院门诊,以冠状动脉粥样硬化性心脏病收入心内科。患者既往患高血压 20 年,自行服药控制,血压控制可;51 年前有产后大出血史,30 年前于天津医科大学总医院诊断为席汉综合征,给与甲状腺素片、甲泼尼松龙行激素替代治疗,后患者自行停药,未再次复查。患者 19 岁月经初潮,经期规律,30 岁绝经。入院查体:HR79 次 / 分,BP 142/79 mmHg,SpO_2 96%;患者眉毛,腋下及会阴部毛发稀疏,余各系统查体未见明显异常,心脏超声示:LA 37 mm,RA 35 mm,LV 49 mm,IVS 10 mm,PASP 30mmHg,LVEF 64%,二尖瓣、主动脉瓣轻度反流,左室壁节段性运动异常,左室舒张功能减低。择期行冠状动脉造影检查示:LMA 90% LAD 90%~99% RCA 100% LCX 70%,建议转往心外科行冠状动脉搭桥手术。

入住心外科后，完善各项术前检查，实验室检查结果提示患者甲状腺功能 FT3 FT4 及 TSH 减低，请内分泌科会诊，给出诊治建议为：患者产后大出血病史，曾与外院诊断席汉综合征并行激素替代治疗；结合患者症状、查体及实验室检查，席汉综合征诊断明确，建议给与氢化可的松、甲状腺素片行激素替代治疗。心外科遵嘱执行。复查甲状腺功能正常后，拟择期行 OPCABG 手术。术前诊断：冠状动脉粥样硬化性心脏病 原发性高血压 席汉综合征。

患者入手术室后，连接监护仪，监测 ECG、SpO$_2$、NIBP，监护仪示 HR 91 次 / 分、SpO$_2$ 95%，Bp159/89mmHg。开通外周静脉，给与晶体液输注同时静脉给与布托啡诺 1 mg，局麻下行左侧桡动脉穿刺置管，监测 ABP。行麻醉诱导，诱导药物咪达唑仑 2 mg，依托咪酯 15 mg，罗库溴铵 50 mg，舒芬太尼 100 μg 静脉推注，诱导过程无明显血流动力学波动，气管插管行机械通气，EtCO 230mmHg；诱导完成后 HR 54 bpm，Bp 97/49 mmHg，SpO$_2$100%。行颈内静脉穿刺，置入三腔中心静脉导管，同时置入 TEE 探头及鼻温探头。术前 TEE 检查示：二尖瓣、主动脉瓣轻度反流，二尖瓣舒张期血流 E/A<1，左室下壁、下间隔壁运动幅度减低。血气分析：pH 7.41，PCO$_2$ 40 mmHg，PO$_2$ 140 mmHg，GLU 6.3 mmol/L，LAC 1.3 mmol/L，K 3.6 mmol/L，ABE -0.1 mmol/L，HCO$_3^-$ 23.9 mmol/L。麻醉维持用药丙泊酚 1 μg/mL TCI 泵注，七氟醚 1-2%，间段给与顺式阿曲库铵。手术开始前间断推注舒芬太尼 150 μg。

心外科行常规正中开胸，打开心包，探查心脏及冠脉血管后获取左侧乳内动脉、左下肢大隐静脉；肝素化测 ACT 值 269，行 V → PDA 远端血管吻合，通过调整体位、快速补充晶体液 300 mL，血压维持在 100/65 mmHg，心率 60 次 / 分。后行 LIMA → LAD 血管吻合时，因 LAD 钙化严重，分流器置入困难，外科医生放弃放置分流器，此阶段出血量达到 1500 mL，给与去甲肾上腺素 0.03~0.05 μg/mL 同时快速给与胶体液 500 mL，血压维持在 80~90/40~50 mmHg，HR 60~70 次 / 分；吻合完成后复测血气：pH 7.32，PCO$_2$ 36mmHg，PO$_2$ 185mmHg，Hb 10.6 g/dL，GLU 7.6 mmol/L，LAC 2.6 mmol/L，K 4.2 mmol/L，ABE -3.6 mmol/L，HCO$_3^-$ 20.6 mmol/L。给与碳酸氢钠 150 mL 纠正酸中毒；再次进行术中 TEE 检查，与术前检查相比，瓣膜反流未见加重，左室壁心肌运动障碍明显改善，TG LV SAX 示左室前外侧与后内侧乳头肌"接吻症"，提示患者容量不足，遂给与患者 FFP 400 mL 与自体血回输。但患者血压有进行性下降趋势，此时停止所有外科操作，调整去甲肾上腺素至 0.1 μg/（kg·min），同时给与氯化钙 0.5 g，血压始终维持在 70~80/35~45mmHg 水平；加用肾上腺素 0.05 μg/（kg·min），血压未见明显回升，心率增快至 95 次 / 分，出现 I、avL 导联 ST 段压低。再次行 TEE 检查，左室容量状态较前改善，心肌运动及瓣膜反流无显著变化。请示上级医师，给与氢化可的松 100 mg，同时给与肝素 200 mg，通知体外循环进行体外循环机预充备用。5 min 后患者血压逐渐回升，维持在 110~120/70~80mmHg 水平，遂逐渐减小肾上腺素和去甲肾上腺素用量直至减停，同时给与补充容量治疗，血压未见明显下降。外科医生在非体外循环下行 V → OM 吻合，未再出现血流动力学的剧烈波动。吻合完成后，鱼精蛋白 300 mg 中和肝素作用；行 TEE 扫查较前相比容量状态改善，瓣膜反流未见加重，室壁运动障碍明显改善。再次复查血气示：pH 7.39，PCO$_2$ 38mmHg，PO$_2$ 175mmHg，Hb 11.1 g/dL，GLU 9.6mmol/L，

LAC 3.1mmol/L，K 4.5mmol/L，ABE -5.1mmol/L，HCO₃⁻ 19.1 mmol/L。再次给与碳酸氢钠200 mL 纠正酸中毒。测 ACT 115，止血满意后关胸安返 ICU。ICU 给与甲泼尼松龙 40 mg，每日 2 次，未再出现顽固性低血压。术后 1 天拔管，3 天返回普通病房。

【问题】

（一）心脏手术术中顽固性低血压的原因

1. 前负荷不足　心脏外科手术患者，术前往往严格限制液体入量，心衰患者还要接受利尿剂治疗，造成患者容量欠缺，加之全身麻醉药的血管扩张作用，造成回心血量不足，导致低血压的发生。针对此类情况，可以采用补液实验予以鉴别；若是有 TEE 或 Swan-Ganz 导管等监测措施，可以采用目标导向的液体治疗（goal directed therapy，GDT）措施来予以纠正。

2. 心肌收缩力减弱　缺血性心脏病患者，围术期血流动力学波动、手术应激等因素均会引起心肌灌注异常，引起围术期心肌缺血。麻醉医生可以通过 ECG 的改变，TEE 监测中局部心肌运动障碍等，及时发现心肌运动的改变，并针对此种缺血改变，采取增加心肌氧供、降低心肌氧耗的治疗措施来应对。若心肌缺血持续存在不能缓解，患者的循环难以维持，需要紧急 CPB 完成心肌再血管化。

3. 后负荷降低　全身麻醉药物会抑制交感神经，引起外周血管的扩张，会导致前负荷和后负荷的降低，引起血压下降，此种血压降低对血管收缩药物和容量治疗反应良好；过敏反应，包括对药物和血制品的过敏反应，会引起血管的极度扩张，导致血压降低，对抗过敏治疗（例如钙剂、肾上腺素）反应良好；血管麻痹综合征，心脏外科手术中，特别是经历 CPB 的患者，由于全身炎症反应、炎性因子的大量释放、补体的激活，可能会导致全身血管的极度扩张，引起血压的严重降低，此种低血压的治疗采用快速补液、缩血管药物、亚甲蓝等有效。

4. 其他　术前药物如血管紧张素转换酶抑制剂停药时间不足，可引起术中顽固性低血压；术中机械因素，如导管打折造成的监测数值不准确，应予以避免；内分泌原因：术前甲状腺功能减退，可导致患者对血管活性药物反应性不佳，从而导致低血压，术前应进行全面评估并进行甲状腺素的替代治疗，必要时推迟手术并请专科会诊；肾上腺功能减退，可导致术中顽固性低血压，对缩血管药物及容量治疗反应不佳，可采用糖皮质激素治疗，可逆转术中顽固性低血压。

此病例中，患者有产后大出血病史，伴有乏力、易疲劳、毛发减少、第二性征消失、全身毛发稀疏、绝经等垂体 - 甲状腺轴、垂体 - 性腺轴、生长激素分泌受损的临床表现，加之外院曾诊断席汉综合征，因此高度怀疑此患者合并有席汉综合征。患者曾行激素替代治疗，后因内分泌腺体受损后临床表现不典型且不影响患者日常生活所以患者自行停药。虽然术前内分泌会诊后给与甲状腺素和糖皮质激素替代治疗，但未再复查。术中因手术应激、全身炎症反应及术中大量出血导致的循环波动，是患者在术中出现肾上腺危象，顽固性低血压对缩血管药物、容量治疗、抗过敏治疗均反应欠佳；给与糖皮质激素后，患者血压逐渐上升并趋于稳定，更从侧面印证了肾上腺危象的临床诊断。

【小结】

OPCABG 手术中，因为容量不足、血管扩张、外科医生对心脏的搬动等，均可引起患者血压的下降,但此类血压下降对容量治疗、血管活性药物反应较好,低血压很快能够逆转;但对于过敏、缺血、内分泌等不常见病因引起的低血压,我们必须提高警惕,并借助高级血流动力学监测手段,例如 TEE、Swan-Ganz 导管,对患者的容量、心功能、SVR 等进行全面的评估,以目标为导向进行精准施治,从而达到避免并发症、实现快速康复的目标。

【专家点评】

OPCABG 术中的循环波动,一直是麻醉医师每天要面对并且需要积极处理的问题,除了常见的容量、血管阻力的因素之外,罕见病因引起的顽固性低血压更应该引起每一个麻醉医师的注意,要把人体看做一个整体来理解疾病的病理生理学机制,不能一叶障目。

随着 ERAS、目标导向液体治疗等概念的提出,心脏麻醉医师的临床实践也被改写;借助于 TEE、Swan-Ganz 导管等监测手段,我们能更准确的评估患者的状态并针对术中的波动采取针对性的治疗,避免了经验医学带来的不良后果。

（王　涛　韩建阁）

病例 32　主动脉夹层孙氏手术患者凝血功能异常的纠治一例

【导读】

心脏外科手术患者,由于手术创伤的打击、全身肝素化的影响、术中大量的液体输注和血液流失,会造成术后阶段的凝血功能异常;对于主动脉夹层手术患者,由于凝血物质的大量消耗、长时间的体外循环(CPB)、术中深低温停循环(DHCA)的影响,凝血功能异常更为显著,给手术团队的管理提出了挑战。因此,了解主动脉夹层患者围术期凝血功能异常的病理生理学机制并针对性的给与治疗,对于围术期患者的管理尤为重要。

【病例简介】

患者男性,38 岁,身高 178 cm,体重 105 kg;主因:突发胸背部疼痛 10 小时,就诊于我院急诊。入院查体:Bp 165/99mmHg,SpO$_2$95%,HR101 次 / 分。急查血常规、心肌酶、BNP、心脏超声。血常规:WBC 16.1 × 10^{12}/L,NEU87.3%,PLT 98 × 10^9/L;TnT 0.02ng/mL;BNP<10pg/mL;床旁超声提示:LA 38 mm,LV 47 mm,IVS 12~14 mm,PASP 30mmHg,LVEF 61%,主动脉窦部 45 mm,升主动脉 60 mm,升主动脉内可见内膜片,主动脉瓣中重度反流,二尖瓣轻度反流。入院诊断:主动脉夹层(stanford A 型),原发性高血压 极高危;主动脉瓣反流;二尖瓣反流。行增强 CT 扫描,示主动脉夹层,累及升主动脉,主动脉弓,头臂干起始部,降主动脉至肾动脉水平。

收入我院 ICU,拟急症行主动脉夹层孙氏手术,完善术前准备与化验检查。术前生化常规：ALT 85μ/L,AST 102U/L,CRE 141 μmol/L;凝血功能:PT 21,TT 59,D-Dimer 3.1 μg/mL;余实验室检查未见明显异常。

入手术室后,开放右上肢外周静脉,行左侧桡动脉与左下肢足背动脉穿刺置管,同时监测上下肢动脉压;麻醉诱导:咪达唑仑 2 mg、依托咪酯 20 mg、罗库溴铵 60 mg、舒芬太尼 150 μg 顺序给与,行气管插管后机械通气,根据 EtCO$_2$ 调整呼吸参数。行右侧颈内静脉穿刺,置入 7 F 三腔中心静脉导管与 Swan-Ganz 导管。置入 TEE 探头,行术前心脏超声检查,超声所见与术前经胸超声无明显差异。由右颈内外鞘管连接血液回收机,行术前自体富血小板血浆(autologous palatelet rich plasma，aPRP)采集,采集期间补充晶体液 1500 mL,同时根据血压调整去甲肾上腺素泵注速度 0.03~0.08 μg/(kg·min),同时给与氨甲环酸 2 g 静脉滴注。分离完成后常规开胸,全身肝素化后股动静脉插管建立体外循环,同时在左颈总动脉和右侧头臂干插入脑顺行性灌注管路。行 Bental 手术,深低温停循环及顺行性脑灌注下行 Sun's 手术。手术结束后,心脏复跳满意,温度恢复正常后,心腔排气满意,术后行 TEE 扫查未见明显异常,遂逐渐减小体外循环流量,顺利停体外循环。拔除股静脉引流管后,鱼精蛋白中和,测 ACT 值 115;同时给与术前 aPRP 回输;给与 FFP400 mL 及纤维蛋白原 2 g。

进入外科止血阶段后,主动脉根部可探及活动性出血,外科缝合止血后,手术创面弥漫性渗血;血液回收机洗血速度达 400~600 mL/30 min。此时取血行血栓弹力图(TEG)检查,待结果回报。同时紧急申请异体血小板 2 治疗量、FFP 800 mL 输注。10 min 后 TEG 结果回报：R 值延长,α 角减小,最大振幅正常范围内。根据血栓弹力图回报结果,补充凝血因子与纤维蛋白原,给与 FFP400 mL 及纤维蛋白原 2 g。经治疗后,创面渗血有所减轻,但血回收量依然偏大,无法达到外科关胸标准。经请示上级医生,遂申请异体血小板 1 治疗量、冷沉淀 20U、纤维蛋白原 2 g 一并给与,给与重组人凝血因子Ⅶ120 KIU,十分钟后手术创面渗血逐渐减轻,经外科再次止血后,关胸返回 ICU。患者术中尿量 2 500 mL,输液量晶体液 2 500 mL,输血量 FFP 800 mL、冷沉淀 20u、异体血小板 3 治疗量,血液回收量 3 000 mL,出血量 3 500 mL。患者回 ICU 后,胸瓶 24 h 引流量 1 800 mL,ICU 内继续给与冷沉淀、血浆补充,患者术后第二天拔管,术后第五天转回普通病房。

【问题】

(一)主动脉夹层患者凝血功能异常的原因

(1)突发胸痛入院的主动脉夹层患者,在增强 CT 检查之前,会被错误的给与抗血小板等抗缺血治疗,增加了患者术中血小板功能异常的风险。

(2)消耗性凝血功能异常：主动脉夹层患者,血液接触血管内皮细胞以外的组织,激活外源性凝血途径,在夹层中形成血栓,导致凝血因子、纤维蛋白原的大量消耗和血小板的激活,从而导致消耗性凝血功能异常。

(3)纤维蛋白溶解系统：由于异常的夹层内血栓形成,会异常激活纤维蛋白溶解系统,会导致大量的纤维蛋白的消耗;同时有研究表明激活的纤溶酶,会导致血小板的异常激活和功能异常。

(4)CPB 及低温对凝血功能的影响：血液与体外循环管路接触,会激活内源性凝血途径,尽管给与充分的肝素抗凝,仍会导致微血管内凝血及微循环血栓,导致凝血因子和纤维蛋白原的大量消耗;同时,主动脉夹层外科手术中采用的 DHCA 技术,会显著抑制凝血因子及血小板的功能,CPB 后患者复温至正常体温后,此种抑制还会持续存在。

(二)围术期凝血功能的监测

1. 术前常规凝血功能检测　对于存在出血风险的高危患者,常规的凝血功能检测耗费时间,并不能准确的预测患者的出血风险;

2. 床旁监测诊断　TEG 监测、Sonoclot 凝血检测系统、血小板功能即时测定仪(Veri-

fyNow）、全血凝聚测定仪（whole blood aggregrometry）可以用于围术期床旁快速评估患者凝血功能状态,具有实施准确、能够反应患者凝血功能全貌的优势;

3. 注意　出现任何出血的临床情况之前,都不应该处理任何异常的实验室检测值;处理患者,并非数值。

（四）凝血功能异常的处理

（1）排除外科原因的出血。

（2）保持体温正常。

（3）如果 ACT 值超出正常范围,继续追加鱼精蛋白,并复测 ACT 值。

（4）aPRP:术前收集患者 PRP,在 CPB 回输给患者,有效的保护患者自身的血小板活性,可以起到显著的止血和减少异体血输注的效果;

（5）根据 TEG 结果,进行成分输血。若 R 值延长,给与 FFP 或凝血酶原复合物,以补充凝血影子;若 α 角减小,则给与冷沉淀或纤维蛋白原;若 MA 减小,给与血小板输注。

（6）给与抗纤溶药物:若出现水滴状 TEG,则继续给与术前同类抗纤溶药物,氨甲环酸累计用量可达 50 mg/kg;需要警惕大量氨甲环酸会导致患者术后神经系统并发症及肾功能不全发生率增加。

（7）使用重组人凝血因子Ⅶ:rⅦa 可奇迹般治愈 CPB 后凝血功能异常,但是它的作用仅局限于拯救局面且缺乏其使用的前瞻性研究;当 FFP 和血小板不能纠正凝血功能异常时,rⅦa 作为第二位的干预措施给与可能意义最为重大。

【小结】

主动脉夹层患者,由于术前凝血因子和纤维蛋白原的大量消耗,已存在消耗性凝血功能异常;加之长时间体外循环和 DHCA 的影响,导致凝血因子异常激活和血小板的功能抑制;因此此类患者的止血给围术期团队提出了挑战。aPRP 技术的应用,保存了患者自体功能正常的血小板,避免了异体血的输注。随着 TEG 等床旁即时检测技术的广泛应用,能够反应患者的凝血功能全貌,为围术期止血提供更精准的指导。

【专家点评】

心脏外科手术中 CPB、肝素等技术和药物的应用,使患者围术期出血的风险增加。围术期患者的血液管理（patient blood management,PBM）一直是心血管麻醉中的重点和难点。

随着主动脉夹层手术的检出率和手术治疗率的上升,此类患者的围术期管理给麻醉医生提出了新的挑战。此类患者往往合并全身多脏器的功能紊乱,且急症手术这一挽救生命的手术恰恰可能置患者与手术和并发症的风险当中,因此怎样权衡风险和收益是每一个围术期团队成员应该思考的问题。其中,围术期的血液管理,又是其中的一大难点。

随着 TEG 等凝血功能监测的广泛应用,依赖于传统凝血功能检测的临床决策逐渐被临床医生所摒弃。相较于传统检测方法,TEG 具有实时、快速、反应患者凝血功能全貌的特点,能够为凝血功能的监测与异常出血的精准处理提供科学的依据。避免了传统的野蛮输血以及由此带来的风险,应在临床实践中大力推广。

（王　涛　韩建阁）

病例 33　SAPB 在机器人辅助冠状动脉搭桥术 ERAS 管理中的应用一例

【导读】

前锯肌平面阻滞（serratus anterior plane block，SAPB）被认为是安全有效的胸壁神经阻滞技术。SAPB 主要用于胸壁手术的麻醉或术后镇痛，包括乳腺手术、开胸手术等。机器人辅助冠状动脉搭桥术仅在左侧第四或第五肋间隙开胸切口，但微创手术并不等同于微疼痛手术，微创心脏手术后疼痛剧烈且持续时间长，围术期大剂量阿片类药物不足以降低全身应激反应和达到足够麻醉深度，且术后呼吸抑制更影响术后早期拔管，增加患者并发症发生率。SAPB 不仅能通过浸润肋间神经外侧皮支阻滞肋间神经，还可浸润胸长神经和胸背神经，充分满足微创心脏手术镇痛范围，对减轻心脏手术患者创伤应激和术后疼痛，降低术后并发症、缩短 ICU 停留时间及加速患者康复具有重要意义，为 ERACS 麻醉管理奠定基础。

【病例简介】

患者女，61 岁，因"胸部、后背疼痛两年，加重 4 天"入院。身高 160 cm，体重 50 kg。患者既往糖尿病病史 25 年，使用"胰岛素"控制，否认其他既往史。入院诊断：不稳定心绞痛，冠状动脉粥样硬化性心脏病，心功能 II 级（NY 分级），2 型糖尿病。专科检查：心前区无隆起，无抬举性心尖搏动，心界正常，心音正常，律齐，心率 66 次 / 分，各瓣膜听诊区未闻及病理性杂音，未闻及心包摩擦音，脉搏搏动正常，无水冲脉、枪击音，无 Duroziez 双重杂音、毛细血管搏动征。双颈静脉反流征（−），双下肢无凹陷性水肿。生命体征：体温：36.2 ℃，脉搏：68 次 / 分，呼吸：19 次 / 分，血压：147/78mmHg。心电图示：室性早搏，ST-T 改变。头CT：脑干腔隙性梗塞；脑白质稀疏，空蝶鞍。胸部 CT：双肺多发局限性肺气肿，双肺下叶胸膜下间质改变，左肺上叶钙化灶，双侧胸膜增厚，主动脉及冠状动脉硬化。冠脉造影检查结果示：左主干末端狭窄 70%，前降支开口狭窄 95%，近段狭窄 70%，中间支开口狭窄 90%。D1 细小，近段狭窄 70%。中间支开口狭窄 90%。右冠脉近段狭窄 90%，中段狭窄 70%，远段狭窄 60%。拟在全身麻醉下行机器人辅助冠状动脉搭桥术。

术前 30 分钟静脉注射咪达唑仑 2 mg，患者进入手术室后，即刻为患者行面罩吸氧，常规心电监护，并建立外周静脉通路。静脉滴注地佐辛 5 mg，在完善镇静镇痛基础上，局麻下行桡动脉置管及右侧颈内静脉置管。充分预供氧后，静脉注射咪达唑仑 2 mg，丙泊酚 60 mg，舒芬太尼 20μg，艾司氯胺酮 30 mg，罗库溴铵 60 mg 进行麻醉诱导，面罩通气 I 级，经口顺利插入 35 F 双腔支气管导管，插管过程顺利，导管固定于距门齿 28 cm 处，听诊双肺呼吸音对称，气道压维持于 16~18cmH$_2$O。气管插管固定后放置食道超声探头。手术开始前安装自体血回输装置。术中麻醉维持采用静吸复合麻醉，1% 七氟烷、2% 丙泊酚 2.5μg/mL、顺苯磺酸阿曲库铵 8 mg/h，间断追加舒芬太尼 0.3ug/kg，维持麻醉深度。血管活性药物初始剂量为多巴胺 3ug/（kg·min）、硝酸甘油 0.3ug/（kg·min），根据患者循环情况调整剂量，维持患者 HR 60~80 次 / 分，MAP>60mmHg，CVP 6~8mmHg，SpO$_2$ 99%。术中采取加温保护措施，静脉通路均采用输液加温，外科切取大隐静脉后下肢覆盖保温毯保温。开胸置入达芬奇机器人机械臂后调整为单肺通气，维持 SpO$_2$>95%，桥血管重建后调整为双肺通气。体外循环停机后根据术中血气分析及凝血监测结果,适量输注悬浮红细胞及新鲜冰冻血浆。

手术经过:右侧卧位,左侧抬高 30 度,常规消毒铺单,自左侧下肢切取大隐静脉,修整后置入肝素盐水中备用,逐层缝合下肢切口。同时游离右侧股动脉股静脉。于左侧腋前线第 2,第 4,第 6 肋间打达芬奇机械臂孔,置入机械臂并利用达芬奇系统游离左侧乳内动脉,同时经左侧第 4 肋间切口长约 12 cm。肝素化后经右侧股动脉、左侧股静脉插管体外循环转机,将大隐静脉 SVG1 端侧吻合至升主动脉,将 SVG1 端端吻合于后降支,将左侧乳内动脉端侧吻合至前降支,止血停体外循环后鱼精蛋白中和,彻底止血后关闭心包,放置左侧胸腔引流管。常规双粗线缝合肋间,依次缝合肌层、皮下。逐层缝合腹股沟切口。术毕监护示:HR:87 次 / 分,IBP 128/75mmHg,RR 14 次 / 分,SpO$_2$ 99%。术中未输注悬浮红细胞,输注新鲜冰冻血浆 1000mL,自体血 1200mL,输液量 1200mL,失血量 800mL,尿量 3200mL。术毕行前锯肌平面阻滞,于超声引导下自腋中线第 4~5 肋间进针,当针尖到达前锯肌深层时,先给予试验剂量 0.25% 罗哌卡因 2ml,待超声可见液性暗区,回抽无血、无气后注入 0.25% 罗哌卡因 20ml,可观察到药液在前锯肌平面呈梭形扩散。患者完成前锯肌平面阻滞后顺利返回监护室。

患者送入监护室时持续静脉泵注多巴胺 5μg/(kg·min),硝酸甘油 0.03μg/(kg·min),血气分析在正常范围内,在 2% 丙泊酚 2μg/mL 持续静脉泵注下予呼吸机辅助通气,监护示: HR:95 次 / 分,IBP:141/62mmHg,RR:14 次 / 分,SpO$_2$:99%。术后继续给予强心利尿扩冠、营养心肌、改善微循环等对症支持治疗,维持循环及内环境稳定。患者术后 12 小时顺利拔除气管导管,拔管后监护示: HR 88 次 / 分,IBP 118/83mmHg,RR 16 次 / 分,SpO$_2$ 99%。随访观察到患者术后 24 h、48 h 的静息及运动视觉模拟评分(visual analogue scale, VAS)评分均小于 3 分,期间未加用阿片类镇痛药物。患者术后第三天从监护室转入普通病房,术后十天恢复良好,顺利出院。

【问题】

1. 机器人辅助冠脉搭桥术后早期拔管的意义　　生理情况下自主通气由胸腔内负压触发,气流随后入肺,机械通气时将出现不同程度的生理学和血流动力学变化。呼气末正压水平越高,对心排血量、平均动脉压、左室容积及左右室充盈压间平衡的影响也越大。机器人辅助冠脉搭桥术会导致作为呼吸泵的胸腔功能受损,术后患者易发生肺不张及由此引发的生理性分流量增加而导致的低氧血症,由此,术后患者撤除机械通气时应当十分谨慎。麻醉药或阿片类药物的残余作用可导致大部分患者拔管后出现动脉血二氧化碳分压轻度升高。弥散障碍、低吸入氧分压及通气血流比例失调均可导致拔管后低氧血症,其中最重要因素为肺不张。长时间的机械通气会损伤呼吸道纤毛及粘膜的运输功能,使肺部的痰液不能充分排出,易引起肺部炎症。在肺炎治疗过程中,长时间的抗生素应用又会引起对抗生素耐药菌株的感染。这些都直接会导致术后多器官功能不全的发生。一直以来,早期拔管被认为对患者有益,因为这样可使其尽早恢复咳嗽反射从而减少肺不张的发生,早拔管还可通过恢复生理性胸腔内负压而改善血流动力学,提升患者舒适度、减少镇痛药物应用。在加速康复外科理念下,微创心脏手术后尽早撤离呼吸机及拔除气管导管,可缩短 ICU 停留时间并及早启动心脏的术后恢复,包括早期下地活动、早期恢复正常饮食、预防长时间插管导致的潜在并发症（如院内获得性肺炎），改善患者的术后看护并缩减成本。

因此，微创心脏手术早期拔管益处包括：①避免了长时间的正压通气对右心功能的损害，拔管后静脉回心血流量增多，提高了左心前负荷，提高了心排量，改善了病人的血流动力学状态 ②早期拔管可以提高呼吸道纤毛及粘膜的输送功能，促使痰液排出体外，降低呼吸系统感染的发生率；③通过肋间神经阻滞（包括 SAPB）镇痛可降低拔管后交感神经的兴奋性，降低术后应激反应，减少呼吸系统的并发症发生率。

2. 前锯肌平面阻滞的临床应用　　机器人辅助冠脉搭桥术手术切口对胸腔结构的破坏可导致肺功能不全，术后镇痛不佳可加重肺功能不全。因此，完善的术后镇痛尤为关键。处理术后疼痛的方法较多，常用的阿片类药物包括芬太尼和吗啡，均通过激动 μ 受体发挥镇痛作用，镇痛同时也会产生呼吸抑制作用。胸段硬膜外镇痛可降低心脏手术期间发生心肌缺血风险，但体外循环期间或之后低凝状态存在引发硬膜外血肿的风险。单次椎旁阻滞或肋间神经阻滞术后镇痛效果较好，较其他方式而言更适用于微创心脏手术患者。前锯肌平面阻滞安全易操作，主要阻断走行于前锯肌平面内的胸长神经、胸内侧神经、胸背神经和肋间神经外侧皮支等，在提供满意镇痛效果同时不影响患者血压等生命体征。

（1）SAPB 应用解剖基础：前锯肌是胸廓侧面浅层肌，起于第 1~9 肋，止于肩胛骨下角。前锯肌与其浅层的背阔肌形成前锯肌平面（serratus anterior plane block，SAP），支配前锯肌的神经来自胸长神经，位于 SAP，由前锯肌筋膜覆盖。第 3-9 肋间神经外侧皮支在肋角处由肋间神经发出，并与肋间神经伴行至腋中线穿过肋间肌和前锯肌，在前锯肌表面发出前后两支，前支支配胸大肌和腹外斜肌表面的皮肤，后支支配肩胛肌和背阔肌表面的皮肤。局部麻醉药注入 SAP 后，镇痛范围可达该侧胸廓 T_2~T_9，为一侧胸壁提供满意镇痛。

（2）SAPB 适应证：SAPB 可有效地应用于成年人各种胸部手术，包括转移灶切除、肺叶切除、全肺切除、胸膜全肺切除、开胸食管癌切除、胸腔镜手术、胸导管置入、乳腺癌根治术、乳房重建术、隆胸手术、开胸的心脏手术等，也可用于肋间神经痛的诊断和治疗。

（3）SAPB 禁忌证：局麻药过敏，穿刺部分感染以及拒绝阻滞的患者禁忌行前锯肌平面阻滞。凝血功能障碍患者相对禁忌，应仔细评估谨慎实施。

（4）SAPB 并发症：SABP 可能的并发症有局麻药过敏、组织及神经毒性、心脏及中枢神经系统毒性反应等；局部神经、血管、脏器损伤及气胸等；穿刺部位血肿、感染等；大剂量局麻药还可同时阻滞胸背神经和胸长神经引起相应并发症。但超声引导前锯肌平面阻滞较安全，目前尚无文献报道有关穿刺部位血肿、气胸、感染、局部麻醉药中毒等并发症的发生。

（5）本病例采用超声引导可视化前锯肌平面阻滞技术：超声设置深度为 3 cm，频率为 10~13 MHz。患者取患侧向上侧卧位，患侧上肢放松。常规消毒皮肤，铺巾，使用高频线阵超声探头，在腋中线定位第 4、5 肋骨，以此辨识浅表的背阔肌和深部的前锯肌。采用平面内进针技术，由前上至后下，在超声图像中观察，针尖到达 SAP 时，先给予试验剂量，待超声可见液性暗区后，回抽无血、无气后注入局部麻醉药，药液在前锯肌平面呈梭形扩散。

【小结】

机器人辅助下的微创心脏手术是一种颠覆性技术创新，通常在机器人辅助完成左侧乳内动脉游离后,经左侧肋间小切口,直视下完成血管吻合。为满足手术需求,通常采用双腔支气管插管及单肺通气进行术中气道管理,体外循环转流可导致肺水增多、肺间质水肿和一定程度的肺不张,这些因素均可增加患者术后呼吸道并发症发生率。术后快速康复对机器人辅助冠脉搭桥术患者尤为重要,特别是早期拔除气管导管。剧烈的切口疼痛是影响患者早期拔管的重要因素。区域阻滞镇痛技术可有效减轻患者疼痛,减少大剂量镇痛药物应用,有利于患者快速康复。

【专家点评】

机器人辅助冠状动脉搭桥术属于微创心脏外科领域。既往心脏手术通常使用高剂量阿片类长效麻醉药物和长效肌松药,以维持血流动力学稳定,但会延长机械辅助通气和ICU停留时间,增加患者并发症发生率及总住院时长。基于加速康复外科理念,有学者提出基于循证医学的加速心脏康复外科(enhanced recovery after cardiac surgery, ERACS),这是一种有效的、多学科协作的围手术期管理方案,以减少手术可能导致的并发症,以达到促进患者术后康复,缩短住院时间,减少住院费用的目的。与传统正中开胸手术相比,机器人辅助心脏手术不影响胸骨的完整性,具有创伤小、美观、术后疼痛轻、对呼吸功能影响少等优势。但微创手术并不微痛,机器人辅助冠脉搭桥术在患者第4~6肋间开胸切口,术后疼痛剧烈且持续时间长,增加低氧血症、肺部感染和急性呼吸窘迫综合征等并发症发生率。围术期机体受到创伤、手术、疼痛等不良刺激时,体内内源性神经递质的释放发生应激反应,过度的应激反应也会引起机体释放大量的炎性因子,影响患者快速康复。因此,围术期充分镇痛对心脏手术患者的康复至关重要。

超声引导前锯肌平面阻滞(serratus anterior plane block, SAPB)是在2013年由Blanco等首先提出,认为是全新的、安全的胸壁神经阻滞技术。前锯肌贴附于胸廓侧壁,以数个肌齿起于8肋或9肋外侧,止于肩胛骨的脊柱缘及下角,上部为胸大肌和胸小肌所遮盖,内侧紧邻肋间肌。胸脊神经根从各椎间孔穿出后,分为腹侧支和背侧支,腹侧支继续向外侧走行为肋间神经。在腋中线,肋间神经分出外侧皮支,穿出肋间肌及前锯肌前,支配侧面躯干的皮肤和肌肉;同时,胸长神经沿前锯肌表面伴随胸外侧动脉下行,并支配前锯肌;胸背神经亦走行于腋中线前锯肌平面上。Mayes等用尸体标本行前锯肌间隙美兰溶液扩散试验显示,扩散范围包括前锯肌间隙内的第2~6肋间神经外侧皮支、胸长神经和胸背神经。因此从解剖上看,SAPB不仅能通过浸润肋间神经外侧皮支阻滞肋间神经,还可浸润胸长神经和胸背神经,阻滞范围包括前胸壁、侧胸壁及后胸壁,充分满足微创心脏手术镇痛范围。前锯肌属于人体的表浅肌肉,超声容易定位,且相邻的肌肉、胸膜以及肋骨显像均十分清楚。超声引导SAPB不会引起低血压、广泛的交感神经阻滞以及气道高反应等并发症,且具有可视化、简单易操作、安全有效等优点。本病例采用超声引导下前锯肌平面阻滞进行机器人辅助冠脉搭桥术的术后镇痛,取得了良好的镇痛效果,使得患者能够早拔管、快速恢复,缩短了ICU停留时间,顺利康复出院,为ERACS麻醉管理提供可参考的病历资料。

(吴玉立　翁亦齐)

病例 34　主动脉夹层手术中单侧脑氧饱和度降低

【导读】

主动脉夹层手术的脑部并发症要明显高于其他心脏手术,脑功能障碍是围术期死亡的主要危险因素之一。由于主动脉夹层手术手术部位特殊,需在停循环过程中行主动脉弓置换及弓上血管的重建,术中可因脑部血流灌注减少,造成脑组织缺血缺氧、再灌注损伤,由此增加脑功能障碍的发生率。因此,如何预防、及时发现和减轻术中的脑缺血损伤一直是临床上倍加关注的问题。

【病例简介】

患者,男性,44 岁。主因"突发胸背痛 27 小时"入院,患者无明显诱因发作胸痛,伴后背痛,呈撕裂样疼痛,伴大汗,休息 1 小时后症状不缓解,遂急诊入院。心肺五项: D- 二聚体(D-dimer)2070 ng/mL;肌红蛋白(Myo)46.5 ng/mL,肌酸激酶同工酶(CK-MB)<1.0 ng/mL,肌钙蛋白(TnI)<0.05 ng/mL, B 型尿钠肽(BNP)71.2pg/mL。血尿便凝血等化验无明显异常。心电图示:窦性心律, ST-T 段抬高。心脏超声示: IVS-Td 10 mm, LV-Dd 52 mm, LA-Ds(A-P)39 mm, RA-Ds(L-R)38 mm, RV-Dd(L-R)37 mm, EF 62%,升主动脉、胸降主动脉及腹主动脉腔内均见内膜分离回声,考虑主动脉夹层。CT 示:主动脉自根部始至腹主动脉远端可见"真假"两腔,内膜片呈螺旋走行,破口位于主动脉弓降部(直径 7 mm);右无名动脉近段受累,右肾动脉自假腔发出;双侧髂总动脉开口受累。诊断为 Stanford A 型主动脉夹层,高血压 3 级(极高危),双侧少量胸腔积液。急诊拟行全麻体外循环下主动脉弓全弓置换 + 象鼻手术。

1. 麻醉风险评估　ASA 分级 IV 级,心功能分级 II 级。气道评估:颈椎活动度正常;甲颏间距 >6 cm,张口度约 3 指;Mallampatis 评分 I 级,无困难气道。

2. 麻醉前准备及管理目标　充分控制高血压,充分镇静镇痛。术前口服地西泮 10 mg,连续输注右美托咪定 0.5 µg/(kg·h)。术中食道超声(TEE)实时监测左心功能和心室壁运动情况,指导液体治疗、评价瓣膜功能,夹层累及范围。

3. 麻醉诱导过程　入室后吸纯氧,开放双上肢大口径静脉血管通道(BD Insyte 16G,流量: 205 mL/min),常规监测无创血压(NIBP),心电图(ECG),脉搏氧饱和度(SpO_2),BIS 监测(基础值: 85), NIRS 监测(基础值:左侧 rSO_2:62%,右侧 rSO_2:53%)。基础生命体征: NIBP 122/63 mmHg(1 mmHg=0.133 kPa), HR 68 次 / 分,左侧指氧饱和度 SpO_2:98%。局麻下分别行有创动脉穿刺置管术,左侧桡动脉压: 128/66 mmHg,左侧足背动脉压: 132/70 mmHg。依次静脉缓慢注射咪达唑仑 4 mg,依托咪酯 20 mg,枸橼酸舒芬太尼注射液 120 µg,罗库溴铵注射液 100 mg。纯氧面罩控制通气 5 分钟后血压、心率、氧合状况良好,顺利完成气管插管。呼吸机参数:FiO_2: 50%,潮气量 500 mL/ 次,RR 12 次 / 分,吸呼比 1:2,PEEP 5 mmHg,监测 $PetCO_2$。诱导过程循环平稳,生命体征:左侧桡动脉压: 112/58 mmHg,左侧足背动脉压: 118/61 mmHg, HR 60 次 / 分, SpO_2 99%, BIS 值 30~40, NIRS 值:左侧 rSO_2:59%,右侧 rSO_2:55%。超声引导下行右侧颈内静脉穿刺术,监测 CVP;监测体温(鼻咽温 37.8 ℃，肛温 38 ℃），监测尿量，监测 TEE。

4. 麻醉维持　吸入七氟烷浓度：1%，静脉连续输注丙泊酚 2 mg/（kg·h），瑞芬太尼 0.2~0.6 μg/（kg·h），右美托咪定 1 μg/（kg·h），顺苯磺酸阿曲库铵 0.12 mg/（kg·h），分别于劈开胸骨前、体外循环开始前、心脏复跳前、关胸骨前追加舒芬太尼注射液 0.5 μg/kg，咪达唑仑 0.02 mg/kg。术中常规调整麻醉深度及循环情况，依据病人实际情况调整病人容量情况及凝血状态。

5. 手术过程及体外循环　正中开胸，采取右腋动脉、右股动脉插管、右心房插静脉管，建立体外循环。在深低温（鼻温 16 ℃，肛温 20 ℃）下分别阻断主动脉三分支血管，头部放置冰帽，下半身停循环，经右腋动脉 + 左颈总动脉插管行双侧顺行选择脑灌注（流量 5 mL/（kg·min），左颈总动脉灌注压力 55~60 mmHg），维持双侧 rSO_2：在基础值 ± 10% 范围内，维持内环境稳定。于降主动脉远端真腔内置入覆膜支架人工血管，四分支人工血管行全弓替换，弓上左锁骨下动脉，左颈总动脉及无名动脉血管重建，吻合完成后阻断近端人工血管，恢复右股动脉插管灌注，开放三分支血管，恢复头部及降主动脉供血，人工血管与升主动脉吻合后，主动脉根部与左室心尖完全排气后开放主动脉阻断钳，心脏自动复跳。体外循环停机时生命体征：左侧桡动脉压 92/56mmHg，左侧足背动脉压 96/58mmHg，窦性节律，HR 80 次 / 分，SpO_2：98%，NIRS：左侧 rSO_2：62%，右侧 rSO_2：58%，BIS 值 30~40。TEE 示：各心腔内未见气体回声，人工管道内血流通畅，主动脉瓣、二尖瓣回声及活动良好，左右冠状动脉开口处血流信号充盈，室壁运动未见明显异常。

6. 术中特殊情况及处理　鱼精蛋白中和结束之后，患者循环平稳，内环境稳定，外科医生准备拔除右腋动脉插管时，患者左侧 rSO_2 突然自 62% 下降，最低至 38%，右侧 rSO_2 仍在 58% 左右，此时左侧足背动脉血压 90/46mmHg，左侧桡动脉血压无搏动波形。确认患者体位无异常，通知外科医生暂停当前操作，确认弓上血管位置无扭曲，最终考虑左锁骨下动脉吻合口狭窄。麻醉医生首先确认监测仪器无故障和患者体位无改变，并逐一排除影响脑氧供和氧耗因素无异常，通气调节 FiO_2 至 100%，维持 $PetCO_2$ 在 35~45mmHg 之间；循环维持 MAP 在 55~65mmHg 之间，Hb>90 g/L 以上。结合上下肢压力变化，考虑左锁骨下动脉血流可能受阻，引起左椎动脉和左侧桡动脉供血障碍，进而导致左侧 rSO_2 下降、左桡动脉搏动波形消失呈无脉表现。遂立即告知外科医生暂停操作并建议其确认弓上血管吻合是否异常。最终外科医生认为左锁骨下动脉供血障碍，拟行主动脉 - 左腋动脉旁路移植术。给予全量肝素化，体外循环转机，头部放置冰帽，维持肛拟温 36 ℃左右，取人工血管吻合于左腋动脉，并于左侧胸腔 2 肋间建立隧道与第四分支血管吻合。手术过程顺利，患者生命体征稳定，可见左桡动脉波形恢复，左侧桡动脉：95/43mmHg，左侧足背动脉：99/46 mmHg，左侧 rSO_2 逐渐恢复至 52%，右侧 rSO_2：56%。逐渐停循环拔出腔静脉插管，鱼精蛋白中和，常规止血关胸，麻醉状态下送回 ICU。体外循环转机时间 393 min，阻断时间 226 min，下半身总停循环时间 53 min。出手术室时生命体征参数如下：ABP：左侧桡动脉：117/70 mmHg，左侧足背动脉 121/72 mmHg，HR 80 次 / 分，CVP 13 mmHg，SpO_2：98%，BIS 30~40，NIRS 监测：左侧 rSO_2：55%，右侧 rSO_2：57%。

7.转归与预后 术后 12 h 意识清醒,简单配合指令动作,四肢活动正常。术后 20 h 拔管,拔管后出现短暂躁动,对症治疗后逐渐恢复。患者术后恢复顺利,术后 4 天出 ICU,术后 10 天痊愈出院,无神经系统并发症。术后 6 月复查恢复好,无不适主诉。

【问题】

(一)脑氧饱和度监测在动脉夹层手术中的临床意义

主动脉夹层手术操作复杂,手术时间长,需要使用体外循环保护重要器官。由于体外循环期间心脏停博,一方面生理性搏动血流消失,血流动力学发生改变影响脑血流自动调节功能,引起大脑血流灌注状态改变;另一方面血液与体外循环管道接触引发全身炎症反应综合征等使血管舒张、毛细血管渗透性增加,可造成脑组织缺血;此外,体外循环期间血液稀释,血红蛋白浓度降低,携氧能力下降,可造成脑组织缺氧,最终导致脑组织缺血缺氧性损伤。近期研究显示 A 型主动脉夹层手术术后脑卒中 / 全脑缺血发生率为 22.4%,其中住院死亡率为 14.5%。Yu 等回顾性观察了 98 例紧急行全动脉弓置换术的 A 型主动脉夹层患者,术后神经系统并发症的发生率高达 42.86%(42/98),其中出现一过性神经功能障碍患者 29 例(29.6%),永久性神经功能障碍患者 13 例(13.3%)。

在主动脉夹层手术中,脑氧饱和度监测不仅可以通过监测局部脑组织的氧供需平衡,间接反映脑血流量,同时也可在深低温停循环的选择性脑灌注期间,观察脑血流灌注情况。研究表示,围术期脑组织灌注不足所致的局部脑氧饱和度下降与患者术后发生脑功能障碍密切相关。一项纳入 11 项随机临床对照研究的荟萃分析结果表示,953 例心脏手术患者术前 rSO_2 基础值各不相同, rSO_2 平均值为 66.4%(95% CI: 65~67.7),术中波动范围为 51%~81%。多项研究也表示低 rSO_2 定义为低于基础值的 80% 或绝对值 <50%,且术中低 rSO_2 是心脏手术后患者认知功能减退和住院时间延长的预测因子。近期,Yu 等通过多元 logistic 回归分析提出围术期中 rSO_2 低于基线值约 80% 是全主动脉弓置换术后永久性神经功能障碍的独立危险因素,且术中 rSO_2 绝对值 <50% 的累计时间是心脏手术后预测不良转归的独立危险因子。因此,当患者围术期 rSO_2 低于基础值的 80% 或绝对值 <50% 时,麻醉医生应通过各项优化措施进行评估及干预。

(二)脑氧饱和度降低的影响因素

脑氧饱和度数值的大小取决于脑组织氧供和氧耗之间的平衡,受多种因素的影响。已知影响氧供指标的生理性因素(如平均动脉压、脑灌注压、动脉血氧分压、动脉二氧化碳分压、动脉血红蛋白浓度等)和非生理性因素(如头部位置不当、深低温停循环、术中夹闭主动脉 / 颈动脉等),及影响氧耗指标的因素(如颅内压增高、体温、麻醉深度等)。现有研究表明,当患者手术过程中出现 rSO_2 下降时,尤其是需要体外循环和深低温停循环的主动脉手术,麻醉医生应首先判断是单侧还是双侧低 rSO_2 值。若患者发生单侧低 rSO_2 值时,首先应考虑非生理性因素,即是否因机械性因素导致局部脑灌注血流减少 / 中断,使得 rSO_2 数值降低。非生理性因素主要分为三个部分。第一,患者体位 / 位置因素,如头部及气管导管的位置是否扭曲,存在通气不足或单肺通气,或有无过度头高位等情况;第二,体外循环因素,如体外循环期间动静脉插管的管路是否通畅,动脉插管管路有无阻力过高或静脉插管管路引流不畅,深低温停循环期间脑灌注是否通畅,其流量及压力是否合适,栓子脱落,空气栓塞等情况;第三,手术因素,因主动脉手术操作复杂,有无因各项操作导致弓上血管扭曲,吻合口狭窄等情况。其次,根据影响脑组织氧供的因素逐一排查患者的生理性因素,生理性因素往往提示全脑灌注不足,其主要影响指标有平均动脉压、脑灌注压、动脉血氧分压、动脉二氧化碳分压、动脉血红蛋白浓度等;若经上述处理无效,则需注意患者全身混合静脉血氧饱和度及心脏功能的情况。最后,考虑排查影响脑氧耗的因素,如温度、颅内压增高,麻醉深度等情况。

(三)术中单侧脑氧饱和度降低的可能原因

锁骨下动脉狭窄/闭塞是一种常见的阻塞性颅外脑血管疾病,易引起患侧上肢及脑部缺血症状。本例患者于鱼精蛋白中和之后,循环稳定的情况下,出现单侧脑氧饱和度明显降低,提示局部脑血流减少,影响脑血流灌注。首先排除患者体位因素和气管插管位置无异常情况;其次排除体外循环因素中腋动脉和股动脉插管无阻力;最后对比左桡动脉和左足背动脉血压时,发现左足背动脉搏动波形正常,而左桡动脉搏动波形消失,提示左桡动脉血流中断。故综合因素判断,考虑左锁骨下动脉狭窄导致血流受阻,一方面导致左椎动脉供血障碍,左侧脑氧饱和度降低;另一方面导致左桡动脉供血障碍,左侧桡动脉搏动血流消失,呈无脉表现。左锁骨下动脉狭窄原因可能为鱼精蛋白中和之后吻合口部位血栓形成,导致血管管腔狭窄;或为左锁骨下动脉吻合口狭窄;或为左锁骨下动脉位置特殊,远端血管扭曲;或综合因素影响。外科医生及时行主动脉-左腋动脉搭桥术,左侧椎动脉和左侧桡动脉血流恢复,左侧脑氧饱和度逐渐恢复至基础值;左侧桡动脉波形恢复至正常,与左足背动脉对比无压差。本例患者因及时发现单侧脑氧饱和度下降,积极对症处理后,纠正了左锁骨下动脉供血不足的情况,患者术后恢复良好,无神经系统相关并发症。

【小结】

综上所述,主动脉全弓置换+象鼻手术手术时间长、手术复杂,术后脑功能障碍发生的几率大,此类患者的麻醉术前需着重关注患者是否合并中枢神经系统并发症,充分评估脑功能状态。术中充分做好脑保护措施:合理选用麻醉药物,维持血流动力学稳定、内环境稳定,合理的呼吸管理,深低温停循环,选择性脑灌注,围术期神经系统功能监测(如 BIS 监测,NIRS 监测)。本次病例以脑氧饱和度为导向,发现单侧脑氧饱和度降低后,积极寻因干预,结合左桡动脉无脉症状,判断左锁骨下动脉供血不足,外科积极处理后,及时恢复左侧椎动脉和左桡动脉的血运,避免了不良神经预后。

【专家点评】

本病例作者通过临床上出现的突发情况阐述了临床处理过程,又通过处理过程描述了疾病所形成的原理。在阐述过程中即阐述了监测的重要性又表达了监测的局限性。作为麻醉医生,针对不同手术特点,必须明确在手术过程中,由于手术打击可能对患者产生哪些不良后果,以便于出现后果时能够及时处置。因为监测的局限性让麻醉医生明确,无论哪种监测都是一种提示,是需要麻醉医生明确其内涵的。所以,在临床上,我们不要迷信于哪种监测,而是在多种监测中从多种信息中综合整理出对病人有意义的处理措施。

(胡奕瑾　王洪武)

病例 35　BENTALL+CABG 患者术后开胸探查急性肺动脉高压的麻醉处理一例

【导读】

肺动脉高压合并有其他疾病(包括大手术)和(或)存在右心衰竭的患者死亡率高达 41%,正确及时识别和处置对于麻醉医生是一个挑战。肺动脉高压(pulmonary hypertension,pH)是指由多种病因和不同发病机制所致肺血管结构或功能改变,引起肺血管阻力和肺动脉压力升高的临床和病理生理综合征,继而发展成右心衰竭甚至死亡。本例患者心脏术后心包填塞合并急性肺动脉高压,临床诊断鉴别诊断有难度,诊断明确后积极正确处理,使患者转危为安,顺利康复出院。

【病例简介】

患者男 72 岁,68 千克,胸闷半年余,活动后胸闷加剧伴胸痛,急诊入院,超声检查提示主动脉瓣大量反流,主动脉窦部至升主动脉明显增宽。冠状动脉造影显示主动脉粥样硬化,左冠状动脉回旋支开口狭窄 70%,右冠状动脉后降支狭窄 85%,术前诊断:不稳定型心绞痛,升主动脉瘤,主动脉瓣关闭不全。完善术前检查,行全麻体外循环下行 Bentall+ 冠状动脉搭桥术。手术时间 7 小时 20 分,转机 202 min,阻断 110 min,深低温 40 min。出手术室生命体征:BP:125/65 mmHg;HR:80 次 / 分;SpO$_2$:98%;CVP:8 mmHg,T:36.5 ℃;多巴酚丁胺 3 μg/(kg·min)。

术日晚患者的情况不断恶化,BP:71/51 mmHg,HR:120 次 / 分,CVP:14 mmHg。床旁超声提示:左室后壁中上段运动减低,室间隔中下段运动减低,余室壁运动尚可。二维双平面法测量左室射血分数 51%,属于正常值下限。心包腔内可见少量液性暗区,右室外及右房顶外均可见局限性液性暗区,最厚约 10 mm。在 ICU 输入新鲜冰冻血浆 600 mL,静脉泵入多种血管活性药:肾上腺素 0.1 μg/(kg·min),去甲肾上腺素 0.08 μg/(kg·min),多巴胺、多巴酚丁胺各 2 μg/(kg·min)。血压继续下降最低 62/41 mmHg,CVP:17mmHg。床旁超声提示大量心包积液,并伴有右房右室的增大。 血气结果显示患者处于贫血及代谢性酸中毒的危急状态。初步诊断心脏术后心包填塞,遂进入手术室进行开胸探查。

开胸后,外科医生清除心脏表面血凝块,循环状态没有明显的改善,依然 BP 低,CVP 高,术野显示右房右室肿胀,肺动脉增粗,左心室空虚。直接心内测压:肺动脉收缩压 52 mmHg,此时桡动脉压力 72/40 mmHg。同时行 TEE 检查:右房右室增大、房间隔左移、三尖瓣反流、左房左室较术前略减小收缩功能尚可,初步诊断急性肺动脉高压。

针对急性肺动脉高压,用药策略调整:停用肾上腺素和减少去甲肾上腺素用量至 0.5 μg/(kg·min),加大多巴酚丁胺的剂量,由原来的 2 μg/(kg·min)增加到 6 μg/(kg·min),加用米力农 0.5 μg/(kg·min),左西孟旦 0.1 μg/(kg·min)同时 NO 20 ppm 吸入治疗;呼吸策略调整:采用吸入纯氧增加氧供、改善病人体内缺氧状态,增加呼吸频率、加大潮气量维持相对较低的二氧化碳分压;积极调整调整内环境、稳定和凝血功能。二十分钟后肺动脉收缩压逐渐降到 35 mmHg 左右。BP:105/60 mmHg;HR:85 次 / 分;SpO$_2$:98%;CVP:8 mmHg。再次 TEE 检查显示三尖瓣反流减少,右房减小,房间隔位置正常,室壁运动明显改善。外科积极止血关胸,麻醉调整酸碱内环境及凝血功能,转出手术室前血气结果:pH 值(PH)7.40,二氧化碳分压(PCO$_2$) 38 mmHg, 氧分压(PO$_2$) 170 mmHg,钾离子(K$^+$) 4.9 mmol/L,钠离子(Na$^+$) 141 mmol/L,葡萄糖(GLU) 9.4mmol/L,乳酸(LAC) 2.1 mmol/ L,二氧化碳总量(EtCO$_2$) 25 mmol/L, 血红蛋白浓度(tHbe) 11.4 g/DL,全血剩余碱(BE-B) -0.2 mmol/L,患者循环呼吸及内环境状态理想,送回 ICU。返回 ICU 生命体征,BP:112/63 mmHg;HR:85 次 /分;SpO$_2$:98%;CVP:8 mmHg;血管活性药物使用:米力农 0.5 μg/(kg·min),左西孟旦 0.1 μg/(kg·min),多巴酚丁胺 6 μg/(kg·min),一氧化氮(nitric oxide,NO)20 ppm 吸入。患者于术后五天转出 ICU,十天后顺利出院。

【问题】

（一）术后出现肺动脉高压的原因

1. 肺动脉高压的血流动力学定义　肺动脉高压的血流动力学定义:是指海平面、静息状态下,经右心导管检查(right heart catheterization,RHC)测定的肺动脉平均压(mean pulmonary artery pressure,mPAP)> 25 mmHg。正常成年人静息状态下 mPAP 为(14.0±3.3) mmHg,其上限不超过 20mmHg,PAP 在 21~24 mmHg 曾被定义为临界性肺动脉高压。目前我国也尚缺乏针对 mPAP 在 21~24 mmHg 患者的相关研究,PAP 在 21~24 mmHg 的人群,特别是存在结缔组织病(connective tissue disease,CTD)、血栓栓塞性疾病,特发性肺动脉高压(idiopathic pulmonary arterial hypertension,IPAH)家族史等情况的人群,这类患者行大手术后因应激反应有可能出现肺动脉高压。因此完善的术前评估,重视其术前问诊筛查,对预防治疗这类患者术后可能出现的肺动脉高压具有积极意义。

2. 肺动脉高压的临床分类　临床上将 PH 分为 5 大类:①动脉性 PH(pulmonary arterial hypertension,PAH);②左心疾病所致 PH;③肺部疾病和(或)低氧所致 PH;④慢性血栓栓塞性 PH(chronic thromboembolic pulmonary hypertension,CTEPH)和(或)其他肺动脉阻塞性病变所致 PH;⑤未明和(或)多因素所致 PH。

3. 该名患者属于哪一类的肺动脉高压呢?　超声在术前和术中均未发现明显左心的功能障碍,第一次手术完毕多巴酚丁胺 3 μg/(kg·min)支持循环,血流动力学指标满意,因此可基本排除左心功能障碍引起的肺动脉高压;患者没有肺部疾病相关病史,住院期间,氧饱和度处于正常范围,动脉血气正常,可以排除由肺疾病或缺氧引起的肺动脉高压;患者在围麻醉期,二氧化碳分压一直处于正常水平,动脉血气满意,排除由肺栓塞引起的肺动脉高压;最后一点,就是由其他原因引起的肺动脉高压,该类大多由血液病,全身性疾病或代谢异常等因素引起,由于患者无相关病史,也可排除。

药物可以引起动脉性肺动脉高压,患者在 ICU 内持续泵注血管活性药物,肾上腺素,去甲肾上腺素及多巴胺等激动 a$_1$ 受体,可强烈收缩肺动脉;患者术日行全麻体外循环下行 Bentall+ 冠状动脉搭桥术,手术时间 7 小时 20 分,长时间体外循环手术,内皮细胞一旦受损,就会释放多种收缩血管的物质,主要有内皮素和血栓烷 A2 等,这些可刺激肺动脉血管的收缩;因出现心包填塞血压下降及贫血导致机体缺血缺氧,这些诱因增加了肺动脉高压形成风险,因此该患者高度怀疑为动脉性肺动脉高压。

临床明确病因,诊断明确后方可有的放矢准确施治。

(二)术后肺动脉高压的诊断

1. 疑诊　推荐超声心动图作为疑诊 PH 患者首选的无创性检查

经胸超声心动图检查能够反映 PAH 病情严重程度和预后的指标主要包括:右房面积、TAPSE、右室面积变化分数、Tei 指数、心包积液等,采用斑点追踪超声心动图技术可以提高右心功能检测的准确性,研究表明二维斑点追踪超声心动图技术测的右室应变和应变率与 PAH 患者的运动耐量和危险分层,右心室收缩运动不同步性是 IPAH 患者生存率的一个独立的预测因子,三维超声心动图测量的右室游离壁应变、右室容量和右室射血分数可用于预测 PAH 患者的危险分层超声心动图评估右心功能的准确性不够,动态观察相关指标的变化临床意义更大。

心脏核磁 CMR 评价 PAH 严重程度及预后的指标包括:右室射血分数、右室搏出量、右室舒张末期容积、左室舒张末期容积、心室质量指数、主肺动脉面积变化、室间隔偏移程度、平均肺动脉血流速度及延迟强化。CMR 对右心室的形态和功能的评估比超声心动图准确,还可以评估心输出量和每搏量,能够反映 PAH 严重程度及预后的 CMR 指标包括右心室容量增加、左心室容量降低、右心室射血分数以及每搏量降低。

2. 确诊　对于存在 PAH 相关疾病和 / 或危险因素的患者,如果超声心动图高度怀疑 PH,需要做 RHC 进行诊断与鉴别诊断。对于本例心脏术后心包填塞合并肺动脉高压患者,开胸探查,经食道超声及台上直接测压明确诊断。

(三)术后肺动脉高压右心衰竭的支持治疗

1. 积极治疗诱发原因,优化容量管理　重症 PAH 右心衰竭的患者常因相关诱因而诱发,包括感染、贫血、甲状腺功能障碍、肺栓塞、心律失常或不遵医嘱服药。室上性快速心律失常,尤其心房扑动和心房颤动,是重症 PAH 患者右心衰竭的常见诱因,需尝试快速恢复窦性心律。对于重症患者,容量管理极为关键。大多数患者右心室充盈压明显升高,心输出量下降,补液可进一步增加右心室充盈压力和心室容积,从而加剧室间隔向左侧移位并增加三尖瓣反流,导致左心室充盈下降和功能进一步恶化,对于这些患者应静脉注射袢利尿剂甚至血液滤过以寻求容量负平衡。针对这例患者,因外科出血心包填塞有效血容量不足,在 TEE 及血流动力学参数指导下优化肺动脉高压急性右心衰竭患者的容量管理是治疗的关键环节。

2. 合理应用血管活性药物　低心输出量患者可能需要使用正性肌力药,我们可以选用增加心射血量降低肺循环和体循环阻力的药物,多巴酚丁胺,米力农,安立农,左西孟旦能明显增加心脏射血量减低体循环和肺循环阻力。多巴胺,去甲肾上腺素,肾上腺素能增加肺循环阻力,应减量或慎用。多巴酚丁胺是最常用的正性肌力药物。血压低的患者可能需要升压治疗维持各脏器灌注,去甲肾上腺素是首选的升压药物,可避免心率增快以及左心室充盈减少致心输出量进一步下降和左室舒张末压力升高,同时需要警惕去甲肾上腺素对肺血管阻力可能没有影响或增加。PAH 动物模型显示,米力农和左西孟旦可改善右心室功能,降低 PVR,个案报道可用于 PAH 合并右心衰竭患者。一氧化氮是一种气态内皮依赖性血管舒张因子,吸入一氧化氮可松弛处于收缩状态的肺血管平滑肌,表现出选择性肺血管扩张作用。与静脉药物相比,吸入一氧化氮无全身低血压和显著改善肺内通气血流比,成为术中急性肺动脉高压治疗首选。但需要注意一旦出现全身性低血压表现应减量或停用。

3. 右心室机械支持治疗　　研究显示 V-AECMO 和插入肺动脉和肺静脉或左房之间的无泵型 ECMO,可用于重症 PAH 过渡到肺移植或恢复。孤立性右室辅助装置(isolated right ventricular assist device, RVAD)在 PAH 的应用仅有个别报道尚无长期成功使用的报道。为避免右心衰竭患者全身麻醉和气管插管相关的风险和并发症,并且防止机械通气产生的负面影响,如呼吸机相关性肺炎,ECMO 优先用于清醒、能自主呼吸的患者。有证据显示清醒状态下的 ECMO 策略是可行的,能维持长达数周的桥接时间,比包括插管和机械通气在内的桥接策略结局更好。应避免在尚未接受肺移植评估的患者中。

【小结】

本例患者术后心包填塞合并肺动脉高压的出现,对于每一个麻醉医生都是考验。右心相对于左心而言,右室壁很薄,右心的心肌细胞含量只有左心的 1/6,因此肺循环的压力也只有体循环的 1/6。相对于左心而言,右心抵抗压力负荷的能力极弱。从机制上来看,肺动脉高压引起右心后负荷急剧升高时,右室的压力也急剧升高。传导到右房会引起中心静脉压的一个明显升高。同时右心压力的增加使得右心膨胀,室间隔运动减低,引起右心射血量减少,左心充盈量射血量急剧下降,终导致体循环的低血压。中心静脉压升高血压下降的双重打击会使病情快速恶化。

优化右心前负荷的基础上,我们可以选用增加左心射血量,降低肺循环和体循环阻力的药物,吸入一氧化氮可松弛处于收缩状态的肺动脉,多巴酚丁安,米力农,安立农,左西孟旦,能明显增加心脏射血量减低体循环和肺循环阻力。肺动脉高压的机械通气策略选择首先应避免缺氧,高 PEEP,酸中毒等增加肺循环阻力的因素,推荐短时间吸入纯氧,适当过度通气。从通气角度改善肺血管的收缩。

TEE 在术中肺动脉高压的监测作用也得到很多的肯定。直接贴近于心脏后方能清晰地显示心脏大血管结构和血流动力学改变,在肺动脉高压的诊断和连续监测中具有重要价值。

【专家点评】

本文作者通过对急性肺动脉高压患者抢救过程中的描述,展示了对一种临床病症的认知、处理过程。又通过详细的对肺动脉高压形成的原因的分类,让读者能够明晰肺动脉高压的形成及必要的处理过程。同时亦明确怎样预防肺动脉高压危象的形成。在心血管麻醉中,因为药物引起的肺动脉高压危象并不罕见。这样也为麻醉医生提供了一种参考,对于循环不好的病人,一味的使用血管收缩药物对于病人的循环真正能达到理想的循环管理状态吗?合理使用缩血管药物之前一定要保证循环容量充足,才是麻醉医生在管理病人时必须取得的共识。

（程文莉　王洪武）

病例 36　长时间体外循环手术病人的凝血功能调整经验一例

【导读】

　　复杂多变的心脏外科手术患者在实施外科手术时多需在体外循环（cardiopulmonary bypass，CPB）下进行。而在体外循环这一非生理性过程中，由于血管破坏、外科操作、缺血再灌注损伤、凝血因子稀释、肝素的使用以及体外循环运转时间长等对机体凝血机制产生巨大影响，易发生严重的手术创面渗血导致止血困难。麻醉医生在临床工作中应需综合判断分析，优化血液保护，依据血栓弹力图（thromboelastography，TEG）及其他实验室检测结果实时来了解患者的凝血功能，个性化、合理化地使用血液制品及止血药物，有效的预防和调控心脏手术后凝血功能紊乱，对于减少术中出血、减少并发症、改善患者预后具有明确的意义。

【病例简介】

　　患者男性，59 岁，66 kg，主因"胸痛胸闷 2 月，体检发现心脏瓣膜病、先心病 1 月余"入院。既往有左胸壁和左腿脂肪瘤切除术。入院查体：血压 126/76 mmHg，心率 68 次/分，律齐，主动脉瓣第二听诊区可闻及低调 3/6 级舒张期杂音，未闻及心包摩擦音。双肺及腹部查体无明显异常。心脏超声提示主动脉瓣大量反流，主动脉瓣瓣环前后径 27 mm，主动脉根部增宽，窦部内径约 55 mm，先天性膜周部室间隔缺损 8 mm，主动脉瓣下见宽度约 12 mm 隔膜样回声，左室增大（67 mm），二尖瓣关闭不全，三尖瓣关闭不全，永存左上腔静脉，左室射血分数减低（46%）；CT 提示主动脉瓣大量反流，升主动脉直径约 41 mm，主动脉弓降部局部折曲管腔扩张，直径约 38 mm。主动脉瓣下隔膜，左室射血分数中度减低，室间隔膜部瘤，二尖瓣少量反流，升主动脉及主动脉窦扩张，永存左上腔静脉；冠脉造影示冠状动脉粥样硬化，无明显狭窄；心电图示窦性心律，左室增大。化验：血红蛋白 142 g/L，血细胞比容 0.42，血小板 194×10⁹/L，其他化验无明显异常。诊断为心脏瓣膜病：主动脉瓣关闭不全，二尖瓣关闭不全，三尖瓣关闭不全；升主动脉及主动脉窦扩张；先天性心脏病；室间隔缺损；心功能 II 级（NYHA）；永存左上腔静脉。拟静吸复合麻醉下行 Bentall 术（带主动脉瓣人工血管升主动脉替换术）+ 主动脉半弓置换 + 室间隔缺损修补术。

　　入手术室时窦性心律、心率 73 次/分，麻醉诱导前于右侧肘部头臂静脉建立 16G 静脉留置针并连接输液通路。局麻下行左桡动脉置管测动脉压 150/78 mmHg。患者充分吸氧去氮，麻醉诱导采用咪达唑仑 3 mg、舒芬太尼 75 μg、依托咪酯 20 mg、罗库溴铵 50 mg 静脉注射，气管插管顺利。诱导过程循环稳定，心率 60 次/分左右，血压维持在 130/70 mmHg 左右。行右侧颈内静脉置入 7.5 F 三腔中心静脉导管、16G-30 cm 单腔静脉导管（术中由外科医生将其经房间隔置入左房），分别监测中心静脉压（CVP）和左房压（LAP）。考虑患者术前血红蛋白水平偏高，预计术中出血量大且心肺功能尚可，遂行急性等容性血液稀释法采自体血 500 mL。随后分别监测动脉血气无明显异常、基础 ACT 值 150 s。手术开始前予静脉输注泮托拉唑 40 mg 胃黏膜保护、氨甲环酸 1.5 g 抗纤溶治疗，以泵注丙泊酚 + 顺苯磺酸阿曲库铵 + 右美托咪定 + 吸入七氟醚维持麻醉，并间断辅以舒芬太尼静脉注射。

　　患者平卧位正中开胸，静注肝素 25000U 测 ACT 为 550 s。探查发现升主动脉扩张、壁

变薄,窦部及窦管交界扩张,窦部最大直径 54 mm,主动脉弓部扩张较轻,则行 Bentall 手术
+ 室间隔缺损修补术。行股动脉插管,上下腔静脉及左上腔静脉插管,建立体外循环。阻断
升主动脉,横行切开主动脉,经冠状动脉分别灌注心肌保护液,心脏停搏,冰泥心肌保护。进
行室间隔修补、Bentall 术,结束后心脏充分排气,开放主动脉阻断钳,10 焦耳双向除颤,心脏
复跳,恢复机械通气。在体外循环后并行期间调整内环境、外科医生检查吻合口并充分缝补
外科出血点,心脏舒缩良好,此时血压 110/60mmHg 左右、窦性心律、心率 90 次 / 分左右,
CVP: 8 mmHg, LAP: 10 mmHg, VT: 480 mL, RR: 12 次 / 分, PEEP: 5 cmH$_2$O,气道峰压:
15 cmH$_2$O,鼻咽温: 36.9 ℃,肛温: 36.5 ℃。泵注多巴胺 5 μg/(kg·min),循环稳定,动脉血气
中血钾、血钙正常,乳酸稍高,调整容量计划停机。但在逐渐减流量过程中,心电图反复出现
ST-T 段压低,血压下降低至 90~80/65~60 mmHg,心率增快至 100 次 / 分,CVP 和 LAP 明显
升高,同时术野可见右心收缩力较差,心脏饱满。立即行食道超声检查提示左心室下、侧壁
运动欠佳。外科医生分析认为患者虽然术前冠脉无明显狭窄,术中右冠外观走形和充盈尚
满意,但术中搬动心脏过程中,可能有不稳定斑块脱落,造成右冠状动脉供血区域出现急性
心肌缺血。遂立即决定紧急取大隐静脉,在体外循环下不停跳行后降支动脉和左室后动脉
旁路移植术。此时体外循环时间已经 385 min,主动脉阻断时间 137 min,长时间的体外循环
对凝血功能影响较大,患者可能会大量失血,遂提前备好相应的血制品。约 40 min 后搭桥
结束,测桥血管流量满意(左室后动脉流量: 35 mL/min,PI 3.7;后降支动脉流量: 20 mL/min,
PI: 2.1)。再次行食道超声检查示瓣叶活动良好,瓣周无明显返流,室壁运动明显好转。体
外循环并行 30 min 调整内环境,增加多巴胺 5 μg/(kg·min)、肾上腺素 0.03 μg/(kg·min),
此时血压 120/85mmHg 左右、窦性心律、心率 85~90 次 / 分,CVP: 10mmHg,LAP: 13mmHg,
VT: 480 mL, RR: 12 次 / 分, PEEP: 5cmH$_2$O,气道峰压: 14cmH$_2$O,鼻咽温 36.0 ℃,肛温
36.3 ℃,动脉血气中血钾、钙正常,血糖、乳酸升高并对症处理,开始减流量逐渐停机,患者血
流动力学无较大波动。患者体外循环时间共 455 min,主动脉阻断时间 137 min。鱼精蛋白
中和按照肝素总量(共 35000U,其中麻醉 2 5000U、体外循环 10000U)1 mg/100U 予鱼精蛋
白 350 mg, 5 min 后测 ACT 值 176 s,并检测血栓弹力图、凝血功能和血常规。此时患者术
野创面明显渗血,凝血功能差,先开始输注预存自体血和已准备好的纤维蛋白原、血小板、新
鲜冰冻血浆等血制品,补充鱼精蛋白并用加热毯保温。约 30 min 后化验结果汇报:血栓弹
力图 R 值 9.8 min(参考值 5.0~10.0 min)、K 值 8.2 min(参考值 1.0~3.0 min)、α 角 30.3deg
(参考值 53.0~72.0 deg)、MA 值 43.3 mm(参考值 50.0~70.0 mm)、EPL 值 0(参考值
0~15.0%)、LY30 值 0%(参考值 0~8.0%);血红蛋白 90 g/L,血细胞比容 0.26,血小板
76×10^9;纤维蛋白原(Fbg): 1.54 g/L,凝血酶原时间(PT): 16.6 s,活化部分凝血活酶时间
(APTT): 48.9 s,凝血酶时间(TT): 17.9 s。化验结果提示的凝血状况与预测结果大致相似,
且经过输注部分血制品后术野渗血情况也较前明显改善,遂继续补充剩余血制品同时补充
氯化钙和氯化钾,密切关注患者体温和有无过敏反应。在调整凝血功能的同时根据患者的
心脏功能状态、动静脉血气、尿量等对症处理,调整患者血糖、血钾、容量等,改善内环境和组
织灌注,逐渐减少多巴胺和肾上腺素剂量、控制血压以减少创面出血。经过约 1 小时的麻醉

处理后,复查血栓弹力图、凝血功能、血常规和 ACT: R 值 4.9 min、K 值 2.0 min、α 角 63.2deg、MA 值 60.3 mm、EPL 值 0%、LY30 值 0%;血红蛋白 101 g/L,血细胞比容 0.30,血小板计数 135×10^9;Fbg 2.16 g/L,PT 10.7 s,APTT 33.9 s,TT 17.7 s;ACT 值 156 s;凝血指标大致正常。患者凝血功能得到明显改善,术野创面干爽、无明显渗血,术中共输注血小板 2 个治疗量, Fbg 2 g,新鲜冰冻血浆 480 mL,预存自体血 500 mL,洗涤机血 600 mL。出手术室时患者循环稳定,多巴胺 3 μg/(kg·min)、肾上腺素 0.01 μg/(kg·min),组织灌注良好,复查动脉血气结果满意,送至 ICU 继续治疗。该患者术后 12 小时顺利脱机拔管,8 天后出院,1 个月后复查结果良好。

【问题】

（一）术中异常出血的原因

分析本例患者术前无肝肾功能异常、无出血相关病史和用药史,术中出现异常出血主要原因考虑是 CPB 因素导致严重的凝血功能紊乱,进而造成术中失血较多。首先,CPB 是心脏外科手术中重要的辅助手段,主要作用是维持术中患者的循环和呼吸功能。但是 CPB 管路含促凝材料激活凝血酶导致纤溶激活,由于血液稀释、肝素、心内吸引、过滤等均导致对血液有形成分的破坏及血小板的减少和功能受损。其次, CPB 手术过程中要求不同程度的降温,而低体温可使凝血酶原的酶动力学活性降低,并使血小板的形态和功能受到影响,损伤血小板凝聚功能,凝血级联反应受到抑制,凝血物质的活性下降,纤溶系统被激活,降低了的血液粘滞度,致术中失血量明显增加。此外,在 CPB 中凝血、补体、炎症反应的激活均呈时间依赖性,过长的 CPB 时间更会加重异常出血的程度。

而本例患者术中出现 CPB 时间过长的原因如下:①患者病情复杂,要行 Bentall 术＋室间隔缺修补术,手术操作步骤复杂,耗时长。②术中突发意外情况,老年患者存在冠状动脉粥样硬化,虽然血管无明显狭窄,但在术中搬动心脏过程中,可能有不稳定斑块脱落,造成右冠状动脉供血区域出现急性心肌缺血,引起术中急性心功能不全,造成停机困难,遂被迫行计划外的冠状动脉旁路移植术,从而延长了 CPB 时间。

（二）心脏手术中异常出血的麻醉管理策略

1. 异常出血的预防:①术前应诊断处理凝血紊乱,尿毒症、肝衰可用去氨加压素,停用血小板抑制剂。②物理因素:维持体温、物理止血、控制血压、减少心内吸引、应用膜肺、防止过度血液稀释、分离富含血小板血浆、预存自体血、缩短 CPB(<150 min)和手术时间。③药物因素:合适的肝素和鱼精蛋白剂量、合成抗纤溶药(如氨甲环酸)。

2. 异常出血的处理:①排除外科因素:修补损伤血管;②充分中和: ACT > 150 s, APTT > 1.5 倍,补充鱼精蛋白 0.5~1 mg/kg;③注意保温避免低温:积极的术中保温则可使患者术中失血量减少和避免增加输注异体血量;④凝血功能紊乱及检测结果异常的针对性治疗:血小板 < 100×10^9 则输注血小板 1μ/10 kg;PT、APTT > 1.5 倍正常值则输注新鲜冰冻血浆 15 mL/kg;Fbg < 1.5 g/L 则输注冷沉淀 1μ/4 kg(0.1~0.15μ/kg)或纤维蛋白原制剂(首剂 1~2 g);二聚体升高或 TEG 泪珠样变输注氨甲环酸。

3. 血栓弹力图监测凝血功能指导体外循环手术成分输血治疗的意义　血栓弹力图其主

要机制在于通过对患者凝血功能的状态反映,找出凝血功能异常的原因,指导成分输血,为解决出血问题提供方向,其在临床上是一种准确性高、快速、便捷的检测技术。其各参数意义是:R 反映凝血因子功能,其延长提示凝血因子缺乏,排除肝素因素后应输入含有正常凝血因子的新鲜冰冻血浆;α 角和 K 反映纤维蛋白原的功能和状态,α 角减小提示纤维蛋白原不足,可补充冷沉淀或纤维蛋白原制剂;MA(maximal amplitude)表示血凝块的最大强度,MA 低表明血小板功能降低;LY30 为 MA 达到 30 min 后曲线下面积减小的百分比,反映纤维蛋白溶解速率,提示可使用加压素和(或)血小板浓缩物。TEG 可动态反映凝血过程,比较全面的监测凝血情况,个体化、合理化地指导成分输血。

(三)经食道超声心动图(TEE)在心脏手术的应用价值

术中 TEE 在心血管手术中尤其是在冠状动脉移植术和瓣膜手术中,可指导血流动力学处理,同时也可以对手术效果进行评估。对于术中出现心肌缺血的患者仅依据术中血流动力学的改变不能有效预测心肌缺血,而 TEE 能够准确、直接地反映心脏的活动状态,及时地诊断心肌缺血,能够为手术方式提供精准的依据,对于体外循环后实时监测手术矫治后的瓣膜功能及移植后的冠脉、心脏功能极其重要。

对于本例患者,在体外循环停机过程中出现了血流动力学的不稳定,及时采用 TEE 评估心肌运动状态、发现病因、准确地预测了心肌缺血,并指导外科医生完成对右冠状动脉的旁路移植术,有效地避免了心肌梗死的发生。

【小结】

长时间体外循环造成血液有形成分损坏,进而引发一系列凝血功能紊乱,使心脏手术后患者易发生凝血功能异常。此严重并发症的发生,常会危及患者的生命安全。麻醉医生应该掌握术中凝血功能紊乱的常见原因,能够理解异常出血导致大量输血造成的围手术期的风险。对于这类患者麻醉医生应熟练掌握心脏手术中出血的管理策略,个性化、合理化地使用血液制品及止血药物,减少并发症,改善患者预后。

TEE 可通过食管声窗清晰地显示心脏的结构形态、运动情况、反流等血流动力学特性,能够准确、直接地反映患者心脏的病变。TEE 在心血管手术中有很重要的指导价值,不仅可补充诊断,实时监测血流动力学变化,同时也可以对手术效果进行评估,TEE 能够准确监测瓣膜的形态功能,为手术方式提供精准的依据。

【专家点评】

本文作者在麻醉处理过程中能够基于监测、贯通于手术过程进行血液保护,充分做到了防患于未然。使得止血过程比较顺利。体外循环时间过长造成凝血功能紊乱导致的术中异常出血。在临床上管理此类病人往往需要输注大量的血液制品,而短期、大量血制品的输入会造成心脏负荷过重、有出血倾向、高钾低钙、内环境紊乱等并发症,与患者预后密切相关。而在大量的凝血物质补充过程中,必须考虑到容量是否允许,同时还要关注凝血物质的补充顺序。在纠正凝血功能紊乱过程中一定要积极的监测凝血功能,基于监测的治疗是科学的。针对外科手术,我们不得不思考再好的麻醉技术只能弥补外科手术的不足之处。但是我们麻醉医生永远不能改变外科医生的手术技巧,缩短体外循环时间是最好的血液保护技术,这是麻醉医生永远不能做到的。

（董素素　王洪武）

病例 37　多合并症低流速重度主动脉瓣狭窄行经（皮）导管主动脉瓣置换术中循环崩溃一例

【导读】

随着设备改进、操作者经验积累及多个大型临床研究得出的良好结果，经导管主动脉瓣置换术（transcatheter aortic valve replacement, TAVR）适应证范围正在明显扩大，尤其是二瓣化及合并心功能不全的主动脉瓣狭窄（aortic stenosis, AS）患者，所涉及的诸多特殊问题都尚待解决及充满争议。

【病例简介】

患者男性，69 岁，体重 69 千克，因"间断胸闷、憋气 2 年，加重 3 个月"就诊于本院。既往高血压病史 20 余年、糖尿病史 1 年余，矽肺病史 40 年；长期吸烟，偶饮酒。1 年前出现双下肢水肿，3 个月前出现夜间阵发性呼吸困难，在当地医院予利尿抗心衰治疗，效果不佳。入院查体：半卧位，血压 130/83 mmHg（1 mmHg=0.133 kPa），心率 76 次/分，律齐，呼吸 20 次/分，心界临界左下扩大，主动脉瓣听诊区可闻及 3/6 级收缩期杂音，不传导。主要实验室检查结果示：吸空气时动脉氧分压 77 mmHg，氧合指数 266，高敏肌钙蛋白 T 0.097 ng/mL（参考值：0~0.43 ng/mL），N 端 B 型钠尿肽前体 2085 pg/mL（参考值：0~125 pg/mL），血红蛋白 151 g/L，肌酐 112 μmol/L（参考值：30~106 μmol/L），谷丙转氨酶，白细胞计数、血小板计数、血电解质均在正常范围。心电图示：窦性心律，I° 房室传导阻滞，T 波改变。经胸超声心动图示：主动脉瓣二瓣化，重度 AS 并少量返流（aortic regurgitation, AR），峰值压差 20 mmHg，平均压差 12 mmHg，收缩期主动脉瓣峰值血流速度 2.2 m/s，连续方程计算主动脉瓣口面积 0.6 cm²，全心增大，二尖瓣后叶瓣环钙化并少 - 中量返流，左室舒张功能减低，估测肺动脉收缩压约 42 mmHg，中量心包积液；左心室舒张末期内径 60 mm；左心室射血分数（left ventricular ejection fraction, LVEF）26%。冠状动脉造影示右冠状动脉远段弥漫性狭窄，最重处为 80%。经食管超声心动图（transesophageal echocardiography, TEE）示主动脉瓣左冠瓣与右冠瓣融合呈二瓣，开放受限。左心耳未见异常回声。未行多巴酚丁胺药物负荷试验。

CT 血管造影（computed tomographic angiography, CTA）示：轻度钙化 TYPE I 型二叶瓣（左右融合）①瓣环长径 31 mm，短径 29 mm，周长 92.1 mm；升主动脉长径 48 mm，短径 47 mm；窦管交界平均直径 39 mm，左冠状动脉高度 14.1 mm，右冠状动脉高度 16.1 mm；左、右股动脉最窄处内径分别为 7.0 mm 及 9.2 mm；主动脉根部钙化量 62.5 mm³。②升主动脉及主动脉弓可见散在钙化，腹主动脉至双侧髂总动脉、髂内动脉可见钙化，管腔未见狭窄，左颈总动脉近段闭塞；③中 - 大量心包积液。入院诊断：心脏瓣膜病，重度 AS，三尖瓣中度关闭不全，充血性心力衰竭，纽约心脏病协会（New York Heart Association, NYHA）心功能分级 IV 级，高血压病，糖尿病，冠心病，中量心包积液，矽肺。美国胸外科医师协会（Society of Thoracic Surgeons, STS）外科手术风险评分 8.4%，经多学科心脏团队（multi-disciplinary heart team, MDHT）讨论后决定行 TAVR 手术。

术前访视患者,参与多学科病例讨论,进行术前风险评估。经过与心脏外科团队讨论,麻醉方式选择静吸复合全身麻醉。患者入室监测心电及脉搏氧饱和度,局麻下右桡动脉置管测压,建立 16G 外周静脉通路及脑电双频指数（bispectral index, BIS）监测。麻醉诱导药物选择单次静脉注射咪达唑仑 2 mg、依托咪酯 15 mg、罗库溴铵 50 mg、舒芬太尼 30 mg、利多卡因 40 mg,经口明视气管插管,放置 TEE 探头,右颈内静脉置入 7 F 三腔中心静脉导管和 6 F 鞘管,经右颈内静脉入径置入临时起搏电极于右心室心尖部,备好除颤仪。术中维持呼气末二氧化碳分压在 35~45 mmHg,术中持续泵注瑞芬太尼、顺苯磺酸阿曲库铵、右美托咪定、丙泊酚等药物;其他药物包括硝酸异山梨酯 0.3 μg/（kg·min）、去甲肾上腺素 0.02 μg/（kg·min）、多巴胺 3 μg/（kg·min）泵注。给予小剂量甲氧明处理导丝置入左心室时偶发的低血压,置入瓣膜前维持血钾在 4.5 mmol/L 左右,间断通过血气分析结果调整酸碱情况。

患者在杂交手术室,结合 TEE 及数字减影血管造影（digital subtraction angiography, DSA）引导下同期行经皮冠状动脉介入治疗（percutaneous coronary intervention, PCI）及 TAVR 手术,先予右冠状动脉置入药物洗脱支架两枚。穿刺左股动脉置入 5 F 动脉鞘,放置猪尾导管至主动脉根部,供测压与造影。在 DSA 引导下穿刺右股动脉置入 18 F 引导鞘管,使用 Amplatzer L2 直头超滑导丝跨越主动脉瓣,交换直头超滑导丝为 Supperstiff 超硬支撑导丝,以支撑扩张球囊及瓣膜输送系统。在右心室快速起搏（rapid ventricular pacing, RVP）到心率 180 次/分时使用 26 mm Z-med II 球囊扩张 1 次,患者血压逐渐下降后出现室颤心律,停止起搏后电复律 3 次未恢复自主心律。TEE 示主动脉瓣中-大量返流;二尖瓣中度返流。血压和心律未见恢复,遂持续胸外按压,边按压边准备释放瓣膜。选择 30 mm Vitaflow 瓣膜（上海微创医疗器械有限公司）装载于输送系统,送至主动脉瓣环处,调整 DSA 至合适投照角度、瓣膜至合适位置后,暂停按压,迅速释放瓣膜,瓣膜打开释放后血压无明显上升。主动脉根部造影示冠状动脉未受影响,患者仍为室颤心律,持续胸外按压 5 min。自出现室颤心律起即对患者头部进行冰帽降温,其间分次静脉注射肾上腺素 500 μg,利多卡因 200 mg,静脉输注碳酸氢钠注射液 100 mL,并持续输注去甲肾上腺素 0.03 μg/（kg·min）、多巴胺 5 μg/（kg·min）,其后恢复自主循环、起搏心律,桡动脉血压升至 108/40 mmHg（1 mmHg=0.133 kPa）。此时 TEE 示主动脉瓣位人工瓣固定良好,前向血流峰值流速 2.0 m/s,最大压差 16 mmHg,舒张期瓣膜支架外见返流信号（相当于左冠瓣与右冠瓣交界区域）,无心包积液。因患者血流动力学仍不稳定,于左股动脉植入主动脉内球囊反搏（intra-aortic balloon pump, IABP）,保留气管插管和临时起搏电极转至心脏外科重症监护室（ICU）。转至 ICU 后心电示:心率 80 次/分,心室起搏心律,频发室性早搏。术后 3 d 患者床旁超声心动图示:主动脉瓣人工瓣支架外舒张期见中-大量偏心性返流信号,累及瓣周范围约 1/4~1/3,左心室射血分数 40%。术后 4 d 患者处于持续镇静及机械通气,家属拒绝使用体外膜肺氧合（extracorporeal membrane oxygenation, ECMO）治疗并自动出院。

【问题】

本病例系高难度、多合并症、二瓣化的主动脉瓣的 TAVR 病例,患者合并糖尿病、冠心病、心功能不全、AS 属于 D2 期的低流速低压差型伴心功能不全,合并的临床情况使其病情变得极为复杂。患者在球囊扩张时即出现循环崩溃,术后出现中 - 重度 AR 导致预后不良,因此系统性评估病情及采取个体化最优治疗策略尤为重要。经过重温临床场景及复习文献,针对这些难点总结经验教训,讨论本病例所涉及的以下特殊问题:

(一)TAVR 治疗二叶瓣狭窄的挑战

流行病学资料显示,首次确诊二叶瓣的成年患者约半数合并了中度及重度 AS 或 AR,且相较三叶瓣,二叶瓣患者出现主动脉瓣膜受损的时间更早。关于 TAVR 的循证医学证据现已覆盖了所有外科手术风险分层患者,但其中合并主动脉瓣二叶式畸形(以下简称为二叶瓣)的 AS 患者,因其解剖特殊性,被排除于各大临床试验之外。我国行 TAVR 的患者中,二叶瓣占比较高,很大程度上归因于平均年龄较低。目前,我国尚缺乏二叶瓣的流行病学及长期随访资料。虽有越来越多的证据证实了二叶瓣患者接受 TAVR 治疗的安全性及有效性,但如何制定及优化二叶瓣患者的 TAVR 手术策略仍是国内外关注的热点话题。

与三叶式主动脉瓣相比较,二叶瓣行 TAVR 不利因素包括:①瓣环呈椭圆形,导致置入瓣膜不容易完全膨胀,可能影响长期耐久性;②自体瓣膜不容易完全扩开,呈现梯形瓣叶形态,出现置入瓣膜受自体瓣膜挤压而向心室下移,从而导致置入过深,瓣中瓣置入发生率较高;③瓣膜钙化程度不高,不对称,瓣叶不等大,容易发生残余瓣周漏;④升主动脉扩张远期可能有夹层风险。相较于三叶瓣,行 TAVR 的二叶瓣患者出现中度及以上瓣周漏和新发永久起搏器置入的风险更高(尤其是术前规划不充分者)。

在目前 TAVR 迅速发展的时刻,虽二叶瓣已不再视为 TAVR 的相对禁忌证,但是对于还处于学习曲线早期的团队,应充分认识到治疗二叶瓣患者的挑战,在实际临床工作中仍需给予足够的重视,术前评估时做好风险预判及应对计划,以及重视术前计划便于术中操作。综合而言,MDHT 可以从加强心脏团体协作、严格的术前策略制定、选择适合的技术以及提前做好特殊情况下的防范措施 4 个主要层面优化 TAVR 在二叶瓣中的应用。

(二)诊断及治疗低流速低压差 AS 的挑战

1. 重度主动脉瓣狭窄(severe aortic stenosis, SAS)的分类及特点 SAS 超声心动图诊断标准如下 [2]:主动脉瓣血流速度≥ 4.0 m/s,或跨主动脉瓣平均压力差≥ 40 mmHg,或主动脉瓣口面积 <1.0 cm²,或有效主动脉瓣口面积指数 <0.5 cm²/m²;其中近 50% 的患者表现为瓣口面积和平均压差 / 峰值流速的不一致,被定义为"低压差主动脉瓣狭窄(low-gradient aortic stenosis, LG AS)"。虽然此类患者数量相对较少,但其诊断和治疗都较困难。根据 LVEF 是否保留,可将低流速低压差 SAS 分为两型:经典型与反常型。经典型低流速低压差 SAS 定义为瓣口面积 <1.0 cm²,平均压力差 <40 mmHg,或峰值流速 <4.0 m/s,且 LVEF<50%,每搏量指数(stroke volume index, SVI)<35 mL/m²。

2. 多巴酚丁胺负荷试验(dobutamine stress echocardiography, DSE)《经导管主动脉瓣置换术中国专家共识(2020 更新版)》认为:低流速低压差者经 DSE 试验、多普勒超声评价或者其他影像学手段评估判断为 SAS 者为 TAVR 的绝对适应证。针对"经典型"即低 LVEF 的低流速低压差 SAS 患者,指南强调术前对于心室储备功能的评估,主要手段是术前进行多巴酚丁胺等负荷试验,评估患者是否为真性 AS 引起的 LVEF 值降低。

然而根据近期发表的 TOPAS-TAVI 研究结果提示术前 DSE 可能并不完全反映患者的心室功能储备情况;研究对术前 LVEF 值较低的重度 AS 患者按 DSE 阳性和阴性分为两组,术后随访 1 年中两组 LVEF 值均有显著增加,且 1 年终点时两组 LVEF 值无显著差异,提示心室储备功能与预后心功能恢复无关。Buchanan 等亦发现低 LVEF 的低流速低压差 SAS 患者的心室储备功能是否存在,并不能预测此类患者行 TAVR 术后的 30 天或 1 年的全因死亡率;即术前 DSE 不能预测 TAVR 术后 LVEF 在 30 天或 1 年的改善程度。并且认为与之前相关研究结果有所差异是因为微创手术技术的发展,现有研究中经心尖路径的患者比例下降(40% vs 18%),而以经股动脉路径为主,因此推荐对缺乏心室储备的患者行 TAVR 手术应采用心肌损伤更小的经股动脉路径。

因此,如今临床应用 DSE 的目的主要是确认真性 SAS 的存在;而评估心室储备功能的作用已不再广泛应用。同时不推荐将小剂量 DSE 试验用于"反常型"低流速低压差 SAS 患者,可使用其他影像学方法确认 AS 的严重程度。由此可知:① DSE 试验既然对 TAVR 术后左心功能的恢复、或心脏恶性事件的发生率并无预测价值,就不应常规对拟行 TAVR 手术的低流速低压差 SAS 患者进行 DSE 试验。②低流速低压差 SAS 患者,特别是缺乏心肌储备能力的患者,因其开胸手术或经心尖路径 TAVR 会进一步损害心肌收缩功能,反而更应考虑经股动脉 TAVR 手术。

(三)TAVR 术前合并冠心病的挑战

接受 TAVR 的患者中 15%~80% 合并有冠心病,STS 评分越高者发生率越高。虽然观察性研究尚未证实 PCI 对合并冠心病患者的益处,目前指南及临床实践仍建议对近端冠状动脉狭窄 >70% 的患者在 TAVR 前进行 PCI。多项研究显示在 TAVR 术前分期的 PCI 或者与 TAVR 同期的 PCI 均是可行的且结果相似。但对于 LVEF<30% 或者 STS 评分 >10% 者,PCI 风险明显增加,建议选择同期 PCI。该患者为老年男性,LVEF 为 26%,合并高血压病、糖尿病等基础疾病,术前完善冠状动脉造影显示右冠状动脉中重度狭窄。鉴于血运重建在心功能改善中的重要价值,而 TAVR 后即失去常规 PCI 入径,遂于术中同期行 PCI 术,争取为 TAVR 提供"保驾"作用。

(四)TAVR 术中合理采用技术的挑战

1. 机械循环支持(mechanical circulatory support, MCS)的运行策略 2015 年心脏血管造影和介入协会,美国心脏病学会基金会,美国心力衰竭协会和胸外科学会临床专家共识声明,高风险心脏瓣膜病患者可能受益于短期使用 MCS 设备。TAVR 术中使用 MCS 目的是为了维持血流动力学稳定,提高手术安全性,一般分为预防性使用和紧急挽救性两种情况。预防性使用 MCS 能在手术期间提供循环呼吸支持,增加高危患者的安全性,维持快速起搏阶段的血流动力学稳定;并在预期血流动力学不稳定的情况下完成操作。

对于病情危重的高危复杂患者,特别是 LVEF 明显低下或合并冠状动脉严重狭窄,对于围术期心动过速、低血压、容量过负荷等事件异常敏感,心脏在各种诱因下极易瞬间衰竭至停搏。尤其是鉴于 TAVR 手术有一重要的特殊步骤,即快速心室起搏(RVP),即在放置瓣膜前需进行 RVP 至 160~200 次 / min，并进行主动脉瓣内球囊扩张，球囊扩张后，有时会出现严重的主动脉瓣返流，使心脏前负荷急剧升高，会对左心室功能和血流动力学造成极大影响，甚至导致危及生命的室性心律失常或心源性循环崩溃。因此多选择在严重心肌功能损害（LVEF< 20%）、心源性休克的患者身上预防性安置 MCS 以保证患者安全度过围术期。预先安装 MCS 装置，可改善其心脏功能、增加心肌供血、提高其对心肌缺血的耐受性，在万一发生循环崩溃的情况下，能够维持有效循环，保证手术顺利进行，降低手术风险。

该例患者符合上述危重情况，就是在 RVP 期间行球囊扩张时即出现血流动力学无法维持而发生循环崩溃；建议术前应召集心内科、心外科、影像科、麻醉科等多学科人员建立 MDHT 完成术前评估，共同讨论判断患者是否适合行 TAVR，是否应预先准备 MCS 装置，安装何种 MCS 装置，是否需要预防性插管，以备在循环不稳定时及时启动 MCS。为避免不必要的紧急启动 MCS 延迟及血管并发症，预先做好抢救预案、术前确认 MDHT 成员理解各自的抢救职责是非常重要的。因此，对于高风险患者的最佳方式是手术操作前分离适合插管的动脉、静脉血管以备 MCS。

我国常用的循环辅助装置主要包括 IABP、体外循环（cardiopulmonary bypass，CPB）和 ECMO。CPB 是最常用的，绝大多数采用股动静脉插管建立，可实现全流量泵血，若转为心脏直视手术时可为患者提供有效的呼吸循环支持，为外科医生提供良好的手术条件。ECMO 在 TAVR 手术应用中均为 V-A ECMO，不需要全量肝素化，预充量较少，血液破坏较轻，如需持续应用便于术后转运，支持时间可长达数日；缺点是费用较高，不利于转为补救性外科手术。刘洋等报道 4 例极低 LVEF 值 SAS 患者 TAVR 术中预防性使用 ECMO 辅助治疗，ECMO 转流时间分别为 116 min，60 min，38 min 和 84 h。

2.TAVR 使用 IABP 的争议　IABP 可以提高舒张压、增加心肌灌注，和降低收缩压，减轻心脏后负荷。在 LVEF 较差或心源性休克的患者中，为了确保术后即刻的安全性和血流动力学稳定性，可以考虑 IABP 置入后 CPB 撤机。一般认为，术后血流动力学不稳定者应用 IABP 更为普遍，特别是在合并冠心病的患者瓣膜植入后、血流动力学不稳定的情况时效果较好。

然而在临床实践中也有专家认为 TAVR 术后使用 IABP 辅助治疗，可增加人工瓣残留的瓣周漏，并容易引起瓣膜移位。该例患者术后 TEE 显示人工瓣膜前向血流峰值流速 2.0 m/s，最大压差 16 mmHg，舒张期左冠瓣与右冠瓣交界区域见少 - 中量返流信号，后因血流动力学不稳定辅助 IABP 治疗。由于二叶瓣无钙化或轻度钙化，瓣膜释放后易移位，瓣膜植入后可能发生严重瓣周漏，虽在术后即刻主动脉瓣位人工瓣固定良好，而术后 3 d 后患者主动脉瓣人工瓣瓣周漏发展为舒张期中 - 大量偏心性返流，累及瓣周范围约 1/4~1/3，提示类似情况应谨慎选择 IABP 治疗。研究显示，中度以上瓣周漏和患者远期死亡率相关。

【小结】

综上所述，麻醉医生参与 MDHT 术前讨论时，对低流速低压差 SAS 患者的会诊意见应认识到此类特殊 AS 患者正因为病情危重，无论有无心肌储备、开胸手术风险都极高，正是 TAVR 手术的适应证；如术前合并冠心病，应评估术前分期或与 TAVR 同期行 PCI 治疗的必要性；如患者 LVEF< 20%~25%，应提醒 MDHT 团队该患者为经典型低流速低压差 SAS 患者，TAVR 围术期风险较高，应评估围术期 MCS 治疗的可行性及运行策略，制定合适的应急预案。如能安全度过围手术期，低流速低压差 SAS 患者在 TAVR 术后的心功能皆可不同程度获益。

对于每一例考虑接受 TAVR 治疗的低流速低压差重度 AS 患者来说，麻醉医生都需要从解剖要点、手术策略、并发症预防等多个方面进行考量，根据患者特点提出个体化的手术麻醉方案，从而保障这一特殊群体能安全度过围术期，才能期待患者行 TAVR 术后获得有效性及良好远期预后的机会。

【专家点评】

该文作者通过这样一例极其高度病重的患者救治过程给予了读者丰富的麻醉处理过程。术前的多学科团队会诊、制定充分的手术和麻醉预案，这样就能在遇到特殊情况时保证能够及时正确的处理变化的病情。作者又通过处理过程的展示，介绍了目前对于此类疾病的前沿处理手段，有一种耳目一新的感觉，让读者通过这样一个复杂病人的处理联想到危重症患者可能都需要这样详细而周密的手术前准备，才能帮助患者度过手术风险期。当然，再好的技术也有盲点，不可能无瑕疵。由于此例患者的经济原因没有给大家展示术后存活状态，这是一种遗憾。

（张　璐　王洪武）

病例 38　右位主动脉弓压迫气管行胸科手术麻醉管理

【导读】

右位主动脉弓是一类无分流先天性心脏大血管畸形，临床较为罕见。主动脉自左心室发出后不跨越左主支气管，而跨越右主支气管向后，接于右主动脉形成降主动脉沿脊柱的右侧下降，直至接近横膈时才偏向左侧。右位主动脉弓本身不引起明显血流动力学改变，但可与肺动脉、动脉韧带共同构成血管环，压迫食管和气管而引起吞咽困难、呼吸窘迫和肺部感染等症状。对于此类畸形，需要提前发现，积极应对，采用合理的麻醉方式，保证患者安全。

【病例简介】

患者女，59 岁，身高 163 cm，体重 62 kg。主诉查体发现左肺结节 8 月余。既往史：2012 年左乳癌根治术，40 年前肺结核史，否认其他疾病。憋气实验 40 s。实验室检查无明显异常。正常其他检查：ECG 正常；腹部及血管超声正常；肺功能正常；活动耐量 >5MET；无困难气道表现。CT：左肺上叶见磨玻璃密度结节影，大小约 1.2 cm × 1.0 cm；左肺及右肺下叶粟粒小结节影；右位主动脉弓；所示各支气管开口通畅，双肺门不大，心包不宽。纵隔内未见明确重大淋巴结影。双胸膜无增厚，双胸腔未见积液。双侧脑室旁多发腔隙性梗塞；头颅 CT 平扫未见明显占位。拟择期全身麻醉下行电子胸腔镜辅助左肺上叶肿物切除术。

患者进入手术室后常规监测 5 导 ECG、无创袖带血压、脉搏血氧饱和度及脑电双频指数（BIS）。开放外周静脉建立输液通路，连接液体加温装置。麻醉诱导依次缓慢静脉注入芬太尼 0.3 mg、依托咪酯 15 mg 及罗库溴铵 40 mg。待患者意识消失、肌肉松弛后，拟在可视喉镜下经口明视插入 35# 右侧双腔气管导管。首次插管时发现双腔管主套囊进入声门后推进时阻力大,需要继续旋转才能前进。初步到位后行可视纤维支气管镜检查,从主管进入气管后发现纤支镜前端贴气管壁,无法通过。遂撤出,从双腔管右侧管进入,纤支镜前端至蓝套囊处时发现导管在气管内明显成角,需要不断调整纤支镜角度才能通过。纤支镜前端出侧管后可见隆突结构,但难以确认是否为二级隆突。连接麻醉机,双腔管右侧管通气时,听诊双肺均有呼吸音。尝试进一步送管,但阻力大,几乎不能。鉴于导管对位及单肺通气不满意,且调整后失败,故拔出双腔管,继续面罩通气。第二次插管尝试时,发现主管主套囊进入声门后阻力仍大,适当旋转前进。到位后行纤支镜检查,从双腔管右管进入后仍可见蓝套囊处明显成角,出气管后可见隆突结构。纤支镜从双腔管主管进入后,可见左主支气管及部分蓝套囊,听诊双肺隔离满意,遂固定导管于距离门齿 28 cm 处,麻醉机通气模式选择容量控制,设置潮气量 8 mL/kg,频率 12 次 /min,维持 $PETCO_2$ 35~45 mmHg。术中肺萎陷良好,氧合满意,$SPO_2 > 98\%$,循环稳定。手术历时 110 min,术毕患者苏醒良好,呼吸满意,手术室内拔管。患者病房内恢复良好,于术后第 4 天出院。

【问题】

(一)右位主动脉弓的定义和分型

正常人为左位主动脉弓,对食管产生前方与左侧压迹。左侧第 4 鳃动脉弓退化消失,右侧发育形成右位主动脉弓。根据主动脉弓发出分支顺序不同可分为三型。I 型:即镜面型右弓,表现为右位主动脉弓及右位降主动脉。自主动脉升部依次发出:左无名动脉、右颈总动脉、右锁骨下动脉。此型患者多合并法洛四联症等先天性发绀型心脏病。II 型:即右弓 + 迷走左锁骨下动脉,自主动脉升部依次发出:左颈总动脉、右颈总动脉、右锁骨下动脉、左锁骨下动脉。此型较为常见,当弓部出现动脉硬化或血管纡曲扩张时可压迫气管和食管引起症状。III 型:表现为右弓 + 左锁骨下动脉分离,少见,常合并其他的先天性心脏病。III 型自主动脉升部依次发出:左颈总动脉、右颈总动脉、右锁骨下动脉,左锁骨下动脉借动脉导管与左肺动脉连接。有时主动脉弓共发出 4 个分支,而左无名动脉不存在,动脉导管或动脉韧带位于左无名动脉或左锁骨下动脉与左肺动脉之间。食管后方无血管者不构成血管环。右位主动脉弓一般对气管、食管不产生压迫,但有少数病例动脉导管或动脉韧带,从左肺动脉绕过食管后方连接于右侧主动脉弓远段,或左锁骨下动脉起源于近段降主动脉,经食管后方进入左上肢,动脉导管或动脉韧带亦可位于气管左侧左肺动脉与左锁骨下动脉之间,或位于左肺动脉与起源于降主动脉的左锁骨下动脉之间。在这些情况下,如动脉导管或动脉韧带较短则可能参与形成血管环的一部分,产生气管、食管压迫症状。

(二)右位主动脉弓的诊断和治疗

右位主动脉弓的发病率约为 0.1%,X 线检出率 0.05%,其中男女发生比率为 8∶1。临床表现:并存心脏畸形时,多表现为先天性心脏病相应症状。单独存在时可无症状,若压迫食管和气管,可引起吞咽困难、呼吸窘迫和肺部感染等症状,偶引起声音嘶哑。主要诊断手段包括:胸部 X-ray、CT、MRI、食管钡剂造影、支气管镜检查及超声心动图。对于有症状和(或)并发症的右位主动脉弓,主要依靠手术治疗。

（三）右位主动脉弓压迫气管行单肺通气手术的麻醉管理要点

本例患者属于典型的 II 型右位主动脉弓压迫气管及食管。胸部 CT 三维重建可见主动脉自左心室发出后跨越右主支气管向后形成降主动脉沿脊柱的右侧下降,同时伴有明显的气管及食管受压,气管侧壁受压变窄,且气管隆突上段明显由后向前突出。对于术前胸部 X-ray 或 CT 检查中发现的右位主动脉弓患者,应进一步进行胸部 CT 三维重建,观察气管及食管是否存在受压及程度。仔细询问患者有无吞咽困难、呼吸窘迫和肺部感染等气管和食管受压的症状。所有病人都应该行超声心动图检查,以评估有无先天性心脏病。应该对所有病例进行支气管镜检查,以评估有无其他气管病患,并提供关于气管支气管软化的评估。对于术前无明显呼吸困难患者行胸部手术时,插管时应使用可视化技术,导管进入时应轻柔。与双腔支气管导管相比,支气管封堵器由于管径较细,可能更有优势。此外,还可使用可视双腔支气管导管。术毕拔除导管时,应保证患者苏醒完全,呼吸恢复正常且氧合满意,积极预防和处理呼吸梗阻等情况。

【小结】

右位主动脉弓作为临床较为罕见的先天性心脏大血管畸形,若无显著症状或合并其他心脏畸形,其发现可能较晚。此类患者如行胸科手术,应完善术前评估,制定详尽的麻醉计划,建立安全气道并提供满意的肺隔离条件,从而保证手术的顺利进行及患者的安全转归。

【专家点评】

右位主动脉弓患者行全麻手术,应完备术前检查。通过胸部 CT 三维重建评估气管及食管可能受压。通过超声心动图检查明确有无先天性心脏病。通过支气管镜检查,以评估有无其他气管病患,进一步观察主气管及支气管受压、走形等情况。本例患者,如果术前行 CT 三维重建及支气管镜检查,可为气管插管提供更多直接信息。

右位主动脉弓合并气管受压患者实现单肺通气时,可首选单腔气管导管 + 支气管封堵器的气道建立方式。可减少插管时阻力及损伤,提高导管到位率,从而快速提供满意的肺隔离条件。

（王凯元　周　鹏　宋　玮　尹毅青）

病例 39　气管肿瘤的麻醉策略

【导读】

原发性气管肿瘤很罕见,在所有恶性肿瘤中所占比例约为 0.5%~1%,年发病率为 0.1/10 万。尽管大多数气管肿瘤为恶性肿瘤,但死亡率却远低于其他肺癌。鳞状细胞癌（SCC）是原发性气管肿瘤最常见的类型,约占气管肿瘤的 50%~66%,随后是腺样囊性癌（ACC）,所占比例为 10%~15%。原发性气管肿瘤的症状易与哮喘、慢性阻塞性肺疾病（COPD）和肺炎相混淆。

因此,及时确诊仍为临床上的一大难题。10% 的患者的确诊时间与首次出现症状时间间隔了至少 6 个月,使得确诊时,肿瘤往往处于更晚的分期,甚至已经无法得到完全治愈。

常见的气管肿瘤治疗方式主要包括手术,放化疗以及肺部干预技术。能给患者长期治愈希望的治疗方法仍然首选完全手术切除＋术后辅助治疗,接受手术治疗的患者的 5 年生存率超过 50%,而未接受手术治疗的患者的 5 年生存率仅为 10%。对于肿瘤范围超过气管长度 50% 的患者,手术切除和气管重建与高死亡率相关。

因肿瘤位置的特殊性,气道肿瘤手术极易在麻醉插管过程中发生呼吸道梗阻,术中通气技术难度大,术后气管导管拔除也有较大风险,这就要求麻醉医生需要对气道解剖有扎实的理解,对各种通气插管工具都能信手拈来,灵活运用。

【病例简介】

患者女, 53 岁,因“胸憋气短半月”入院。患者门诊查体述呼吸费力,可闻及明显喘鸣音,三凹征明显,改变体位并未有明显的呼吸费力加重或改善的状况。入院后检查,肺功能:FEV1%FVC: 83.44%,PEF: 2.84 L/s 预计值 43.5%; CT:气管肿瘤环周向内压迫生长,最狭窄处位于胸锁骨关节平面,直径 3.83 mm;气管镜检查:气管上端环周不规则,浸润样病变,上极距声门 2 cm,下极距隆突 4 cm,病变范围约 3.5 cm,气管镜可通过狭窄部位且不造成明显出血,估计可通过最大外径约为 6 mm。诊断为主气道肿物,病理活检结果为浸润性腺样囊腺癌。入院后给予雾化、排痰、抗感染以及锻炼呼吸能力等术前准备,拟在全麻下行主气道肿瘤切除＋气道重建术。

入手术室后常规生命体征监测,患者血压 150/86mmHg,心率 80 次 / 分,指脉氧饱和度100%。采取保留呼吸慢诱导,建立右锁骨下静脉(14G)、左上肢外周静脉(18G)两条静脉通路后,静脉滴注注咪达唑仑 2 mg 和阿托品 0.5 mg,左侧桡动脉穿刺置管测压,右美托咪定0.2 μg/(kg·h)持续泵注,瑞芬太尼 0.5μg/(kg·h)持续泵注,达克罗宁含服,环甲膜穿刺,注射2% 利多卡因 5 mL,嘱患者咳嗽,充分吸氧去氮。

制备加长气管导管(图 3-0-1),前端 27 cm 加强导管支撑气道,后端 10 cm 普通导管保证较大流量通气,预防二氧化碳蓄积。待患者安静浅眠,呼之能应,嘱患者抬头后仰,充分润滑加长气管导管,直径 5 mm 支气管镜套入后可视下行气管插管术,高压喷射通气机备用。越过声门后轻微呛咳,记录插管深度 15 cm,继续推进,越过肿瘤最狭窄处,发生轻微呛咳,停止推进,可视下可见气道狭窄,黏膜渗血,记录深度 18 cm,氧饱和度 91%。待患者生命体征稳定、恢复麻醉状态后继续旋转推进,到达隆突后记录插管深度 24 cm,此时氧饱和度79%。暂时拔出支气管镜予纯氧通气,待氧饱和度恢复至 100%,置入吸引器吸引血液组织碎屑以及气管内分泌物。吸引干净后重新插入气管镜引导支气管插管,此时患者呛咳反应较为剧烈,静脉追加舒芬太尼 15 μg,丙泊酚 100 mg,罗库溴铵 40 mg,待患者恢复麻醉状态后,气管镜引导下加长气管导管套囊置于左主支气管,记录插管深度 26 cm。稳妥固定气管导管,调整潮气量 7 mL/kg,16 次 / 分,纯氧通气, PEEP 2cmH$_2$O,此时气道压 PEAK32cmH$_2$O,MEAN28cmH$_2$O,术中以丙泊酚＋瑞芬太尼＋顺苯磺酸阿曲库铵维持麻醉,视手术步骤间断追加肌松药舒芬太尼,术中监测动脉血气。

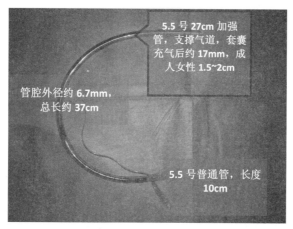

图 3-0-1　制作加长管

插管术毕后,患者取左侧 90° 卧位行肺门气道松解术,置入胸腔镜检查胸腔脏器病变情况。切开心包,游离肺门组织,游离右肺与心包间组织,游离气管。此时直接挤压心脏导致血压产生较大波动,加速补液 200 mL,给予麻黄碱 6 mg,切断奇静脉弓,水试验配合鼓肺止血后转平卧位。

转平卧位二次消毒。退气管导管到 24 cm,吸引气道内分泌物,镜下可见右肺各开口无明显污染,调节 APL 阀到 15cmH$_2$O 手动膨肺,胸腔引流管液面稳定后调整潮气量 8 mL/kg,12 次 / 分,改为保护性通气策略,氧浓度调节为 60%。此时气道峰压 22cmH$_2$O,MEAN 19cmH$_2$O,考虑为管径较细主气道内发生偏曲,血气检测指标正常,继续手术。劈开胸骨进入前纵隔,游离气管,分裂喉周围肌肉组织使喉下降行肿瘤切除术,切缘上端位于第一软骨环,下端距肿瘤 1.5 厘米,距离隆突 2 厘米左右,直视下调节套囊位置,由于延长管管壁薄弱,无法起到支撑气道作用,多次气管镜引导调节。手术进行到五小时时,患者 HBP 出现较大波动,检查术野未见明显出血给予麻黄碱、间羟胺等对症处理。

手术进行七小时后,肌肉组织覆盖创面缝合完毕,胸骨钢丝固定完毕,下颌胸壁肌肉牵拉缝合完毕,考虑手术室应急设备齐全及患者基础状况尚可,尝试手术室拔管。给予舒芬太尼 10 μg 静脉滴注,凯纷 50 mg 滴注,胸横肌切口罗哌卡因浸润注射,调整体位为含胸位,给予尼可刹米 0.375 g 静脉滴注,充分拮抗肌松药等作用,待潮气量达到 400 mL,呼吸频率达到 13 次 / 分后,气管镜检查可见右肺支气管入口红肿且分泌物较多,充分吸引后拔出气管导管,含胸体位转入 PACU,5 L/min 氧流量鼻导管吸氧,患者安静睡眠,三凹征较之前缓解,一小时后各项生命体征平稳,转入病房。手术过程共输液 3500 mL,尿量 200 mL。

患者两日后转入重症病房,咳嗽无力,胸片显示双肺下野纹理增粗,大片阴影,考虑喉部松解术牵拉喉返神经,误吸肺炎可能性高,再插管后行呼吸机支持治疗,积极清理呼吸道,痰培养指导抗生素等对症治疗,两周后痊愈出院。

【问题】

对于气管肿瘤病人我们应当采取何种麻醉策略?

原发性气管恶性肿瘤大多生长于软骨环与膜部交界处。鳞状上皮细胞癌可呈现为突入气管腔的肿块或溃破形成溃疡,有时癌变可浸润长段气管。晚期病例常有纵隔淋巴结转移或扩散入肺组织,并可直接侵犯食管、喉返神经和喉部。囊性腺样癌一般生长较为缓慢,较晚发生转移,有时呈现长段黏膜下浸润或向纵隔内生长。有的肿瘤呈哑铃状,小部分突入气管腔,大部分位于纵隔内,晚期病例可侵入纵隔和支气管。

原发性气管良性肿瘤种类多,形态不一、在多数肿瘤生长缓慢,表面光滑,黏膜完整,常有瘤蒂,不发生转移。但如切除不彻底易复发。乳头状瘤多发生于气管膜部,突入气管腔底部,常有细蒂,大小自数毫米至 2 厘米。有时为多发性,表面呈疣状,质软而脆易脱落,破裂时出血。针对不同的肿瘤形态有不同的麻醉方案。

(一)麻醉术前评估及准备

对于气管支气管成形术的麻醉,术前评估及准备相当重要。气管支气管肿瘤患者术前常伴不同程度的通气功能障碍,有的呼吸困难十分严重,致缺氧和二氧化碳蓄积,病情非常危急,盲目进行常规麻醉诱导、气管插管,可能导致严重后果,甚至死亡。所以术前应进行细致的术前评估和充分的准备,除了做胸部手术的常规准备外,应让患者进行有效咳嗽排痰训练,必要时术前进行雾化吸入,预防呼吸道感染。

(二)麻醉诱导及气管插管

对于气道狭窄的患者,术前已有不同程度的呼吸困难、低氧血症,严重者甚至不能耐受手术时所需体位,麻醉诱导期间易发生窒息。对这类患者应采用其最合适的通气体位进行麻醉诱导。麻醉诱导时尽量保留自主呼吸和充分的表面麻醉,并给予少量异丙酚或咪唑安定,使患者保持镇静,咽喉反射减弱,分泌物减少。选择口径、质地适宜的气管导管。关于气管导管是否跨越气管受压部位,应视患者的具体情况而定。对于阻塞气管小于 2/3 者,如肿瘤基地部较宽、表面光滑、不易脱落的,可将气管导管插于阻塞部位以下;如肿瘤呈菜花状、易于脱落或可能导致较大碎块向下坠落的,只能将气管导管插至肿瘤上方维持通气;对于阻塞气管 2/3~3/4 者,可先将气管导管置于阻塞部位上端,再经气管导管将细塑料导管插越肿瘤部位,接高频呼吸机通气;对于阻塞气管大于 4/5 者,则可在借助体外循环技术给机体供氧下进行全麻诱导、气管插管或手术。另外,对于有慢性气道阻塞的患者常合并高碳酸血症,在解除气道阻塞后应防止二氧化碳快速排出而诱发心律失常。所以术前应尽可能改善低氧血症,并在麻醉药物选择上应充分考虑到对患者循环功能的影响,在气管插管后注意缓慢通气一段时间,并逐渐过度到正常控制呼吸。

(三)术中呼吸管理

气管支气管成形术中呼吸管理至关重要。若为支气管肿瘤,最好采用双腔气管插管,开胸后进行单肺通气,再进行探查,以防腔内肿瘤脱落入健侧或患侧炎性分泌物灌入健侧,引起缺氧、窒息。在进行气管与主支气管对端吻合时,可在台上备一根无菌带气囊螺纹气管导管,以便术者插入健肺连接麻醉机或呼吸机进行有效的单肺通气。对于行支气管成形术者,我们在术中应用两台麻醉机,分别接两套气管导管,一根为经口腔的插入气管导管,对健侧肺进行通气,另一根为台上手术医师插入需手术缝合的支气管的螺纹气管导管。对于行气管隆突成形术者,我们将两套螺纹管分别插入左右支气管进行通气,这样通过对两肺进行分别通气,可以根据两肺顺应性对机械通气指标进行分别调节,以达到最佳的气体交换效率。术中要反复进行吸引,维持呼吸道通畅,并严密监测 SpO_2 和 $PETCO_2$,并进行动脉血气分析,及时对患者酸碱平衡状态进行调节。在完成后壁吻合后,以及在即将完成全周壁吻合前,应及时吸净远端支气管腔内残留积血,吻合满意后,应充分鼓肺,预防术后肺不张及感染。

(四)麻醉医师应与手术医师密切配合

在进行气管支气管成形术时,麻醉医师应与手术医师进行密切的沟通和合作,以保证气道管理具有良好的计划和实施,保证患者安全。手术中麻醉医师应了解外科医师的操作可能带来的影响,并与外科医师保持密切交流。手术操作可能导致双腔管或支气管导管位置改变而影响通气,对纵隔的牵拉与压迫可导致循环功能的剧烈变化等。麻醉医师除需密切观察生命体征,及时反馈患者氧合情况外,应注意手术野,防止气管过度牵拉、导管脱落、气管导管套囊破裂等。手术医师须预先告诉麻醉医师下一步的手术操作,若术中发现导管套囊破裂、气管导管漏气应告诉麻醉医师。开胸前应把各种接头、消毒的气管导管、喷射导管和螺纹管准备好,以防忙中出错。吻合完毕时,行气道加压通气,用水试验检查吻合口有无漏气后关闭胸腔。

(五)体外循环(CPB)辅助在气管支气管成形术中的应用

对气管肿瘤造成气管高度阻塞的患者,因其呼吸极度困难,往往不能平卧接受气管插管或气管切开;或因气管梗阻严重,难以插入合适口径的气管导管,气管插管也有造成肿瘤脱落引起窒息的危险。因此,对于这类气管肿瘤患者,可预先通过股动、静脉插管建立部分CPB,可迅速改善患者的呼吸困难,纠正缺氧和高碳酸血症状态,必要时还可进行 CPB 全身降温,使机体代谢减慢,减少机体氧耗,使气管在短时间内堵塞不至于发生危险,保证了麻醉和手术的安全。CPB 技术为此类气管高度梗阻的气管肿瘤患者提供了手术机会。建立CPB 后,可完全停止经气道呼吸而使双肺塌陷,手术野开阔清晰,手术易于操作。对于较晚期肺癌,肿瘤侵犯广泛者,CPB 辅助手术虽可提高肿瘤的切除率,但存在治疗总体效果是否提高、癌细胞经 CPB 血液回收进入循环系统的危险等问题,应注意掌握适应证。目前认为体外循环下气管肿瘤切除术适应证为:①肿瘤阻塞气管管腔 75% 以上,病史中有窒息史者;②气管肿瘤侵及隆突范围广泛,手术难度大者;③气管肿瘤侵犯纵隔大血管者。

尽管 CPB 是确保气体交换的较容易的方式,然而全身性抗凝能增加出血的危险性,特别是不可避免地要进行广泛分离及肺部操作等,并且手术时间也可能延长,均可增加 CPB相关的并发症。有报道患者进行 CPB 后,由于肺间质出血而死于缺氧。但体外循环技术对局部晚期肺癌侵犯心脏大血管实施手术,可降低外科手术的危险性,扩大手术的适应证,能获得良好的治疗效果,为外科扩大根治性切除肿瘤提供了一条新的途径。

(六)术后加强治疗,确保呼吸道通畅

患者在气管支气管成形术后应在 ICU 进行密切监护治疗。患者应保持头俯屈的体位减轻吻合口张力。术后保留气管导管的患者应注意气管导管的套囊不应放置于吻合口水平。术后行呼吸支持正压不宜过大,并充分镇静,避免咳嗽和胸内压增高,以免吻合口漏气

及影响气管吻合口的愈合。由于气管及支气管的生理功能主要与咳嗽反射有关,隆突切除术后咳嗽反射减弱甚至消失,同时伴有肺迷走神经切断导致支气管神经支配张力降低,小气道萎陷,加之吻合口水肿以及切口疼痛等因素致使肺内分泌物排出不畅,术后辅助咳痰尤为重要,必要时应主动行纤维支气管镜吸痰排除肺内分泌物以保持呼吸道通畅,加强呼吸道管理和抗感染治疗。应严格控制气管拔管指征,待患者呼吸平稳并恢复自主排痰后再拔出。一旦拔管后,呼吸道分泌物增加,可采用鼻导管或纤维支气管镜进行吸痰,并局部应用抗生素,术后超声雾化吸入及小剂量激素的应用可减少术后并发症,确保呼吸道通畅。

【小结】

本例54岁女性患者,基础状况可,ASA Ⅱ级。罹患浸润性腺样囊腺瘤,病变环周生长,上极距声门2 cm,下极距隆突4 cm,病变位置约3.5 cm,最狭窄处直径4 mm,气管镜可挤过狭窄部位且不造成明显出血,估计可通过最大外径约为6 mm。气道状况复杂,因此手术麻醉通气方式的选择就显得特别重要。

病变位置高,无法采用肿瘤上方插管或喉罩通气,术中病变下极台上插管保证通气;病变组织形态环周生长且病变范围长、质脆易出血,无法采用高频喷射通气的保证供氧同时进行手术;CPB需全身抗凝肝素化,可能导致肺内出血,且癌症病人CPB或ECMO辅助手术虽可提高肿瘤的切除率,但存在治疗总体效果是否提高、癌细胞经血液回收进入循环系统的危险等问题。

因此排除以上选项,此病例采取了加长气管导管调节深度的方法来保证手术通气。

【专家点评】

气管、支气管与隆突部位的疾患常需手术治疗,这些部位手术的麻醉有一定的特殊性,麻醉医生必须了解该部位疾病的病理生理与手术计划,除进行常规检查外,还需进行呼吸系统的特殊检查包括气管支气管镜检查、支气管造影与肺功能测定等。尽可能了解患者最合适的通气体位及肿瘤部位、大小、性质、阻塞气道的程度以及能否通过较小内径的气管导管等,并与手术医师进行充分的术前沟通,了解拟行手术方式及术中的要求,以做出合理周密的麻醉计划。

结合本例病人,麻醉诱导、术中维持及术后康复的围手术期需要改善几个问题。首先,狭窄的的气道条件在气管导管推进的过程中,肿瘤组织及正常气道黏膜组织的损伤可能导致癌细胞播散及肺部感染,适量的血管收缩药物如麻黄碱表面喷洒可能较为有利;其次,涉及对气管气管严重阻塞,肺功能不全的患者,气管插管难以做到一次到位,经纤支镜喷射通气引导插管的同时保证通气很有必要;再次,纤支镜的引导操作多次引起患者呛咳,镇静镇痛药物的使用需进一步调整。

（罗维昊　尹毅青）

病例40　轻度肺动脉高压患者右肺叶切除术后死亡一例

【导读】

肺动脉高压（PAH）是累及肺动脉内皮细胞、肌层及外膜等的一种病变,使肺动脉血流受限,从而导致肺血管阻力增加,最终引发右心衰竭的综合征。肺动脉高压不仅仅是心脏的疾病造成,自身免疫性疾病、慢性缺氧等均可导致肺动脉高压。肺动脉高压不像高血压那样容易测得,多数到手术前才被发现。肺循环涉及呼吸及心血管两个主要系统,肺动脉高压患者处理不当,会造成严重后果,因此了解肺循环的病理生理特点,肺动脉高压的发病机制、诊断、治疗以及围手术期的处理原则,对麻醉医师来说尤为重要。

【病例简介】

患者男性、20 岁,主因"间断咳嗽 8 个月,伴胸痛 1 周"入院,影像学检查,右肺空洞形成,考虑双肺结核,右肺曲霉菌病,内科抗结核及抗炎治疗后空洞无明显变化,仍间断痰中带血,有外科手术指征。术前检查:血常规及肝肾功能无一出那个、心电图提示:窦性心律、心率 72 次 / 分,血气分析:pH7.38、PCO_2 37 mmHg、PO_2 67 mmHg,肺功能:VC 2.57 L;FEV_1 1.23 L;FEV_1/FVC63%,心脏超声提示:左室射血分数 65%、肺动脉压 36 mmHg,胸 CT 提示:肺动脉明显增宽、心包积液,拟行右肺上叶切除术。

术前 30 分钟肌注安定 10 mg 和阿托品 0.5 mg,入手术室时患者血压 127/84 mmHg),心率 89 次 / 分。建立两条静脉通路、麻醉诱导前行桡动脉穿刺测动脉压,充分吸氧去氮,麻醉诱导采用咪达唑仑 0.4 mg/kg、舒芬太尼 2 μg/kg、丙泊酚 2 mg/kg、顺本阿曲库铵 0.4 mg/kg,静脉注射,支气管插管后,气管镜定位,双肺阻断良好,左侧卧位,行控制呼吸。诱导过程平稳,术中以吸入七氟醚 1~3%、静脉丙泊酚 6~10 mg/(kg·h)、舒芬太尼 0.5~1 μg/kg、顺苯阿曲库铵 0.07~0.1 mg/kg 维持麻醉,外科探查胸腔广泛粘连,分离粘连约 3 小时,创面广泛渗血,肺血管游离困难,手术持续 7.5 小时,术中血压维持在 110/90mmHg、血压最低 60/40mmHg,心率 110 次 / 分,CVP18~24cmH$_2$O,呼末 CO$_2$35~38mmHg,血气分析提示代酸(碳酸氢钠纠正),液体输入 4620 mL、红细胞 6U,血浆 900 mL、尿量共 900 mL、术毕试水、无漏气、关胸。自主呼吸、吞咽恢复、潮气量满意后拔管复苏、神志清、轻微躁动、诉伤口疼痛、口渴,心率 110 次 / 分,呼吸 32 次 / 分,血压 83/55mmHg,氧饱和度 90%,尿量 900 mL,返 ICU。

【问题】

从疾病角度考虑,在结核的基础上合并真菌曲霉菌感染是手术的适应证,由于手术难度大,术中肺血管及粘连分离困难、导致广泛渗血、手术耗时延长、术后胸腔感染、肺复张欠佳。

从术前评估角度考虑,年轻患者肺部结核合并曲霉菌病病史,术前的强化 CT 可见右肺动脉主干及分支较左侧细,在一定程度上提示了血管存在问题,经后期病理证实存在巨细胞肺动脉炎,大动脉炎合并 PH 发生率为 12%~13%,可以解释患者肺动脉高压的原因之一及影像学的异常表现。在 ICU 期间复查胸部 CT 未发现大面积肺栓塞影像。

从对肺动脉高压的重视角度考虑,术中循环系统的稳定是麻醉医师所要达到的目标 肺循环的重要性并没有受到足够的重视肺循环兼有维持血液氧合和维持血流动力学稳定的双重作用 肺循环的障碍则可导致氧合障碍,以及血流动力学不稳定,如低心排、低血压。如果患者的疾病严重程度可以解释肺动脉高压,则以治疗原发病为主,如果患者相关疾病较轻而肺动脉压力较高,需警惕是否存在其他因素导致的肺动脉高压或与之并存情况患者术前并未针对肺动脉高压行进一步的明确病因及相关治疗。虽有手术指征,但手术时机是否最佳,术中不能排除肺动脉操作造成损伤,麻醉与外科没有充分的沟通。

从肺循环角度考虑,肺循环是一个高流量、低阻力的循环系统,肺血管阻力较体循环低80-90%,因此肺动脉压力较体循环压力显著降低,平均肺动脉压力为大约 15mmHg。这是因为肺血管床的横截面积大,肺循环的小动脉中层薄,平滑肌不发达,肺血管的顺应性高,对流量增加的适应能力好大多数肺动脉与气管伴行,直到呼吸性细支气管,肺动脉上没有 α1受体 ,但仍受交感神经支配,交感神经活动增强使肺血管收缩,肺血管的张力调节主要依靠内皮细胞分泌的物质与血液内物质的相互作用,引起血管扩张的物质有 NO、前列环素等导致血管收缩的物质则包括内皮素(ET)、血栓素 A2(TXA2)、5- 羟色胺(5-HT)等。

从麻醉角度考虑,静脉麻醉药对肺血管张力和肺动脉压力影响较小。丙泊酚可降低肺血管阻力和平均肺动脉压,改善氧合,对右心室的影响尚有不同说法,氯胺酮和依托咪酯:对对肺血管阻力几乎没有影响芬太尼和舒芬太尼:对肺血管张力没有显著影响,七氟醚对肺血管张力影响不大,但可影响肺血管对缺氧的收缩反应和对血管扩张药物的舒张反应,尽可能维持良好氧供和氧合,避免二氧化碳蓄积,适当过度换气,纠正酸中毒,维持正常或较高水平的体循环压力,避免血压波动,窦性心率、保温、维持一定的麻醉深度,避免应激反应、无气道压力过高、术后送 ICU 继续监测治疗、术后镇静镇痛,术中监测项目有:心电图、氧饱和度、呼末 CO_2、动脉置管测压、中心静脉压监测、血气分析。此患者术中长时间的机械通气和PEEP 也增加了肺血管的阻力 ,因对手术难度评估不足及术后右心功能严重损害的预判欠缺,术中未对肺动脉高压进行药物特殊治疗。

【小结】

肺动脉高压预后差,是 ·种"比很多恶性肿瘤还恶性的疾病",及早治疗,获益更佳,结合此年轻患者肺部基础疾病史,对肺动脉高压未充分的重视,导致了术中肺血管及黏连分离困难,手术时间长、出血多,术后胸腔感染、加重右心功能受损,DIC、MODS 最后死亡。

【专家点评】

此患者为年轻男性,故术前未对肺动脉高压产生的原因引起足够的重视,外科手术适应症和时机考虑不全面,导致了患者最后的死亡。

同时给麻醉敲响了警钟,对于肺动脉高压的患者,不仅要做好术中管理,还要在围术期和外科医生就手术安全问题多做专业交流。

患者的病理提示肺动脉炎,多数学者认为本病是一种自身免疫性疾病,可能由结核分枝杆菌或链球菌、立克次体等在体内的感染诱发主动脉壁和(或)其主要分支动脉壁的抗原性,产生抗主动脉壁的自身抗体,发生抗原抗体反应引起主动脉和(或)主要分支管壁的炎症反应。其中肺动脉型大多隐匿进展,常在出现肺动脉高压时发现肺血管受累,患者可出现咳嗽、咳血、气短、心悸或心力衰竭等症状。和本病例的整个病史变化吻合。

为保证患者围手术期的安全,麻醉医师应在术前明确诊断肺动脉高压并尽可能鉴别其病因。肺动脉高压的诊断主要依赖症状体征和辅助检查。肺动脉高压患者并无明显的特异性症状,临床上最常见的症状是进行性呼吸困难。其他常见的症状包括继发于右心缺血的心前区疼痛,周围水肿。继发于左心低心排的疲劳感和晕厥发绀等。

由于存在右心功能衰竭,所以 CVP 不能正确反映右心前负荷是否合适一般认为如果CVP<10 且动脉压正常,则右心前负荷是合适的 对于不能确定的患者,可行"内源性容量负荷试验"对 CVP>20cmH$_2$O 的无反应者,应给予利尿剂治疗。

总之对于肺动脉高压患者,应高度重视鉴别病因,做好充足的准备,不打无把握之战!

(王玲玲　赵崇法)

病例 41　胸部外伤术中低氧血症一例

【导读】

胸部外伤在临床工作中极为常见,包括:胸壁伤、气胸、血胸、肺损伤、气管及支气管损伤、心脏与心包内大血管损伤、膈肌损伤等。患者通常病情严重、紧急而复杂。因此,对围手术期评估和管理提出了较高要求。

【病例简介】

患者,男性,52 岁。"于入院前 1 小时余,工作中不慎被重物砸伤,致右肩部疼痛肿胀,呼吸困难,右膝关节疼痛,活动不能。"既往轻度高血压不规律服药,否认冠心病、糖尿病,否认肝炎、结核等传染病史;否认手术、输血史,否认药物、食物过敏史。实验室检查:WBC24.32×109/L,NEUT-R0.862RBC,3.54×10^{12}/L,HGB116 g/L;凝血系列:PT11.8sec,APTT21.5sec,FIB0.63 g/L,D- 二聚体:D-Dimer>10000.00ng/mL;心肌酶:AST260U/L,LD-H1983U/L,CK515U/L,CK-MB 82U/L。血气分析:PaO$_2$63.8 mmHg,PaCO$_2$32.4 mmHg,HCO$_3$17.5 mmol/L,BE-7.0 mmol/L,pH7.351。初步诊断:①右锁骨、肩胛骨骨折;②右股骨远端骨折伴韧带损伤;③胸部闭合性损伤:右侧多发肋骨骨折(2-12 肋),液气胸;④休克前期。

患者入室,意识清醒,带胸腔闭式引流。身高 173 cm,体重 68 kg,Mallampati 分级Ⅱ级,Bp15.73/10.53 kPa,HR101 次 / 分,R22 次 / 分。ASAⅢ级。接无创监护,开放上肢外周静脉。桡动脉穿刺测压。右侧颈内静脉穿刺并置管。静脉快速诱导:予咪达唑仑 4 mg、舒芬太尼 10 μg、依托咪酯 14 mg、顺式阿曲库铵 16 mg。置入左 37# 双腔管,纤维支气管镜定位。吸净双侧支气管内血液及分泌物。

患者平卧位,先行"锁骨骨折复位内固定术"。待右侧锁骨骨折固定完成后,患者左侧卧位,纤维支气管镜再次定位,吸净双侧肺内分泌物后,行单肺通气,实施"右侧开胸探查术+ 血胸清理术 + 肺修补术。"术中机械通气参数设置为:Vt=500 mL,f=12 次 /min,PEEP=0,FiO$_2$=1.0,Paw<35 mmH$_2$O。患者生命体征平稳,SpO$_2$100%。术中 175 min 时,患者血氧饱和度出现进行性下降,最低 SpO$_2$64%。立即告知外科医生,暂停手术,改为双肺通气。行纤维支气管镜检查:确认支气管开口位置无误,未发现误吸及左肺气道内出血,分别吸净双侧支气管内血液及分泌物。此时血气分析回报:PaO$_2$385.0 mmHg,PaCO$_2$50.5 mmHg,HCO$_3$22.1 mmol/L,BE-3.8 mmol/L,pH7.264。保持双肺通气,5 min 后 SpO$_2$ 恢复 100%。继续单肺通气,至手术结束。

手术时长 250 min,麻醉时长 315 min,胸腔内积血 700 mL,术中失血 550 mL,尿量

100 mL。术中补充:晶体液 1700 mL,胶体液 1000nl,悬浮红细胞 400 mL,血浆 400 mL。

术毕,听诊患者右肺呼吸音低,左肺呼吸音粗,考虑肺水肿? 建议回 ICU 继续带呼吸机治疗,故未减浅麻醉,予咪达唑仑 2 mg,更换单腔气管导管,带气管导管送回 ICU 继续镇静。患者未苏醒,呼吸机 SIMV 模式辅助通气治疗;同时给予抗感染、输血、镇痛、保肝抑酸等对症支持治疗。16 日后,行右股骨远端骨折、右胫骨平台骨折复位内固定术。45 日后,康复出院。

【问题】

(一)术中低氧血症的原因

1. 支气管导管移位　胸科手术行单肺通气时,发生低氧血症最常见的原因是:双腔支气管导管开口位置不正确。双腔支气管导管位置过深、过浅,以及导管发生旋转、堵塞左肺上叶开口,进入右主支气管或右肺上叶支气管开口堵塞等,都会影响肺部通气,导致低氧血症。因此,术中调整体位后,应再次使用纤维支气管镜,确定双腔支气管导管位置。

2. 异常呼吸生理　单肺通气时,通气侧肺的通气 / 血流(V/Q)比值异常是导致低氧血症的原因之一。侧卧位时,受重力影响,患侧肺血液更多流向健侧肺,可减少低氧血症的发生。但由于受到腹腔脏器压迫等原因,膈肌抬高,下肺顺应性低于上肺,闭合气量明显增加,功能残气量减少, V/Q 比值下降,此时如通气不足,则极易发生肺不张,导致 PaO_2 下降。由于右肺血流量占心排出量的 55%,而左肺占 45%,因此,右肺手术时低氧血症的发生率高于左肺手术。单肺通气期间,混入的静脉血预计占总心输出量的 20%~25%。在纯氧通气的条件下,双肺通气时 PaO_2 约为 350~400 mmHg,单肺通气时 PaO_2 约为 100~200 mmHg。此外,单肺通气还会对通气侧肺和萎陷侧肺造成不同程度的损伤,影响氧合,增加术后肺部并发症的发生率。

3. 缺氧性肺血管收缩　缺氧性肺血管收缩(hypoxic pulmonary vasoconstriction, HPV)是肺循环特有的一种保护性机制,可促使缺氧肺泡区的血液转流向通气好的肺泡区,从而改善 V/Q。当肺泡氧分压降低时,可激发 HPV,使缺氧区的肺毛细血管前小动脉收缩,血管阻力增加,血流量减少,更多的血液流向通气好的肺泡区,从而减少肺内分流。

众多因素如:麻醉药物、酸碱失衡、温度、血管舒张药和肺部操作等均可能抑制非通气肺HPV 机制。

4. 术中急性肺栓塞　单肺通气中,如出现低氧血症,排除患者痰栓阻塞及其他急性呼吸道梗阻等情况后,仍未改善,且伴随血压降低、窦性心动过速或新发右心功能不全的心电图改变以及呼气末二氧化碳降低等变化时,应考虑发生肺栓塞。

5. 术前肺功能状态　患者术前肺功能情况,可影响单肺通气时的氧合状态。轻度慢性气流受阻可能改善单肺通气期间患者的氧合情况,这是由于肺泡过度充气导致通气侧肺内源性 PEEP 所致。但对于重度慢性阻塞肺疾病,这种保护效应则不明显,因为患者可能已经出现肺动脉压升高和肺血管床减少。非通气侧肺的术前肺功能情况也与患者术中单肺通气期间的氧合情况相关,如果非通气侧肺病变严重,则术前流向该侧肺的血流可能会减少,单肺通气期间产生的分流也会减少,从而改善氧合。

（二）术中低氧血症的处理

1. 排除气道阻塞　术中出现低氧血症,除非紧急手术操作外,均应暂停手术,调整 FiO_2 至 100%,将单肺通气改为双肺通气。行纤维支气管镜检查,排除由于双腔支气管导管、支气管封堵器等肺隔离装置的位置不佳引起低氧血症;排除有痰液和其他分泌物阻塞管腔的情况。之后再次使用纤维支气管镜对双腔支气管导管或者支气管封堵器进行定位,确保其位置合适。

2. 调整通气参数

（1）潮气量:胸外科手术,小潮气量通气可更好地维持单肺通气的氧合,且肺部感染及急性呼吸窘迫综合征(actu respiratory distress syndrome, ARDS)的发生率较低。单肺通气期间,潮气量 4~6 mL/kg,呼气末正压(PEEP)5cmH$_2$O,维持气道压力小于 25cmH$_2$O 是较为推荐的通气参数设置。

（2）肺复张:单肺通气期间或结束后数分钟内进行肺复张,联合 PEEP 可减少肺不张的发生,改善患者氧合,减少肺内分流以及肺内死腔。

（3）选择性肺叶通气:单肺通气时使用支气管封堵器,对术侧影响较小或没有影响的单个肺叶进行选择性通气,在满足手术视野暴露的前提下可更好地保证患者的氧合。

（4）高频喷射通气:单肺通气时,使用低流量、低潮气量(1~2 mL/kg)、高频率(40 次 / 分)高频通气模式,维持 PetCO$_2$ 在 35~45 mmHg 的通气模式,更有利于提高患者的氧合水平。

3. 外科措施　单肺通气时出现低氧血症,可与外科医师沟通,通过钳夹未通气侧肺动脉,阻断流向该侧肺部的血流,消除无效分流,使更多的血流流向通气侧肺,从而改善氧合。但在肺叶切除手术中,应用肺动脉钳夹术应谨慎。因为重新开放肺动脉时,可引起该区域的肺部缺血再灌注损伤。

4.ECMO 用于胸外科手术　可分为静脉-静脉型(VV)和静脉-动脉型(VA)。ECMO 的优势是:当患者合并特殊并发症或存在解剖结构异常,无法通气的情况下,维持足够氧合。

【小结】

胸部外伤术中,单肺通气发生严重低氧血症时,应及时处理。首先检查通气管路是否通畅,排除双腔支气管导管错位、痰液或其他分泌物等阻塞气道等常见的引起低氧血症的原因。若患者的氧合情况仍未改善,应及时调整麻醉机通气参数,必要时药物干预和外科干预也能通过减少肺内分流改善氧合。此外,若上述方法都无法改善的顽固性低氧血症,应考虑使用体外膜肺氧合(extracorporeal membrane oxygenation, ECMO)。

【专家点评】

胸部外伤通常病情复杂,麻醉前应详细了解病史,完善检查。

此类患者术前常出现呼吸和循环障碍,应根据手术需求,选择适合的麻醉方式和药物。

术中密切观察患者生命体征变化,发现问题,及时处理。

（高　洁）

病例42　胸腔镜术中突发心搏骤停一例

【导读】

在麻醉手术期间常发生因各种原因造成的围手术期低血压，及时有效地排查低血压原因，纠正内环境，是预防心搏骤停的重要方面，一旦术中发生心搏骤停，及时有效的心肺复苏是关键。

【病例简介】

患者男，65岁，身高170 cm，体重65 kg，主因"检查发现左肺上叶尖段小结节，肿瘤待除外"，入胸外科治疗。既往史：冠状动脉粥样硬化性心脏病不稳定型心绞痛，右冠状动脉、左室后支、前降支、对角支、回旋支支架植入术后。高血压，平时服药不规律，血压控制不佳。陈旧性脑梗死，无明显后遗症。半月前本院腰麻下行髋关节置换术。术前诊断：①肺占位；②肺气肿，肺大泡；③冠状动脉粥样硬化性心脏病，不稳定型心绞痛，三支病变LAD-PCI术后，LCX-PCI术后，RCA-PCI术后，心功能II级（NYHA分级）；④高血压3级，很高危；⑤肝功能异常；⑥颈动脉硬化，左侧颈内动脉管腔狭窄；⑦陈旧性（腔隙性）梗死灶，脑萎缩；⑧高脂血症；⑨髋关节置换术后。拟行术式：胸腔镜下肺楔形切除术，麻醉方式：全麻+椎旁神经阻滞+前锯肌平面阻滞。

患者入室后，监测ECG、SPO_2、无创袖带血压、呼末二氧化碳、BIS、ART，给予倍他米松6 mg，纳布啡10 mg，咪达唑仑2 mg，舒芬太尼20 μg，依托咪酯18 mg，罗库溴铵50 mg，后插入37#左侧双腔气管导管，后行中心静脉穿刺测压，待患者侧卧位后完成0.375%罗哌卡因40 mL胸椎旁神经阻滞+前锯肌平面阻滞。40分钟后手术开始，患者生命体征平稳，戳卡顺利进入胸腔，术者开始进行操作。手术进行2 h左右，患者血压出现轻微下降，首先想到的是患者容量相对不足，加速补液，10 min后患者血压仍是下降趋势，遂加用血管活性药物单次注射维持血压，行血气分析显示血红蛋白降至92 g/L，询问术者及巡回护士出血量情况，出血量在正常范围内，告知术者血红蛋白情况并让其观察术野有无活动性出血，术者将肺切除后送术中冰冻，此时患者血压突然降至50/30mmHg（1 mmHg=0.133kPa），观察患者尿量为0，立即多巴胺、去甲肾上腺素泵注，同时急查血气分析，结果显示血红蛋白降至59 g/L，患者出现心律失常频发室早，瞳孔散大，立即变更体位为平卧位，给予心肺复苏抢救，立即请心内科、超声科会诊。患者恢复窦性心律后，腹部超声发现：腹腔大量积液，脾破裂？遂行开腹探查脾切除，给予自体血回输，加温输血输液，冰帽保护，调整电解质、血糖、酸碱平衡。术毕逐渐降低血管活性药物用量，换单腔气管导管，控制呼吸带气管插管入ICU。

最终术式：胸腔镜下左肺楔形切除术+剖腹探查脾切除术。术中患者入量：晶体：3300 mL，胶体：1500 mL，自体血：7500 mL，悬浮红细胞2u，血浆400 mL；出量：出血量：4000 mL；尿量：2000 mL。术后4小时，患者能自主睁眼，能眼神交流。HR 80次/分，BP 15.20/8.00 kPa（114/60 mmHg），SPO_2 98%，双侧瞳孔对光反应存在，左：右=2.5：2。心肌三项：肌钙蛋白I 0.19 ng/L；肌红蛋白368.19 μg/L；肌酸激酶-MB同工酶38.59 U/L；BNP：122.07 ng/L。术后第一天，患者药物镇静状态，HR64次/分，R15次/分，BP 107/48 mmHg，

SPO_2 98%,双侧瞳孔对光反应存在,左:右 =2.5:2。心肌三项:肌钙蛋白 I 7.47 ng/L;肌红蛋白 343.22 μg/L;肌酸激酶 -MB 同工酶 53.12 U/L;BNP:888.62 ng/L。术后第二天,患者生命体征平稳,神志恢复,能遵嘱活动,可配合咳痰,予以脱机拔管。心肌三项:肌钙蛋白 I 5.39 ng/L;肌红蛋白 122.03 mg/L;肌酸激酶 -MB 同工酶 16.14 U/L;BNP:480.62 ng/L。术后 3 天,患者生命体征平稳,转入外科病房。

【问题】

(一)围术期低血压原因? 如何做?

低血压是指血压降低幅度超过麻醉前 20% 或收缩压降低 80mmHg。

1)本病例胸腔镜手术中出现低血压是脾破裂出血造成,全麻期间发生低血压的原因有:

(1)麻醉因素:各种麻醉药物、辅助药物引起的心肌抑制与血管扩张,过度通气,排尿过多造成低血容量与低钾血症,缺氧导致的酸中毒,低体温等。

(2)手术因素:手术操作压迫心脏、大血管、或在副交感神经分布丰富区域操作,术中失血。

(3)病人因素:术前存在未纠正的低血容量,肾上腺皮质功能减退,严重低血糖,急性心肌梗死、心律紊乱、瓣膜病、心包压塞、栓塞(空气、血液、脂肪、羊水),自发性呼气末正压,气胸。

2)如果明确低血压原因,对因对症处理,不明情况可做经食道超声检查,开放外周静脉,置入动脉导管,存在肾上腺皮质功能不全的给予类固醇类药物,如静注氢化可的松 100 mg,查动脉血气分析、血红蛋白、电解质、乳酸等,若无导尿管,应插导尿管监测尿量。

一旦出现心搏骤停,应立即判断及时呼叫,启动应急预案,查找原因调整用药,停用引起血管扩张的挥发性和静脉麻醉药,高流量纯氧吸入,调整呼吸频率 10 次 / 分,切勿过度通气确保静脉通路通畅,每 3~5 min 可静推肾上腺素,心律变为可除颤心律时应立即除颤,若有条件可考虑体外膜肺。可考虑经胸或经食道超声查找原因。

(二)本病例经腹超声发现腹部出血,临床中如何使用床旁超声筛查术中低血压?

2021 年一项发表在麻醉与镇痛杂志系统回顾指出,非心脏手术患者术中出现不明原因低血压,经胸超声心动图有很大的可行性,对确定低血压原因、指导正确干预有重要意义。

(1)怀疑心脏泵功能异常或容量不足时,可行床旁心脏超声扫查:一般分步扫查:第一步,排除明显的结构异常,如急性心肌梗死、瓣膜返流、心包压塞等;第二步,评价心脏功能,心室收缩功能、心室舒张功能、心房功能等;第三步,若患者不存在明显心脏结构异常且心脏功能正常,可对循环不稳患者进行容量状态的评估,超声测定左心室内径和容量,并且结合液体负荷试验评价其容量反应性。

(2)容量不足,怀疑腹部出血引起时,可采用 FAST 扫查。患者仰卧位,选择低频凸阵探头,扫查四个部位:剑突下(心包);右上腹(肝肾隐窝);左上腹(脾肾隐窝);耻骨上。扫查的平面有纵切面、横切面和冠状面。其中,剑突下:探头标记点朝向患者右侧,探头指向左肩,可扫查肝脏左叶、剑突下四腔心;右上腹(肝肾隐窝):探头标记点朝向头侧,放置于右侧腹壁第 7 肋间水平,腋中线与腋后线之间,可扫查肝脏右叶、肝肾隐窝;左上腹(脾周、脾肾隐窝):探头标记点朝向头侧,放于左腹壁第 7 肋间水平,腋中线与腋后线之间,可扫查左上腹(脾周、脾肾隐窝);耻骨上(盆腔):探头摆放于耻骨上长轴切面及短轴切面,可扫查膀胱及周围、直肠陷窝

(三)围术期心肺复苏是否可以采用非仰卧位完成?

本病例患者侧卧位下胸腔镜手术,患者出现心律失常心搏骤停后立即转为仰卧位进行胸外按压,耗时 2 分钟左右,若将患者从俯卧位变成平卧位,操作需要人数,改变体位的时间更长,这会造成开始按压时间的延迟,耽误最佳抢救的时间,甚至急匆匆更换体位的过程中,可能会出现全麻病人气管导管或一些有创穿刺导管的脱出或者神经损伤情况。临床中已有侧卧位心肺复苏成功的案例报道,当仰卧位 CPR 不能立即实施且气道已得到保护时,俯卧位 CPR 是替代仰卧位 CPR 的合理选择,俯卧位除颤也是可能的。

1. 侧卧位　一些神经外科手术,肾脏手术或上下肢手术可能需要侧卧位完成,有些手术术中可能使用胸部或颅骨固定装置的,一旦突发呼吸心搏骤停,很难立即改变患者为仰卧位实施 CPR。实施侧卧位 CPR 应由两名抢救者在侧卧位置进行胸部按压,一位施救者在胸部上施加按压,而另一位施救者在背部给予机械支撑,侧卧位下可通过可视喉镜完成气道管理,机械通气。受体位固定架限制,将除颤器拨片放置于心前上部和左腋窝中线也可取得出效果。

2. 俯卧位　脊柱外科手术、神经外科手术、血管外科手术或背部其他外科手术的手术体位为俯卧位,突发心搏骤停时可实施俯卧位 CPR。俯卧位患者身体下方须有一坚硬的支撑面,并确保气管插管妥善固定,双手应交叉,并置于患者背部胸椎 T7 上,在胸椎上进行按压的速率和力量大小与仰卧位相同,100~120 次 / 分,保证同伴之间的有效轮换。需除颤时,放置除颤仪电极片的位置方法有两种:放在两个腋窝中或将一个除颤仪电极片放置在左腋中线上,另一个放置在右肩胛骨上方。按压位置不正确,会引起的患者并发症可能导致死亡率或发病率增加。注意避免心肺复苏过程直接压力造成损害眼睛、气管导管移位等不良事件的发生。

【小结】

麻醉、外科、患者自身情况都可能引起围术期低血压,及时查找原因对因治疗最有效,超声作为一种无创可视设备,在诊断循环容量不足,鉴别心脏结果和功能原因、排除腹部创伤原因方面有独特优势。围术期发生心搏骤停,侧卧位手术和俯卧位手术均可在原体位下进行心肺复苏,节约了更换体位的时间,对争取最佳抢救时间有重要意义。

【专家点评】

围术期心搏骤停大多由继发性原因所致,但由麻醉直接或间接导致的心搏骤停亦不在少数。其常见原因包括:气道建立或通气管理失败导致的低氧,患者转运期间发生的气道丢失,肌松残余导致的呼吸抑制,由麻醉药物的血管扩张效应或负性肌力药物导致的严重血流动力学紊乱,休克(出血、过敏、脓毒症)、局麻药中毒与椎管内麻醉导致的严重心动过缓,建立中心静脉通路时导致的严重张力性气胸或血胸,以及大出血、内脏牵拉与空腔注气减少静

脉血液回流所诱发的有害心脏反射等。与院外或病房内心搏骤停不同的是,围术期心搏骤停的发生时段特殊,且通常处于充分监测的状态,这为早期识别和有效干预带来了一定便利。高质量的心肺复苏是ROSC的关键,系统有效的复苏后管理则是减少因多器官功能衰竭、脑损伤致死亡的重点。成功管理手术期间及手术后的心搏骤停不仅需要个人的优良技术技能和组织有序的团队反应,还需要通过持续的教育、培训和多学科合作,将科室安全文化融入日常实践中。针对围手术期心搏骤停的特点,基于证据的指南和标准化的治疗方案将有助于提高培训质量。

(陈　沛　王存斌　刘晓东)

病例43　体外膜肺氧合在气管肿瘤切除中的应用一例

【导读】

在气管肿瘤切除及气道重建手术中,气道管理是关键,原因在于麻醉与外科共用气道,既要保证病人术中有足够的氧合,又要为术者提供充分的操作空间。在常规通气管理难以实现有效气体交换满足机体氧供的情况下,就需要采用一些特殊的手段处理。随着体外膜肺氧合(ECMO)技术应用的增加,积累了许多宝贵的经验,为麻醉提供了一种新的选择。本研究对1例气道阻塞95%病人采用ECMO辅助下气管肿瘤切除气道重建手术,效果较好。

【病例简介】

患者男,31岁,体重100 kg。主因"咳嗽喘息4年余,加重3月"入院。电子支气管镜检查可见气管隆突上方3 cm处有一包块,阻塞大气道,左右各叶段支气管管腔通畅。CT检查见气管占位伴气道狭窄,右肺下叶轻度炎症,双侧胸膜增厚。病人入手术室后监测右手脉搏氧饱和度(SpO_2)为95%,常规面罩吸氧,流量4 L/min,SpO_2升至100%,局麻下右手桡动脉穿刺监测有创血压,右颈内静脉置管监测中心静脉压。插管前给予肝素0.5 mg/kg,激活凝血时间(ACT)达246 s,局麻下右侧股动脉插入19Fr肝素化整体股动脉插管作为灌注管,右侧股静脉插入23Fr肝素化整体股静脉插管作为引流管,选用Medtronic全肝素涂层聚甲基戊烯膜式氧合器以及肝素涂层管道、变温器、离心泵头及血氧饱和度探头。ECMO转流方式为常温转流,转流流量为4.2 L/min,通气量为4 L/min,氧体积分数为0.80。整个转流期间,ACT维持在160~200 s,转流流量维持在3.6~4.2 L/min。麻醉诱导方法:依次经静脉缓慢给予咪达唑仑0.04 mg/kg,舒芬太尼0.7 μg/kg,罗库溴铵0.6 mg/kg,丙泊酚1~2 mg/kg,BIS值降至45~55时停止输注丙泊酚。90 s后于纤维气管镜引导下气管内插入7.0#单腔加强气管导管,导管尖端位于气管肿瘤之上。病人左侧卧位,右侧开胸后切开气管肿瘤远端,由手术医生向左主支气管插入6.5#单腔加强气管导管,保证麻醉和通气,同时主气道气管导管停止通气。在此过程中病人SpO_2由100%开始下降,最低达到67%;机械通气参数显示气道压高达42cmH$_2$O,经由手术医生气管导管内吸引,调整导管位置,气道压力降至22 cmH$_2$O,SpO_2迅速回升95%。切除气管肿瘤及肿瘤底部上、下各一个气管环,共切除气管长度2.0 cm,可吸收线间断缝合气管膜部及软骨部。整个左主支气管通气期间,SpO_2始终维持在

95% 左右。拔除左主支气管气管导管后,将主气道内插管向前推进达气管吻合口以下,充分吸引后进行通气。此后 SpO_2 维持 100%。手术过程中 ECMO 转流灌注管氧合血氧饱和度为 99%,引流管道混合静脉血氧饱和度为 80%。手术完成,主气道通气,患者生命体征平稳 ECMO 撤机。手术历时 170 min, ECMO 辅助时间 4 h。术后病人被送往重症监护病房,呼吸机辅助呼吸。24 h 支气管镜检查证实无水肿、出血,拔出气管导管, 3 d 后转入普通病房。术后病理诊断为类癌。

【问题】

（一）应用 ECMO 的适应证

ECMO 的治疗原理是通过插管技术,将血液从体内引流到体外,经人工膜肺氧合后,再将氧合血通过离心泵或滚轴泵灌注入体内,以维持机体各器官的供血和供氧。任何需要暂时性心肺支持的病人,皆为 ECMO 可能的使用对象。①循环支持:急性心肌炎,急性心梗导致的心源性休克和心脏术后的心源性休克,安装心室辅助、人工心脏和心脏移植前的过渡。②呼吸支持:成人呼吸窘迫综合征,新生儿肺疾病。③替代体外循环:肺移植、神经外科、供体脏器支持、急性肺栓塞。本病例气道严重狭窄,气管管腔堵塞约 95%,单纯使用传统的通气管理,可能产生氧合不足甚至致命性的低氧。以往曾有作者将体外心肺转流（CPB）用于气管肿瘤的外科治疗,并取得成功。然而, CPB 有增加术后出血及潜在的肝、肾功能损害等并发症。而 ECMO 可以克服 CPB 的上述缺点。因此, ECMO 的应用无疑解决了气道手术中外科医生和麻醉医生最棘手的问题。

（二）ECMO 临床上的治疗模式

ECMO 临床上的治疗模式主要有以下两种,静脉—动脉 ECMO（VA-ECMO）和静脉—静脉 ECMO（VV-ECMO）。其中 VA-ECMO 模式在进行呼吸支持的同时能够进行循环支持,适用于严重循环衰竭或者严重循环并发呼吸衰竭病人。VV-ECMO 模式只能代替肺脏进行气体交换,不能提供直接循环支持,主要用于严重呼吸衰竭而不需要循环支持的病人。然而在临床实践中观察到,尽管 VV-ECMO 模式不能提供直接的心脏支持,但通过 ECMO 的呼吸支持使呼吸系统得到改善和恢复,从而解决了与呼吸衰竭相关的血流动力学功能紊乱。

（三）本例患者上半身 SpO_2 稍低的原因

ECMO 辅助期间氧供不足可能与以下因素有关:①病人 CO 增加或氧代谢增加,相比之下, ECMO 可以提供的转流量有限;②存在"再循环",即 ECMO 灌注的氧合血未通过肺循环进入体循环增加机体供氧,直接经 ECMO 引流管引流回氧合器,该部分对机体氧供无贡献的循环部分称之为"再循环";③肺换气功能严重障碍;④氧合器失效,如氧合器内形成血栓;⑤转流量过大（>6 L/min）,超过氧合器气体交换能力。

而本例病人在左主支气管通气的过程中, SpO_2 维持在 95%,这提示右上半身氧供不足。同时 ECMO 转流监测指标显示,灌注管氧合血氧饱和度为 99%,引流管混合静脉血氧饱和度为 80%,提示下半身氧合良好。究其原因为:股动脉灌注管射出的氧合血与主动脉射出的血相互抵抗,使得氧合血难于达到身体的上部,越接近主动脉近段阻力越大,尤其是身体的右上部很难得到氧合血的灌注。这提示 VA-ECMO 并不是 ECMO 辅助下气道重建手术的最佳选择。

（四）本病例为何同时应用 ECMO 和机械通气

该例患者我们选择 23Fr 股静脉插管，ECMO 转流量最高只能达到 4.2 L/min，按体表面积计算则仅为 1.91 L/（min·m²），仅能达到该病人正常心指数的 60%。从理论上来讲，在肺组织不参与气体交换的情况下，ECMO 转流量至少应达心输出量的 70%，SpO_2 才能达到预期的目标值。因此，本病例仅靠 ECMO 不能维持满意的氧合，术中需持续机械通气来维持上半身氧供。SIDEBOTHAM 等认为，在必须的情况下，可以通过增加一个引流管来增加 ECMO 转流量，从而达到满意的氧合。

（五）ECMO 转流期间 ACT 要求

①生理值 90~120 s。②无活动性出血，维持 160~200 s。③有活动性出血，维持 130~160 s。④高流量辅助、脏器出血或胸液进行性增多，ACT 可维持在低限水平。⑤辅助流量减低时或已有肉眼可见血栓块时需维持 ACT 在高限水平。

（六）ECMO 脱机指标

①肺恢复；②心脏恢复；③ V-V：停止气流时无变化；④ V-A：缓慢减少流量，流量减少至患者心排血量的 10%~20% 时，可考虑停机。本例患者在手术完成后，主气道通气良好，血流动力学平稳，随即停机。

【小结】

严重气道阻塞病人行外科手术治疗，在清醒状态下建立 ECMO，保证充足氧供是可行、有效的。即使将传统的通气方式作为首选方案，ECMO 也应备好处于待命状态，一旦出现紧急事件，立即投入使用。

【专家点评】

（1）在气管肿瘤切除及气道重建手术中，气道管理是关键，原因在于麻醉与外科共用气道，既要保证病人术中有足够的氧合，又要为术者提供充分的操作空间。在常规通气管理难以实现有效气体交换满足机体氧供的情况下，就需要采用一些特殊的手段处理。ECMO 辅助是一个选择。

（2）本病例是一个成功的病例，但也存在一定的不足，VV-ECMO 可能比 VA-ECMO 更具优势，如果应用 VV-ECMO，可能效果更好。

（于艳宏 鲁会卿 李宏）

【参考文献】

[1] WATANABE A. Troubleshooting in thoracoscopic anatomical lung resection for lung cancer[J]. Surg Today. 2021,51（5）: 669-677.

[2] BIANCARI F, JORMALAINEN M, RAIVIO P, et al. Cerebral Oximetry Monitoring in Patients Undergoing Surgery for Stanford Type A Aortic Dissection[J]. J Cardiothorac Vasc Anesth. 2021, 35（7）:2019-2025.

[3] BARUD M, DABROWSKI W, SIWICKA-GIEROBA D, et al. Usefulness of Cerebral

Oximetry in TBI by NIRS[J]. J. Clin. Med. 2021,10:2938.

[4] ZHONG WT, JI Z , SUN CL. A Review of Monitoring Methods for Cerebral Blood Oxygen Saturation[J]. Healthcare（Basel）. 2021, 26;9（9）:1104.

[5] KEVIN K. KIMA , MARTIN KRAUSEA , IVO F. BRANDESB, et al. Transesophageal echocardiography for perioperative management in thoracic surgery[J]. Thoracic anesthesia Volume 34 ,Number 1 ,February 2021.7-12.

[6] ANAND V, MANKAD SV, ELEID M. What Is New in Low Gradient Aortic Stenosis: Surgery, TAVR, or Medical Therapy? [J].Curr Cardiol Rep. 2020 Jul 9;22（9）:78.

[7] LUCY T. LI, HOVIG V. CHITILIAN, PAUL H, et al.Airway management and anesthesia for airway surgery: a narrative review.Transl Lung Cancer Res[J]. 2021 Dec; 10（12）: 4631–4642.

[8] MEHMET FURKAN SAHIN, MUHAMMET ALI BEYOGLU, ALKIN YAZICIOGLU, et al. Analysis of 40 patients who underwent tracheal resection due to benign complex tracheal stenosis[J]. 2022,45（1）:213-219.

[9] NAVAS-BLANCO, JOSE R, LOURO, et al. Intraoperative Focused Cardiac Ultrasound for Assessment of Hypotension: A Systematic Review[J].Anesth Analg. 2021, 133（4）: 852-859.

[10] PROTTI A, IAPICHINO GE, DI NARDO M, et al. Anticoagulation management and antithrombin supplementation practice during veno-venous extracorporeal membrane oxygenation: A worldwide survey. Anesthesiology[J]. 2020,132（3）:562-570.

[11] KASEER H, SOTO-ARENALL M, SANGHAVI D, et al. Heparin vs bivalirudin anticoagulation for extracorporeal membrane oxygenation[J].J Card Surg. 2020,35（4）:779-786.

[12] WOOD KL,AYERS B, GOSEV I, et al. Venoarterial ECMO without routine systemic anticoagulation decreases adverse events[J]. Ann Thorac Surg. 2020,109（5）:1458-1466.

[13] FANG ZA, NAVAEI AH, HENSCH L, et al. Hemostatic management of extracorporeal circuits Including cardiopulmonary bypass and extracorporeal membrane oxygenation[J].Semin Thromb Hemost. 2020,46（1）:62-72.

第四章 普通外科手术的麻醉

病例 44 尿毒症继发甲状旁腺功能亢进患者行甲状旁腺全部切除 + 甲状旁腺自体移植手术麻醉管理一例

【导读】

由于慢性肾功能衰竭（尿毒症）继发甲状旁腺功能亢进患者常伴有严重的心脑血管疾病，骨质疏松，凝血机制异常及严重的术后低钙血症，围术期处理难度高，手术风险大。麻醉医生应在术前了解患者所有器官系统的病理生理状态、外科医生的需求和术中监测的需要，进行术前评估并制定合理的麻醉方案。

【病例简介】

患者女性，34 岁，身高 160 cm，体重 54 kg，BMI21.09 kg/m²。既往慢性肾脏病史，规律维持腹膜透析 10 年余，4 年前开始乏力，全身骨痛，近半年开始面部逐渐畸形，呈狮面脸，药物治疗无好转，为求手术治疗入院。合并有肾性贫血、肾性高血压、动脉导管未闭病史，有输血史，否认食物药物过敏史。查体：体温（T）36 ℃、血压（Bp）149/91 mmHg（1mmHg=0.133 kPa）、心律（HR）80 次 / 分、呼吸（RR）17 次 / 分。神志清，肾病面容，双肺呼吸音粗，未闻及明显干湿性啰音。心率齐，胸骨左缘 2，3 肋间可闻及 Ⅱ 级喷射性杂音。腹软，无压痛，双下肢水肿（－）。辅助检查血常规：WBC6.05 × 10⁹/L，RBC2.57 × 10¹²/L，HGB89 g/L，Hct26.3%，PLT266 × 10⁹/L。生化常规：尿素氮（BUN）24.68 mmol/L，肌酐（Cr）728 umol/L，钙 2.32 mmol/L，磷 1.58 mmol/L，镁 0.84 mmol/L，钾 4.3 mmol/L。D- 二聚体 1.09 mg/L，甲状旁腺素（PTH）226.9 pmol/L。单光子发射计算机断层成像（SPECT/CT）提示：继发性甲状旁腺功能亢进。高频超声：甲状腺左叶上下极，右叶上下极外侧分别可见低回声结节，为甲状旁腺增生。心电图（ECG）窦性心律，左室高电压。心脏超声：动脉导管未闭，卵圆孔未闭。心房水平大动脉水平左向右分流，左室舒张功能减低，LVEF：59%，肺动脉高压，收缩压约为 49mmHg。颈胸 CT 平扫：双肺间质性改变，右肺下叶局限性膨胀不全，双侧胸膜局部增厚粘连。心脏增大，肺动脉增宽，主动脉及冠脉硬化。颈部双侧多发淋巴结，甲状旁腺增大，右下甲状旁腺伴钙化。符合"肾性甲状旁腺功能亢进"，"狮面病"改变。入院诊断：①继发性甲状旁腺功能亢进；②慢性肾脏病 5 期、肾性骨病、肾性贫血、肾性高血压；③先天性心脏病。拟全身麻醉下行甲状旁腺全部切除 + 甲状旁腺自体移植术。

患者入手术室后开放上肢外周静脉，保护体温，连接心电监护示 BP 135/85mmHg，HR78 次 /min，RR14 次 /min，SpO₂ 96%。麻醉诱导前于局麻下行左桡动脉穿刺置管术，用于监测动脉血压（ABP）、心排血量（CO）及每搏变异度（SVV）。充分吸氧去氮，麻醉诱导依次静脉注射地塞米松 10 mg、利多卡因 80 mg、咪达唑仑 5 mg、依托咪酯 20 mg、瑞芬太尼

150 µg、顺阿曲库铵 5 mg,诱导过程平稳。于可视喉镜下经口插入 NIM standard Reinforced EMG Tube 神经监测导管。连接 NIM-Response 3.0 术中喉返神经监护系统。导管深度合适,监测信号正常。经口气管插管术后行机械通气,实施保护性通气策略: VT 6 mL/kg, RR14 次 /min,FiO₂ 60%,PEEP 3 mmHg,间断手法膨肺。行超声引导下胸锁乳突肌后缘中点颈浅从阻滞(0.25% 罗哌卡因,每侧 5 mL)。麻醉维持:静脉输注丙泊酚 4~10 mg/(kg·h)、瑞芬太尼 0.05~0.20 µg/(kg·min)和右美托咪定 0.6 µg/(kg·h)。依据血流动力学变化动态调整剂量及输液量,维持 BIS 值 45~60。手术顺利将 4 枚被膜完整的甲状旁腺切除,并进行移植。术中生命体征稳定,手术时长 2 h30 min,术中失血量 10 mL,输液量 200 mL。术中及术后密切检测动脉血气,维持水、电解质酸碱平衡。术毕送麻醉复苏室(PACU),复苏过程血流动力学平稳,清醒拔出气管导管后安返病房,术后采用静脉自控镇痛(PCIA)。规律监测甲状旁腺激素及血清钙镁磷变化(表 4-0-1),术后 48 h 随访未出现麻醉相关并发症,于术后 5 天康复出院。

表 4-0-1　甲状旁腺激素及钙镁磷

检查项目	参考值	术前	术后第 1 天	术后第 2 天	术后第 3 天	术后第 5 天
甲状旁腺激素 pmol/L	1.6~6.9	226.9	28.3	<3	-	9
血钙 mmol/L	2.1~2.7	2.32	2.15	2.17	2..29	2.17
血镁 mmol/L	0.67~1.04	0.84	0.8	0.68	0.77	0.81
血清无机磷 mmol/L	0.81~1.45	1.58	1.72	1.05	0.83	0.63

【问题】

（一）对于继发性甲状旁腺功能亢进患者器官受累的认识

继发性甲状旁腺功能亢进(SHPT)是慢性肾功能衰竭患者的常见并发症。体内钙磷代谢紊乱引起甲状旁腺代偿性增生及全段甲状旁腺素(iPTH)的分泌增加。甲状旁腺激素作用于破骨细胞或成骨细胞,大量钙质进入血液循环,成骨细胞帮助骨骼形成,造成骨骼畸形,病程长的患者可引起多系统损害。

1. 骨骼系统　骨质疏松、胸廓畸形、颌面部畸形(狮面征)、严重骨痛、关节周围病变及病理性骨折。

2. 循环系统　异位钙化于心血管和心肌,引起动脉硬化,心脏传导系统及瓣膜钙沉积,继而导致心功能下降,严重时可出现心功能衰竭。

3. 神经及精神系统　周围神经炎、失眠、抑郁。

4. 造血系统　因促红细胞生成素抵抗引起血液系统病变,如中重度贫血,凝血功能异常等。

5. 其他　如营养不良及皮肤瘙痒、钙化等。

（二）尿毒症继发甲状旁腺功能亢进患者围术期麻醉关注点

1. 麻醉前充分评估及准备　①手术时机选择透析间歇期,根据手术计划调整透析日程;

②形成多学科综合治疗协作组,常规会诊;③术前一日接受血液透析治疗,同时监测尿量和内环境,维持体液和电解质的平衡;④术前检验评估凝血状态,肝、肾功能,甲状腺及甲状旁腺功能,生化电解质,腹部超声,胸部平片,心电图;⑤骨密度测定钙丢失状况;⑥行肺功能评估,行电子喉镜检查,确定喉返神经有无麻痹;⑦术前嘱病人颈部后伸体位锻炼;⑧麻醉前评估心血管系统及骨骼肌受累情况,心肺功能,血压控制情况;⑨评估是否存在困难气道。

2. 采用神经监测导管术中进行喉返神经及迷走神经实时监测　喉返神经损伤是甲状腺手术最严重的并发症之一,双侧喉返神经损伤可引起呼吸不畅甚至窒息,威胁患者的生命安全。目前,常采用术中神经监测(IONM)技术以监测术中迷走神经和喉返神经功能的完整性,从而降低喉返神经损伤的发生率,为安全高效精准切除病灶创造条件。

3. 循环管理　术前接受透析治疗可以给手术当天的液体输注留出空间。术中限制输入量,维持血流动力学稳定,避免术中液体过多引起肺水肿。

4. 麻醉药物的选择　麻醉用药以多种短效静脉麻醉药物复合应用,通过确切的镇痛、镇静效果,有效降低手术应激反应。

(1)瑞芬太尼是一种新型芬太尼类 μ 型阿片受体激动剂,可通过血脑屏障,主要经血液和组织中的非特异性酯酶得到水解代谢,且通常不依赖于肝部和肾脏功能。具有半衰期短,代谢迅速,镇痛作用强等特点。

(2)丙泊酚为烷基酚类短效静脉麻醉药,主要在肝中代谢清除,有研究指出肾衰对其药代动力学无明显影响,并且丙泊酚不影响术中 PTH 浓度的监测。

(3)右美托咪定通过兴奋脑干蓝斑核内 α_2 受体产生镇静催眠、镇痛和抗焦虑作用,降低交感活性,抑制去甲肾上腺素释放;其半衰期短,经肝脏代谢肾脏排出,起效快,作用时间短,可有效降低机体交感神经压力指数,减轻术中刺激平衡氧供,稳定血流动力学,从而达到良好的镇静效果。尤其在麻醉苏醒期较平静,减缓了气管导管拔除导致的血流动力学变化,有效降低了心脑血管事件的发生。此外,其还具有对呼吸无抑制,维持正常通气功能的优点,提升了围术期的安全性。

(4)顺式阿曲库铵主要经霍夫曼途径得到降解,肌松效应不会受到肾功能衰竭的影响。由于神经监测的需要仅在麻醉诱导时使用极少量的肌松药,术中不再使用,避免了术后肌松剂的残余作用,可使患者迅速恢复自主呼吸。

(三)尿毒症继发甲状旁腺功能亢进患者术后管理

1.PTH 和血清钙磷监测　SHPT 患者不论采取何种术式,术后 iPTH 也会骤降,骨骼快速摄取 Ca^{2+} 引起钙饥饿,内环境发生剧烈变化。术后要及时监测血钙,采用微量输液泵维持静脉注射、口服等方法补钙。

2. 术后透析　术后血透时需要使用低分子量肝素抗凝,为防止术后出血,尽量将术后首次透析时间推迟,同时应加强支持治疗,改善患者营养状况。

3. 注意术后创面出血情况　患者多合并凝血机制异常,术后应注意观察手术创面及伤口引流,避免局部血肿压迫气管等。

4. 检查神经功能情况　观察有无呼吸抑制、声音嘶哑、吞咽呛咳等。

【小结】

继发性 SHPT 是尿毒症患者长期透析后常见的严重并发症,常伴有多系统、多部位损害,这类患者接受手术治疗的风险较高,对麻醉诱导以及麻醉后生命体征稳定的维持都是很大的挑战。需要麻醉医生麻醉前进行全面评估,选择恰当的手术时机,尤其应关注术前血钙水平,警惕由高钙引发的心血管事件的发生。SHPT 患者全麻诱导后及术中易出现低血压,术中严密监测和合理应用血管活性药物,同时加强电解质的监测,可以提高该类手术麻醉的安全性,同时还应警惕术后发生严重的低钙血症。

【专家点评】

继发性甲状旁腺功能亢进属于尿毒症维持性血液透析治疗患者比较常见且严重的并发症。长期透析治疗的尿毒症患者通常会伴随有多个系统和多个部位损伤情况,在手术治疗的时候面临着比较大的风险,因此,麻醉前评估特别重要,麻醉前应关注血钙水平,调整液体和电解质平衡;关注是否存在心血管系统的病理生理改变,警惕术中心血管事件的发生;关注是否存在困难气道,备好应急方案。

甲状旁腺切除术中最理想的麻醉方式属于现在临床探讨热点问题,对于长时间接受血液透析治疗的尿毒症继发甲状旁腺功能亢进患者,首选气管插管全身麻醉,可提高手术的安全性和患者的舒适性。全麻期间需要选择对患者肾功能影响较小的药物,严格控制麻醉药物的使用剂量,保持患者循环以及呼吸稳定,同时加强对电解质的检测。该患者我们在全麻的基础上,配合双侧颈浅丛阻滞,在减少全身麻醉用药的同时,对于术中术后的镇痛也有着明显的优势。

尿毒症继发甲状旁腺激素功能亢进患者全麻诱导后及术中容易出现低血压的现象,此患者合并有高血压、主动脉硬化,冠状动脉、瓣膜、大血管广泛钙化及先心病,对循环波动耐受程度差。我们采用连续血流动力学监测,动态观察 CO、CI、SVV、SVR 等血流动力学参数,这对液体的输注管理以及心血管药物的应用有着重要的指导意义,更大程度上保证手术、麻醉安全。

(刘　建　王海云)

病例45　合并心力衰竭高龄患者行嵌顿性腹股沟疝无张力疝修补术麻醉管理一例

【导读】

据统计,全球每年腹股沟疝手术约有 2000 万例,其中中老年患者比例高达 22%~35%。老年患者乃至高龄患者重要器官储备功能下降且多合并慢性疾病,对手术麻醉耐受性降低。同时,腹股沟无张力疝修补术手术过程中牵拉精索时可致迷走神经反射,部分患者可出现心慌、恶心、呕吐等不适主诉,甚至有文献报道在疝修补术过程中因迷走神经反射导致心跳骤停的恶性事件。对于具有严重合并症高龄患者行急症手术时,要求麻醉医生能够对患者情况进行准确术前评估,以选择最安全有效的麻醉方式,结合精准的术中管理,最大限度改善患者预后。

【病例简介】

患者男，87岁，因"发现左腹股沟可复性肿物1年余,伴突出不能还纳6小时"入院。既往高血压病史10余年,冠心病史10余年,慢性心力衰竭病史2年。入院查体血压175/95 mmHg(1 mmHg=0.133 kPa),心率104次/min,急诊B型钠尿肽(BNP)5000 pg/mL(正常值0~100 pg/mL),肌酸激酶同工酶(CK-MB)11 U/L(正常值0~25U/L),肌钙蛋白I(TnI):1.0 ng/mL(正常值0~1.68 ng/mL),乳酸脱氢酶(LDH)182 U/L(正常值120~250 U/L)。心电图示:①频发房性早搏伴偶发室性早搏;②下壁及前壁呈缺血型改变。心脏彩超示:心律不齐,左室前壁及下壁运动减弱,收缩及舒张功能降低,LVEF 38%,肺动脉高压(60 mmHg)。术前诊断:①左腹股沟嵌顿疝;②心力衰竭;③冠心病;④高血压;⑤肺动脉高压。外科医生根据患者体征及检查结果初步拟急症下行左腹股沟嵌顿疝松解还纳手术,综合评估患者各项情况及手术方式拟优先选择髂腹下神经、髂腹股沟神经联合生殖股神经阻滞,如术中探查区域阻滞麻醉不能满足手术再行全身麻醉。

麻醉前准备:患者入室前预先准备治疗心力衰竭的可能需要的血管活性药物:肾上腺素、去甲肾上腺素、去乙酰毛花苷、多巴酚丁胺、硝酸甘油、速尿、硝普钠、以及合适的气管导管、喉镜等急救设备。入室后开放上肢外周静脉,连接心电监护示血压170/90 mm Hg,心率105次/min,血氧饱和度93%。面罩给氧,流量4~5 L/min,以3~4 mL/(kg·h)速度输注钠钾镁钙葡萄糖注射液,静脉持续泵注右美托咪定0.4 μg/(kg·h)。麻醉前局麻下行超声引导左侧桡动脉穿刺置管术,用于监测有创动脉血压(ABP),局麻下行超声引导右颈内静脉穿刺置管术,用于监测中心静脉压(CVP)。麻醉选择:采用超声引导下髂腹下神经、髂腹股沟神经联合生殖股神经阻滞。麻醉过程:取仰卧位,常规穿刺部位消毒铺巾,选择高频超声探头(C60x/5-2 MHz),将探头长轴放置于靠近髂前上棘的位置,探头一端指向脐部,于腹内斜肌与腹横肌之间识别髂腹下神经及髂腹股沟神经。将超声探头置于触及的股动脉长轴表面,沿股动脉向头侧移行至髂外动脉,即可见髂外动脉上方的腹股沟管。神经定位准确后将超声穿刺针采用平面外技术进针,确认针尖位置正确后回抽无血,每点注射0.375%罗哌卡因10 mL,操作过程顺利。分别于阻滞后5 min、10 min、15 min和30 min时采用酒精擦拭测定皮肤冷感觉消失程度;手术开始前采用针刺法测定神经支配区域痛觉消失情况,满意后切皮。

术中根据血流动力学监测指标(ABP、CVP)的变化调控液体输注速度。术中血流动力学平稳,ABP维持在140~160/65~75 mmHg,心率80~90次/min,血氧饱和度95%~99%。CVP 13~15 cmH2O(1 cmH2O=0.098 kPa),ECG未见显著异常变化。手术时长1.5 h,出血量10 mL,输注液体量500 mL,尿量150 mL。术毕患者意识清楚,无不适,安返病房。术后随访穿刺部位无出血、血肿,术后48 h未出现麻醉相关并发症,于术后7 d康复出院。

【问题】

(一)本例患者麻醉方式选择区域神经阻滞的原因

对于高风险手术患者来说,麻醉方法采用外周神经阻滞被认为是更好的选择,因为其对交感神经系统无作用,对外周阻力和血压几乎无影响,可维持相对稳定的血流动力学,同时可以在目标区域内提供麻醉与镇痛,因此,可作为心力衰竭患者优选的麻醉方法。本例患者既往高血压、冠心病、慢性心力衰竭病史,LVEF 38%,初步评定 NYHA 心功能分级 III 级,麻醉及手术耐受性极差。椎管内阻滞可使外周血管扩张,外周血管阻力下降,在一定程度上使心排血量增加,而对于严重充血性心力衰竭的患者,椎管内阻滞后外周阻力减少可能导致不可预测的的血压下降,甚至是无法控制。如果行全身麻醉,术后可能出现脱机困难,需转入 ICU 或 CCU 进一步治疗。术前与外科医生充分沟通考虑该患者肠管嵌顿入疝囊造成肠管梗阻、坏死致手术切除可能性较小,综合考虑评估后麻醉方法选择对血流动力学及呼吸功能影响较小的髂腹下神经、髂腹股沟神经联合生殖股神经阻滞,如果术中探查后不能满足手术需求再行全身麻醉。

(二)腹股沟疝手术需要联合生殖股神经阻滞的原因

文献报道,髂腹下神经、髂腹股沟神经阻滞在老年腹股沟疝患者的手术中已成为普遍应用的技术。而有作者认为,在一些腹股沟疝手术中单纯应用髂腹下、髂腹股沟神经阻滞效果欠佳,主要是由于生殖股神经对该区域同样存在支配作用。腹股沟区的感觉神经主要分布于 T12、L1 神经根所支配的皮区范围内,通过肋下神经、髂腹下、髂腹股沟神经和生殖股神经的皮支进行支配,生殖股神经同时包含 L2 神经根的分支。Sasaoka 等首次在儿童腹股沟疝修补术中增加了生殖股神经阻滞,明显改善了术中镇痛效果,尤其在疝囊翻转的过程中,可减轻手术损伤引起的血流动力学反应。Frassanito L 等在行腹股沟疝修补术的成年男性患者中分别应用了髂腹下、髂腹股沟神经阻滞及髂腹下、髂腹股沟联合生殖股神经阻滞,结果显示联合生殖股神经阻滞后可明显阻断患者精索、阴囊及大腿外侧的感觉神经传导,使麻醉和术后镇痛的效果更为确切。Al Alami 等报道了两例 ASA IV 级行腹股沟疝修补患者在传统髂腹下、髂腹股沟神经阻滞基础上联合生殖股神经阻滞,麻醉效果平稳且确切。因此,本病例联合生殖股神经阻滞,有效地减少了因阻滞不全导致的血流动力学波动,更好地保证了高风险老年患者麻醉的安全性和舒适性。

(三)基于术前慢性充血性心力衰竭诊断,如何评估麻醉风险

慢性充血性心力衰竭是由于心室功能不全引起的临床综合征,主要表现为呼吸困难、体力活动受限与体液潴留。根据左室射血分数(LVEF)不同,EF 高于 40% 的心衰,为射血分数保留心衰,表现为舒张性心功能不全,此类患者不存在低血压现象;EF 低于 40% 的心衰,为射血分数降低心衰,表现为收缩性心功能不全,多数患者存在低血压现象。美国心脏病学会发布的"2022 指南"将心力衰竭分为 4 期:A 期:只有危险因素,除传统危险因素外,增加了各种因素导致心肌损害的人群;B 期:出现心脏结构性改变,但并无心力衰竭症状和体征,其认定范围有所扩大,除有结构性心脏病外,还包括侵入性或非侵入性检查,证实存在充盈压明显增高及有危险因素合并心力衰竭生物学标志 BNP 或心肌损伤标志物肌钙蛋白升高;C 期:存在心力衰竭症状体征并可明确诊断为心力衰竭;D 期:晚期心力衰竭。临床上如患者左心室舒张末期内径(LVDD)>70 mm,EF< 40%,收缩压 <90 mmHg,此种情况手术麻醉处于高危风险;若 HR<60 次/min,心脏仍有功能储备和临床处理空间,若 HR>80 次/min,心脏已无代偿,处于应激状态。2014 年 ESC/ESA 指南建议,对高危患者可进行心肌肌钙蛋白的评估,包括在大手术之前和术后的48~72 h,并可测量BNP以获得高危患者围手术期和后期心脏事件的独立预后信息。

【小结】

对本例患者实施超声引导下髂腹下神经、髂腹股沟神经联合生殖股神经阻滞复合静脉右美托咪定,起效迅速、麻醉效果确切、镇痛作用完全。术中严密监测,合理控制液体输入,正确应用血管活性药物,维持血流动力学相对稳定,是确保麻醉及手术平稳顺利的关键。

【专家点评】

老年患者重要器官储备功能下降且多合并慢性疾病,对手术麻醉耐受性降低。神经阻滞因其对血流动力学影响较小,保持内环境相对稳定等优势目前在老年患者麻醉中被广泛应用。超声技术可使外周神经阻滞的精准性得以显著提高,其可视化的特点可直观显示目标神经的分布及结构,使局麻药注入位置准确,剂量得以确定的同时,有效改善神经阻滞的麻醉效果,避免了并发症的发生。

近年来,随着微小侵入性技术在麻醉中广泛应用,髂腹下、髂腹股沟神经阻滞越来越多地被应用于老年腹股沟疝无张力修补手术。而腹股沟区神经分布变化,部分腹壁感觉可能受生殖股神经分支或由对侧皮神经末梢所支配。因此,超声引导下髂腹下、髂腹股沟神经联合生殖股神经阻滞覆盖范围广泛,优势日渐突出。

右美托咪定作为新型α_2肾上腺素能受体激动剂,具有阻滞交感神经的作用,在保证镇静效果的同时,还能为脏器提供较好的保护,能够在一定程度上改善患者的心肌功能,适用于心力衰竭患者。同时,右美托咪定对呼吸无抑制,对血流动力学影响较小,可产生稳定的镇静与觉醒作用,应用于重症患者,能够减轻手术应激和麻醉及恢复早期的血流动力学应答。

对于心力衰竭患者,术中维持心肌氧的供需平衡,改善心肌的收缩功能,增加心排血量是麻醉的根本原则。维持满意的循环血容量的同时严格把握液体入量,必要时使用利尿剂和血管扩张剂,尽可能维持$CVP<15cmH_2O$, $PAWP<18 mmHg$,防止出现肺水肿,纠正肺瘀血状态。如果伴有低灌注、液体负荷过重,血压降低(收缩压$<85 mmHg$),应给予正性肌力药物,增加心肌收缩力,增加心排血量。合并使用血管扩张剂和正性肌力药物是治疗围术期充血性心力衰竭的有效措施。

(孙 熠 王海云)

病例46 重度肥胖患者行腹腔镜胃减容手术麻醉和围术期管理一例

【导读】

肥胖是由于环境、遗传及内分泌等原因所引起机体生理功能障碍,当长期摄入的食物热量超过能量消耗时,可发生肥胖。肥胖患者常合并高血压、糖尿病和睡眠呼吸暂停综合征等并发症,与内科治疗相比,腹腔镜胃减容手术是治疗重度肥胖及肥胖相关并发症最有效的方法。肥胖患者心、肺储备功能及机体代偿能力下降,增加了麻醉难度和风险,因此麻醉医生对这类患者的术前评估和围术期管理尤为重要。

【病历简介】

患者男，39 岁，因"自幼肥胖、体重进行性加重 15 年"入院。诉自幼肥胖，15 年前体重开始进行性增加，近 5 年体重逐渐增至 200 kg，无明显肢端肥大表现，无情绪低落、淡漠等表现，无服用激素类药物史。未行正规减肥治疗。目前患者生活受肥胖困扰，为求减重治疗，门诊以"代谢综合征"收入院。既往高血压病史 5 年，最高血压 185/110 mmHg（ 1 mmHg ＝ 0.133 kPa），口服缬沙坦氢氯噻嗪 80 mg/12.5 mg，每日 1 次；苯磺酸氨氯地平片 10 mg，每日 1 次；血压控制在 140~155/80~95 mmHg；糖尿病病史 1 年余，口服盐酸二甲双胍肠溶片 250 mg，每日 3 次；阿卡波糖片 50 mg，每日 3 次；格列美脲片 2 mg，每日 1 次；空腹血糖控制在 13.5~17.5 mmol/L，餐后 2 h 血糖 19.0~23.5 mmol/L。否认冠心病等其他慢性病史，否认手术外伤史，否认食物和药物过敏史。体格检查：T 36.8 ℃，P 78 次 /min，R 22 次 /min，Bp 152/87 mmHg。专科检查：身高 184 cm，体重 212 kg， BMI 64.00 kg/m²，腰围 176 cm，臀围 185 cm，腹部多处妊娠纹样纹路。生化全项：葡萄糖 15.74 mmol/L，甘油三酯 5.62 mmol/L，总胆固醇 12.74 mmol/L，高密度脂蛋白胆固醇 0.72 mmol/L，低密度脂蛋白胆固醇 6.27 mmol/L。心脏超声示：左室舒张功能减低，LVEF：57%。腹部 CT 示：脂肪肝；脾大；右侧肾上腺结节；左侧肾上腺结节样增粗；胆囊内密度欠均匀，胆汁淤积。肝胆胰脾肾超声示：中度脂肪肝、脾大。术前诊断：①代谢综合征；②高血压 3 级，极高危；③ 2 型糖尿病。拟在全身麻醉下行腹腔镜下袖状胃切除 + 小肠旷置 + 肠吻合术。

术前请呼吸科会诊建议完善睡眠呼吸监测和血气分析；请内分泌科会诊建议术前改用胰岛素控制血糖；患者甲状腺功能正常，不支持甲状腺功能减退所致的肥胖，皮质醇节律及 1 mg 地塞米松抑制试验排除库欣综合征，性激素水平正常，无内分泌疾病相关肥胖证据，符合代谢综合征的诊断。术前进行睡眠呼吸监测显示：存在阻塞性睡眠呼吸暂停综合征，睡眠期间存在低氧血症（SpO_2<85%）。术前血气分析（FiO_2 29% ）示：pH 7.329，PO_2 82.3 mmHg，PCO_2 54.8 mmHg，Lac 2.56 mmol/L。

术前禁食禁饮，入室后开放外周静脉，常规行心电监护示 Bp 163/92 mmHg，P 95 次 /min，R 22 次 /min，SpO_2 94%。采取 25° 半坐位，给予面罩吸氧，SpO_2 升至 100%，麻醉诱导前局麻下行左桡动脉穿刺置管术，用于监测动脉血压。经 10 min 静脉输注右美托咪定 40 µg，雾化吸入 1% 利多卡因 3 mL，舒芬太尼 0.1 µg/kg（ 理想体重），待患者警觉镇静评分 2~3 分时，可视喉镜下暴露声门 Cormack-Lehane 分级 I 级。采取快速诱导气管插管。麻醉诱导依次静脉注射咪达唑仑 5 mg、依托咪酯 20 mg、舒芬太尼 30 µg、丙泊酚 200 mg、顺式阿曲库铵 30 mg，在面罩通气期间，机械通气采用压力控制模式，吸气峰值压力为 15 cmH_2O，呼吸频率为 15 次 / 分，无呼气末正压。充分吸氧去氮，经口气管插管术后行机械通气，潮气量 600 mL，呼吸频率 14 次 / 分，FiO_2 60%。诱导过程中动脉血压波动于 120~150/70~90 mmHg，心率 58~70 次 /min 之间。超声引导下行右颈内静脉穿刺置管术，用于监测中心静脉压。超声引导下行双侧腹直肌鞘阻滞（ 0.25% 罗哌卡因 20 mL ）。术中以丙泊酚、瑞芬太尼和右美托咪定维持麻醉，根据需要追加肌松药，维持 BIS 值 45~60。术中检测动脉血气分析。

术中采取 20° 反 trendelenburg 体位建立气腹（气腹压 12~14 mmHg），手术开始后 10 min 时 SpO_2 逐渐下降至 90%，增加氧浓度至 80%，PEEP 8 cmH_2O，测血气分析示：PO_2 77.7 mmHg，PCO_2 43.1 mmHg，术中 SpO_2 波动于 93%~96%。术中间断行肺复张性通气。手术历时 4 h，失血量 50 mL，尿量 200 mL，总输液量 2 100 mL（胶体 1 000 mL，晶体 1 100 mL）。术毕送麻醉复苏室（PACU），20 min 后完全清醒，SpO_2 维持在 92%~94%，拔除气管导管，此时血气分析（FiO_2 29%）示：pH 7.322，PO_2 74.4 mmHg，PCO_2 46.9 mmHg，Lac 1.42 mmol/L。留观 1 h 后安返病房。术后采用静脉自控镇痛（舒芬太尼 100 μg+ 地佐辛 15 mg+ 托烷司琼 8 mg+ 右美托咪定 200 μg+NS 至 100 mL，泵速 2 mL/h，PCA 1 mL/15 min）。术后随访未出现麻醉相关并发症，于术后 2 d 康复出院。

【问题】

（一）术中 SpO_2 下降的原因

本例患者分析原因为出现了围术期肺不张。约 90% 非肥胖患者在全身麻醉后出现肺不张，不张面积达 15%，引起 5%~10% 肺内分流，重度肥胖患者胸腹部脂肪堆积影响膈肌及胸腹部运动，导致功能残气量降低、区域性肺不张和肺内分流增加，腹腔镜手术使膈肌上抬加重上述情况；仰卧位时肺容量进一步减少、气道阻力进一步增加，导致 SpO_2 降低。肥胖患者氧耗量是非肥胖患者的 1.5 倍，更易出现 SpO_2 降低。

（二）重度肥胖患者呼吸功能的围术期管理

术前：合并睡眠呼吸暂停综合征患者尽早进行 CPAP 治疗，改善术前肺功能。术中：预充氧、小潮气量（6~8 mL/kg 理想体重）、PPEP，提高功能残气量，复张萎陷的肺泡，防止气道塌陷，改善通气血流比例和肺顺应性，提高 PaO_2，对抗内源性 PEEP，避免肺单位在低潮气量情况下反复萎陷和开放产生的剪力而损伤肺组织。保证在最低潮气量的基础上能够降低气道阻力，避免容量伤和气压伤，减少肺不张。术后：拔管前应待患者完全清醒并使用肌松拮抗剂，采用多模式镇痛方案充分镇痛，也应避免因阿片类药物引起的呼吸抑制，推荐使用区域阻滞。

1. **重度肥胖患者的术前评估**　该类患者的术前访视包括常规的病史询问、体格检查及实验室检查。着重注意循环系统，呼吸系统及消化功能的改变。

2. **重度肥胖患者的拔管指征**　重度肥胖患者拔管后发生气道阻塞的危险性增加，因此麻醉医生应严格掌握拔管指征。拔管前应常规备好口咽通气道、鼻咽通气道、喉罩和气管插管。①患者神志清醒，反射灵敏；②肌松剂代谢完全或已完全对抗；③吸入 40%O_2 时，血气分析结果至少应达到以下标准：pH 7.35~7.45，PaO_2>80 mmHg 或 SpO_2>96%：$PaCO_2$<50 mmHg；④呼吸机显示的最大吸气力至少达 25~30 cmH_2O，肺活量 >10 mL/kg，潮气量 >5 mL/kg（理想体重）；⑤循环稳定。肥胖患者拔管时的体位很重要，一般在头高位或半坐位（头高 45°）时拔管，拔管后取左侧卧位。

（三）代谢综合征和其它内分泌所致肥胖的诊断及鉴别诊断

1. **代谢综合征**　以中心性肥胖、胰岛素抵抗、糖尿病或糖代谢异常、高血压、血脂异常为主要内容的一组严重影响人类健康的临床综合征。诊断标准：①腹型肥胖：腰围男性 ≥ 90

cm,女性≥ 85 cm；②血脂紊乱：空腹甘油三酯≥ 1.70 mmol/L 及空腹高密度脂蛋白 <0.9 mmol/L（男性）或 1.1 mmol/L（女性）；③血压升高：收缩压≥ 130 mmHg 或舒张压≥ 85 mmHg 或此前已诊断高血压；④高血糖：空腹血糖≥ 5.6 mmol/L 或糖负荷后 2 h 血糖≥ 7.8 mmol/L 或此前已诊断 2 型糖尿病。符合其中三项即可诊断代谢综合征。

2. 甲状腺功能减退所致肥胖　甲状腺功能减退是多种原因引起的甲状腺激素合成、分泌或生物效应不足所致的一种全身低代谢综合征。甲状腺功能减退导致水分和钠盐从体内排出障碍，血浆中的胶原、黏蛋白等成分从毛细血管中渗出，毛细血管外的胶原和粘蛋白吸收潴留水分，并积聚在皮下组织甚至脏器中，从而引起粘液性水肿。因此这类患者主要不是脂肪而是水分引起体重增加。患者除肥胖外，还存在畏寒怕冷、心率减慢、纳差乏力、反应迟钝、嗜睡等甲状腺功能减退症状。血清 TSH 增高，TT4、FT4 减低，诊断原发性甲状腺功能减退；只有血清 TSH 增高， TT4、FT4 正常，诊断亚临床甲状腺功能减退；血清 TSH 减退或正常，TT4、FT4 减低，诊断中枢性甲状腺功能减退。

3.Cushing 综合征所致肥胖　又称皮质醇增多症，各种原因引起的肾上腺分泌糖皮质激素（以皮质醇为主）过多导致的临床综合征，伴肾上腺雄性激素以及盐皮质激素不同程度分泌增多。主要表现为①脂质代谢异常：向心性肥胖、满月脸、水牛背、多血质、紫纹等；②蛋白质代谢异常：皮肤菲薄，皮肤弹性纤维断裂；骨质疏松，病理性骨折；③糖代谢紊乱：外周组织糖利用减少，肝糖原输出增多，糖异生增加，糖耐量受损；④电解质紊乱：保钠排钾，低血钾，夜尿增多。通过皮质醇节律及 1 mg 地塞米松抑制试验可诊断库欣综合征。

【小结】

多种原因可引起肥胖，在原发疾病的基础上，肥胖患者常合并有呼吸系统、心血管系统和消化系统等的病理生理学改变。麻醉医生术前应充分评估患者的基础状态，改善肥胖患者呼吸功能，并做好困难气道处理的准备；术中加强呼吸、循环、麻醉深度、电解质的监测，合理给予麻醉药物和液体输注量；严格把握拔管时机，同时做好再插管的准备，警惕苏醒后可能发生的气道相关并发症，及时发现并处理。

【专家点评】

本病例是典型的重度肥胖患者行腹腔镜胃减容手术，合并高血压、2 型糖尿病和睡眠呼吸暂停综合征。肥胖患者困难气道发生率较高，麻醉医生应做好术前评估和预案；采用预充氧和保护性通气策略改善患者呼吸功能；加强监护，维持血流动力学稳定，预防心血管事件的发生。

肥胖患者术前禁食水时间需适当延长，在气管插管和气管拔管时严防返流误吸的发生。术后患者取半卧位或端坐位持续监测血氧饱和度。

重度肥胖患者需要注意麻醉药物用量和液体管理。不同麻醉药物采用不同体重计算方法；所需液量依据瘦体重计算，若术前合并心脏疾病，术中应控制液体入量，预防肺水肿。

肥胖患者常合并阻塞性睡眠通气功能障碍，而且口腔和咽腔脂肪堆积，容易引起上呼吸道梗阻。因而麻醉复苏应该备好口咽通气道、喉罩和气管插管，严格把握拔管指征，待患者完全清醒，咳嗽反射、自主呼吸均恢复，潮气量和氧饱和度达到标准后才能拔管，拔管前注意充分吸痰张肺,预防术后肺不张。

（信　茜　王海云）

病例47　肥厚型梗阻性心肌病患者行全胃切除术的麻醉管理一例

【导读】

肥厚型心肌病(HCM)是一种常染色体显性遗传性疾病,特征为心室壁呈不对称性肥厚,常侵及室间隔,心室内腔变小,左心室血液充盈受阻,左心室舒张期顺应性下降。根据左心室流出道有无梗阻分为梗阻性及非梗阻性肥厚型心肌病。肥厚型梗阻性心肌病(HOCM)典型的病变以心室间隔上部肥厚最为显著,心脏收缩时,肥厚的心室间隔凸入心室腔,靠近前移的二尖瓣前瓣叶,引致左心室流出道狭窄。因其特殊的病理生理特点,合并该疾病的患者行非心脏手术时围术期心血管风险极大,这就要求麻醉医生对HOCM的相关知识要有充分的了解,对患者进行及时而准确的围术期评估和管理。

【病例简介】

患者男,61岁,因"进食困难1月余"入院。既往发现肥厚型心肌病5年,间断有胸闷憋气及心悸症状,否认黑蒙、晕厥症状,口服中药治疗(具体不详),否认高血压、冠心病病史。入院后完善相关检查,胃镜提示:贲门胃底溃疡型肿物,考虑恶性肿瘤,累及食管下段。心脏彩超示:室间隔及左室后壁非对称性增厚(室间隔16~24 mm,左室后壁16 mm),以室间隔增厚显著,心肌回声粗糙,左室流出道可见狭窄,左室流出道流速加快,约482 cm/s,平均压差47mmHg(1mmHg=0.133 kPa)。二尖瓣前叶收缩期可见"SAM"现象,主动脉瓣瓣缘增厚,二尖瓣后叶瓣环增厚,考虑肥厚型心肌病(梗阻性)。心电图示:窦性心律,91次/分,WPW综合征B型。血化验检查:血红蛋白126 g/L,白蛋白34.0 g/L,BNP732.4pg/mL。术前诊断:①胃恶性肿瘤;②肥厚型梗阻性心肌病;③心功能不全(NYHA分级Ⅲ级);④低蛋白血症。拟在全身麻醉下行全胃根治性切除术。

患者入手术室后连接心电监护示血压150/74mmHg,心率90次/分,SpO₂97%。给予温毯保温,面罩吸氧5 L/min,静脉注射咪达唑仑2 mg。麻醉诱导前于局麻下行左桡动脉穿刺置管术,用于监测动脉血压及血流动力学,显示ABP156/76 mmHg,心率90次/分,CO4.6 L/min,CI2.6 L/(min·m²),SVV18%,SVR762dynes-sec/cm⁵。麻醉诱导前给予静脉输液300 mL,静脉泵注盐酸去氧肾上腺素0.2 μg/(kg·min),补充血容量及收缩外周血管。麻醉采用慢诱导,充分吸氧去氮,依次静脉注射咪达唑仑5 mg、舒芬太尼30 μg、依托咪酯15 mg、顺阿曲库铵15 mg,诱导过程静脉泵注盐酸去氧肾上腺素,维持适度的外周血管阻力,动脉血压维持在术前正常偏高水平,气管插管前行声门周围表面麻醉,减轻插管时的刺激反应。诱导过程动脉血压140~160/70~80mmHg,心率逐渐降至约60次/分。经口气管插管术后行机械通气,并行右颈内静脉穿刺置管术,用于监测中心静脉压;行超声引导下双侧肋缘下腹横筋膜阻滞。

术中以丙泊酚、瑞芬太尼及盐酸右美托咪定维持麻醉,手术进行至分离胃周血管过程中,动脉血压逐渐下降至120/62 mmHg,心率升高至73次/分,同时血流动力学监测示:

CO3.9 L/min，CI2.2 L/（min·m²），SVV16%，SVR788dynes-sec/cm⁵。考虑患者血容量相对不足，给予输注新鲜冰冻血浆 800 mL，补充血容量的同时纠正低蛋白，并持续泵注盐酸去氧肾上腺素维持外周血管阻力，依据血流动力学变化动态调整剂量及输液量，检查动脉血气维持水、电解质酸碱平衡。手术过程中维持动脉血压 140~160/70~80 mmHg，心率约 60 次 / 分，SVV<13%，SVR 800~1200dynes-sec/cm⁵。手术时长 6 小时 40 分钟，术中总出量 1 500 mL（失血量 100 mL；尿量 1400 mL），总入量 2900 mL（血浆 800 mL；输液量 2 100 mL）。术毕送麻醉复苏室（PACU），静脉泵注盐酸右美托咪定 0.2 μg/（kg·h）维持轻度镇静，气管内滴注 2% 利多卡因 3 mL 减轻气管刺激反应，复苏过程血流动力学平稳，清醒拔出气管导管后安返病房。术后采用静脉自控镇痛（PCIA）。术后 48 h 随访未出现麻醉相关并发症，于术后 17 d 康复出院。术后随访 3 个月，患者恢复良好，无心血管不良事件发生。

【问题】

（一）肥厚型梗阻性心肌病的主要病理生理特点

1. 左心室流出道狭窄　　HOCM 是一种遗传性心肌病，其定义为心脏肥大（左心室壁或和室间隔厚 >15 mm），静息时左室流出道与主动脉压力阶差超过 30mmHg。HOCM 病理特点是心肌不对称性肥厚，心脏收缩期肥厚的室间隔向左心室腔突出，使处于流出道的二尖瓣前叶与室间隔靠近而向前移位，加重左心室流出道梗阻，在 M 型超声诊断中出现一个向上（向室间隔方向）突起的异常波形，这种现象称为收缩期前向运动（SAM），SAM 现象是肥厚型心肌病重要的诊断依据。在非梗阻性心肌病，不存在或仅有轻微的 SAM，而梗阻型心肌病，二尖瓣前叶更加贴近室间隔，其与室间隔接触的时间越长，流出道梗阻越严重，SAM 越明显。

2. 左室舒张功能不全　　由于心肌异常肥厚，且心肌纤维排列紊乱，导致心肌顺应性降低，扩张能力受限，这使得心室舒张期充盈障碍，心脏每搏输出量减少，充盈压力增高，压迫心室壁内冠状动脉，快速充盈期延长，充盈的速率及充盈量均减小。

3. 心肌缺血　　由于心肌肥厚是由心肌组织的增生引起的，而心肌内的血管的数量并不增加，同时心室壁内冠状动脉因左室充盈压过高受压，心肌氧需超过冠脉的氧供，造成心肌组织供血不足，而引起心肌缺血。当患者活动或情绪激动时，由于交感神经兴奋心率加快，肥厚的心肌收缩加强，加重流出道梗阻，心排血量骤减而使得心肌缺血症状进一步加重。

4. 心律失常及猝死　　由于心室肌肥厚、心肌缺血、心房扩大等因素，患者常伴发预激综合征、心房颤动、室性早搏、室上性或室性心动过速等心律失常。出现心律失常会影响患者预后，严重者可致猝死。

（二）肥厚型梗阻性心肌病的围术期管理

1. 术前评估与处理　　超声心动图是 HOCM 明确诊断和评估的金标准，患者临床症状和 NYHA 心功能分级，是评估患者心功能及预后的重要指标。术前应了解患者的基础血压、心率及脉搏氧饱和度等，并据此指导麻醉及手术过程中的处理时机及衡量处理结果；充分了解患者的用药情况，β 受体阻滞剂及钙通道阻滞剂宜持续应用；了解患者的血气分析、酸碱平衡及电解质情况，术前力求纠正到最佳状态；术前给予患者适度扩容，避免容量不足；术晨给予适度镇静,尽量减轻患者紧张恐惧情绪。

2. 麻醉方式的选择　椎管内麻醉可使腹腔血管床及下肢血管扩张,心脏前后负荷均降低,加重左室流出道梗阻,所以一般情况下不主张选用椎管内麻醉,建议选择便于控制和管理的全身麻醉。而椎管内麻醉不是绝对禁忌,给予患者适度扩容、麻醉平面控制稳定,也是可以选择的麻醉方法。超声引导下区域神经阻滞对血流动力学影响较小,镇痛效果确切,因此全身麻醉复合区域神经阻滞是较好的麻醉方式。

3. 术中监测

(1)连续血流动力学监测:HOCM 心肌肥厚使心肌收缩力减弱,心室腔减小,再加上流出道狭窄,导致心输出量减少,因此麻醉期间需要维持一定的要外周血管阻力,同时避免使用强心药物。连续动态监测 CO、CI、SVV、SVR 等血流动力学参数,对液体的输注管理以及心血管药物的应用有着重要的指导意义。

(2)经食道超声心动图(TEE)监测:TEE 是围手术期血流动力学的重要监测手段。对于 HOCM 患者, TEE 检查可以实时评估心室收缩和舒张功能、左室充盈程度、心输出量、对治疗的反应等。但放置 TEE 探头属于半侵入式操作,需充分掌握放置的绝对和相对禁忌症,同时在术前应与外科医师沟通,了解放置 TEE 是否影响手术操作,避免对病人造成不必要的损伤。

(3)中心静脉压力(CVP)监测:HOCM 患者,由于左室顺应性下降,左右心充盈压力差别较大,单纯 CVP 数值不能准确评估左心室舒张末压力,但 CVP 的动态变化对于血容量的评估有一定指导意义。麻醉过程中应综合患者的血压、心率、CVP、尿量等动态变化,以维持血流动力学稳定为原则调节液体的出入量。

4. 术中麻醉管理

(1)麻醉深度:对于 HOCM 患者,术中首先应维持充分的麻醉深度。由于肥厚的心肌使冠状动脉扩张受限,在心肌收缩过强或心率过快时极易发生心肌缺血,严重时可诱发室性心动过速和心室纤颤。因此麻醉过程中应维持一定的麻醉深度,避免交感神经过度兴奋,避免因麻醉过浅、容量不足、心率过快、血流动力学波动较大而导致循环意外。麻醉诱导过程力求平稳,气管插管时避免产生心动过速,必要时可给予美托洛尔或艾司洛尔降低心率。麻醉维持应以阿片类药物为主,药物选择以不增快心率和无明显血管扩张为原则。

(2)心率、血压的维持:心率加快使舒张期缩短,心室充盈减少,加重流出道梗阻,因此术中应控制目标心率 55~65 次/分,避免使用可增快心率的药物。如出现心率增快,排除麻醉过浅及血容量不足后,可静脉注射美托洛尔或艾司洛尔予以处理。术中血压应维持在略高于术前安静时水平,若血压下降,补足血容量的基础上,可使用 α 受体激动药物增加外周血管阻力,在升高血压的同时可减少左心室与主动脉之间的压力差,从而缓解流出道梗阻。若血压升高,应首先排除麻醉深度过浅,效果不明显可静脉注射美托洛尔或艾司洛尔等。

(3)心脏前后负荷的维持:HOCM 患者左心室腔容积缩小,当前负荷减少时,心室不能充分舒张,舒张期二尖瓣前叶和室间隔更加靠近,左室流出道梗阻加重,使心排量进一步下降,因此在麻醉前和手术过程中,应给予适当的容量负荷。当后负荷下降时,可反射性增强心肌收缩力,增加左室流出道压力梯度,从而加重流出道梗阻症状,因此应提高外周血管阻力,避免使用硝酸甘油等扩血管药物。麻醉和手术过程中可持续输注 α 受体激动剂如去氧肾上腺素、去甲肾上腺素等维持足够的外周血管阻力。

5. 术后处理　术后处理原则同术前及术中,应维持足够的心脏前后负荷,必要时可持续输注 α 受体激动剂以保持适当的血管阻力。同时应做好术后镇痛,避免交感神经兴奋性增强,加重流出道梗阻。

【小结】

HOCM 因其特殊的病理生理特点,麻醉与围术期管理有着较大的难度。麻醉医生应该对该病的相关知识有充分的了解,术前对疾病进行详细的评估与准备,麻醉诱导力求平稳,术中注意维持足够的麻醉深度,积极控制心率,避免血容量不足,保持一定的外周血管阻力。围术期血流动力学及 TEE 监测对术中麻醉处理有着重要的指导意义。

【专家点评】

本例患者依据心脏彩超检查结果, HOCM 诊断明确,左室流出道狭窄较为严重,术前存在心肌缺血症状, NYHA 心功能分级Ⅲ级,因此对麻醉及围术期管理有着巨大的挑战。该患者同时合并预激综合征,既往有心动过速发作,如果在围术期出现各种快速心律失常(如快速房颤、室上性心动过速、室速等),会进一步加重心肌缺血,心输出量会因流出道梗阻的突然加重而减少,甚至有猝死的风险。

该例患者采用全身麻醉复合外周神经阻滞的麻醉方法,是较为合理的麻醉选择。全身麻醉麻醉深度容易控制,便于术中管理,而超声引导下腹横筋膜阻滞对于切口的术中及术后镇痛作用确切,同时对血流动力学影响轻微。

患者行全胃切除手术,预估手术复杂,手术时间较长。术前需禁食禁饮以及胃肠道准备,血容量相对不足,而过量的输液,会加重心脏负荷,有诱发心衰和心律失常的风险。术中行血流动力学监测,对于监测心功能,指导液体的输注以及调节外周血管阻力有着重要的指导意义。TEE 可以实时观察室壁运动及心肌舒缩状况,对 HOCM 有着重要的指导价值,该患者胃肿瘤累及食管下段, TEE 影响手术操作,且会增加感染风险,因此本病例不适宜应用 TEE 监测。

HOCM 患者的麻醉,关键是减轻流出道梗阻,减小左室流出道压力差,保持心脏适宜的前后负荷。围术期应避免增加心肌收缩力,如使用多巴胺、肾上腺素等正性肌力药物及应激反应;同时应避免降低心脏前后负荷的各种因素,如使用硝酸甘油、硝普钠等血管扩张药、血容量不足及麻醉后血管扩张等。作为麻醉医生应充分掌握该病的病理生理学特点,避免加重流出道梗阻的各种因素,有预见性的进行麻醉管理。

(于宝臣　王海云)

病例 48　巨大肝癌患者行 ALPPS 手术麻醉管理一例

【导读】

肝癌是世界第二大致死性癌症,其在全世界范围内的发病率一直呈上升趋势,全球每年约 75 万新发病患者。因其起病隐匿、进展迅速,确诊时大多数患者已为局部晚期或存在远处转移,治疗困难,预后很差。外科手术是肝癌的首选治疗方法,联合肝脏离断和门静脉结扎的二步肝切除术(ALPPS)是一种全新的肝切除手术方式,主要用于治疗巨大或多发性肝癌,分 2 期完成:①期手术行门静脉右支离断术;②期手术行右半肝根治性切除术(一期手术后 7 d 行腹部 CT 重新评估肝体积,若剩余肝体积 / 总肝体积 >30%,则可行 2 期手术)。为既往因剩余肝体积不足无法行根治性手术切除的患者带来希望,而由于 ALPPS 手术复杂,手术时间长,除既往肝脏手术麻醉特点外,对麻醉又提出许多新的挑战。

【病例简介】

患者男,55 岁,身高 168 cm,体质量 70 kg,BMI 24.80 kg/m²。因“发现肝脏占位性病变 10 d”入院。实验室检查:抗 HBs、抗 HBe 和抗 HBc(+),HBsAg、HBeAg(-);甲胎蛋白(AFP)22.8 μg/L,血红蛋白(HGB)96 g/L,白蛋白(Alb 34 g/L),肝、肾功能和凝血功能等其他实验室检查均正常。辅助检查 CT 示右肝巨大肝癌,合并肝左内叶卫星灶。肝脏体积:标准肝脏体积为 1374 mL,根据 CT 检查测量肝癌切除后的左侧剩余肝脏体积为 292 mL,占标准肝脏体积 21%,剩余肝脏质量 / 体质量为 0.4%。拟在全身麻醉下行 ALPPS 术,分 2 期完成:1 期手术行门静脉右支离断术;2 期手术行右半肝根治性切除术。

麻醉前评估 ASA 分级 Ⅱ 级,气道评估: Mallampati Ⅱ 级。1 期术前 HGB 96 g/L,肝肾功能、凝血功能、电解质及心脑血管功能状态评估及检查未见显著异常。患者无腹水、低蛋白血症及并存阻塞性睡眠呼吸暂停低通气综合征。2 期术前总胆红素 54.9μmol/L、HGB 94 g/L,白蛋白(Alb)35 g/L,谷丙转氨酶(ALT)170U/L,谷草转氨酶(AST)27U/L,凝血常规国际标准化比值(INR)1.45。

入室后开放外周静脉通路,保护体温,常规监测 ECG、BP、SpO₂ 和 BIS。麻醉诱导前行左桡动脉穿刺置管术,用于监测 ABP,连接 FloTrac 监测心排出量(CO)及每搏变异度(SVV)指导容量治疗。麻醉诱导:依次静脉注射咪达唑仑 0.05 mg/kg、依托咪酯 0.3 mg/kg、芬太尼 2~4 μg/kg 和顺式阿曲库铵 0.2 mg/kg,经口气管插管术后行机械通气。调整呼吸参数,新鲜气体流量 1 L/min,FiO₂ 60%,潮气量 6~8 mL/kg,通气频率 12~14 次 /min,吸呼比 1∶2,维持 PETCO₂ 35~45 mmHg。B 超引导下行右颈静脉穿刺置管术,用于监测 CVP。麻醉维持:静脉输注瑞芬太尼 0.2~2.0 μg/(kg·h)、丙泊酚 3~6 mg/(kg·h)、右美托咪定 0.4~0.6 μg/(kg·h)和顺式阿曲库铵 0.06~0.12 μg/(kg·h),维持 BIS 值 45~60。术中监测血糖、电解质、BGA、血栓弹力图、体温及尿量。切除肝脏时使用硝酸甘油、去甲肾上腺素、多巴胺等血管活性药维持 CVP 在 2~4cmH₂O,同时维持动脉收缩压 >90mmHg,平均动脉压 >60mmHg,适当使用利尿剂,维持尿量 >1 mL/(kg·h)。肝脏离断创面止血彻底后按晶体胶体 1∶1 补液,使 CVP 迅速恢复并维持在 6cmH₂O 以上。术中出血量 >800 mL 或术中血红蛋白 <70 g/L 时开始成分输血。两期手术术中均血流动力学平稳,手术过程顺利。

1 期手术历时 330 min,术中出血量为 400 mL;2 期手术历时 150 min,术中出血量为 300 mL。成功切除右肝肿瘤大小为 16 cm×10 cm×10 cm。两期手术均术毕送麻醉复苏室(PACU),复苏过程血流动力学平稳,清醒拔出气管导管后安返病房。术后采用多模式镇痛:腹横筋膜阻滞(TAP)+ 静脉自控镇痛。术后随访未出现麻醉相关并发症,术后肝功能及凝血功能指标逐渐恢复,2 期术后 8 d 肝功能指标恢复正常,INR 接近正常值,2 期手术后 10 d 再次行 CT 检查并测量剩余肝脏体积为 685 mL。术后恢复良好,于 2 期手术后 12 d(1 期手术后 20 d)顺利出院。

【问题】

(一)ALPPS 优势及存在问题

ALPPS 的优势在于:①促进剩余肝脏体积短期快速增生;②降低肝切除术后肝功能衰竭风险;③改善部分患者预后,使其获得一定的长期生存率。

ALPPS 存在的问题包括:①并非所有患者都能完成两部肝切除,ALPPS 存在一定失败率,20%~25% 的患者由于剩余肝脏体积增生失败、间歇期肿瘤进展、身体一般状况差或 1 期术后死亡而无法进行 2 期手术;②术后并发症发生率及病死率较高,有研究发现 ALPPS 术后发生术后肝功能衰竭和死亡的风险较高,主要并发症发生率为 54%,90 d 病死率为 20%。

(二)ALPPS 手术的麻醉管理要点

1. 降低肝脏缺血再灌注损伤 ALPPS 1 期手术可能引起肝脏本身及肝外脏器功能损伤。手术过程中阻断肝脏血流,肝脏缺血缺氧,而开放后血流恢复,缺血再灌注后可能导致肝损伤进一步加重,严重影响肝脏术后生存率。肝脏缺血再灌注损伤的不仅损伤肝脏本身,还可累及肾脏、心脏、肺等其它重要器官。因此,减轻围术期肝脏缺血再灌注损伤有利于改善患者术后恢复及远期预后。Huang YQ 等对 8 篇 RCTs 文献 468 例病例进行荟萃分析发现,围术期应用右美托咪定可减轻行肝部切除术患者肝门阻断后肝脏的缺血再灌注损伤。Zhou L 等在大鼠肝脏缺血再灌注损伤模型中应用舒芬太尼后发现其可以通过抑制 ATF4 诱导的细胞凋亡,进而抑制 TP53BP2 的表达,从而减轻肝脏炎症及缺血再灌注损伤。

2. 降低出血量 肝脏是富血供器官,接受门静脉与肝动脉的双重供血,组织含血量极为丰富,此外,肝静脉系统和肝短静脉系统在肝内无静脉瓣膜,这导致肝脏切除术中平均出血可达 700 mL。ALPPS 过程特别是肝实质完全离断易导致大出血的发生,这对术中有效控制肝脏断面出血提出了更高要求。控制性低中心静脉压(CLCVP)是通过各种方法降低并维持中心静脉压(CVP)在 0~5 cmH_2O($1cmH_2O=0.098$ kPa),在实行第一肝门阻断后,肝断面出血主要来自肝静脉和肝血窦,其压力均与 CVP 有关。该技术可降低肝窦和肝静脉内压力,有效减少肝实质断面的出血量,临床研究表明 CLCVP 技术在开放肝脏切除手术中有良好的术中止血效果,并不会产生肝脏损害。Li Z 等指出 CVP 维持在 3 cm H_2O 即可维持血流动力学稳定和减少术中出血,且不会出现下腔静脉气体栓塞及后续的右心栓塞与肺动脉栓塞。

3. 防止低体温 术中体温调节是一把双刃剑。无低灌注状态下的脏器不需要低体温来保护,ALPPS 手术本身不需要低体温。而 ALPPS 手术创面大、手术时间长、出血量较大等因素均导致体温下降,低温可使药物代谢降低,凝血功能异常,心血管并发症发生几率增大。目前用加温毯、输液加温仪等措施来保护体温。

4. 及时纠正酸碱失衡及电解质紊乱 ALPPS 患者术前存在微循环异常,手术创伤大,出入量大,应常规监测血气分析,根据结果适当调整机械通气参数,用呼吸模式的改变调控代谢性酸中毒,改善组织氧合状态,降低过度酸中毒或严重高钾血症引发恶性心律失常的风险。

5.术后镇痛　ALPPS 患者 1 期手术后疼痛为重度疼痛,创伤大、肝实质切开或切除、高风险胆汁漏等情况均会增加术后疼痛。尤其 ALPPS 1 期术后胆汁漏风险更高,疼痛更难控制。疼痛控制差,可影响患者一般状态及活动,增加术后坠积性肺炎等并发症,同时可影响到预期剩余肝脏体积增大的速度,以上均可对 ALPPS 2 期手术实施产生不利影响。目前,个性化多模式镇痛是 ALPPS 患者术后镇痛的最佳选择。

【小结】

ALPPS 用于治疗巨大或多发性肝癌,该术式被认为是革命性的手术策略或肝胆技术的创新突破, ALPPS 在促进肝脏增生从而在短期内快速获得足够肝实质,为那些原来认为不能切除的肝癌患者,提供了只要一次住院即可治愈的希望。近年来,随着麻醉医生对该手术术前评估、麻醉监测及术后麻醉相关并发症的高度重视,并发症发生率及死亡率均显著下降,但目前亟待解决的问题仍然很多,仍需要从麻醉角度对 ALPP 围术期管理进一步研究及优化。

【专家点评】

在倡导加速康复外科的医疗条件下, ALPPS 作为一种较新的手术方式,为既往剩余肝脏体积不足而无法行根治性肝癌切除术的患者带来了福音。虽然研究者们对手术过程不断进行补充和完善,但其仍具有一定的局限性,由于手术分成两期完成,这在一定程度上给麻醉带来困难,两期手术均涉及较复杂的麻醉管理、复杂的麻醉监测及治疗、复杂的促进预后康复措施。今后可就以下方向进行进一步研究和探讨:改变麻醉方法或管理措施对 ALPPS 的短期及远期预后,包括其生存率、术后并发症发生率、肿瘤复发率及病死率;如何通过改进麻醉管理措施进一步降低 ALPPS 术后并发症发生率及病死率;目前, ALPPS 的研究为单中心研究及病例报道为多,今后应多开展多中心、大样本的随机对照研究,考虑出台有关该类手术麻醉管理的共识性指导意见。

ALPPS 手术复杂,术中对生命体征及内环境影响大,术后凝血障碍、胆瘘的并发症较多且术后镇痛要求高,该类患者围术期管理难度较大,为了改善患者预后,术中血液保护策略就显得尤为重要,常见的保护策略包括肝门血流阻断、部分肝阻断、全肝血流阻断以及CLCVP 技术。虽然 CLCVP 技术会影响机体灌注,但在监测术中灌注指标前提下, CLCVP技术是安全的,不会增加气栓风险,对患者肝肾功能无明显影响,并能有效控制术中肝断面出血、缩短手术时间、降低输血需求。

（赵茗姝　王海云）

病例 49　病态窦房结综合征患者全麻一例

【导读】

病态窦房结综合征简称病窦综合征,是由于窦房结或其周围组织原器质性病变导致窦房结冲动形成障碍,或窦房结至心房冲动传导障碍所致的多种心律失常和多种症状的综合病症。主要特征为窦性心动过缓,当合并快速性心律失常反复发作时称为心动过缓—心动过速综合症。

【病例简介】

患者女,73岁,因"间断腹痛半月余,加重3天"入院。完善胃镜检查提示慢性胃炎伴糜烂,未重视。患者入院前3天腹痛加重,收治入院。

患者既往高血压病史20余年,未规律服药。脑梗死病史10余年。胆囊结石病史6年。本次入院前2月余行后路腰椎双节段减压、椎弓根固定+椎间cage融合治疗术。

术前30分钟肌注咪达唑仑3 mg和阿托品0.5 mg,入手术室时患者血压150/100 mmHg(1 mmHg=0.133 kPa),心率80次/分。建立静脉通路。麻醉诱导前行桡动脉穿刺测动脉压,充分吸氧去氮,麻醉诱导采用咪达唑仑2 mg、舒芬太尼20 μg、依托咪酯10 mg、罗库溴铵50 mg静脉注射,气管插管后行控制呼吸。诱导过程血压110~130/60~80 mmHg,心率65次/分左右。术中以丙泊酚+瑞芬太尼维持麻醉,并间断辅以顺式阿曲库铵静脉注射。术中监测动脉血气、血糖。

手术进行到10分钟时,心率迅速降至40次/分,给予阿托品1.0 mg后,心率未出现明显变化,此时血压无明显改变。3分钟后给予阿托品2.0 mg,停止手术操作后心率依然未出现明显变化。后改为异丙肾上腺素2 μg/min泵注,心率回升到70次/分左右,血压110~130/60~80mmHg。

此后患者无异常,术后返回PACU,待麻醉复苏后,安返病房。

【问题】

(一)术中心率下降的可能原因

胆心反射 - 手术时牵拉胆囊或探查胆道,经过迷走神经反射,造成冠脉痉挛、窦房结兴奋性降低,病人表现出血压降低、心率减慢,甚至心脏骤停等表现,停止手术操作其症状可得以缓解。

(二)病态窦房结综合征的诊断及鉴别诊断

病态窦房结综合征 - 常常具备如下特征,自发的持续性窦性心动过缓、窦性停搏、窦房结阻滞或合并房室阻滞。

根据临床表现、常规心电图、动态心电图、药物试验和电生理检查的异常发现而定在诊断时特别强调临床症状与心电图异常的相关性

1.ECG诊断　①窦性心动过缓≤40次/分,持续≥1 min;②二度Ⅱ型窦房阻滞;③窦性停搏>3.0 s;④窦性心动过缓伴短暂心房颤动、心房扑动、室上性心动过速,发作终止时窦性搏动恢复时间>2 s。

其中符合①~③中任何一项,诊断为A型;符合①~③中任何一项+第④项,诊断为B型;符合①~④中任何一项并伴房室或房内或束支阻滞,诊断为C型。

2. 具有以下心电图表现之一者为可疑　窦性心动过缓≤50次/分,但未达上述标准;窦性心动过缓≤60次/分,在运动、发热、剧痛时心率明显少于正常反应;间歇或持续出现

二度 I 型窦房阻滞、交界性逸搏心律;显著窦性心律不齐 PP 间期差多次超过 2 s。

对于可疑病例,需行以下检查,结果阳性可确诊:动态心电图;阿托品试验;电生理检查(窦房结恢复时间测定)。

1)动态心电图

(1)阳性标准:24 h 总心搏 <8 万次,平均 <50 次 / 分;心率变化小,夜间最低 <35 次 / 分,最高 <90 次 / 分,持续时间 >1 min;频发窦停,频发二度以上房室阻滞;过缓的交界性逸搏心律,室性逸搏心律。

诊断 SSS 时,其 24 h 总心搏、平均心率标准不适宜慢快综合征患者。

2)阿托品试验

(1)原理:阿托品能解除迷走神经对窦房结的抑制,从而加快心率。正常的窦房结心率加快。若窦房结功能异常,则无此反应;

(2)阳性标准:全部观察时间内心率 <90 次 / 分;出现窦停或窦房阻滞;出现交界性逸搏心律,或原为交界性心律持续存在;出现室上性快速心律失常(如房颤等)。

3)电生理检查

(1)原理:以明显高于自身窦性节律的频率快速起搏心房,超速抑制窦房结,当快速起搏突然停止时,正常的窦房结能较快的从抑制中温醒过来,恢复正常起搏。若窦房结功能异常,则需较长时间才能恢复;

(2)阳性标准:SNRTmax(最大窦房结功能恢复时间)>1 500ms 为异常,>2 000 ms 诊断为 SSS,>4000 ms 安置永久起搏器指征;SNRTc(校正窦房结功能恢复时间)>550ms,老年人 >600 ms；SNRT 指数 >1.8;总恢复时间 >5 s 或多于 6 个心搏;出现继发性停搏;出现交界性逸搏。

3. 鉴别诊断

(1)生理性窦性心动过缓:如运动员、老年人,植物神经功能紊乱,迷走神经功能亢进等。

(2)药物引起的窦性心动过缓,如 β 受体阻滞剂,洋地黄、异搏定、胺碘酮、奎尼丁等作用。

(3)其他疾病:如高血钾,甲状腺机能低下,黄疸,颅内压增高,间脑病变等。

【小结】

心脏跳动的快慢、节律能直观的反应心脏的状态。麻醉医生应该掌握心率下降的不同病因,能够进行鉴别诊断,及围手术期所存在的风险。

【专家点评】

本患者两月前行腰椎手术,术中未出现异常状况,本次手术中出现心率下降症状,基于以往的麻醉临床经验,给予 1 mg 阿托品后,未能提升心率。应引起足够重视。

阿托品试验是鉴别病态窦房结综合征的常用方法之一,该法操作简便,安全,临床仍在广泛使用。首先描计心电图作为对照,然后静注阿托品 1.5~2 mg,注射后即刻、1 min、2 min、3 min、5 min、10 min、15 min、20 min 分别描计一次 II 导联心电图。麻醉医生在临床工作中应熟练掌握。

病态窦房结综合征的治疗原则为维持适当心率,治疗快速心律失常,起搏器治疗,病因治疗。常规治疗包括:①维持适当心率,治疗有症状窦性心动过缓,有严重窦性心动过缓或因之有心、脑、肾缺血症状者。②起搏器治疗,为目前对病态窦房结综合征最有效的治疗,但对无症状或症状轻微的患者,不需起搏治疗,且 1/3 慢快综合征患者进展为稳定房颤后而病情缓解。③对快速心律失常的治疗,宜在安装起搏器后,使用抗心律失常药物,否则对室上性心动过速或房颤应用倍他乐克、洋地黄、奎尼丁、胺碘酮或异搏定等均可影响窦房结功能,因而加重病情。对于慢快综合征患者,房颤心室率快,药物选用则以洋地黄较其他药物为安全,也可用苯妥英钠。

(孙金超　杨　程)

病例 50　病态肥胖患者全麻围术期低氧血症一例

【导读】

病态肥胖(morbidly obese,MO)是指体重指数(body mass index,BMI)$\geqslant 35\ kg/m^2$,近年来进行的全球人群体重调查发现世界范围内正面临着病态肥胖患者人口数量日益增长的问题,而中国成为了全球病态肥胖人口最多的国家之一。病态肥胖人群因多种因素影响易合并糖尿病、睡眠呼吸暂停综合症、心脏病、高血压病、骨关节退行性疾病等疾病。病态肥胖患者的功能残气量(FRC)降低,呼吸系统顺应性降低,气到阻力和呼吸做工增加。病态肥胖患者占 ICU 住院患者的 7.5%,故需要引起麻醉医生的高度关注。

【病例简介】

患者,男,49 岁,因"下腹部胀痛伴腹胀 2 天"入院。既往体健,有梗阻性呼吸睡眠暂停病史。否认结核、肝炎传染病史、否认糖尿病、冠心病史、否认手术、外伤、输血史,否认药物食物过敏史。查体:身高 176 cm,体重 110 kg,BMI:35.51。患者神清,精神可,张口度 >3 指,Mallampati 分级 III 级,头颈活动度好,甲颏间距 5 cm,无松动牙齿。术前实验室检查:心肌酶、凝血功能、病毒全套、糖化血红蛋白、贫血三项、甲状腺功能三项、皮质醇、25- 羟维生素 D3、ACTH 结果未见明显异常。血气分析:二氧化碳分压:47mmHg;碳酸氢根 26.7mmol/L;剩余碱 3.3mmo/L;红细胞比积 55%;氧饱和度 89%;氧分压 56mmHg。肺功能:轻度限制性通气功能障碍 弥散功能障碍。CT 示:两肺轻度间质性改变并两肺少许下叶间质性炎症。两肺胸膜局部稍增厚。心脏超声未见异常。心电图:窦性心律。诊断急性阑尾炎,拟在全身麻醉下行腹腔镜阑尾切除术。

患者入手术室建立静脉通路后给予乳酸钠林格液 500 mL 静脉滴注。连接心电监护,侧血压 140/95mmHg、心率 80 次 / 分、SpO_2 98%。在插管前需准备紧急气道处理工具,如声门上装置(鼻咽通气道、口咽通气道)、纤维支气管镜、可视喉镜和抢救药等。麻醉诱导:患者头高脚底位,在正式诱导前充分预先给氧(8 L/min)后给与丙泊酚 100 mg 静脉注射,使用可视喉镜预先判断声门可暴露情况(喉镜暴露分级为 I 级)。麻醉正式诱导采用咪达唑仑 4 mg、舒芬太尼 40 μg、丙泊酚 150 mg、顺式阿曲库铵 15 mg 静脉注射,气管插管顺利(ID

8.0#)。气管插管后行控制呼吸,设置氧流量 2 L/min、潮气量 650 mL、呼吸频率 14 次 / 分、吸呼比 1∶2。诱导过程生命体征平稳,诱导插管后气道压 17 mmHg、$ETCO_2$ 37 mmHg、SpO_2 100%。术中以丙泊酚 + 瑞芬太尼持续泵注维持麻醉,间断辅以顺式阿曲库铵静脉注射。

手术开始,患者头低脚高手术,气腹压 14 mmHg,手术进行到 20 min 时,患者 $ETCO_2$ 由 35~37 mmHg 到 52~54 mmHg、气道压力由 17 mmHg 升高到 23 mmHg、SpO_2 由 100% 下降到 89%~90%。听诊双肺呼吸音正常。给予顺式阿曲库铵 5 mg 静脉注射、增加呼吸频率 18 次 / 分、加 $5cmH_2O$ 的 PEEP 处理。患者 $ETCO_2$ 由 52~54 mmHg 逐渐降低到 47~48 mmHg。SpO_2 逐渐恢复到 93%~94 %、气道压力未见到明显改善。20 分钟后,手术结束后改头高脚底位准备复苏拔管,患者 $ETCO_2$ 降低到 37~39mmHg、气道压降低到 18 mmHg、SpO_2 升高到 96%~97%。停药 10 分钟后,患者呼唤睁眼,肌力不足,给与新斯的明 1 mg 和阿托品 0.5 mg 拮抗肌松。5 分钟后患者意识清醒肌力正常拔管。拔管后复苏期间患者吸氧 5 L/min,头高位,患者血氧维持 90%~94%。复查血气 PCO_2:49.9mmHg,PO_2:50.6mmHg。

【问题】

(一)病态肥胖患者的呼吸系统生理改变和麻醉的围手术期发生低氧的可能原因

基于以上肥胖对呼吸系统的生理影响,在围手术期气腹压力、体位、药物的多因素干扰,本病例患者出现低氧的原因如下:①生理的改变,肥胖患者功能残气量(FRC)、肺活量(VC)及肺总量(TLC)减少。②体位的影响,仰卧位时,补呼气量和功能余气量都减少,可能诱发低氧血症。头低卧位功能余气量进一步减少,加重肺顺应性低下及通气 / 灌注(V / Q)比例失衡。③ CO_2 气腹造成腹部压力增大。④药物蓄积,肌力恢复不足。⑤肺不张,肺不张的面积与体重相关。⑥低氧和高碳酸血症引起的肺动脉高压,肺内分流增加,通气 / 灌注(V / Q)失调。⑦术后肠胀气、气腹、因疼痛引引起的腹肌痉挛等加重术后肺功能不全,以致肥胖患者术后易发生低氧血症。⑧病态肥胖患者在睡眠中失去对上气道扩张肌的控制,从而导致上气道梗阻,发生梗阻性睡眠呼吸暂停综合征(OSA)。⑨术后腹带紧张。⑩肺部感染。

(二)病态肥胖患者围手术期低氧血症的处理策略

1. 术中管理

(1)小潮气量复合足够的 PEEP:机械通气时呼气末压力为零,导致麻醉后呼气末肺容量显著减小,肺不张面积增大,进而使再塌陷区域的肺顺应性降低。因此,推荐术中使用小潮气量 6~8 mL/kg 通气复合施加足够的 PEEP 可较少肺不张的风险。一般低水平的 PEEP 无法有效的预防肺不张。高水平的 PEEP 才能维持正常的 FRC 和减少肺内分流。通气期间 PEEP 的最佳水平仍有待确定,但许多生理学研究表明 PEEP 水平至少为 $5cmH_2O$ 是必要的,也有学者建议肥胖患者应给予 $10cmH_2O$ 以上的 PEEP。但腹内压增加带来的负面影响不能单纯的通过增加 PEEP 来复张塌陷肺泡。并且过高水平的 PEEP 会导致已经充气的肺组织过度膨胀(容积伤),会进一步增加肺血管阻力和右心室后负荷。因此 PEEP 水平要适宜不能过大也不可过小。

（2）间断性肺复张策略:肺复张策略可改善肺顺应性和氧合。在麻醉诱导后和术中任一时间,均可实施肺复张策略,但低血容量、严重肺气肿或慢性阻塞性肺疾病患者实施肺复张策略期间可能发生低血压。采用肺复张方法提高氧饱和度维持时间较短,肺复张后复合使用足够大的 PEEP 是避免肺不张再次出现的方法之一,与单纯使用 10cmH$_2$O 的 PEEP 或单独肺复张操作相比,对全身麻醉状态下的病态肥胖患者维持 55cmH$_2$O 的压力进行肺复张并持续 10 s,然后持续使用 10cmH$_2$O 的 PEEP,可减少肺不张从而改善氧合。Talab 等发现行腹腔镜手术的肥胖患者,术中使用肺活量大小的容量进行持续肺复张操作 7~8 s 并持续使用 10cmH$_2$O 的 PEEP 可有效防止肺不张,并明显改善氧合,缩短麻醉恢复室停留时间,且术后并发症发生率低。

（3）增加呼吸频率:由于肥胖病人的氧耗和呼吸做功增加,因此可产生更多的二氧化碳,所以肥胖病人呼吸频率要快于正常体重频率,因此肥胖病人机械通气时应根据 PetCO$_2$ 适当增加呼吸频率(15~21 次 / 分)。

（4）调整吸呼比:吸呼比通常设置为 1∶2,延长吸呼比至 1∶1 被证明有助于降低气道峰压,带来有益作用。但是,缺乏明确的证据,建议根据患者氧合、肺顺应性和 ΔP 水平,予以个体化设置。

（5）选择 PCV-VG 模式:压力控制容量保证通气(PCV-VG)可结合 PCV 和 VCV 各自的优势,在预定潮气量通气的同时可使通气压力将至最低。由于腹腔镜手术过程中肺阻力、肺顺应性发生动态改变,相对 PCV 模式而言,PCV-VG 模式是更好的选择。

（6）调整手术体位,控制气腹的流量及压力:尽量避免长时间头低脚高位。患者因腹腔镜手术,腹内压增加对心肺功能影响大,术中应严格控制气腹的流量及压力。术中头低位对功能残气量影响大,若出现低氧血症,及时与外科医生沟通,改变患者体位,纠正低氧血症。

2. 术后管理

（1）肌肉松弛剂的完全拮抗:合并 OSA 的患者拔除气管导管后有发生气道阻塞的风险,且肌肉松弛剂的不完全拮抗可增加术后肺部并发症发生风险。因此,对于疑似或明确合并 OSA 的患者,应完全拮抗消除肌松剂的肌肉阻滞作用,使患者恢复肌力及足够的潮气量。

（2）采用沙滩椅体位:与头高位和平卧位相比,肥胖患者术后采用沙滩椅体位,更有利于通气。

（3）术后镇痛:采用多模式镇痛减轻手术疼痛的同时剂量减少阿片类药物的副作用。避免因疼痛引起的腹肌痉挛加重术后肺功能不全。

（4）术后腹带避免过紧。

【小结】

病态肥胖引起的呼吸系统生理改变(FRC、VC、TLC 的降低)合并高气腹压和体位对膈肌的向上挤压进一步降低 FRC、VC、TLC。使气道阻力升高、呼吸做功增加、肺不张增加、通气 / 灌注(V / Q)失调。继发造成高碳酸血症、低氧血症。高碳酸血症、低氧血症造成的肺动脉高压加重肺内分流和降低肺换气功能进一步加重高碳酸血症和低氧血症。手术中给予合适的肌松。适当提高吸入氧浓度(但避免长时间纯氧吸入)。采用 PC-VVG 模式及小潮气量高频通气模式。适当加用 PEEP（10~15cmH$_2$O）可改善氧合。必要时和手术医生沟通，在不影响手术操作的情况下降低气腹压

【专家点评】

本例患者是典型的由于病态肥胖导致的围手术期低氧血症。基于患者的生理改变及手术情况造成的术中的突发低氧血症所采取的措施是正确的。针对此类特殊病人也可建议采用非腹腔镜的手术方式，以减轻气腹压力和特殊体位对呼吸系统的影响。术中出现使用 PEEP 的量可适当提高，但同时一定注意避免过高水平的 PEEP 会导致已经充气的肺组织过度膨胀（容积伤），有研究认为最适 PEEP 可达 20cmH$_2$O。病态肥胖患者拔管后保持头高位。拔管前应常规做好放置口咽或鼻咽通气道的准备，并准备好行双人面罩辅助通气，同时做好紧急气道处理的准备，如喉罩、再次气管插管等。患者出 PACU 前持续监测脉搏血氧饱和度，必须评估患者无刺激时有无低通气或呼吸暂停体征，至少观察 1 h 未出现这些征象以及吸空气下脉搏氧饱和度达到所需水平，方可返回病房。如果患者存在术前合并症，存在高危因素（OS-RS 4~5 分或器官功能受限）和需要静脉应用阿片类药物的情况。术后需考虑加强监测。

（潘阳阳　齐庆岭）

病例 51　低阿片化麻醉理念下高龄患者腹部开放手术麻醉管理一例

【导读】

随着社会经济的发展和现代医学的进步，老年人口数量的逐年增加，手术适应证的放宽，各类需要手术治疗的老年患者明显增多。其中高龄老年腹部手术是常见的外科手术，该类患者常伴发多种并存疾病和合并症，麻醉及围术期管理不当，术后并发症和死亡率显著增加。事实上，对老年人造成威胁的是其并发症而非年龄本身。高龄对身体各器官产生不同程度的影响：年龄相关药代动力学和药效学改变，脏器储备功能减低，防御能力下降，对手术和麻醉的耐受力降低。高龄患者由于增龄及疾病相关的脆弱肠道功能以及阿片类药物相关严重不良反应，会显著影响术后康复进程。因此对于高龄患者应尽可能减少围术期阿片类药物的用量，使用低阿片预防性多模式镇痛方案，以实现最大镇痛效果，最小不良反应，加速术后康复。

【病例简介】

一般情况：患者，女，82 岁，主因乏力、纳差两周，加重 3 天入院，经诊断为肝占位性病变，拟择期全麻下行开腹肝癌根治术＋胆肠吻合术。

既往史：既往高血压 15 年，冠心病 10 年，平时自行服用硝苯地平控释片、美托洛尔、单硝酸异山梨酯等药物治疗，否认糖尿病病史，否认食物、药物过敏史。

体格检查：体温 36.6 ℃，脉搏 86 次/分，呼吸 16 次/分，血压 155/83mmHg。心电图：ST 段轻度压低；超声心动图：二、三尖轻度反流，左室舒张功能减低，EF：52%。胸部 X 线检查：双肺纹理增粗。

实验室检查：血红蛋白 112 g/L，红细胞压积 32%，谷丙转氨酶 173U/L，谷草转氨酶 80U/

L,总胆红素 233μmol/L,白蛋白 33.6 g/L,钾离子 3.3 mol/L,D 二聚体 0.86 mg/L,

　　麻醉选择与诱导:入手术室时患者血压 160/90mmHg,心率 80 次 / 分。建立两条静脉通路输注乳酸钠林格液,并给予氟比洛芬酯 100 mg 静滴。麻醉诱导前行桡动脉穿刺测动脉压,充分吸氧去氮,麻醉诱导采用咪达唑仑 0.02 mg/kg、舒芬太尼 0.3 μg/kg、依托咪酯 0.3 mg/kg、顺式阿曲库铵 0.2 mg/kg 静脉注射,气管插管后行机械通气。诱导过程血压 120~130/70~80mmHg,心率 70 次 / 分左右。麻醉诱导后在超声引导下行中心静脉穿刺置管,连续监测中心静脉压。随后进行超声引导下腹部神经阻滞,将超声探头与胸骨平行置于胸骨角外侧,沿腋前线向足侧平移探头,可依次定位 6~9 肋骨及表面的前锯肌,超声下可见前锯肌、肋间肌等声像,将 0.25% 的罗哌卡因 25 mL 注入前锯肌与肋间肌之间的间隙完成前锯肌平面阻滞;超声探头横置于脐外侧水平,与白线垂直,超声下可显示腹直肌、腹直肌后鞘、腹横筋膜等声像,将 0.25% 的罗哌卡因 15 mL 注入腹直肌后鞘与腹直肌之间的间隙完成腹直肌鞘阻滞。

　　麻醉维持与术中管理:术中给予丙泊酚 1.0~1.5 mg/(kg・h)、瑞芬太尼 0.1~0.15 μg (kg・min)、七氟烷 1%~2%,顺式阿曲库铵 1~2 μg(kg・min)维持麻醉,BIS 介于 40~60 之间,血压介于(110~130)/(60~70)mmHg,心率介于 60~80 次 / 分之间,CVP 介于 3~8mmHg 之间,监测鼻咽温,应用升温毯维持体温在 36.5 ℃。并间断辅以舒芬太尼静脉注射,术中监测动脉血气、血糖及血钾。术中共进行 3 次动脉血气分析,手术结束前最后 1 次血气分析:pH7.43,血红蛋白 89 g/L,动脉氧分压 345mmHg,二氧化碳分压 38mmHg,碱剩余 -0.4,血糖 8.2mmol/L,钾离子 3.8mmol/L。术中共补液 2100 mL,晶体 1600 mL,胶体 500 mL,补钾 1.5 g,失血 500 mL,尿量 400 mL,手术切口为腹部正中反 L 切口,共历时 3 小时 30 分。于手术结束前 30 分钟给予布托啡诺 1 mg 静注,术后 PCIA 方案:布托啡诺 10 mg+ 昂丹司琼 16 mg+0.9% 氯化钠至 100 mL,首剂量 2 mL,维持量 2 mL/h,锁定时间 15 min,

　　术后管理与预后:术毕带气管插管转入 ICU,并于入 ICU 后 6 小时清醒拔除气管导管,第二天转回病房,术后 12 h、24 h、48 h 随访患者 VAS 评分均小于等于 3 分,并无明显恶心、呕吐等不良反应,术后 2 周患者顺利出院。

【问题】

(一)此例老年患者的术前心血管系统评估关注要点?

　　本例患者为高龄老年患者合并高血压和冠心病,术前除了对老年人进行常规的器官功能评估外,还应对心血管系统进行重点评估。术前合并高血压的患者应首先评估患者血压控制的效果,对于治疗效果满意的降压药物应继续服用直至手术当日。目前常用的降压药物包括 β 受体阻滞剂、钙通道阻滞剂、血管紧张素转换酶抑制剂(ACEI)、利尿剂等均可持续应用至术前。另外该患者合并冠心病,术前明确疾病的严重性、稳定性和先前的治疗是非常重要的,应根据患者的活动耐量、纽约心脏病学会(NYHA)分级、Goldman 心脏风险指数等对老年患者心血管事件风险综合评估,根据病情需要进行心电图、心脏超声、冠状动脉造影,心导管或核素监测及血清学检查。本例患者术前伴有低钾血症,对于有心脏冠脉疾病的患者,保持正常的电解质水平十分重要,血钾水平较低会导致心律失常,术前应进行补钾纠正。

（二）高龄患者术中脆弱脏器保护要点？

随着老年人口的快速增加，越来越多的脆弱老年患者接受手术治疗。脆弱是一种多层面综合征，其特征是身体储备减少，导致个体对来自（身体、生理或心理社会）压力的耐受性降低，容易出现不良后果。专家们一致认为脆弱是一个多层面的结构，包括身体表现、营养状况、心理健康和认知。最近有证据表明，术前脆弱状态评估与改善脆弱老年患者的术后预后有关。比较常用的评估工具是脆弱指数（frailty index，FI），通过累加异常指标分数（其中存在异常记 1 分，不存在异常记 0 分）除以总共异常指标数（共 30），得到脆弱指数。围术期对于脆弱脏器的保护及阻断或减弱对脏器的伤害性刺激为老年患者术后加速康复的核心环节。

1. 老年患者脆弱脑功能保护　对于脆弱脑功能患者建议实施连续动脉血压监测，维持患者血压在基线值至基线值 120% 水平；监测麻醉深度，并将脑电双频谱指数（BIS）维持在较高水平；避免使用经过血脑屏障的抗胆碱药物；尽可能采用短效镇静麻醉药物维持麻醉，避免或减少吸入麻醉药物；有条件可联合麻醉镇静深度和局部脑氧饱和度等监测实施个体化的脑保护策略。

2. 老年患者脆弱心功能保护　对于脆弱心功能患者术中应加强心电图监测，采用 5 电极双导联系统，II+V5 导联能发现 80% 以上标准 12 导联 ECG 检测的异常；心率应维持在术前平静状态心率 ±20%；根据术前基线血压采用个体化的血压控制目标以减少术后重要脏器功能损坏。对于高危患者应根据需求采用 SVV 与 TEE 联合监测，指导容量、心脏功能、氧供需平衡等监测。

3. 老年患者脆弱肺功能保护　老年患者胸廓及肺顺应性下降，在外科手术、体位改变等因素作用下，更易发生气道压力升高，应针对病因做出分析及处理；通过呼气末二氧化碳波形监测结合肺部听诊及气道压力升高可及时对支气管痉挛及静默肺等做出诊断并进行及时处理；氧合指数围术期需加强监测和关注，对于快速苏醒拔管或术后早期脱机至关重要；术中通气建议使用小潮气量通气：标准体重 6~8 mL/kg，同时至少给予 5cmH$_2$O PEEP。

4. 围术期液体管理　麻醉手术期间，机体更易经历较大的液体容量改变，老年患者的心肺和肠道系统，更易遭受液体容量不足和过量的打击，导致术后严重的心肺并发症和肠功能恢复延迟。老年患者围术期液体治疗应遵循个体化原则，除常规血流动力学监测指标外，应采用目标导向液体管理联合预防性缩血管药物策略，让老年患者尽早摄食摄饮，实现围术期液体零平衡策略对老年患者至关重要。

（三）低阿片多模式镇痛理念是什么？

老年患者由于其器官功能的脆弱性，围手术期过多依赖阿片类药物实施镇痛 / 抗应激，会导致诸多的不良反应并延迟术后肠道功能恢复，因此强调围术期低阿片多模式镇痛方案是加速老年患者术后康复的关键。多模式镇痛是指联合应用作用于疼痛传导通路中不同靶点及不同作用机制的镇痛药物或镇痛方法，以获得相加或协同的镇痛效果，减少药物剂量，降低相关不良反应，达到最大效应 / 风险比。

　　老年患者由于脏器功能衰退，多重慢性疾病以及多重用药等情况，具体实施低阿片多模式镇痛方案具有其复杂性。由中国麻醉界提出的根据疼痛的性质不同构建多模式镇痛方案，对实施个体化老年患者围术期低阿片多模式镇痛方案具有重要临床指导价值。围术期疼痛按性质可以划分为切口痛、内脏痛、炎性痛和神经病理性疼痛，在实施多模式镇痛方案时，可以根据患者年龄、术前脏器功能基本状态、疼痛基础、术前多重用药情况、手术部位等指导多模式镇痛方案。本例患者为腹部开放手术，其围手术期疼痛主要来源为切口痛、炎性痛和内脏痛。因此，可实施以下措施：①局部麻醉（局麻）药物为主的椎管内、外周神经阻滞以及伤口浸润镇痛，以控制切口痛；②非甾体类抗炎药控制围术期炎症相关的炎性痛；③使用 kappa 受体激动剂控制内脏手术相关的内脏痛，以达到围手术期有效控制疼痛应激的前提下，阿片类药物使用最小化，以实现最大镇痛效果，最小不良反应。

（四）腹部手术的神经支配及推荐的神经阻滞方案？

　　1. 腹部外周神经阻滞的解剖学基础　胸、腹壁神经主要来自胸部和部分腰部的脊神经前支以及部分臂丛，主要包括肋间神经及其分支、生殖股神经、髂腹下神经、胸长神经、胸外侧神经和胸内侧神经等。胸、腹壁神经主要支配胸壁、腹壁的肌肉运动和胸腹壁以及腹股沟区的皮肤感觉。

　　胸长神经、胸内侧神经、胸背神经和肋间神经外侧皮支等走形于前锯肌平面内，前锯肌与肋间神经外侧皮支关系密切，第 3~9 肋间神经外侧皮支在肋角处由肋间神经发出，并与肋间神经伴行至腋中线穿过肋间肌和前锯肌，至前锯肌表面发出前后两支，其中前支支配胸大肌和腹外斜肌表面的皮肤。腹直肌鞘内的 T7~T11 肋间神经前皮支，T7~T11 肋间神经、肋下神经前皮支从腹横肌平面穿出后，向内走行于腹直肌鞘，在腹直肌后侧，后鞘浅面向前下走行，距腹直肌外缘 1~4 cm 进入腹直肌，继而穿出前鞘进入皮下组织。期间分出外侧皮支和内侧皮支，支配腹直肌表面的皮肤感觉。

　　前锯肌平面阻滞适用于胸部手术以及上腹部手术，腹直肌鞘阻滞适用于前腹壁正中切口的腹膜、肌肉、皮肤的镇痛。本例患者腹部手术切口为正中反 L 切口，推荐的外周神经阻滞镇痛方案为前锯肌平面阻滞联合腹直肌鞘阻滞。

　　2. 超声引导前锯肌平面阻滞和腹直肌鞘阻滞技术　前锯肌平面阻滞操作方法 患者平卧，沿腋前线向足侧平移超声探头，可依次定位出 4~9 肋骨及浅表的前锯肌，至所需阻滞节段，向后移动探头至腋中线，前锯肌与肋间肌之间的间隙即为所需阻滞平面。前锯肌平面阻滞通常使用 0.25%~0.5% 的罗哌卡因 20~30 mL 单次注射，若对肋间神经外侧皮支分别阻滞，每个节段分别给予 5~10 mL，研究显示，大剂量局麻药阻滞范围明显广于小剂量。

　　腹直肌鞘阻滞操作方法 患者平卧，超声探头横置于白线旁，并与白线垂直，超声下可显示腹直肌前鞘、腹直肌、腹直肌后鞘、腹横筋膜和腹膜等声像，腹直肌外侧缘 1~4 cm 处、腹直肌后鞘与腹直肌之间的间隙即为目标部位。腹直肌鞘阻滞通常使用 0.25%~0.5% 的罗哌卡因，每侧 15~20 mL，可获得良好的镇痛效果。

【小结】

高龄老年患者由于增龄相关的各器官及系统生理功能改变，并常合并其他系统疾病，对麻醉和手术耐受力较差,麻醉和手术的风险显著增加。因此需要术前对患者生理和病理状态作出全面评估,积极治疗原发病和合并症,使其在最佳生理状态下实施麻醉和手术。同时需要加强术中监测,包括心电图、无创血压、脉搏血氧饱和度、呼气末二氧化碳分压、体温等,必要时准备有创动静脉监测装置,连续监测动脉压及中心静脉压,有条件者可监测心输出量(CO)、脑血流(CBF)、颈内静脉氧饱和度($SjvO_2$)等,定期进行血气分析和凝血功能监测。围术期采用低阿片多模式镇痛方案:通过联合非甾体类抗炎药、区域神经阻滞技术以最大程度减少阿片类药物用量,实现最大镇痛效果、最小不良反应、最好的患者满意度。

【专家点评】

本例患者为高龄老年患者,术前合并多种疾病,麻醉手术前需要对患者进行全面、系统的评估,尤其是心肺功能的评估,必要时请多学科进行会诊(MDT)以完善术前准备,术前尽可能维持电解质平衡,合并低钾血症患者应适量补钾。

患者系肝脏肿瘤疾病,术前存在转氨酶及胆红素水平增高,围术期应加强监测,并注意肝功能保护及维持血流动力学稳定。

应充分重视老年患者的围术期疼痛管理,多模式低阿片镇痛方案是目前较为理想的镇痛方案,通过联合应用作用于疼痛传导通路中不同靶点及不同作用机制的镇痛药物或镇痛方法,以获得相加或协同的镇痛效果,减少阿片类药物剂量,降低相关不良反应,以达到最大镇痛效应。

(王　刚　马浩南)

病例52　非预期困难气道处理一例

【导读】

困难气道是指经专业培训的具有五年以上临麻醉经验的麻醉医师遇到面罩通气或气管插管通气困难的一种临床情况,包括面罩通气、喉镜显露、气管导管插入、声门上通气工具置入与通气、有创气道建立等,发生率2%~3%。大多数困难气道可以通过术前评估发现,但是仍有部分气道无法预料,成为非预料困难气道。会厌囊肿患者多无症状,巨大无症状型会厌囊肿是造成非预料的困难气道原因之一,处理不当可对患者生命造成威胁。

【病例简介】

患者,男性,75岁,180 cm,80 kg,主因"结肠镜检查发现结肠占位1天"入院,术前诊断:①结肠占位;②直肠息肉;③高血压;④糖尿病,拟施手术:腹腔镜下右半结肠癌根治术。既往史:高血压10余年,糖尿病10余年,左膝外伤6年余。辅助检查,ECG:窦性心律,Ⅰ度房室传导阻滞;胸部CT:双肺多发细索条状,余化验无明显异常。拟行手术方式:腹腔镜下结肠癌根治术。拟行麻醉方式:静吸复合全麻+双侧TAP阻滞。

患者入室连接监护,ECG:窦性心律 HR 70次/分,RR 17次/分,SpO_2:95%,BP 130/80mmHg(1 mmHg=0.133kPa),T:36.5 ℃,右美托咪定40 μg加入乳酸钠林格静滴镇静后,局麻下桡动脉置管测压,麻醉诱导:给予甲强龙40 mg+咪达唑仑1 mg+纳布啡10 mg+舒芬太尼15 μg+依托咪酯20 mg+顺阿曲库铵12 mg,通气略感阻力,预置潮气量可实现,准备可视喉镜下气管插管。喉镜片置入口腔下移至舌根部过程中发现舌根部肿物,会厌囊肿?（图4-0-1)退出可视喉镜,继续面罩给氧,面罩通气胸廓起伏尚满意,脉搏血氧饱和度100%,紧急呼叫上级医师,立即启动困难气道处理预案。上级医师到达后,考虑患者平时可仰卧位睡眠,日常生活无限制,麻醉后面罩通气可实现有效通气,嘱麻醉护士取来纤维支气管镜,决定由有纤维支气管镜使用经验的麻醉医师完成插管。问题出现了,软镜无法顺利通过肿物,继续面罩通气同时加深麻醉,面罩通气等待苏醒?继续纤维支气管镜尝试?再一次置入可视喉镜,仔细观察肿物的位置和会厌的位置,决策:可视喉镜联合纤维支气管镜,通过可视喉镜暴露的缝隙,再次尝试纤维支气管镜引导下气管插管,决策正确,成功完成可视喉镜联合纤维支气管镜下气管插管。

　　麻醉维持采用2%地氟烷持续吸入,瑞芬太尼镇痛,丙泊酚镇静,间断给予顺式阿曲库胺维持肌松方式。术毕前30 min给予酮咯酸30 mg。手术时间3小时,输入胶体500 mL+晶体1700 mL;出血100 mL,尿量400 mL。考虑患者拔管后风险高,决定患者带气管导管入ICU。后邀耳鼻喉科会诊,诊断:会厌囊肿。查患者既往病史及相关检查,发现曾行胃镜检查,结果提示:会厌囊肿?（图4-0-1）

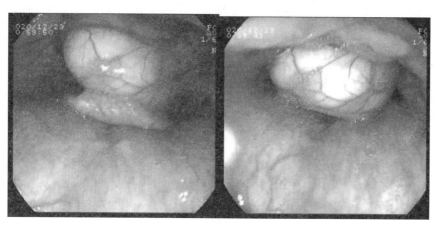

图 4-0-1　胃镜检查结果

　　术后第一天:患者意识清醒,自主呼吸,生命体征平稳,SBT试验通过后,拔除气管导管。第二天:患者生命体征稳定,自主呼吸通畅,血气分析和外周血氧饱和度正常,转回普通外科病房。

【问题】

（一）如何降低气道风险?

　　本病例中患者行结肠镜检查前曾行胃镜检查,胃镜检查已提示肿物存在,麻醉前访视未能关注患者既往胃镜检查,造成遗漏口咽部肿物发现。因此,充分完善的麻醉术前访视至关重要。麻醉术前访视是指麻醉医师在术前对患者整体情况掌握的过程,包括既往病史、现病史、检验结果、拟施手术等。完善的术前访视能充分评估麻醉风险、制定个性化麻醉方案,同时加强与患者的沟通,建立良好的医患关系,提高围手术期安全与质量。在实际工作中受限于医务人员责任心,患者文化水平等因素,病例收集资料往往并不完善,术前访视效果受到很大影响。

　　临床上会厌囊肿的发生率约 2.96‰，可见于任何年龄，以 50~60 岁的中老年人群最常见。会厌囊肿分为先天性和后天性会厌囊肿，前者为喉黏液囊肿，多因发育期喉小囊扩大并充满黏液所致；后者有潴留囊肿和表皮样囊肿两种，多因炎症、机械刺激或创伤引起会厌的黏液腺管阻塞、黏液潴留所致。会厌囊肿多位于会厌舌面、会厌谷等处。临床症状与囊肿的位置、大小、局部敏感性等相关，早期常无明显症状，可通过喉镜检查发现，随囊肿增大后出现咽部异物感、吞咽不适或梗阻感、可有刺激性咳嗽或喘鸣音，严重者甚至发生喉梗阻或因囊肿破裂引起窒息。有患者因术前无临床症状而不能提前诊断患有会厌囊肿，但麻醉诱导期给予镇静药乃至肌松药后，咽喉部肌肉松弛，若囊肿未使会厌完全堵塞声门，患者可通过面罩通气，维持正常氧合，但一旦会厌囊肿较大，可在面罩正压通气时堵塞声门，如果此时通过喉镜挑起会厌显露声门困难，无法完成气管插管建立有效的气道，患者就会有缺氧甚至发生意外的可能。因此对无症状型会厌囊肿需从术前访视及麻醉前准备、麻醉诱导、术中维持来避免成为麻醉诱导插管期间的非预测困难气道。会厌囊肿的患者麻醉前的气道评估如颈椎活动度，张口度，下颌前伸能力，甲颏间距、改良 Mallampati 分级可正常，临床症状与囊肿的位置、大小、局部敏感性等相关，因此术前访视时应详细询问患者有无喉部异物感、声音嘶哑，有无呼吸困难及睡眠时打鼾、憋醒等，如有症状，应建议行进一步检查来确诊。

（二）非预期困难气道出现时如何处理？

　　临床上困难气道多为医师主观感受，气道评估也仅是一种对不确定因素预测。大多数可通过术前评估排查，但仍有少部分由非困难气道变成困难气道或者是非预期困难气道。参照英国困难气道医师协会发布的 2015 版《成人非预计困难气管插管管理指南》分为 A、B、C、D 四种方案（呈依次递进关系）。方案 A 核心是提高气管插管一次性成功率，避免出现不能插管不能充氧，包括调整头颈位置，充分供氧，肌肉松弛，使用普通或视频喉镜（至多 3+1 次），喉部手法辅助，维持氧合与麻醉。方案 A 失败，考虑方案 B，核心是置入 SAD 维持氧合，为进一步气道处理提供时间。SAD 选择和置入方法对方案 B 的成败至关重要。2015 版《成人非预计困难气管插管管理指南》推荐使用第二代 SAD，其一次性置入成功率高，可通过纤支镜引导气管导管插管，目前顺利完成的大规模临床试验证明第二代 SAD 均满足上述要求。SAD 尝试置入次数应不超过 3 次，若置入成功并能保持氧合，麻醉医师应"暂停并思考"后续处理计划，包括考虑终止手术与否、使用纤支镜引导经 SAD 气管插管、纯 SAD 通气、有创气道建立可能。2015 版指南建议非急危重症手术首选安全策略为唤醒患者，仅限生命体征稳定、氧合良好时才考虑 SAD 气管插管。SAD 通气继续手术是一种高危险选择，限于危急急救手术类型，主治麻醉医师需全程参加。针对极少数情况即使 SAD 能维持氧合，仍需建立有创气道（如颌面部、口腔手术）。置入 SAD 后仍维持氧合困难，则应选择方案 C（最后一次面罩通气尝试）。方案 C 在经过方案 A 和 B 时已基本明确通气困难情况，但在多次操作后面罩通气困难程度可能已逐步加重（如声门水肿）。若面罩通气能维持氧合，应在完全拮抗肌松后唤醒患者；若面罩通气维持氧合困难，可在彻底肌肉松弛后最后一次双手面罩加压供氧；若仍无法维持氧合，则迅速开展方案 D（环甲膜切开）。方案 D 包括外科切开与引导穿刺，2015 版指南推荐所有医务人员熟练掌握。很多时候外科医师可能无法及时到场，需要麻醉医师熟练掌握该技术，快速建立有创气道。

【小结】

气道管理是围手术期麻醉质量与安全中的一个重要环节，气道管理水平是影响麻醉不良事件和死亡发生率的重要因素。全麻气管插管中遭遇困难气道并不罕见，通过完善术前访视可以有效提高插管成功率，同时针对一部分"隐性"困难气道（非预期）也应做好相应应急预案，及时有效地进行干预，保障患者安全。

（刘　烨　王存斌　刘晓东）

病例 53　重度主动脉瓣狭窄合并肺动脉高压患者行腹腔镜直肠癌根治术围术期麻醉管理一例

【导读】

心脏瓣膜病导致的血流动力学超负荷最终导致心肌失代偿、心力衰竭甚至猝死。主动脉瓣狭窄被认为是非心脏手术患者发生心脏并发症的独立风险因素。在初始心脏风险指数中，严重主动脉瓣狭窄的患者围术期死亡率为 13%。而肺动脉高压患者非心脏手术围术期的死亡率 7%。合并肺动脉高压的心脏瓣膜病患者围术期循环系统评估复杂，非心脏手术麻醉管理任务艰巨。

【病例简介】

患者女，66 岁，因"黏脓血便二月余"入院。拟于全麻下行腹腔镜直肠癌根治术。

（一）术前检查

1. 既往史　风心病 18 余年、房颤 10 余年。

2. 体格检查　口唇紫绀，心脏听诊主动脉瓣区、三尖瓣区可及 2/6 级收缩期杂音、诉活动受限、胸闷憋气并气短喘息。

3. 胸片　心影增大成梨形改变。

4. 心脏彩超　①主动脉瓣狭窄（重度）二尖瓣狭窄（中 - 重度）0.97 cm²；②二尖瓣反流（中量）、三尖瓣反流（中量）、主动脉瓣反流（少量）、肺动脉瓣反流（少量）；③肺动脉高压（收缩压 96 mmHg）；④左房明显增大、右心增大；⑤心包少量积液；⑥ EF：54% EDV：76 mL。

5. ECG　心房纤颤、ST-T 改变、心室率：111 次 / 分。

6. 肺功能　外周气道阻力重度升高、混合型通气功能障碍、通气储备 57%、MEF75、MEF50-25 重度减退、弥散功能中度减退。

7. CT、肠镜、病理均示　直肠癌。

8. 异常实验室检查　HB：90 g/L，血钾：3.1 mmol/L，BNP：269 pg/mL，PO_2：68.8 mmHg，SPO_2：91%。

（二）术前准备

麻醉医生术前访视患者后组织全院会诊并完善术前诊疗：①新活素（冻干重组人脑利

尿肽）、小剂量利尿剂改善心功能；②艾司洛尔控制心率；③雾化吸入及吸氧治疗改善肺功能并低分子肝素防止血栓脱落；④调整患者每天用药及术前容量负荷。

治疗一周至术前可平卧、无明显胸闷憋气，活动后有气短喘息，心功能Ⅳ级改善至心功能Ⅲ级，肺动脉收缩压下降至 81mmHg，无咳嗽、咳痰，SPO$_2$：95%，行择期手术。

（三）麻醉过程

（1）入室常规开放外周静脉并吸氧、保温（维持 36.5 ℃）、心电、血压、氧饱和度等监测。血气分析：K$^+$: 3.4 mmol/L，GLU: 7.8 mmol/L，PCO$_2$: 52 mmHg，HB: 96 g/L，PO$_2$: 68 mmHg。钠钾钙镁葡萄糖注射液 250 mL/h 静脉泵注，静脉注射昂丹司琼 4 mg、地塞米松 5 mg、舒芬太尼 5 μg、右美托咪啶 10 μg/h 静脉泵注，利多卡因局麻下行股动脉及右颈内静脉穿刺接 PICCO 监测心功能。BP：140/80 mmHg，HR：95 次 / 分，CI（心指数）：1.81 L/min/m^2，GEF（全心射血分数）：8.5%，ITBI（胸内血容量指数）：1016 mL/m^2，ELWI（血管外肺水指数）：16 mL/kg，SVRI（系统血管阻力指数）：3456dyn·s·cm^{-5}·m^2。

（2）麻醉诱导给予沙丁胺醇喷雾、舒芬太尼 20 μg 分次、顺式阿曲库铵 10 mg、依托咪酯 10 mg，丁卡因表麻下气管插管。开皮前五分钟静脉分次注射 10 μg 舒芬及顺式阿曲库铵 10 mg。术中瑞芬太尼＋依托咪酯＋顺势阿曲库铵全凭静脉麻醉。维持 BIS 值 45~55，ETCO$_2$: 35~45mmHg。血管活性药采用去甲肾上腺素 100 μg/h，艾司洛尔 10 mg/h 静脉泵注。维持 BP：130/70mmHg，HR：85 次 / 分，CI：1.90~2.05 L/（min·m^2），GEF：9.5%，ITBI：1106 mL/m^2，ELWI：16mL/kg，SVRI：3507dyn·s·cm^{-5}·m^2

（3）气腹后，患者心率上升至 135 次 / 分，BP 下降至 100/50mmHg，艾司洛尔间断推注效果欠佳，给予胺碘酮 150 mg/h 泵注，去甲肾上腺素 300 μg/h 泵注，控制 HR 至 95 次 / 分。血气分析后，输入悬浮红细胞 2u，维持 HB ≥ 100 g/L，血钾 3.5~4.0 mmol/L，调整呼吸参数维持 PCO$_2$ 小于 45 mmHg。

（4）术毕前 45 分钟，给予速尿 2.5 mg。出室 HR：87 次 / 分，BP：120/80 mmHg，CI：2.05 L/min/m^2 GEF：9.5%，ITBI：1070 mL/m^2，ELWI：15 mL/kg，SVRI：3107dyn·s·cm^{-5}·m^2。

（5）麻醉时长 3 时 25 分，总液量 1100 mL，悬浮红细胞 2U，出血量 30 mL，尿量 400 mL 术毕吸氧辅助呼吸带血管活性药转入 ICU 继续治疗。

（四）转归预后

术后 24 h 拔除气管导管，改高频吸氧，艾司洛尔并舒芬太尼药物治疗。术后 4 天转入普通病房，心脏彩超：肺动脉压 67 mmHg。术后 17 天患者病情平稳拒绝进一步化疗出院。

【问题】

（一）脆弱的心脏能否承受腹腔镜直肠癌手术

心脏病患者的非心脏手术麻醉，患者能否进行择期或限期手术应从心脏病的严重程度（心脏储备、心功能分级）、体能储备、手术危险程度三个方面进行术前评估。

（1）患者术前合并风心病、房颤、重度主动脉瓣狭窄、中重度二尖瓣狭窄、重度肺动脉高压，心功能Ⅳ级，建议心外科手术治疗（患者拒绝）。围手术期心衰及猝死发生概率极大，麻醉风险极高。

（2）患者术前口唇青紫、活动后胸闷憋气并气短喘息，只能完成吃饭如厕等轻体力活动，评估体能储备为 1MET.

（3）腹腔镜直肠癌根治术为中等风险手术，创伤较大但相对失血较少，术中气腹压力、气腹时间、可能出现的高碳酸血症、头低位等均对患者的循环、呼吸、内环境及重要脏器功能产生巨大影响。

术前评估病情后，暂停手术麻醉而诚邀各科室会诊，制定有效治疗方案，主旨降低肺动脉压，纠正心衰，改善心功能、肺功能，预防性抗凝，积极调整药物剂量及容量负荷，治疗一周明显改善后行限期手术。术前有效治疗、积极调整对患者手术麻醉成功至关重要。

（二）联合瓣膜病的麻醉管理

1）肺动脉高压患者围术期面临右心衰竭，低氧血症及冠状动脉缺血的风险，中、重度肺动脉高压患者围术期需连续应用包括抗凝、利尿剂、磷酸二酯酶抑制剂、钙通道阻滞剂、前列环素、内皮受体拮抗剂等药物治疗降低肺动脉高压。围术期麻醉管理避免低氧学者和高碳酸血症、控制水肿、避免全身血管阻力显著下降，维持窦律。

2）联合瓣膜病患者非心脏手术麻醉管理原则——针对主要病变兼顾次要病变。控制心室律、维持心输出量、维持正常前后负荷、较高灌注压、避免低血压，心动过速。

（1）循环"维稳"，改善呼吸功能。最低标准：入室监测心功能，维持术前状态、提高有效 CO。改善呼吸功能：正压通气、纯氧通气、气道保护。

（2）围术期减少应激刺激。避免缺血、缺氧、低温、体位变动等引起耗氧量增加。合适麻醉深度、完善镇痛、避免高碳酸血症及低血钾。气腹压力小于 12 mmHg、缩短头低脚高位的时间。

（3）加强术中监护，以便对心脏变量及时作出调整。避免抑制心肌的麻醉药物，合理适当的血管活性药使用维持后负荷及窦性心律，恰当的容量管理避免前负荷过重。联合瓣膜病患者血管活性药的选择不同专家有不同的推荐，可以选择去氧肾上腺素、去甲肾上腺素、艾司洛尔等控制血压并维持心室律。

3）具体措施

（1）体温保护：升温毯、温液仪。

（2）血液保护：Hct 监测及输血治疗。

（3）心功能监测：PICCO 监测、中心静脉压等。

（4）内环境监测：电解质血气分析。

（5）容量治疗：输液治疗（限量限速）预防低钾。

（6）抢救措施：除颤仪及血管活性药。

（7）麻醉药选择：舒芬太尼、依托咪酯、瑞芬太尼、顺式阿曲库铵。

（8）避免不必要体位改变、避免转运环节缺氧或循环波动。

【小结】

严重主动脉瓣狭窄及肺动脉高压患者的非心脏手术，围手术期通过有创血流动力学监测心功能及容量变化是必要的。其中动脉脉搏波形分析矫正法进行的每博量测量是可靠的,不推荐常规肺动脉导管或经食道心脏超声。由于主动脉瓣狭窄患者发生不良预后强预测因素是发生房颤,因而麻醉管理中合理使用血管活性药物控制心室律,维持窦性心律预防加剧肺动脉高压在这类患者的麻醉管理中至关重要。

【专家点评】

心脏瓣膜病(valvular heart disease,VHD)的发病率随年龄增长而上升,重度瓣膜病变,尤其是重度主动脉瓣狭窄(aortic stenosis,AS),发生围术期不良心血管事件的风险最大。本例患者存在联合瓣膜病变(主动脉瓣狭窄、二尖瓣狭窄、二尖瓣狭反流、三尖瓣狭反流、主动脉瓣反流、肺动脉瓣反流),按照2020年美国心脏协会/美国心脏病学会(American Heart Association/American College of Cardiology,AHA/ACC)的指南,根据症状、瓣膜解剖学、瓣膜功能障碍程度以及对心室和肺循环的影响,将VHD分为A-D期,该患者为D期:VHD导致严重血流动力学紊乱。该患者还伴有心房纤颤、心功能不全,肺功能通气储备降低,围麻醉期的不良心血管事件的风险已经非常高,极易发生猝死。

术前评估管理包括:①使用药物降低心脏风险:ⓐ降低心脏风险的心血管药物,如β受体阻滞剂、钙通道阻滞剂、他汀类等;ⓑ治疗房颤的抗心律失常药物,如胺碘酮、钙通道阻滞剂等;ⓒ降低肺血管阻力药物,如依前列醇、伊洛前列素、西地那非、他达拉非,或内皮素受体拮抗剂(如波生坦或安倍生坦),或重组人脑利钠肽等;ⓓ阿司匹林。②院内多学科会诊充分评估风险,腹腔镜手术虽为微创手术,利于患者术后恢复,但术中的极度头低截石位、气腹压力会对循环管理造成极大困扰;③房颤患者长期抗凝治疗应权衡血栓栓塞风险与出血风险,从而确定停止抗凝和使用桥接抗凝的时机。

本例患者主要问题是主动脉瓣狭窄、二尖瓣狭窄和肺动脉高压,根据病生理改变及病变严重程度,该患者存在左室、左房流出道梗阻,引起左室压力超负荷、左室充盈受阻、向心性肥厚和舒张功能障碍,导致每搏输出量和心输出量下降,伴有肺血管阻力增加和肺高压。我们确定的血流动力学管理目标措施:①因房颤已无法恢复窦性心律,尽量维持心率在60~80次/分;如心动过速合并低血压可应用血管收缩药物(如苯肾、去甲肾上腺素)和液体治疗,充分镇痛避免交感神经兴奋引起的心动过速和高血压,必要时可酌情使用小剂量β受体阻滞剂(如艾洛)减慢心率,②维持后负荷,避免低血压和严重的高血压,对于预期低血压可预先给予小剂量的血管收缩剂,心动过速合并高血压除加深麻醉外可应用β受体阻滞剂,如需使用降压药,应分次滴定缓慢而谨慎给药;③维持前负荷,避免血容量过低,适当的进行液体治疗,头低截石位时避免回心血量增加过多,如遇出血,应进行快速复苏治疗;④维持心肌收缩力,避免显著抑制心肌的药物,低血压时输注去甲肾上腺素具有正性肌力作用,左室功能较差时,可加用肾上腺素。如考虑右心功能不全,可加用米力农;⑤降低肺血管阻力,保证通气和充分氧合,避免低氧血症、高碳酸血症及呛咳。

综合心血管管理目标,麻醉诱导应选择合适的麻醉诱导药物和剂量,避免心动过速、体循环阻力降低、心肌抑制,降低低血压的风险,保证足够的麻醉深度,维持充分的通气和氧合。维持阶段可采用静吸复合麻醉,还可以应用神经阻滞辅助镇痛。血流动力学监测除了常规的动脉压和中心静脉压监测外,应用PICCO测定心排血量、前负荷、后负荷、心肌收缩力和容量反应性。最佳的麻醉技术、药物和血管活性药物取决于主要的瓣膜病变和可能最有害的血流动力学变化。

（任立洁 王　鹏）

病例 54　腹腔镜下全结肠切除术后高乳酸血症一例

【导读】

乳酸酸中毒（lactic acidosis，LA）是由于乳酸和氢离子在体液中聚集造成，且常常与不良的临床预后相关。在临床麻醉工作中，我们时常发现有高乳酸血症甚至是乳酸酸中毒的病例发生，轻者无任何临床症状，严重者会出现术中心血管系统对儿茶酚胺类药物效果差、持续低血压、苏醒延迟等病理反应，严重影响患者生命安全。造成围手术乳酸酸中毒的病因有多种，这就要求麻醉医师能够进行及时准确的甄别及处理，为患者围手术期生命安全保驾护航。

【病例简介】

患者男，33 岁，身高 175 cm，体重 60 kg，主因"便秘 12 年、加重 1 年，餐后呕吐 1 周"入院，拟在全麻下行腹腔镜全结肠切除术。上腹部及盆腔 CT 示乙状结肠重度积便、扩张，考虑巨结肠，余各项化验、影像学检查全部正常。

入室 BP125/70 mmHg、HR78 次 /min、SpO$_2$ 97%。给予地塞米松 10 mg 后，常规快速诱导（咪达唑仑 2 mg，芬太尼 0.15 mg，顺阿曲库铵 12 mg，依托咪酯 10 mg，丙泊酚 80 mg）后，行气管插管，机械通气，术中以丙泊酚 + 瑞芬太尼 + 七氟烷 + 顺阿曲库铵维持麻醉。术中循环稳定，BP 维持在 100~130/55~75 mmHg、HR60~80 次 /min，术中血气分析结果均正常，手术历时 4 h 45 min，出血 200 mL、尿量 500 mL、输液 2000 mL（晶体 1500 mL+ 胶体 500 mL）。术后自主呼吸恢复，潮气量 400~500 mL，呼吸频率 10~13 次 /min，SpO$_2$ 100%，带管送入 PACU。

入 PACU 30 分钟后患者意识仍未恢复，BP90/60 mmHg 左右，HR90 次 /min 左右，SPO$_2$ 100%，呼吸深快。血气示乳酸值为 14.9 mmol/L，pH 值为 7.09，实际碳酸氢根（AB）9.3 mmol/L，标准碳酸氢根（SB）10.4 mmol/L、剩余碱（BE）-20.1 mmol/L，呈严重高乳酸血症，代谢性酸中毒。立即静脉滴注碳酸氢钠 250 mL，加快输液速度（生理盐水），复查血气示乳酸值进一步升高达 17 mmol/L，pH7.29，BE-12.3 mmol/L，再次静脉滴注碳酸氢钠 250 mL，继续输液吸氧，再次复查血气示乳酸值呈进行性升高达 20.8 mmol/L，pH7.07，剩余碱 -22.1 mmol/L，由于患者意识一直未恢复，给予呋塞米 20 mg 加速残留药物排出，尿量 700 mL。并积极联系 ICU。

入 ICU 后，BP 99/66 mmHg，HR 114 次 /min，R 34 次 /min，SPO$_2$ 100%。泵注间羟胺升压 BP 122/72 mmHg。ICU 主管医师最初考虑低血容量低灌注导致高乳酸血症，给予大量液体快速输注，同时给予大量碳酸氢钠纠酸，但是乳酸值不降反升至 35.7 mmol/L。期间查肝肾功能均正常，查血常规 WBC 19.65×10^9/L，HB 正常。患者乳酸值呈持续性进行性升高，瞳孔扩大，对光反应迟钝，行脑 CT、胸 CT 检查未见明显异常，腹部 CT 示腹腔广泛积气。行床旁血液净化治疗,约 1 h 后患者苏醒,查乳酸 29 mmol/L, pH7.3,继续行血液净化,患者神志清楚,遵嘱动作均可完成,乳酸值继续下降,停止血液净化,拔除气管导管,继续监测血气,乳酸逐渐恢复至正常值。12 h 内入量 10883 mL,出量 8257 mL(尿量 6450+ 腹腔引流 1800 mL)。

【问题】

(一)术后难以纠正的 LA 的原因

(1)怀疑患者发生了肠源性脓毒血症。

(2)细菌移位是细菌或其产物从肠腔穿过黏膜层到正常无菌组织的运动,细菌从肠道进入体循环并最终到达远处器官的最常见途径是淋巴途径和血管途径。

(3)患者长期便秘使得结肠中的大便和毒素无法排泄干净,腹腔镜手术下,腹腔内压力升高,细菌移位通常发生在高于 14 mmHg 的压力水平,继而在手术创伤与应激下导致肠黏膜屏障受损,引发肠道细菌和内毒素移位,导致肠源性脓毒血症,甚至发生全身炎症反应综合征。患者术后呼吸深快,PCO_2 32.4 mmHg,心率逐渐增快到 114 次/min,WBC 高达 19.65×10^9/L 证实了这一点。脓毒血症时由于全身氧供不能满足全身氧需求,组织缺氧从而产生乳酸堆积。

(二)术后苏醒延迟的常见原因

目前认为,全身麻醉在按计划停止给药后,患者若不能在 60 min 内意识恢复且不能对言语或刺激等作出有思维的回答或动作,即可认定为苏醒延迟。目前,在采用短效吸入或静脉麻醉药维持麻醉的情况下,若停止麻醉 30 min 后患者仍未能如期苏醒,则即应高度警惕苏醒延迟的可能,并应开始积极寻找或排除可能的病因,以免因被动等待苏醒延迟的"确诊"而延误患者的及时诊治。

1. 麻醉药物的绝对或相对过量

(1)不同吸入麻醉药由于血/气分配系数和油/气分配系数的差异,在相同通气和颅脑灌注的条件下,苏醒时间存在明显的差异;当患者肺泡通气量不足时,吸入麻醉药也极易出现苏醒延迟。

(2)水溶性药物(如咪达唑仑)在高浓度长时间用于手术麻醉时,易出现术后苏醒缓慢。

(3)高脂溶性药物(如芬太尼、舒芬太尼)在剂量较大时,可大量储存于脂肪组织中,苏醒期可因药物的再分布而出现苏醒延迟,甚至出现迟发性呼吸抑制作用。

(4)在联合用药的情况下,由于药物间相互作用的存在,单个药物的作用时间及剂量往往变得难以把握,常增加苏醒延迟的发生率。

2. 代谢性疾病

(1)严重脏器功能障碍的患者,极易发生代谢性脑病,增加对中枢抑制性药物的敏感性,即使小剂量的麻醉药物即可能诱发昏迷的出现。

(2)甲状腺功能低下或肾上腺皮质功能不全的患者也易出现苏醒延迟,甚至意识障碍。

(3)围手术期中枢性低灌注、低氧血症、高碳酸血症、严重代谢性酸中毒等是造成患者意识障碍的最直接因素。

（4）术前长时间禁食、糖尿病患者术前采用长效口服降糖药或中长效胰岛素治疗、术前未诊断的胰岛素瘤患者等术中或术后可发生致死性的低血糖昏迷、代谢性酸中毒和低血压等。

（5）高渗综合征是全麻后苏醒延迟的原因之一，多表现为非酮性高渗昏迷，须尽早诊断和治疗。尤其需要重视的是，半数以上的围手术期高渗综合征患者术前并无明确的糖尿病病史，但多数合并有严重的和较长时间的疾病，如严重感染、脓毒症、重症胰腺炎、尿毒症等。围手术期脱水、使用大剂量皮质激素和输注高张性液体可增加发病率。

（6）血糖水平 >600 mg/d（约 33.3 mmol/L），血浆容量渗克分子浓度明显升高，但无酮体出现；常存在氮质血症和低钾血症。一般发病缓慢，在手术麻醉后期发生昏迷。

（7）严重水、电解质平衡紊乱可直接引起意识功能障碍。一般地，血钠 >160 mmol/L 或 <100 mmol/L、血镁 <0.5 mmol/L 均可导致意识障碍。

3. 中枢神经系统损伤或功能障碍

（1）全麻后苏醒延迟或神志昏迷，可能由于大脑缺血缺氧、脑出血或脑栓塞、脑水肿等病理性损伤所致。

（2）脑缺血多与原来患者的疾病有关，如糖尿病、高血压和脑血管疾病，尤其是老年患者。

（3）不当的体位，如颈极度屈曲或后仰、旋转，甚至手术器械的牵拉等都会影响到颈椎血管或颈部血流的供应，从而导致脑的缺血缺氧。

（4）脑出血、脑栓塞（包括气栓）的发生，或有抗凝血治疗、高血压和颅脑心脏手术的病史；待麻醉药作用消除后，可出现神经系统损伤定位体征。

（三）LA 的治疗

1. 循环和通气支持

（1）LA 治疗的重点在于恢复组织灌注，必要时可使用血管活性药物。酸血症可造成血管对儿茶酚胺反应迟钝，需增加儿茶酚胺剂量。大剂量儿茶酚胺过度刺激 β_2 肾上腺素能受体则可减少组织灌注进而使高乳酸血症恶化。因此，使用剂量需谨慎调整。

氧输送到组织依赖于心输出量、局部血流量、血红蛋白浓度及氧分压。输注红细胞的目标是 Hb>7 g/dL。通过保证适当的吸氧浓度来维持充分的氧分压，必要时使用气管插管和机械通气。有创通气可防治高碳酸血症，特别是酸血症持续存在或恶化。

（2）晶体和胶体均可改善组织灌注，但羟乙基淀粉胶体会增加急性肾损伤、出血及死亡率。有使用胶体指征时，可用白蛋白替代。生理盐水可导致或加剧正常阴离子间隙（AG）代谢性酸中毒，降低血钙水平和降低心功能。此外，高氯性液体可造成急性肾损伤。因此推荐使用含有 HCO_3^- 或其前体的平衡盐溶液如乳酸林格氏液或含有醋酸或葡萄糖酸盐不含钙的平衡盐溶液，这些液体不会导致正常 AG 代谢性酸中毒，可减少急性肾损伤。

2. 纠正酸中毒

（1）由于酸性环境对机体不利，因此有学者推荐静脉使用碳酸氢钠纠正严重酸中毒（pH<7.20），但是碳酸氢钠是否可降低患者死亡率或改善血流动力学仍未被证实。尚无证

据表明碳酸氢钠治疗一定获益,主要归因于可能发生的两个与治疗相关的不良事件:一是碳酸氢钠可导致二氧化碳蓄积,后者会向细胞内转移而导致细胞内酸化;二是导致 pH 依赖的离子钙减少而影响心肌收缩力。

(2)血液透析可有效阻止离子钙浓度的下降、预防容量超负荷及高渗(输注碳酸氢钠潜在的并发症),同时还可清除与 LA 相关的药物(如二甲双胍)。但在 LA 时,透析清除量远远低于乳酸生成量。连续性血液透析相对于间断性血液透析往往更受青睐,这主要是因为连续性血液透析可以较低速度输注碳酸氢钠且对血流动力学影响小。

(3)除了上述复苏、纠酸的措施外,还应该启动针对性治疗,包括恰当使用抗生素治疗脓毒症;处理心律失常、再同步化治疗以及心力衰竭晚期的左室辅助装置;冠脉介入治疗急性心肌梗死;手术治疗创伤、组织缺血、中毒性巨结肠;透析清除药物或毒素;停止使用某些药物以及减少肿瘤组织体积等。

【小结】

乳酸酸中毒在严重脓毒症和脓毒性休克患者中十分普遍,并且与疾病严重程度相关,提示不良预后。乳酸浓度 >4 mmol/L 是脓毒症患者高死亡率的独立危险因素。乳酸酸中毒的有效治疗是对根本病因的治疗,因此,必须早期对脓毒症患者进行有效的抗生素应用及对感染的控制,同样重要的是同时纠正休克患者的全身氧输送不足和改善大循环。此外,持续性高容量血液滤过治疗在乳酸酸中毒的救治中有很好的临床效果。

【专家点评】

肠道不仅仅是一个消化、吸收、代谢、内分泌和免疫器官,肠黏膜本身也是机体重要的抗感染防御屏障。而且胃肠道是人体最大的细菌及毒素库,患者由于感染、手术、应激等各种刺激,使胃肠道屏障改变,胃肠道免疫功能抑制,肠道的黏膜受损,肠道内细菌和毒素发生移位,从而导致肠源性脓毒血症。

不论是休克或是低血压状态,持续高乳酸血症与各类疾病住院患者死亡率大幅度增加有关。此外,乳酸水平和死亡率存在量—效关系,乳酸越高,死亡率越高。有研究表明酸血症伴高乳酸血症增加死亡率。血乳酸变化已经可用于指导临床治疗。有研究表明,将血清乳酸水平每 2 小时至少下降 20% 作为第一个 8 小时复苏的目标,达标者病死率明显下降。在极度危重患者即使乳酸水平为正常范围上限也与临床不良结果相关,治疗的首要目标是将血乳酸正常化。

(庞中月 谢淑华)

病例 55 腹腔内置入防粘连材料导致的严重过敏反应一例

【导读】

临床上,很多医师都遇见过敏反应,甚至是严重的过敏性休克。过敏性休克是某些外界抗原性物质进入已致敏的机体后,通过免疫机制在短时间内触发的一种严重的全身性过敏反应,大都猝然发生,若不及时处理,常可危及生命。麻醉医生在提高对常见的可诱发过敏反应的药物、液体认识水平的同时,也要警惕越来越多的外科操作如放射造影剂、化疗药、假体植入等导致的过敏反应。

【病例简介】

患者男，39 岁，因"间断便血 20 天"入院。术前诊断：乙状结肠肿物。限期在全麻下行乙状结肠切除术。既往否认重大心肺脑血管病史，否认哮喘病史，否认食物药物过敏史。体格检查、实验室检查和影像学检查无异常。1 年前曾在全麻下行腰椎融合内固定术。

患者进入手术室后，仰卧位，面罩供氧，常规心电监护。患者入室血压 140/90mmHg，心率 85 次 / 分。建立静脉通路后给予生理盐水 500 mL 静脉滴注。麻醉诱导前行桡动脉穿刺监测有创动脉压，麻醉诱导采用咪达唑仑 3 mg、芬太尼 0.2 mg、丙泊酚 100 mg，依托咪酯 10 mg，顺式阿曲库胺 20 mg 静脉注射，面罩加压给氧 3 min，行气管插管，呼吸机控制呼吸。诱导过程血压 110~120/60~80mmHg，心率 60 次 / 分左右。麻醉维持采用丙泊酚 + 七氟烷 + 瑞芬太尼持续静脉泵注。术中气道压维持在 18mmHg 并动态监测动脉血气。

术中体位为仰卧位，在关闭腹膜过程中，动脉血压突然下降，予静脉注射麻黄碱 10 mg，立刻排查原因，询问台上医师手术有无特殊处理及再次检查腹腔是否有隐形出血。手术医师检查未发现异常。5 min 后，有创动脉血压骤降至 57/28mmHg。心率增快至 150 次 /min。关闭七氟醚挥发罐，停止药物泵注，更换输液管路以及滴注生理盐水，血气分析，纯氧通气，快速补液。1 min 后，静脉注射甲氧明 2 mg，同时开通另一路外周静脉通路，加快晶体液的补充。血气结果正常，5 min 后，血压继续下降至 40/23mmHg，间断推注去甲肾上腺素 4-8 μg，血压并无明显好转。上级医生迅速到场指导抢救，每 2 min 一次静脉注射肾上腺素 10 μg，并持续泵注肾上腺素 0.02 μg/（kg·min）。5 min 后，动脉血压逐渐回升，上升至 87/40mmHg，心率也下降到 100 次 /min。进一步调整肾上腺素剂量，维持血压 108~134/50~90mmHg，HR 65~80 次 /min。详细查体，可见患者上身发红、发热，但是并无寻麻疹、气道压升高等临床症状。考虑到患者只对肾上腺素用药有效，且身体发红体征，考虑诊断为过敏反应，随即静脉注射苯海拉明 10 mg，甲强龙 80 mg 对症处理。手术结束，患者意识清楚，循环稳定，顺利拔管。肾上腺素逐渐减量至停药。送 ICU 继续监护治疗。整个治疗过程输入晶体夜 3000 mL，尿量 900 mL。

术后转归：1 天后患者转归普通病房，随访无特殊。

【问题】

（一）围手术期常见的有可能引发过敏性休克的物质

（1）肌肉松弛药：如罗库溴铵、阿曲库胺。

（2）抗生素：青霉素类、头孢菌素类、氨基糖苷类、大环内酯类、奎诺酮类等。

（3）液体输入制剂：如羟乙基淀粉、琥珀酰明胶、聚明胶肽等。

（4）血液制品：如红细胞悬浮液、血小板、新鲜冰冻血浆。

（5）诊断性制剂：如放射性碘剂。

（6）全身麻醉药：如丙泊酚、依托咪酯、巴比妥等。

（7）特殊蛋白：如鱼精蛋白等。

（8）乳胶制品：乳胶制品引起乳胶过敏性休克。

大数据研究调查显示,常见的引起围手术期严重过敏反应的药物是是肌松药,其次是乳胶、镇静催眠药和抗生素,局部麻醉药及其罕见,无吸入麻醉药过敏的报道。

(二)针对该病例,患者出现了什么并发症? 诊断依据是什么?

患者发生了过敏性休克,诊断依据主要依靠临床症状和体征。

(1)休克迅速出现,血压很快下降至 57/28 mmHg。心率增快至 150 次/min。

(2)过敏的一些症状,上腹部皮肤出现发红,发热。

(3)治疗措施只针对肾上腺素有效。

一般而言,机体接触致敏因素后迅速发生的多系统功能损伤表现,特别是皮肤、心血管、呼吸系统功能障碍表现出皮肤发红,荨麻疹、瘙痒、低血压、支气管痉挛等,基本可以确认发生过敏性休克。同时,该患者只有使用抗敏性休克治疗的首选药物肾上腺素才能获得较好的临床效果也进一步证实了该判断。

过敏性休克最重要的是接触过敏原。该患者曾行脊柱融合内固定术,手术过程顺利。对比两次全麻用药并无任何特殊。回溯手术操作过程及整个抢救流程,发现在过敏反应发生前 10 min,即关闭腹膜前,手术大夫常规给予粘连平以防止术后肠道粘连。本例患者初步判定为防粘连材料导致的严重过敏反应。

粘连平的主要成分为聚乙二醇 400 和盐酸小檗碱。聚乙二醇广泛应用于化学物质中,从牙膏、化妆品到药品等日常生活离不开的物品中均含有这种物质。很多人的体内具有针对聚乙二醇的抗体,可能是由于食用含有聚乙二醇的化妆品,日用品或药物导致的。如果聚乙二醇的抗体水平足够高,容易诱发过敏反应。"聚乙二醇"过敏症是一种非常罕见的过敏症,它会引起皮疹、血压骤降、呼吸急促和心跳加快等症状,但通常极为罕见。有调查显示,国外接种辉瑞 mRNA 疫苗后偶发的严重过敏反应也可能源于其中所包含的聚乙二醇。

(三)过敏性休克的临床表现?

随着过敏原的侵入。肥大细胞脱颗粒释放相关血管活性物质,症状和体征可突然出现。简单归纳如下:

1. 呼吸道阻塞症状　由于喉头水肿、支气管痉挛、肺水肿引起。表现为胸闷、气促、哮喘,呼吸困难。全麻中可有气道压升高,甚至超过麻醉剂报警界限。

2. 循环衰竭症状　由于周围血管扩张,血管通透性增加,有效循环血量不足,表现为面色苍白、冷汗、脉速细,氧饱和度下降,低血压甚至测不到,心动过速或心率失常、严重的发生心跳骤停。

3. 中枢神经症状　脑组织缺血缺氧,表现为头晕眼花、面及四肢麻木,意识丧失。

4. 其他　皮肤黏膜表现是最早出现的。广泛的荨麻疹、瘙痒、皮肤发红、血管性水肿,恶心呕吐等。

有时在全身麻醉中,顽固性低血压可能是过敏性休克的唯一表现。

(四)过敏性休克的处理方式有哪些?

(1)避免进一步接触使用潜在的过敏原。

(2)停止使用挥发性麻醉药,高流量纯氧通气。

（3）循环支持，静脉大量补液。

（4）中、重度患者可使用肾上腺素治疗低血压。起始剂量 5~10 μg。并且每 2 min 增加剂量，直至临床症状改善。

（5）使用肾上腺素后，患者仍表现为持续性低血压，考虑血管加压素 2~4U。

（6）沙丁胺醇，严重时使用肾上腺素治疗支气管痉挛。

（7）给予 H_1 受体拮抗剂（苯海拉明 0.5~1 mg/kg）。

（8）使用皮质醇激素减少双相过敏反应。

（五）既往发生严重过敏反应的患者，再次面临手术和麻醉时。应注意哪些方面？

总体来说过敏反应预防重于治疗。对于择期手术和延期手术之前，麻醉医生应评估临床病史，要详细了解上一次手术麻醉过程中，发生过敏反应的可疑过敏原、救治过程，及术后有无相关并发症的发生，避免使用该药物并寻找替代药物。然而，对于紧急手术，并没有充足的时间去详细调查研究。在麻醉前，应对患者再次发生过敏反应的风险进行评估。尽量了解上次麻醉发生过敏反应的过敏原，避免使用相关药物。并且术前准备时，要做好发生过敏反应的应急处理措施及抢救药物。可提前给予苯海拉明或糖皮质激素类药物，预防或缓解组胺释放引起的过敏反应。对于没有明确过敏药物，可以优先使用局部麻醉、区域阻滞麻醉或吸入麻醉来替代，减少静脉注射麻醉药物引发的过敏反应。如果肌肉松弛药物为可疑过敏原，选择其它结构的肌松药物，防止交叉过敏反应，最好是尽可能避免使用任何肌松药。抗生素是出麻醉药物以外引起围术期过敏反应的比例最高的药物，手术前 0.5 h 内或麻醉开始时应用，有着额外的过敏风险，高度警惕。总之，麻醉医生要做好充分准备。

【小结】

过敏性休克是由于外界某些抗原物质进入已致敏的机体后，在短时间内引起的一种强烈休克反应。以全身有效循环血容量下降，组织灌注不足为特征，累积多种器官，常可危及生命。麻醉和手术中多种药物均可能导致其发生。麻醉医生需要深刻了解过敏性休克的病理生理过程以及围手术期所存在的手术风险，及时作出正确诊断，迅速和正确处理，才能保障患者的安全。

【专家点评】

围术期过敏反应，是一种在接触过敏原后突然出现的、严重的、危及生命的、系统性过敏反应。我国围术期过敏反应发生率为 1/11360，死亡率高达 3%~9%。其中最严重的是过敏性休克。一般休克的早期微循环可出现缺血缺氧性改变，而过敏性休克早期微循环便出现淤血性缺氧性改变，血管床容量变大，血压下降明显，进展迅速且特别剧烈，可危及生命。

牢记一句话，肾上腺素是一线用药，没有绝对禁忌症。

救治成功后，还应该对患者进行连续观察不少于 24 h，在初期救治成功的 8 小时内或更长时间，有可能二次发生危及生命的过敏反应，需提高警惕。

过去，围术期过敏反应的发生通常由肌松药、抗生素，造影剂、鱼精蛋白等引起。然而，随着时代的发展进步，其它药物和器械使用引起的过敏反应越来越多。据调查显示，由于乳胶及乳胶制品使用的增加，乳胶制品引起乳胶过敏反应和过敏性休克的发生率日益增加，在国外仅次于抗生素。而关于手术器械引发的过敏性休克,在 2021 年本手术中心便发生了两例脊柱手术过程中放置 cage 引发的严重过敏性休克,也进行了相关资料查询。而在本次病例报道中,粘连平引起的过敏性休克更是难以令人想象。同时也提醒我们,新材料的运用,不管是在麻醉过程还是手术过程,即便经过了安全的论证,也不能放松警惕。

(魏　斐　谢淑华)

病例56　肝癌切除术中静脉空气栓塞的处理一例

【导读】

空气栓塞是在输液或输血过程中,以及人为因素下造成的空气进入机体内静脉,直至心脏,引起血液循环障碍的现象。临床上可见于重大手术体外循环过程中、心肺破裂伤、潜水者、输液或者输血过程中以及人为因素下造成的空气进入机体内静脉和血液净化操作过程不规范等,也可见于分娩或者流产时,子宫强烈收缩,将空气挤入子宫壁破裂的静脉窦内。近十年来随着血液透析、介入治疗、腔镜的广泛开展以及静脉插管的增加,空气栓塞的报道逐渐增多。一般进入体腔内的空气量超过 40 mL,或者冠状动脉的空气量达到 0.05 mL 则可造成患者的迅速死亡。手术当中发生的空气栓塞虽然较为罕见,但是受限于手术室内的条件给该并发症的诊断治疗带来了一定的挑战。

【病例简介】

患者王某,女,68 岁,因间断咳嗽、咳痰 2 月,发现肝肿物 1 月余入院。患者既往高血压病史一年余,否认冠心病、糖尿病等疾病病史,否认外伤手术史。患者入院后完善胸片、心电图、血尿便常规、凝血功能等术前检查,检查结果除凝血功能示 D-dimer 升高外,其余检查无显著异常。患者术前增强腹部 MRI 示肝尾叶占位包绕下腔静脉局部,与门静脉关系密切,考虑恶性肿瘤可能性大。肝内胆管及胆总管扩张。不除外肝脏局灶增生结节及胆管癌可能。综合各项检查诊断为肝癌,拟全麻下行规则肝段切除术。

患者入室后常规监测 ECG、无创血压、SpO_2,各指标无显著异常。予以咪达唑仑 4 mg,舒芬太尼 15 μg,依托咪酯 14 mg,罗库溴铵 50 mg 快速诱导,术中麻醉维持行静吸复合麻醉,予以 1% 丙泊酚 20 mL/h 及 50 μg/mL 瑞芬太尼 5 mL/h 静脉泵注,七氟烷 1.5% 吸入麻醉,根据患者 BIS 值及生命体征变化调整各麻醉药物的输注速度。患者诱导后行桡动脉穿刺置管连续监测 ABP。

手术开始后患者各项生命体征平稳,手术进行顺利。整个肿瘤游离过程也非常顺利,术中无明显出血,总出血量在 100 mL 以内,手术进行至游离肝中静脉时突发 SpO_2 下降伴随 ECG 的变化,心率逐渐降低并伴有 ST-T 的抬高,ABP 伴随 SpO_2 进行性下降,从初始的 135/73 mmHg 左右迅速下降至 60/32 mmHg 左右,并伴有呼气末二氧化碳下降,由 35 mmHg 左右迅速下降至 20 mmHg 以下。随之 SpO_2 迅速下降至 29% ,ABP 已经没有波形,只能显示平均动脉压为 30 mmHg 左右。立即与外科医师沟通,外科医师提示可能有气体进入肝中静脉,并采取措施封闭静脉破损阻止空气进一步进入血管并及时止血。立即呼叫麻醉科团队支援。同时予以间羟胺 0.5 mg 升高血压,调整患者体位为头低脚高位身体右侧抬高。密切监测患者生命体征的变化及呼气末二氧化碳的变化,并继续给予患者100%纯氧机械通气。2分钟左右再次给予患者间羟胺0.5 mg升高血压。在给予升高血压药物后2分钟患者的血压逐渐提高并能够维持在112/62 mmHg以上,与此同时患者的SpO_2也逐渐的恢复至90%以上,近10分钟左右升至100%。随着患者血压的稳定呼气末二氧化碳也逐渐由最低时的18 mmHg恢复至空气栓塞发生前的35 mmHg左右。所幸在此期间患者除心率有所升高外并未发生严重的心率失常。从发生空气栓塞的开始至患者生命体征恢复平稳近10 min的时间。此后,患者肿瘤顺利切除,术毕患者生命体征平稳,意识清楚,安返病房。次日晨随访患者,患者神清语利,无神经科症状体征,无肢端缺血表现,下肢无水肿。主诉咳嗽时伤口疼痛,可耐受,余无不适。监护示心率、血压、血氧等生命体征平稳。5日后患者恢复顺利出院。

【问题】

（一）术中发生空气栓塞的原因及病生理

空气栓塞的的主要原因是气体进入血管系统从而引起的栓塞,在静脉系统及动脉系统均可发生。在神经外科和耳鼻喉科手术中最常见,这两类术的部位高于心脏,中心静脉压力低于手术部位时可能将气体吸入血管系统。此外,空气栓塞在眼科手术、骨科手术、泌尿科手术、肝胆外科、起搏器植入术、冠状动脉造影术、机械辅助通气、乘坐飞机等过程中均有发生,但其发病率有待确切的统计。近年来随着腔镜手术及介入手术的普及其发病率有增加的趋势。

气体栓子进入静脉系统,随着血液循环通过右心到达肺动脉,引起肺动脉栓塞,从而造成肺通气血流比例失调、肺内分流增加、肺泡死腔通气增加,可导致低氧血症。气体在血管内除引起血管阻塞外,也可以引起血管内皮损伤,导致血管痉挛和毛细血管通透性增高,诱发肺水肿的发生。如果短时间内大量气体栓子到达右心,空气和血液混合成泡沫状血液,在心脏收缩时无法排出,引起肺动脉干与右心室之间的空气闭锁,左心室的前负荷减少,导致循环衰竭,甚至可能因循环中断而死亡。本例病例中发生的患者循环迅速衰竭由于大量空气快速进入右心系统堵塞右室流出道造成。此外,静脉系统的空气栓子进入右心房或者位于上腔静脉的远端,可以逆行漂浮至颅内引起颅内静脉空气栓塞。动脉空气栓塞主要发生于心脏手术时空气留在动脉流出道或心腔里面,也可在胸壁损伤时空气进入肺静脉引起。另一个主要途径为静脉空气栓塞通过心脏右向左分流的通道（如卵圆孔未闭和房间隔缺损）进入左心导致动脉空气栓塞。动脉空气栓塞依据其栓塞的位置可以造成不同的症状和体征。

（二）术中空气栓塞的临床表现及诊断

空气栓塞的临床表现和引起的后果与进入循环的气体量、速度和患者发生空气栓塞的部位有关。少量空气栓塞可无症状及体征,或轻微的头痛、呼吸困难、恶心等,不易发现。随着进入气体的量和速度的增加,空气栓塞可引起循环衰竭和多器官缺血缺氧表现。全麻的患者术中空气栓塞表现为呼气末CO_2突然下降,心动过缓,血氧饱和度下降,伴随血压的下降甚至循环的衰竭,甚至出现心跳骤停。

术中空气栓塞的发生发展极为迅速,如不及时发现会造成严重的后果甚至患者的突然死亡。在密切监测患者生命体征的同时，经胸廓超声心动图，经食道超声心动图，呼气末二氧化碳监测，肺动脉压力监测，中心静脉压力监测等都可以为术中空气栓塞的诊断提供有利的帮助。受制于手术室条件的限制，及空气栓塞发生的突然性和短时效性的原因常规的CT、MRI检查往往来不及使用。但这些检查可以作为术后补充检查的一部分，评估空气栓塞对患者预后的影响。

（三）术中空气栓塞的处理

一旦疑诊空气栓塞，应立即处理，目前主要的治疗措施包括阻止空气栓子继续进入循环系统、采用合适的体位、导管抽吸空气栓子、心肺复苏以及氧疗等。术中如发现空气栓塞应尽快终止空气继续进入血管。可以采取按压封堵空气进入的血管；向手术创面倒入大量生理盐水；停止腔镜下充气，并尽快抽出气体；改变体位使损伤血管静脉压升高，较低位的气栓可以通过阻断下腔静脉的方法阻止其进入右心及肺循环系统。既往一致认为，发现空气栓塞应立即改变患者体位为左侧卧位并头低脚高（头部降低10~20度），可让气泡局限于右心室心尖部位，减少泡沫血液的产生，解除肺动脉与右心室之间的空气闭锁。但也有学者提出头低脚高位可能导致颅内压增高、脑疝形成，不适合颅内损伤的患者。但目前关于头低脚高位引起颅内压增高和脑疝的报道不多。因此患者发生空气栓塞时是否应调整为头低脚高位仍需进一步探索。尤其是怀疑颅内空气栓塞的患者使用头低脚高位更应慎重。如果患者发生空气栓塞时，有导管尖端位于心脏附近，可尽量抽吸心脏中的气体，可快速减轻空气栓塞的症状，改善预后。术中发现患者出现空气栓塞应立即提高患者吸入氧气浓度，如果为气管插管全麻患者应采用100%纯氧吸入。提高吸入氧气浓度能够提高动脉血氧饱和度改善外周组织供氧，同时可以减少氮气含量减少空气栓子的体积，利于栓子的吸收。在较为大量的空气进入血液循环可能会出现低血压、严重的心动过缓等循环衰竭的表现，甚至会出现心跳骤停，此时需要用血管活性药物予以循环支持治疗，必要时进行心肺复苏。

【小结】

空气栓塞是临床上并不少见的并发症，在手术当中发生的空气栓塞虽然少见，但是由于其症状体征并不典型，容易误诊，且起病急骤，后果严重。因此，临床医生尤其是麻醉医生应当熟悉空气栓塞的诊断及处理措施，对该并发症予以早发现早治疗，尽量阻止其发生发展，避免不必要的损失。

【专家点评】

空气栓塞是手术过程中严重的并发症，起病急骤，后果严重。在遇到此类问题时麻醉医生已经及时与外科医师进行沟通，获得有意义的信息，同时双方共同处理。这样能够在条件有限时及时判断生命体征的波动的原因，同时能够第一时间制止气栓的进一步扩大。

在进行较大的手术时应尽量完善患者的监护措施，如呼气末二氧化碳，ABP等。该患者的成功抢救得益于麻醉医师第一时间内获得患者呼气末二氧化碳降低的信息，及时与外科医师沟通发现病因，同时有ABP的存在能够及时发现患者血压的波动，并了解给予血管活性药物后患者的反应。

（李家峰　许奎斌　杨泉涌　尹毅青）

病例57　合并先天性心脏病患者行腹腔镜手术围手术期麻醉管理一例

【导读】

腹腔镜胆囊切除术因其具有创伤小、术后恢复迅速等优点而得到外科界广泛应用和患者的认可,目前该手术方式已成为治疗胆石症的首选。然而,腹腔镜手术需要在建立患者气腹的情况下才能够得以实施,而气腹本身及其建立过程和术中所需要的特殊体位等都会对人体产生较大的生理干扰,尤其表现在呼吸系统和血流动力学方面。因此腹腔镜手术对于患有严重呼吸和心血管疾病的患者是存在风险的。

【病例简介】

患者女,33岁,体重55 kg,持续性右上腹疼痛入院,拟行腹腔镜胆囊切除术。入院查体血压120/70mmHg,脉搏78次/分。心电图示窦性心动过缓伴不齐,57次/分。心脏彩超示:心脏各房室腔不大,二尖瓣反流轻微,房间隔连续中断,宽约9 mm,伴左向右分流,肺动脉收缩压35mmHg。化验检查,BNP<10pg/mL,HGB 114 g/L,CK 35U/L,CK-MB<0.3ng/mL,LDH 114U/L, CTNT 6.05ng/l, ALB35.5 g/L。胸片:双肺野清晰,心脏大小正常,胸腔未见积液。

术前访视该患者平日活动可,劳累后偶有心慌、喘憋,评价ASA Ⅱ级,心功能Ⅰ级。术晨无术前用药,入室后血压121/61 mmHg,脉搏61次/分,$SPO_2$97%,给予舒芬太尼5 μg,进行桡动脉穿刺置管连接FloTrac/Vigileo心排量监测,CO 6.6,SVV 8,建立液路后输注乳酸林格氏液500 mL,开始麻醉诱导,咪唑安定3 mg,舒芬太尼10 μg,环泊酚10 mg,顺式阿曲库铵15 mg,患者入睡,面罩吸氧手控通气,血压129/69 mmHg,脉搏66次/分,$SPO_2$99%, CO 7.2, SVV 10, 3 min后血压112/58 mmHg,脉搏60次/分,$SPO_2$100%,CO5.4,SVV14,给予2%利多卡因5 mL表面麻醉后进行气管插管,插入7.5#气管插管,深度22CM,操作完成后记录血压137/76 mmHg,脉搏71次/分,$SPO_2$100%,CO7.6,SVV7,环泊酚0.06 mg/(kg·h)维持麻醉,采用容量模式机械通气,潮气量450 mL,频率12次/分,气道压力18 cmH_2O。手术开始前给予舒芬太尼10 μg,血压116/56 mmHg,脉搏55次/分,$SPO_2$100%, CO 7.0, SVV 11。以压力10 mmHg,流速2 L/min建立气腹,建立气腹后潮气量调整为380 mL, 14次/分,血压135/79 mmHg,脉搏68次/分,$SPO_2$100%,CO 6.9,SVV 12,气道压力23cmH_2O。手术操作过程中血压维持在156~137/86~72 mmHg,脉搏84~73次/分, $SPO_2$97%~99%,CO6.5~8.1, SVV13~11。术中监测血气分析$PaO_2$107 mmHg, $PaCO_2$51mmHg。手术操作完成后气腹排气阶段调整潮气量为450 mL, 12次/分,测得血压142/67mmHg,脉搏76次/分, $SPO_2$95%~96%, CO 8.6, SVV 9,气道压力16cmH_2O。术毕前给予喷他佐辛40 mg预防切口疼痛。手术历时55 min,术中共输入液体700 mL,术毕血压142/74 mmHg,脉搏65次/分,$SPO_2$100%,CO 6.1,SVV 9,给予新斯的明1 mg,氟马西尼0.3 mg拮抗后复苏拔除气管导管,入PACU30 min后完全清醒,各项生命体征平稳后返回病房。

术后第一天、第二天随访该患者,生命体征平稳,顺利出院。

【问题】

（一）气腹对患者的生理造成哪些干扰？临床学科和麻醉对气腹的压力在观念上有哪些差异？麻醉管理有哪些要点？

腹腔镜手术的人工气腹可明显影响患者的呼吸和循环功能，因此腹腔镜手术应禁用于有严重呼吸或心血管疾病者。呼吸系统方面，腹内充入 CO_2，往往导致肺膨胀不全，功能残气量下降，气道峰压显著增高，$PaCO_2$ 升高，PaO_2 下降。如果手术时间过长还有可能导致高碳酸血症、纵膈及皮下气肿等。

循环系统方面，气腹引起的心血管变化包括静脉回流的明显下降和内脏血管的收缩，从而引起心输出量的下降和体循环阻力的升高。高腹内压可导致内脏特别是肾血流量的降低，从而延长经肾代谢排出药物的代谢时间。特别是长时间气腹引起的高碳酸血症对心血管系统还会进一步产生损害。长时间的高碳酸血症可对心肌产生急性损害，既可降低心肌收缩力、血管舒张力，也可增加交感神经的活性，引起心律失常。最常见的效应是心输出量增加以维持正常的血压。但是对于交感神经反应减低或心肌功能受损的患者，则可由于心输出量不足而引起低血压；如高碳酸血症同时伴有低氧血症，则可引起肺血管收缩、肺循环阻力增加、心脏射血分数降低等。

相较麻醉医生而言，外科医生更倾向于以较短的时间建立气腹并达到理想手术程度，所以往往会选择较高的压力或较快的流速，但麻醉医生对于患者在这一过程中所出现的一些明显病生理过程更加重视，包括血压升高、心律失常、气道压力的显著升高、重要脏器的血流灌注减少等。腹腔内压力升至 14~15mmHg 时肝门静脉血流量明显减少从而诱发肝脏组织细胞的功能损害。CO_2 气腹对内脏器官的压迫还可导致内分泌功能的紊乱，表现出应激反应。根据大量的临床循证，目前我们认为 10~12mmHg 的压力是一个既可以满足手术需要又相对安全的范围。

腹腔镜手术的麻醉管理要点包括术前对患者的肺功能和心血管功能进行全面评估，在麻醉诱导过程中轻压患者胃部减少气体进入，术中除常规监测外还需重视对 $ETCO_2$ 和 $PaCO_2$ 的监测，打气腹时要采用对患者干扰小的压力，根据手术要求调整患者体位过程中应注意血流动力学的平稳，积极处理由气腹和或高碳酸血症引发的问题，如心律失常、皮下气肿、空气栓塞等。

（二）如何认识气腹导致的气体栓塞？

这是发生概率很小，但却最危险的并发症，危险程度取决于气栓的大小和气体进入静脉的速率，分为两种类型。①巨大气泡肺栓塞，与通常的肺栓塞相似，发病时急剧地出现呼末二氧化碳分压降低，同时伴有血压下降、心律失常、低氧血症、高二氧化碳血症、心音异常、心电图变化等症状。此时应立即停止送气，解除气腹，使用血管活性药维持血压稳定，吸入高浓度氧气，提高动脉血氧饱和度，改善外周组织供氧。进行液体复苏，提高中心静脉压力。改变患者体位为左侧卧位并头低脚高，解除肺动脉与右心室之间的空气闭锁。还可行心外按压，将气栓粉碎成小气泡从而被血流快速吸收。如怀疑存在脑部气栓则需要高压氧治疗。②微小气泡栓塞，在早期可出现呼末二氧化碳分压的突然上升，其后 30 秒左右开始缓慢降低。目前认为微小气泡所致的肺栓塞循环状态往往没有明显变化,处理上要提高吸入气体中的氧含量,降低二氧化碳分压,缩短其溶解于血中的时间。随着气腹时间的延长,发生肺栓塞的风险也增大,故应尽量缩短手术时间。此类型手术后可见轻度的高二氧化碳血症和低氧血症,很少发生循环衰竭。

（三）成年先天性心脏病患者有哪些特点？麻醉前评估需注意哪些问题？

据统计成人先天性心脏病只占 18%,其发病年龄多在 18~30 岁之间,如不手术仅有少数患者活到老年。未经治疗的成人先天性心脏病较常见的是房间隔缺损、肺动脉狭窄、室间隔缺损等简单畸形,其中房间隔缺损占这类病人的 40%。较轻的先天性心脏病往往没有明显的症状和体征,其无症状期较长,大多数病人在有症状后或因其他疾病就医时才会发现。成年特别是老年房缺患者的长期左向右分流可引起肺动脉高压,房性心律失常特别是房颤可诱发心力衰竭。

麻醉前评估须注意以下问题:①心功能状态,与儿童先天性心脏病不同,约 20% 的成人先天性心脏病患者合并有不同程度的心功能问题。这是心脏长期承受过多的容量负荷或阻力负荷或持续性的低氧血症的必然结果。②是否出现紫绀,左向右分流型的先天性心脏病患者继发肺动脉高压最终形成艾森曼格综合征者除行肺或心肺移植外已不适合其他任何外科手术。③心律失常,约 10% 的成人先天性心脏病患者合并有心律失常,其中以室上性心律失常最为多见,主要见于心房扩大患者,如房颤、房扑和室上性心动过速等。其次是Ⅲ房室传导阻滞,室性心律失常较少。室性心律失常主要见于法洛四联症术后继发肺动脉瓣关闭不全和右室扩大的患者,猝死危险性较大。④肺动脉高压,这是先天性心脏病患者常见的并发症,其严重程度直接影响患者病程的进展、手术时间、手术方式及预后。⑤先天性心脏病和后天性心脏病及全身疾病的相互影响,ASA 和或 NYHA 分级是评估病人危险因素的很好指标。

（四）此例患者存在的病生理问题及其在腹腔镜手术中需要注意哪些问题？

本例患者并存有先天性心脏病房间隔缺损,目前评估为 ASA Ⅱ级,心功能 Ⅰ级。房间隔缺损的基本血流动力学特点是心房水平的左向右分流,右室容量超负荷,流经右心和肺部的血液较左心为多。本例患者基本状况良好,因而对腹腔镜的气腹压力增大引起心输出量下降和体循环阻力升高的情况表现并不明显,但我们仍注意到在手术即将结束的排气阶段患者出现了脉搏血氧饱和度的下降,分析原因可能为气腹压力的突然解除使得血液分布发生改变引起的肺部通气 - 血流比例失调所致。在该患者的麻醉处理中,我们不仅根据其先天性心脏病的特点进行血流动力学方面的维护与调整,例如维持前负荷,降低后负荷,降低体循环阻力,维持心率和心肌收缩力等,除此以外我们还对患者在腹腔镜的各个操作关键节点的情况加以关注,采用低压低流量气腹减少其对肺和心脏血流的干扰。

【小结】

房间隔缺损是未经治疗的成人先天性心脏病中比较常见的病种,如此类患者拟行腹腔镜手术有可能明显影响患者的呼吸和循环功能,术前应对患者的肺功能和心血管功能进行全面评估,术中处理的主要目标是针对其特有的病理生理特点结合腹腔镜手术的要求尽可能维持患者脆弱的心肺功能。

【专家点评】

微创外科的广泛推广对麻醉医师提出了更高的要求,在应对气腹所造成的生理干扰方面麻醉医师和外科医师需要针对患者的基础身体状况做出权衡,对于合并先天性心脏病的患者引入外周动脉连续心排量监测技术和SVV值可为临床提供便捷、安全且有效的容量监测方法和指标,对于术中维持患者的生理指标有所助益。

(王　杰　张世栋)

病例58　合并重度OSA患者急性肠梗阻行剖腹探查术的麻醉管理一例

【导读】

阻塞性睡眠呼吸暂停(obstructive sleep apnea,OSA)系指患者睡眠时周期性地出现部分或完全的上呼吸道梗阻。OSA是导致围手术期并发症和死亡的常见原因,其发病率较高。OSA患者由于在维持气道通畅方面存在困难,可能会增加围手术期死亡风险。急性肠梗阻是常见的外科急腹症之一,由于其病情复杂,变化快,除可导致肠管本身解剖和功能的变化外,还可导致全身的病理生理紊乱,如水、电解质紊乱、酸碱平衡失调、循环衰竭。因此,为降低发生不良结局的可能性,提高OSA患者急性肠梗阻的围术期管理质量,要求麻醉医生充分掌握OSA及急性肠梗阻患者的麻醉管理要点。

【病例简介】

患者男,69岁,因"腹痛腹胀伴停止排气排便4天"急诊入院。患者于入院前4天无明显诱因出现腹部疼痛,以中上腹为著,阵发性绞痛,每次持续约1~2分钟,伴有恶心,未呕吐,排气排便停止。就诊于我院急诊,查血常规示WBC:7×10^9/L,立位腹平片提示:左侧腹散在气液平,肠梗阻不除外。患者既往重度OSA病史15年,高血压病史15年余,血压最高170/100mmg(1mmHg=0.133 kPa),平素规律服用马来酸氨氯地平控制血压,自诉血压控制尚可。糖尿病病史10年余,平素规律服用阿卡波糖一片,3次/日,自诉血糖控制尚可。冠心病病史10年,口服酒石酸美托洛尔、欣康等治疗。胃癌手术病史4年,术后规律化疗8次。

入院查动脉血气pH 7.45,PO_2 70 mmHg,PCO_2 37.2mmHg,SaO_2 94.7%,Lac 1.9 mmol/L,BE 5.2 mmol/L,HCO_3^- 28.9mmol/L,K^+ 3.67 mmol/L,Na^+ 134.6 mmol/L,GLU 10.98 mmol/L。行胃肠减压6小时引流2000 mL粪汁样肠液,腹胀稍见好转。拟在全身麻醉下行急诊剖腹探查术。

患者身高170 cm,体重80 kg。颈椎活动度可,甲颏间距5.5 cm,马氏分级Ⅳ级,告知患者及家属麻醉过程中插管困难的可能。入室后行常规监护,患者血压160/100mmHg,心率90次/分,血氧饱和度94%。建立静脉通路,给予乳酸钠林格液静脉滴注,并行桡动脉穿刺测动脉压。

旁备喉罩和纤维支气管镜,充分吸氧去氮,静脉注射咪达唑仑3 mg、舒芬太尼25 μg、依托咪酯20 mg、罗库溴铵50 mg进行诱导,sellick手法辅助可视喉镜下声门暴露清晰,行气管内插管,控制呼吸。术中以丙泊酚、瑞芬太尼、七氟醚维持麻醉。术中监测动脉血气pH

7.40，PO_2 111 mmHg，PCO_2 44 mmHg，SaO_2 98%，Lac 0.9 mmol/L，BE 2.1 mmol/L，HCO_3^- 26.4mmol/L，K^+ 3.5 mmol/L，Na^+ 137 mmol/L，GLU 8.8 mmol/L。手术持续 2 小时，术中予补液、抗感染治疗，监测水电解质及酸碱平衡，术程顺利，术中血压维持在 120-140/60-80mmHg，心率 60~70 次 / 分，术中输液 2100 mL，尿量 500 mL，术中出血 20 mL。术后，外科医生行腹带加压包扎时，从患者口腔间断溢出粪汁样肠液 50 mL。与外科医生和患者家属协商，继续行胃肠减压，放弃复苏，将患者转入 ICU 继续治疗。12 小时后患者清醒拔管，拔管顺利，体征平稳，转回病房。患者术后镇痛采用自控式静脉镇痛方式，镇痛方案应用布托啡诺 8 mg、舒芬太尼 50 μg、昂丹司琼 16 mg 与生理盐水 100 mL，每小时 2 mL，单次给药剂量 0.5 mL，锁定时间 15 min。术后 24 h 随访，患者言清语利，血压 145/89mmHg，心率 75 次每分，血氧饱和度 97%，VAS 疼痛评分 3 分。

【问题】

(一)OSA 患者术前评估

术前确定患者的 OSA 状态有利于改善围手术期的预后，围手术期的风险取决于 OSA 的严重程度和手术的侵袭性。OSA 术前评估包括病历回顾、病史询问、体检以及多导睡眠监测等，如有需要还可行术前 X 线头影测量。超大颈围、打鼾或呼吸暂停历史、睡眠期间的氧饱和度值较低、存在气道管理困难临床征象以及某些先天性疾病 (例如唐氏综合症)、颅面畸形、肌营养不良或疾病状态 (如糖尿病、脑瘫) 的存在均提示 OSA 患病风险较大。在没有睡眠室多导睡眠监测报告的情况下，可根据以下标准作出 OSA 的推定诊断：体质量指数增加、体质量或体质量指数大于同年龄段的 95%(儿童患者)、颈围增加、打鼾、先天性气道异常、日间嗜睡、无法看到软腭以及扁桃体肥大。此外，睡眠中观察到的呼吸暂停是另一个重要标准。

术前评估除详细的病史回顾、体检以及对患者和 /(或)家属的询问外，还应包括询问患者有无进行多导睡眠检查及相应结果，包括与打鼾、呼吸暂停、睡眠中频繁的觉醒 (发声、变换姿势、肢体运动)、早晨头痛及日间嗜睡等。此外，还应对患者进行如 Epworth 嗜睡量表、比兹堡问卷、STOP-BANG 问卷及柏林问卷等相关睡眠量表测评。与非 OSA 患者相比，OSA 患者出现困难气道挑战的风险更高。这尤其适用于困难插管、困难面罩通气或两者兼而有之。而体检则应对气道、鼻咽特征、颈围、扁桃体大小和舌容量进行评估。若上述特征表明患者可能患有 OSA，麻醉师和外科医生应共同决定：①是否仅根据临床标准对患者进行围手术期管理；②进行多导睡眠监测以及更全面的气道检查，并在手术前安排特定点的 OSA 治疗。在确定患者是否因 OSA 而增加围手术期风险时，应考虑患者 OSA 的严重程度、诊断或治疗程序的侵袭性以及术后镇痛剂的要求，并于术前告知患者及其家属 OSA 对患者围手术期的潜在影响。应注意该评分系统可用于评估患者是否可能因 OSA 并发症致使其围手术期风险增加。

(二)肠梗阻患者全麻插管反流误吸的预防

肠梗阻患者麻醉诱导期间可能发生的主要危险是胃内容物反流及误吸入气管支气管树。因为误吸胃内容物造成的死亡率可达 3%~70%。应选择快速诱导气管插管；而困难插管病例应选择清醒插管。

在手术干预之前采取胃肠减压很重要，否则可以导致呼吸和循环系统的并发症。膨胀的肠管会对膈肌产生压力，限制其下降运动而导致通气不足，并使已经营养不良的患者增加呼吸作功。需施行胃肠减压的另一原因是减少胃内的液体和气体以防止麻醉诱导时胃内容物进入气管支气管树。持续存在的肠梗阻及与此相关的呼吸并发症会导致呼吸困难、发绀、轻度昏迷。

如果选择清醒插管，应给患者的唇、舌及口咽部喷涂表面麻醉药。另外还可以进一步喷涂咽部更深的结构，但是必须避免麻醉喉部，因为这样会导致喉部在反流和呕吐发生时丧失保护功能。因此，对这类患者最好避免进行喉上神经阻滞或气管内注射。同时应限制或避免镇静。快速诱导能在允许的最短时间内（从意识消失开始）用带套囊的气管内插管完成气管插管。

因为重力可以使胃内容物留在胃里，所以头高位可以减少反流的发生率，从而降低发生误吸性肺炎的危险。如果发生大量的逆蠕动和反流，避免污染气管支气管树的最有效的方法是有力的吸引和头低位。头低位至少 10 度才可以防止误吸入肺。

（三）肠梗阻患者的水、电解质、酸碱平衡

肠梗阻是一种常见的急腹症，肠梗阻发生后，机体丢失大量体液和血液，使水、电解质、酸碱平衡失调，出现严重的脱水，血液浓缩和血容量减少，甚至休克。维持体液平衡对治疗肠梗阻患者有着非常积极的意义

肠梗阻时有很多机制导致液体和电解质丢失。最主要的为肠腔液体积聚，这是因为梗阻的肠管过度分泌取代了吸收功能。肠壁内液体积聚造成肠水肿，这又会导致肠浆膜层渗出形成腹腔游离液体。梗阻部位以上的液体积聚是非常显著的。在小肠梗阻初期，肠腔积聚 1500 mL 液体。当肠梗阻已经形成并且出现呕吐时，可能已经积聚了 3000 mL 液体。患者出现低血压和心动过速时提示循环不稳定，这时在肠腔内大约积聚了 6000 mL 液体。最后，呕吐和（或）胃肠减压造成液体进一步丢失。

全身性的变化可以分为以下几类：血流动力学的改变、电解质紊乱及酸碱平衡紊乱。

如果体液和电解质丢失未纠正，由于血管床内血容量减少，中心静脉压就会降低。可出现低血压和心动过速。当由于机体释放过多的交感胺来增加心输出量和减少血管床容量时，便可出现休克状态。

肠梗阻导致大量等渗细胞外液丢失。通过连续测定血细胞比容可以监测细胞外液的丢失，血细胞比容的升高和体液丢失量是成比例的。例如：如果血细胞比容升高到 55%、就说明有将近 40% 的血浆和细胞外液丢失

当肠梗阻继续存在，血浆钠和氯的浓度就会逐渐降低，低血钠会加重低血容量及低血压，接着就会出现意识模糊和嗜睡；低血钾表现为心室传导延迟、ST-T 改变及室性心律失常。酸碱平衡紊乱最常发生的是代谢性酸中毒，是由于脱水、饥饿、酮症及碱性分泌物丢失所致。很少发生酸性胃液显著丢失造成的代谢性碱中毒。应该连续监测血钠、血钾、血氯和 CO_2。

已知人体可以计算的液体丢失量为每天 17~18 L,包括肠道分泌物、尿液、粪便及呼吸和皮肤的不显性丢失。如前所述,有大量的液体经肠道丢失(包括呕吐及胃肠减压),吸引总量可达 4 500~9 000 mL。如果存在明显的肠壁水肿及由于腹膜炎渗出腹水,将会有另外 7 L 液体丢失。监测中心静脉压、每小时尿量、血压、心率及皮肤状态可以指导液体治疗。另外,必须不断修改液体及电解质治疗方案来达到正常生理状态。

(四)OSA 患者肠梗阻术后的拔管注意事项

有困难插管史的患者,在对其进行拔管前,应预先进行计划。患有梗阻性睡眠呼吸暂停及呼吸减弱综合征、肥胖 - 低通气综合征以及匹克威克综合征的患者,手术后呼吸功能紊乱的概率更高。对于这些患者,在拔管前后都需要格外注意,有时需要在床上应用监测仪进一步观察。其拔管指征如下。

(1)神经系统恢复,完全清醒并有警觉性,可以抬头且保持 5 秒钟以上。

(2)血流动力学稳定。

(3)体温正常。中心体温在 36 ℃以上。

(4)利用周围神经刺激器进行四个成串刺激试验(T_4/T_1>0.9),显示患者完全从神经肌肉阻滞药物作用中恢复。

(5)呼吸频率每分钟大于 10 次且小于 30 次。

(6)通过脉搏血氧仪测得外周血氧饱和度达到基础值(吸入氧浓度 0.4 时 SpO_2>95%)。如果有动脉置管,可以检测血气情况。可接受的血气指标为:吸入氧浓度 0.4 时,pH 值 7.35~7.45,PaO_2>80 mmHg,$PaCO_2$<50 mmHg。

(7)可接受的呼吸系统情况:负力吸气。(大于 25~30 cmH_2O,肺活量大于 10 mL/kg,潮气量大于 5 mL/kg)

(8)可接受的疼痛程度。

(9)无实验室检查异常

拔管指征应当系统地应用于 OSA 患者。在拔管时,需要有一位熟练掌握气道控制技术的麻醉主治医师在场。紧急状况下可能需要重新进行气管插管。

(五)OSA 患者的术后镇痛管理

就像本案例中的患者一样,90% 以上的肥胖手术患者术后都通过患者自控式镇痛方式应用非口服镇痛药进行术后镇痛。对于 OSA 患者,患者自控式镇痛方式是安全且有效的。这种镇痛方式有很多优点:患者自控式镇痛方法简单易用,节省护理时间,使患者从感到痛觉到实施镇痛所用时间最小化。伤口开裂情况减少,肺功能测试结果能较早恢复正常。患者自控式镇痛方式还能使患者尽早下地活动,并可以缩短住院时间。阿片类药物在患者自控式镇痛方式中的用量是依据理想体重进行计算的,其剂量选择也应遵循个体化原则,以确保减轻疼痛及副作用之间的平衡。有些患有梗阻性睡眠呼吸暂停及呼吸减弱综合征的病理性肥胖患者曾出现过呼吸系统并发症,因此这类人群需要特别注意。

局部麻醉 / 镇痛的方式主要分为三种:胸段硬膜外麻醉 / 患者自控式硬膜外镇痛方式,鞘内阿片类药物的应用,以及持续蛛网膜下腔麻醉 / 患者自控式镇痛方式。无论是否是全麻手术,它们均可在术中应用。它们的副作用基本一致,因此将一并讨论。患者自控式硬膜外镇痛方式是这些方式中应用最多的一种,从理论上讲,有很多优点。这种方式与肠外的自控式镇痛方式相比,在使用小剂量药物时,便可产生较少的副作用及严重并发症,且能提供有效的镇痛效果、更快的术后恢复、较少的呼吸系统并发症、降低全身耗氧量、提高心脏功能(降低左室每搏指数)以及更短的住院时间。在 OSA 患者中,由于其腹压增加导致硬膜外腔容积减少,因此患者自控式硬膜外镇痛方式的用药剂量应降低 75%~80%。虽然患者自控式硬膜外镇痛方式没有被所有人采用,但如果条件允许,还是应强烈建议采取这种镇痛方式。该方式还可能导致一定的机体功能障碍、置管移动及错位以及麻醉层面的变化。其副作用包括嗜睡、术后恶心呕吐、瘙痒症以及尿潴留。

其他术后镇痛的方法还包括在手术开始前及术毕后,对伤而进行局麻药物浸润以达到超前镇痛;在术前及术中结合应用非阿片类药物(酮咯酸、前乐定,利多卡因、敏胺酮,硫酸镁以及甲泼尼龙);以及围术期应用右美托咪啶。

【小结】

随着中国人口老龄化和肥胖化程度的不断提高, OSA 的发病率大幅增加,根据已有数据估算,发病率约为 4%。OSA 患者常合并呼吸系统、心血管疾病和睡眠障碍,围术期并发症的风险大大增加。急性肠梗阻是常见的外科急腹症,患者易出现感染、水电解质紊乱等病理反应,在全麻诱导时易出现反流误吸。因此,对于 OSA 及肠梗阻患者的,麻醉科医师必须做好术前评估,及时且合理的补液,维持内环境稳态,做好不同阶段的气道管理。

【专家点评】

患者老年男性,出现肠梗阻 4 天,合并重度 OSA 病史、高血压病史及糖尿病病史,胃癌术后。该病人易出现容量、电解质紊乱,考虑肿瘤复发可能,麻醉前必须了解血色素、电解质,肠梗阻病人容易导致感染性、菌群移位,是否有感染性休克及出凝血障碍,是否存在困难气道。

OSA 是一种以睡眠期间上呼吸道周期性、部分或完全阻塞为特征的综合征,其发病率较高。OSA 患者进行外科手术时死亡风险较非 OSA 者高,且术后呼吸暂停低氧性损伤常因其他原因被误诊为心搏骤停。此外,由于镇静剂、麻醉剂和全身麻醉的药物效应,围手术期 OSA 患者呼吸暂停发作的风险较高。因此, OSA 患者的围手术期管理具有重要意义。术前确定患者的 OSA 状态有利于改善围手术期的预后,术前准备旨在改善或优化 OSA 患者的围手术期身体状况,术后对 OSA 患者的管理包括镇痛、氧合、患者体位和监测呼吸抑制的危险因素,而呼吸抑制的危险因素则包括阿片类药物及镇静药物的应用、手术的部位和侵袭性以及 OSA 的严重程度。

肠梗阻是指部分或全部的肠内容物不能正常流动并顺利通过肠道,是外科常见的急腹症之一。胃肠减压是治疗肠梗阻的重要措施之一。通过胃肠减压,吸出胃肠道内的气体和液体,从而减轻腹胀、降低肠腔内压力,减少肠腔内的细菌和毒素,改善肠壁血运。纠正水、电解质及酸碱平衡失调,输液的量和种类根据呕吐及脱水情况、尿量并结合血液浓度、血清电解质值及血气分析结果决定。肠梗阻已存在数日、高位肠梗阻及呕吐频繁者,需补充钾。

必要时输血浆、全血或血浆代用品,以补偿已丧失的血浆和血液。选用针对肠道细菌的抗生素防治感染、减少细菌毒素的产生。

(杨丽萍)

病例 59 急性脑梗死合并消化道穿孔患者的麻醉管理一例

【导读】

脑梗死是临床常见的中老年缺血性脑血管疾病之一,此类患者常伴有高血压、动脉硬化、房颤等慢性疾病,重要脏器功能常有不同程度的损伤。急性脑梗死患者择期手术常需推迟,但此类患者如出现需紧急手术治疗的普外科疾病如消化道穿孔,临床麻醉及手术时患者危险性明显增加。这就要求麻醉医生需要对脑梗死相关知识有充分了解,以便更好地进行围手术期管理,改善患者预后。

【病例简介】

患者女,63 岁,身高 170 cm,体重 70 kg。因"右肢无力、腹痛一天"入院。患者既往高血压病史 3 年余,血压最高可达 180/100 mmHg,平素口服药物不详,具体控制不详。陈旧性脑梗死 3 年余,未遗留后遗症。体格检查:神清,T: 36.5 ℃,P: 90 次 /min,R: 16 次 /min,BP: 114/69 mmHg。构音欠清,语音理解表达大致正常,高级神经功能检查大致正常,双瞳孔 3 mm: 3 mm,光反应(+),眼动各向到位,无眼震及复视,右侧鼻唇沟浅,伸舌右偏,双侧面部痛觉对称,颈软,右上肢近端肌力 III 级,远端肌力 IV 级,右下肢肌力 III 级,左肢肌力 V 级,四肢肌张力正常,四肢腱反射 ++,右侧巴氏征(+),四肢感觉对称,右上肢共济欠稳准,右下肢因肢体无力共济检查不配合。双肺呼吸音粗,心律齐。腹软,全腹散在压痛,未触及腹部肿块,肝脾肋下未触及。双侧足背动脉搏动弱。双下肢无水肿。

辅助检查:MRI 头颅平扫 + 水抑制成像 +DWI:左侧额叶、中脑、左侧大脑脚及脑桥脑梗死(新近出现);两侧放射冠区及半卵圆中心腔隙灶;脑白质变性。全腹 CT 示:腹腔内可见游离气体。

入院诊断:①消化道穿孔;②急性脑梗死;③陈旧性脑梗死。入院后予拜阿斯匹林片、氯吡格雷片抗血小板聚集治疗;前列地尔改善脑循环;胃肠减压、泮托拉唑等对症支持治疗。入院完善相关化验检查。因家属拒绝未行手术治疗。

当晚 21: 00 患者诉腹痛加重,查体: T: 38.5 ℃,腹壁紧张,触诊有明显的压痛、反跳痛。血常规:白细胞 14.74×10^9/L,中性粒细胞百分比 86.4%,血红蛋白 105 g/L,血小板 427×10^9/L。血糖 10.02 mmol/L。胸痛三联: DD3.1 mg/L,NT-pro BNP886.9ng/L,cTNI 大致正常。再次向患者家属交代病情危重,家属同意手术。拟于全身麻醉下行腹腔镜消化道穿孔修补术。

患者入手术室时,神情淡漠,体温 38.3 ℃,常规监测 ECG、BP、HR、SpO_2。呼吸频率 23 次 /min,血压 89/58 mmHg,心率 125 次 /min,脉搏血氧饱和度 95%,右半身瘫痪。局麻下建立有创动脉测压和右颈内静脉穿刺置管。有创动脉测压为 78/40mmHg,血气分析: pH6.94,PCO_2 33mmHg,PO_2 70mmHg(Fio_2 50%),K^+6.4mmol/L,Lac13.4mmol/L,HCO_3^- 7.1mmol/L,

BE-24.3mmol/L。

麻醉诱导前先补充 300 mL 羟乙基淀粉溶液,诱导药物:咪达唑仑 2 mg,舒芬太尼 10 μg,依托咪酯 3 mg,罗库溴铵 50 mg,均采用缓慢静脉注射滴定法给药。诱导开始前即刻启动输注去甲肾上腺素 0.05 μg/(kg·min),插管前经声门喷入 2% 利多卡因 60 mg,气管插管顺利,设定潮气量 425 mL,呼吸次数 12 次 /min, PEEP 5 cmH$_2$O,吸呼比 1:2,维持 Pet-CO$_2$ 35~45 mmHg,SpO$_2$ 99% ~100%。麻醉维持:静脉输注丙泊酚 2 mg/(kg·h)、瑞芬太尼 4~8 μg/(kg·h)、吸入七氟醚及间断静脉注射罗库溴铵。采用脑电监测仪监测 BIS,维持 BIS 在 45~60 之间.

依据血气结果,给与 250 mL NaHCO$_3$,5% 葡萄糖 +8U 胰岛素溶液,葡萄糖酸钙 2 g 入液,输注完毕后复查血气,pH7.27,PCO$_2$ 32mmHg,PO$_2$ 431mmHg(Fio$_2$ 50%),K$^+$4.0mmol/L,Lac15.0mmol/L,HCO$_3^-$ 14.7mmol/L,BE-11.1mmol/L。连续监测中心静脉压并给予液体治疗,维持 CVP5~12cmH$_2$O,调整去甲肾上腺素在 0.05~0.15 μg/(kg·min),维持有创平均动脉压在 70~80mmHg。手术历时 4 h,共输入钠钾镁钙葡萄糖注射液 2000 mL,羟乙基淀粉溶液 1500 mL,尿量 650 mL。

手术结束时患者有创动脉血压 111/76mmHg,心率 99 次 /min,SpO$_2$ 100%,血气分析:pH7.35,PCO$_2$ 36mmHg,PO$_2$ 281mmHg(Fio$_2$ 0.5),K$^+$3.4mmol/L,Na$^+$138mmol/L,血糖 9.9mmol/L,Lac12.2mmol/L,Hct41%,BE-11.0mmol/L,带气管导管送入 ICU 继续监测和治疗。患者于 3 日后拔除气管导管,2 周后出院。

【问题】

(一)脑梗死患者的术前准备?

(1)对急性脑梗死患者,择期或限期手术应推迟至 1 个月后,等待缺血半暗带神经元功能以及血管的自动调节功能有所恢复。

(2)对于急性脑梗死患者行颅脑 CT、MRI 和颈动脉多普勒超声检查,以确定梗死部位,并排除颅内出血或硬膜下血肿。

(3)对颈动脉狭窄超过 70% 的患者需行颈动脉内膜剥脱术预防治疗。

(4)术前应对冠心病、房颤进行积极治疗。对新近出现的房颤,应使其逆转为正常窦性节律,对慢性房颤应控制其心室率不超过 100 次 / 分。

(5)对于应用阿司匹林和抗血小板治疗者,于术前 3~5 天停药,改用低分子肝素治疗。

(二)合并急性脑梗死患者的麻醉方法?

合并急性脑梗死患者的麻醉方法以全麻为主,四肢手术可做神经阻滞。小手术以局麻为主,辅以咪达唑仑、丙泊酚、芬太尼等,酌情应用。麻醉的重点在于脑梗死的加重和复发,同时也要提防抗凝治疗引起的出血。术中采用有创动脉血压监测。急症手术患者即便是短小手术的全麻,术中通气也应采用气管插管,而不用喉罩,以保护气道,避免反流、误吸的风险。具体的麻醉管理应注意:

(1)患者进入手术室后,静滴羟乙基淀粉 300~500 mL(患者心功能好,无输液限制)。以适度稀释血液,防止血栓形成。如无禁忌,最好在 1 h 内输完。

（2）务必保持血压平稳,不能过高、也不能过低。血压的波动范围不宜超过基础值的20%。长时间低血压,脑血流速度缓慢,脑血供减少,有可能再次发生脑梗死。禁止控制性降压。血压过高,有可能造成颅内出血,引起脑疝。

（3）应在中心静脉压监测下,及时输血或补液,防止患者脱水或失血过多。这是防止脑血栓的另一个重要因素。

（4）术中不输含葡萄糖液,特别 10% 或以上的高渗糖液更应慎重（患者出现低血糖时例外）,以免加重脑损害。

（三）脑梗死患者围术期再发脑梗死的风险判断?

患者自身疾病以及围术期治疗措施不当,均有可能造成围术期脑梗死的再次发作。围术期脑梗死的高发因素包括:高龄、动脉粥样硬化、高血压、糖尿病、肥胖等。

（1）高血压是导致脑梗死的重要因素,会增加二次脑梗死的风险。正常情况下脑血管有自主调节能力,在脑灌注压力为 50~150mmHg 之间均可保证脑血流的稳定供应。当脑梗死后,脑血管的自主调节能力丧失,脑血流的供应依靠血压。血压过低,可加重脑梗死或诱发二次脑梗死。过高则可能引起颅内出血。

（2）1 型或 2 型糖尿病患者患脑梗死的概率是非糖尿病患者的两倍。同样,糖尿病患者脑梗死后的严重程度和死亡率也更高。尽管高血糖恶化脑梗死的预后,低血糖同样可以引起接受降糖治疗的糖尿病患者发生急性脑梗死。而且,糖尿病患者常见的自主神经病变也可引起术中严重的低血压。

（3）高龄患者脑梗死的发病率增加,年龄每增加 10 岁,脑梗死发生率增加两倍。

（4）肥胖患者易于发生脑梗死,较常人增加 1.5~2 倍。

（5）有症状的冠状动脉疾病患者发生脑梗死的概率较高,同时它还影响脑梗死后的病死率。

（6）房颤是心源性脑梗死的首位原因。对于伴有房颤的高龄患者,发生脑梗死的概率成倍增加。

（7）既往病史:近期发生的严重事件或严重合并症均使脑梗死的发病率增加。如:近期行腰穿、严重外伤、手术、消化道或泌尿系内出血等均有可能诱发围术期脑梗死。

（四）急性缺血性脑卒中血管内治疗的麻醉管理?

（1）术前评估:避免血管内治疗的延迟。

（2）麻醉方式:对于不能合作,脑后路循环梗死的患者建议全麻;可以合作、能保护气道的患者,进行局麻镇静是可行的。

（3）气道管理:调整吸入氧浓度（FiO_2）,维持脉搏血氧饱和度（SpO_2）>92%,动脉血氧分压（PaO_2）>60mmHg,调整通气,维持 $PaCO_2$35~45mmHg。

（4）血流动力学管理:维持收缩压 140~180mmHg,舒张压 <105mmHg。

（5）术后管理:术后应在 ICU 或脑卒中中心持续监测血流动力学。

【小结】

该患者麻醉过程中除进行常规监测,如 ECG、SpO_2、无创血压、$PetCO_2$、气道压力、呼吸波形和尿量外,术中还进行了连续有创动脉血压监测和 CVP 监测以指导液体治疗,动态监测血糖、动脉血气、血乳酸、血常规、血电解质,以维持水电解质平衡。而且还特别推荐麻醉深度监测,以更准确使用麻醉药,避免麻醉过深带来的并发症。血乳酸水平的恢复一直是指南推荐的液体治疗目标,是反映组织灌注及液体治疗效果的良好指标。

急性脑梗死后大脑自主调节能力损害,脑自主调节压力窗缩窄;低血压易造成大脑本身的低灌注,易致急性脑缺血性损害加重。患者术中循环管理应兼顾患者的容量状况和心脏功能,实行目标导向液体治疗策略,进行合理的输血输液和使用血管活性药物,维持血流动力学稳定。

【专家点评】

本例老年患者急性脑梗死后,伴有右半身瘫痪,遭遇麻醉后易发生血管张力严重降低,血压难以调控;且感染性休克的基本病理生理原因是由于中枢及外周组织灌注不良,从而引起组织细胞存在缺氧状态。致病菌毒素的释放激活机体的免疫系统,从而引起中性粒细胞、内皮细胞、细胞因子等炎性递质的释放,导致血管扩张、毛细血管通透性增加、心肌抑制等,这些因素均可导致麻醉后血压急剧下降。

急性脑梗死后,难于纠治的低血压易诱发广泛性脑梗死。

因血管张力改变导致的低血压,给容量管理困难。因此,术中怎样维持血流动力学稳定,避免血压剧烈波动,维持脑氧供需平衡,降低脑细胞代谢率,是这类患者手术麻醉中的关键。

(陈会敏 卢悦淳)

病例 60 肺结核病人急腹症手术麻醉管理一例

【导读】

结核病主要的传播途径是经呼吸道传播,最确切的是飞沫或咳痰中的结核菌传播,对于手术患者作为麻醉医生我们应该做到:首先择期手术尽量先控制结核,避免在结核活动期进行手术,以防病灶扩散,其次结核病患者困难气道的可能性较常规病人增多,麻醉前应做好术前访视及困难气道气管插管准备,与此同时围术期出现大咯血的情况也时有发生,需要随时关注、管理好患者的气道情况,而且肺结核是一种慢性消耗性传染病,治疗时间相对较长,常合并营养不良,如低蛋白、低钾等电解质紊乱,且在长期服用多种药物联合抗痨治疗的情况下,有些患者可能合并急腹症而需要进行急诊手术,所以对于此类患者,我们需要综合、严谨的评估好患者的术前情况,做到有备无患。

【病例简介】

患者男性, 63 岁,因腹痛,肛门停止排气排便 1 天入院,诊断为嵌顿疝,拟急诊行开腹探查术。患者三个月前于我院诊断为活动性肺结核,常规服用异烟肼、利福平、乙胺丁醇、吡嗪酰胺联合抗痨治疗, ECG 示 ST-T 改变, Hb 95 g/L,血钾为 3.5 mmol/L,患者既往无高血压、糖尿病史,无药物过敏史,无手术及输血史。

患者入室后,常规行心电监护,入室血压 130/75 mmHg,心率 85 次 / 分,呼吸 19 次 /

分,入室后给予升温毯体温保护,左上肢开放外周静脉通路,给予地佐辛 10 mg,甲强龙 40 mg,托烷司琼 2 mg 后给予 10% 氯化钾 10 mL 加入乳酸钠林格液中静脉滴注,同时行左桡动脉穿刺置管监测动脉血压及右侧颈内静脉穿刺置管术。在充分吸氧去氮后常规麻醉诱导:咪达唑仑 2 mg,舒芬太尼 20 μg,依托咪脂 20 mg,顺苯 10 mg,诱导过程中配合麻黄素将血压维持在 90~120/60~80 mmHg 之间,心率 80 次/分左右,气管插管后控制呼吸,术中持续泵注丙泊酚、瑞芬太尼,吸入七氟迷,间断推注顺苯、舒芬太尼维持麻醉深度,BIS 波动于 40~60,术中监测血气、血钾及血糖。

患者仰卧位进行手术,术中发现患者腹腔淋巴结结核黏连严重,手术进行至 15 分钟进行分离时,患心率突然下降至 45 次/分,血压 95/65mmHg,给予 0.5 mg 阿托品,10 mg 麻黄素后心率上升至 100 次/分,血压 160/90mmhg,10 分钟后患者突发房颤,心率 150 次/分,血压 100/60mmHg,即刻查血气,示血钾 3.2mmol/L,给予西地兰 0.4 mg 静注,1 g 氯化钾加入 500 mL 乳酸林格氏液补钾,心率维持在 120~160 次/分,血流动力学相对稳定,在手术进行到 50 分钟时,负压吸引瓶突然短时间内吸出血液 800 mL,血压最低 60/40mmHg,房颤心律,心率 140 次/分,立即加压输血,间断推注间羟胺 0.2 mg,同时给予去氧肾上腺素、阿托品维持循环血压,胺碘酮 150 mg 静脉注射后继续静脉滴注胺碘酮 300 mg,查血气示 HGB75 g/L,出血得到控制后,患者生命体征逐渐平稳,在抢救过程中,每 15 分钟监测血气、血钾,中心静脉泵注 5% 氯化钾,根据实时结果调整用药,经过 30 分钟抢救,患者 ECG 恢复窦性心律,心率 85 次/分,血压 115/70mmHg,血钾 3.5mmol/L。整个手术用时 120 分钟,术中失血共 1200 mL,输悬红 3u、血浆 400 mL,输液总量 2500 mL,尿量 1400 mL,出室血色素 85 g/L,术后苏醒拔管,观察 30 min,考虑患者肺结核病史,且术中出现房颤及出血较多,转入 RICU 病房治疗,术后第 2 天患者情况好转,一周后出院。

【问题】

(一)常规服用抗痨药物的肺结核患者急诊手术麻醉选择及管理要点

(1)结核病主要经呼吸道传播,即使常规服用抗痨药物,患者仍然具备很强的传染性,麻醉期间,麻醉医生应佩戴好 N95 防护口罩,佩戴面屏或者护目镜,选择一次性全麻包及气管插管套装,麻醉方式的选择应按手术部位和手术要求等来选择,但结核哪都有可能发病,胸壁,腹壁,椎体,四肢,头颈,腹股沟等。有可能患者就诊是为疝气的腹部手术,但不要忽视患者颈、胸、腰椎椎体病变的可能,所以如果要用椎管内麻醉,一定要排除椎体结核,避免椎体病变的进一步加重以及潜在导致结核性脑膜炎的可能,综上对于这种病人,我们常规选择静吸复合全麻。对于此类结核病患者的急诊手术,因患者存在困难气道的可能性远远大于常规患者,作为麻醉医生,我们应该在术前详细评估患者的气道情况,做好困难气道气管插管的准备;同时,患者围术期发生大咯血的情况偶有发生,我们应该随时密切关注患者的呼吸情况,避免发生呛咳乃至误吸后窒息情况的发生,一旦发生大咯血,立刻联合外科医生做好止血、吸痰、吸血等应急处理;然后患者因患病时间长,体质弱,常伴随营养不良如低蛋白血症及水电解质紊乱的情况,手术过程中,大约 50%~70% 的手术患者中心体温处于轻度低温于 34~36 ℃,手术间的低温环境、大量输入室温下的液体或库存血等都可以导致患者术中体温下降,术中低体温可导致多种并发症的发生,如药物代谢减慢、麻醉苏醒延迟、凝血障碍、心律失常、伤口愈合时间延长、感染增加等,故需严格做好患者术中保温的工作。结核患者,尤其胸腔、腹腔结核病的患者,往往身体一般条件差、术中黏连情况严重,故须严格掌控患者出血情况,及时备血。术后第一时间处理医疗废弃物,麻醉机等非一次性耗材及时消毒,避免院内感染的发生。

（2）抗结核药物对麻醉的影响：异烟肼-肝药酶抑制剂,合用相应的药物会增加毒性,如常规剂量的度冷丁时可出现高热,呼吸抑制,惊厥,血压波动等,与阿芬太尼合用时,可延长阿芬太尼的作用;与双硫仑合用可增强其中枢神经系统作用,产生眩晕、失眠等;与安氟醚合用可增加具有肾毒性的无机氟代谢物的形成。同时因为异烟肼是单胺氧化酶抑制药,可以使儿茶酚胺类药物的灭活受到抑制,服用此药后,如果术中应用拟交感药物时加压反应会增强多倍,严重时甚至出现高血压危象,而且异烟肼还具有肝药酶抑制作用,合用相应的药物时都会增加毒性,比如伍用常规剂量的度冷丁时就可以出现激动,高热,呼吸抑制,惊厥,血压升降不稳,这也与度冷丁促进儿茶酚胺释放,但是由于肝药酶受抑制而不能迅速灭活之有关。链霉素能增加肌松药的作用,会使肌松药作用延长。它产生肌松作用的机制可能是在神经肌肉接头与突触前膜钙结合从而阻止乙酰胆碱的释放并阻滞 N2 受体,在全身麻醉的情况下,这些抗菌素与肌松药的协同作用更明显,易致呼吸麻痹,应加强对呼吸的监测。

（二）患者术中出现房颤可能的原因及处理方法分析

（1）本例患者分析出现房颤可能的原因有两点,其一为低血钾诱发的心律失常。低钾血症的原因主要分为三类:钾摄入不足,钾丢失过多和细胞外钾大量转移到细胞内。该患者入院时低钾血症是因为患者肺结核病史,长期处于消耗状态,摄入不足,虽然入院血钾正常,但是患者长期缺液,血液浓缩严重,所以术中补液后导致低钾血症的进一步加重。其二为因异烟肼属于单胺氧化酶抑制剂（MAOI）,其可引起神经末梢内大量去甲肾上腺素的蓄积,若使用间接作用的拟交感神经药（如麻黄素、间羟胺、苯丙胺等）后,可引起体内蓄积的去甲肾上腺素释放,造成剧烈的肾上腺素能反应,甚至可引起高血压危象反应。所以,临床上应避免伍用这两类药物,对兼有直接和间接作用的多巴胺也相对禁忌。MAOI 与直接作用的拟交感神经药（如肾上腺素、去甲肾上腺素、异丙肾上腺素、甲氧胺、苯肾上腺素等）联合使用则较为安全,只是有时会引起作用时间的延长。

（2）患者出现低钾血症导致的房颤,需要立刻补钾,关于补钾我们需要掌握几个原则,首先,见尿补钾,补钾要求在尿量至少应达到 30 mL/h 时,且输注速度应掌握在 1.5 g/h 以内,尤其是对肾功能异常患者需要慎重;其次,不宜过浓,外周静脉液体含钾浓度一般不超过0.3%,即 500 mL 静脉液体内加入 10% 氯化钾注射液不能超过 15 mL,对于正常成人来讲,可给予氯化钾 3~4 g/d;若为严重缺钾,氯化钾补充量也不宜超过 8 g/ 天。

（3）房颤处理方法:洋地黄制剂,首选毛花苷 C（毛花苷丙,西地兰）0.2~0.4 mg,用 5%葡萄糖 20 mL 稀释后缓慢静脉推注,根据心室率可再追加剂量。其次,静脉输注胺碘酮,胺碘酮按 5 mg/kg 加入 5% 葡萄糖 20 mL 中缓慢推注至少 3 min 以上,胺碘酮静脉推注负荷量150 mg（3~5 mg/kg）10 min 注入,如无效 15 min 后再重复一次，24 h 内可重复 2~3 次,胺碘酮提倡小剂量，24 h 不超过 1200 mg，如有效可改用维持量 10~20 mg/kg，加入 15% 葡萄糖 250~500 mL 中静脉滴 24 h。

【小结】

肺结核是一种慢性消耗性传染性疾病，治疗时间较长，患者一般情况差，在此期间行手术治疗，麻醉管理至关重要，作为麻醉医生，我们对于此类患者应该做好术前访视，提前做好各项（如困难气道、大咯血等）应急准备，在做好自身防护的同时，根据患者当时的病情和手术方式，选择正确地麻醉方法及麻醉药物，最大可能的实现 ERAS 改善患者的预后，术后及时做好呼吸机等麻醉设备的消毒工作，避免院内感染的发生。

【专家点评】

结核患者的麻醉是需要特殊注意的一类患者，从患者的术前访视、麻醉方法及药物的选择，术中突发情况的应对，到术后拔管前后实时的监测都在考验着麻醉医生的综合整体能力。此例病例中，患者突发心率降低及房颤，可能与者长期消耗性体质导致的低钾及腹腔结核粘连严重分离时引起的神经反射相关，后出现大出血，进一步加重患者的低钾电解质紊乱情况，以至于导致患者出现血流动力学的波动，在整个麻醉手术过程中，麻醉医生处理相对合理及时。

异烟肼属于单胺氧化酶抑制剂的一种，建议减少应用间接血管活性药物如间羟胺、麻黄素等，可以使用去甲肾上腺素及去氧肾上腺素等，效果更佳。

低钾血症患者静脉补钾在静脉补钾时应综合考虑补钾的浓度和速度，避免发生严重的不良反应如心脏骤停等。

术中心房颤动发作时，如患者能良好地耐受血流动力学障碍，大多数学者不主张重复使用电复律，可静脉使用毛花苷 C（西地兰）、胺碘酮、β 受体阻滞药或钙通道阻滞药来控制心室率。

（高勇昊　赵崇法）

病例 61　多脏器功能不全患者大腿截断术一例

【导读】

糖尿病足是糖尿病患者最为常见的一种并发症，逐渐发展为下肢缺血性坏疽，需要大腿截肢手术，目的是去除坏死病灶、控制感染和挽救生命。截肢患者多伴有多脏器功能不全，推荐优先使用神经阻滞麻醉，减少对重要脏器功能的干扰，维持生命体征平稳。

【病例简介】

患者男，71 岁，主因乏力间作 20 年，发现左足坏疽 1 周入院。

（一）现病史

20 年前患者无明显诱因出现乏力、口渴，于当地医院查血糖升高，诊断为"2 型糖尿病"，予口服二甲双胍治疗，血糖控制欠佳。10 余年前患者于当地医院查血肌酐约 100 μmol/L，口服尿毒清颗粒、金水宝胶囊等治疗，血肌酐进行性升高。8 年前因乏力、恶心住院治疗，查血红蛋白浓度 89 g/L，血肌酐 653.20 μmol /L，考虑患者已进入终末期肾脏病，住院期间行腹膜透析置管术,经腹膜透析、纠正贫血治疗,后病情好转出院;8 年来患者居家规律腹膜透析,定期腹透门诊随诊;1 周前患者发现左足第 4 趾跖局部色暗,无明显红肿疼痛,于我院外科考虑左足第 4 趾跖坏疽,余四趾跖均局部色暗,局部予换药一次,建议住院系统诊治,为求进一步中西医结合治疗收入院,现症见:患者神清,精神弱,左足第 4 趾跖坏疽,余四趾跖均局部色暗,无明显疼痛,双下肢局部散在溃破,无发热,胸闷憋气,无心前区及后背部疼痛,纳差,无恶心呕吐,夜寐安,无尿,24 小时腹透超滤约 1200 mL。

(二)既往史

高血压病史 8 年余,最高达 29.3/13.3 kPa,现口服拜新同 30 mg,每日 2 次,美卡素 80 mg,每日 2 次,血压控制在 21.3/12 kPa 左右。2 型糖尿病史 20 年,现皮下注射早餐及晚餐前各门冬胰岛素 30 注射液 22IU,血糖未规律监测。脑梗死病史 5 年余,左侧肢体活动不利;冠心病病史 10 年余;否认慢性支气管炎等其他慢性病史;否认肝炎、结核等传染病史;8 年前于我院行腹膜透析置管术,否认其他手术史;否认药物及食物过敏史。

脑 CT:①双侧基底节、丘脑、颞叶区、脑干区缺血并软化灶;②脑白质稀疏;③脑萎缩。

胸部 CT:①两肺间质性改变并炎性改变;②两肺局部索条;③纵膈淋巴结稍大;④心脏增大、主动脉及冠状动脉硬化;⑤右侧少量胸腔积液。

(三)麻醉方法

患者拟于坐骨神经 + 腰丛阻滞下行左大腿截断术。进入手术室后,监测生命体征: BP 22/12.3 mmHg, HR 87 次 / 分, SPO_2 94%~96%。开通静脉通道,面罩供氧,患者取左侧卧位,左下肢屈髋屈膝,定位腰丛与坐骨神经阻滞定位点。

在第 2 或第 3 腰椎横突上端水平将超声探头和脊柱的方向垂直放置,探头的一端位于背正中,稍向头侧移动,就可看到横突影像。然后向尾侧平移 1 cm 左右,显示横突中间水平的影像。上部的肌肉是竖脊肌,其外侧为腰方肌。两肌肉交界处下方为腰大肌。腰大肌的外侧为肾脏。腰大肌的内侧低回声为椎体。椎体和腰大肌之间为腰大肌间隙。股外侧皮神经、股神经和闭孔神经向前外下穿越腰大肌。从探头的外侧端进针,穿越皮肤、皮下组织、竖脊肌、腰方肌和腰大肌,到达腰大肌间隙。注入 0.375% 罗哌卡因 15 mL+1% 利多卡因 10 mL。

在股骨大转子与髂后上嵴连线的垂直平分线上,与股骨大转子、骶裂孔连线的交点,在超声引导下进针 3 cm,注入 0.375% 罗哌卡因 10 mL+1% 利多卡因 10 mL。

神经阻滞成功,患者平卧,10 分钟后测试患者左侧下肢不能抬起,左侧下肢及左髋部针刺实验阴性。

术中辅助镇静药物,增强麻醉镇痛效果,增加患者舒适度、减少焦虑,减轻生理心理应激反应。术中患者生命体征平稳,无疼痛刺激,肌肉松弛,手术顺利。

术后 24 小时随访,患者左下肢感觉及运动功能完全恢复,无明显术后伤口疼痛, vas: 1~3 分,生命体征平稳。后患者痊愈出院,无幻肢痛等慢性疼痛。

【问题】

糖尿病足是糖尿病患者最为常见的一种并发症,据相关医学统计,其发病率约

15%~20%。其致病因素较为复杂,如受到患者体内长期高血糖环境的影响,可逐渐导致感觉神经和运动神经发生病变,此时合并过高的机械应力,可直接引起患者足部发生溃疡,是导致糖尿病足的始动因素;另外高血糖还可引起足部组织水肿和酸聚集,从而为细菌的生长创造了良好的生存环境,提高了足部局部软组织感染的发病率。虽然患者经系统的治疗后,可以有效延缓患者病情的发展,但仍然有 16.88% 的患者需经踝部平面以下的截肢治疗,合并下肢神经血管病变严重甚至需要大腿截肢术。截肢手术,目的是去除坏死病灶、控制感染和挽救生命,同时也可促进患者恢复。

麻醉特点:截肢患者脏器功能随着糖尿病并发症的加重逐渐减退,往往合并有各种类型的系统疾病,手术麻醉时应根据不同患者的基础情况对麻醉方案进行相应的优化。麻醉是手术镇痛和减少伤害性刺激的重要手段,但因下肢缺血性坏疽多因心脑血管疾病引起,植物神经功能紊乱,采用全麻方式风险较大。尽管研究认为全身麻醉与椎管内麻醉对患者的转归没有差别,但最近的国际共识出于对老年患者脑功能的保护,推荐优先使用神经阻滞技术,包括椎管内麻醉、外周神经阻滞麻醉等,局部麻醉药物优选罗哌卡因。为减轻摆体位以及椎管麻醉或者外周神经阻滞操作过程中患者的不适,可尽量选择非药物性手段减轻疼痛,如髂筋膜阻滞等方法。椎管内麻醉由于蛛网膜血流及脑脊液减少,局麻药起效和吸收较慢,药液易向胸段沉积,老年人硬膜外腔脂肪和结缔组织增多,椎间孔和硬膜外腔变窄,药液扩散较广,容易引起低血压、心动过缓,也存在神经损伤、尿潴留等问题,截肢患者选择椎管内麻醉需充分术前评估及加强术中监测。

腰骶神经丛提供下肢神经支配。腰丛来源于 L1-L4 的腹侧支,有时还有 T12 的分支参与其中。它与其分支位于腰大肌内下行至大腿近端。三个支配下肢的主要腰丛神经是:股神经、股外侧皮神经、闭孔神经。这些神经主要支配下肢前部的运动和感觉,以及小腿中部的皮肤感觉。腰丛位于腰大肌间隙内,腰大肌间隙的前壁是腰大肌,后壁是第 1-5 腰椎横突、横突间外侧为起自全部腰椎横突上的腰大肌纤维和腰方肌,内侧是第 1-5 腰椎椎体、腰椎间盘外侧面及起自椎体的腰大肌纤维。腰大肌间隙上界平第 12 肋,向下沿腰骶干至骨盆的骶前间隙。腰丛阻滞一般在 L2/3 或 L3/4 横突之间进行。腰丛的位置深,有时难于清楚分辨,但可根据周围的结构确定其位置。骶丛来源于 L4-L5 和 S1-S4 的神经根,主要形成坐骨神经,坐骨神经从坐骨大孔穿出,经梨状肌下孔出骨盆抵达臀部,向后走行并支配下肢后部和足部的运动和感觉,在很大程度上是由于其末端分支进入胫神经和腓总神经的缘故。阻滞腰骶神经丛为下肢手术提供了良好的麻醉效果。而传统神经阻滞采用针刺盲探方式,受解剖变异、个体差异、创伤等影响,神经定位不准确,麻醉效果不理想。

【小结】

(1)术前充分了解患者病史和日常用药情况,完善体格检查,嘱咐患者加强呼吸锻炼,调节内环境,防范下肢深静脉血栓与肺栓塞的发生。客观评价患者对麻醉手术的耐受力及其风险,同时对患者的术前准备提出建议,包括是否需要进一步完善检查、调整用药方案、功能锻炼甚至延迟手术麻醉,在条件允许的情况下尽可的提高患者对麻醉手术的耐受力,降低围术期并发症和死亡风险。术前应当根据 ASA 分级、代谢当量水平、营养状况、是否可疑困难气道、视力状况、精神/认知状况、言语交流能力、肢体运动状况、是否急症手术、近期急性气道疾患、过敏史、脑卒中病史、心脏疾病病史、肺脏病史、内分泌疾病病史、用药(包括抗凝药物等)、头颈部放疗史、既往外科病史等对患者进行评估,以期全面了解患者的身体状态。必要时,邀请相应多科专家会诊,参与讨论手术时机、方案以及相应准备。

(2)术前通过透析、输血等措施控制或纠正尿毒症、贫血、感染、心律失常、低氧血症、甲状腺疾病;维持抗高血压及抗冠心病治疗;维持水电解质及酸碱平衡、血糖等内环境稳定。

(3)除常规监测外,增加有创监测来指导液体治疗,以维持正常血容量和血流动力学稳定。不应用含钾溶液,无尿者的液体维持量保持在最少范围。

(4)术中不应用肾毒性药物;尽量选用不依赖肾代谢的药物。

(5)术后有效镇痛,由于疼痛可以增加心肌耗氧量,加重氧供需失衡,术后镇痛对心功能不全患者尤其重要。

(6)术后合理调控容量负荷,前负荷的改变对于不稳定的心脏状态是十分危险的。可应用小剂量硝酸酯类药物降低前负荷,维持正常血容量和血流动力学稳定。从而减少患者术后外科并发症发生率,顺利出院。

【专家点评】

超声引导下腰丛+坐骨神经阻滞用于多脏器功能不全患者下肢手术的优点如下。

(1)单侧下肢阻滞,对呼吸循环肾脏等重要脏器功能影响小。

(2)超声引导下的神经阻滞能清晰显示麻醉区域解剖结构,引导精准穿刺,不仅可提高麻醉定位准确性,还可降低并发症发生率。

(3)此麻醉方式的改进解决了以往腰硬联合麻醉及全身麻醉存在的不足,可加速术后康复,提高患者舒适度。降低术后死亡率,并能使深静脉血栓、肺水肿、输液量、肺炎和呼吸抑制的发生率降低。

(4)罗哌卡因是一种新型局麻药,它具有感觉运动神经分离,毒件低,作用时间长等优点。术中肌肉松弛,加速了手术进程和提高了麻醉效果。

(5)术后可立即进食进饮,解决全麻与腰硬联合麻醉术后禁食禁饮的不足。

(6)无需留置导尿管,提高了患者手术及术后的舒适度。

(7)有术后镇痛作用,减少应激反应、阿片类药物药物副作用以及可能的幻肢痛等慢性疼痛的发生率。

(李娜　齐庆岭)

病例62　麻醉复苏期间二氧化碳潴留一例

【导读】

二氧化碳潴留是麻醉复苏期间并发症之一,在维持机体内环境稳定方面起到关键作用。二氧化碳潴留能够导致机体发生一系列的病理生理改变,甚至危及生命。造成二氧化碳潴留异常的病因众多,这就要求麻醉医生需要对二氧化碳潴留的相关知识有充分的了解,不仅能够区分各种病因,还能够对疾病进行及时而准确的围手术期评估和管理。

【病例简介】

患者男,60岁,70 kg,因"右侧腹股沟区肿物1月伴不能还纳1天"入院。患者入院前1月,长期站立或咳嗽后有一突出肿物,约核桃大小,质软,无压痛,用手按压或平卧床时消失。偶有右下腹胀痛不适。1天前患者发现右腹股沟区包块不能还纳,伴持续性腹痛,无恶心、呕吐,无肛门停止排气、排便,遂就诊我院门诊,为进一步诊治以"右侧腹股沟疝伴嵌顿"收入院。术前辅助检查无明显异常,术前诊断:①右侧腹股沟疝伴嵌顿;②高血压病3级(很高危);③陈旧性脑梗死,拟在全身麻醉下行腹腔镜腹股沟疝无张力修补术。

入室建立静脉通路后给予右美托咪定30 μg加入乳酸钠林格液中静脉滴注。麻醉诱导前行右侧桡动脉穿刺测动脉压,充分吸氧去氮,麻醉诱导采用倍他米松8 mg、咪达唑仑1 mg、纳布啡10 mg、舒芬太尼15 μg、依托咪酯20 mg、罗库溴铵50 mg静脉注射,气管插管后行控制呼吸,之后行双侧TAP神经阻滞。诱导过程生命体征平稳,术中以丙泊酚+瑞芬太尼+七氟烷维持麻醉,监测动脉血气和BIS。

患者仰卧位手术,建立气腹后气道压24~26cmH$_2$O,ETCO$_2$40~48 mmHg,手术进行到10分钟时,行第一次血气分析:pH 7.405 K$^+$ 3.7 mmol/L PCO$_2$43.1 mmHg。手术结束前30分钟行第二次血气分析:pH 7.321 K$^+$ 4.0 mmol/L PCO$_2$52.8 mmHg。手术过程顺利,术毕患者恢复自主呼吸,麻醉机改为手控模式,潮气量200~400 mL,频率7~9次/分,给予新斯的明1 mg+阿托品0.5 mg,氟马西尼0.3 mg。约5分钟后患者自主呼吸消失,改为机控模式,气道压较前无明显变化,心率升至80~90次/分,血压150/87 mmHg,BIS75左右。约10分钟后患者自主呼吸恢复,改为SIMV模式,气道压无明显变化,BIS75~85,呼之不应,此时心率90次/分左右,血压150/85 mmHg左右,继续等待约5分钟,呼之睁眼,可完成简单指令动作,麻醉机改为手控模式,脱机约5分钟,血氧饱和度可以维持正常,拔除气管导管后送往PACU,入PACU后,常规连接监护仪,SPO$_2$30%,呼之不应,立即麻醉机面罩加压吸氧,PCO$_2$70 mmHg,置入喉罩,做动脉血气:pH 7.220 K$^+$ 4.1mmol/L PCO$_2$ 65.7mmHg(此时PetCO$_2$ 60mmHg),病人稳定后,放置尿管,予托拉塞米10 mg,甘露醇250 mL,约15分钟后病人意识恢复,拔除喉罩,应答准确,观察1小时送回病房。术后患者生命体征平稳,于4天后出院。

【问题】

(一)麻醉恢复期间出现二氧化碳潴留可能原因

本例患者分析原因为通气不足诱发二氧化碳潴留,由于及时监测血氧饱和度并迅速吸氧,使患者未出现致命性损伤。

临床上麻醉复苏期间出现二氧化碳潴留的可能原因如下:①因通气驱动力下降所致的急性通气衰竭,临床上可分为药物性、先天性和获得性,例如常规麻醉、原发性肺泡低通气综合征以及脑血管意外;②因神经肌肉疾病、呼吸肌疲劳等而导致分钟通气量绝对不足;③因限制性肺疾病所致的急性通气衰竭;④阻塞性通气障碍;⑤因血管疾病所致的急性通气障碍;⑥各种原因所致的二氧化碳产量大而肺泡通气量不能得到相应提高,临床常见有炎症、高代谢、肌肉活动以及高热量摄入。

（二）二氧化碳潴留的病理生理影响

（1）对中枢神经系统的影响：轻度的 CO_2 增加，间接引起皮质兴奋；若 PCO_2 继续升高，皮质下层受抑制，使中枢神经处于麻醉状态。

（2）对心脏、循环系统的影响：CO_2 潴留引起肺动脉小血管收缩而增加肺循环阻力，致肺动脉高压和增加左心负担。

（3）对呼吸的影响：CO_2 是强有力的呼吸中枢兴奋剂，吸入 CO_2 浓度增加，通气量增加出现深大快速呼吸；但当吸入 CO_2 浓度超过 12% 时，通气量不再增加，呼吸中枢处于被抑制状态。

（4）对酸碱平衡和电解质的影响：急性呼衰 CO_2 潴留可使 PH 迅速下降，慢性呼衰因 CO_2 潴留发展缓慢肾减少 HCO_3^- 排出，Cl^- 减少产生低氯血症。

（三）拔管时机的选择

一般病人拔管应满足以下三个基本条件：意识恢复（呼唤有反应），能维持良好的自主呼吸（充分的肺通气量），呼吸道防御反射恢复，能够排除分泌物（口腔或气管内吸引时出现吞咽、咳嗽反射或不能耐受气管导管）。有时患者基本条件均达到，但是还会出现拔管后血氧饱和度降低，二氧化碳潴留等，这就要求我们在拔管后严密观察呼吸频率和胸廓起伏，因为拔管后再不能准确监测呼吸频率和 $ET-CO_2$。患者的转运也是围手术期比较重要的环节，转运前要再次给氧去氮，最后撤除的是氧气，面罩吸入高流量纯氧 >5 min，全面监测外呼吸：口唇颜色、胸廓运动、意识状态、SpO_2。在患者转运过程中麻醉医师的位置也是有所要求，病人脚在前头在后，麻醉医生在正中的最后。

【小结】

二氧化碳潴留可引起患者中枢神经系统异常、呼吸、循环和内环境紊乱，甚至可以危及生命。麻醉医生应该掌握二氧化碳潴留的不同病因，能够进行鉴别诊断，深刻了解二氧化碳潴留的病理生理过程以及围手术期所存在的风险。对于这类患者，我们需要及时发现并调整保护中枢神经系统功能，维持内环境稳态，做好不同病因的二氧化碳潴留患者的围手术期管理。

【专家点评】

本例患者是典型的肺通气功能障碍导致的二氧化碳潴留引起严重低氧血症，基于以往的临床经验，在患者未出现更严重的并发症前即开始面罩加压给氧，同时置入喉罩并成功抢救。

从本例患者我们可以看出，脉搏血氧饱和度正常并不代表呼气末二氧化碳正常，当二氧化碳浓度超过一定数值，则会产生二氧化碳麻醉，继而加重低氧血症。所以，我们在临床工作中要善于观察拔管后复苏患者的呼吸频率、幅度以及精神状态，及时发现异常情况，避免发生严重后果。

（刘　烨　王存斌　刘晓东）

病例 63　　强直性脊柱炎患者行甲状腺巨大肿物切除术一例

【导读】

强直性脊柱炎(ankylosing spondylitis，AS)人称"不死的癌症"，是临床上常见的慢性炎症性自身免疫性疾病，好发于 20~30 岁男性，主要侵犯脊柱，并可不同程度地累及骶髂关节和周围关节，引起脊柱强直和纤维化，严重者则发生脊柱畸形和关节强直，对眼睛、肺脏、肠道等关节外组织亦可造成不同程度损伤。合并巨大甲状腺肿物行手术治疗患者对于气道管理，术中体位摆放，手术操作以及并发症防治面临更大的挑战。

【病例简介】

患者男，66 岁，因"甲状腺肿物"入院，拟行甲状腺肿物切除术。患者一年前发现甲状腺肿物约 4.0 cm×3.0 cm，近期肿物增大约 8.0 cm×9.0 cm×7.0 cm，以实性为主，气管受压向右偏移，偶有憋气症状。强直性脊柱炎病史 45 年，未规律治疗，体格检查：血压 150/85 mmHg，心率 82 次/分，患者呈强迫坐位，不能平卧。颈椎强直，前倾 5~10°，不能前屈，后仰及左右活动。胸椎腰椎骶椎关节强直，活动受限。气道评估：张口度 2 横指，马氏分级 III 级，甲颏距离 5 cm。实验室检查基本正常，甲状腺功能正常。辅助检查：CT 示甲状腺肿物，气管受压，偏向右侧，气管内径无改变。心电图示：完全性右束支传导阻滞，左前分支传导阻滞。拟在全身麻醉下行左侧甲状腺肿物切除术。

入手术室时患者血压 150/85 mmHg，心率 80 次/分，血氧饱和度 98%。开放左侧静脉通路后给予乳酸钠林格液静脉滴注。左侧 ALLEN 实验后行桡动脉穿刺测动脉压。按麻醉计划行清醒气管插管，患者呈 45 度半卧位，给与舒芬太尼 5 μg，右美托咪啶 1 μg/kg 负荷量 10 min 泵注完毕，2% 利多卡因充分咽腔表面麻醉，嘱患者呼吸配合，纤维支气管镜引导下进行喉部及气管表面麻醉，约 10 min 后纤支镜引导经口顺利置入气管导管(7.0#)。患者插管过程清醒，无呛咳，配合良好。插管成功即刻依次给予舒芬太尼 25 μg、依托咪酯 20 mg、罗库溴铵 50 mg，接呼吸机行 IPPV，调整呼吸参数 Vt500 mL/min，f12 次/min，此时气道压 18cmH$_2$O、PetCO$_2$ 36 mmHg。术中以丙泊酚＋瑞芬太尼维持麻醉。

手术进行 60 分钟时切下肿物，观察气管位置恢复居中，无变形软化等症状，手术过程顺利，术后待病人清醒后拔除气管导管，无呼吸困难，声音嘶哑等症状，于 PACU 观察 30 分钟后返回病房，术后病人恢复好，6 天后痊愈出院。

【问题】

(一)强直性脊柱炎，除了存在可预估的困难气道，还有哪些病理生理改变?

1.骨关节内改变

(1)胸椎：前期胸背痛，胸部扩张受限，后期胸廓扩张度较正常人降低 50% 以上。

(2)腰椎：早期为弥漫性肌肉疼痛，后期有腰背肌萎缩。

(3)骶髂关节：最早为骶髂关节炎，后发展至腰骶部、胸椎及颈椎。

(4)颈椎：颈胸椎后凸畸形，头常固定于前屈位，后伸、侧弯、旋转受限。

(5)后期脊柱改变：固定于前屈位，胸椎后凸畸形，胸廓固定，腰椎后凸畸形，髋和膝关节屈曲挛缩。

（6）周围关节：较多累及肩和髋关节,活动受限较疼痛突出。早期滑膜炎期,活动受限,随着病变进展,软骨退行性变,关节周围结构纤维化,关节强直。

2. 骨关节外改变

（1）心脏病变：脊柱炎较重并有全身和周围关节病患者心脏病变常见。表现主动脉瓣闭锁不全、心脏扩大和房室传导阻滞,并可发生阿 - 斯综合征。

（2）眼部病变：结膜炎和虹膜炎发病率可达 25%,眼部侵犯在周围关节病者较常见,病程较长。

（3）肺部病变：肺部纤维化是 AS 的后期并发症,表现为咳嗽、咳痰和气喘。

（4）神经系统病变：AS 后期可发生马尾受侵犯,表现为隐匿起病的下肢或臀部疼痛,伴感觉和运动功能障碍,出现膀胱和直肠症状。

（5）炎性肠病：患者可能出现腹痛、腹泻、脓血黏液便。病程长,病情活跃且有脊柱活动受限的年轻男性为高危因素。

（二）巨大甲状腺肿物切除手术的麻醉,麻醉医生该做哪些术前准备?

巨大甲状腺肿是指甲状腺肿大Ⅲ度以上或肿物质量 100 g 以上,甲状腺最大直径 >8 cm 者。巨大甲状腺肿常压迫气管和喉返神经,导致患者气管受压、变窄、移位、呼吸不畅,给气管插管带来一定困难。因此巨大甲状腺肿术前应做好清醒气管插管的准备,术中及时与手术医生沟通气管受肿物压迫情况,仔细评估能否术后直接拔除气管导管,做好再次气管插管准备。

1. 清醒气管插管的术前准备及步骤

（1）插管前物品准备：喉喷管、纤维支气管镜、可视喉镜、喉罩、气管导管、口咽、鼻咽通气道、各类型号气管插管、插管钳、气管切开包。

（2）插管前药品准备：阿托品、舒芬太尼、利多卡因、右美托咪定（由于具有镇静、可唤醒、呼吸抑制小,以及抗交感维持血流动力学稳定等优点,右美托咪定已经成功应用于病态肥胖、喉癌及口腔恶性肿瘤等已知的困难气道患者中）。

（3）清醒气管插管步骤：术前和病人进行充分沟通,得到病人的配合,静脉给予右美托咪定 1 μg/kg 负荷量 10 min 泵注,同时选择 2% 利多卡因进行口腔表面麻醉,效果确切后进行下一步,嘱咐病人伸出舌头,用纤维支气管镜通道喷射 2% 利多卡因 3 mL,进行会厌舌面,梨状窝,声门上进行表面麻醉,同时给予舒芬太尼 5 μg 缓慢静脉注射,待表面麻醉起效后以同样的方法用纤维支气管镜进行声门下麻醉,期间嘱咐病人吞咽口水减少口腔分泌物的干扰,选择相对较细的气管导管充分润滑后进行纤维支气管镜引导下进行气管插管。

2. 气管拔管的注意事项 巨大甲状腺肿物患者术后应待呼吸完全恢复正常以后,才能拔管。拔管前反复确认有无气管软化征象,亦可先在气管导管内置入"复插导引管"（以备退管后仍留置在气管内,暂不退出）,然后慢慢退出导管,一旦发现"气管塌陷"征象,可借助"复插导引管"随时重新插入气管导管,以保证气道通畅。

（三）发生甲状腺危象如何处理？

1. 发病诱因　甲状腺危象由内科疾病引发的较由外科情况引起的多见。

1）内科方面的诱因：是甲状腺危象常见的诱发原因。诱因可以是单一的，也可由几种原因合并引起。常见的诱因有如下。

（1）感染：常见 4/5 的内科方面的危象是由感染引起，主要是上呼吸道感染、咽炎、支气管肺炎，其次是胃肠和泌尿道感染，脓毒病。其他如皮肤感染等，均少见。

（2）应激：精神极度紧张、过度劳累、高温、饥饿、药物反应（如过敏、洋地黄中毒等）、心绞痛、心力衰竭、糖尿病酸中毒、低血糖、高钙血症、肺栓塞、脑血管意外、分娩及妊娠毒血症等，均可导致甲状腺突然释放大量甲状腺素进入血中，引起甲状腺危象。

（3）不适当停用碘剂药物：突然停用碘剂，原有的甲亢表现可迅速加重，因为碘化物可以抑制甲状腺激素结合蛋白的水解，使甲状腺素释放减少，此外，细胞内碘化物增加超过临界浓度时，可使甲状腺激素的合成受抑制。由于突然停用碘剂，甲状腺滤泡上皮细胞内碘浓度减低，抑制效应消失，甲状腺内原来贮存的碘又能合成激素，释入血中的激素使病情迅速增重，而不规则的使用或停用硫脲类抗甲状腺药也会引起甲状腺危象，但不多见。

（4）少见原因：放射性碘治疗甲亢引起的放射性甲状腺炎、甲状腺活体组织检查，以及过多或过重或反复触摸甲状腺，使甲状腺引起损伤，均可使大量的甲状腺激素在短时间内释入血中，引起病情突然增重。也有称给碘剂（碘造影剂，口服碘）也可引发甲状腺危象。本合并症也会发生于以前存在甲状腺毒症治疗不充分或始终未进行治疗的患者。

2）外科方面的诱因：甲亢病人在手术后 4~16 h 内发生危象者，要考虑危象与手术有关。而危象在 16 h 以后出现者，尚需寻找感染病灶或其它原因，甲状腺本身的外伤、手术或身体其它部位的急症手术均能诱发危象。手术引起甲状腺危象的原因有如下。

（1）甲亢未被控制而行手术：甲亢病人术前未用抗甲状腺药准备，或准备不充分，或虽用抗甲状腺药，但已停用过久，手术时甲状腺功能仍处于亢进状态。或是用碘剂做术前准备时，用药时间较长，作用逸脱，甲状腺又能合成及释放甲状腺素。

（2）术中释放甲状腺激素：手术本身的应激、手术挤压甲状腺，使大量甲状腺激素释入血中。另外，采用乙醚麻醉时也可使组织内的甲状腺激素进入末梢血中。

一般来说，内科方面的原因诱发的甲状腺危象．其病情较外科方面的原因引起的严重。

2. 发病机制及病理生理　目前认为，激素进入靶细胞的细胞核，是甲状腺激素作用的机制。细胞核内存在与遗传物质有关的特异的甲状腺激素受体，甲状腺激素与特异的核受体相互作用，影响基因表达，细胞代谢中随之发生变化。过多的甲状腺激素与核受体在分子水平上的相互作用、甲状腺激素进入细胞增多，以及和受体的作用，是引起甲状腺危象可能的发生机理。甲状腺危象与某些使甲状腺毒症恶化的因素、细胞因子的释放和免疫紊乱的形成均有关系。

甲状腺危象确切的发病机制和病理生理未完全阐明，可能与下列因素有关。

（1）大量甲状腺激素释放至循环血中：一部分甲亢患者，摄入大量甲状腺激素可产生危象；甲状腺手术、不适当的停用碘剂以及放射性碘治疗后，患者血中的甲状腺激素升高，引起甲状腺危象,这些均支持本病的发生是由于大量甲状腺激素骤然释放入血所致。

（2）血中游离甲状腺激素增加:感染、甲状腺以外其它部位的手术等应激,可使血中甲状腺激素结合蛋白浓度减少,与其结合的甲状腺激素解离,血中游离甲状腺激素增多,这可以解释部分甲状腺危象病人的发病。

（3）机体对甲状腺激素反应的改变:由于某些因素的影响,使甲亢患者各系统的脏器及周围组织对过多的甲状腺激素适应能力减低,由于此种失代偿而引起危象。临床上见到在危象时有多系统的功能衰竭、血中甲状腺激素可不升高,以及在一些患者死后尸检时所见无特殊病理改变等,均支持这种看法。

（4）肾上腺素能活力增加:于动物实验或给甲亢患者作交感神经阻断,或服用抗交感神经或 β- 肾上腺素能阻断剂,均可使甲亢的症状和体征得到改善,说明甲亢的许多表现是由于患者血中甲状腺激素增多,使儿茶酚胺的作用增强所致。甲状腺危象时产热过多是由于脂肪分解加速,甲状腺激素可直接或通过增加儿茶酚胺使脂肪分解。甲状腺危象患者采用β- 肾上腺素能阻断剂,血中增高的游离脂肪酸水平可迅速下降,甲状腺危象的临床征象同时好转。

（5）甲状腺素在肝中清除减少和其它的非甲状腺疾病的存在,均引起 T4 清除减少,有报道感染时常伴发 50% 以上患者血中的 T4 清除减少。这些都能使血中的甲状腺激素含量增加。

以上列举的原因,可解释部分甲状腺危象的发生,但不能概括全部发生机理,故可认为,甲状腺危象的发生并非单一原因所致,而是由多方面因素引起的。

3. 临床表现

1)弥漫性和结节性甲状腺肿引起的甲亢均可发生危象,多数患者甲状腺肿大明显,不少老年病人仅有心脏异常,尤以心律紊乱或胃肠道症状为突出表现。很多病人可以找出有明显的发病诱因。

2)典型甲状腺危象临床表现为高热、大汗淋漓、心动过速、频繁的呕吐及腹泻、谵妄,甚至昏迷,最后多因休克、呼吸及循环衰竭以及电解质失衡而死亡。

（1）体温升高:本症均有体温急骤升高,高热常在 39 ℃以上,大汗淋漓,皮肤潮红,继而可汗闭,皮肤苍白和脱水。高热是甲状腺危象的特征表现,是与重症甲亢的重要鉴别点。

（2）中枢神经系统:精神变态、焦虑很常见,也可有震颤、极度烦躁不安、谵妄、嗜睡,最后陷人昏迷。

（3）循环系统:窦性或异源性心动过速,常达 160 次 / 分以上,与体温升高程度不成比例,可出现心律失常,也可以发生肺水肿或充血性心力衰竭。最终血压下降,陷入休克。一般来说,伴有甲亢性心脏病的患者,容易发生甲状腺危象,当发生危象以后,促使心脏功能进一步恶化。

（4）消化系统:食欲极差,恶心、呕吐频繁,腹痛,腹泻明显。恶心,呕吐及腹痛可发生在病的早期。病后体重锐减。肝脏可肿大,肝功能不正常,随病情的进展,肝细胞功能衰竭,常出现黄疸。黄疸的出现则预示病情预后不良。

（5）电解质紊乱：由于进食差,吐、泻以及大量出汗,最终出现电解质紊乱,约半数病人有低钾血症,1/5 的患者血钠减低。

临床上,有很少一部分病人的临床症状和体征很不典型,突出的特点是表情淡漠,木僵,嗜睡,反射降低,低热,明显乏力,心率慢,脉压小,及恶液质,甲状腺常仅轻度肿大,最后陷入昏迷,甚而死亡。这种类型临床上称为"淡漠型"甲状腺危象,这种情况非常少见。

4. 疾病治疗

1）快速抑制 TT3 、TT4 合成：因丙基硫氧嘧啶(propylthiouracil, PTU)兼有抑制 T4 向 T3 转化,故首选 PTU,首剂 600 mg,口服或由胃灌入,如无 PTU 可用甲硫咪唑(methima-zole, MM)60 mg;以后每次 PTU 200 mg,MM 20 mg,每日 3 次,口服待危象消除后改用常规剂量。

2）阻止 TH 释放：服用抗甲状腺药 1~2 小时后,用碘 / 碘化钾,首剂 30 ~60 滴,以后 5~10 滴,每 8 小时 1 次,口服或由胃管灌入,或碘化钠 0.5~1.0 g 加于 5% 葡萄糖盐水 500 mL 中,缓慢静脉滴注 12~24 小时,视病情好转后逐渐减全,危象消除即可停用。

3）降低周围组织对 TH 反应：应用肾上腺素能阻滞药普萘洛尔。若无心功能不全,40~80 mg,每 6~8 小时口服 1 次。或 2~3 mg 加于 5% 葡萄糖盐水 250 mL 中缓慢静脉摘注。同时密切注意心率、血压变化。一旦危象解除改用常规剂量。

4）拮抗应激：可用氢化可的松 100 mg 或相应剂量的地塞米松加入 5% 葡萄糖盐水 500 mL 中静脉滴注,每天可用 2~3 次。危象解除后可停用或改用泼尼松(强的松)小剂量口服,维持数日。

5）抗感染、监护各重要器官功能和防治各种并发症

6）支持和对症治疗

（1）吸氧：视病情需要给氧。

（2）镇静药的应用：可选用或交替使用地西泮(安定)10 mg,肌内注射或静脉注射,或苯巴比妥钠 0.1 g 肌内注射, 10% 水合氯醛 10~15 mL 灌肠,必要时可用人工冬眠Ⅱ号半量或全量肌内注射。

（3）积极物理降温：冰袋,酒精擦澡,冷生理盐水保留灌肠,输入低温液体等。

（4）纠正水电解质紊乱：一般输 5% 葡萄糖盐水, 24 小时内可输入 2000~3000 mL,根据血钾、尿量合理补钾。

【小结】

强直性脊柱炎患者由于颈椎活动度部分或完全受限或脊柱后凸无法平卧等,大多为可预估的困难气道,给临床麻醉带来了挑战,麻醉医生术前应充分气道评估,充分准备,最大程度降低麻醉风险和并发症。 清醒镇静下纤维支气管镜辅助插管被认为是处理困难气道患者进行麻醉插管的最佳方法之一,它运用先进的光纤技术在直视下气管插管,具有准确性高,损伤小的特点。提高插管成功率,减少患者血流动力学波动。

【专家点评】

强直性脊柱炎病人,术前做好气道评估,做好充分的清醒气管准备,跟病人交代具体步

骤,得到病人的合作是清醒插管成功的首要条件,术中体位摆放注意动作轻柔,防止发生骨折造成不必要的损伤。

巨大甲状腺肿物的患者,需要做好准确的术前评估,特别是需要做好充分的术前准备和麻醉预案。术中进行清醒气管插管操作时,一定要动作轻柔,确保每一步局麻效果起效后再进行下一步,否则易导致黏膜损伤,反射强烈口腔分泌物增多,给气管插管造成一定的困难。

甲状腺肿物患者,术前一定严格评估甲状腺功能,做好术前准备,防止甲状腺危象的发生,一旦发生甲状腺危象应该早诊断早抢救,增加抢救成功率。

(王金辉)

病例64　下肢手术后急性肺水肿一例

【导读】

急性肺水肿(acute pulmonary edema , APE)是指由于各种病因导致超常的液体积蓄于肺间质和/或肺泡内,形成间质性和/或肺泡性肺水肿的综合征。常突然发作,病情凶险、机制复杂,牵扯到:毛细血管静水压、间质静水压、胶体渗透压和毛细血管通透性。临床引起肺水肿的一些疾病包括:心衰、二尖瓣反流、心律失常、运动、游泳、潜水等。临床上,患者心脏功能正常的时候,也会出现肺水肿,因而具体情况还需要具体对待。围麻醉期急性肺水肿的早期诊断和及时处理是改善预后的关键,需要麻醉医生围术期高度警惕,尤其是对存在高危风险因素的患者尤为重要。

【病例简介】

患者男,37岁,因"右大腿滑膜肉瘤末次化疗后1个月余"入院。既往史:患者入院前一个月余因"右膝关节疼痛不适4个月,加重2个月"于外院行右膝膝关节镜下清理,右大腿下段肿物切除,术后病理示滑膜肉瘤。患者入我院给予多柔比星脂质体+IFO方案化疗一周期,术前实验室检查及心电图无异常,术前诊断:滑膜肉瘤,拟在全身麻醉下行右大腿滑膜肉瘤瘤床冰冻+广泛切除术。

手术室时患者血压130/85 mmHg,心率65次/分,麻醉诱导前充分吸氧去氮,麻醉诱导采用咪达唑仑2 mg、舒芬太尼20 μg、依托咪酯20 mg、罗库溴铵40 mg静脉注射,置入4号喉罩后行控制呼吸。诱导及术中血流动力学平稳,血压90~125/60~80 mmHg,心率70~80次/分左右,术中以七氟烷+瑞芬太尼维持麻醉。

患者仰卧位手术,手术进行到缝皮时减浅麻醉,自主呼吸恢复,保留自主呼吸,VT:450 mL、RR:15次/分,未给予肌松拮抗剂,拔出喉罩,面罩吸氧,送苏醒室,手术时间85 min。

入PACU后,患者面色青紫,SpO_2:20%,出现上呼吸道梗阻表现,紧急放置口咽通气道,面罩加压吸氧,辅助胸廓按压,气道压高,随后患者自主呼吸恢复,SpO_2维持在80%~90%。患者逐渐清醒,SPO_2维持在85%左右。1小时后给于丙泊酚50 mg,插入喉罩,辅助呼吸,SpO_2未见明显改善,不耐受喉罩,烦躁并见红色痰液从喉罩接口溢出,随后拔出喉罩,吸痰,不断咳出红色水样痰液,端坐呼吸,SPO_2仍维持在85%左右,听诊双肺呼吸音粗。当时血气分析：pH：7.305；PCO$_2$：41.7 mmHg；PO$_2$：43 mmHg；BE：-5 mmol/L；HCO$_3^-$：20.8 mmol/L；sO$_2$：74%；Na：143 mmol/L；K：2.7 mmol/L，给予速尿 20 mg，氢化可的松 25 mg，补氯化钾 1 g，建立有创动脉压监测，血压 11.7~12.64/7.32~8.65 kPa（88~95/55~65 mmHg），心率 110~120 次 / 分，患者持续咳出红色水样痰液，2 小时后麻醉插管转入 ICU。2 小时后血气分析：pH：7.2；PCO$_2$：59.4 mmHg；PO$_2$：60 mmHg；BE：-5 mmol/L；HCO$_3^-$：23.2 mmol/L；sO$_2$：84%；4 小时后血气分析：pH：7.299；PCO$_2$：50.7 mmHg；PO$_2$：56 mmHg；BE：-2 mmol/L；HCO$_3^-$：24.9 mmol/L；sO$_2$：93%；8 小时后血气分析：pH：7.399；PCO$_2$：39.8 mmHg；PO$_2$：103 mmHg；BE：0 mmol/L；HCO$_3^-$：24.6 mmol/L；sO$_2$：98%；

于 ICU 患者呼吸机辅助呼吸，纤维支气管镜下吸出 10 mL 以上红色水样痰，氧合逐渐改善，FiO$_2$ 调整 70%，SpO$_2$ 维持在 95%。

患者于转入 ICU 第二天脱机，第三天拔管，第四天转入普通病房。术后患者双肺呼吸音清，未闻及干湿啰音。

【问题】

（一）患者术后急性肺水肿可能原因

本例患者分析原因为负压性肺水肿（NPPE），又称为梗阻后肺水肿（POPE）或喉痉挛引发的肺水肿（laryngospasm-in-duced pulmonary edema，LIPE），它是一种由于病人（通常没有心肺疾患的病史）因急性上呼吸道梗阻、试图用力吸气所产生的胸腔内或 / 和跨肺负压的绝对值增大导致肺泡—毛细血管损伤而引发的非心源性肺水肿。

最常见的原因是气管插管时或全身麻醉拔管后喉痉挛所引起的上呼吸道梗阻，几乎占到 50%，所以不少人认为 NPPE 是一种麻醉并发症，应引起麻醉科医师的高度重视。NPPE 的特点是发病快、病程短、自限性且预后较好。

气管插管拔管可以引起负压性肺水肿，胸水和气胸的快速处理可以引起复张性肺水肿（引流过快）。当胸水过多或气胸量较大的时候，迅速放胸水等治疗可以引起复张性肺水肿。这种突如其来的变化会使肺泡压力迅速降低，导致组织静水压下降，引起毛细血管 - 组织间隙静水压梯度增加，从而引起肺水肿。同时，迅速复张也可以引起脉管系统受损，引起通透性增加，从而引起肺水肿。

（二）急性肺水肿的临床分型

1. 心源性肺水肿（cardiogenic pulmonary edema，CPE）　也称为静水压性肺水肿：该疾病常伴有心脏疾患病史，如急性心功能不全、急性心瓣膜关闭不全或心包填塞，但更常见于慢性心力衰竭患者由于外因促使其急性失代偿，通常伴有一个或多个诱因，如感染、未控制的高血压、心律失常等。患者临床表现为端坐呼吸，可咯粉红色泡沫样痰，出现第三心音奔马律、颈静脉怒张，听诊以肺部湿罗音为主，或为干湿啰音混合。

2. 非心源性肺水肿（noncardiogenic pulmonary edema，NCPE）　也称通透性增加性肺水肿：该疾病多继发于急性肺损伤或 ARDS。该类患者平时常体健，可有直接肺损伤因素（如肺炎、胃内容物吸入、吸入性损伤等）或间接肺损伤因素（如脓毒症、严重创伤合并休克、急性胰腺炎等）等诱发，表现为进行性加重的呼吸困难，早期无啰音，进展后可出现分布于双下肺的湿罗音。

3. 特定原因引起特殊类型的 APE　如高原性肺水肿、神经源性肺水肿及负压性肺水肿。

（三）负压性肺水肿的病因

成人负压性肺水肿首次报道于 1977 年，OswMt 等人率先报道了 3 例因急性气道梗阻解除后出现暴发性肺水肿的病人，作者推测 NPPE 的发生机制可能与气道梗阻后、病人用力吸气形成胸内负压的绝对值增大造成肺泡—毛细血管损伤损伤有关。NPPE 的产生最常见于气管插管时或全身麻醉拔管后喉痉挛。全麻拔管后喉痉挛的发生率为 8.7/1000。小儿在麻醉诱导时因呃逆（hiccups）也可产生 NPPE。喉罩的使用不当或病人咬住喉罩引起 NPPE 也时有报道，特别是在使用喉罩时因体位变化可使喉罩移位引起上呼吸道梗阻。这一点应引起麻醉医师的注意，一旦发生应立即进行气管插管。因气管插管困难而选用喉罩来维持气道通畅，对麻醉医师而言应当慎重。

（四）NPPE 的分型

1. Ⅰ型 NPPE　诱因包括急性上呼吸道梗阻，如喉头痉挛，急性会厌炎，急性喉头炎，勒杀、上呼吸道创伤，溺水、吸入性异物，与麻醉相关的上呼吸道梗阻（吸入诱导过程强烈的呃逆，假性乙酰胆碱缺乏，插管困难导致气管撕裂，患者喉罩放置位置不准确，麻醉过浅喉痉挛、双腔管单侧负压肺水肿）。

2. Ⅱ型 NPPE　诱因包括解除慢性上呼吸道阻塞，如巨大扁桃体摘除术后、咽喉肿瘤切除术，解除双侧声带麻痹、压迫气道的纵膈肿瘤切除术，解除睡眠窒息等。

（五）NPPE 的危险因素

（1）年轻、健康、运动员型患者。

（2）肥胖颈短患者。

（3）阻塞性睡眠呼吸暂停患者。

（4）解剖原因引起的困难插管。

（5）浅麻醉下拔管。

（6）患者有亚临床的心脏病变（肥厚性心肌病、肺动脉高压、肺动脉瓣关闭不全，主动脉瓣关闭不全等）。

（六）NPPE 的诊断与治疗原则

NPPE 的诊断主要基于病人有上呼吸道梗阻的病史，梗阻解除后数分钟或数小时内突然发生呼吸困难、呼吸增快、缺氧、高碳酸血症、解除梗阻后气道内出现粉红色泡沫样分泌物，X 线照片常显示增宽的血管影以及双侧的、中心性肺泡和间质的浸润征。当诊断存在疑点时，可做有创监测，以排除心肌功能障碍和心源性因素，NPPE 病人的心室充盈压是正常或降低的，但通常不必要。诊断 NPPE 要注意吸入性肺炎的问题。另外，NPPE 可迅速发生（在数分钟内）、迅速消散，其临床表现和 X 线表现可在 12~24 小时内改善。

NPPE 的治疗相对简单，在喉痉挛时可使用正压通气。如果喉痉挛时间较长（超过 30 秒钟），可给予 1mg/kg 的琥珀酰胆碱，然后气管插管、机械通气。在治疗 NPPE 时，常需使用一定水平的呼吸末正压技术（PEEP），其大小可根据病情进行调整，一般是从 5cmH$_2$O 开始。有关利尿剂的使用尚有争议，最常用的利尿剂是速尿（furosemide），剂量 0.5~1.0 mg/kg。血流动力学的监测和维持血流动力学的稳定在治疗 NPPE 中也是很重要的，血流动力学的监测可以了解病情的变化、及时发现可能出现的心功能异常。如果出现心功能异常，应及时使用强心类药物。

【小结】

综上所述，NPPE 主要是由于呼吸道梗阻病人用力呼吸使胸腔内负压增大、导致 Starling 力的平衡改变而发生的非心源性肺水肿，其诊断可根据病史、呼吸困难、呼吸增快、缺氧、高碳酸血症、气道内出现粉红色泡沫分泌物，X 线照片常显示增宽的血管影以及双侧的、中心性肺泡和间质的浸润征来确定，治疗上重在保持呼吸道通畅、改善病人的通气、纠正缺氧和维持血流动力学的稳定等方面。

以上病例提示我们对负压性肺水肿要有充分的认识，在临床工作中应以预防为主。气管插管时麻醉要有足够的深度，拔管时麻醉也不要过浅，浅麻醉时不宜反复吸痰刺激，避免喉痉挛的发生。对于气管插管困难及有鼾症的患者应给予足够的重视，掌握拔管的最佳时机。如果发生了喉痉挛或其他原因的上呼吸道梗阻，应警惕其的发生，而一旦发生，应早给予积极治疗。支气管痉挛和喉痉挛可能是急性肺水肿早期唯一的症状，要注意防范。

【专家点评】

本例患者是典型的突发上呼吸道梗阻导致的负压性肺水肿，临床特点典型，病程短，预后好，因此临床上要快速诊断，准确判断病因，及时救治。

负压性肺水肿与麻醉相关的气道梗阻密切相关，其发病率远高于临床认识，术前评估认真评估患者危险因素，对高危患者提高警觉性。

在处理方面，快速解除气道梗阻，维持正常的氧饱和度，呼吸机支持和呼气末正压。

（成忠平　尹毅青）

病例 65　围术期严重过敏反应成功救治一例

【导读】

严重过敏反应是急性系统过敏反应中最严重的临床报告。严重过敏反应报告近几年有所升高，围手术期严重过敏事件的发生率为 5.2/10000，发生了严重过敏反应患者的死亡率高达 3%~9%，占麻醉期间总死亡原因的 5%~7%。因此需要各个医疗机构继续传播诊断和治疗管理的知识，做好准备去处理这一紧急情况。WAO（World Allergy Organization 世界变态反应组织）严重过敏反应指导意见发表于 2011 年，2020 年新发布的指导意见对现有的一些重要条款的适应证等有所改变。围术期严重过敏反应经常突发、难以预测，尤其全身麻醉下缺少患者主诉，覆盖无菌单后皮肤症状难以发现，在累及心血管系统后的症状与循环血量不足、麻醉诱导后血压下降、其他休克的症状及其相似，鉴别诊断则更加困难，需要医务工作者尤其是麻醉医师的高度重视。

【病例简介】

患者女,58 岁,身高 160 cm,体重 62 kg。发现胆囊结石 5 年余,右上腹疼痛伴右侧肩部不适入院,拟行全身静脉麻醉下行腹腔镜胆囊切除术。否认高血压、冠心病、糖尿病史、否认结核病史、否认外伤史、否认输血史;否认食物及药物过敏史,自述自幼不食用各种肉类。术前血常规、凝血功能、电解质、肝肾功能、心电图、胸部 X 光片检查均无异常。

患者准备行腹腔镜下胆囊切除术。入室行常规心电监测。血压 145/85mmHg,心率 75bpm,血氧 97%。静脉持续输注林格氏液 500 mL。行全麻诱导,面罩纯氧吸入,诱导药物:依托咪酯 13 mg,咪达唑仑 2 mg,芬太尼 0.2 mg,顺式阿曲库铵 10 mg。

静脉诱导后成功插入ＩＤ 7.0 号钢丝管,听诊双肺呼吸音均匀一致,清音。固定导管后控制呼吸:潮气量 375 mL,频率 12 次 / 分钟,气道压 16cmH$_2$O。手术准备开始,麻醉维持:丙泊酚 195 mg/h,瑞芬太尼 100 μg/h。同时静脉输液换至聚明胶肽 500 mL,输注 20 mL 左右,患者心率升至 110 次 / 分,无创动脉压 60/35mmHg,血氧 97%,静注 10 mg 麻黄碱后血压继续下降。此时意识到患者可能为严重过敏反应发生,立即停止输注聚明胶肽,更换注射器通路,静脉持续输注生理盐水,停用所有麻醉药品。行桡动脉穿刺连续测压,患者血压继续快速下降至 45/20mmHg,心率由 135 次 / 分继续升至 150 次 / 分,心电图显示为室性心动过速,指氧无法测出,立即持续进行胸外按压。于患者左侧大腿外侧肌肉注射肾上腺素 0.3 mg,静脉推注利多卡因 65 mg。此时听诊双肺呼吸音清,无异常,气道压 17cmH$_2$O。观察皮肤黏膜无异常。五分钟后血压维持于 50/25mmHg,指氧无法测出,心率 150 次 / 分。持续室速。继续于左侧大腿外侧肌肉注射肾上腺素 0.5 mg。持续进行胸外按压。五分钟后静脉缓慢推注肾上腺素 0.1 mg。重复静脉推注利多卡因 65 mg,静脉滴注葡萄糖酸钙 2 g。血氧逐渐升至 100%,血压 72/36mmHg,心率 130 次 / 分。患者全身开始出现红色丘疹及水肿,肌注苯海拉明 20 mg,此时听诊双肺呼吸音清,气道压 19cmH$_2$O,无尿。持续胸外按压 30 分钟,患者生命体征平稳,血压 105/58mmHg,心率 88 次 / 分,血氧 100%,静脉共输注 0.9%NaCl 3000 mL。2 小时后患者呼之睁眼,尿量 400 mL,听从指令动作,送至 ICU。第二天随访患者意识清,无不适症状,生命体征平稳,血压 125/76mmHg,心率 78 次 / 分,面罩吸氧下血氧 100%。

【问题】

(一)本例患者发生严重过敏反应早期并未出现皮肤、呼吸道等症状,只表现于心血管症状

严重过敏反应为一种严重的,伴有生命危险的系统性过敏性的反应,以快速的具有生命威胁的潜在的气道、呼吸或者循环的问题常见,伴随或者不伴随皮肤及黏膜的改变。

症状满足一下一条或者两条时均可诊断为严重过敏反应。

1)疾病为数分钟或者数小时内的急性发作,伴随皮肤或黏膜组织改变(如全身蜂窝状斑,瘙痒或者发红,嘴唇舌头或悬雍垂水肿),同时至少要伴随以下一点:

(1)呼吸系统损害(如呼吸困难、气管支气管哮喘、喘鸣、呼气流量峰值降低、血氧下降)

(2)血压降低:①婴儿和儿童:1 月龄～1 岁,收缩压小于 70 mmHg;1 岁～10 岁,收缩压小于（70 mmHg+[2×年龄]）；11岁~17岁，收缩压小于90 mmHg；②成人：低于基础值30%或收缩压小于90 mmHg或伴随终末器官供血不足的症状（如肌张力减退、晕厥、大小便失禁）。

（3）严重胃肠道反应（如严重腹部痉挛疼痛，顽固呕吐），尤其在接触过可疑的非食物类过敏原后。

2）急性发作的低血压、支气管痉挛、喉头症状（如喘鸣、声音改变、吞咽痛），尤其在患者接触了可疑抗原后几分钟或者几小时内，即使在典型的皮肤反应缺失时。

应当注意有10%~20%的患者不会出现皮肤症状，应避免寻求有皮肤症状而延迟了急性过敏反应的诊断。有些患者仅表现为呼吸系统或心血管系统受累，一项前瞻队列研究示31%患者仅表现为呼吸系统症状，14%患者仅表现为心血管系统症状，且在致死性休克中，以单一系统受累表现的患者并不少见。值得注意的是在本例病例患者的早期，仅仅在输液不到五分钟之内就表现为心血管系统症状、并无累积其他系统症状出现，并且进展极为迅速，很快进展为严重低血压及心律失常，需要在极早期就发现及识别此类患者为过敏性休克，积极诊断治疗。

（二）严重过敏反应的分级

过敏反应分为五级，三级及以上被定义为严重过敏反应。

1. 一级　涉及一个器官的症状或者体征如侵犯皮肤、局限于某一部位、仅上呼吸道症状、结膜反应及恶心、口中金属味等。

2. 二级　大于或者等于一级中两个累积两个系统的症状或者体征。

3. 三级　累及下呼吸道如轻度支气管痉挛、胃肠道反应、子宫绞痛及伴随或者不伴随一级中的症状或体征。

4. 四级　累积下呼吸道如重度支气管痉挛加重及治疗无效、上呼吸道症状、伴随或者不伴随一级、三级中的症状或体征。

5. 五级　累及下呼吸道或者上呼吸道、呼吸衰竭、出现心血管症状如晕厥、血压下降、意识丧失、伴随或不伴随一级、三级、四级中的症状或体征。

（三）严重过敏反应的急救管理

严重过敏反应的患者需要立即评估气道、呼吸功能、循环功能和暴露的变应原、环境，致死的严重过敏反应中上下呼吸道和心血管受累多是主要原因，临床诊治中应加强对呼吸、循环的管理。严重过敏反应的一线治疗为肌注肾上腺素。一旦呼吸、循环系统严重受累应当立即进行心肺复苏术。

快速救治流程：在记录患者急救过程、呼救、移除可疑变应原、快速评估患者气道、呼吸、循环、意识、皮肤、体重的同时快速肌注肾上腺素，记录时间及用量，5~15 min后评估，可重复肌注肾上腺素，多数患者在肌注肾上腺素1~2剂后可有好转，患者可平卧位，抬高下肢目前仍存在争议，保持气道通畅，条件允许给予高流量纯氧吸入（6~8 L/min）；开放静脉通道，尽量使用粗的静脉导管，静脉快速输注1000~2000 mL 0.9%生理盐水（20 mL/kg，最初5~10分钟成年人可输注5~10 mL/kg，儿童10 mL/kg）；无论何时一旦确认循环障碍快速进行心肺复苏,行持续的心脏按压;情况允许持续监测生命体征。

1.一线治疗药物

1)肾上腺素:对于严重过敏反应患者,使用肾上腺素没有禁忌证。肾上腺素作用于 α_1 受体,引起外周血管收缩,升高血压,消除黏膜水肿;作用于 β_1 受体增加心率、增强心肌收缩力;作用于 β_2 受体扩张支气管、减少炎性介质释放。

临床上最佳肾上腺素使用方式为肌肉注射,注射部位推荐大腿中外侧肌肉,推荐剂量为 0.01 mg/kg,最大剂量不超过 0.5 mg。简化用药方案可根据年龄,1∶1000 肾上腺素:小于 10 kg 婴儿为体重 ×0.01 mL;1~5 岁儿童 0.15 mg=0.15 mL;6~12 岁儿童 0.3 mg=0.3 mL;青少年和成年人 0.5 mg=0.5 mL。根据症状缓解情况可 5~15 分钟后重复给药一次,大多数患者对 1 或 2 剂肾上腺素均有反应,只有 2.2%(95% CI 1.1%~4.1%)患者对重复剂量肾上腺素无反应。肌肉注射肾上腺素具有良好的安全性和有效性。静脉推注肾上腺素(与肌内注射剂量相当)与增加不良事件的风险有关,大剂量静脉推注肾上腺素可引起致命的心律失常。如需使用静脉途径,应由临床工作者使用静脉输注泵进行静脉输注。推荐剂量为 0.1 μg/(kg·min),此证据来源缺乏可靠性,推荐等级低。尽管国际指南建议在所有情况下将肌肉注射肾上腺素用于严重过敏反应一线治疗,但最新一项对于过敏反应相关心脏骤停的高级生命支持指南的综述指出,如果心脏骤停即将发生或已经发生,则需要静脉推注肾上腺素。需定时评估患者血压、心率、血氧饱和度和意识状态。

2.二线治疗药物　　β_2 受体激动剂、糖皮质激素、抗组胺药物。

1)β_2 受体激动剂:如沙丁胺醇,应吸入短效 β_2 受体激动剂以减轻过敏反应患者支气管收缩症状,轻度喘息初期可仅使用 β_2 受体激动剂,如 5 分钟后无缓解,及时给予肾上腺素肌注。合并气道痉挛的患者可以吸入 β_2 受体激动剂,需要注意的是吸入或雾化吸入支气管扩张剂不能代替肌注肾上腺素。上气道梗阻如喉头水肿伴水肿时可使用雾化肾上腺素。

2)糖皮质激素:静脉注射氢化可的松、甲泼尼龙或口服泼尼松或泼尼松龙可关闭许多促炎蛋白活化基因编码的转录,但需要长达几小时才可起效,可用于预防和缓解长期或双相过敏反应。伴有哮喘的患者雾化吸入高浓度的布地奈德可消除气道水肿,被推荐使用。糖皮质激素给药剂量源于急性哮喘治疗方案,给药途径取决于发作的严重程度。目前关于糖皮质激素的使用尚存在争议。

3)抗组胺药物:H_1 抗组胺药(静脉注射氯苯那敏或苯海拉明、口服西替利嗪)可拮抗 H_1 受体,减轻皮肤和黏膜症状(如瘙痒、潮红、荨麻疹、打喷嚏、鼻漏等),但不能防止或缓解气流阻塞,不能代替肾上腺素挽救患者生命,入院前使用肾上腺素和抗组胺药可能减少≥2 剂肾上腺素的使用。静脉注射抗组胺药可能引起低血压,可能与给药速度有关。WAO 指南建议联用第二代抗组胺药和肾上腺素,避免静脉注射第一代抗组胺药。

4)其他:①胰高血糖素:服用 β 受体阻断药的患者,所有治疗都失败时,对肾上腺素无反应的患者可肠外使用胰高血糖素;②双相过敏反应:危险因素为重症、需要第二剂肾上腺素治疗的严重过敏反应、脉压差较大、不明原因的严重过敏反应、伴有皮肤症状和体征、儿童的药物过敏反应。50% 的双相休克发生在首次发作后的 6~12 小时。双相反应中肾上腺素仍为一线用药。抗组胺药和 / 或糖皮质激素不能有效预防双相严重过敏反应的发生。密切观察患者至症状完全消失后 ICU 还应继续持续观察 36~72 小时。

3. 后期处理

1）血清类胰蛋白酶：可以帮助确诊过敏反应，血清类胰蛋白酶是一种肥大细胞蛋白酶，浓度升高标志着该反应由免疫机制介导。临床中测定条件受限，可行性差。

2）过敏原确定可通过皮肤实验和血清学实验：皮肤实验包括点刺试验和皮内试验。目前诊断过敏反应的金标准为围手术期出现过敏反应疑似症状同时皮肤试验结果阳性。虽然皮肤试验假阳性率高，但在有过敏反应的病例中，阳性结果对判断变应原有很高的价值。血清学实验包括放射性变应原吸附试验（radioallergosorbent test，RAST）和嗜碱性粒细胞活化试验（cellular allergen stimulation test，CAST），RAST 可诊断特异性 IgE 介导的过敏反应特异度较高，但敏感性较差，临床极少使用。CAST 可检测出被变应原激活的嗜碱性粒细胞，由 IgE 介导和非免疫介导的过敏反应均可发生嗜碱性细胞脱颗粒，均适用于 CAST。

3）填写过敏信息卡，记录在案，患者至专业机构及变态反应专科接受有关过敏反应、复发风险、避免诱因、条件许可自我注射肾上腺素及寻求进一步治疗方面的教育。

【小结】

患者自述自幼不食用各种肉类，围术期应用麻醉药品及扩容剂时应高度警惕患者是否发生过敏反应。发生了严重过敏反应皮肤、黏膜及气道症状可缺如，在应用致过敏性药物数分钟内即可出现心血管系统休克症状，血压急速下降，心率增快，心输出量降低。此类患者若有良好的预后需要早期快速诊断、治疗。此例患者早期诊断正确，及时更换输液管路、肌注肾上腺素第一剂后患者循环功能仍不稳定后 5 分钟及时肌注第二剂肾上腺素、持续的心外按压维持心输出量均为抢救成功及良好预后的关键。围术期发生过敏反应的高危患者需要注意有无心肌缺血症状、完善心电图、心脏彩超、心肌酶谱、过敏源筛查、IgE 抗体检测等。如需再次手术需要携带过敏信息卡，避免再次复发。

【专家点评】

围术期严重过敏反应常常突发、凶险。本例患者发生严重过敏反应初期未出现明显的皮肤黏膜病变及呼吸道病变，首先累及心血管系统，血压短时间内急剧下降，在围术期一旦发生接触药物或液体等可疑过敏源后后短时间内血压急剧下降的情况第一时间即要考虑为严重过敏反应。及时的诊断治疗是良好预后的关键。

肾上腺素为治疗严重过敏反应的首选药物，围术期静脉开放，静脉注射肾上腺素更加快速便捷，但静脉注射肾上腺素可能更容易过量从而引起严重并发症，故指南推荐首量于大腿中外侧肌肉注射。目前尚缺乏有关肾上腺素剂量的随机对照研究，初始剂量多基于专家意见和病例报告，可根据围手术期过敏反应等级确定肾上腺素的初始剂量。如若静脉注射肾上腺素应严密监测心血管反应，及时调整药物剂量。肾上腺素应用后仍持续存在低血压时应考虑及时加用其他血管活性药物如血管加压素、去甲肾上腺素、间羟胺、多巴胺、甲氧胺等。有报道称应用肾上腺素无效的情况下加用血管加压素、胰高血糖素或亚甲蓝可有效逆转难治性低血压。抗组胺药和糖皮质激素一般不推荐用于围术期抗过敏休克治疗的首选，任何药物的应用都不应该推迟肾上腺素的治疗。

严重过敏反应中作为机体防御反应的一部分,毛细血管渗漏是炎症反应的重要环节,通过血管内皮通透性增加,使炎症细胞、补体等游走于血管外发挥调节机体内环境稳态作用。严重过敏反应中广泛的、难以控制的毛细血管渗漏使血浆大量渗出,造成一系列恶性循环的病理生理过程。渗漏期液体治疗目标为恢复有效循环血量,麻醉状态下发生了严重过敏反应有条件可立即建立有创动脉血压监测、开放中心静脉、及时行血气监测。密切监测血流动力学,补液以晶体为主要。恢复期毛细血管通透性改善,需警惕肺水肿,限制补液,适当利尿。

严重过敏反应患者继续手术或者放弃手术都需要在复苏成功后,继续建立完善的监护,持续测量患者生命体征、心血管循环状况、血液电解质及酸碱平衡状况、尿量等至少 12 小时,以防止双相严重过敏反应发生。

类胰蛋白酶可作为肥大细胞脱颗粒的标志物,在过敏性疾病的鉴别诊断中起重要作用。可于复苏成功后 15 min 到 1 h 内抽取血液测定类胰蛋白酶与 24 h 后血样对比。若患者仍需继续手术,可在康复后 4~6 周做可疑过敏物质皮肤点刺或皮内试验进一步确定过敏原。

(赵知励　阚永星)

病例 66　严重心功能不全老年患者行结肠癌根治术的麻醉管理一例

【导读】

严重心功能不全患者行非心脏手术,麻醉、手术刺激易致心功能减退,心脏并发症的风险增高。这就要求麻醉医生不仅术前要对患者的状况进行充分的评估和精心的准备,术中进行严密的监测和精细的管理,还能够在出现状况时进行及时准确的判断和处理。

【病例简介】

患者男,77 岁,主因"间断腹痛、腹胀伴恶心呕吐 10 余天"入院。入院诊断:结肠癌;不完全性肠梗阻;高血压 3 级(极高危);冠状动脉粥样硬化性心脏病,急性冠脉综合征,心功能 III 级(NYHA 分级),陈旧性心肌梗死;2 型糖尿病;缺血性脑血管病,脑梗死,脑动脉狭窄;低蛋白血症;下肢动脉狭窄。患者既往高血压史 20 年,血压最高曾达 200/100 mmHg,未规律用药,血压 130~150/80~90 mmHg。18 年前患心肌梗死。糖尿病史 10 年,皮下注射胰岛素,血糖控制尚可。5 月前患缺血性脑血管病,脑梗死,未遗留后遗症。患者日常活动能力下降,活动量稍大即出现喘息憋气等症状,现每日口服地高辛 0.125 mg。入院后每日入液量 800 mL,静息时无不适,入院后第 9 天入液达 1000 mL 时,患者突发喘息憋气,静脉加用呋塞米 20 mg,症状缓解。

辅助检查:立位腹部平片:肠梗阻;肠镜:进镜约 75 cm 可见环周不规则肿物,质脆,触之易出血,肿物致管腔狭窄,内镜难以通过;病理诊断:腺癌;心电图(ECG)示:异位心律,心房纤颤,心肌缺血,间歇性完全性右束支传导阻滞,陈旧前壁心梗,心室率 101 次/分;心脏彩色多普勒:左心房前后径 40 mm,左心室舒末前后径 60 mm,室间隔厚度 10 mm,后壁厚度 10 mm,右心室前后径 21 mm,右室流出道 30 mm,主肺动脉内径 20 mm,PASP 45mmHg,

EF40%，印象：静息状态下，节段性室壁运动异常（前室间隔、左室前壁及心尖部），左心扩大，左室收缩及舒张功能减低，轻度肺动脉高压伴二尖瓣少量反流，主动脉瓣钙化伴少量反流（退行性心瓣膜病），二尖瓣大量反流；胸部 CT：左肺支气管轻度扩张伴轻度炎症；双肺气肿。

实验室检查：血常规：红细胞（RBC）3.92×10^{12}/L，血红蛋白（Hb）114 g/L。凝血四项：纤维蛋白原定量（FIB）5.18 g/L，血浆 D-二聚体（D-Dimer）1308.02 ng/mL。N 端 B 型尿钠肽原（BNP）6170 pg/mL（正常值 <100 pg/mL）。肝肾功能正常，总蛋白 57.8 g/L，白蛋白 31.6 g/L。动脉血气分析：吸空气，pH 7.50，二氧化碳分压（$PaCO_2$）41 mmHg，氧分压（PaO_2）81 mmHg，血糖（Glu）10.3 mmol/L，血乳酸（Lac）1.2 mmol/L，红细胞压积（Hct）37%，剩余碱（BE）8.0 mmol/L，氧饱和度（SO_2）97%，血红蛋白（Hb）13.7 g/dL。

患者入院后给予胃肠减压、灌肠通便、抗炎、抑酸、促黏膜修复、改善心肌供血、营养心肌、营养支持等综合治疗，但肠梗阻症状日益加重，拟择日行结肠癌根治切除术。

麻醉选择全身麻醉联合硬膜外阻滞。术中除常规监测心电图（ECG）、血氧饱和度（SpO_2）、尿量、脑电双频谱指数（BIS）、呼末二氧化碳分压（$PETCO_2$）外，监测有创血压（ART），放置肺动脉导管，监测中心静脉压（CVP）、心排量（CO）、肺动脉压（PAP）、混合静脉血氧饱和度（SvO_2）。

患者带中心静脉导管入室，入室血压 144/80 mmHg，心率 110 次/分，乌司他丁 2 万 U 静滴，局麻下左桡动脉置管测压，选取 T10-11 间隙穿刺行硬膜外置管，经硬膜外给予 2% 利多卡因 4 mL，5 分钟后测麻醉平面 T8-L3，诱导前 10 min 静脉持续泵注 0.05% 甲氧明 1.5~4 μg/（kg·min），充分吸氧去氮，麻醉诱导采用咪达唑仑 2 mg、舒芬太尼 10-5-5 μg 分次顺序给药、顺式阿曲库铵 10 mg、依托咪酯 3 mg 静脉注射，气管插管后行控制呼吸，潮气量 400 mL，呼吸频率 15 次/分，PEEP 5 cm H_2O。诱导后 BP 逐渐下降，BP 最低 59/39 mmHg，心率 128 次/分，间断静脉注射甲氧明（0.5+0.5+1.0）mg，2 min 后 BP 回升至 122/62 mmHg，心率 92 次/分，麻醉诱导后经右颈内静脉置入肺动脉导管，测心输出量（CO）2.6 L/min，肺动脉压（PAP）34/14 mmHg，混合静脉血氧饱和度（SvO_2）63%。切皮前 10 min 静脉泵注硝酸甘油 5 μg/（kg·min），经硬膜外管给予 0.4% 罗哌卡因 4 mL。术中以丙泊酚 50~80 mg/h（根据 BIS 调整）、瑞芬太尼 0.25~0.5 mg/h、硬膜外间断给予 0.4% 罗哌卡因维持麻醉，术中监测动脉血气、血糖及血钾。扩大探查腹腔时，患者 BP 由 125/65mmHg 升至 145/72 mmHg，PAP 由 33/14 mmHg 升至 45/27 mmHg，增加全麻药量、硬膜外追加 1.5% 利多卡因 5 mL，BP 逐渐稳定，但 PAP 持续增加，最高至 79/46 mmHg，心输出量降至 2.1 L/min，硝酸甘油泵注剂量调至 10 μg/（kg·min），后 PAP 逐渐下降，之后血流动力学平稳至手术结束。

手术历时 2 小时 45 分，术中输液 1100 mL（晶体液 600 mL，胶体液 500 mL），出血 200 mL，尿量 400 mL。手术结束后，患者在麻醉恢复室顺利拔除气管插管，带硬膜外镇痛泵送入 ICU，镇痛泵配方：（0.16% 罗哌卡因 + 舒芬太尼 1 μg/kg）250 mL。交接时生命体征平稳。患者术后 3 日转入普通病房，术后 16 日康复出院，期间并无术后认知功能障碍、外科并发症以及心衰、肺感染等心肺并发症等出现。

【问题】

（一）本例患者的术前评估

患者高龄，ASA 分级为Ⅲ级，存在围术期心血管、脑血管、呼吸系统并发症高危因素，评估如下：

1 心功能评估　根据心电图、心脏彩色多普勒及 BNP 结果及患者临床表现可以判断患者心脏处于心力衰竭代偿期；根据纽约心脏病协会（NYHA）四级分类法标准，此患者心功能Ⅲ级；根据 Goldman′s 多因素心脏危险指数评分标准，累计分数 15 分，根据 Zeldin 等作的前瞻性研究结果，累计分数 13~25 分，相当临床心功能Ⅲ级；改良心脏风险指数（RCRI）如果达到或超过 3 项指标，围术期重大心脏并发症将显著增高，而本患者达到 4 项指标；通过对患者日常活动的了解，患者的体能状态代谢当量水平（METs）为 3.5，提示患者体能状态差。综上，患者严重心功能不全，围术期发生心源性不良事件风险极高。

2 脑功能评估　患者有脑梗塞病史，围术期再梗发生率高，另外也增加围术期谵妄和术后认知功能下降的风险。术前应调节水电解质平衡，停用或不用抗胆碱药物，术中应用 BIS 监测维持适当的麻醉深度，保持血流动力学平稳，避免血压过低，降低术后神经系统并发症风险。

3 呼吸功能评估　正常老年人 PaO_2=104.2−0.27× 年龄（mmHg），77 岁患者 PaO_2 为 83.41 mmHg，而实际 PaO_2 为 81 mmHg，此患者 PaO_2 尚处于正常老年人的水平，但胸部 CT 显示左肺支气管轻度扩张伴轻度炎症，双肺气肿。对于该患者，术中术后应给予肺保护措施，防止因呼吸功能的恶化加重心脏负担，诱发心衰。

4 手术风险评估　患者拟行结肠癌根治切除术，根据 2007 年 ACC/AHA 非心脏手术围手术期心血管评估和治疗指南，该手术属于中风险手术。消化道器官疾病术前必然存在相应的生理功能紊乱及全身营养状态恶化，特别是恶性肿瘤患者，多有电解质紊乱、酸碱失衡、低蛋白血症、贫血等，麻醉前应尽力予以调整。术前需多次清洗肠管，故应注意血容量及血钾的变化。手术需切除包括病变部位的大段肠管及相应部位淋巴结，创伤程度较大。需保证进腹探查、深部操作、冲洗腹腔及缝合腹膜时有足够的肌肉松弛。探查时需提前加大麻醉深度控制内脏牵拉反应。术中如肿物与周围组织粘连严重，分离过程中有可能造成大量出血，因此术前应积极备血。

（二）患者术中可能出现的问题和处理预案

①左心衰竭：严密监测心排量、肺动脉压，一旦发现血压下降、心排量下降、肺动脉压升高等心衰迹象，减慢输液速度，强心、利尿、扩静脉血管。②诱导后低血压：预防性输注升压药甲氧明，降低硬膜外给药的浓度和剂量，全麻诱导前给予少量液体，诱导药物采用"滴定"方法给予，备单次静注浓度的甲氧明等升压药物。③出血：术前积极备血，如出血量较大，及时输血并预防输血反应。④低体温：手术大且时间长，术野暴露面积较大，覆盖加温毯，输入加温液体，温热水冲洗腹腔。⑤酸碱失衡、电解质紊乱：间断检查动脉血气，纠正水、电解质紊乱和酸碱失衡，维持稳定内环境。

（三）麻醉方式选择依据

选用全身麻醉联合硬膜外阻滞，近年此类手术常规麻醉方式为单纯全身麻醉，但用药量大，对于心功能不全的老年患者来说，术中血流动力学波动大，术后苏醒慢，带管时间长不利于肺保护。以往也有人选用单纯硬膜外麻醉，但平面过高抑制呼吸无法控制气道且循环难以维持，平面过低则无法抑制牵拉反应。而两者联用，取长补短，还可经硬膜外进行术后镇痛。全身麻醉联合应用硬膜外阻滞技术，可大大减少全麻药量，血流动力学易于调控，抑制应激反应效果显著，且硬膜外镇痛降低术后的应激反应，对老年患者的心肺功能、胃肠功能、免疫功能及术后认知功能障碍预防均有积极意义。

（四）选用的监测依据

除常规监测外，本例患者选用肺动脉导管，根据中华医学会麻醉学分会制定的围术期肺动脉导管专家共识，本例为高危患者、中风险手术，具备符合条件的操作者，推荐使用肺动脉导管。然而，肺动脉导管对患者预后的价值仍备受质疑。

（五）本例患者容量管理

患者心功能不全，为防止容量过多引起心衰，术中进行容量限制，同时静脉预防性输注甲氧明 1.5~4 μg/（kg·min），以提高灌注压，保证重要器官灌注。另外，研究表明术中持续缩血管药物输注联合适当容量限制对患者是有益的，例如减少术中出血及输血；降低术后并发症的发生率；减少住院时间等。

（六）本例患者麻醉诱导分析

全麻诱导药物选择对心脏功能抑制轻、对血流动力学影响小的药物，给药方式遵循少量多次原则。本患者诱导过程较为平稳。但由于术前血容量不足，诱导后外周血管扩张，诱导药物抑制本就脆弱的心脏功能，导致诱导后血压下降。通过适当容量治疗，并给予缩血管药物甲氧明，血压迅速提升。

（七）本例患者麻醉维持分析

硬膜外麻醉维持用药选用长效酰胺类局麻药罗哌卡因，其对心血管系统、中枢神经系统低毒性，用于老年患者，小剂量低浓度分次给药，麻醉平面控制在胸 8 以下，对呼吸循环影响较小。全麻维持选用小量丙泊酚与瑞芬太尼持续泵注，根据 BIS 结果调整药物剂量，使 BIS 值维持在 45~55，以保持适宜的麻醉深度。两种药物半衰期均短，术后易于早期苏醒，早期拔管。当扩大探查腹腔时，应激反应增大，患者 BP 由 125/65mmHg 升至 145/72 mmHg，PAP 由 33/14 mmHg 升至 45/27 mmHg，经增加全麻药量、硬膜外追加短效局麻药利多卡因，BP 逐渐稳定，但 PAP 持续增加，最高至 79/46 mmHg，考虑患者已经失代偿的心脏功能无法适应后负荷的增加，导致 CO 下降。经增加硝酸甘油剂量减轻前负荷，PAP 逐渐下降。硝酸甘油扩张外周静脉，减少回心血量，减低前负荷和心肌耗氧量，由于 LVEDP 下降，冠状动脉血流增加，硝酸甘油本身有扩张冠状动脉的作用，增加冠状动脉的血流。增加氧供，降低氧耗，有利于维持心肌氧供需平衡。

（八）术中的肺保护策略

为防止呼吸功能恶化引起心衰，术中采取了一系列肺保护措施。小潮气量可通过减轻

TLR-4 介导的炎症反应和降低氧压力,从而减轻机械通气期间气压相关的肺损伤。小量的 PEEP 可增加 PaO_2/FiO_2 和肺的顺应性。术中避免吸入纯氧,在保证氧供的基础上,尽量降低吸氧浓度(不超过 60%),防止吸收性肺不张。限制输入液体量,防止肺水肿。间断吸痰,尽量缩短气管带管时间,尽早拔管。

(九)术中的炎症管理

患者高龄、术前心功能差,轻度肺感染,脑梗塞病史,而手术创伤、机械通气、术中低血压、术后疼痛及机体应激等引起全身炎症反应综合征及不同类型细胞因子释放,必然对本就脆弱的心、肺、脑功能造成一定的影响,导致心肌损伤,心功能降低,肺功能降低,术后认知功能障碍。乌司他丁抑制氧自由基的产生,抑制内源性休克因子生成,抑制多种炎症介质产生,阻止休克、炎症等应激时炎症因子与白细胞之间的联系,术前预防性应用,改善微循环,发挥抗休克、缺血的作用,预防多器官功能衰竭。

(十)术中的体温管理

麻醉药、术中冲洗、环境温度低等均为导致术中患者低体温的常见原因。研究表明,低体温使围术期心血管不良事件发生率增加;降低机体对手术切口感染的抵抗力;低体温导致的苏醒期寒战明显增加机体的代谢率,增加氧耗,从而增加心脏和呼吸系统的负担。因此,术中为患者加盖升温毯,加温输入液体,用温热液体冲洗腹腔,手术间温度维持在 22~24 ℃,防止术中发生低体温。

【小结】

本例患者为严重心功能不全的老年患者,合并症多且严重。麻醉诱导前经过充分准备,全面了解患者情况,组织术前讨论制定详尽的麻醉方案。麻醉方式选用全身麻醉联合硬膜外阻滞,术中应用有创动脉及漂浮导管密切监测血流动力学及心脏功能,并根据监测结果给予相应的治疗,维持血流动力学平稳及全身器官系统氧供需平衡。虽然术中出现短暂的低血压、肺动脉压升高,但由于准备充分,及时处理,低血压及肺动脉压升高较快得到缓解。另外,术中注意肺保护、容量、炎症、体温及内环境的管理。术后在 ICU 的继续治疗中,对患者实施了镇痛、抗感染、纠正水电解质以及酸碱平衡紊乱、营养支持的治疗方案。患者恢复良好,很快转入普通病房,最终康复出院。该患者手术麻醉的成功关键在于术前多学科讨论,充分的评估病情和准备,精细的术中和术后管理。

【专家点评】

(1)一台麻醉的成功取决于充分的术前准备、严密的术中监测、精细的术中术后管理、药物的正确选择与应用,缺一不可,每个环节都应该精益求精。

(2)复合麻醉对于此类患者是有优势的,取长补短,利于患者的康复。

(3)对于甲氧明和硝酸甘油同时是应用是否冲突的问题,甲氧明为拟交感胺类药,为单纯的 α1 肾上腺素受体激动剂,激动外周血管的肾上腺素受体引起血管收缩,使平均动脉压升高。血压升高刺激迷走神经的颈动脉窦反射,使心率减慢,心肌氧耗降低,不增加静脉回心血量。同时,甲氧明对 $α_2$ 及 β 肾上腺素受体几无作用,因此对心肌无兴奋作用,不增加心肌氧耗,又能增加冠状动脉和心内膜下血流量,提升灌注压,增加心肌氧供,有利于心肌保护,用于提升心功能不全的患者的血压,较为有利。硝酸甘油扩张外周静脉,减少回心血量,减低前负荷和心肌耗氧量,由于 LVEDP 下降,冠状动脉血流增加,硝酸甘油本身有扩张冠状动脉的作用,增加冠状动脉的血流。增加氧供,降低氧耗,有利于维持心肌氧供需平衡,前者通过提升动脉血压,增加冠状动脉灌注压增加心肌氧供,后者通过扩张外周静脉,减少回心血量,降低 LVEDP,提升冠状动脉血流增加心肌氧供,所以二者同时应用并不冲突。

(于艳宏　李宏)

病例 67　合并心肌梗死乳腺癌改良根治术患者围术期镇痛管理的优化方案一例

【导读】

2020 年国际癌症研究机构(international agency for research on cancer)发布的全球癌症新发病例为 1930 万,其中女性乳腺癌约有 230 万(11.7%),已超过肺癌,位居首位。手术是乳腺癌治疗的主要手段,乳腺癌根治术创伤大,术后疼痛部位主要在胸壁切口及淋巴结清扫的腋窝处。据统计约有 10%~50% 的手术患者可能发展为乳腺癌术后疼痛综合征(post-mastectomy pain syndrome PMPS),年轻女性(<40 岁)和接受腋窝淋巴结清扫(切除超过 15 个淋巴结)的乳腺癌手术后疼痛综合征的风险显著增加。术后急性疼痛是乳腺癌术后慢性疼痛发展的重要危险因素,因此治疗乳房手术术后即刻疼痛对于改善患者的术后健康状况和降低 PMPS 的发生率非常重要。随着超声技术在麻醉工作中的广泛应用,超声引导区域神经阻滞已成为围术期多模式镇痛的重要组成部分。

【病例简介】

(一)病史摘要

1. 一般情况　患者女性,年龄 67 岁,主因"右乳肿物、右乳溢液 1 个月"入院,乳腺超声示:右乳外上象限 11 点处一 2.7 cm × 2.2 cm × 1.6 cm 肿物,边界不清。行乳腺钼靶检查,考虑为乳腺癌,拟行"右乳癌改良根治术"。

2. 既往史　高血压病史 13 年,目前口服氨氯地平、厄贝沙坦,血压控制在 120~140/75~90 mmHg;冠心病史 20 年, 2 个月因急性心肌梗死,植入前降支支架一枚,现服用美托洛尔及阿司匹林和氯吡格雷双抗治疗;糖尿病病史 8 年,口服二甲双胍及注射胰岛素,血糖控制可。

ECG 示: ST-T 改变, V_3-V_6 可见病理性 Q 波;心脏彩超示:前壁心肌节段性运动异常 左室舒张功能降低 EF 53%。

(二)麻醉与手术情况

1. 术前评估　ASA 分级 Ⅱ级,手术风险评估:低危手术(MACE<1%);Goldman 心脏风险指数评分 10 分,风险分级 2 级,发生主要心血管不良事件(MACE)风险 7%,心功能 NYHA 分级 Ⅰ级;气道评估:Mallampati 分级 Ⅱ级未见困难气道征象。

2. 麻醉选择与操作　麻醉方式选择喉罩全身麻醉联合胸肌筋膜平面阻滞。术前常规禁食水 8 h,入室后建立外周静脉,监测 BP、HR、ECG、SpO_2、BIS 等,选取左桡动脉进行穿刺置管,监测 ABP。充分吸氧,静脉注入咪达唑仑 2 mg,舒芬太尼 25 μg,依托米酯 10 mg,丙泊酚 80 mg,顺式阿曲库铵 15 mg 进行麻醉诱导置入喉罩。喉罩置入后行超声引导胸肌筋膜平面阻滞,患者仰卧位,右手臂外展,选择高频线阵探头(Philips 线阵 10~13 MHz 高频探头),探头置于锁骨下中外 1/3 处,类似于锁骨下臂丛神经阻滞的探头放置方式,识别胸大肌与胸小肌之间的胸肩峰动脉的胸肌支,将探头沿腋前线向远离腋窝方向移动至 2,3 肋间水平,由尾端向头端平面内进针,针尖触及第二肋骨回抽无血注入 0.375% 罗哌卡因 10 mL,缓慢退针至胸小肌和前锯肌之间,回抽无血注入 0.375% 罗哌卡因 10 mL,继续退针再于胸大肌与胸小肌之间,回抽无血注入 0.375% 罗哌卡因 5 mL(图 4-0-2);再将超声探头置于患者右侧胸骨旁的骨连接处 4、5 肋间,平面内进针,针尖达肋间内肌与胸横肌之间,回抽无血注入 0.375% 罗哌卡因 15 mL(图 4-0-3)。术中持续静脉泵注顺式阿曲库铵 8 mg/h;丙泊酚 4~12 mg/(kg·h);瑞芬太尼 0.05~0.2 μg/(kg·min),术中根据 BP、HR、BIS 等生命体征调整丙泊酚和瑞芬太尼维持剂量,维持 BIS 值 45~55、MAP 波动范围为基础值 ±20%、$P_{ET}CO_2$ 35~45mmHg。清扫完毕冲洗伤口时停止泵注顺式阿曲库铵,手术缝皮时停止泵注丙泊酚和瑞芬太尼,待自主呼吸潮气量 > 200 mL 后,静注新斯的明 0.5 mg 和阿托品 0.5 mg 拮抗残余肌松,满足拔管指征后,拔除喉罩。手术在历时 90 min,患者生命体征平稳,MAP 波动幅度在基础值的 10% 左右,丙泊酚的维持剂量为 4~5 mg/(kg·h),瑞芬太尼 0.05~0.07 μg/(kg·min),苏醒即刻 NRS 评分为 0 分,Ramsay 评分为 2 分。术后连接电子静脉自控镇痛(PCIA),配方为舒芬太尼 150 μg 配成 100 mL 入泵,首次剂量和背景剂量为 0,自控量为 2 mL/次,自控限定时间为 15 min。术后 2 h、6 h、12 h、24 h 随访患者疼痛情况和术后镇痛泵的使用情况,记录患者在 2 h、6 h、12 h 的 NRS 评分均为 0 分,24 h NRS 评分为 1~2 分,术后镇痛泵未开启,患者满意度为 10 分。

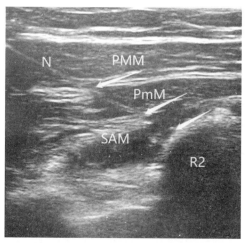

图 4-0-2　"一针三点法"超声下成像(箭头方向为三次注药的位点,PMM 胸大肌 PmM 胸小肌 SAM 前锯肌 R2 第二肋骨　N 穿刺针)

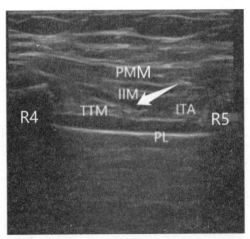

图 4-0-3　TTP 超声下成像（箭头方向为注药位点，PMM 胸大肌 IIM 肋间肌 TTM 胸横肌 ITA 乳内动脉 PL 胸膜 R4 第四肋骨 R5 第五肋骨）

【问题】

（一）心脏病患者的非心脏手术的麻醉

随着外科手术技术的发展，临床上冠心病患者非心脏手术愈来愈多，高龄伴多系统疾病患者的麻醉风险更高，使围术期心血管事件的风险增加，如心肌梗死、心力衰竭和死亡。所有接受择期非心脏手术的缺血性心脏病患者，应进行围术期心血管事件风险评估。

近期心肌梗死或不稳定型心绞痛近期心肌梗死（MI）（过去四周）以及不稳定或严重心绞痛患者围术期心血管事件风险极高。ACC / AHA 指南建议新发心肌梗死的患者需等待 4 到 6 周后行择期非心脏手术。有近期经皮冠状动脉支架植入治疗（PCI）史的患者如果在 6 周内进行非心脏手术，心血管不良事件风险增加（如心肌梗死、死亡、支架内血栓形成以及需要再次紧急血运重建手术）。该患者 2 个月前因心肌梗死行 PCI，Goldman 评估为 10 分，其重要并发症 <7% 左右，心血管并发症风险 2% 左右；而乳腺癌手术为限期手术，所以在围术期应严密监测生命体征，维持血流动力学稳定，预防心肌缺血，最大化的提高心肌氧供及降低心肌氧耗，尽量避免心血管不良事件的发生。围术期有效的疼痛管理可消除应激及其相关不良的血流动力学波动以及高糖状态。区域麻醉技术已成为多模式镇痛的重要组成部分，胸肌筋膜平面阻滞复合全麻为乳腺患者提供了良好的镇痛，也为维持血流动力学稳定奠定了基础。

（二）乳腺癌改良根治术所涉及的主要神经支配

乳腺癌改良根治术分为保留胸大肌和胸小肌的Ⅰ式（Auchincloss 术）和仅保留胸大肌切除胸小肌的Ⅱ式（patey 术）。主要的神经支配有：

1. 肋间神经

1）肋间神经（intercostal nerves ICNs）：由 T_1~T_{12} 脊神经的前支组成，乳房的大部分皮肤感觉来自肋间神经，主要来源于第 2~6 肋间神经的皮支。

2）肋间臂神经（intercostobrachial nerve，ICBN）：其直径从 2 毫米到 5 毫米不等，由第 2

肋间神经外侧皮支的后支,与第1、3肋间神经的外侧皮支(有时还包括臂内侧皮神经,在腋静脉3段外侧呈Y形与肋间臂主干汇合)组成。这条神经的解剖结构变化很大,常与乳房切除术后疼痛有关,尤其是在腋窝淋巴结清扫后。

2. 臂丛神经

1)胸外侧神经(lateral pectoral nerve LPN):属于运动神经,由C_5~C_7的脊神经前支组成,最常起源于上干的前段和中干的前分支的两根或三根,位于外侧束近端,经过腋窝向胸肌内侧移向外侧和上边界进入胸大肌与胸小肌之间,穿过锁胸筋膜与胸肩峰动脉的胸肌支靠近,支配胸大肌的上侧面和内侧。

2)胸内侧神经(medial pectoral nerve MPN):又称胸内侧前神经,起源于C_8-T_1神经根,虽然它与LPN主要为运动神经,不支配乳房的皮下组织感觉,但它们在乳房手术疼痛中起重要作用,如胸肌或相关筋膜的断裂、伸展或痉挛可能是乳房手术后肌筋膜疼痛的重要来源。

3)胸长神经(long thoracic nerve LTN):又称钟形外呼吸神经或胸后神经,起源于C_5~C_7的脊神经根,在锁骨下斜向外下进入腋窝,向后方下行至臂丛根部和后斜角肌前方,在腋中线沿侧胸壁前锯肌表面伴胸外侧动脉下行,最终到达锁骨下区域,分布于前锯肌和乳房的外侧,支配前锯肌。

4)胸背神经(thoracodorsal nerve TDN):又称中或长肩胛下神经,由C_6~C_8的脊神经前支组成,是臂丛神经后束的一个分支由臂丛干的三个后分支组成。在腋窝后壁沿着背阔肌的前外侧部分靠近肩胛下动脉,通过腋窝向下延伸到腋窝静脉并与背阔肌的血管蒂相连,支配背阔肌,在背阔肌皮瓣重建乳房时起重要作用。

(三)胸肌筋膜平面阻滞的优势

随着多模式镇痛的开展,联合使用不同作用机理的镇痛药物或镇痛方式进行术后镇痛在临床上广泛应用,但各自有其局限性。胸部硬膜外阻滞、胸椎旁阻滞(TPVB)和竖脊肌平面阻滞(ESP)镇痛效果可靠,但三者均需患者配合体位变化,且都有交感阻滞作用,可能引起低血压,TPVB还有可能造成气胸的风险,并且此患者长期服用抗凝药,增加了出血的风险。胸肌筋膜平面阻滞的优势主要有操作简单患者平卧位即可完成、且效果确切、定位清晰、并发症少等,近年来胸肌筋膜平面阻滞逐渐成为乳腺手术区域镇痛的主要手段,常用的阻滞方法为PecsⅡ联合TTP。

国内外学者研究证明全身麻醉复合胸肌平面阻滞可显著降低乳腺癌改良根治术患者围术期的应激反应、改善细胞的免疫功能,抑制炎症因子对肿瘤的增殖、迁移、侵袭和血管生成的不良影响,可降低肿瘤复发率,有利于乳腺癌患者的远期预后。因此为该患者选择了此方法进行围术期镇痛。

(四)改良胸肌筋膜平面阻滞

PecsⅡ可阻滞胸外、胸内、胸长神经及肋间神经的胸外侧皮支,TTP可阻滞肋间神经的前内侧皮支,二者联合可阻滞胸前大部分的神经,只是腋窝区镇痛尚不足。前锯肌肋间肌平面阻滞(serratus-intercostal plane block, SIPB)可阻滞支配腋窝区的主要神经即ICBN,因为

ICBN 从腋中线第二肋肋间肌和前锯肌穿出进入腋窝内侧壁,也就是说其在腋中线之前位于肋间肌和前锯肌之间,在此平面注药可阻滞 ICBN。Pecs Ⅱ、SIPB、TTP 三者联合基本可满足乳腺癌改良根治术的术后镇痛要求,可三项操作有些繁琐,也增加了操作时间,所以我们将 Pecs Ⅱ 和 SIPB 合并为一点,即"一针三点法"(具体操作见病例简介),"一针三点法"联合 TTP 可使乳腺癌改良根治术患者镇痛更完善。

【小结】

对于心脏患者的非心脏手术应维持术中血流动力学稳定,预防心肌缺血,最大程度的避免心血管不良事件的发生。特定的区域阻滞技术可提供良好的镇痛,减少全麻药及阿片类药物的使用,减少术后急性疼痛以及降低急性疼痛转变为慢性疼痛的发生率,降低围术期的应激反应、改善细胞的免疫功能,降低术后并发症。

采用一针三点法联合 TTP 可阻断大部分乳腺癌改良根治术所涉及的神经,减少术后急性疼痛。胸肌筋膜平面阻滞方法很多,对于非乳腺癌根治术的乳腺手术如乳房组织楔形切除、分段切除术和副乳切除、隆胸、缩乳及男性乳腺发育乳腺切除术等乳腺的局部手术,应根据肿块及切口的位置选择相应的阻滞方法,这就要求麻醉医生熟练掌握胸前区神经的神经分配及每种阻滞方法所作用的目标神经。

【专家点评】

乳腺癌的发病率位居世界首位,手术是主要的治疗手段,而术后急性疼痛和 PMPS 困扰着乳腺癌患者,进一步加重了因手术带来的生理及心理方面的痛苦,超声引导胸肌筋膜间阻滞大大降低了术后急性疼痛和 PMPS 的发生率,减少了围术期阿片类药物的使用,也符合目前倡导的低阿片理念。

心脏病患者的非心脏手术也是我们临床常见问题,对于近期心肌梗死患者的手术,术前应系统进行围术期心血管事件风险评估,术中需严密监测生命体征,联合特定的区域阻滞技术可提供良好的镇痛,维持血流动力学稳定,以预防围术期心梗复发。

(张　卓　马浩南)

病例 68　　一例肺功能障碍患者的麻醉管理

【导读】

有长期肺部疾患的患者对全麻和手术的耐受力较低,特别对于胸科手术、腹部手术,术前均应充分评估患者的肺功能,慎重考虑麻醉方式,以及术中可能出现的情况。可以让患者术前进行戒烟、预防肺感染、呼吸锻炼、进行舒张支气管的雾化治疗。术中关注患者的气道及呼吸管理,术后也要尽量避免肺不张以及肺感染的发生。

【病例简介】

患者男性,72 岁,主因"反复发作右上腹痛一年,加重 5 天"入院。经检查初步诊断为"胆囊炎、胆囊多发结石"。拟行腹腔镜下胆囊切除术。既往慢性支气管炎、哮喘 22 年,吸烟史 40 余年,约 20 支／天。

体格检查:体温(T)36.6 ℃,心率(HR)60 次／分,呼吸(R)20 次／分,血压(BP)132/75

mmHg,血氧饱和度(SpO_2)92%。皮肤黏膜无异常,颈软,无抵抗,全身浅表淋巴结未及肿大,双肺呼吸音粗,右下肺可闻及明显哮鸣音。心界正常,心律齐,各瓣膜听诊区未闻及杂音。腹软,未及包块。双下肢无水肿。

辅助检查:血常规:WBC 11.2×10^9/L, RBC 3.66×10^{12}/L, Hb 105 g/L, PLT 150×10^9/L, Hct 30%。胸部 X 线示:慢性支气管炎,肺气肿。ECG 示:窦性心律,肢体导联低电压。肺功能检查示:吸气肌肌力减退,呼气肌肌力减退,肺弥散功能轻度减退。FEV1 1.2 L,预测组62%, FEV1/FVC 58%。气管舒张试验:吸入支气管舒张剂后,FEV1 上升26.0%, 30 mL,支气管舒张试验(+)(正常成人吸入舒张剂后,FEV1 增加量 > 200 mL,改善率大于12%)。呼吸科会诊意见:围麻期有哮喘发作,气管痉挛,通气困难的可能。血气分析示:pH 7.33, $PaCO_2$ 55 mmHg, PaO_2 70 mmHg, Na+ 135 mmol/L, K+ 4.3 mmol/L, Glu 6.2 mmol/L, Lac 2.7 mmol/L, Hct 24%, HCO_3^- 20.6 mmol/L, BE -2.5 mmol/L, SpO_2 92%。

术前评估:患者为 40 岁以上男性,有吸烟史,慢性咳嗽、咳痰、劳力性呼吸困难,临床诊断疑似为 COPD。患者合并 COPD 术后易发呼吸道并发症,其相对危险度为 2.7~7.4。该患者平时除感冒外偶有咳嗽,有粘液痰,活动后气促明显。体格检查显示:T36.6 ℃,双肺呼吸音粗,右下肺可闻及明显哮鸣音。屏气试验为 15 s,精神状况可,无高血压性心脏病,无夜间阵发性呼吸困难。术前检查提示存在整体肺功能损坏,重度肺气肿,DLCO 48.39%、Raw 11.82。患者属于高危患者,麻醉与手术可进一步加重肺功能障碍,围术期呼吸系统并发症发生危险较高,包括肺不张、肺炎、支气管炎、支气管痉挛及呼吸衰竭。术后可能需要长时间呼吸机通气支持或难以脱离呼吸机。

术中管理:术前嘱患者雾化三天,抗感染,呼吸功能锻炼。患者入室,监测生命体征,血压 135/70 mmHg,心率 72 次 / 分,脉搏氧饱和度 95%。全麻诱导前,静脉给予地塞米松10 mg,沙丁胺醇吸入,充分吸氧。后给予咪达唑仑 2 mg,顺式阿曲库铵 12 mg,芬太尼0.2 mg,丙泊酚 150 mg 行麻醉诱导,可视喉镜下顺利经口置入 7.5# 气管插管,深度 24 cm,听诊双肺呼吸音粗,对称性好,气道压 18cmH_2O,选择 PCV 模式,气道压设置为 16~21 cmH_2O。术中维持以丙泊酚和瑞芬太尼静脉麻醉为主, BP 波动于 80~100/50~70 mmHg,血气分析 PCO_2 54 mmHg, PO_2 125 mmHg。术中补液,总量 2700 mL,尿量 400 mL。术毕带管回ICU,并于当日拔管。

【问题】

(一)COPD 患者术前评估应注意哪些事项?

1.肺功能检查 判断气道阻塞和气流受限程度的主要客观指标,对 COPD 患者的诊断、分级、判断预后均有帮助。其中,FEV1/FVC 是 COPD 的一项敏感指标,可检出轻度气道受限。FEV1% 预计值是中、重度气道受限的良好指标。 COPD 患者早期表现为气道陷闭,后期会出现过度充气。肺功能检查表现为肺总量、功能残气量和残气量增加,肺活量降低,残气量 / 肺总量比值升高。肺实质和肺血管的破坏会影响气体交换。当临床症状与气道受限严重程度不符时,弥散功能(常用肺一氧化碳弥散量 DLCO)检查对于评估肺气肿的严重程度有一定价值。

2. 活动耐量检查　6 分钟步行试验(6-min walk test，6MWT)简便易行，广泛用于中、重度心肺疾病患者的功能状态评价。6 分钟步行距离患者与年龄、性别、身高和体重相关。健康成年人的 6MWD 中位数分别为男性 576 米、女性 494 米。对处于稳定期的重度 COPD 患者，6MWD 变化超过 54 米(95% CI 37~71 米)时具有临床意义，但是 6MWT 应用起来仍然有一定局限性。心肺运动试验可以更客观全面地评价心肺功能，该试验可检测氧摄取量、无氧阈值、代谢当量等生理指标。其中最大运动负荷时所达到的 MET 是评估心肺功能受损的重要指标。MET<4 提示心肺功能储备不足。

3. 风险评估量表　临床上最常用的评分量表有改良英国医学研究委员会(modified British Medical Research Council，mMRC)量表和 COPD 评估测试(COPD assessment test，CAT)问卷。以前认为，COPD 是一种以呼吸困难为主要特点的疾病，使用 mMRC 量表对呼吸困难程度进行简单评分即可。目前认为，COPD 对患者影响有多个方面，包括咳嗽、咳痰、胸闷、呼吸困难、活动受限、睡眠障碍、自信心下降和精力减退。CAT 问卷评估上述八个方面的严重程度。根据指南建议，可将 CAT ≥ 10 分作为决定治疗或判断预后的分界点。若采用 mMRC 评分，可以 mMRC ≥ 2 作为等效分界点。

(二)结合此病例说明 COPD 患者术前准备和术中管理需要注意哪些方面？

麻醉前准备包括：戒烟、加强营养支持、康复训练，以及术前使用抗生素、糖皮质激素、支气管扩张药物、氧疗等。

全麻诱导前充分吸氧，可提高此类患者诱导及插管过程中的安全性。此类患者气管插管时易发生支气管痉挛，与气道黏膜受刺激、副交感神经释放乙酰胆碱引起平滑肌收缩有关。疼痛、情绪应激或麻醉深度不够均可加重气道痉挛。吸入气体有支气管扩张作用，可用于诱导。此外，为避免气管插管引起的气道阻力增高或术后呼吸道并发症，插管前可使用支气管扩张剂、类固醇类药物、利多卡因。

合并严重呼吸性酸中毒的患者过度通气会降低血中二氧化碳分压，引起 CO_2 排出后碱中毒。这不仅会加重支气管收缩，还会诱发心血管并发症，如心律失常。现主张控制性低通气量辅助通气的应用。机械通气应设定较低的潮气量和呼吸频率，以减少气体残留。一项前瞻性研究表明，PCV 模式与容量控制模式相比，可能会产生更多的氧合效应、降低气道峰压和平台压、减少肺内分流。其优势在合并低肺活量的患者中尤为显著。在诱导前期或术中膨肺时进行气道正压通气，如 PEEP 或 CPAP，都能够减少肺不张的发生。但不推荐 PEEP 用于哮喘患者。

术中监测项目包括 NIBP、HR、ECG、SPO_2、$ETCO_2$。应特别注意以下三个阶段的 BP 和 HR 的监测：一是麻醉诱导期，容易出现二者的下降；二是腹腔内操作期，此时主要表现为 BP 骤升和 HR 加快；三是麻醉苏醒期，BP 波动较大。同时需要注意对比术前和术中 ECG 的 ST 段，对心肌供血状况有所了解。同时根据 $ETCO_2$ 调节呼吸参数，根据 BP 和 HR 的变化调节麻醉深度。

气管插管时静脉麻醉药可防止气道阻力增高。这可能与静脉麻醉药可直接引起或由迷走神经介导的气道平滑肌舒张有关。丙泊酚和依托咪酯是首选药物。氯胺酮是唯一可以扩张支气管的静脉麻醉药,但是如果患者苯碱的血药浓度高,应尽量避免使用以防诱发癫痫。

阿片类药物可抑制呛咳反应并实现深度麻醉。然而,其麻醉效应的持续可导致术后呼吸抑制。应用瑞芬太尼少见药物蓄积发生。几乎所有阿片类药物都有组胺释放作用,但研究显示芬太尼及其类似物可安全用于阻塞性通气障碍的患者。

对于有慢性喘息性支气管炎或哮喘的患者,肌松药选择应避免组胺释放较强的药物。琥珀酰胆碱、筒箭毒碱、阿曲库铵、米库氯铵注射液都有组胺释放作用,应避免使用。维库溴铵无此作用,泮库溴铵和哌库溴铵及顺势阿曲库铵等均可应用。

手术结束时,权衡支气管痉挛的发生风险与肺功能不全的利弊。结合术前 FEV_1 <50%预计值,分析患者术后可能需要呼吸机支持,故选择送达 ICU。

【专家点评】

COPD 是常见的呼吸系统疾病,特别是老年患者的常见并发症。长期 COPD 患者不仅需要对肺功能加以评价,也需要考虑心脏、肾脏等肺外器官的并发症。如果为择期手术,建议患者术前戒烟,一般戒烟 4 周以上患者的肺功能可以得到改善。术前雾化和支气管舒张药物的应用也可以有效降低全麻患者插管时的不良事件以及术后并发症的发生率。

(王晨旭　于泳浩)

病例 69　主动脉瓣重度返流患者非心脏手术的麻醉处理一例

【导读】

主动脉瓣返流(aortic regurgitation,AR)一般是由于主动脉瓣关闭不全,或主动脉环扩大所致。主动脉瓣是主动脉与左心室之间的瓣膜,功能是使血液单向朝主动脉泵入,当主动脉瓣受损、关闭不全,或心脏舒张时,会导致主动脉内的血流返回左心室,左心室增大后射血量减少,引起体循环血量减少,组织血供不足,导致一系列问题。对于存在主动脉瓣重度返流的患者,手术前麻醉评估及围手术期管理具有十分重要的意义。

【病例简介】

患者,女性,41 岁,因"发现甲状腺肿物 3 天"入院。患者无疼痛,不伴发热、咳嗽、吞咽困难、憋气、手麻足麻木等症状,外院彩超示:甲状腺左侧叶结节 TI-RADS4a 类。术前诊断为"左甲状腺肿物",拟全身麻醉下行冰冻术 + 左甲状腺叶及峡叶切除 + 左扩大中央区淋巴结清扫。既往史无明显异常,术前化验检查无明显异常,仅 TSH 4.83 mLU/L。心电图示:大致正常心电图。超声心动:主动脉窦径 =40 mm(21~38 mm),左室舒张末径 =52 mm(34~51 mm),左室后壁厚度 =9 mm(7~11 mm),升主动脉内径 47 mm。升主动脉内径增宽成瘤样改变,主动脉窦增宽,主动脉瓣尖钙化(回声增强);左心室增大,余心脏各腔室大小正常,室间隔及左室后壁厚度正常,左室壁未见明显节段性运动异常;主动脉瓣返流(中 - 重度)建议专科会诊;二尖瓣、三尖瓣、肺动脉瓣返流(轻度);射血分数:65%。胸部 CR 示:心、肺、膈未见异常(心影大小、形态如常,主动脉未见异常)。请外院心外科会诊示:有尽快行主动脉瓣置换手术的必要性。考虑为无症状主动脉瓣重度返流患者,无甲状腺手术绝对禁忌症,遂安排甲状腺手术治疗。

患者身高 170 cm，体重 65 kg，入手术室时血压 119/67 mmHg，心率 65 次 / 分；心脏听诊：主动脉瓣听诊区可闻及舒张期杂音，吸气后明显；未及水冲脉；颈动脉搏动明显，未及震颤。18G 留置针建立外周静脉通路，静脉点滴乳酸钠林格液，连续监测心电图（ECG）、心率（HR）、血压（NBP）和脉搏血氧饱和度（SpO_2）、呼吸末二氧化碳分压（$P_{ET}CO_2$），并连接脑电双频指数（bispectral index，BIS）监测仪，行 Allen 试验后局部麻醉下行桡动脉穿刺置管，连续监测动脉血压及脉搏压变异度（pulse pressure variability，PPV）。充分吸氧去氮，麻醉诱导采用咪唑安定 2 mg，舒芬太尼 20 μg，依托咪酯 20 mg，爱可松 50 mg 静脉注射，气管插管后机械通气控制呼吸。麻醉诱导过程中血压（90~100/45~55 mmHg），心率 50~60 次 / 分，脉搏压变异度 8 左右。术中麻醉以七氟醚 0.8~1vol%，丙泊酚 10~15 mL/h，瑞芬太尼 6~8 mL/h（50 μg/mL）维持，间断予以顺式阿曲库铵，BIS 值在 45~55 之间变化。手术备药：阿托品、异丙肾上腺素、去氧肾上腺素、肾上腺素、硝普钠。手术开始后 30 min 左右，患者心率 43 次 / 分，血压 120/68（85）mmHg，PPV15，遂加快输液速度，并给予阿托品 0.3 mg，患者 5 min 后心率 80 次 / 分，血压 105/67（80）mmHg，PPV7。后调节麻醉药物剂量维持患者较快心率（70~80 次 / 分）。手术时间 1 h 50 min，苏醒拔管顺利平稳，PACU：神清，遵嘱活动，无胸闷憋气、头晕等不良反应，血气分析示：pH 7.370，PCO_2 43mmHg，PO_2 140mmHg，BEecf 1mmol/L，HCO_3^- 27.3mmol/L，TCO_2 29mmol/L，SO_2 99%，1 h 后患者安返病房。术后 7 天出院，并告知患者及家属尽快安排主动脉瓣置换手术治疗。

【问题】

（一）手术时机的选择？是否先进行主动脉瓣置换手术？

主动脉瓣返流导致压力和容量的超负荷，在心脏收缩期与舒张期显著增加心室壁压力。前负荷储备不足、心室反应性肥大、后负荷的增加都会造成每搏输出量和射血分数的减少，导致呼吸困难和不能耐受运动的充血性心力衰竭。主动脉瓣重度返流患者的症状和主动脉返流梯度以及左室收缩末期直径是否增加大于 50 mm 或者射血分数小于 55% 密切相关。

对于已确诊瓣膜病的非心脏手术患者，且已满足行瓣膜手术治疗标准的患者，应优先进行瓣膜干预治疗。慢性重度主动脉瓣返流的患者，其左心室逐渐扩大及向心性肥大，此类患者可以无症状，只有病变发展到晚期严重阶段，主动脉瓣关闭不全的症状才会出现。一旦出现症状，往往提示有不可逆的左心功能不全。对于无症状的重度瓣膜病患者，尽可能降低手术麻醉相关风险，明确瓣膜病变类型及严重程度，选择合适的麻醉方法，采取更高级别的术中监测（表 4-0-2）。

表 4-0-2　慢性主动脉瓣返流的干预时机推荐

推荐级别	证据水平	推荐
1	B- 非随机对照研究	1 对于有症状的严重主动脉瓣返流（D 期）患者，无论左心室收缩功能如何，均推荐行主动脉辨外科手术（1-7）
1	B- 非随机对照研究	2.. 对于无症状的慢性重度主动脉瓣返流和左心室收缩功能不全（左心室射血分数 ≤ 55%）（C2 期）的患者，若无其他原因导致收缩功能异常，推荐行主动脉瓣外科手术（3,5,8-12）

续表

推荐级别	证据水平	推荐
1	C- 专家建议	3. 对于因其他适应症而接受心脏手术的重度主动脉返流（C 或 D 期）的患者，推荐主动脉瓣外科手术
2a	B 非随机对照研究	4. 对于无症状的重度主动脉瓣返流但左心室收缩功能正常（左心室射血分数 >55%）的患者，当左心室严重增大（左心室收缩末期内径 >50 mm 或左心室收缩末期内径指数 >25 mm/m²）（C2 期）时，推荐行主动脉瓣外科手术（10、11、13-24）
2a	C- 专家建议	5. 对于因其他适应症而接受心脏或主动脉手术的中度主动脉瓣返流（B 期）患者，主动脉瓣外科手术是合理的
2b	B- 非随机对照研究	6. 对于静息时左心室收缩功能正常（左心室射血分数 >55%；C1 期）且手术风险低的无症状严重主动脉瓣返流患者，若左心室射血分数在至少 3 次连续报告进行性降低至正常低值（左心室射血分数 55%~60%），或左心室进行性扩大至严重程度（左心室舒张末期内径 >65 mm），可考虑主动脉瓣外科手术（12、16、17、20、25-28）
3：有害	B- 非随机对照研究	7. 对于孤立的严重主动脉瓣返流、有外科主动脉瓣置换适应证且为外科手术候选者，不推荐经导管主动脉瓣植入（29-32）

该病例患者手术前无症状，左室收缩末期直径及射血分数未达手术参考值，考虑主动脉瓣置换术后需加用抗凝药物，延误甲状腺手术时机，因此优先进行甲状腺手术。

（二）AR 患者的麻醉前访视要点

1.AR 患者病因 ①先天：马方综合征；②老年退行性改变；③风湿性心脏病、感染性心内膜炎、主动脉夹层、外伤、结缔组织病、慢性高血压。

2. 症状 头疼头晕、心慌胸闷、心绞痛发作、活动后呼吸困难和夜间阵发性呼吸困难（左室肥大失代偿）、晕厥、左心衰。听触诊：重度主动脉瓣返流患者，心尖部舒张中晚期可闻及隆隆样杂音，即 Austin—Flint 杂音；水冲脉；颈动脉搏动明显，触及震颤。

3. 超声心动图 评估瓣膜的形态结构、瓣膜返流的原因、返流机制、返流的严重程度，以及评估腔室大小和容积，评估返流对心功能及室壁运动的影响，主动脉根部解剖结构等。应注意射血分数正常，但由于存在主动脉返流，该指标是不准确的。

（三）AR 患者的麻醉管理要点思考

瓣膜性心脏病患者的麻醉管理期间要维持心血管血流动力学的最佳稳定状态以及足够的组织器官灌注压是极具挑战的。

（1）病理生理改变：心动周期，心脏每收缩/舒张一次为一个心动周期，若心率加快主要是舒张期缩短；若心率减慢主要是舒张期延长。

前向有效心输出量 =[每搏量（SV）× 心率（HR）]- 返流量；SV= 左室舒张末期容积 × 射血分数，射血分数与心肌收缩力密切相关；返流量 = 返流瓣口 × 返流时间 × 返流期跨瓣压差。

AR 主要病理生理是主动脉瓣返流造成的左室容量超负荷，其程度与返流量有关。长时间容量超负荷引起向心性心室肥厚，进一步发展左室壁增厚，顺应性减少，最终引起心力衰竭。控制主动脉瓣返流血量的重要因素包括以下几点：①主动脉瓣瓣口面积；②主动脉和左心室间的舒张期压力梯度；③舒张期的跨瓣膜血流持续时间。理论上，增加心率通过减少舒张期的间隔时间可增加净顺血流量。但实际中，减少每搏返流量的措施会被增加的每分心博次数所抵消，使得总的回流量仍保持不变。血管阻力和返流瓣口面积之间存在密切联系，这些因素也直接决定了返流血量。

（2）麻醉管理的要点是：①防止高血压，因为会增加返流；②防止心动过缓，否则可增加返流和心室容量及压力，同时降低舒张压而减少冠脉供血；③降低外周阻力，以降低返流；④需保证足够的血容量。

（3）麻醉前合理用药，以减轻心肌抑制，维持稍快的心率。

（4）麻醉诱导时应缓慢给药，适量应用抑制心肌的麻醉药物。

（5）麻醉维持期间，保持正常心率或轻度增快，尽管增加心率不能明显改变总的返流量或向前搏出量，但较快心率能减少心室容积以及增加舒张期主动脉压和冠脉灌注压，维持充足血容量。适量应用血管扩张药如硝普钠，减轻后负荷，改善前向血流，降低左室舒张末压力和心肌室壁张力。围术期控制出入量，可监测 CVP，或应用功能性血流动力学监测（function hemodynamic parameters, FHP）如，SVV 或 PPV 进行容量控制，防治心衰。FHP 监测是以心肺交互作用为基本原理，以循环系统受呼吸运动影响的程度作为衡量指标，预测循环系统对液体治疗的反应，即基于正压通气时，吸气相胸内压增加导致静脉回流和右心室充盈下降，引起左心室每搏量及收缩压暂时下降这一现象来反映容量状况的，脉搏压变异度 PPV 对容量反应性的判断优于 CVP。

（6）围术期心脏超声或 TEE 能更好评价心功能。TEE 能了解心脏的大小与功能、容量状态、外周阻力监测、心脏瓣膜结构与功能监测、是否存在有创操作并发症以及肺功能异常，TEE 是一种快速、微创的方法，在非心脏手术围术期有助于获得重要的血流动力学信息。

（7）手术后复苏早期若出现射血分数减少，可应用血管扩张药物治疗。

【小结】

1）AR 患者行非心脏手术的危险性分析：AR 返流性主动脉瓣膜损害所造成的危险要低于狭窄性瓣膜损害。术前重点关注瓣膜反流严重程度、左心室大小以及是否存在心衰，同时注意有无主动脉根部扩张。

（1）若超声提示 LVESD $\geqslant$ 50 mm、左心室舒张末期径（LVEDD）$\geqslant$ 65 mm、LVEF $\leqslant$ 50%、反流量 $\geqslant$ 60 mL、反流分数 $\geqslant$ 50%、反流孔面积 $\geqslant$ 0.3 cm^2 等，均提示为主动脉瓣重度返流。尤其有相应临床表现者，多具有心外科手术指征，非急诊手术需要术前药物调整，或可能需要先行心外科干预。急诊手术及产科手术需要在心外科、体外循环准备下进行。

（2）重度无临床表现的 AR 患者，若患者活动耐量尚可，多可耐受中低危手术。但对于接受高危手术及循环波动较大的手术，需要权衡利弊。

（3）AR 患者若合并高血压，术前需要严格控制血压减少反流；合并冠心病者必要时行冠脉 CT 或造影；合并房颤者，多需要抗凝治疗，并做好围术期抗凝药物衔接。

（4）若为急性 AR，往往存在严重的心功能不全，禁忌任何非心脏手术。

2）麻醉管理重点：麻醉期间应避免左心室后负荷过重，尽量使外周血管阻力维持在较低水平，以便增加体循环，降低返流；AR 患者既不能耐受心率过快（导致冠脉灌流减少），亦不能耐受过慢（限制心输出量）。

3）瓣膜性心脏病患者行非心脏手术时，围术期心肺并发症及死亡风险是显著提高的，对于已确诊瓣膜病的非心脏手术患者，应首先判断是否满足瓣膜手术治疗的标准，若满足优先进行手术。对无症状的重度瓣膜病患者，应评估瓣膜病变程度、对于心脏收缩及舒张功能的影响和合并症（如肺动脉高压、心绞痛发作）。总之，要根据其病生理改变选择合适的麻醉方式，实施更高级别的术中监测（如有创动脉监测、TEE 等），维持围术期血流动力学稳定，预防心衰。

【专家点评】

急性 AR，症状严重，左心室的急性容量超负荷会导致严重的肺水肿或低排出量综合征，危及生命，快速诊断和紧急干预可以挽救患者生命；慢性 AR，耐受数年而无明显症状，手术治疗指南基于患者症状、左心室收缩功能和左心室收缩/舒张末期内径。

彩色多普勒观察心脏瓣膜有无返流，判断返流的严重程度及可能机制，鉴别轻中度返流与重度返流；TEE 监测评估心脏瓣膜功能，判断严重返流对患者血流动力学稳定的影响。该患者围手术期做经食管或经胸壁超声心动图是有意义的。

AR 围术期麻醉管理：保持足够的血容量，但勿过量；MAP 下降可适量应用血管收缩药物维持稳定水平；若非血压严重下降，避免应用正性肌力药物；避免心动过速，增加心肌耗氧量；避免心动过缓，较快心率维持冠状动脉灌注。

（何　欣　尹毅青）

病例 70　颈动脉内膜剥脱术麻醉一例

【导读】

随着人们生活水平的提高和人口老龄化，脑卒中逐渐成为威胁人类健康和生命的主要疾病之一，颈动脉粥样硬化性狭窄是引起缺血性脑卒中的重要原因，积极治疗颈动脉粥样硬化性狭窄对预防缺血性脑卒中具有重要意义。颈动脉内膜剥脱术（carotid endarterectomy，CEA）即切除增厚的颈动脉内膜粥样硬化斑块，预防由于斑块脱落引起的脑卒中，已证明是防治缺血性脑血管疾病的有效方法。颈动脉内膜剥脱术的麻醉甚为复杂而棘手，病人面临脑缺血危险，且合并多系统疾病，正确的麻醉处理对病人的预后至关重要。

【病例简介】

患者女，59 岁，主因"头晕 20 余日"入院。入院前 20 余日，患者无明显诱因出现头晕，每天发作 3~4 次，未在意，头晕症状渐加重，发作频率增加，并出现恶心及呕吐，考虑缺血性脑血管病。既往高血压病病史 5 年余，糖尿病病史 5 年余。化验：低密度脂蛋白 2.54 mmol/L、甘油三脂 3.89mmol/L、高密度脂蛋白 0.76 mmol/L、极低密度脂蛋白 1.06 mmol/L、葡萄糖 7.2 mmol/L。颈部血管 CTA：左颈总动脉充盈可，左预总动脉分叉区局部管腔增宽，呈瘤样扩张,左侧颈总动脉起始区可见非钙化斑块,管腔中度狭窄。左颈外动脉管腔未见明显狭窄。右侧颈总动脉充盈良好,右颈总动脉分叉区可见混合斑块,以非钙化成分为主,管腔局限性轻度狭窄,累及右颈内动脉起始区。双侧椎动脉充盈良好,管腔未见明显狭窄。诊断为左侧颈内动脉斑块形成近闭塞。拟在全身麻醉下行左颈动脉内膜剥脱术术。

患者入手术室监测心电、血压、血氧、BIS、体温。建立静脉通路后给予钠钾镁钙葡萄糖注射液静脉滴注。麻醉诱导前行桡动脉穿刺测动脉压,充分吸氧去氮,麻醉诱导采用咪达唑仑 0.1 mg/kg、舒芬太尼 0.4 μg/kg、丙泊酚 2 mg/kg、顺阿曲库铵 0.15 mg/kg 静脉注射,气管插管后行控制呼吸,监测呼末二氧化碳。术中以瑞芬太尼 + 丙泊酚 + 七氟烷维持麻醉,并间断静脉注射顺阿曲库铵。术闭患者清醒,拔出气管导管,送 ICU。

【问题】

（一）颈动脉内膜剥脱术麻醉前评估

首先应确定患者是否有全身动脉粥样硬化的其他表现,如冠心病、高血压或肾脏疾病。此外还应考虑与动脉粥样硬化相关的疾病,如肥胖、糖尿病、吸烟所致的肺血管疾病。同时还应评估患者的气道和神经系统功能状态。脑血管疾病病人施行颈动脉内膜剥脱术,围术期的病残率和死亡率与脑血管疾病的严重程度有明显关系。一般认为,由颈动脉疾病引起的急性中风病人,如果有手术指征,颈动脉内膜剥脱术应在推迟 2~6 周。冠心病与颈动脉内膜剥脱术的预后具有极显著的相关性。在心肌梗塞 6 个月内,施行颈动脉内膜剥脱术的死亡率极高,如无特殊情况,应先合理治疗,手术需延期。病人年龄越高,施行颈动脉内膜剥脱术时围术期残废率越高。高血压病人围术期出血性脑梗塞的危险性增加。术前有高血压和颈动脉内膜剥脱术后有神经损害的病人,术后更易出现高血压。颈动脉内膜剥脱术病人一半以上合并糖尿病。糖尿病病人围术期中风发生率高于非糖尿病人。颈动脉内膜剥脱术的最主要目的是预防中风,同时减轻临床症状,增进生活质量和延长寿命。

（二）颈动脉内膜剥脱术麻醉方法选择

在颈动脉内膜剥脱术开展早期较多采用颈丛神经阻滞麻醉,其益处在于患者在手术时保持清醒,可以随时通过检查患者的肢体运动来判断阻断颈动脉是否安全,了解患者术中脑功能状态的瞬间变化,一旦发生失语或对侧肢体功能障碍,则立即放置转流管。可以避免昂贵的神经监测,具有更好的血流动力学稳定性,减少血管活性药物的使用,保留大脑灌注的自动调节功能,术后恢复快。颈丛神经阻滞缺点是多数患者术中紧张,镇痛不全,体位不适,缺乏更安全的气道管理和呼吸控制。

目前一般认为全身麻醉更适于颈动脉内膜剥脱术病人,能更好控制影响脑血流和脑氧耗的因素。全麻药的选择应能达到以下三个目的:术中和术后能维持满意的脑灌注压;颈动脉阻断期能降低脑缺血区的代谢率;术后即刻对病人的神经功能反应能做出全面的评估。通常需联合应用全麻药才能达到上述目的。

脑功能监测:最佳脑功能监测方法是保持病人清醒。其他监测脑血流量及脑功能的技术包括:①残端压力（SP）,若压力超过 6.67 kPa（50mmHg）,且回血较畅,则说明颅内 Willis 环侧支循环较好,引起脑缺血或神经系统功能障碍的发生率不高。但是颈内动脉远端压力并不完全反映脑血流量,还受血管阻力影响。②脑电图(EEG),记录的是脑皮质灰质细胞的自主电活动,可反映皮质氧供需之间的平衡。通过持续 EEG 监测来判断是否脑缺血,其敏感性尚依赖于稳定麻醉深度和恒定通气量、正常体温及对 EEG 的正确解读。③体感诱发电位(SSEP),是通过刺激外周神经(如正中神经),而诱发并记录的脑电活动。它反映的是脑内较深层神经细胞的电活动。如 EEG 一样,SSEP 监测也受麻醉深度、动脉血压等影响。④脑电双频指数(BIS),是与意识水平有关的大脑皮质电活动的计量值,它能够反应大脑活动水平。当脑血流减少时,BIS 值会发生突然快速下降,因此推断 BIS 值可以间接反映脑血流变化。BIS 监测也受麻醉深度、动脉血压等影响。⑤颈内静脉血氧饱和度($SjvO_2$),将一纤维光导探头直接置入手术侧颈内静脉内,可连续监测颈内静脉血氧饱和度,如果降低则反映脑缺血。⑥脑血氧饱和度(rSO_2):类似于脉搏氧饱和度,可反映颅内脑组织是否缺血或低氧。⑦经颅多普勒(TCD):是采用低频超声波连续监测大脑中动脉的血流速度,可间接反映脑血流量,并指导是否需要置入分流装置,同时提示术中是否发生栓塞。

(四)术中管理

1. 维持血流动力学稳定　维持适当的动脉血压对颈动脉内膜剥脱术病人极为重要。由于缺血区域的脑血管自身调节功能已减退或已丧失、缺血区脑血管已代偿性极度扩张,因此脑血流仅与脑灌注压有关。术中血压维持在略高于基础值,似可增加缺血区 CBF,但如果侧支循环差,提高血压并不能改善脑灌注,相反有加重心肌负荷和引起脑出血及脑水肿的危险。因此,提高血压不能做为颈动脉内膜剥脱术术中脑保护的常规措施,但是预防和正确治疗低血压十分必要。由于颈动脉内膜剥脱术部位毗邻动脉窦,术中常刺激压力感受器可导致心率急剧变慢,血压剧降,而钳夹颈动脉后,则由于对压力感受器刺激减弱而引起动脉压升高。但手术结束后,由于已切除内膜的颈动脉直径变大,血流加快而增加对压力感受器的刺激,常导致低血压,应该立即根据不同情况予以纠正。

2. 调整通气量,保持 $PaCO_2$ 维持在正常范围　因为 CO_2 有强烈的脑血管扩张作用,改变 $PaCO_2$ 可明显影响脑血流。但由于缺血区脑血管已处于极度扩张状况,当 $PaCO_2$ 增高时,非缺血区域的脑血流增加而发生脑内窃血现象。此外,高碳酸血症还可增加心率并升高血压,增加心肌耗氧而诱发心肌梗死。相反,低 $PaCO_2$ 可引起脑血管收缩,但临床上尚未发现低 $PaCO_2$ 降低脑正常区域的血流量而增加缺血区域血流量的证据。

3. 液体疗法　颈动脉内膜剥脱术一般出血量较少,通常不必输血,围手术期以晶体溶液及血浆代用品为主,一般不输葡萄糖溶液。充足的补液一定程度的血液稀释对脑缺血有利。根据需要可输入一定量的羟乙基淀粉和血液代用品。

4. 旁路分流　当一侧颈动脉阻断时,同侧大脑血液供应主要取决于通过 Willis 环的侧支血流,如侧支血流不足,可引起脑缺血或神经功能缺失。为预防脑缺血,可在颈动脉内膜剥脱区远、近端放置临时性分流导管。

5. 脑保护　指在发生脑缺血之前,采取一系列预防性措施以降低手术后神经系统功能障碍的发生率。主要包括尽快恢复脑血流及一些生理和药理方法,其机制涉及防止膜去极化、兴奋性氨基酸释放及钙通道被激活等级联反应发生。

【小结】

颈动脉内膜剥脱术患者往往并存多种系统性疾病,随时可能发生神经系统并发症。围手术期要做好评估,加强监测,特别是脑功能脑血流监测,维持脑血流稳定。

【专家点评】

CEA麻醉管理原则在于保护心、脑等重要器官不遭受缺血性损害,维持全身及颅脑循环稳定,消除手术疼痛和缓解应激反应,保护相关神经功能,避免发生严重并发症。

全身麻醉下行颈动脉内膜剥脱术需要有脑功能脑、血流的监测,依据自身条件选择合适的监测手段。目前尚不能够准确预测神经系统并发症,术后早期苏醒或可减轻脑血管事件对患者的伤害。

（郭艳辉）

【参考文献】

[1] WANG D, LI L, ZHANG C, et al. A new anesthesia scheme for parathyroidectomy under neuromonitoring: a retrospective cohort study[J].Gland Su rg, 2021, 10(5): 1576-1586.

[2] BALENTINE CJ, MEIER J, BERGER M, et al. Using local anesthesia for inguinal hernia repair reduces complications in older patients[J]. J Surg Res, 2021, 258(2): 64-72.

[3] GRIECO DL, JABER S. Preemptive noninvasive ventilation to facilitate weaning from mechanical ventilation in obese patients at high risk of reintubation[J]. Am J Respir Crit Care Med, 2022, 205(4): 382-383.

[4] CHANG JE, SEOL T, HWANG JY. Body position and the effectiveness of mask ventilation in anaesthetised paralysed obese patients: a randomised cross-over study[J]. Eur J Anaesthesiol, 2021, 38(8): 825-830.

[5] OMMEN SR, MITAL S, BURKE MA, et al. 2020 AHA/ACC Guideline for the Diagnosis and Treatment of Patients With Hypertrophic Cardiomyopathy: A Report of the American College of Cardiology/American Heart Association Joint Committee on Clinical Practice Guidelines[J]. J Am Coll Cardiol, 2020, 22; 76(25): e159-e240.

[6] JAMAGIN WR, GONEN M, D ANGELICA M, et al. ALPPS improves survival compared with TSH in patients affected of CRLM: survival analysis from the randomized controlled trial LIGRO[J]. Ann Surg, 2021, 273(3): 442-448.

[7] HOTINEANU A, BURGOCI S, BORTA E. ALPPS procedure.The new frontier in advanced liver surgery.Single centre experience and literature review[J]. Chirurgia(Bucur), 2021, 116(4): 409-423.

[8] HUANG YQ, WEN RT, LI XT, et al. The protective effect of dexmedetomidine against ischemia-reperfusion injury after hepatectomy: A meta-analysis if randomized controlled trials[J]. Front Pharmacol, 2021, 27(12): 747911.

[9] ZHOU L, YANG X, SHU S, et al. Sufentanil protects the liver from ischemia/reperfusion-induced inflammation and apoptosis by inhibiting ATF4-induced TP53BP2 expres-

sion[J]. Inflammation, 2021, 44(3): 1160-1174.

[10] AJIMI J, NISHIKAWA K, NIWA Y, et al. Successful tracheal intubation in a patient with a large epiglottic cyst using the MedAn video laryngoscope with Nishikawa blade[J].J Clin Anesth. 2021; 71.

[11] PANPAN ZHANG, XIAOWEN LIU, WEIXIA LI, et al.Epidemiology of suspected life-threatening perioperative anaphylaxis: a cross-sectional multicentre study in China[J]. British Journal of Anaesthesia, 2022, 128(1): 45-54.

[12] LAW J ADAM, DUGGAN LAURA V, ASSELIN MATHIEU, et al. Canadian Airway Focus Group updated consensus-based recommendations for management of the difficult airway: part 2. Planning and implementing safe management of the patient with an anticipated difficult airway.[J].Can J Anaesth, 2021, 68: 1405-1436.

[13] POTVIN J, ETCHEBARNE I, SOUBIRON L, et al. Effects of capnometry monitoring during recovery in the post-anaesthesia care unit: a randomized controlled trial in adults (CAPNOSSPI)[J]. Journal of Clinical Monitoring and Computing, 2021:1-7.

[14] MUCLURE M, EASTWOOD K, PARR M, et al. A rapid view of advanced life support guidelines for cardiac arrest associated with anaphylaxis[J].Resuscitation, 2021, 159: 137-149.

[15] PATEL N, CHONG K W, YIP A Y G, et al.Use of multiple epinephrine doses in anaphylaxis: a systematic review and meta-analysis[J].J Allergy Clin Immunol, 2021, S0091-6749(21):00566-2.

[16] 辛鑫, 赵晶. 围手术期过敏反应再认识 [J]. 协和医学杂志.2011,16(2):380-381.

[17] 冯艺, 于玲. 2007 年 ACC/AHA 非心脏手术患者围手术期心血管评估和治疗指南 [C]. 2009 北医 - 哈佛麻醉学论坛大会文集, 2009, 159-165.

[18] FENG Y, YU L. Perioperative cardiovascular assessment and treatment guidelines of ACC/AHA in non-cardiac surgery in 2007[C]. Review and Update of Anesthesiology Faculty from Peking University Health Sciences Center and Harvard Medical School in 2009, 2009, 159-165.

[19] HYUNA SUNG, JACQUES FERLAY, REBECCA L SIEGEL, et al.Global cancer statistics 2020: GLOBOCAN estimates of incidence and mortality worldwide for 36 cancers in 185 countries[J].CA Cancer J Clin.2021 May;71(3):209-249.

[20] 2020 ACC/AHA Guideline for the Management of Patients With Valvular Heart Disease: A Report of the American College of Cardiology/American Heart Association Joint Committee on Clinical Practice Guidelines.J Am Coll Cardiol.2021 Feb2;77(4):e25-e197.

第五章　泌尿外科手术麻醉

病例71　合并中度肺动脉高压患者行经皮肾镜碎石术麻醉管理一例

【导读】

肺动脉高压(pulmonary hypertension，PH)是一类起病隐匿、病程长、发病机制复杂、多种因素参与的综合征，患者就诊时多已处于肺动脉高压心功能的Ⅲ~Ⅳ级，治疗难度大，药物敏感性低，心脏结构不可逆程度高，预后极差。非心脏手术合并肺动脉高压围术期风险很高。非心脏手术的围手术期管理指南将PH列为独立危险因素。充分了解肺动脉高压的病理生理，术前仔细及全面的评估、改善心功能、纠正机体氧供需平衡，必要的有创监测，维持血流动力学稳定，避免肺动脉高压危象，合适的手术方式及麻醉方案，精准的围术期治疗，多学科综合治疗(multi-disciplinary team，MDT)模式共同制定方案以保障围手术期患者的生命安全。

【病例简介】

患者女，75岁，因"间断右侧腹痛1年余"入院。泌尿彩超示：右肾盂输尿管连接部结石大小约2.7 cm、右肾重度积水，右肾囊肿伴囊壁钙化，左肾囊肿。GFR：双肾血流灌注及GFR减低；左肾排泄延缓，右肾排泄明显缓慢；左GFR 33.29 mL/min，右GFR 33.19 mL/min，总GFR 56.72 mL/min。患者既往房间隔缺损、三尖瓣反流，伴憋气2年，间断口服中成药治疗（具体不详）。心脏彩超示：先心病：房间隔缺损(继发孔型)；右心增大；主动脉增宽；三尖瓣反流(重度)；肺动脉瓣、二尖瓣反流(轻度)；左室壁运动欠协调，左室舒张功能减低；肺动脉高压(中度)。房间隔缺损约8.3 mm左向右分流；肺动脉压：68 mmHg。心电图示：不完全右束支传导阻滞。拟行经皮肾镜碎石术。

入室患者血压163/75 mmHg，心率71次/分，SpO_2 96%。建立静脉通路，给予咪唑安定2 mg，舒芬太尼10 μg，局麻下行右桡动脉穿刺测压，面罩吸氧。颈内静脉穿刺，CVP 5 cmH₂O(1 cmH₂O = 0.098 kPa)。选择T12-L1进行硬膜外穿刺，向头侧置管4 cm；选择L3/4进行蛛网膜下腔阻滞，给予1%罗哌卡因(2 mL)+10%葡萄糖(1 mL)2 mL，待腰麻平面固定，留置输尿管支架后改为俯卧位。术中根据手术情况多次、小剂量给予利罗合剂，维持麻醉平面为T6-S4。持续泵入右美托咪定镇静。术中生命体征监测：HR 60~85次/min，BP 98~123/47~62 mmHg，CVP 5~10cmH₂O。围术期静脉持续泵注前列地尔0.05~0.40 μg/(kg·min)和硝酸甘油0.3~0.8 μg/(kg·min)，控制肺动脉压力，备多巴胺、去甲肾上腺素等血管活性药。密切监测直接动脉压、HR及CVP，参考尿量、失血量及渗出情况，适量输血补液。围术期尿量600 mL，出血量约200 mL，共输注聚明胶肽500 mL，晶体液1 000 mL，注意患者保温，调节电解质紊乱，预防高钠血症和低钙血症和酸中毒，磷酸肌酸钠营养心肌等。

术毕生命体征监测：HR 82 次 /min，BP 118/57 mmHg，CVP 8 cmH$_2$O，患者安返病房。

【问题】

（一）肺动脉高压的定义、分级和发病机制

1. 肺动脉高压的定义和程度　　肺动脉高压（ pulmonary hypertension，PH ）是以静息仰卧位时右心导管测的平均肺动脉压 ≥ 25 mmHg。目前肺动脉高压的定义已经简化，诊断肺动脉高压的金标准是右心导管检查，右心导管检查可以明确疾病且直接测量肺动脉的压力。根据肺动脉收缩压增高程度分为：轻度 PH（ 30~50 mmHg ）；中度 PH（ 50~70 mmHg ）；重度 PH（ >70 mmHg ）。术后肺动脉高压危象的定义：术后肺动脉高压危象常见于术后 2~3 d 内，如果肺动脉收缩压短期内迅速上升 ≥ 20 mmHg，而体动脉收缩压变化不大或下降，则为 PH 危象。表现为：肺动脉压力迅速上升，右心室收缩期超负荷，导致右心衰竭，左心充盈减少，体循环灌注压低而导致严重的低心排出量综合征。

2. 肺动脉高压的原因和发病机制

决定肺动脉压力的主要因素是肺血流量、肺血管阻力和肺静脉压力。其中任何因素的改变都可引起 PH 常见病因：①肺血流量增多，如房间性缺损（ ASD ）、室缺（ VSD ）、动脉导管未闭（ PDA ）、APW、PTA、CAVC、TGA/VSD、右室双通道（ DORV ）等；②肺静脉高压，如 TAPVC 伴梗阻型、先天性二尖瓣病变、三房心等。

大量研究揭示炎症因子、生长因子、钙通道异常、骨干扰形态发生蛋白受体 II 型 / 转化生长因子 -β 轴、神经肿瘤因子失调、血管生成失调、肺血管的代谢紊乱、线粒体调节异常、细胞外基质的紊乱、血管活性介质的异常等参与肺动脉高压的形成。多种因素的参与下，导致肺血管过度收缩、原位血栓形成、肺血管壁结构重构、细胞外基质及胶原的沉积最终引起肺动脉高压。

（二）肺动脉高压的诊断和治疗

1. 肺动脉高压诊断方法

（1）心导管检查直接测量肺动脉压力、肺小动脉压力，间接计算肺小动脉阻力、Qp/Qs 等参数，是一种常用的评价 PH 病变程度的方法。但该法计算结果受很多因素影响，且不能直接显示肺血管床的结构和功能的改变。

（2）肺血管扩张试验包括：吸 O$_2$、吸 NO、吸万他维、静脉用立其丁或前列腺素 EI 等。扩血管试验对评价 PH 的病变情况有一定的帮助，但对 PH 的病理变化程度仍不能得到满意的结果。

（3）选择性肺动脉造影可以清晰地显示肺动脉总干至远端细小动脉各级血管的形态、分布和解剖状况，可以更为直观地了解肺血管的改变。Health-Edward III 级以上病变行选择性肺动脉造影，可见肺动脉分级减少、分支稀疏、肺毛细血管充盈差、细小动脉扭曲且变细加速（ 残根状 ）、肺循环时间延长。用选择性肺动脉造影评价肺血管病变比较准确、客观，而且方便、创伤小。

（4）血管内超声肺动脉压力正常者，血管内超声显示肺小动脉呈单层环状回声；轻度至中度 PH 者，肺小动脉管壁为同心性分层状回声，内外层呈强回声，中层呈均匀低回声；

Health-Edward Ⅲ级以上者,除肺小动脉管壁为同心性分层状回声,内外层呈强回声外,还可见低回声中层间有多层反射强的层状回声。血管内超声检查也能比较准确、客观地评价肺血管病变,但价格较昂贵。

（5）肺组织活检根据病理变化程度将 PH 分为 6 级。肺活检 Health-Edward 分级在Ⅲ级及以上者多属梗阻性改变。长期以来肺活检是评价肺血管病变程度相对公认的金标准。然而,肺活检往往需要多部位取活检,创伤很大,在实际使用中受到很大的限制。

（三）肺动脉高压非心脏手术围术期管理要点

1. 术前调节　术前患者一旦确诊肺动脉高压,尽可能寻找病因,针对病因治疗,一般治疗包括吸氧、强心、利尿、钙通道阻滞剂、抗凝等治疗,除了传统的治疗,近年来出现大量的靶向治疗药物如前列环素及其类似物、前列环素受体激动剂、内皮素受体拮抗剂、磷酸二酯酶 -5 抑制剂、酪氨酸激酶抑制、可溶性鸟苷酸环化酶激活剂等,靶向药物的临床使用极大的改善了患者的预后。肺动脉高压的治疗应该贯穿整个围手术期,术前改善患者症状,提高患者的活动耐量 。术前主要的目标是通过各种治疗手段提高患者的心肺功能。对于口服药物治疗肺动脉高压的患者,术前可考虑改用静脉药物治疗如西地那非、曲前列素或依前列醇,术前将抗凝药物改为低分子肝素桥接治疗。

2. 术中管理　术中最常见及致命性的并发症包括肺动脉高压危象和全身性低血压。术中主要管理原则是避免一切引起肺动脉压力升高的因素,预防及应对肺高压危象的发生。各种类型肺动脉高压都可发生肺动脉高压危象。适当的监测可避免诱发及加重肺动脉高压的因素如低氧血症、高碳酸血症、低体温、酸中毒、高血容量或血容量不足等,并根据监测做出及时的调整。目前针对 PH 患者围手术期的麻醉管理缺乏相应的治疗方案,大多数都基于麻醉医生的经验。对于肺动脉高压患者目前没有任何数据表明哪种监测是最合适的。虽然右心导管监测备受争议,但大多数研究学者认为持续的有创动脉监测及右心导管监测是必要的。考虑患者处于肺高压危象高风险时首选立即吸入一氧化氮,并同时给予肺血管扩张剂如伊洛前列素、西地那非或静脉给予米力农、硝酸甘油治疗,同时静脉注射血管加压素纠正全身性低血压。若上述措施失败,可考虑主动脉球囊反搏或者体外膜肺氧合（ extracorporeal membrane oxygenation, ECMO ）。目前针对肺动脉高压危象的药物的选择及治疗比较复杂,大部分都是根据麻醉医师的经验,围手术期肺动脉高压患者管理、评估、肺血管危象的处理及治疗缺乏多中心研究,这些都限制围手术期肺动脉高压的患者的管理及治疗指南的出台。

3. 术后治疗　术后肺动脉高压的患者仍处于危险期,应继续治疗,治疗过程贯彻整个围手术期。术后管理必须包括警惕血液动力学变化,维持血液动力学稳定,避免已知因素引起肺血管收缩,继续加强肺动脉高压的治疗,监测与系统评估患者病情变化。低氧可导致肺血管收缩,在术后的管理中,氧疗是一种简单且重要的治疗。由于麻醉药物作用消失,疼痛可能使全身血管阻力增加,从而加重肺动脉高压,引起急性右心衰竭,术后疼痛的管理极为重要,采用多模式镇痛的方式,可使用区域神经阻滞联合阿片类药物加强镇痛,可复合使用非甾体抗炎药的改善疼痛。术后患者大多数死于呼吸衰竭、心衰。房性心律失常是术后常见的心率失常,因 PH 患者对于 β 受体阻滞剂耐受性差,应避免使用。术后及时治疗出血、感染等并发症,必要时可使用利尿剂及强心药物以维持血流动力学稳定,继续强化监测,加强液体管理,量出为入、避免液体负荷过重,尽量维持并恢复到患者术前状态。

【小结】

肺动脉高压是一类起病隐匿、病程长、发病机制复杂、多种因素参与的综合征,患者就诊时多已处于肺动脉高压心功能的 Ⅲ~Ⅳ 级,治疗难度大,药物敏感性低,心脏结构不可逆程度高,预后极差。近年来肺动脉高压治疗已取得了长足的进展,但非心脏手术合并肺动脉高压围术期风险仍然很高。非心脏手术的围手术期管理指南将 PH 列为独立危险因素。充分了解肺动脉高压的病理生理,术前仔细及全面的评估、改善心功能、纠正机体氧供需平衡,必要的有创监测,维持血流动力学稳定,避免肺动脉高压危象,合适的手术方式及麻醉方案,精准的围术期治疗,多学科综合治疗(multi-disciplinary team, MDT)模式共同制定方案以保障围手术期患者的生命安全。由此,我们期待基因测序能解释肺动脉高压形成的原因及相关机制,评估肺动脉高压的遗传率及患病率,在疾病的早期发现并有效治疗,为广大患者带来福音。

【专家点评】

麻醉方式的选择:对于合并 PH 的经皮肾镜激光碎石术,选择何种麻醉方式尚有争议。目前,还没有大规模的随机对照试验来研究究竟是椎管内麻醉还是全身麻醉更适合此类患者。维持正常或稍高的前负荷是维持心排血量的关键,同时前负荷的降低会导致冠状动脉低灌注,加剧房间隔左移,严重的可能还会通过心室相互作用影响左室功能。合并 PH 患者的麻醉目标是避免周围血管的收缩以及肺动脉压力的上升,维持术中血流动力学的平稳。

有研究认为,纽约心脏病学会(New York Heart Association, NYHA)分级可以用于评定患者术前心功能状况,NYHA 分级 Ⅰ、Ⅱ 级的患者建议使用椎管内麻醉,NYHA 分级 Ⅲ 级及以上的患者可优先考虑全身麻醉。

麻醉监测:对于合并 PH 的患者,应着重监测血流动力学的变化。除了常规的标准监护,还应进行持续的有创动脉血压监测,持续监测肺动脉、CVP、新型无创心排血量检测仪得到了越来越多的临床应用,它的出现使临床麻醉医师可以比单纯依靠动脉压更好地调整用药,CVP 的上升和心排血量的下降预示着即将发生或已经存在右心衰竭。

(张雅静 齐庆岭)

病例 72 心功能不全患者行 TURP 的麻醉管理一例

【导读】

心功能不全(cardiac insufficiency)是由不同病因引起的心脏舒缩功能障碍,使心脏前向性排血减少,发展到使心排出量在循环血量与血管舒缩功能正常时不能满足全身代谢对血流的需要,从而导致具有血流动力学异常和神经激素系统激活两方面特征的临床综合征。主要有肺 / 体静脉淤血、活动耐量下降、预期寿命缩短等表现。相关研究报道,心功能不全的发生率随人群年龄的增加而升高。65 岁以上人群中心功能不全发病率为 10‰,其中合并高血压者的心衰占 75%；血压 >160/90mmHg 者死亡风险是血压 <140/90mmHg 者的 2 倍。心功能不全可以急性发病也可以慢性起病、逐渐进展，是许多心血管疾病发展到最后的共同通路。

随着老龄化社会的出现，前列腺增生症（benign prostate hyperplasia，BPH）的发生率也随之明显增加，治疗 BPH 的方式有多种，而经尿道前列腺电切术（transurethral resection of prostate，TURP）是治疗 BPH 的"金标准"，是国际公认的治疗 BPH 微创、安全、彻底有效和患者痛苦较少的一种手术方式。

【病例简介】

患者男，84 岁，因"排尿困难两年余"就诊。患者一年前因喘憋发现冠心病、陈旧性心肌梗死，此后间断有心前区疼痛发作，服用硝酸甘油症状可缓解。一月前于外院行超声心动图检查，提示：心包积液（少量），未特殊治疗。自述现偶有胸闷喘憋；高血压数年，口服硝苯地平控制，平时血压维持在 18.62~19.95/9.32~10.64 kPa（140~150/70~80 mmHg），无糖尿病病史，否认肝炎、结核等传染病史。

入院查体：神清，颈静脉轻微怒张，双肺底可闻及少量细湿啰音，心音低钝，双下肢轻度水肿。血常规基本正常，血液生化：B 型钠尿肽（BNP）176.5pg/mL，高敏肌钙蛋白（HsTNI）0.03ng/mL。凝血功能正常。ECG：陈旧性前壁心肌梗死。胸部正侧位示：主动脉迂曲硬化，心影重度增大（普大型）；超声心动检查示：升主动脉轻度扩张（38 mm）；左室壁节段性运动异常；主动脉瓣、二尖瓣、三尖瓣、肺动脉瓣轻度返流；中等量心包积液（左室后壁后方 7.5 mm，右室前壁前方 12 mm，心尖部 9.3 mm，左室侧壁侧方 11 mm）。腹部超声提示：前列腺增生伴钙化，大小为 5.7 cm×6.3 cm×6.5 cm。诊断考虑：前列腺增生症；冠状动脉粥样硬化性心脏病；不稳定性心绞痛；陈旧前壁心肌梗死；心包积液。拟在腰硬联合麻醉下行 TURP。

入手术室时患者血压 19.95/11.97 kPa（150/90mmHg），心率 68 次 / 分，脉搏血压饱和度 97%~98%。麻醉前行桡动脉穿刺测动脉压，波形呈"M"型，面罩吸氧，患者右侧卧位，选取 L3-4 间隙行腰硬联合穿刺，测麻醉平面 T10-S，术中静脉持续泵入右美托咪定镇静。手术的灌流介质为生理盐水，灌注高度与床面距离大约 60~70 cm。手术进行 45 min 左右，患者血压突然升高，有创动脉血压为 22.13/11.2 kPa（166/84 mmHg），波形未有明显改变，心率 62 次 / 分，血氧饱和度 99%，此时灌注的生理盐水为 6 000 mL，静脉补充的液体量为 500 mL 乳酸钠林格液，听诊双肺少量细湿啰音（较术前加重），询问患者意识稍淡漠，仍可回答问题，暂停手术，此时血氧开始下降，面罩吸氧维持在 94%~96%，心率 52 次 / 分，停止右美输注，查动脉血气：pH7.34，PO_2 71 mmHg，PCO_2 41 mmHg，Na^+ 128 mmol/L，K^+ 3.7 mmol/L，HGB9.3 g/L。给予呋塞米 10 mg，地塞米松 10 mg。血压稍降，心率 54 次 / 分，给予呋塞米 10 mg，阿托品 0.5 mg，血压为 19.2/10.4 kPa（144/78mmHg），心率 63 次 / 分，血氧饱和度 98%，降低灌注盐水高度，以能满足手术要求的最低高度为准，嘱加快手术速度，至手术结束，患者生命体征基本平稳。

【问题】

（1）患者术中出现血压升高、心率减慢、血氧下降的原因：前列腺有非常丰富的网状静脉窦，TURP 时由于体内吸收大量非电解质灌流后所引起的术中或术后早期一系列的症状和体征，称为 TURP 综合征，如不及时处理将导致严重后果甚至死亡。TURP 综合征是多因素的，病理生理学也是复杂的，围术期突发的主要原因有：①液体超负荷，严重程度取决于灌注液吸收的量，影响灌注液吸收的因素有手术时间、灌注液的成分（灌注液的溶质毒性）和冲洗量、灌注液的静水压即灌注高度、前列腺静脉窦开放的数量、开放静脉的大小及静脉压力、外科医生的手术技巧等。对于左心室功能不全的患者，会因为急性循环超负荷导致肺水肿；②低钠血症，症状与血浆钠浓度下降的严重程度和速度有关。钠浓度的下降脑细胞内和细胞外的渗透压梯度增大，液体外渗致脑水肿，引发颅内压增高，神经症状，甚至呼吸心跳骤停；③低渗透梯度，有研究表明，中枢神经系统恶化的主要病理生理的决定因素不是低钠血症本身，而是急性低渗透梯度。低渗的水吸收后导致血液渗透压和张力降低。

（2）心功能不全患者的围术期管理注意问题：①术前评估和准备，包括以下几个方面：ⓐ失代偿性心功能不全是不稳定心脏状态，不应进行择期非心脏手术；ⓑ代偿性心功能不全是临床危险因素；ⓒ活动耐量差且并存临床危险因素拟行高危手术的患者，或存在不稳定心脏状态的患者，应当考虑心内科医师会诊并考虑术前或术中同期行冠状动脉再血管化或心脏手术；结合本例病例，该患者存在术前贫血，可能是心功能由代偿期转变为失代偿期的关键一环。因此，术前准备中要求积极备血输血，纠正诱因。②麻醉方式，尚无研究能证实对于心功能不全的患者何种麻醉更具有优势。但是通常我们还是会选择硬膜外 - 全身复合麻醉，优势在于能提供良好的术后镇痛，同时减轻心脏前后负荷。但是，对于一些后负荷敏感型心脏病变（如严重二尖瓣狭窄和主动脉瓣狭窄），应当谨慎。结合本例病例，由于患者术前凝血功能及血小板数量基本正常，可选择对患者预后较小的椎管内麻醉。③术中监测，除常规监测外，此类患者由于心功能很差，需要有创监测甚至心输出量监测来指导围术期液体治疗及心功能维持。结合本例病例，需增加升温设备和体温监测设备，低体温会加重心脏负担和心律失常的发生率。同时心功能不全患者对心房收缩依赖程度大，一定要注意稳定窦性心律。结合本例病例，患者中度心包积液，且动脉波形呈"M"型，注意心率不可过慢，以防回流量过大，心输出量减少。

（3）围术期突发 TURP 综合征的临床表现：①早期血压升高，中心静脉压升高、心率减慢或增快，后期血压下降；②清醒患者出现烦躁不安，意识障碍，头痛，恶心呕吐，视物模糊等颅内压增高症状，呼吸急促；③肺水肿发生时出现咳嗽、胸闷、呼吸困难、咳粉红色泡沫痰等症状，听诊可闻及肺部湿啰音或水泡音；④血钠降低，当 Na^+ 下降至 120mmol/L，表现为烦躁和神志不清，同时定义为重度 TURP 综合征，当 Na^+ 下降至 110mmol/L，会出现抽搐、休克甚至呼吸心跳骤停；⑤血糖升高，根据灌注液的不同介质有可能出现，尤其是选用葡萄糖时，更容易出现。

（4）围术期突发 TURP 综合征的思考及预防：①灌注液的高度及压力：最佳高度为患者以上 60 cm，保证低压力灌注（60cmH$_2$O）；②手术时间：尽量控制在 1 h 内，时间超过 1.5 h

时,术中出血发生率显著升高;③灌洗液种类:根据其是否含有电解质分为电解质介质和非电解质介质,常用的电解质介质有生理盐水、乳酸钠林格液、5% 葡萄糖盐水,常用的非电解质介质有 5% 葡萄糖、5% 甘露醇、1.5% 甘氨酸等,其中电解质离子可维持血浆渗透压,所以在早期,及时吸收较多也可能不出现低钠血症,非电解质介质缺乏电解质离子,在超负荷早期就可出现低钠血症及肺水肿等;④及时检查血气,注意早期识别。对于时间较长,灌洗液冲洗较多时,可根据生命体征及个体差异预防性给予利尿剂。

【小结】

TURP 患者本身会出现不同程度的灌洗液吸收,预防液体超负荷至关重要。此外,完善的设备监测有助于早期识别,早期处理。TURP 综合征可在电切开始 15 分钟至术后 24 小时发生,所以发现并及时处理可以减少并发症的发生。

心功能不全患者术前注意控制并纠正诱因,包括贫血、感染、心律失常、低氧血症、肾功能不全等;对于 TURP 患者,术中的生命体征平稳为首要任务,超负荷液体会加重心脏负担,低钠血症诱发心律失常的概率增加,此外维持水、电解质及酸碱平衡、血糖等内环境稳定对预后有很大益处。

【专家点评】

此例患者是 TURP 综合征的早期表现,发现及处理及时,基于理论依据及以往的临床经验,脱水利尿为首选,但用药种类、用药量及速度根据个体差异会有不同,主要的措施为对症处理,同时对术后恢复有利。

患者中等量心包积液,动脉波形提示主动脉瓣关闭不全,术中注意维持生命体征平稳及心肌氧耗平衡。心动过速耗氧增加,心动过缓会加重反流,因此维持适当心率至关重要。处理时不可一味追求合适的数字,要具体问题具体分析,尽量与患者术前状态相持平。

处理及预防围术期 TURP 综合征的措施需要多个团队合作,尤其合并多种慢性疾病的患者,术前准备需充分,保证对手术麻醉的耐受程度可,将可控的风险降低,保障围术期安全。

(李 莹 齐庆岭)

病例 73 经输尿管镜钬激光碎石术中并发肺水肿一例

【导读】

经输尿管镜钬激光碎石术目前为治疗上尿路结石的主要手法之一。术中需要 0.9% 氯化钠注射液作为灌洗液,手术时间长、灌洗液用量大、灌注压高会导致灌注液吸收血,大量灌注液入血引起循环高负荷及血电解质、血液流变学的变化。严重者甚至出现胸腹损伤、心力衰竭、急性肺水肿,甚至危及生命。临床工作中需要重视经输尿管镜钬激光碎石术中循环超负荷的防治,循环超负荷的症状依赖于患者的心血管状态、灌洗液的吸收量和速度以及外科手术失血量的程度。肺水肿比较少见,轻度肺水肿起病隐匿、缺乏临床特征,重度肺水肿起病急骤,死亡率高。

【病例简介】

患者，女，55 岁，身高 155 cm，体重 65 kg。入院诊断为"左侧输尿管结石"，行"输尿管镜下钬激光碎石术"。此次手术为第三次碎石术。否认既往史、过敏史、口服药物史、家族史。术前血常规及影像学检查基本正常，心电图窦性心动过缓，52 次／分钟。

术前常规禁食水。入室心率 47 次／分钟，血压 112/63 mmHg，呼吸空气情况下 SpO₂ 96%。患者 8：50 开始全麻诱导，静脉常规心电监测。静脉血气分析：pH 值 7.32，PaCO₂ 54 mmHg，PaO₂ 14 mmHg，K⁺ 3.7 mmol/L，Ca²⁺ 1.12 mmol/L，GLu 4.9 mmol/L，Lac 0.2 mmol/L，Hct 42%。面罩纯氧吸入，诱导药物：依托咪酯 13 mg，咪达唑仑 2 mg，芬太尼 0.2 mg，顺式阿曲库铵 20 mg。9：00 成功插入 ID 7.0 号钢丝管，听诊双肺呼吸音均匀一致，清音。固定导管后控制呼吸：潮气量 400 mL，频率 12 次／分钟，气道压 18 cmH₂O。麻醉维持：丙泊酚 365 mg/h，瑞芬太尼 30 μg/h，右美托咪定 20 μg/h。手术时间 9：30-11：20 术中及术后生命体征及血气分析如表 5-0-1。

表 5-0-1　经输尿管钬激光碎石术中生命体征及动脉血气分析

时间	生命体征			血气分析								
	血压 mmHg	心率 次／分	血氧 %	pH 值	Pco₂ mmHg	Po₂ mmHg	K⁺ mmol	Ca²⁺ mmol	Na⁺ mmol	GLU mmol	Lac mmol	Hct %
9:45	101/82	76	100	7.36	36	511	3.0	0.99	141	6.0	1.3	28
10:22	107/89	67	100	7.33	34	437	3.2	0.97	146	3.7	0.9	26
11:13	115/80	65	100	7.31	37	361	3.3	1.11	146	3.9	0.7	27
11:48	124/91	96	87	7.28	44	58	3.8	1.05	146	8.4	1.1	37
12:00	129/90	87	93									
12:40	119/77	79	98									

术中输液量 1 500 mL，聚明胶肽 500 mL，乳酸林格液 1000 mL，手术时长 115 分钟，膀胱灌洗液总量 0.9% 氯化钠 1.4 L，灌注压力为 101 kPa，术中灌注速度前 30 分钟为 400 mL/min，之后调整为 100 mL/min。11：20 手术结束，拔除气管导管管前发现患者脸部肿胀，眼睑水肿，此时听诊无明显异常，静注呋塞米 10 mg，20 分钟后尿量达 600 mL，11：40 患者恢复自主呼吸，呼之回应，配合所嘱动作，达到拔管指征，遂于 11：40 顺利拔管，拔管后患者神志清，稍烦躁，自述胸闷憋气，听诊双肺呼吸音低，未闻及湿性啰音。患者行面罩吸氧，逐渐烦躁加重，自述有濒死感，血氧降至 87%，心率 96 次／分钟，血压 126/81 mmHg，11：48 行血气分析值见表 5-0-1，动脉氧分压下降。11：50 西地兰 0.4 mg 入壶，听诊双肺呼吸音低，仍未闻及湿性啰音。12：00 患者血氧逐渐升至 93%，患者自述胸闷憋气有缓解，继续面罩吸氧 2 L/min，湿化瓶中放入酒精配制为 65% 液体，12：30 血氧升至 99%，继续面罩吸氧，吗啡 5 mg 静滴。13：00 患者自述无不适，血氧 99%，心率 80 次／分钟，血压 117/77 mmHg。安返病房。术后随访患者生命体征无异常，无发热，一周后患者顺利出院。

【问题】

（一）肺水肿的发病原因

1. 灌洗液　经尿道钬激光碎石术中不断灌注灌洗液保持术野清晰,理想的灌洗液应当是等张、不导电、无毒、透明、价格便宜。蒸馏水、3%~5% 甘露醇和生理盐水在临床中最常用。本例应用的灌洗液为 0.9% 氯化钠,大量的灌洗液不会引起溶血,但是大量吸收会导致肺水肿和低钠血症等并发症。泌尿手术中一些基本因素影响着吸收量:①灌洗液容器超过了手术台的高度决定了促进液体进入静脉和静脉窦的静水压,②手术时间及灌注压力与吸收的量呈正比。患者是否出现灌洗液吸收引起的并发症依赖于吸收液体的量和种类。灌注液也可能通过各种逆流途径被机体吸收,可能造成血液流变学指标变化如血液稀释、红细胞变形能力和血液粘稠度下降,静脉回心血量增多。存在手术时间过长、肾集合系统撕裂、创面明显出血等因素时,灌注液甚至会大量渗入腹膜后间隙,或经手术创面开放血管进入血液循环。血容量增加,循环超负荷,肺循环淤血,肺毛细血管静水压增高,水分由血管渗透到组织间隙,诱发肺水肿。吸收程度与灌注液总量、手术时间、流速密切相关,在前列腺切除术中当灌注量 >10 L 或手术时间超过 30 分钟、流速 >200 mL/min 时灌洗液吸收明显。一般经尿道输尿管镜碎石术的灌洗液用量远远小于前列腺切除术,一般手术时长的灌洗液不会超过3000 mL,但灌洗液的压力增加、流速增加可使一部分灌洗液经肾盂肾盏逆流入血液,甚至会导致细菌及毒素入血,引发尿源性脓毒血症,严重者引发全身炎症反应综合征(systemic inflammatory response syndrome, SIRS)。本例患者手术时间长达 135 分钟,灌洗液用量达1.4 L,远高于平时的灌洗液用量,术中流速维持在 100 mL/min,但术前刚开始冲洗的 30 分钟流速高达 400 mL/min。

2. 患者肺部情况　一般情况下,晶体溶液只有 20%~30% 留在血管内,其他的进入间质内。当血管内压力增高时液体容易进入间质从而发展为肺水肿。患者是否出现循环超负荷的症状依赖于患者的心血管状况、灌洗液吸收的量和速度以及外科手术失血量的程度。手术中头低截石位可引起肺容量改变,肺顺应性降低、膈肌向头侧移位、潮气量及肺活量下降,心脏前负荷增加。本例患者为老年女性,并且之前经历过两次碎石术,此次手术为第三次,老年患者呼吸循环系统退化、肺实质弹性组织减少、纤维组织增多、肺顺应性下降、动脉血管硬化等因素更易导致术中肺水肿等并发症发生。

3. SIRS　尿源性脓毒血症常常引发 SIRS,早期累及的器官多见为肺部,表现为动脉血氧分压下降。诊断标准采用 2001 版国际败血症定义会议标准,术后发热指术后体温升高至38 ℃以上并持续 48 h 以上。SIRS 指术后 48 h 内出现以下条件中的 2 项或 2 项以上即可诊断:①体温 >38 ℃或 <36 ℃;②心率 >90 次 /min 或低血压(收缩压 <90 mmHg 或较基线降低 >40 mmHg);③呼吸急促(>20 次 / 分钟)或通气过度(PCO_2 <32 mmHg)④外周血白细胞计数 >12 × 10^9/L 或 <4 × 10^9/L,或未成熟白细胞 >10%,并排除可引起上述急性异常改变的其他原因。该患者术后体温为 36.5 ℃,心率 96 次 / 分钟,血压 124/91 mmHg,$PaCO_2$ 44 mmHg,血常规外周血白细胞 7.87 × 10^9/L。术后一周顺利出院,一周内体温均无升高,生命体征平稳,可排除为 SIRS 引起的肺损伤。此例患者术中血气分析中动脉血氧持续下降,但听诊双肺无明显变化。复苏时患者眼睑结膜水肿,脸部组织水肿,拔管后患者开始出现呼吸困难,濒死感,听诊双肺湿啰音不明显但呼吸音低,因条件有限无法进行床旁胸部 X 光片,根据以上症状体征高度怀疑本例患者发生了急性肺水肿。

(二)急性肺水肿治疗原则

去除病因、对症处理、强心、利尿、扩血管,调节胶体渗透压以维持血管内外水平衡。

1. 氧疗 机械通气,呼气末正压通气可明显提高平均肺泡压,驱使肺泡间质的液体弥散至对氧弥散和顺应性影响都不大的外周小气道和肺泡管周围;呼气末正压通气有助于改善肺泡水肿、保持肺泡开放、使肺泡内功能残气量增加。使用呼吸机治疗肺水肿时撤机不宜过早,应待肺水肿吸收后 2~4 小时再缓慢、间断撤机。

2. 药物治疗 明确肺水肿后给予强心、利尿药物,减少肺泡水肿及渗出;患者躁动不安可肌内注射吗啡;硝普钠、硝酸甘油有助于舒张血管、降低外周阻力;气道痉挛患者应用糖皮质激素仍存在争议。

3. 体位与吸氧 床头抬高 45 度,患者半坐或半卧位,双腿可下垂减少肺循环血流量。具体情况决定气管插管或面罩吸氧,湿化瓶内酒精与蒸馏水配制成 65% 液体,可促进肺内水分挥发,提高氧疗疗效。

4. 保持液体出入量平衡 及时准备记录液体出入量,术后 3 h 内每小时统计一次出入量。详细了解术中输入液体的种类、用量。严格控制术后液体输入量及速度,有条件可监测 CVP 维持于 7~12 cmH$_2$O。

5. 保持呼吸道通畅 有效抗感染、解痉、祛痰。雾化吸入庆大霉素、糜蛋白酶等促进排痰、导管内或鼻导管吸痰、叩击患者背部促进排痰。

(三)急性肺水肿的预防

1. 控制手术时间、灌注液的种类与用量 手术时间建议不超过 2 h,灌注速度小于 200 mL/min。

2. 术前、术中严密监测 术前详细了解患者情况、完善相关检查、仔细阅读 X 线胸片、尿路相关影像资料,选择合理的麻醉方式,注意复杂结石及多发结石,控制好手术时长,手术可多次分期进行;术中严密关注患者生命体征及病情变化,必要及时行血气分析,及早发现电解质紊乱及容量超负荷。适时停止手术,意识清醒的患者若术中出现烦躁不安、濒死感、呼吸困难应及时怀疑是否为水中毒、急性心衰或急性肺水肿,可立即静脉推注呋塞米,适当缩短手术时长或停止手术。

【小结】

临床麻醉工作中术中监测患者各项生命体征、气道压变化等非常重要,但急性肺水肿时常起病隐匿,尤其对于控制呼吸的全麻患者,当出现氧分压下降、气道高压时病情已非常严重,本例中的经验教训为及时关注患者体征变化同样非常重要,尤其对于全麻患者,无法主诉时,严密观测患者的各项体征也可为疾病的诊断提供有效线索。本例因首先发现患者容貌较入室时有所改变,脸部软组织较之前肿胀,进而观测眼睑膜水肿,但听诊肺部呼吸音低,并无明显湿啰音,怀疑患者发生了急性肺水肿。拔除气管插管前患者血氧分压和气道压一直处于正常水平,在拔除气管导管后几分钟患者出现了呼吸困难、濒死感、烦躁不安。对于可疑发生急性肺水肿的患者应提高警惕,延迟拔管,积极进行呼吸机治疗。本例患者因之前对患者体征的判断怀疑其有可能发生急性肺水肿,在患者出现症状后及时的给予一系列治疗,积极控制了病情,患者预后良好。

【专家点评】

经输尿管镜钬激光碎石术中常因尿源性脓毒血症引发低氧血症,急性肺水肿极少发生。本例因碎石术中拔管后出现低氧血症,通常与急性心力衰竭难以鉴别,若有条件可加行实验室 BNP 值检测,条件允许可行床旁超声心动。

超声监测在围术期具有无创、及时、重复性高等优点,诊断急性肺水肿同样敏感快捷,可使用相控阵探头来明确肺水肿,探头放置于前外侧胸壁、二到五肋间隙。主要表现为出现高回声的 B 线。小叶间隔水肿、增厚是 B 线的基础,B 线的数量取决于肺脏的气液比例,根据B 线数量及间隔可鉴别间质性肺水肿或肺泡性肺水肿。

本例患者术中输液量 1500 mL,此类患者术中需要灌洗液的患者补液量遵从开放性液体治疗或限制性液体治疗仍然有待商榷,若考虑限制性补液仍存在一定缺陷,容易导致有效循环容量不足,同样也会致使内脏器官和周围组织氧供减少。适宜的液体输注可有效减少围术期并发症,过多或过少的液体输注均与临床结局有关。在医疗条件允许的情况下建议目标导向液体治疗。可以根据特定的反映患者容量状态的生理学指标指导个体化液体治疗。静态指标包括心率、血压、尿量、中心静脉压、肺动脉楔压及实验室检查指标等。动态指标包括主动脉速度时间积分变异、动脉峰流速变异、外周脉搏波形改变、脉搏变异压等。

(赵知励　阚永星)

病例 74　老年患者达芬奇辅助下原位新膀胱术的麻醉管理一例

【导读】

手术治疗是膀胱癌的首选治疗手段,原位新膀胱手术可保留患者储尿排尿功能,因此得以广泛开展。与普通腹腔镜下手术相比,在达芬奇机器人辅助下,手术操作可控性更强、精细度更高、手术视野更好、术者劳动强度也更低,使手术操作准确性和术者的工作效率得以提高,与传统腹腔镜手术方式相比更具优势。但达芬奇机器人手术也给临床麻醉带来了许多新的挑战,例如长时间人工气腹以及陡峭的 Trendelenburg 体位,会影响患者的病理生理状况。此外,此类患者以老年居多,患者常合并多系统疾病,使麻醉管理的难度和复杂性进一步增加。

【病例简介】

患者男,79 岁,因"无明显诱因出现无痛性间断肉眼性血尿,伴尿频尿急半年"入院。患者既往有高血压病史,血压最高达 170/100 mmHg,平素口服拜新同,血压控制约120~140/80~90 mmHg;冠心病病史 6 年,分别于 2015 年置入冠脉支架 1 枚、2019 年置入冠脉支架 2 枚。无过敏史,无外伤史。吸烟史 60 年,每天 10 支。体格检查:身高 176 cm,体重 83 kg。入院血压 135/80 mmHg,心率 80 次 / 分。辅助检查:膀胱核磁提示膀胱多发肿瘤,最大病变者 4.1 cm;心电图提示窦性心率,完全性右束支传导阻滞,陈旧性下壁心肌梗死;心脏彩超提示左心增大,左室节段运动,主动脉瓣钙化伴轻度反流,升主动脉扩张,左室舒张功能下降,射血分数 49%;肺功能提示中度限制性通气功能障碍,中度弥散功能障碍;胸部 CT 提示双肺间质性病变伴双肺气肿,考虑双肺慢性炎性病变;头颅 CT 提示双侧放射冠、双侧额顶叶皮层下缺血性病变,双侧颈内静脉狭窄 50%~69%,椎动脉代偿性血流增快;实验室检查血常规、心肌酶谱、肝肾功能电解质未见异常;血气分析: pH 7.385,动脉血氧分压(PaO_2)78.8 mmHg,动脉血二氧化碳分压($PaCO_2$)40.9 mmHg,剩余碱(BE)-2.0 mmol/L,碳酸氢根离子(HCO_3^-)22.3 mmol/L。术前诊断:膀胱占位;高血压病 3 级(极高危组);冠心病;陈旧性心肌梗死;心律失常;心功能 Ⅱ 级。拟于全身麻醉下行达芬奇辅助下全膀胱切除原位新膀胱术。

入室后开放外周静脉,给予 500 mL 乳酸钠林格液静脉滴注。监测无创血压、心率、心电图、 SpO_2 、脑电双频谱指数(BIS)和体温监测,于左桡动脉穿刺置管并监测有创动脉压。入室无创血压 153/96 mmHg,有创动脉压 168/100 mmHg, HR 85 次 / 分, SpO_2 95%(未吸氧),心电图示完全性右束支传导阻滞。麻醉诱导:新鲜气流量 6 L/min,吸入氧浓度 100%,面罩吸氧,静脉注射咪达唑仑 0.05 mg/kg、舒芬太尼 0.4 μg/kg、依托咪酯 0.2 mg/kg、苯磺顺阿曲库铵 0.2 mg/kg,诱导过程有创动脉血压 110~120/65~75 mmHg,心率 70 次 / 分左右。诱导完成后插入气管导管,听诊双肺确定气管导管位置。插管成功后进行机械通气,机械通气呼吸参数设置 VCV 模式,通气参数设置 VT 7 mL/kg, PEEP 5 cmH_2O,吸呼比为 1 : 2, FiO_2 50%,新鲜气流量 2 L/min,呼吸频率 12~15 次 / 分。随后行右颈内静脉穿刺置管,以羟乙基淀粉注射液 6 mL/kg 补充麻醉诱导后的相对性循环血容量不足。术中以丙泊酚 + 瑞芬太尼维持麻醉,使 BIS 值 40~60 之间,间断辅以顺阿曲库铵静脉注射维持肌松。术中采用升温装置保持患者体温在 36~37 ℃。

手术期间患者体位为 30° Trendelenburg 体位, CO_2 气腹压力为 13 mmHg。气腹开始后 5 min 时血压最高升至 175/105 mmHg 左右,心率 95 次 / 分,此时吸入 1% 七氟醚,10 min后,血压稳定至 125~135/70~75 mmHg 水平,心率 70~75 次 / 分;此时气道峰压 28 cmH_2O,平均气道压 26 cmH_2O,呼末二氧化碳分压($PEtCO_2$)35 mmHg,呼吸频率为 12 次 / 分。气腹时间进行至 2 h,血压降至 105~115/55~65 mmHg,心率升至 95~100 次 / 分;此时气道峰压 32 cmH_2O,平均气道压 29 cmH_2O, $PEtCO_2$ 50 mmHg,呼吸频率为 15 次 / 分;血气分析提示pH 7.33, PaO_2 165 mmHg, $PaCO_2$ 60 mmHg, BE -5.0 mmol/L, HCO_3^- 20.3 mmol/L。与外科医生沟通后,将气腹压降至 11mmHg。30 min 后 $PEtCO_2$ 至 45 mmHg,血气分析提示 PH 7.38, PaO_2 200 mmHg, $PaCO_2$ 50 mmHg, BE -4.0 mmol/L, HCO_3^- 21.3 mmol/L。手术进行至 4 h 时关闭气腹,进行回肠代膀胱操作。此时患者血压 100~105/50~55mmHg,心率 70 次 / 分;气道峰压 20 cmH_2O,平均气道压 18 cmH_2O, $PEtCO_2$ 45mmHg,呼吸频率为 13 次 / 分。手术进行至 7 h 手术结束。术中输液 4000 mL,其中晶体 2500 mL,胶体 1500 mL,术中出血300 mL,接通尿管后尿量 300 mL。患者双侧眼睑水肿,颜面部稍肿胀,前胸壁及腋下胸腹处皮下气肿。待患者苏醒,达到拔管指征后拔除气管导管,送至麻醉复苏室,改良 Aldrete 评分

达 10 分后送回病房。

【问题】

（一）什么是 Trendelenburg 体位？长时间 Trendelenburg 体位对患者呼吸和循环影响有哪些？

特伦德伦伯卧位（Trendelenburg position）也是仰卧位一种，又名屈氏体位，是仰卧头低位的修正体位，即头低脚高位。让患者仰身平卧，腘窝部位于手术床可折处；头部向下倾斜，先将手术床置于头低 10°~15° 斜坡位，再将腿板降低 15°~30° 使膝屈曲下垂，这样患者不会向头侧移位。在机器人原位新膀胱手术中要求保持过度 Trendelenburg 体位，保持 30°~45° 甚至更陡的头低脚高位。Trendelenburg 体位可以有利于盆腔器官的暴露，常用于下腹部及盆腔手术，尤其是 CO_2 气腹腹部微创手术，也适合进行颈内或锁骨下静脉穿刺。对于健康患者，Trendelenburg 体位对循环系统作用轻微，静脉回流和心排量（CO）增加，而中心静脉压（CVP）、肺毛细血管压（PCWP）、全身血管阻力和心率变化不大。合并心血管疾病患者，Trendelenburg 体位会导致 CVP、PCWP 增加，CO 降低。严重心血管疾病患者，若静脉回流和心肌需氧量增加，会发生急性心衰。在脑部血流动力学中，头低脚高位通过增加脑静脉压力、减少脑静脉回流、增加脑血容量及潜在性地增加脑脊液容量，使颅内压（ICP）增高。ICP 过度增高会带来灾难性的后果，尤其是对于患有脑缺血和脑血管疾病的患者。头低脚高位也会引起呼吸系统生理变化，因为腹部内脏向头侧移位，限制膈肌运动会降低功能残气量（FRC）和肺顺应性，并可能导致肺不张，通气血流异常的增加，特别是在肥胖和老年患者。

（二）人工气腹对呼吸与循环的影响？该病例中患者术中出现高碳酸血症的原因是什么？

1. 呼吸系统的影响

（1）肺胸顺应性下降：人工气腹引起的腹内压（IAP）增高和腹内高压引起的隔肌上移，表现为气道阻力增加、吸气峰压增高、FRC 下降，导致通气血流比例（V/Q）失调、肺内分流增加、肺不张、低氧和 $PaCO_2$ 增高，反流误吸的风险也增大。胸肺顺应性可减小 30%~50%，但呼吸压力 - 容量环的形态可不发生改变。人工气腹建立稳定后，胸肺顺应性一般不再受头低位和调节潮气量的影响，所以术中持续监测胸肺顺应性和呼吸压力 - 容量环的形态仍可及时发现导致呼吸道压力增高的并发症如支气管痉挛、气管导管滑入支气管、肌松程度改变和气胸等。

（2）$PaCO_2$ 增高：① CO_2 通过腹膜的快速吸收是 $PaCO_2$ 增高的主要原因；②严重的头低位、IAP 增高、CO 减少、胸肺顺应性下降导致的肺泡通气量下降、生理无效腔增加等所致 V/Q 失调；③病人自主呼吸时麻醉药物对呼吸的抑制；④浅麻醉时应激引起的代谢增加；⑤其他意外事件，如气管导管位置改变、皮下气肿、CO_2 肺栓塞等。

CO_2 吸收与其分压差、弥散性能、腹膜面积和腹膜血流灌注情况有关，IAP 增高影响腹膜血流灌注（包括 CO 下降和血管受压），所以 IAP 增高对 CO_2 的吸收起延缓作用；手术结束腹腔降压后，残留的 CO_2 吸收加快，引起一过性 CO_2 呼出增加，加之组织内潴留的 CO_2 逐渐释放进人血液,所以术后短期内 $PaCO_2$ 仍偏高,此时麻醉药、肌松药的残留作用对呼吸仍有抑制,故应注意呼吸监测和支持。疏松的结缔组织相对于平滑而致密的腹膜有更高的 CO_2 吸收能力,因此在盆腔淋巴清扫这类有大面积疏松组织暴露或者肾脏、前列腺和腹股沟疝等需要造成人工腔隙的手术中,$PaCO_2$ 增高更会明显。

随着对容许性高二氧化碳的研究和临床应用,目前对 $PaCO_2$ 升高的容许范围已明显大于以往的认识水平,维持 $PaCO_2$ 在 60~80mmHg 不会对机体造成明显损害,而为了维持 $PaCO_2$ 正常所采用的大潮气量和高气道压的危害可能更大。

该病例中患者术中出现高碳酸血症的原因可能有:①合并有明显的心肺疾患;②气腹导致的皮下气肿;③气体位于腹膜后而不是进入腹腔;④腹腔镜手术时间过长。

2. 气腹对循环功能的影响 气腹压力超过 10 mmHg 者可影响循环功能,表现为 CO 下降、高血压、体循环和肺循环血管张力升高以及迷走神经张力增高和心律失常,其影响程度与气腹压力高低有关。

(1)CO 的变化:病人头低位和头高位的体位改变可使 CO 下降 10%~30%,正常人可耐受。腹腔镜手术病人 CO 下降的原因有高 IAP 引起下肢血液淤积、下腔静脉、静脉容量血管和动脉阻力血管受压迫、胸膜腔内压增加所致回心血量减少。以上因素导致的回心血量减少使左室舒张末容积(前负荷)减少,CO 下降。尽管左心前负荷下降,但由于胸膜腔内压增加,监测的 CVP 和 PCWP 是增高的。因此,人工气腹时监测反映心脏充盈压的右房压和肺动脉压并不能客观反映左室舒张末压和 CO。一般情况下病人头高位即可使心脏指数(CI)下降 30%,腹腔镜手术人工气腹时 CI 可进一步降低至 50%,而在腹腔充气后 10 min 逐渐恢复到正常,CI 的下降程度与 IAP 增高的程度密切相关。

(2)外周血管阻力(SVR)的变化,气腹时 SVR 增高,原因为:① IAP 增高使腹主动脉和腹腔内小动脉受压;②气腹引起腹膜牵张反射机械刺激膜上的受体,儿茶酚胺、前列腺素、肾素 - 血管紧张素、加压素等神经体液介质释放;③ CO 下降反射性引起交感神经兴奋。正常心脏可以耐受生理范围内的 SVR 增加,心脏病患者则不能耐受。异氟醚、硝酸甘油、硝普钠、尼卡地平等扩血管药物以及可乐定、右美托咪定等 α 受体兴奋剂可缓解 SVR 增加。这种心血管反应的严重程度与腹腔内充气的压力成正比,为避免心血管反应,应将 IAP 控制在 12 mmHg 以下。另外,绝大多数麻醉药对心肌均有抑制作用而降低 CO,而头高位也可使 SVR 增加和 CO 降低。

(3)对局部血流的影响:IAP 增高可引起的局部血流变化,表现为下肢静脉血流淤滞,增加了血栓形成的可能性;肾血流减少,肾小球滤过率和尿量降低;除肾上腺外,肠系膜、肠黏膜、脾脏等腹腔内器官的血流均降低,如肠黏膜缺血,还可导致肠黏膜 pH 降低以及延迟肠功能的恢复;气腹和头低位对脑血流有一定影响,同时也能造成颅内压升高。

(4)高危心脏患者的循环变化:轻度心脏病患者在腹腔镜手术中的循环功能变化与健康人差别不大,但心功能受损、贫血和低血容量病人则不能耐受这种循环功能的改变。为预防心脏病人由于高 IAP 引起的 SVR 增加、MAP 增高及 CO 下降等血流动力学变化,可静脉应用硝酸甘油、尼卡地平和多巴酚丁胺;血容量不足的病人术前应进行扩容。因外周阻力的不良影响占主要因素,尼卡地平的选择性扩张动脉的作用可降低外周阻力而较少影响回心血量。腹腔镜手术后的心血管功能恢复至少需要 1 h,所以术后早期充血性心衰的发生仍有可能。在高危患者用较低的腹腔压力并减慢充气速度是最重要的。

(三)气腹和显著的 Trendelenburg 体位可能引起的并发症有哪些?

显著的头低足高位、大量静脉输液、气腹引起头部静脉回流的减少,患者可能发生颜面、咽部和喉头水肿。因此,限制输液量和尽量缩短头低脚高位的时间,将有助于预防这种并发症的发生。若手术结束时发现患者颜面或结膜水肿,则应怀疑可能有气道水肿的发生。对于手术时间冗长者可发生眼内压升高及眼睑、球结膜水肿,更有甚者长期 Trendelenburg 体位手术后出现视力丧失,最常被诊断为后部缺血性视神经病变。此外,在放置膝关节的位置时,应避免腘窝部过于受压,尤其是外来压力,如支撑物、器械托盘等。此外,存在与 Trendelenburg 体位有关的神经损伤发生,除了水平仰卧位可能发生的神经损伤外,当肩部支撑物(例如肩托或沙袋)放置在颈底部时,可能会压迫臂丛神经根部时,也会发生臂丛神经损伤。由于胃高于声门水平,Trendelenburg 体位可能会增加被动反流的风险;在选择气道管理装置(即声门上气道与气管插管)时,应考虑这一因素。另外头低位和手术铺单的遮盖下可能发生气管导管的扭曲变形,麻醉插管建议选择加强型气管导管。

另一个潜在的、威胁生命的并发症就是气腹导致的静脉气体栓塞。其原因主要是 CO_2 通过开放的小静脉以及气腹针误入血管所引起。临床表现取决于气体进入血管的量与速度,表现为术中突然出现严重的低血压、发绀和苍白,应及时诊断处理。$PetCO_2$ 能及时发现 CO_2 栓塞的早期征象,可观察到 $PetCO_2$ 呈双相变化,栓塞前由于 CO_2 吸收 $PetCO_2$ 升高,栓塞后由于 CO 下降和生理无效腔增加而 $PetCO_2$ 降低。胸前或食管听诊可闻及"汩汩样"杂音,中心静脉抽出气体或泡沫都是其诊断依据,经食管超声多普勒监测更为敏感。若手术过程中出现了明显的气体栓塞时,处理方法包括立即停止气腹、移开机器人、维持显著的头低脚高位,并置患者于左侧卧位,以阻止大量气泡通过右心进入肺循环。此外,吸入 100% 氧气并行过度通气,有助于纠正低氧血症。如果应用氧化亚氮,此方法也有助于减小气栓大小,并促进 CO_2 尽快排出。如果以上方法均不奏效,则可考虑通过中心静脉导管来抽出气泡,但其成功率很低,必要时需行心肺复苏。

(四)如何判定长时间 Trendelenburg 体位行腹腔镜手术患者的拔管时机?

在 Trendelenburg 体位长时间行腹腔镜手术患者中,除常规拔管标准外,拔管时还需要考虑其他一些问题。在气腹和显著的头低足高位时,患者可能发生颜面、咽部和喉头水肿。大量静脉输液、气腹引起头部静脉回流的减少,也可导致咽部和喉头水肿。Trendelenburg 体位造成下垂部位淤血,腹腔和胸腔压力升高产生阻力,以及少尿或无尿引起暂时性容量超负荷,可利用利尿剂进行改善。使用利尿剂之前最好让患者继续保留气管插管,因为麻醉恢复室发生肺水肿并不少见。因此,限制输液量和尽量缩短头低脚高位的时间,将有助于预防这种并发症的发生。如果患者发生有球结膜和眼皮水肿、静脉充血以及头颈部青紫,则应怀疑可能有气道水肿的发生,需推迟拔管时间。当发生严重水肿时,应考虑保留气管插管,并将患者置于头高脚低体位。如果患者拔管后出现喘鸣或呼吸困难,即使可能面临因气道水肿面导致的插管困难,也须立即再次气管插管。也可考虑拔除气管导管并置入换管导芯、或其他能快速建立气道的方法。

【小结】

机器人辅助下的原位新膀胱手术要求患者长时间保持 30°~45° 甚至更陡的 Trendelenburg 体位,有时手术中要求 CO_2 气腹压力甚至高达 15 mmHg,手术时间可能会长达 6~10 h,这些因素相加对患者的呼吸和循环生理功能会产生巨大影响。此外也会发生其他非手术性并发症,包括从轻度的皮下气肿到严重的缺血性视神经病变,甚至角膜擦伤、喉头水肿、臂丛神经损伤和静脉气体栓塞等。机器人系统可能会占据麻醉医师的工作空间甚至严重遮盖患者的头面部,因此麻醉医师在术中很难接触到患者。在发生危机情况时能够快速从患者体内撤离机器人系统使得麻醉医师能够在 1 min 内开展紧急抢救是必要的。对此,麻醉医师需不断总结,及时掌握机器人手术麻醉的管理原则与规范,确保患者安全。

【专家点评】

本病例是典型长时间气腹联合 Trendelenburg 体位老年患者手术。长时间气腹影响循环功能,如该病例中出现二氧化碳气腹反应引起的心血管系统改变。另外随气腹压力增高,可压迫膈肌向胸腔内移位,引起肺泡无效腔量增多、功能残气量降低、肺容量减少、胸肺顺应性下降、气道压力上升、呼吸道阻力增高,从而容易出现本病例中的呼吸力学不稳定与高碳酸血症。当术中引起高碳酸血症应逐渐改善通气,缓慢降低 $PaCO_2$,使呼吸与循环中枢有一段适应过程,不可骤然进行过度通气,以避免二氧化碳排除综合征的发生。

Trendelenburg 体位腹腔镜手术全麻病人若气管内插管稍深,加之膈肌向胸腔移位,造成气管长度相对缩短,容易造成气管导管尖端接触隆突或进入一侧支气管,从而容易引起意外性单肺通气,应予以警惕。

长时间 Trendelenburg 体位即头低足高体位,容易引起上腔静脉回流受阻脑静脉淤血,以致颅压与眼压增高,颜面、咽部和喉头水肿等。术前应注意青光眼问题;术后复苏拔管时应做好充分准备,考虑喉头水肿问题,谨慎拔管,避免不良事件。

（秦海倩　卢悦淳）

病例 75　巨大嗜铬细胞瘤手术麻醉处理一例

【导读】

嗜铬细胞瘤是起源于肾上腺髓质能够产生儿茶酚胺的嗜铬细胞的肿瘤,这些肿瘤细胞的增殖会导致一种或多种物质(去甲肾上腺素、肾上腺素或多巴胺)生成增多并释放从而引起儿茶酚胺毒性反应。嗜铬细胞瘤患者围术期易出现血流动力学波动,甚至发生高血压危象、恶性心律失常、多器官功能衰竭等危及生命的并发症,故麻醉风险较高。因此,多学科协作,制定科学合理的围术期管理策略是降低围术期死亡率、降低并发症发生率、改善临床预后的重要保障,也是加速康复外科策略的要求。

【病例简介】

患者女，37 岁,体重 49 kg,因"发作性胸闷憋气"入院。患者于入院前 2 h 发生胸闷憋气,自觉胸骨紧缩感,濒死感,伴心慌大汗,不伴后背部及上肢疼痛,不伴咳嗽咳痰,不伴咯血,不伴头晕头痛,不伴恶心呕吐,尚可平卧,自测血压达"200/69mmHg"。急诊心电图提示室早二联律,II、III、AVF、V4-V6 导联 st 段抬高 0.05~0.3mv。急诊给予 NS500 mL+ 合贝爽 10 mg 静脉滴注,利多卡因 50 mg 静脉推注,安定 10 mg 静脉推注,阿司匹林 300 mg 口服,硝酸甘油 0.5 mg 含服后症状缓解。既往否认高血压、糖尿病、冠心病病史,否认肝炎结核病史,否认过敏史,有两次剖宫产手术史。

检查:入院后心电图提示室早二联律,II、III、AVF、V4-V6 导联 st 段抬高。心肌酶学提示肌酸激酶 73.3U/L(正常值 24~194 U/L),肌酸激酶同工酶 17.9U/L(正常值 0~25 U/L),肌钙蛋白 I 0.258 ng/mL(正常值 <0.10 ng/mL)。电解质示钾 4.1 mmol/L(正常值 3.5~5.3 mmol/L),葡萄糖 6.06 mmol/L(正常值 4.1~5.9 mmol/L)。入院后冠脉造影检查冠状动脉未见明显狭窄,左室造影示左室基底部收缩正常,中部及心尖部收缩运动消失,心尖部收缩期轻度膨出呈矛盾运动。心脏彩超示射血分数 36%,室间隔厚度 6.1 mm,左室节段运动,左室收缩及舒张功能下降。查血尿儿茶酚胺,VMA 水平明显升高,腹部彩超示:左肾上腺区实性占位性病变(7.2 cm × 6.2 cm)。双肾 CT 平扫 + 强化:左肾上腺肿瘤(6.85 cm × 5.95 cm)伴周围血管(脾动静脉、左肾动静脉)及器官(左肾及胰尾)受压。实验室检查:血肾上腺素 119pg/mL(正常值 <100pg/mL),血去甲肾上腺素及多巴胺正常,尿去甲肾上腺素 496.75 μg/24 h(正常值 <90 μg/24 h),多巴胺 840.77 μg/d(正常值 <600 μg/24 h),尿 VMA34.65 mg/24 h (正常值 1~8 mg/24 h)。

根据患者病史及相关检查,诊断为儿茶酚胺性心肌病,嗜铬细胞瘤,继发性高血压。

入院后给予降压、抑制心肌重塑、减低心肌氧耗,营养心肌等治疗。密切监测血压心率,并给予特拉唑嗪、酒石酸美托洛尔及扩容治疗 1 月余。复查心脏超声左室下壁中上段局部心肌变薄 5 mm,左室节段运动异常,左室舒张功能减低,射血分数 55%。血压维持在 110~140/60~70mmHg 范围,心率维持在 60-80 次 / 分。经多学科联合会诊后,拟在全身麻醉下行经后腹腹腔镜左侧肾上腺肿物切除术。

患者入室后,监测心电图示:窦性心律 81 次 /min,血压:131/81mmHg,SpO_2:97%,T:36.7 ℃,面罩吸氧,开放两路外周静脉留置 16G 穿刺针,局麻下行左侧桡动脉穿刺监测有创动脉压,脑电双频指数(BIS)监测麻醉深度。备血 4U,备液体加温,并行体温监测及保护。麻醉开始前备用阿托品、硝普钠、艾司洛尔、肾上腺素及去甲肾上腺素。充分吸氧去氮后,采用咪达唑仑 2 mg、舒芬太尼 25 μg、依托咪酯 20 mg、罗库溴铵 30 mg 静脉注射进行麻醉诱导,2% 利多卡因喉麻后行气管插管。诱导过程血压维持在 120~130/70~80mmHg,心率 70 次 / 分左右,过程平稳。麻醉诱导后行右侧颈内静脉穿刺置管,监测中心静脉压(CVP),并以 CVP 为指导进行扩容。术中以丙泊酚 + 瑞芬太尼维持麻醉,并间断辅以罗库溴铵静脉注射维持肌松。术中间断监测动脉血气、血糖及血钾。

在将患者摆放侧卧位前,静脉注射舒芬太尼 15 μg 加深麻醉并给乌拉地尔 25 mg,摆放侧卧过程患者血压平稳。手术开始后以 0.5 mg/(kg·min)的起始速度开始泵注硝普钠,根据手术操作步骤及患者术中血压情况随时调整输注速度,并根据 CVP 进行液体治疗。在分离肿瘤周围组织过程中,由于手术操作触碰肿瘤,血压迅速上升至 170/89mmHg,调整通过硝普钠泵注速度,血压缓慢降至 115/75mmHg。

手术医师在肿瘤血管完全离断后,血压开始下降,给予去甲肾上腺素升压后,血压稳定。术中多次血气分析,各离子浓度正常,血糖正常。术毕,血压稳定于 110~130/60~70mmHg 范围,心率稳定于 60~80 次/分,总入量 1500 mL,尿量 100 mL,出血量约 50 mL,患者自主呼吸恢复,各项生命体征平稳,拔除气管导管,完全清醒后送回病房。手术时长 2.5 h,麻醉时长 3 h。术后病理结果示:(左侧)嗜铬细胞瘤,局部生长活跃,有处侵及包膜。免疫组化;MenlanA 肾上腺皮质(+)、CgA(+)、Syn(+)、CD10(+)、Vimentin 间质(+)。术后随访:患者血压、心率维持在正常范围。无低血糖,无肾上腺危象发生。

【问题】

(一)嗜铬细胞瘤切除术术中高血压和低血压的可能原因有哪些?

1.术中高血压的原因

(1)手术体位:嗜铬细胞瘤切除术患者在变换体位时可挤压肿瘤,导致儿茶酚胺释放,引起血流动力学波动。在变换体位前,可给予短效血管活性药物进行预处理。

(2)手术切皮:手术切皮前需确保患者具备足够的麻醉深度,避免手术刺激引起的血流动力学波动。

(3)气腹:如行腹腔镜手术,气腹导致的腹压增高可压迫肿瘤,引起儿茶酚胺释放,从而发生血流动力学改变,需给予血管活性药物纠正。

(4)探查肿瘤:手术医师对肿瘤的牵拉等机械刺激会导致儿茶酚胺的暴发释放,引起血流动力学的极度不稳定,如高血压、严重心动过速或心动过缓、快速性心律失常、心排出量的急剧下降,左室收缩和舒张功能失代偿等。

2.术中低血压的原因　嗜铬细胞瘤切除术术中低血压的情况多见于肿瘤切除后。

(1)肿瘤静脉结扎后:肿瘤静脉结扎后,其产生的儿茶酚胺向血浆中的释放突然中止,血管舒张,血压降低。如果术前扩容不充分,血压会骤降。此时需要使用血管活性药物维持血压的稳定。

(2)术前血容量不足:嗜铬细胞瘤患者,术前血管处于高度紧张状态,血容量不足。如果术前扩容不充分,肿瘤切除后,儿茶酚胺的骤降引起血管扩张,加之血容量不足,患者会处于持续低血压状态。

(3)手术出血:术中出血会进一步加剧血容量的不足,引起血压降低。

(4)麻醉药:全身麻醉药物在临床上常引起剂量相关性血压下降,该效应主要由其对心肌收缩力的抑制和对血管的直接扩张作用所致。

(二)术中常用血管活性药物的应用

1.术中常用的降压药

(1)第一类为短效 α_1 受体拮抗剂,如乌拉地尔,半衰期 2~4 h,可静脉单次给药 25 mg或 50 mg 后持续静脉输注 10~15 mg/h,与酚苄明相比更安全有效;酚妥拉明也是短效 α_1 受体阻滞剂,其半衰期更短约为 19 min,静脉单次给药 2.5~5 mg,每 3~5 分钟可重复一次,后持续静脉输注 1 mg/min(100 mg 到 500 mL 5% 葡萄糖中)直到血压控制良好。

（2）第二类药物硝普钠，其通过血管内皮细胞产生 NO，对动脉和静脉平滑肌均有直接扩张作用，静滴后血药浓度立即达到峰值，停止后维持 1~10 min，输注起始剂量 0.5~10.0 μg/(kg·min)，若输注 10 min 后无明显降压效果则停止使用。

（3）第三类为短效 β_1 受体拮抗剂，艾司洛尔分布半衰期 2 min，消除半衰期 9 min，以 0.5 mg/(kg·min)的速度输注约 1 min 后，以 0.05 mg/(kg·min)的速度持续静脉输注，观察效果，以 0.05 mg/(kg·min)速度逐渐滴定至最佳输注量，不可超过 0.3 mg/(kg·min)，需要注意的是先应用 α 受体拮抗剂，出现心动过速后，考虑加用 β 受体拮抗剂。

（4）第四类为钙通道阻滞剂，如尼卡地平，半衰期约 20 min 左右，输注起始剂量 5 mg/h，每 5 分钟可提高 2.5 mg/h，最大剂量 15 mg/h。

（5）第五类药物硫酸镁，其为强效的钙阻滞剂以及具有潜在抑制儿茶酚胺释放引起血管扩张的作用，静注后立即起效，作用持续 30 min，使用方法为负荷量 40~60 mg/kg，输注速度 1~2 g/h。

2. 术中常用的升压药

（1）第一类药物为 α 肾上腺素受体激动剂，去氧肾上腺素可作为升压的首选药物，效果不好后立即选用其他血管活性药，其静注立即起效，维持 15~20 min，可静脉注射 0.2 mg，按需每 10~15 min 给药 1 次。

（2）第二类药物为肾上腺素受体激动剂，强烈激动 α 受体同时也激动 β 受体，去甲肾上腺素滴注后立即起效，维持 1~2 min，8~12 μg/min 滴注，维持量为 2~4 μg/min。

（3）第三类药物为肾上腺素，当嗜铬细胞瘤主要分泌肾上腺素时首选，其 1~2 μg/min，激动 β_2 受体；2~10 μg/min，激动 $\beta_1+\beta_2$ 受体；≥ 10 μg/min，激动 α_1 受体，静脉初始单次剂量为 2~8 μg，可根据血压持续输注。

（4）第四类药物为多巴胺，当嗜铬细胞瘤主要分泌多巴胺时首选，小剂量 0.5~2 μg/(kg·min)激活 DA_1 受体，肾脏和肠系膜血管扩张；2~10 μg/(kg·min)激活 β1 受体，增加心肌收缩力及心排血量；>5 μg/(kg·min)促进内源性去甲肾上腺素释放，作用于心脏；10~20 μg/(kg·min)同时激活 α 和 β_1 受体，以 α 受体介导的血管收缩效应为主，单次静注 1~2 mg，泵注维持 2~10 μg/(kg·min)。

（5）第五类药物为垂体后叶素通过血管加压素 1 受体来收缩血管，其与儿茶酚胺相比较，有更少收缩冠状动脉、肺动脉和脑血管的作用，常用剂量为 2 μg/(kg·min)，6 h 后血流动力学改善。

所有药物效果都不明显的时候，可以考虑使用亚甲蓝，其抑制环鸟甘酸机制在血管麻痹综合征中起到重要作用，可静脉滴注 1 mg/kg，后缓慢注射。

（三）嗜铬细胞瘤切除术患者术后常见并发症及防治

1. 血流动力学不稳定　血流动力学不稳定是大部分患者术后入住 ICU 或延长住院观察时间的主要原因。患者术后血液儿茶酚胺水平迅速降低，术前残余 α 受体阻断效应的存在，外周血管收缩功能的减退，甚至术后低血容量等，可能导致严重的低血压甚至休克。患者常需持续泵注去甲肾上腺素或血管加压素维持血压,以保证重要脏器供血。此类药物不可突然停用,以防血压再次下降。50%的患者可能发生术后持续高血压,常持续1~3 d,75%的患者血压在术后7~10 d即可恢复正常。若患者高血压持续超过一周,可能由容量负荷过大、肿瘤未切除干净、原发性或肾性高血压、或医源性原因(例如意外结扎肾动脉)所致。对液体过负荷所致的血压升高,合理调整输液速度和容量,加强利尿剂的使用,血压可逐渐恢复正常。

2. 反射性低血糖　反射性低血糖的发生率约4%,且主要发生在术后早期。其可能原因为胰高血糖素反射性升高,增加外周葡萄糖的吸收。当患者麻醉苏醒延迟或术后出现嗜睡,应怀疑患者发生了低血糖。建议在术后48 h内应密切监测患者血糖水平。出现低血糖时应及时补充葡萄糖;对有2型糖尿病的患者,应及时根据血糖情况调整胰岛素或口服降糖药的用量。

【小结】

手术医师对嗜铬细胞瘤的诊断和鉴别诊断,充分的术前准备,麻醉医师对围术期生命体征变化的预判、观察及精细调控,术后并发症的防治对手术的成功至关重要。即使有充足的术前准备,但是对于体积大、功能强,解剖位置复杂的嗜铬细胞瘤,术中仍会有较大的血流动力学波动。所以麻醉医师需密切关注手术进程,密切观察生命体征变化,对可能出现血流动力学波动的时间节点进行预判和预处理,对血管活性药物进行熟练的应用和精细管理,对术中血容量及液体出入量进行调控,做好嗜铬细胞瘤手术的围术期管理。

【专家点评】

本例患者是典型的嗜铬细胞瘤并发儿茶酚胺心肌病,基于以往临床经验,充足的术前准备,是术中血流动力学稳定的关键。本例患者能顺利度过围术期,很大程度上得益于充足的术前准备。

即使术前准备充分,功能强大的嗜铬细胞瘤术中仍会有血流动力学较大的波动,所以麻醉科医生一定要密切观察患者生命体征及作出相应的处理。其包括对患者心率、血压变化的观察,对血管活性药物细致地管理,对术中血容量及液体出入量的调控。

(党瑶瑶　卢悦淳)

病例76　肾癌根治术合并下腔静脉瘤栓取出术一例

【导读】

肾癌是泌尿系统最常见的恶性肿瘤之一,肾细胞癌具有向静脉系统血管内扩散的生物学特征,侵犯到血管内的肿瘤组织称为静脉瘤栓,其中10%~25%累及下腔静脉,甚至延伸至右心房。由于肾癌对传统的化疗和放疗均不敏感,因此外科手术是肾癌伴发下腔静脉癌栓患者获得治愈的唯一机会。目前研究表明,根治性肾切除术及下腔静脉癌栓取出术可使无远处转移患者的5年生存率达30%~72%,已成为治疗肾癌合并下腔静脉癌栓的最佳方法。此类手术的围手术期并发症发生率和死亡率与癌栓的分级相关,高分级的患者并发症发生率和病死率可达46.9%和9.4%。此类手术操作会对患者血流动力学产生很大影响,给麻醉和围手术期管理带来重大挑战。

【病例简介】

患者男性 60 岁，身高 173 cm，体重 68 kg。2 天前无明显诱因出现血尿，就诊于我院，查泌尿系彩超示：右肾中上部可见 5.2 cm × 4.2 cm 中等回声结构，考虑占位。患者既往有高血压病史 7 年，血压最高达 200/100 mmHg，规律口服"硝苯地平、氯沙坦氢氯噻嗪"治疗，血压控制可；糖尿病病史 3 年，规律口服"拜糖平、诺和龙"治疗，血糖控制可；脑梗塞病史 26 年，无后遗症。无输血史、过敏史、手术史及外伤史。吸烟史 40 年，每天 20 支。患者入院后完善术前检查，体格检查：入院血压 132/79 mmHg，心率 72 次 / 分。辅助检查：CT 提示右肾肿瘤累及肾盂肾盏，伴右肾积水、积血，右肾静脉及下腔静脉内瘤栓形成；心电图提示窦性心率，可能存在下壁心肌梗死；心脏彩超提示左心增大，主动脉瓣钙化伴轻度反流，左室舒张功能下降，射血分数 63%；肺功能提示中度限制性通气功能障碍，中度弥散功能障碍；实验室检查血常规、心肌酶谱、肝肾功能及凝血功能无明显异常。血气分析：pH 7.39，动脉血氧分压（PaO_2）80.6 mmHg，动脉血二氧化碳分压（$PaCO_2$）38.9 mmHg，剩余碱（BE）2.6 mmol/L，碳酸氢根离子（HCO_3^-）29.3 mmol/L，血红蛋白（THbc）10 g/dL。术前诊断：①右肾肿瘤；②下腔静脉瘤栓；③高血压；④糖尿病；⑤陈旧性脑梗。拟行全身麻醉下下腔静脉瘤栓取出术 + 根治性肾切除术。

入室后常规监测心电图、无创血压、脉搏血氧饱和度和脑电双频谱指数（BIS）。患者入室后无创血压为 145/85mmHg，心率为 76 次 / 分。开放右前臂外周静脉，并输注乳酸林格液。麻醉诱导前行右侧桡动脉穿刺置管并监测有创动脉压。麻醉诱导：新鲜气流量 6 L/min，吸入氧浓度 100%，面罩吸氧，静脉注射咪达唑仑 5 mg、舒芬太尼 30 μg、顺式阿曲库铵 15 mg，丙泊酚 100 mg。麻醉诱导后插入气管导管，听诊双肺确定气管导管位置。插管成功后进行机械通气。之后在超声引导下行右侧颈内静脉穿刺置管术，建立中心静脉通路并进行中心静脉压的监测，术前患者的中心静脉压为 10 cmH₂O，随后置入食道超声探头。麻醉诱导过程血流动力学平稳，整个诱导过程有创血压在 110~130/60~80 mmHg 之间，心率 75 次 / 分左右。术中泵注丙泊酚 4~12 mg/（kg·h），瑞芬太尼 0.05~0.15 μg/（kg·min），右美托咪定 0.2~0.4 μg/（kg·h）以及顺式阿曲库铵 1~2 μg/（kg·min）维持麻醉。

麻醉满意后，留置尿管，取仰卧位开始手术，术者于 12 肋下缘肋脊角处切开皮肤约 12 cm，剥离肌层到达腹腔，分离肾周筋膜及脂肪，找到肾动脉并充分游离，夹闭、切断，然后依次夹闭切断肾静脉、输尿管，将肾完全游离，创面无明显出血，此期间患者血流动力学平稳，并测得血气分析结果为 pH 7.35，静脉血氧分压（PaO_2）40 mmHg，动脉血二氧化碳分压（$PaCO_2$）50 mmHg，剩余碱（BE）2.0 mmol/L，碳酸氢根离子（HCO_3^-）27 mmol/L，血红蛋白（THbc）9.2 g/dL。加深麻醉后于胸骨下段切口开胸，充分暴露下腔静脉，在食道超声引导下明确下腔静脉瘤栓位置，该患者下腔静脉瘤栓位于膈上 2 cm，但未进入右心房，为Ⅳ级瘤栓。术者用阻断带阻断下腔静脉开口，此时患者血压开始逐渐下降，从 115/64 mmHg 逐渐降至 65/32 mmHg，心率由 73 次 / 分逐渐增至 118 次 / 分，中心静脉压降至 3 cmH₂O，此时迅速补液，输血，并静脉泵注多巴胺 2~5 μg/（kg·min），去甲肾上腺素 0.01~0.02 μg/（kg·min）。

血压此时能维持在 80~95/40~50 mmHg,测得血气分析结果: pH 7.32,动脉血氧分压(PaO$_2$) 40 mmHg,动脉血二氧化碳分压(PaCO$_2$)56 mmHg,剩余碱(BE)1.0 mmol/L,碳酸氢根离子 (HCO$_3^-$)24 mmol/L,血红蛋白(THbc)8.3 g/dL。术于下腔静脉瘤栓位置处切开,快速取栓,缝合下腔静脉并充分止血,期间患者血压维持在 98~110/52~63 mmHg 之间,心率 83 次 / 分左右。随后给患者输注悬浮红细胞 4U,新鲜冰冻血浆 800 mL。手术完毕后带气管插管转入心血管外科监护室继续治疗。整个手术过程中共输液 3000 mL,悬浮红细胞 4U,新鲜冰冻血浆 800 mL,出血 1000 mL,尿量 700 mL。术后 3 小时,患者清醒,经充分吸痰后脱机拔管。

【问题】

（一）下腔静脉瘤栓的分型

美国 Mayo 医学中心将静脉癌栓分为: 0 级:癌栓位于肾静脉内;Ⅰ级:癌栓进入腔静脉,长度小于 2 cm;Ⅱ级:癌栓进入腔静脉内,长度大于等于 2 cm,但位于肝下;Ⅲ级:癌栓超过肝内下腔静脉水平,但位于膈下;Ⅳ级:癌栓延伸至膈上或进入右心房。

（二）下腔静脉瘤栓的临床表现

下腔静脉瘤栓引起的临床症状取决于下腔静脉阻塞的部位、程度及侧支循环是否形成。临床上除原发瘤引起的局部和全身症状外,还可能出现因为下腔静脉阻塞引起的下肢浮肿、静脉曲张、腹壁静脉曲张,肝静脉阻塞表现(Budd-Chiari 综合征)。心血管转移的症状和体征(如呼吸困难、颈静脉怒张、心脏杂音等)。除非完全闭锁和无侧支循环形成,否则临床症状并不明显。

（三）麻醉管理关注的重点

1)麻醉前要重点查看影像学检查结果,包括肿瘤的侧别,癌栓的长度、是否浸润腔静脉壁等,了解具体的手术方式。右侧的肾静脉较左侧短,癌栓更易超越肾静脉浸润下腔静脉,因此右侧癌栓多于左侧;但需要注意左侧肾癌癌栓处于Ⅱ级及以上时,其手术操作难度将明显高于右侧,因此术前要及时与外科医生沟通,了解手术难度与术中操作重点以便更好的配合。癌栓的延伸程度决定了手术方式,术前应通过下腔静脉磁共振血管成像等影像学检查来明确,但由于术前影像学检查缺乏实时和动态的价值,麻醉诱导后放置食道超声探头能够进一步明确甚至可纠正术前诊断,这对于外科决策极为重要。

2)要备足血制品,开放大口径静脉通路。Fukazawa 等报道此类手术失血量与癌栓分级有一定关系,但并不完全平行;Ⅲ级患者失血量跨度范围很大(100~8800 mL);Ⅳ级患者的平均失血量为(5968 ± 2968)mL。由于术中自体血回输在肿瘤手术中的应用还存在争议,此类患者仍依赖于库存血的输注,因此术前应准备充足的血制品。对于分级高、预计失血量大、可能实施 CPB 的患者还应准备纤维蛋白原、血小板、凝血酶原复合物等。为及时进行液体复苏,需要开放大口径的静脉通路,包括中心静脉置管。由于术中可能钳夹下腔静脉,中心静脉导管要保证放置于上腔静脉中;对于 Ⅳ 级癌栓患者应在食道超声指导下放置中心静脉导管,以防止癌栓的意外脱落。

3)文献报道此类手术术中肺栓塞发生率约为 1.5%,一旦出现死亡率为 75%。预防的关键步骤是尽早在癌栓近心端阻断下腔静脉与相关血管,获得一个清晰的视野并完整取出癌栓。血管阻断的方式与范围及癌栓分级相关,由于阻断下腔静脉与相关血管后可能造成回心血量骤减而引起循环的剧烈波动,需要麻醉医师与外科医师的密切配合:麻醉医师要密切关注手术进程,准确记录各血管的阻断时间;密切监测生命体征,通过适量补液,必要时使用血管活性药物维持一定的灌注压。通过补液及给予血管活性药物后仍不能耐受下腔静脉阻断的患者,还可以采取 CPB 或静脉 - 静脉转流的方法维持。对于Ⅲ级癌栓患者还要关注肝门阻断所引起的肝缺血和再灌注损伤,一般认为常温下肝门阻断不超过 20 min 不会造成肝功能的持续损害或者肝损害可在短期内恢复。目前对Ⅳ级癌栓的常规处理方法仍是 CPB,必要时辅助低温停循环,以获得清晰的视野。文献报道体外循环及低温会增加凝血功能障碍、肾功能障碍甚至急性肾功能衰竭的风险,最主要的并发症是术后出血,发生率大约 3%,因此,对于在 CPB 下取栓的患者应积极纠正凝血功能紊乱、关注肾功能的保护。

4)强调食道超声(TEE)监测在此类手术中的应用,TEE 在此类手术中具有重要的临床应用价值,能够进一步明确甚至可以纠正术前诊断,在不影响手术进行的同时提供瘤栓的即时信息实现动态监测,有利于外科决策以及手术操作。对Ⅳ级癌栓患者由于心房内占位漂浮导管的放置难度增加,而 TEE 可以实施观察心脏的前负荷及收缩功能,可指导术中补液以及血管活性药物的选择。近年来,有报道在 TEE 监测下采取经腹经膈肌途径处理膈上癌栓,通过游离膈肌中心腱或者切开膈肌,使瘤栓由膈上变为膈下,可以在无需开胸也不需进行 CPB 的情况下成功取出癌栓,并发症发生率明显降低。

5)对于累及右心的下腔静脉瘤栓的患者,当出现右心系统梗阻时,麻醉诱导时,由于麻醉药物的影响,患者右心流入 / 流出道梗阻容易加重,出现血压下降,心律失常,血氧难以维持,严重者甚至出现心跳骤停。因此这类患者的麻醉诱导应注意以下几点来预防或者减轻瘤体对右心梗阻的影响:

(1)术前应该详细了解患者是否有习惯体位,可以置患者于该体位下行麻醉诱导,以防止瘤体因体位变化而嵌入房室通道引起血流动力学剧变。

(2)先建立有创动脉监测,必要时完成中心静脉置管后实施麻醉,但是在给这类患者行中心静脉穿刺置管时应加倍小心,尽可能避免因导丝置入过深对瘤体的直接接触,从而造成肿瘤组织脱落。

(3)麻醉诱导尽可能平稳,避免过深过快及血管的过度扩张。如出现血压下降,应避免使用正性肌力药物,可以考虑通过扩容或收缩血管药物来提升血压,紧急情况下还可以采用头低脚高位来快速增加右心的回心血量,改善瘤体造成的梗阻。

(4)对于术前已经出现明显右心系统梗阻症状的患者或者术前影像资料提示瘤体巨大、右心梗阻明显,麻醉诱导时应该有心外科医生在场,并做好紧急建立体外循环的准备。

【小结】

肾癌合并下腔静脉瘤栓的手术中,血管阻断的方式和范围及癌栓分级相关,由于阻断下腔静脉与相关血管后可能造成回心血量骤减而引起血流动力学的剧烈波动,需要麻醉医师与外科医师的密切配合,麻醉医师需要密切关注手术进程,准确记录各血管阻断时间,密切监测生命体征,通过适量补液,必要时使用血管活性药维持一定的灌注压。对于肾癌合并Ⅳ级下腔静脉瘤栓的处理则需要泌尿外科,心外科以及麻醉科多科室的协作。

【专家点评】

下腔静脉瘤栓主要来源于静脉内平滑肌瘤,也有的来源于肝肾肿瘤的直接蔓延,瘤体在突入侵及下腔静脉以后,可以沿下腔静脉向上延伸扩展至肝上水平和右房,甚至经三尖瓣进入右心室、肺动脉,造成严重的循环障碍,严重时可导致猝死。肾癌合并下腔静脉癌栓手术的麻醉管理具有挑战性,术前准确评估癌栓分级、术中严密的血流动力学监测及处理是此类手术麻醉管理的要点。

(张　婧　卢悦淳)

病例77　经尿道前列腺切除术并发低钠血症一例

【导读】

低钠血症是临床最常见的电解质紊乱,是精氨酸抗利尿激素分泌过多和水肿性疾病的结果,它能明显增加病死率,并使病程复杂化。迅速诊断和适当治疗低钠血症可降低症状严重程度和死亡风险,降低住院时间和费用,增加并发症治疗成功机会,改善患者生活质量。低钠血症的治疗必须严格控制和监护,以避免血清钠浓度的迅速增加,甚至是致死性的神经系统后遗症。

【病例简介】

患者男,83岁,主因"排尿困难1周"入院。既往糖尿病病史10年,高血压病史5年,"心脏搭桥术后"5~6年。入院检查:血常规:红细胞 3.52×10^{12},血红蛋白105 g/L,白细胞 10.18×10^{12}。生化:钠136.7 mmol/L,钾5.09 mmol/L,氯104.1 mmol/L,尿素39.63 mmol/L,肌酐344.00 μmol/L,尿酸715.2 μmol/L,血糖7.92 mmol/L。心电图:窦性心律伴一度房室传导阻滞;左前分支传导阻滞;ST段与T波异常,考虑为侧壁心肌缺血。心脏超声:EF:56%,左室节段性室壁运动异常,室间隔基底段增厚,主动脉瓣反流(轻度),二、三尖瓣反流(轻度)。入院诊断:急性尿潴留,前列腺增生伴钙化,双肾积水,高血压,2型糖尿病,心脏搭桥术后。入院后给予降压、降糖及调节肾功能等治疗,血压控制在18.62~19.95/10.64~11.97 kPa。

麻醉诱导予以咪达唑仑2 mg,依托咪酯10 mg,芬太尼0.1 mg,罗库溴铵30 mg,置入4号喉罩。诱导过程循环平稳。血压维持在15.96~17.29/9.31~10.64 kPa,心率71次/分左右。术中持续泵入硝酸甘油0.2 μg/(kg·min),丙泊酚TCI 1.5 μg/mL,瑞芬太尼0.2 mg/h。术中监测动脉血压、血气及血糖。手术结束前20 min停止丙泊酚泵入,手术结束停止瑞芬太尼泵入。手术时间约1 h。手术结束约5 min患者自主呼吸恢复,呼之能应,脱机观察氧合满意后拔除喉罩,停止泵入硝酸甘油。血压17.29/7.31 kPa,心率80次/分。约5~10 min后发现患者血氧饱和度下降,自主呼吸下血氧饱和度不能维持,予面罩控制呼吸,血氧饱和度可维持100%。立即予新斯的明0.5 mg静注,随即患者呼之不应,自主呼吸消失,血氧饱和度93%,血压12.63/5.99 kPa,紧急置入喉罩控制呼吸。急查查动脉血气示:pH:7.14,

Na^+106 mol/L,BE:-12.9 mol/L,Lac:1.0 mol/L,后予以西地兰 0.2 mg、托拉塞米 20 mg 静推、氯化钠 1 g+ 生理盐水 500 mL 静滴,碳酸氢钠 100 mL 静滴。患者自主呼吸恢复,呼之能应。血氧饱和度 93%,血压 14.63/6.65 kPa,心率 130 次 / 分。复查动脉血气结果示:pH:7.234, Na^+114 mol/L,BE:-6.5 mol/L,Lac:2.3 mol/L,拔除喉罩,转入复苏室。处理:予高流量加压吸氧,小剂量去甲肾上腺素静脉泵入升压,限制入量。第二日晨,患者神志清楚,鼻导管吸氧血氧饱和度 100%,血压 16.49/7.05 kPa,心率 72 次 / 分。再次复查动脉血气示:pH:7.445, Na^+114 mol/L,BE:-0.3 mol/L,Lac:1.1 mol/L,转出复苏室。

【问题】

(一)术中出现低钠血症的可能原因

本例患者分析原因为低钠血症诱发中枢神经系统的改变,患者出现清醒状态下出现烦躁不安和意识障碍及并发高碳酸血症。本病例诊断为 TUPR 综合征,该疾病是由于术中过多的冲洗液经前列腺静脉窦吸收而发生的一组体征和症状,患者常出现水中毒(烦躁不安、干呕、肌肉抽搐震颤等)、高血压、CVP 升高及心动过缓,后期血压下降、低钠血症等症状。术中出现低钠血症的主要原因是冲洗液吸收的显著增加,其因素主要有以下几种:①前列腺周围静脉窦(丛)开放;②前列腺被膜穿孔;③冲洗液压力过高,超过 5.89 kPa(60 cm 水柱);④手术时间太长,如高压冲洗下超过 90 分钟;⑤低渗冲洗液。

【小结】

总之,低钠血症是临床最常见的电解质紊乱,经常是 AVP 分泌过多和水肿性疾病的结果。急性严重低钠血症是危及生命、需要迅速强化治疗的并发症。慢性低钠血症也会明显使患者的治疗复杂化,并增加发病率和病死率。迅速诊断和适当治疗低钠血症可降低症状严重程度和死亡风险,降低住院时间和费用,增加并发症治疗成功机会,改善患者生活质量。低钠血症的治疗必须严格控制和监护以避免血清 Na^+ 浓度的迅速增加和经常可能发生甚至是致死性的神经系统后遗症。血液滤过和血液透析可能使低钠血症患者在减少水潴留的同时可控制地增加血清 Na^+ 水平。低钾血症可引起患者神经肌肉系统异常、肾脏损伤和内环境紊乱,顽固性低钾血症甚至可以危及生命。麻醉医生应该掌握低钾血症的不同病因,能够进行鉴别诊断,深刻了解低钾血症的病理生理过程以及围手术期所存在的风险。对于这类患者,我们需要做好术前评估,及时且合理的进行补钾,保护神经 - 肌肉功能和肾功能,维持内环境稳态,做好不同病因的低钾血症患者的围手术期管理。

【专家点评】

本例患者是典型的低渗高容量性低钠血症导致的昏迷 TUPR 综合征,基于以往的临床经验,在行 TUPR 手术时应注意:①冲洗液压力不易超过 5.89 kPa(60 cm 水柱);②手术时间不易太长,不易超过 90 分钟;③易使用低渗性冲洗液;

排水障碍型低钠血症或低钠血症存在以下情况时,传统方法纠正较为困难:①急性肾衰竭(少尿期)及慢性肾衰竭;②严重浮肿如肾病综合征高度浮肿,利尿反应差时;③高血容量状态;④充血性心力衰竭。在上述情况下,传统方法治疗低钠血症会导致或加重高血容量状态,进而影响到患者的心功能,诱发充血性心力衰竭,此患者就出现了心衰症状。故在治疗是应使用利尿剂治疗暂不积极补充钠离子,同时治疗过程中严密监测电解质水平,防止发生其他电解质紊乱,特别是低钾血症。

在治疗低钠血症时,临床上一定要鉴别清楚到底是属于哪一种低钠血症,从而才能更好对症且及时的救治。

（薛伟超　黄　岩）

病例 78　频发室性早搏老年患者行腹腔镜膀胱癌根治手术麻醉管理一例

【导读】

室性早搏是麻醉医师术前访视时常见的一种心律失常,而频发室性早搏是室性早搏中最危险的一种类型,与致命性室性快速心律失常的发生相关联。虽然绝大多数的频发室性早搏患者症状较轻,预后较好,而合并器质性心脏病或恶性室性心律失常病史的患者,预后较差。围术期出现的心律失常或心脏传导障碍可使手术的风险增加,术后并发症的发生率增加,住院时间延长,严重者甚至造成患者围术期死亡。

【病例简介】

患者男性,年龄 71 岁,因"间断血尿 7 月余"入院,7 月前无明显诱因出现间歇性无痛全程肉眼血尿,为暗红色,无腰痛、尿频、尿急、尿痛、排尿困难, CT 示膀胱占位,为求进一步诊治入院。既往高血压病史 20 年,最高血压 175/90mmHg（1 mmHg=0.133 kPa）,口服拜新同 30 mg,每日 1 次,酒石酸美托洛尔 100 mg,每日 1 次,血压控制在 135~145/75~80 mmHg;糖尿病病史 5 年,口服二甲双胍缓释片 500 mg,每日 1 次,空腹血糖控制在 6.5~7.5 mmol/L,餐后 2 h 血糖 8.5~9.5 mmol/L;否认冠心病、慢性肾炎等病史,否认重大手术史和外伤史,否认食物和药物过敏史。实验室与辅助检查:未见明显异常。Holter:窦性心率,平均心率 75 次 /min,最快心率 105 次 /min,最慢心率 54 次 /min;频发室性早搏,伴成对室性早搏,伴二、三联律,其中室性早搏有 3562 个,为多源,伴室性融合波;偶发房性早搏;ST-T 改变, T 波低平、倒置。心脏彩超:左心室增大;二尖瓣轻中度返流;LVEF 52%;左室舒张功能减低;肺动脉高压,收缩压约为 40 mmHg。胸部 CT:双肺少许慢性炎症;轻度肺气肿。术前诊断:①膀胱癌;②频发室性早搏;③高血压;④糖尿病,拟行全身麻醉腹腔镜下根治性膀胱切除 + 回肠代膀胱 + 盆腔淋巴结清扫术。

术前请心脏科及麻醉科协助诊治,加量服用酒石酸美托洛尔、欣康、围术期雾化吸入,并维持水、电解质、酸碱平衡。手术风险评估:高危手术,发生主要心血管不良事件（MACE）的概率 >11%。心血管系统风险评估: NYHA 分级 Ⅱ 级, Goldman 心脏风险指数评分为 22 分。代谢当量评估: >4 METs。呼吸系统风险评估:屏气试验 >30 s。衰弱评分:根据 FRAIL 量表,衰弱指数 2 分,衰弱期。气道评估: Mallampati Ⅰ 级。麻醉风险评估: ASA 分级 Ⅲ 级。选择气管内插管全身麻醉。

术前禁食禁饮,入室后开放外周静脉,静脉输注氢化可的松 100 mg,常规连接心电监护,心电图示:窦性心律,心率约 72 次 /min。麻醉诱导前局麻下行桡动脉穿刺置管术,连接 Vigilco 监护仪行无创心排量监测,显示 ABP 145/76 mmHg, CO 4.2 L/(min·m²), SVR 850 dynes-sec/cm^5。麻醉诱导依次静脉注射咪达唑仑 3.5 mg、依托咪酯 10 mg、舒芬太尼 20 μg、顺式阿曲库铵 15 mg 和 2% 利多卡因 50 mg，经口气管插管术后行机械通气。并行右颈内静脉穿刺置管术监测中心静脉压。此时生命体征：ABP 125/76mmHg，CO 3.5 L/min，SVR 724 dynes-sec/cm^5，心率 65 次/min，SpO$_2$ 100%，气道峰压 14 cmH$_2$O（1cmH$_2$O=0.098 kPa）。麻醉维持：静脉输注丙泊酚 4~8 mg/（kg·h）、瑞芬太尼 0.05~0.2 μg/（kg·min），右美托咪定 0.2~0.4 μg/（kg·h），顺式阿曲库铵 0.05~0.15 mg/（kg·h）。查血气分析：pH 值 7.39，PaO$_2$ 135mmHg，PaCO$_2$ 43mmHg，K$^+$ 3.25 mmol/L，Ca^{2+} 1.08 mmol/L，静脉输注氯化钾 1.0 g、葡萄糖酸钙 1.0 g。采用保护性肺通气策略：吸入氧浓度 50%~60%，潮气量 6 mL/kg，通气频率 15 次/min，PEEP 5cmH$_2$O，吸呼比 1：2，满足手术操作的情况下降低腹腔镜气腹压，加强吸痰，避免下呼吸道梗阻，术中及术毕前行间断肺复张性通气。

在建立气腹时，心电监护示频发室早，伴二、三联律，心率降至 38 次/min，立即提示外科医生暂停手术，降低气腹压至 11mmHg，给予 654-2 2 mg、利多卡因 65 mg，ECG 恢复窦性心率，心率回升至 72 次/min，急查血气分析：pH 值 7.36，PaO$_2$ 125mmHg，PaCO$_2$ 45mmHg，K$^+$ 3.85 mmol/L，Ca^{2+} 1.10 mmol/L，静脉输注氯化钾 1.0 g、葡萄糖酸钙 1.0 g、门冬氨酸钾镁 10 mL。手术进行至 30 min 时，再次出现频发室早，伴二、三联律，给予利多卡因 65 mg 静脉注射，ECG 恢复窦性心率，再次血气分析：pH 值 7.36，PaO$_2$ 123mmHg，PaCO$_2$ 47mmHg，K$^+$ 4.05mmol/L，Ca^{2+} 1.16 mmol/L，静脉输注氯化钾 1.0 g、葡萄糖酸钙 1.0 g；手术进行至 1 h35 min 时，再次出现频发室早，伴二、三联律，给予利多卡因 65 mg、胺碘酮 150 mg 静脉注射，胺碘酮 300 mg 静脉输注，ECG 恢复窦性心率，再次血气分析：pH 值 7.36，PaO$_2$ 123 mmHg，PaCO$_2$ 50 mmHg，K$^+$ 3.98mmol/L，Ca^{2+} 1.18 mmol/L；手术进行至 3 h 时，再次出现频发室早，伴二、三联律，给予利多卡因 65 mg，利多卡因 130 mg/h 静脉泵注，ECG 恢复窦性心率，血气分析结果：pH 值 7.36，PaO$_2$ 123 mmHg，PaCO$_2$ 49 mmHg，K$^+$ 4.02mmol/L，Ca^{2+} 1.19 mmol/L；期间同时给予肾上腺素、去氧肾上腺素、654-2 维持循环动力学稳定直至手术结束。手术过程维持心肌氧供需平衡，维持心室率 60~80 次/min、血压在基础值的 ±20%、Hb>90 g/L、K$^+$ 约 4.5 mmol/L、Ca^{2+} 约 1.15mmol/L，充分镇痛以减少应激反应，密切观察预防心律失常和心肌缺血的发生；采用以 SV/CO 为指导的目标导向液体治疗，维持合适的前后负荷；采用加温毯进行物理保温，维持鼻咽温度在 36.0~37.0 ℃。手术共历时 360 min，术中输注氯化钾 2.0 g、葡萄糖酸钙 2.0 g、门冬氨酸钾镁 10 mL、利多卡因 570 mg、胺碘酮 450 mg。术中出血 150 mL，输尿管离断前尿量 650 mL，总出量 800 mL，总入量 2600 mL，术毕送麻醉复苏室（PACU）。复苏过程血流动力学平稳，清醒拔出气管导管后安返病房。术后采用双侧腹横肌筋膜阻滞（0.25% 罗哌卡因 +0.5% 利多卡因）+ 静脉自控镇痛（PCIA 舒芬太尼 150 μg+ 托烷司琼 8 mg+ 右美托咪定 130 μg+NS 至 150 mL，泵速 2 mL/h，PCA 1 mL/15 min）多模式镇痛。术后 48 h 随访未出现麻醉相关并发症，于术后 10 d 康复出院。

【问题】

（一）围术期室性早搏的原因

1. 麻醉药物的影响　吸入全麻药，多呈剂量相关性，增加心肌对儿茶酚胺的敏感性，其

"促敏"作用强弱依次为氟烷 > 甲氧氟烷 > 安氟醚 > 异氟醚、地氟醚 > 七氟醚,如吸入浓度过高且时间较长,或不适当应用肾上腺素会诱发或加重心律失常。

2. 缺氧或二氧化碳蓄积 缺氧早期兴奋交感神经释放儿茶酚胺使心率增快,严重缺氧则致心率减慢、房室传导阻滞、甚至室颤或停搏。CO_2 直接作用于血管舒缩中枢并增加心肌应激性,蓄积早期使心率增加,严重蓄积则可引发房型或室性心律失常。

3. 电解质、酸碱及体温失衡 心功能和心律的稳定性,与细胞内外的离子分布密切相关,低 K^+ 引起心动过速、房早或室早,$K^+ \leqslant 2.5$ mmol/L 可发生室上性或室性心动过速,<2.0 mmol/L 可致室颤;高 K^+ 可致心动过缓、房室传导阻滞、室性自搏或舒张期停搏;血 $Ca^{2+}>3.5$ mmol/L 可致心率过快或手术期停搏,低 Ca^{2+} 使心率减慢或室颤;低 Mg^{2+} 致心动过速甚至突发室颤,$Mg^{2+}>5$ mmol/L 可引起房室传导阻滞及心动过缓或停搏;呼吸性酸中毒及代谢性酸中毒增加心肌应激性并降低室颤阈值;呼吸性碱中毒及代谢性碱中毒均可诱发房型或室性心律失常;体温升高心率增快,>45 ℃可致室性心律失常或室颤,体温 <34 ℃减慢心率,<32 ℃可诱发房颤,<30 ℃室颤阈值降低,成人 ≤ 28 ℃或小儿 ≤ 26 ℃发生室颤。

4. 自主神经反射 缺氧与 CO_2 蓄积、激动恐惧、窥喉插管及某些药物(阿托品、纳洛酮等)均使交感神经兴奋,释放儿茶酚胺致心率增快,过度兴奋可引发室性心律或室颤。刺激迷走神经分布区域(颈动脉窦、胆囊、眼周肌、肠系膜等),其末梢释放乙酰胆碱,使自律细胞起搏与传导过缓而减慢心率。迷走张力过高,可发生房室传导阻滞或反射性心脏停搏(窦反射、胆心反射、眼心反射等)。

5. 手术干扰与损伤 手术刺激除引起迷走神经不良反应外,心脏直接刺激或导管置入可引起心率增快、室早或室性心动过速;原发孔型房缺或膜部室缺以及法洛四联症修补术,如误伤传导系可致房室传导阻滞;刺激下丘脑、杏仁核、额极眶面或脑干邻近部位等,亦可发生心律失常。

(二)频发室性早搏患者的围术期管理

1. 麻醉前评估与处理 Holter 是频发室早明确诊断和评估的金标准,患者临床症状和 NYHA 心功能分级,是评估患者心功能及预后的重要指标;术前应了解患者的衰弱状况,并据此指导麻醉及手术过程中的处理时机及衡量处理结果;充分了解患者的用药情况,改善心功能;为了预防术后肺部并发症的发生,术前指导患者进行肺康复训练和肺扩张方法训练。

无器质性心脏病的频发室早患者多无心律失常直接的相关症状,不必使用抗心律失常药物;若出现心律失常直接相关症状,如心悸不适等,首选 β 受体阻滞剂,也可选择普罗帕酮、美西律、莫雷西嗪等抗心律失常药物。

器质性心脏病引起频发室早的患者,麻醉医师术前应与心脏科医师会诊,暂缓择期及限期手术,对患者基础心脏病进行治疗、改善心功能和全身情况、控制并发症、查找和纠正低钾、低镁、洋地黄中毒等。心梗或心肌病并发室早的患者应避免使用 I 类抗心律失常药物治疗,以免因药物导致心律失常,使患者发生心脏性猝死,待基础疾病控制较好时,再行手术麻醉、降低风险。此外,术前应调整心血管治疗用药,如洋地黄类(术前 24~48 h 进行停药)、利尿剂(术前 48~72 h 停药)等。

2. 麻醉术中管理　频发室性早搏患者围术期应加强监护,维持血液动力学稳定,采用 SV/CO 目标导向液体治疗可以在有效的监测指导下实施个体化容量管理;术中采用保护性肺通气策略和限制性液体输注。

麻醉下发生的室性早搏多属良性(非器质性心脏病),因为麻醉期间易引起心肌耗氧量增加或缺氧,故浅麻醉和 CO_2 蓄积可能会引起室性早搏,其在加深麻醉或排出 CO_2 后多可缓解,必要时可静注利多卡因。麻醉期间还应保证氧合,维持循环稳定,术中应避免过度通气,否则碱中毒将导致 K^+ 及 Mg^{2+} 进入细胞内,使得心室肌的应激性增加,引发室早。

因器质性心脏病出现的频发室早症状的患者,麻醉医师更要时刻监测有创血压、心电图、血氧饱和度、中心静脉压、尿量、电解质等指标,保证血流动力学稳定并维持适当前后负荷及心肌收缩力,避免肺血管阻力和体循环阻力的明显波动。增加心肌收缩可用多巴胺、多巴酚丁胺、肾上腺素等;降低体肺循环阻力可用硝酸甘油、硝普钠等;心动过速可用新斯的明;心动过缓可用异丙肾上腺素等。

3. 麻醉后恢复　术后鼓励患者咳嗽咳痰、深呼吸训练,有效镇痛能让患者早日下床活动;尽早拔出不必要的鼻胃管等;及时发现及积极处理频发室性心律失常。

【小结】

频发室早可由器质性心脏病引发,如二尖瓣脱垂、冠心病、心肌病等,也可因精神紧张导致的植物神经功能紊乱或失血或失液导致的水电解质及酸碱平衡紊乱引发。频发室早会不同程度加重心肌负担,从而影响心脏功能。麻醉前充分的评估与准备,及时发现与治疗频发室早,预防患者发生室性心动过速、心室颤动和心源性猝死;麻醉期间监测有创动脉压、中心静脉压、心输出量、尿量、体温、电解质等,维持充分的供氧,维持循环稳定,避免过度通气,降低患者应激反应,必要时静脉注射利多卡因;术后采用多模式镇痛,平稳度过围术期。

【专家点评】

频发室早是一种严重心律失常,虽非麻醉绝对禁忌证,但有发生室性心动过速甚或室颤的危险,故应高度重视。因此,非威胁生命的择期手术均应暂缓,须待查明原因,针对病因进行处理,力争在术前设法去除原因,消除或减少室早,稳定并改善心血管功能后再行手术。

对于合并频发室早需要急诊手术患者,术前应详细了解病情,给予适当处理,尽可能减少术中心律失常的发生。术中一旦出现频发室早,应积极消除诱发因素,如暂停手术、解除气道梗阻、改善通气功能、纠正电解质紊乱等,同时根据情况给予药物治疗,目前对于频发室早的治疗,临床上仍首选利多卡因,如利多卡因无效,可用胺碘酮、心律平等药物治疗。对于心肌缺血引起的频发室早,应用硝酸甘油可收到较好的效果。

术中应加强监护,维持血液动力学稳定,本例患者合并频发室性早搏,行腹腔镜下膀胱癌根治术,手术复杂、手术及气腹时间长、头低位及术中无法准确监测尿量等,使用目标导向液体治疗,在有效的监测下实施个体化容量治疗。

术后纠正失血失液导致的酸碱失衡及电解质紊乱,防止术后合并感染,如发现恶性心律失常,及时使用药物治疗,切实镇痛,减少应激,采用多模式镇痛方案,确保患者平稳度过围术期。

(韩　莹　王海云)

病例79 重度COPD患者腹腔镜肾部分切除的麻醉管理一例

【导读】

目前,腹腔镜手术制备人工气腹时最常用的气体为CO_2,由于CO_2气体的高弥散性和腹膜具有一定的吸收功能,CO_2及其产生的气腹高压可对机体生理功能产生一定影响,尤其是对呼吸、循环和神经系统以及肾脏。大多数情况下,经机体代偿能维持CO_2生成与排出的动态平衡。但是当大量外源性CO_2吸收入血后而机体无法代偿,从而形成高碳酸血症。

由于泌尿外科腹腔镜手术有经腹腔和经后腹腔2种途径,并发高碳酸血症因素存在一定的复杂性和特殊性。

【病例简介】

患者女,76岁,164 cm,45 kg,因"查体发现右肾占位2周"入我院泌尿外科。患者半月前曾以冠心病、充血性心衰待查收入我院心内科,查冠脉造影后排除冠心病,予以利尿、强心治疗改善心功能病情相对稳定,因肾CT示右肾癌,会诊后转入泌尿外科拟行手术治疗。既往:陈旧性肺结核,慢性支气管炎50余年,慢性阻塞性肺疾病7年,未规律服药;冠心病多年,高血压病1年,规律服用氨氯地平,平素血压控制在120/80 mmHg;多年前阑尾手术史;红霉素过敏史。入院复查肺CT示:两肺较前清晰,两肺多发致密影,多发结节,右肺中叶、左舌叶及两下叶充气不良。肺功能:极重度混合型通气功能障碍,弥散量重度减低。入院后予以扩张支气管改善呼吸功能,补充白蛋白、抗感染、扩冠、抑酸对症治疗后,拟在全身麻醉下行后腹腔镜右肾部分切除术。

入手术室,患者NBP190/100 mmHg,HR75次/分,RR18次/分,$SpO_2$98%,选左臂头静脉建立外周静脉通路,吸氧,给予地佐辛5 mg,右美托咪定泵注后,Allen实验(-)后超声引导左侧桡动脉穿刺置管测压,ABP170/70 mmHg,测动脉血气示$PaO_2$86 mmHg,$PaCO_2$53 mmHg,麻醉诱导前充分给氧去氮,诱导给予咪达唑仑2 mg、舒芬太尼25 μg、依托咪酯16 mg、罗库溴铵40 mg静脉注射,顺利置入7.0号气管导管,连接呼吸机,Peak 20 cmH_2O,PCV-VG通气模式参数Vt350 mL,F:11次/分,I:E 1:2。后改为左侧卧位(肾桥位),术中七氟醚吸入复合静脉丙泊酚、瑞芬泵注维持。气腹开始后调整机控呼吸参数Vt350 mL,F:13次/分,I:E 1:3,气腹87分钟后$PetCO_2$进行性升高至45 mmHg,查动脉血气示$PaO_2$155mmHg,$PaCO_2$66 mmHg,立即再次调整呼吸机参数Vt350 mL,F:15次/分,I:E 1:3.5,气腹充气压力调低至10 mmHg,与术者沟通手术时间还要半小时,之后监测$PetCO_2$进行性升高,最高$PetCO_2$60 mmHg,查动脉血气示$PaCO_2$90 mmHg,与术者沟通示手术基本结束,即气腹结束。立即调整呼吸机参数行呼吸治疗,40分钟后$PetCO_2$42 mmHg,1小时后查血气$PaCO_2$52 mmHg,恢复至术前水平。手术时间215分钟,气腹时间125分钟,术中出血100 mL,尿量200 mL,输晶体液1200 mL,胶体液500 mL,输血2U。术毕拮抗予以舒更葡糖90 mg,氟马西尼0.2 mg,病人苏醒自主呼吸恢复,吸痰拔管,生命体征平稳回PACU。

【问题】

(一)术中出现 CO_2 分压急剧显著升高的原因? 造成腹腔镜手术高碳酸血症常见原因是什么?

①病人合并有明显的心肺疾病;②腹腔内压超过 15mmHg;③皮下气肿;④气体位于腹膜后而不是进入腹腔;⑤腹腔镜手术时间过长。

因此,考虑本例患者术中 CO_2 分压急剧显著升高的原因如下:①患者合并重度慢性阻塞性肺疾病(COPD),小气道阻塞后出现气体陷闭,可导致肺泡过度充气;过度充气使功能残气量增加,肺无效腔增加,随着疾病进展,气道阻塞、肺实质和肺血管床的破坏加重,使肺通气和换气能力进一步下降。故腹腔镜术中未有充足的通气交换,致二氧化碳潴留;②腹膜后气腹为人工腔隙,二氧化碳气体易在间隙内扩散,吸收比正常气腹多,且须与皮下气肿鉴别诊断。③腹腔镜手术时间过长,手术时间长于 200 分钟。

(二)高碳酸血症的病理生理学影响

1. 对心血管系统的影响　对于患者而言,CO_2 的直接或局部作用会被众多全身影响所掩盖。与高碳酸血症的直局部作用同时,高碳酸血症还可通过刺激中枢神经系统和交感肾上腺系统,从而引起持的全身改变。所有这些影响包括:心输出量增加、心率增快、心肌收缩力增强、血压升高、中心静脉压(CVP)升高、肺血管(容量血管)收缩增强以及周围血管阻力下降。心输出量可增加 50%,超过血压的增加,原因主要是由于外周血管阻力下降以及脑和冠状动脉血流量增加。这些刺激多伴有 $PaCO_2$ 的显著增加(甚至可达到 90 mmHg)。如果 $PaCO_2$ 继续升高超过这一水平,会引起反应性显著降低。

高碳酸血症对心血管系统的影响还会受到许多其他因素的作用。健康患者(ASAI 级患者)受到的影响轻于 ASAIII 级患者。与此相似,短小手术、头高位、低腹腔内压力以及腹腔内手术(而不是腹膜外手术)可以使生理及代谢反应变化的幅度减轻,使其接近正常。

心血管功能不好的病人,气腹可使心脏负荷显著增加。在这种情况下,经食管超声心动图是种非常有效的一种无创评价左心室功能的方法。腹膜快速牵张以及迷走神经受到刺激时可发生心律失常,如心动过缓、结性节律甚至心博骤停。一般来说,当腹腔内压力达到 15mmHg 时,血压、脉搏、心输出量以及 CVP 都将会有所增加。当气腹压力达到 20~30 mmHg 时,由于压力作用于下腔静脉,可造成回心血量减少,表现为血压、脉搏、心输出量以及 CVP 降低。气腹还会引起心脏电轴的变化,从而影响术中监护仪的 ECG 波形。

2. 对呼吸系统的影响　高碳酸血症及酸中毒可以通过化学感受器、激素和自主神经系统直接或间接刺激呼吸中枢。在吸氧的清醒患者,当 $PaCO_2$ 达 100~150 mmHg 时,对呼吸的刺激作用达到峰值,此时分钟通气量可达 75 L,如 $PaCO_2$ 超过这-水平,CO_2 开始抑制呼吸。目前的麻醉药都会使呼吸中枢对 CO_2 的反应性降低(但乙醚是唯一已知对呼吸中枢有兴奋作用的挥发性麻醉药)。

在清醒患者,$PaCO_2$ 每增加 1mmHg,分钟通气量就会增加 2~3 L(如果 PaO_2 能保持不变)。麻醉状态下可使这一反应减弱。高碳酸血症还会引起支气管扩张;肺血管收缩系由于酸中毒所致,而不是由于高碳酸血症本身引起。

气管插管全麻以及机械通气时，由于肌张力缺失、膈肌移位以及胸腔内容积减少，可造成功能残气量（FRC）降低，此外还可发生肺顺应性降低、气道压升高以及通气/血流比例异常。多数患者能够耐受这些改变，但 Trendelenburg 体位可加重这些变化造成的影响，尤其对于老年、肥胖以及合并心肺疾病的患者。全麻可以增加胸腔内压力、吸气峰压以及平台压力，而气腹可以使这些参数的增加更为显著。气腹还可能造成隆突向头侧移位，造成气管导管进入支气管，因此在出现低氧血症后，应首先排除这种可能。

3. 对中枢神经系统的影响　脑对 $PaCO_2$ 的变化极为敏感。CO_2 轻微增加会直接抑制大脑皮质，提高癫痫发作的阈值。CO_2 进一步升高（增加 25%~30%）时可刺激皮层下的下丘脑中枢，导致皮层兴奋性增高及癫痫。高碳酸血症刺激下丘脑，使肾上腺皮质和髓质激素释放，从而进一步增强这种高兴奋性水平。如 CO_2 继续升高，会造成皮层和皮层下出现麻醉样抑制状态。

CO_2 是调节脑血流量（Cerebral blood flow，CBF）最重要的因素。在 20~100 mmHg 这一范围，CBF 和 $PaCO_2$ 基本呈线性关系，$PaCO_2$ 120 mmHg 时，脑血管扩张达到峰值。正常情况下，CBF 占心输出量的 20%，约 50 m/（100 g·min）。$PaCO_2$ 在 20~100 mmHg 之间时，$PaCO_2$ 每增加 1mmHg，CBF 增加约 2%~4%。高碳酸血症可降低脑血管阻力，从而使 CBF 增加。

腹腔内压力迅速增加（气腹）会立即引起颅内压增加，主要是通过一系列中间步骤产生，包括下腔静脉受压（导致腰部静脉丛引流减少）、中心静脉压（CVP）升高、平均动脉压升高、胸腔内压力升高、静脉淤血增加以及矢状窦压力增加、脑脊液重吸收减少等。高碳酸血症可引起颅内压增高，但过度通气并不能使增加的颅内压降低，除非先将升高的腹内压降低。

（三）COPD 病人全麻的呼吸管理

COPD 患者多数气道反应性增高，喉部或气管刺激容易诱发支气管痉挛。因此，气道高反应状态的 COPD 患者应谨慎选用喉罩控制气道。对于必须实施气管插管的 COPD 患者，术前雾化吸入支气管扩张药和糖皮质激素治疗有助于降低气道的反应性。机械通气参数设定及肺通气保护策略如下。

1. 通气模式　COPD 患者在机械通气时跨肺压增加，这会导致回心血量降低。压力控制通气（pressure controlled ventilation，PCV）模式通过限制气道压力和气体流速，可获得更低的气道峰压和更好的通气 - 血流比，在 COPD 患者机械通气中具有一定的优势。为防止发生气压伤，一般需限制气道压在 30 cmH_2O 以下。

2. 潮气量　对于非 COPD 患者，保护性通气策略推荐小潮气量（6~8 mL/kg）机械通气。COPD 患者小气道在呼气期提前关闭，本身存在气体潴留；为了避免肺过度膨胀，需要设置更小的潮气量。

3. 吸呼比　COPD 患者的气道阻力增加且呼出气流速率降低，可以适当延长呼吸时间，例如降低呼吸频率并调整吸呼比为 1∶3~1∶4，以保障气体充分呼出。

4. 呼气末正压　COPD 患者因小气道在呼气期提前关闭，导致气体潴留和内源性呼气末正压（positive end-expiratory pressure，PEEP）。给予适当的外源性 PEEP 可以推迟小气道关闭，改善肺动态顺应性。通常设置初始 PEEP 5cmH₂O。需注意的是，要根据呼吸容量环等相关指标选择适宜的外源性 PEEP，过高的外源性 PEEP 会加重肺过度膨胀，影响血流动力学稳定和气体交换。

5. 通气参数调节　COPD 患者术前多合并高碳酸血症。通气过度对 COPD 患者不利，因可导致呼吸性碱中毒，抑制自主呼吸，延长拔管时间。另一方面，通气设置中低气道压、低潮气量、长吸呼比可能导致通气不足而加重高碳酸血症。术中机械通气期间的目标是，动脉血二氧化碳分压（PaCO₂）需维持在术前基线水平。严重气流受限的 COPD 患者，可以接受容许性高碳酸血症（PaCO₂>45 mmHg，pH 7.20~7.25）。COPD 患者由于存在小气道阻塞，吸入氧浓度过高更容易发生肺不张。术中机械通气期间的吸入氧浓度不应超过 50%，一般为40% 左右，目标动脉血氧分压维持在 120 mmHg 水平以下。发生肺不张的患者，肺复张手法有助于恢复肺的膨胀，但需调节 PEEP 以避免再次发生肺萎陷。机械通气期间需根据脉搏血氧饱和度、呼气末二氧化碳和动脉血气分析结果调整呼吸机参数，有条件时应监测呼吸容量环。

苏醒期管理：实施全身麻醉的 COPD 患者，如果决定在手术间拔管，拔管前应该避免或尽可能减少残余的麻醉镇静药物作用、阿片类药物作用和肌松药作用。术中应选择无组织胺释放作用的短效肌松药，术毕前积极给予肌松拮抗药物。可借助呼出气二氧化碳波形监测，判定有无因上述药物的残余效应而导致的呼吸暂停、呼吸抑制和过度二氧化碳潴留。拔管前还需降低吸入氧浓度，目标是维持脉搏血氧饱和度在 88%~92% 或术前基线水平，以恢复低氧对自主呼吸的刺激作用。需要时应监测动脉血气分析，以准确评估动脉血氧合状态和 PaCO₂ 水平。无麻醉药物残留作用且能将血气维持在基线或可接受水平的患者，可以考虑安全拔管。

（四）腹腔镜手术中高碳酸血症的处理

（1）适当降低气腹压力，必要时可停止气腹改为开放。

（2）更换钠石灰，立即加大潮气量或加呼吸频率（15~20 次 /min），适当地过度通气（10~15 mL/kg），排出患者体内潴留的 CO₂，不过得注意不能排出得太快，以免发生 CO₂ 排出综合征。

（3）监测气道压：给予患者大流量连续的氧气吸入，适当降低气道压（皮下气肿时会导致腹内压增高，从而导致气道压增加）。

（4）支持与对症治疗：纠正酸碱平衡紊乱。若高碳酸血症时间持续较长，酸碱平衡严重失调者，应酌情采用碳酸氢钠（5% 碳酸氢钠 100 mL 静滴），适当利尿。

（5）谨慎拔管，联系 ICU：可在 ICU 镇静带管，缓慢降低 CO₂，情况平稳后再拔管。

【小结】

腹腔镜手术中高碳酸血症引起患者循环系统异常、呼吸系统及神经系统损害，甚至可以危及生命。麻醉医生应该掌握高碳酸血症的不同病因，能够进行鉴别诊断，深刻了解高碳酸血症的病理生理过程以及围手术期所存在的风险。尤其对于术前存在肺功能异常的患者在气腹腔镜手术中更易面临高碳酸血症问题。我们应该熟练掌握高碳酸血症的病因及鉴别诊断，做好术前评估，术中及时合理的呼吸参数调整，做好脆弱肺功能保护，加速患者术后康复。

【专家点评】

本例患者术中高碳酸血症归因于手术时间过长且患者合并严重呼吸系统疾病，对于术前合并 COPD 患者腹腔镜手术的麻醉，合理的肺保护性呼吸参数调节是必要的，做到个体化的麻醉管理。

近年允许性高碳酸血症被推荐作为一种肺保护性机械通气策略，允许性高碳酸血症是指为避免大潮气量和高气道压引起的肺损伤，在应用小潮气量的肺保护通气策略中时，维持适当气体交换和降低通气压力不能兼顾时，允许二氧化碳分压（$PaCO_2$）适度升高和一定程度的酸血症（pH 降低）。允许性高碳酸血症虽作为一种非生理性的机械通气策略，经过重症监护室重症患者机械通气、急性肺损伤和急性呼吸窘迫综合征治疗等大量临床应用经验，以及各项研究均表明允许性高碳酸血症有减少炎性反应、器官保护等作用。

对于高碳酸血症的处理，过度通气时应警惕"CO_2 排出综合征"：适应了高碳酸血症的呼吸、循环中枢因突然失去高碳酸血症的刺激，出现周围血管麻痹、心排量锐减、脑血管及冠状动脉收缩引起的血压剧降和呼吸抑制；对于心肺功能不全者应及时行血气分析。

（刘娅楠）

【参考文献】

[1] SEIF, NE, SHEHAB, HA, ELBADAWY, AM. Prophylaxis versus Treatment against Transurethral Resection of Prostate Syndrome：The Role of Hypertonic Saline[J].Anesth Essays Res.2020,14（1）:104-111

[2] DARWISH, OM, LUTNICK, E, DALIMOV, Z, et al.Neuraxial vs General Anesthesia：30-Day Mortality Outcomes Following Transurethral Resection of Prostate[J].Urology.2021,157:274-279

[3] RIACHY R, CHOPRA S, MCQUITTY A L, et al. Preoperative management of pheochromocytoma with severe orthostasis：Addressing the treatment challenge of dopamine co-secretion without alpha-blockade[J]. The American Journal of Medicine, 2021.

[4] JIANG X, ZHANG W, FANG Q. Pheochromocytoma-related cardiomyopathy presenting as acute myocardial infarction：A case report[J]. Medicine, 2021, 100（11）:e24984.

[5] PHAN TD, UDA Y, PEYTON PJ, et al. Effect of fluid strategy on stroke volume, cardiac output, and fluid responsiveness in adult patients undergoing major abdominal surgery：a sub-study of the Restrictive versus Liberal Fluid Therapy in Major Abdominal Surgery（RELIEF）trial[J]. Br J Anaesth, 2021, 126（4）: 818-825.

第六章 骨科手术麻醉

病例80 脊柱手术术中空气栓塞的麻醉处理一例

【导读】

静脉空气栓塞(Venous Air embolisims, VAE)是指空气经手术区域撕裂的静脉或静脉丛至右心房,然后进入右心室,从而阻塞右心室流出道,最终导致血流动力学不稳定,甚至心脏骤停。VAE在多种手术及临床操作中均有发生,临床中已有许多致死的病例报道,脊柱手术需广泛剥离软组织以及暴露大面积脊椎松质骨及其周围静脉为气体进入提供入气口,因此麻醉医生需了解其发病机制,快速识别和管理VAE,减少术中气体栓塞的危险性,尽最大可能阻止灾难性并发症的发生。

【病例简介】

患者,男,37岁,163 cm,63 kg,因"高处跌落致背部疼痛伴截瘫10小时余"入院。患者影像学检查示T11爆裂骨折合并脊髓损伤伴截瘫,T10前滑脱(Ⅱ度),拟于全麻下行胸椎后路减压植骨融合内固定术,患者既往无呼吸、循环系统相关疾病,术前实验室检查无明显异常,心脏彩超及双下肢超声无明显异常,患者美国麻醉医师协会(ASA)分级Ⅱ级。

入室后进行常规监测,无创血压(NIBP)123/84 mmHg,心率(HR)63次/分,血氧饱和度(SpO$_2$)98%。建立静脉通路,局麻下行有创动脉血压监测。全麻诱导药物采用咪达唑仑3 mg,舒芬太尼35 μg,罗库溴铵60 mg,丙泊酚120 mg,给氧去氮3 min后气管插管,连接呼气末二氧化碳(P$_{ET}$CO$_2$),行机械控制呼吸,诱导过程中血压、心率平稳。术中麻醉维持:丙泊酚靶控输注(target controlled infusion, TCI)1.5~3.5 μg/mL,瑞芬太尼0.3~0.5 mg/h,顺阿曲库铵以0.15 mg/(kg·h)持续泵注,间断辅以舒芬太尼静注。

患者俯卧位下进行手术,手术至240 min时,术中出血约达1200 mL,此时输同型红细胞4单位,自体血640 mL,输注聚明胶肽1000 mL和钠钾镁葡萄糖注射液1500 mL,术中血流动力学平稳,收缩压维持95~110 mmHg,舒张压维持70~80 mmHg,心率维持60~75次/分。

临近手术结束,过氧化氢冲洗伤口后5 min,伤口关闭缝合过程中,血压突然自97/78 mmHg降至70/40 mmHg,给予去氧肾上腺素血压回升反应不明显,心率自80次/分升至130次/分后又降至70次/分,同时SpO$_2$下降至70%,并有进一步下降趋势,P$_{ET}$CO$_2$由35 mmHg降至15 mmHg。检测血气pH值7. 172,PaO$_2$ 82.6 mmHg,PaCO$_2$ 40.7 mmHg,BE -13.6 mmol/L,K$^+$ 5.8 mmol/L,Lac 5.3 mmol/L,给予碳酸氢钠溶液100 mL静脉滴入,间断给予肾上腺素100 μg,心率、血压上升,持续泵注肾上腺素、多巴酚丁胺,血压、心率维持稳定,嘱外科医生迅速关闭伤口后,病人翻身,置入经食道超声心动图(transesophageal echocardiography，TEE），发现右室偏大并有明显气泡影，同时行右颈内静脉置管，抽出少量气泡，术后患者带气管导管转入复苏室继续治疗。患者呼吸机辅助通气，氧合维持在 98% 左右，去甲肾上腺素 0.15 μg/（kg·min）持续泵注，血压维持在 110/70 mmHg 左右，心率 90~100 次 /分。血气分析提示：pH 7.336，二氧化碳分压 37.9 mmHg，氧分压 80.2 mmHg，动脉血氧饱和度 100%，碳酸氢根 21.2 mmol/L，碱剩余 4.5 mmol/L，乳酸 8.0 mmol/L，血红蛋白 10.6 g/dL，血钠 146 mmol/L，血钾 4.0 mmol/L，血钙 0.87 mmol/L，血糖 15.0 mmol/L。

患者术后 6 小时床旁心脏超声：心包未见明显积液，双下肢超声：双侧小腿肌间静脉血栓形成，心电图：房性心动过速，左房增大。术后 12 小时，患者意识恢复，自主呼吸增强，各项生命体征平稳，拔出气管导管后安全送回病房。

【问题】

（一）脊柱手术中 VAE 的病因

在临床工作中 VAE 发生原因主要为：①气体有进入血管的通道；②有一定的压力梯度（即手术部位静脉和右心房之间存在压力梯度），有研究表明压力梯度达到 $5cmH_2O$ 即可使空气进入血液系统。

脊柱融合手术通常切口较大，需要广泛剥离软组织以及暴露大面积脊椎松质骨及其周围静脉，脊柱手术术中软组织损伤、全身性炎症反应以及长时间的麻醉可能会改变患者的血管壁完整性，空气进入静脉系统的风险增加。另外研究表明脊椎静脉无静脉瓣，与胸腔、腹腔及盆腔静脉相交通，其静脉压主要取决于相对心脏的水平，而脊柱手术一般处于俯卧位，手术部位高于心脏部位，这使得气体更容易经撕裂的脊椎静脉进入右心房。此外脊柱手术中为减少出血采用框架悬空减少腔静脉和硬膜外静脉压以及控制行降压，使得手术部位与右心房之间的压力差增大，尤其是低血容量的患者中，增加气体进入静脉系统的可能。另外也有研究表明使用可以产生高压氧的过氧化氢冲洗液冲洗脊柱手术伤口，静脉气体栓塞的可能性将进一步增加。

因此考虑本病例行多节段胸椎后路减压植骨融合内固定术，手术切口较大，破坏了患者血管壁的完整性，同时患者前期失血量达 1200 mL，容量补充不足，存在低血容量，使得手术部位与右心房之间的压力差进一步增大，加之冲洗伤口时过氧化强消毒液产生的高压氧被挤压到受损的脊椎静脉中，并逐渐聚集形成空气栓子，最终导致静脉空气栓塞。

（二）脊柱手术中 VAE 的临床表现及诊断

VAE 的临床表现与进入静脉系统的进气量和进气速度有关。小剂量的气体缓慢进入静脉，可溶解于血液，最终通过肺组织气体交换排出体外，而不对机体产生明显伤害。大剂量的气体快速进入静脉，严重影响肺气体交换功能：无效通气腔增加，肺循环阻力和肺动脉压增加，气血比例失调，心输出量降低，可导致低氧高碳酸血症，心律失常，右心劳损，最终引起心力衰竭而死亡。结合已经进行的动物研究和病例报告，估计成人的静脉致死气量约为 200-300 mL，或 3~5 mL/kg 的速率。另外有研究表明气体以 100 mL/s 的速度累计进入 300 ~ 500 mL 气体量可致死。该例患者虽然发生静脉气体栓塞，并产生了血流动力学紊乱，但由于及时发现并处理，从而避免了进一步恶化。

VAE 症状主要表现为头晕、胸痛、呼吸困难等，心前区听到"车轮音"是典型的临床特征，但一般属于晚期征象；心电图出现快速心律失常、非特异性的 ST 段和 T 波改变及右心室劳损的特点，最终导致患者心力衰竭而死亡。但是由于一些手术患者处于全身麻醉过程中，无法提供主观症状以辅助诊断，而有研究表明栓塞的最早征象是 $P_{ET}CO_2$ 和（或）SpO_2 骤降，血压下降和动脉血二氧化碳分压的升高，或从颈内静脉置管抽出气体或术野观察到气泡，因而当麻醉医生在术中观察到这些症状和体征时，应当高度怀疑 VAE。

然而血压骤降、$P_{ET}CO_2$ 和（或）SpO_2 骤降等临床表现也可见于过敏性休克、心输出量减少（心脏骤停）、肺栓塞和支气管痉挛，其诊断 VAE 缺乏特异性。此外患者术中并未常规放置中心静脉导管，从中心静脉抽出气泡或术野观察到气泡，灵敏度低且相对滞后。因此，对于空气栓塞及可疑空气栓塞的患者，还需做其他辅助检查以求确诊，如：TEE、经胸壁超声心动图（transthoracic echocardiography，TTE）、胸部 X 线检查等。研究表明 TEE 是诊断 VAE 敏感性最高的方法，能检测到 0.02 mL/kg 的微量气体。但由于其费用高昂，且为有创操作限制了其在临床上的应用。经 TTE 为无创检查，易于操作，目前被认为是无创检查中最敏感的检查，其可监测到 0.05~0.24 mL/kg 的静脉空气栓子，但由于脊柱手术患者处于俯卧位，经 TTE 使用受限；而 TEE 探头不干扰术野，且位置更接近心脏、频率更高、成像更清晰，用于脊柱手术较经胸超声心动图更具优势。

本例患者有发生 VAE 的前提，同时观察到患者术中发生不明原因的低血压、$P_{ET}CO_2$ 和（或）SpO_2 降低，高度怀疑 VAE 或肺栓塞，但不排除过敏、急性肺水肿等可能。结合患者 TEE 检查发现右室偏大并有明显气泡影且术后中心静脉中抽出少量气体明确确诊为空气栓塞，从而进行及时的干预。

（三）脊柱手术中 VAE 的处理及预防

如前所述，由于检测工具对 VAE 缺乏特异性，VAE 的诊断充满困难，仅能通过经验和患者的症状判断。鉴于这一事实，以及其临床后果的快速性，通常是在做出明确诊断之前必须迅速开始 VAE 的管理。

第一步是防止空气进一步进入。立即停止手术并用温盐水或湿润海绵覆盖术野。同时手术部位应降低到心脏水平以下。对于脊柱手术患者，应该将患者置于左侧卧位并头低足高位，使气体浮向右心室心尖部，避免进入肺动脉入口，防止肺动脉高压发生。尽管在犬类研究中，重新定位没有显示出血流动力学或心脏方面的益处，但由于缺乏对人类的研究，因此目前改变患者体位仍然是少数可能在危急情况下改善患者预后的措施之一。第二步是100% 纯氧吸入，理论上来说吸入纯氧可提高动脉血氧饱和度和改善外周组织供氧，同时增加氮气从气体栓子中的排出量，减少栓子容积。第三步对于存在血流动力学紊乱的严重 VAE 患者，条件允许下，可予高压氧治疗，使已经形成的空气栓子扩散，并可提高组织供氧。但目前高压氧治疗并非一线治疗方案，主要用于危重患者的抢救。此外可以经颈静脉导管从右心房抽吸出气体栓子。必要时，需使用血管活性药、强心药物维持血流动力学稳定，甚至需要心肺复苏、除颤。研究表明即使在患者没有心脏骤停的情况下，也可能需要胸外心脏按压。胸外心脏按压（100 次/分）不仅可以提高心输出量，还可以将已经形成空气闭锁的气体栓子压碎,形成小的栓子进入肺循环,解除空气闭锁,使循环稳定。由于难以维持气道和进行除颤,俯卧位患者的心肺复苏具有挑战性,在转成仰卧位时,有可能导致复苏的延迟,因而在转换体位时,应该尽量快速平稳。

VAE 一旦发生即严重危及生命,脊柱手术患者处于俯卧位,中心静脉置管并及时抽吸气体、心肺复苏等操作相对比较困难,因而积极采取预防措施尤为关键。如前所述,手术部位和右心房之间的压力梯度是空气进入量和速率的关键因素。因而患者体位会影响 VAE 的发生。手术部位与心脏之间的垂直距离越大,心脏与手术部位之间的重力梯度对 VAE 的影响越大。脊柱手术中在满足手术需求同时尽量缩短心脏与手术部位之间的垂直距离,从而降低 VAE 的风险。另外一种通过体位调节减轻 VAE 风险的方法是抬高患者双下肢,增加右心房压,减少脊柱手术部位静脉与右心房之间的压力梯度。

脊柱手术中大量失血导致低血容量,术中为减少出血经常采用控制性降压,进一步增加手术部位与右心房之间的压力梯度,使得手术部位气体容易经撕裂的静脉传递至右心室,造成血流动力学紊乱。因而脊柱手术中,维持正常血容量并减少低血压,减小空气与静脉之间的压力差,也可减少空气栓子进入右心室的发生。

Majid Shojaee 等人研究发现行机械通气,右心房压(central venous pressure, CVP)与呼气末正压通气(positive end expiratory pressure, PEEP)呈直线关系,PEEP 增加约 $5\ cmH_2O$ 时,CVP 增加约 $2.5\ cmH_2O$ 有关。机械通气时基线 PEEP 为 0 与应用 PPEP $5\ cmH_2O$ 时相比,CVP 的增加显著更高。另外有观察 PEEP 对后路腰椎手术患者气体栓塞的研究表明,机械通气时通过 PEEP 增加右房压,可以减少 VAE 发生的可能。

本例患者高度怀疑 VAE 后,立即吸入纯氧,给予肾上腺素、去甲肾上腺素、多巴酚丁胺、快速补液等措施维持血流动力学稳定,外科医生快速缝合伤口,防止气体进一步进入,防止了灾难性后果。

【小结】

本病例提示脊柱手术使用过氧化氢冲洗伤口时需密切监测 VAE 的发生,在大多数常规病例中,$P_{ET}CO_2$ 是最实用的 VAE 监测工具,而脊柱手术 TEE 可能更有用。一旦疑诊 VAE,麻醉医师必须迅速采取支持措施,目前主要的治疗措施包括阻止空气栓子继续进入循环系统、氧疗、采用合适的体位、导管抽吸空气栓子、维持血流动力学稳定、心肺复苏等。预防措施,在术前应进行中心静脉置管并及时调整体位,液体治疗维持正常血容量,机械通气时采用 PEEP 等。

【专家点评】

在临床工作中 VAE 发生原因主要为:①气体有进入血管的通道,②手术部位静脉和右心房之间存在压力梯度。本例患者行多节段胸椎后路减压植骨融合内固定术,切口较大破坏患者血管壁完整性,此外患者处于俯卧位,手术部位高于右心房,加之冲洗伤口的过氧化强消毒液产生的高压氧被挤压到受损的脊椎静脉中,并逐渐聚集形成空气栓子,最终导致 VAE。

本病例在发生 VAE 后,及时发现低血压、$P_{ET}CO_2$ 和(或)SpO_2 降低,高度怀疑 VAE,用

TEE 诊断正确,并立即采取阻止空气栓子继续进入循环系统、氧疗、采用合适的体位、导管抽吸空气栓子、维持血流动力学稳定等相关措施,抢救及时,患者转归良好。

VAE 一旦发生将严重危及生命,采取预防措施尤为关键。脊柱手术中预防 VAE 的措施主要包括在术前应进行中心静脉置管,合适的液体治疗维持正常血容量,调整合适的体位,机械通气时采用 PEEP 等。

(王朵朵　石屹崴　喻文立)

病例 81　慢性心力衰竭患者行胸椎手术麻醉与围术期管理一例

【导读】

心力衰竭(HF)是冠心病、高血压、瓣膜病、心肌病以及肺部疾病等多种疾病的最终转归。随着医疗水平的不断进步,HF 患者的预后已得到明显改善,生存期延长。同时,由于寿命的延长,HF 患者出现外科疾病需要手术治疗的机率也进一步增高,患者能否进行创伤性诊治也给临床医生带来疑惑。数据显示临床 HF 或有 HF 病史患者,其围术期并发症发生率显著升高,因此,这就要求麻醉医生进行及时而准确的围术期评估、准备和管理,对降低 HF 患者围术期不良事件至关重要。

【病例简介】

患者女性,65 岁,身高 152 cm 体重 46 kg,BMI 19.91 kg/m²。主因"双下肢无力 24 天"入院。既往支气管炎病史 40 余年,支气管扩张病史 2 年;高血压病史 4 年,间断口服药物,血压控制不良;心衰病史 2 年,间断口服药物治疗;否认输血史、食物药物过敏史;6 年前因右肾结石行手术治疗。查体:T 35.7 ℃,P 94 次 /min,R 22 次 / 分,BP 146/85 mmHg(1mmHg=0.133 kPa);颜面无明显浮肿,颈静脉无怒张,两肺呼吸音清,左下肺可闻及干鸣音,稍许喘息;心率 94 次 / 分,律齐,心音低钝,各瓣膜听诊区未闻及病理性杂音;双下肢无水肿。辅助检查:血常规示 WBC5.24×10⁹/L,Hb 102 g/L,PLT 311×10⁹/L;血生化示 K^+ 3.04 mmol/L,Ca^{2+} 1.00 mmol/L,白蛋白 32.7 g/L;血气分析示 pH 7.434,PO_2 63.9 mmHg,PCO_2 40.9 mmHg,Lac 1.66 mmol/L;心肌酶三项结果正常;B 型钠尿肽(BNP)59.7 pg/mL;心电图示窦性心律,轻度 ST 压低,非特异性 ST-T 异常;超声心动图示 LVEF:45%,左室节段性室壁运动异常,左心功能不全;下肢静脉彩超示左小腿肌间静脉血栓形成;X 线胸片示两肺纹理增粗,心外形略大,少量胸腔积液;颈、胸、腰椎 MRI 检查示颈椎间盘突出,T9 椎体异常信号影,相应节段椎管略狭窄,多发椎体楔形变,T12 椎体陈旧性骨折。术前诊断:①胸椎椎管狭窄;②不完全截瘫;③慢性心力衰竭;④慢性支气管炎;⑤高血压 2 级。初步手术方案拟在全身麻醉下行胸椎椎管减压 + 椎体次全切 + 肽笼植骨 + 胸椎椎弓根内固定术。

患者入院后请心脏中心、呼吸科、麻醉科多学科诊疗团队(MDT)会诊评估患者病情及手术相关风险。心脏中心会诊提示患者慢性心衰合并冠状动脉粥样硬化性心脏病,应积极治疗原发病,改善心室重构,适当控制入量,注意容量管理,重点监测患者血压变化及血钾水平,建议血钾水平控制在 4.0~5.0mmol/L;呼吸科会诊提示患者心肺功能差,手术风险高,应注意围手术期心肺疾病急性加重风险及静脉血栓栓塞风险;麻醉科会诊提示患者一般情况较差,平素活动后喘憋,结合既往史及目前病情 ASA 分级Ⅲ级, NYHA 分级Ⅲ级,屏气试验 23 s,运动耐量 <4METs,拟行中度风险手术(心脏风险 1%~5%)且合并 2 个临床危险因素 (缺血性心脏病、高危手术),术前应控制心率,改善心肺功能,积极评估手术获益风险。遵相关科室意见调整患者心肺功能 1 周,复查心脏彩超示 LVEF:39%,左室节段性室壁运动异常,左心功能不全。从复查结果看患者心功能没有明显改善,临床喘憋症状稍有减轻。麻醉科再次对患者进行评估,依据 2014 年美国心脏病学会 / 美国心脏协会发布的《非心脏手术患者围术期心血管评估和管理指南》,其围术期心脏评估为Ⅱa 级,获益 >> 风险。手术、麻醉风险仍存在,围术期可能诱发心衰急性发作,导致危及患者生命的意外情况出现,术后可能转至 ICU 继续治疗。如果不进行手术治疗,患者需要长期处于卧床状态,心肺功能继续恶化,生活质量严重下降。将手术的利弊、风险向患者及其家属反复交待清楚,患者家属表示理解并坚决要求手术治疗。原先的手术方案手术时间长,术中出血多,再加上特殊的俯卧位体位,这些都是术中诱发心衰急性发作的重要因素。与外科医师充分沟通手术方案,告知我们的麻醉计划,考虑既能为患者解除病痛,又尽可能将手术、麻醉风险降到最低,经多学科会诊讨论后,决定将术式改为全身麻醉下行胸椎椎板减压 + 椎骨成形术,此手术方案手术创伤小,手术时间短。

　　患者入手术室后开放上肢外周静脉,保护体温,连接心电监护示 BP 136/75 mmHg, HR73 次 /min,SpO$_2$ 97%。麻醉诱导前于局麻下行左桡动脉穿刺置管术,用于监测动脉血压 (ABP)、心排血量(CO)及每搏变异度(SVV);局麻下行右颈内静脉穿刺置管术,用于监测中心静脉压(CVP)及容量管理。动脉血血气分析示 pH 7.407, PO$_2$ 74.5mmHg, PCO$_2$ 43.5mmHg, Lac 1.31mmol/L, Hb 129 g/L, Hct 38%。尽量缩短从麻醉诱导至手术开始等待时间,备好相关血管活性药。充分吸氧去氮,麻醉诱导依次静脉注射咪达唑仑 2 mg、依托咪脂 10 mg、舒芬太尼 20 μg、顺阿曲库铵 10 mg,经口气管插管术后行机械通气。此时生命体征显示 ABP 118/66mmHg, HR 66 次 /min,SpO$_2$ 100%。CVP 14cmH$_2$O, CO 3.7, SVV 11。麻醉维持:静脉输注丙泊酚 4~10 mg/(kg·h)和瑞芬太尼 0.05~0.20 μg/(kg·min),根据需要追加肌松药,维持 BIS 值 45~60。静脉泵注血管活性药多巴胺 5 μg/(kg·min),硝酸甘油 0.1 μg/(kg·min)用于改善心功能。将体位由仰卧位变为俯卧位,消毒铺巾,手术开始前生命体征显示 ABP 110/55mmHg, HR 59 次 /min,SpO$_2$ 100%。CVP 13 cmH$_2$O,CO 3.8,SVV 12。手术开始后密切监测各项生命体征。

　　手术进行至 1 h30 min 时, ABP 迅速降至 70/36mmHg,心率 40~50 次 /min,此时手术进程胸椎椎板切除减压已完成,正在行椎体成形术中穿刺针定位。嘱术者停止手术操作,同时分析循环波动原因,此时 CO 2.8, SVV 16, CVP 8cmH$_2$O, ECG 显示无明显 ST 段压低或抬高、T 波倒置等心肌缺血表现,急查血气分析示 pH 7.421, PO$_2$ 216.2mmHg, PCO$_2$ 38.5mmHg, Lac 0.87mmol/L, Hb 122 g/L, Hct 36%。外露皮肤未见皮疹,排除严重过敏反应和急性心血管事件后根据血流动力学监测指标予以血管活性药物并适当补液治疗, ABP、HR 逐渐上升, 5 min 后循环恢复稳定直至手术结束。手术共历时 3 h5 min,术中出血 100 mL,尿量 700 mL,总出量 800 mL,总入量 1700 mL,术毕送麻醉复苏室(PACU)。复苏过程血流动力学平稳,清醒拔出气管导管后安返病房。术后采用切口周围罗哌卡因局部浸润＋静脉自控镇痛(PCIA 舒芬太尼 50 μg＋托烷司琼 4 mg＋NS 至 100 mL,泵速 2 mL/h, PCA 0.5 mL/15 min)多模式镇痛。术后 48 h 随访未出现麻醉相关并发症,于术后 12 d 康复出院。

【问题】

(一)慢性心衰患者围术期再次诱发心衰急性发作的可能因素,本病例术中突然出现低血压的可能原因

结合心衰的病理生理特点,考虑心衰患者围术期心衰急性发作与以下因素相关:①由于目前手术开展多需术前禁食,术中失血,维持补液或者输血,容易导致心衰患者容量负荷急剧波动诱发心衰;②手术中手术创伤不可避免,手术创伤容易导致凝血机制激活,血液粘稠度上升,使得心肌后负荷加重诱发心衰;③由于经气管插管全身麻醉开展日益增多,全麻药物对血管床张力以及心排量均有负性影响,容易导致血流动力学不稳定而诱发心衰;④术后由于伤口疼痛或者术后发热等影响,导致应激状态出现,体内大量儿茶酚胺分泌,造成血压升高,心肌兴奋性上升,也是导致急性心衰发生的高危因素;⑤对于气管内插管全麻患者,由于术后呼吸机正压停用,导致胸腔内压力上升,回心血量增加以及心肌收缩时克服心腔内外跨壁压力较麻醉时上升,也是急性心力衰竭发生的诱因;⑥由于经历气管插管后气道生理屏障被破坏,容易导致下呼吸道感染等不良合并症出现,也成为心力衰竭发病的诱因;⑦围术期低体温的发生,低体温促进组织释放氧,低体温的不良反应如寒颤将增加心肌氧耗,有导致心肌缺血诱发心衰急性发作的风险。

临床中围术期低血压定义为术中 MAP<55~60mmHg 或收缩压 <80mmHg 或两者降低幅度达到基线值的 25%~30%,研究表明术中低血压与术后不良心血管事件及死亡相关。本病例突然出现低血压时分析原因考虑①手术大量出血,导致心肌缺血、血容量不足,从而诱发心衰急性发作。观察出血量约 100 mL,并且未见短时间内急性失血,急查血气血红蛋白未见明显降低,心电图显示无明显心肌缺血表现,可排除此原因。②由于限制入量导致容量严重不足引起低血压,从 SVV、CVP 结果提示容量稍欠,容量不足引起的低血压应该是缓慢下降,而不是突然降低,可排除此原因。③麻醉过深造成的中枢神经抑制和血管过度舒张引起低血压,术中维持 BIS 值 45~60,未出现过度抑制,可排除此原因。④术中用药出现严重过敏反应导致循环波动,观察外露皮肤未见过敏样皮疹,气道压无明显升高,可排除此原因。⑤长时间俯卧位,加上行椎体成形术穿刺针定位时需要对胸椎有一定的按压力度,导致心脏受挤压诱发心衰急性发作,嘱术者停止手术操作后血压未见回升,可排除此原因。以上考虑的 5 项可能原因均已排除,拔除定位穿刺针同时给予静脉注射去甲肾上腺素 4 μg,加大多巴胺泵注剂量并适当补液,血压回升逐渐平稳,最后注入骨水泥行术中透视发现在椎体前壁外有骨水泥影,与外科医生沟通后,认为术中突然出现低血压的原因可能是在穿刺针定位时穿刺针通过骨折缝隙穿破椎体前壁,使得相应平面大血管受压所致,拔除定位穿刺针后循环恢复平稳。

(二)慢性心衰患者围术期血管活性药物的使用

慢性心衰患者无论采取哪种麻醉方法和手术方式,围术期必需备好各类心血管活性药物,掌握其适应症,根据循环监测结果,分析原因,随时调整用药,做到灵活、正确使用,以维持循环稳定,降低围术期心血管不良事件的发生。

（1）当患者出现低 BP、HR 偏快时,静脉给予纯 α1 受体兴奋剂去氧肾上腺素 20~100 μg[必要时持续输注 0.1~2 μg/（kg·min）] 或甲氧明 2~5 mg[必要时持续输注 1.0~4.0 μg/（kg·min）]。

（2）若出现 BP 低并且 HR 无增快甚至偏低的情况,则选择去甲肾上腺素,剂量为 1~30 μg/min 或按照 0.01~0.30 μg/（kg·min）泵注。当去甲肾上腺素效果不佳时,为避免大剂量应用的副作用,可协同加用血管加压素 1~4 U/h 或 0.01~0.06 U/min。

（3）若存在低心排,可选择正性肌力药多巴胺、肾上腺素,可与去甲肾上腺素联合使用。常用剂量为肾上腺素 0.01~0.1 μg/（kg·min）,多巴胺 5~8 μg/（kg·min）。

（4）术中 ECG 出现特征性的 ST 上移或下降,并且无低血压状态,可使用硝酸甘油或钙通道阻滞剂。剂量:硝酸甘油 10~100 μg/min 或 0.1~4.0 μg/（kg·min）泵注;尼卡地平 5~15 mg/h 或 0.08~0.25 mg/min,地尔硫卓 2~5 μg/（kg·min）。术中、术后严重高血压的治疗首选尼卡地平,若 BP 增高伴 HR 增快,可选用地尔硫䓬。

【小结】

心力衰竭由于心功能减退,心功能储备下降,代偿能力较低,同时心衰患者多合并冠心病、高血压等基础疾病,对手术打击耐受能力下降,容易诱发急性心功能不全发生。因此,认识并理解围术期心血管风险因素,在麻醉前进行全面评估;围术期及时监测纠正电解质和酸碱平衡紊乱;维持心脏前后负荷稳定,防止输血或输液不足造成低循环动力;加强监测,及时处理循环功能不全的先兆和各种并发症;尽可能缩短手术时间并减少手术创伤;对降低心衰患者施行非心脏手术的并发症的发生和病死率具有重要意义。

【专家点评】

该患者合并慢性心衰,手术、麻醉风险高,体现了麻醉医生充分的麻醉前评估,积极参与到术前 MDT 诊疗当中,与外科医生充分沟通并建言献策,提出自己的观点和意见,就围术期风险和围术期管理方案与外科医师取得共识,使患者围术期不良事件风险大大降低。

针对该病例,术中潜在危机事件的监测及预防至关重要,全面的围术期监测、完善的术中应急预案和对于术中突发事件的积极处理,保障了手术顺利进行,更好的为手术保驾护航。

慢性心衰患者围术期容易诱发心衰急性发作,围术期低血压发生率高,本病例对于术中出现低血压的可能原因分析全面、处理得当,根据监测指标使用了准确的血管活性药物,使循环短时间内趋于平稳。作为麻醉医生要熟知每种血管活性药物的药理特性,做到灵活使用。而对于不明原因的持续性的循环紊乱,条件允许时可采用术中经食管超声心动图（TEE）进行鉴别诊断。

低体温和疼痛管理与慢性心衰患者围术期不良心血管事件发生相关,临床上这两点容易被忽视。本病例采用升温毯全程保温,术后采用多模式镇痛,加速了患者术后康复,改善了患者转归。因此,麻醉医生要从患者的最终结局出发,不能忽视每一个环节,做到精准麻醉。

（马　纪　王海云）

病例82 超声引导神经阻滞复合非插管全麻用于老年心功能不全患者 PFNA 手术一例

【导读】

随着人口老龄化趋势发展,外科老年手术患者比例持续增长,大多数老年人合并多种疾病,给围术期安全带来挑战。传统的气管插管全麻技术虽然成熟,但是对于老年群体这类特殊患者而言并非最佳选择,术后心脑血管问题、认知功能障碍以及术后转归 ICU 比例居高不下。随着科学技术的发展,外科髋部手术术式的改良,同时超声开阔了麻醉医师视野,研究者亦逐渐倾向于超声引导下 FICB 的研究,由于超声的应用,FICB 定位的准确性和有效性得到了进一步提高,穿刺部位逐步完善同时合并非插管全麻辅助,可以进一步减少全麻药物的用量,减低老年人的代谢负担,大大降低了术后脱机困难造成肺部并发症的发生率。随着临床加速康复的理念指导,该技术逐步被麻醉医生作为首选方法。

【病例简介】

患者男,85 岁,身高 172 cm,体重 52 kg,因"左股骨近端骨折"入院,拟行左股骨近端骨折切开复位髓内钉内固定术。既往合并①高血压病,口服降压药控制血压控制差,最高血压可达 200/110 mmHg(1 mmHg=0.1333 kPa):②冠心病,心功能 3 级;③慢性阻塞性肺疾病,无咳嗽,咳痰气短等症状。体格检查:神清语利,血压 146/86 mmHg,心率 85 次 / 分,双肺听诊痰鸣音,入院检查:实验室检查:HB 9.5 g/L,白蛋白 28.5 g/L,FIO_2: 29%,PaO_2: 65 mmHg。术前于病房输注白蛋白 25 g,悬浮红细胞 2U,雾化吸入祛痰。拟于全身麻醉下行左股骨近端髓内钉内固定。方案选择:考虑病人高龄伴心功能不全等因素,对于全身麻醉耐受性差,手术术前讨论拟行超声引导下髂筋膜阻滞复合静脉麻醉进行手术。减少全麻药物使用,以降低发生术后心脑并发症风险。

术前禁食 8 小时,禁饮 4 小时,入手术室后,行常规心电监测,血压 190/90 mmHg,心率 60 次 / 分,氧饱和度 95%。建立上肢静脉通路,给予雷莫司琼 0.3 mg,地佐辛 5 mg,右美托咪定 40 μg/h 进行泵注,约 5 min 后镇静评分 4 分,浅睡眠状态,可迅速唤醒呼吸匀称,面罩吸氧 6 L/min,氧饱和度 100%。麻醉诱导前,行桡动脉置管,ALLEN 实验阴性,穿刺顺利,监测动脉压后行超声引导下的髂筋膜阻滞和股外侧皮神经阻滞,定位确切后给予 0.25% 罗哌卡因 40 mL 注射入髂筋膜间隙,另使用 2% 利多卡因 5 mL 单独阻滞股外侧皮神经,阻滞后 2 min 进行阻滞效果评价,阻滞区域温度觉首先减弱,痛觉随之降低,确认效果后,每 30 min 艾司氯胺酮静脉注射 10 mg,保留患者自主呼吸,给予丙泊酚注射液 1~1.5 mg/(kg·h),瑞芬 0.05 μg/(kg·min)进行泵注维持麻醉保留患者自主呼吸,同时备好喉罩。术中血压维持在 100~130/50~70mmHg,呼吸平稳,血氧最低 95%。缝合肌肉层,停止麻醉药物泵注,手术结束后,轻拍患者,可睁眼,可遵嘱配合,呼吸匀称。转复苏室继续监护 30 min 后返回病房。手术历时 1 小时 53 分,术中出血 200 mL,尿量 350 mL,输液 2100 mL(晶体液 1600 mL+ 胶体液 500 mL),1 周后出院。

【问题】

(一)髂筋膜阻滞解剖基础和操作方法

髂筋膜间隙是一个复杂的潜在腔隙,髂筋膜位于股鞘的后方,股静脉和股动脉并未在此间隙内。由腰丛发出 4 条主要的神经为股神经、股外侧皮神经、闭孔神经和生殖股神经,在髂筋膜后方走行,共同位于髂筋膜腔隙内。股神经是腰丛最大的分支,从腰大肌外侧发出,沿腰大肌和髂肌间沟下行至腹股沟韧带后方进入股三角,位于股动静脉的外侧;股神经支配大腿前方部分内侧的皮肤和骨膜的感觉,以及股四头肌的运动,其隐神经分支还支配小腿内侧和足内皮肤的感觉。股外侧皮神经从腰大肌斜向外发出,经髂肌前面到髂筋膜的后方,到达腹股沟韧带后方分成前后两支,前支负责膝及大腿前方的皮肤感觉,后支支配大腿外侧皮肤的感觉。闭孔神经主要从腰大肌内侧缘发出,穿过髂筋膜到达闭孔,主要接受大腿内侧皮肤感觉及大腿内收肌群的收缩。生殖股神经则支配股三角部位的皮肤感觉。传统的髂筋膜间隙阻滞认为正是阻滞这几个主要的神经满足镇痛和麻醉的需要。而用超声引导下改良 FICB 操作技术在磁共振成像下观察了药物扩散,认为药物并未到达耻骨肌,并不能成功阻滞闭孔神经。

超声引导下 FICB 技术的操作方法:目前较为经典的 FICB 技术是将超声探头平行放置于腹股沟韧带,超声下先找到股动脉水平,再找到阔筋膜张肌、缝匠肌、髂肌、髂筋膜、股神经、股静脉,确认合适位置后采用平面外技术进行穿刺。该方法应用比较普及,并在较多临床研究中使用,但其有效性尚存在争议。还有研究表明,将超声平行放置于腹股沟韧带上方,采用平面内技术进行远端注射,药物并未很好地在间隙内由尾侧向头侧扩散,从而引起阻滞不全。改良 FICB 即垂直入路法,使用超声引导下垂直于腹股沟的髂筋膜穿刺向头侧注射药物的方法,但对于老年患者,髂筋膜识别较困难,需要提高超声技术手段。经过一段时间的临床实践后,运用"沙漏征"(腹内斜肌和缝匠肌)有助于辨识髂筋膜,并使操作简便、安全。研究表明,垂直入路法可以减少全髋置换术患者术后的吗啡消耗,并运用了"沙漏"法识别髂筋膜,但在进针深度和方向上又进行了调整,穿刺针放置在皮下 1~2 cm 的位置,并且更加垂直于髂筋膜平面。超声引导下 FICB,运用"沙漏征"的新方法可为全髋置换手术的患者提供有效的镇痛。此外,比较了传统 FICB 和改良 FICB 在全髋患者中的术后镇痛效果,发现改良 FICB 术后阿片类药物用量更少,视觉模拟评分法评分更低。因此在进行FICB 时,局部麻醉剂的头侧扩展被认为是阻滞成功的重要因素,因为 FICB 的目的主要是阻断腰丛神经分支,阻滞需要一个更高的平面。另外,随着对改良 FICB 技术的不断研究及使用,其有效性亦逐渐被认可,但是经典的操作方法仍然在临床上使用广泛,因此操作方法可能是影响阻滞成功的因素之一。

局部麻醉药的选择、容量和浓度:罗哌卡因是一种新型的长效酰胺类药物,心脏毒性低,可产生感觉和运动神经分离效应,有利于患者术后肌力恢复,更多地运用于临床研究。罗哌卡因的运动阻滞程度与浓度呈正相关,其在达到最佳镇痛和最小运动阻滞平衡的浓度为0.2%,还能避免药物积蓄而发生局部麻醉药的中毒反应。由于超声引导下 FICB 临床应用的方向不同,所需的镇痛效果和麻醉要求,以及局部麻醉药的浓度和容量也不尽相同,当然在达到同样的镇痛效果时,局部麻醉药浓度和容量的降低更易被接受。FICB 所需要的局部麻醉药容量较高,中毒风险也随之升高,故其安全性应当被临床医师重视。目前在 FICB 技术中,较多选用罗哌卡因和布比卡因应用于术后镇痛。在髂筋膜间隙被成功阻滞的 50%、95% 和 99% 的 0.5% 罗哌卡因有效容量分别为 28.8 mL、34.3 mL、36 mL,相应的 0.5% 布比卡因体积为 29.5 mL、36.1 mL、37.3 mL,并且罗哌卡因与布比卡因的镇痛效果比较差异无统计学意义。然而该研究并未使用超声引导,故其结果可能与超声引导下的结果存在偏差。行全髋置换术的患者在超声引导下术后连续予 FIBC,推荐罗哌卡因的适宜浓度为 0.30%、0.25%、0.30% 和 0.35% 罗哌卡因用量降低,而 0.30% 和 0.35% 罗哌卡因对患者被动运动疼痛和主动运动疼痛的控制更佳,两种浓度的效果差异无统计学意义。

(二)髋关节手术术后镇痛

髋关节手术主要是股骨颈骨折、髋关节骨关节炎等常见髋关节疾病的手术治疗方法,但是术后中到重度的疼痛可严重影响患者的术后康复。髋关节由复杂的神经支配,接受闭孔神经、股神经和坐骨神经支配,然而大多数髋关节手术切口的皮支由股外侧皮神经发出。尸体解剖和影像学技术证实了药物在髂筋膜间隙的扩散,并用 0.2% 罗哌卡因行单次超声下改良 FICB 作为患者术后镇痛方法,结果显示股外侧皮神经阻滞率 100%,并证实股神经前皮支也存在有效的镇痛,术后阿片类药物消耗在 10~12 h 的持续时间内降低,超声引导下 FICB 对全髋关节置换术术后镇痛效应的研究显示,所有患者均未发生恶心、嗜睡、呼吸抑制、血压下降等,患者满意度高,并有利于患者的早期康复训练。术后超声引导下 FICB 有利于患者的早期功能锻炼,并对其机体应激水平及高凝状态均有改善。超声下 FICB 用于半髋置换术术后镇痛,结果显示,FICB 技术减少了患者术后 24 h 的阿片类用量,认为 FICB 在多模式镇痛管理中是一种有效而安全的方法。

【小结】

鉴于老年人生理特点,探索出多种符合老年人麻醉方法,为围术期提供更加安全的保障。超声引导下 FICB 在髋、膝关节置换,股骨近端骨及髌骨骨折等手术中作为镇痛的有效手段,在临床上应用广泛。该技术安全有效、操作简便、并发症少,并可促进患者康复。虽然目前关于髂筋膜的解剖和操作技术等仍存在争议,但其有效性逐渐被认可,随着医学技术的发展,其成功率提高,故被逐渐广泛应用。

【专家点评】

对于高龄患者,既往合并症多,一般状况差的患者,全身麻醉耐受性差,给围术期管理带来挑战,全身麻醉带来的心脑血管抑制,包括术后意识功能恢复都存在不确定性。神经阻滞无疑带来了更多的选择,充分发挥复合麻醉优势,减少全身麻醉用药,对于患者快速康复,术后镇痛都能得到进一步改善。该病例的处理,改进了麻醉方式,减少全麻并发症以及术后带管时间过长的问题,切实可行。

对于神经阻滞,该病例契合目前的麻醉可视化技术,进行了更加准确的超声引导下髂筋膜阻滞,对于阻滞部位,注药浓度以及容量都给出了合理的范围。对于股骨髓内针内固定手术涉及的股外侧皮神经,股神经以及闭孔神经分支都有确切的阻滞效果,加之镇痛药物的辅助,手术过程平稳,方案合理。

(陈　铁)

病例83　慢性肾衰患者胫腓骨再骨折的麻醉管理一例

【导读】

肾脏是人体的重要器官之一,通过排泄代谢废物,调节体液,分泌内分泌激素,以维持体内内环境稳定,使新陈代谢正常进行。各种原因引起的肾功能不全将导致机体发生一系列的病理生理改变,甚至危及生命。因此麻醉医生需要对肾脏的相关知识有充分的了解,不仅要避免肾衰患者围术期肾功能的进一步恶化,还要能对此类患者进行合理的围手术期管理保持其内环境稳定,防范和准确识别、处理各种围术期并发症。

【病例简介】

患者男,38岁,主诉:"摔伤致左小腿疼痛活动受限1天"。现病史:本次入院前一个月于我院全麻下行胫腓骨远端骨折内固定,入院前1天不慎跌倒,致伤左小腿,当时疼痛,未经治疗,今疼痛难忍来我院进一步治疗,急诊X光显示"左胫腓骨远端骨折,左胫腓骨骨折内固定术后"。既往史:糖尿病十余年,慢性肾功能衰竭十年,肾性贫血、高血压、继发性甲状旁腺功能亢进五年。入院查体:血压170/100 mmHg(1 mmHg = 0.1333 kPa),心率104次/分,呼吸20次/分,身高173 cm,体重50 kg。实验室检查:白细胞计数10.06×10^9/L,血红蛋白75 g/L,红细胞比容0.0228 L/L,中性粒细胞百分数79%,葡萄糖7 mmol/L,钾5.0 mmol/L,钠132 mmol/L,氯96 mmol/L,钙2.14 mmol/L,磷2.03 mmol/L,肌酐675 μmol/L,脑钠肽前体2135.0 mmol/L。影像学检查:LVEF46%,心包少量积液。其余无殊。入院诊断为①左胫腓骨远端骨折;②左胫腓骨骨折术后;③肾功能衰竭;④肾性贫血;⑤继发性甲状旁腺功能亢进;⑥Ⅱ型糖尿病;⑦高血压3级很高危。入院后给予降压、透析等治疗,积极术前准备,拟在全身麻醉下行胫腓骨骨折切开复位内固定。

入手术室后常规吸氧并检测血压心率等生命体征,此时患者血压220/120 mmHg,心率90次/分,语言安抚患者情绪并建立右上肢静脉通路,给予咪达唑仑1 mg、地佐辛5 mg静脉推注,行桡动脉穿刺置管监测直接动脉压。查动脉血气分析:氧分压75 mmHg,钠129 mmol/L,钾4.9 mmol/L,离子钙1.19 mmol/L,葡萄糖8.5 mmol/L,血红蛋白81 g/L。患者血压下降至185/100 mmHg。与患者、家属及外科医生沟通后决定继续手术麻醉。麻醉诱导,舒芬太尼15 μg、依托咪酯20 mg、顺阿曲库铵10 mg,后可视喉镜下顺利置入ID7.5#气管导管,插管深度22 cm,接呼吸机听诊双肺呼吸音清晰对称,予妥善固定,根据呼气末二氧化碳调整呼吸参数。术中以右美托咪定、丙泊酚及瑞芬太尼泵注维持麻醉,术中循环尚平顺。

患者仰卧位手术,手术进程中观察到心电图T波较入室时高尖,复查动脉血气分析钾6.1 mmol/L。立即予以20 mL的10%的葡萄糖酸钙缓慢静脉推注,以0.9%生理盐水静脉滴注冲洗输液管路后,继以5%碳酸氢钠100 mL静脉滴注,后复查血气分析钾逐渐降低至5.1 mmol/L。手术历时2小时2分钟,术中出血约50 mL,输液500 mL(乳酸林格氏液

50 mL，0.9% 生理盐水 350 mL，5% 碳酸氢钠 100 mL），尿量 0 mL。术毕患者清醒,拔除气管插管,转入复苏室。

【问题】

（一）本例慢性肾衰竭患者的病理生理改变

慢性肾衰竭是各种慢性肾脏病持续进展至后期的共同结局。是以代谢产物潴留,水电解质及酸碱平衡失调和全身各系统症状为表现的一种临床综合征,可出现高血压、心衰、严重高钾血症、酸碱平衡紊乱、消化道症状、贫血、矿物质骨代谢异常、甲状旁腺功能亢进和中枢神经系统障碍等,甚至会有生命危险。本例患者分析原因为慢性肾衰竭导致继发性甲状旁腺功能亢进,骨质疏松以致于短时间内两次骨折。术中血钾升高导致心电图出现 T 波变化,由于及时复查血气分析并迅速补充钙剂和纠正高钾血症,使患者未出现致命的心律失常,但分析血钾升高的原因发现,除了患者钾排出障碍以及手术创伤应激刺激的因素,不能排除与刚入室时输注的乳酸林格式液 50 mL 有关。巡回护士建立静脉通路后常规输注了乳酸林格式液,虽然在患者入室和手术刚刚开始的阶段血钾并未明显高于正常,且每 500 mL 乳酸林格式液仅含有钾 0.3 g,但是仍应警惕此类患者含钾液体的输注,尤其是当手术进展不顺利需要补充血制品时,富含钾离子的库存血和各种含有钾离子的液体可能导致血钾明显升高,如不谨慎处理将可能导致致命的心律失常。

（二）麻醉用药与管理

1. 麻醉用药　全身麻醉可导致肾衰竭患者肾血流减少,最多可减少至 50%,药物清除率、作用时间、药效强度均受影响,因此麻醉药药量均应进行相应调整,选择对肾功能影响小的麻醉药,尽量避免使用具有肾毒性的药物。

丙泊酚、依托咪酯 : 肾功能受损对其药代动力学影响不大。

氯胺酮 : 肾疾病仅轻微影响药代动力学。一些经肝代谢的活性产物依赖肾排泄,在肾衰竭时可蓄积。

苯二氮䓬类 : 在肝代谢转化后经尿液排泄。使用地西泮和咪达唑仑应谨慎,因为有活性代谢产物蓄积的风险。

阿片类 : 目前使用的大多数阿片类药（吗啡、派替啶、芬太尼、舒芬太尼和阿芬太尼）在肝中代谢失活,其中一些代谢产物经尿液排出。除了吗啡和哌替啶外,其他阿片类药物通常不会出现活性代谢产物明显蓄积。瑞芬太尼通过血浆酯酶快速水解,因此其药代动力学不受肾功能的影响。常用的阿片受体激动 - 拮抗剂（布托啡诺、纳布啡）不受肾功能的影响。

右美托咪定 : 几乎完全被生物转化,极少以原型从尿和粪便中排出。严重肾功能损伤受试者右美托咪定药代动力学与健康受试者相比无明显差异。但是由于其大多数代谢产物由尿液排出,肾功能损伤患者长期输注很可能造成代谢物蓄积。

2. 麻醉管理

1）液体治疗

（1）不能耐受超量补液,易诱发 ARDS 乃至多器官功能衰竭。在维持灌注的前提下施行欠量补充,则危害较小,但要防止欠量太多。生理影响小的浅表手术仅需补充不显性失水。

（2）需要大量补液维持或复苏时,可使用等张晶体液和(或)胶体液。0.9%生理盐水比平衡晶体液更适合于碱中毒和低氯血症患者。乳酸林格液含钾,因此高钾血症患者需大量输液时应避免使用。尿毒症患者糖耐量降低,输液应使用不含糖的液体。失血通常使用胶体液补充,或有临床指征时使用浓缩红细胞补充。(羟乙基淀粉用于危重症患者、肾功能受损患者或行容量复苏时,与 AKI 和死亡风险增加有关)

（3）因为慢性肾功能不全病人对贫血已有一定耐受,以输入出血量即可,血红蛋白在80 g/L 即可满足。且输血尽量输新鲜血,大量输库血容易引起高钾血症。

2）呼吸管理

（1）肾衰竭患者全身麻醉中应采用控制通气。

（2）麻醉中呼吸通气不足以及进行性高碳酸血症可导致呼吸性酸中毒,使已存在的酸中毒加重,可造成严重的循环抑制与危险的血清钾浓度升高。

（3）呼吸性碱中毒使氧解离曲线左移,可加重原有的低钙血症、使脑血流减少,因此也应避免。

3）纠正水、电解质和酸碱紊乱

（1）低钠血症:严重低钠血症可加重酸中毒,并能造成低渗性休克和低渗性昏迷。

（2）防治高血钾或低血钾:心电图也可反映血钾情况。

（3）高钾一般早期出现 T 波高尖,QT 间期缩短,随着高钾血症的进一步加重,出现QRS 波增宽、幅度下降,P 波形态逐渐消失。血清钾 >10 mmol/L,心肌普遍受到抑制,可出现房颤、室扑、室颤、心脏停搏。

（4）纠正酸中毒:用少量碳酸氢钠,不要过多应用,以免碱中毒。

（三）高血钾症的识别

钾离子是细胞内液中含量最高的阳离子,且主要呈结合状态,直接参与细胞内的代谢活动。适当的钾离子浓度及其在细胞膜两侧的比值对维持神经 - 肌肉组织的静息电位的产生,以及电兴奋的产生和传导有重要作用,同时也直接影响酸碱平衡的调节。钾离子紊乱是临床上最常见的电解质紊乱之一,且常和其他电解质紊乱同时存在。血钾高于 5.5 mmol/L即可诊断为高钾血症,高于 7.0 mmol/L 则为严重高钾血症。高钾血症有急性与慢性两类,急性发生者为急症,应及时抢救,否则可能导致心搏骤停。心血管系统和神经肌肉系统症状的严重性取决于血钾升高的程度和速度,以及有无其他血浆电解质和水代谢紊乱合并存在。

1. 心血管症状　高钾使心肌受抑,心肌张力减低,故有心动徐缓和心脏扩大,心音减弱,易发生心律失常,但不发生心力衰竭。心电图有特征性改变,且与血钾升高的程度相关。当血钾大于 5.5mmol/L 时心电图表现为 Q-T 间期缩短。T 波高尖对称,基底狭窄而呈帐篷状;血钾为 7~8mmol/L 时 P 波振幅降低,P-R 间期延长以至 P 波消失。

2. 神经肌肉症状　早期常有四肢及口周感觉麻木,极度疲乏,肌肉酸疼,肢体苍白湿冷。血钾浓度达 7mmol/L 时四肢麻木软瘫,先为躯干后为四肢,最后影响到呼吸肌,发生窒息。中枢神经系统可表现为烦躁不安或神志不清。

3. 其他症状　由于高钾血症引起乙酰胆碱释放增加,故可引起恶心呕吐和腹痛。由于高钾对肌肉的毒性作用可引起四肢瘫痪和呼吸停止。所有高钾血症均有不同程度的氮质血症和代谢性酸中毒。后者可加重高钾血症。

（四）高血钾症的紧急治疗

1. 稳定心肌　钾离子对心肌细胞的作用可以被钙的浓度所抵消,因此补充钙剂可改善或完全逆转高钾血症相关的心电图改变、心律失常或心脏骤停。如果在补充钙剂 5~10 min 内没有效果,可重复初始剂量。

静脉钙具有一些副作用,如外周血管扩张、低血压、心动过缓和心律失常。氯化钙大剂量注射时可能引起组织坏死,使用葡萄糖酸钙代替时,可避免这种情况。既往认为在地高辛中毒的情况下禁忌应用钙,但目前文献并不支持。

2. 钾离子再分配

1）胰岛素 / 葡萄糖:胰岛素可以通过激活钠钾 ATP 酶（Na^+-K^+ ATP 酶）,并将钠离子移出细胞,促进钾离子向细胞内转运,从而降低血钾浓度。在给药 15 min 后,钾离子便开始减少,其作用可持续数小时。

同时应用葡萄糖和胰岛素可防止低血糖发生,若患者持续存在低血糖,则可调整后续治疗的剂量。

进行胰岛素 - 葡萄糖治疗时,低血糖（11%~75%）风险增加。肾功能衰竭患者在治疗 6 h 内就可能出现低血糖,因此建议在胰岛素给药数小时后进行血糖监测。

2）β_2 受体激动剂:β_2 受体激动剂可通过激活 Na^+-K^+ ATP 酶促进钾离子向细胞的转运。小型试验显示,静注与雾化 β_2 受体激动剂的疗效相似。鉴于静注较雾化沙丁胺醇相关的试验规模更小,静脉内制剂的剂量和安全性尚未确定,因此首选雾化形式。

沙丁胺醇喷雾剂可在在 30 min 内起效,在 60 min 内达到峰值,使血钾浓度降低约 1 mEq/L,其作用至少可维持 2 h。

对于某些患者,沙丁胺醇的疗效有限,耐药机制尚未明确。常见副作用为震颤、心悸、头痛和轻度高血糖,可与胰岛素联合应用,以改善低血糖。

3）碳酸氢钠:碳酸氢钠可通过碳酸氢钠协同转运和 H^+-Na^+ 交换增加细胞内钠离子,促进钾离子进入骨骼肌,进而增加 Na^+-K^+ ATP 酶的活性。然而,近期研究不支持在没有代谢性酸中毒的情况下使用碳酸氢钠。

目前,尚没有足够的证据支持静注碳酸氢钠,以用于高钾血症的急性治疗,因此应谨慎使用（有钠和容量超负荷风险）

3. 钾排出

1）袢利尿剂:袢利尿剂（呋塞米、布美他尼和托拉塞米）可抑制 Na^+-K^+-$2Cl^-$ 共转运蛋白,增加远端的钠输送和流速,促进钾离子进入管腔并排出,从而降低血清钾。

尽管袢利尿剂可有效促进钾排泄,但目前尚缺乏在高钾血症急性期应用的证据。因此,可考虑将其作为高钾血症急症的辅助治疗药物。

不良反应包括耳毒性、低血压（低血容量）、电解质失衡（低钾血症、低钠血症）、高尿酸血症和过敏反应。

2）血液透析：血液透析是高钾血症急性期治疗的一种选择，通常用于已建立血管通路的终末期肾病患者。在危及生命的高钾血症患者中，血液透析是有效降低血钾的最佳选择，因此需要在尚未建立血管通路的患者中紧急建立血管通路。

血液透析的急性并发症包括低血压、痉挛、胸痛、背痛、心律失常、头痛、恶心和呕吐。

3）口服结合剂：虽然在紧急情况下，通常口服钾结合剂来治疗高钾血症，但目前尚未批准其用于高血钾症的急性期治疗。新型结合剂似乎更为安全，目前正在探究其在紧急情况下的有效性和对预后的影响。现在可用的结合剂有聚苯乙烯磺酸钠（SPS）、Patiromer和环硅酸锆钠（SZC）。

【小结】

慢性肾衰竭为各种慢性肾病持续进展的共同结局，各种原因造成的慢性进行性肾实质损害，进而不能维持肾脏的基本功能.慢性肾脏病尿毒症期，大多患者需要进行肾脏替代治疗，必然造成患者内环境发生改变，此类患者若因疾病需要手术治疗，手术和麻醉的风险都将大大增加。麻醉医生应该掌握慢性肾衰不同阶段的病理生理变化，深刻了解围手术期所存在的风险，做好围手术期管理，针对高钾血症等术中可能出现的特殊情况进行个体化的治疗。

【专家点评】

本例患者是典型的慢性肾功能衰竭患者围术期出现的高钾血症，在识别出典型心电图变化复查血气分析确认患者出现高钾血症时即刻开始对症治疗，并成功避免患者病情进一步恶化。但我们的临床经验表明，并非所有高钾血症的临床表现都能够被早期识别，一些慢性肾衰竭的清醒患者，血钾达到6~7mmol/L时仍可不出现明显的神经、肌肉方面的症状，麻醉医生应该尤其注意心电图的动态变化。

慢性肾功能衰竭及其导致的肾性贫血、肾性高血压往往十分难以处理，继发性甲状旁腺功能亢进以及各种电解质紊乱和酸碱失衡导致的内环境变化十分复杂。对于这种情况下的高钾血症的处理应该结合当前的患者状态有序处理，使用钙剂主要是为了对抗高钾的心脏毒性，因钙的作用维持时间短，故在静脉推注后，接着应持续静脉滴注。碳酸氢钠是一种碱性液，会导致血液pH值升高，细胞内氢离子就会较多地进入细胞外，为保持阴阳离子的平衡，细胞外的钾离子也会进入细胞内，氢钾交换增多，导致钾离子向细胞内转移，另一方面也适当扩充血容量帮助降低血钾，然而一些研究表明，碳酸氢钠的血钾降低作用是比较有限的，糖及胰岛素的应用更应该受到麻醉医生的重视。

以往骨折和透析患者使用抗凝剂和骨折引起的被动体位导致此类患者常常选择以全身麻醉为主的麻醉方式，近年来随着超声引导下椎管内麻醉技术与精准区域神经阻滞技术的发展，"微创麻醉"的理念逐渐被麻醉医生所认识并开始在临床麻醉中实践，此类危重患者的麻醉方式也有了更多的选择，大量研究表明以区域阻滞为基础的节俭阿片联合麻醉可减少全麻药物用量，该技术在日间手术、多模式镇痛、平衡麻醉及加速术后康复（ERAS）中的重要作用备受关注。

（张　斌）

病例 84　创伤后颈椎脱位畸形伴严重脊髓损伤患者的麻醉管理一例

【导读】

颈椎损伤(cervical spine injuries，SCI)是一种常见的创伤，约占脊柱损伤的 15%~20%，单纯的颈椎骨折关节损伤占颈椎损伤 15%~35%，合并颈脊髓损伤占 65%~85%。颈椎周围解剖结构复杂，颈椎手术部位常涉及颈髓和延髓等重要区域，尤其是颈椎骨折伴高位截瘫的患者，脊髓可有不同程度受压，甚至出现呼吸困难等症状，严重威胁患者生命和生存质量。全麻气管插管及手术操作均有可能加重脊髓损伤，因此对于此类患者的围术期麻醉管理有着极高的要求。

【病例简介】

患者男性，63 岁，身高 180 cm，体重 95 kg，3 天前游泳跳水不慎头部撞击游泳池底部，头部着地后自觉躯干及双下肢感觉及运动功能障碍，坠落后患者意识清楚，无胸闷气促，无恶心呕吐等症状，无大小便失禁。患者否认既往重大心、肺、脑血管疾病史，否认哮喘病史，否认手术史，否认药物食物过敏史。

入院查体：体温 38.9 ℃，脉搏 92 次/分，呼吸 20 次/分，血压 95/53mmHg。神清，双侧瞳孔等大等圆，对光反射存在，伸舌居中。颈椎部压痛，活动受限，胸骨柄平面以下躯干及下肢感觉运动功能丧失，双下肢肌力及肌张力丧失，右上肢肌力 3 级，肌张力减弱，左上肢肌力 1 级，肌张力减弱，握手肌力丧失。

麻醉专科检查：颈部颈托制动中，张口度 1 指，Mallampati 分级 IV 级。无缺齿、义齿或松动牙齿。

术前诊断：颈部脊髓损伤伴颈椎骨折。

实验室与影像学检查如下。

（1）血常规：血红蛋白 112 g/L，血细胞比容 0.35，血小板 200×10^9/L。

（2）血生化检查：Na^+110 mmol/L，K^+3.5 mmol/L，血糖 7.05 mmol/L，肌酐 78 μmol/L，尿素 5.4 mmol/L。

（3）头颅 CT：额顶部头皮血肿可能，左上颌窦、筛窦炎。

（4）颈椎 MR：C_4、C_5、C_6 椎体及部分附件多发骨折，C_5 椎体断裂后移压颈髓，周围血肿。

（5）胸部 CT：两肺纹理增多，两肺野密度显示不均，可见散在斑片模糊影。

（6）上腹部 CT：未见明显异常。

（7）盆腔 CT：未见明显异常。

（8）心电图：窦性心律，心率 65 次/分，T 波轻度改变。

患者 ASA 分级：III 级，拟全身麻醉下行颈前路 + 后路颈椎减压椎体融合内固定术。

患者入室后，常规连接心电监护，测得血压 120/70 mmHg，心率 86 次/分，指脉氧饱和度 96%。听诊两肺呼吸音对称稍粗，未及干湿啰音。开放外周静脉后予以 50 μg 右美托咪定静脉滴注，利多卡因局麻下行右侧桡动脉穿刺置管并连续监测有创动脉压力。

由于患者高位截瘫，颈椎制动，头颈后仰受限，张口度 1 指，属于困难气道，且高位截瘫患者术后需要长期带气管插管呼吸机辅助呼吸,所以我们拟定在保留患者自主呼吸的情况下,行纤维支气管镜引导下经鼻插管。麻醉诱导前采用生理盐水稀释的麻黄碱溶液和利多卡因溶液浸湿医用纱条,处理患者鼻腔。

麻醉开始,氧流量 8 L/min 面罩自主呼吸 5 min 后,静脉给予咪达唑仑 1 mg,丙泊酚 100 mg,瑞芬太尼 0.1 μg/(kg·min)静脉泵注,同时面罩去氮给氧,患者睫毛反射消失后,经右侧鼻腔下鼻道轻柔插入充分润滑后的 7.0# 柔性加强气管导管至咽后壁,将纤维支气管镜顺螺纹管送入,可视下经声门进入气管内,后将螺纹气管导管沿纤维支气管镜置入气管。插管过程顺利,气管导管固定深度距鼻尖 28 cm 处,听诊双肺呼吸音对称,连接麻醉机。插管成功的同时,静脉给予咪达唑仑 1 mg,舒芬太尼 10 μg,顺式苯磺酸阿曲库铵 15 mg,并行机械通气。

手术历时 4 小时,术中给予乳酸钠林格液 1 500 mL,羟乙基淀粉 500 mL,0.9% 氯化钠溶液 250 mL,术中微量泵输注 10% 氯化钠 20 mL,术毕动脉血气 Na^+ 125 mmol/L。术中失血约 200 mL,尿量 650 mL。手术过程顺利,患者生命体征基本平稳,心率波动于 98~105 次/分,血压波动于 100~110/50~60 mmHg。

术毕,鉴于患者颈髓损伤,属于困难气道,为防止潜在二次插管损伤,带管送往 SICU。5 天后顺利拔除气管导管。

【问题】

（一）颈椎创伤患者术前评估应注意什么?

应该包括创伤初期救治评估、颈椎手术术前麻醉相关评估、骨折和脊髓损伤分型评估。

1. 创伤初期救治评估　包括 ABCDE 五项检查,即气道(airway)、呼吸(breathing)、循环(circulation)、功能障碍(disability)和暴露(exposure)。如果前三项之一存在障碍,则必须立即开始复苏。对于严重创伤患者,评估应与复苏同步进行,不能因为评估而延误对患者的复苏。应该假定所有创伤患者都存在颈椎损伤、饱胃和低血容量,直至确定诊断;麻醉处理过程也必须予以考虑。气道、呼吸、循环三个方面稳定后还必须要对患者行进一步检查和评估,包括从头到脚的全面体检、神经功能评估(Glasgow 昏迷评分、运动和感觉功能的评估）、实验室检查(血型和交叉配血试验、血常规、凝血功能、血气和电解质分析、肝肾功能等）、心电图、影像学检查(胸片、头颈部 CT、MRI,腹部超声检查等）,目的在于发现在初步评估中可能遗漏的隐秘性损伤,评估初步处理的效果,并为进一步处理提供方向。

2. 颈椎创伤手术术前麻醉相关评估　应注意:①患者的合并疾病;②脊髓功能,如有脊髓损伤,着重评估呼吸功能,判断患者是否有足够的肌力来保证通气和氧合;③气道评估:应了解口腔颌面部的情况,包括患者的张口度,颞颌关节活动度,有无牙齿缺损,鼻腔是否存在骨折或损伤等。

3. 骨折和脊髓损伤分型及评估　应明确颈椎骨折的部位,上位颈椎(寰枢枕复合体)还是下位颈椎(C_6-C_7),明确骨折类型,稳定性骨折还是不稳定性骨折;判断是否存在脊髓、延髓及神经系统损伤。

根据 AO 分型将寰椎骨折分为 A 型(单侧椎弓骨折)、B 型(爆裂骨折)、C 型(寰枢椎

脱位）；将枢椎骨折分为 A 型（峡部骨折）、B 型（齿状突骨折）、C 型（经峡部骨折合并齿状突骨折）

枢椎为最常见的颈椎损伤节段，常伴有脊髓损伤，其最常见的骨折类型是 B 型，骨折后会造成寰枢椎不稳，造成高位脊髓压迫，骨折不愈合率较高，由于齿状突解剖形态和周围结构的特殊性，容易漏诊、误诊。寰椎损伤中以寰枢椎脱位最多，寰枢椎脱位是常见的上颈椎损伤，常呈进行性加重，并伴有高位颈髓压迫征，导致四肢瘫痪甚至呼吸衰竭而威胁生命，潜在危险性较大，临床中应提高重视。

（二）颈椎损伤的病理生理改变

剧烈撞击、高处坠落等造成急性颈椎外伤使颈椎产生移动及颈部严重挫伤可造成颈椎间盘的损害、局部软组织受损产生水肿、刺激或压迫神经根而产生颈椎病症状。大部分颈椎伤患者由于受伤严重即刻或者短时间内会导致死亡；存活患者中大部分致伤时间较长，只有少量伤员能够获得早期救治。

高位脊髓损伤（T_6 以上）的危害性最大，它使大部分交感下行通路的传导被阻滞，将生理状态下的交感、副交感平衡打破，从而引起一系列的病理生理改变。已有研究表明：损伤平面以下的下位神经元，失去中枢交感的调控，会出现自身交感活动增强；而损伤平面以上的部分，会出现副交感神经占优势的情况。这些神经兴奋性的变化导致了心血管、呼吸、泌尿、消化等系统及性功能和体温调节的紊乱，其中心血管系统的变化最复杂、危害也最大。SCI 急性期心脏电生理改变，增加心律失常的易感性，会出现各种类型心律失常，包括房室传导阻滞、室上性心动过速、室性心动过速、甚至室颤及心跳骤停。窦性心动过缓是急性期发生最多的一种心律失常，临床中大约有 64%~77% 的颈髓损伤患者在急性期 4 周以内会出现心动过缓，其中 SCI 越重，急性期平均心率则越慢，严重时出现心跳骤停。

此时位于颈动脉窦、主动脉弓的压力感受器会感知这一变化并传出冲动激活交感神经活动、抑制副交感神经活动来代偿血压的降低。而在脊髓损伤尤其是损伤平面高于 T_6 的患者中，这种代偿机制被严重削弱，从而引发了体位性低血压。

（三）颈椎损伤患者手术麻醉的气道管理及诱导药物选择

脊髓手术对诱导期及术后的气道管理均构成挑战，应对不当将引起严重的上呼吸道并发症，甚至出现患者因窒息而死亡。

1. 颈椎外伤及其手术干预对气道管理的影响与应对策略　颈椎外伤多为意外创伤，可由摔伤、跌落伤、地震等多种原因所致。入院前救治过程的主要应对措施包括头颈部固定（颈托）、氧合（吸氧）与循环支持等，并随即送往医院接受进一步处置。对于已经处于颈托固定而循环仍不稳定的患者，麻醉医生在如何实施气管插管、手术结束后拔管时机的掌握、如何避免插管过程进一步损伤颈髓以及防范气道相关并发症等方面均需认真考虑。

对于寰枢椎半脱位者还要明确是其前脱位还是后脱位，前脱位者避免屈颈，而后脱位者则避免颈部后伸。意外颈椎损伤的情况下，更多患者可能处于饱胃状态，入院前为防止颈髓损伤而实施的颈托固定，常规方式的人工气道建立面临挑战。如果患者的 Mallapati 分级为 I 级或 II 级，通常采用快速顺序诱导方法即可在喉镜下（可视喉镜更佳）完成气管插管，可选用的麻醉诱导药物包括丙泊酚/依托咪酯，以及快速起效的罗库溴铵（1.0 mg/kg），在给予镇静药物之前，可给予适当阿片类药物。此种诱导方法的核心措施为：在给予诱导药物之前，持续面罩吸入100%氧气3~5 min。然后依次给予丙泊酚和罗库溴铵，过程中不可加压给氧。同时压迫环状软骨，防止误吸发生；头高30°，并准备粗大吸引器以防止意外胃内容物反流。如果张口度较小但>1.7 cm。可以使用氧瞬得插管器（Airtraq）完成气管插管；如果张口度<1.7 cm。可以在给予适当镇静、镇痛药物并辅助表面麻醉（2%~4%利多卡因雾化吸入10~15 min，或环甲膜穿刺给予2%利多卡因3~5 mL）后，实施纤支镜引导下经鼻或经口气管插管：右旋美托咪定是可以选用的安全镇静药物，负荷剂量为0.5~1.0 μg/kg，常需持续输注15 min。

总之，对于颈椎损伤手术的患者。应该加强术前气道评估、设计合理的围术期气道管理方案以及意外出现紧急气道后的防范措施。从而防范紧急气道可能造成的急性缺氧事件，甚至患者死亡。

2. 对损伤脊髓有保护作用麻醉药物的选用　脊髓遭到外力损伤后，发生一系列的变化使组织结构遭到进一步破坏，尤其伴发的脊髓继发性损伤，对机体的损害程度远大于原发损伤。有研究表明，有些麻醉药品可减轻脊髓的继发性损伤，可改善神经功能和脊链组织的恢复。丙泊酚是常用麻醉药物，已有研究发现丙泊酚对损伤的脊髓有一定保护作用，同时也能减轻心肌缺血的再灌注损伤。一般来说，吸入麻醉药的器官保护作用主要是通过预处理作用。而丙泊酚主要是通过缺血后处理的作用，即在发生缺血再灌注损伤后才能发挥器官保护的作用。同时，颈髓损伤后会对心血管系统有直接的影响易发生心肌损害。丙泊酚也有心肌保护作用，机制除自由基清除功能外，丙泊酚极好的脂溶性使其可进入膜脂和胞内疏水区，从而抑制心肌细胞凋亡，减轻心肌缺血再灌注损伤。

由于丙泊酚"一箭双雕"的作用，使其在脊髓损伤、尤其是颈段脊髓损伤手术麻醉中具有非常广阔的应用前景。依托咪酯起效快，安全界限大，由于其不影响交感神经的张力，也不影响对维持血压起重要作用的自主神经系统的反射，因此诱导期可维持心血管系统稳定。此外，证实对脊髓损伤有保护作用的常用麻醉药物还包括：氯胺酮，利多卡因，东莨菪碱和纳洛酮。

3. 肌松药的选用　对于脊髓损伤造成截瘫的患者，不推荐使用琥珀胆碱，可引起高血钾，甚至造成心脏停博，故此类患者应使用非去极化肌松药。血钾升高多在注入琥珀胆碱15 min达到高峰，当血钾达到平均6.6 mmol/L时足以使心搏骤停。

（四）术中管理

1. 气道管理　颈部手术区域临近气管，术中应注意防止气管导管受压、打折、变形，尤其是俯卧位手术，要注意体位变换时因气管导管固定不牢导致脱管；脊髓损伤的患者迷走神经的功能优势会引起小气道明显收缩变窄、分泌物增加，可能出现阻塞性通气功能障碍，术中要密切观察。

2. 循环管理　脊髓手术应行动脉血压监测，这是因为迷走优势可能发生心血管意外；麻醉过深后引起的低血压会导致脑组织和脊髓供血不足引起损伤。对于有可能出血较多的术式,还要行深静脉置管(尽量不要选择颈内静脉)以备大量输血输液,注意血液保护,也可以适当使用控制性降压减少术中出血。

外伤性颈髓损伤患者可通过前路、后路、前后联合入路的手术方式进行治疗。不同手术方式的手术时间和液体出入量并不完全一样,笔者认为由于后路手术出血较多,更应该引起我们的重视,术中密切关注血流动力学变化,及时进行液体治疗。

液体治疗在脊髓损伤围术期的麻醉管理中占有重要的地位,颈髓损伤急性期血容量多不足,因此术前应及时扩容,避免诱导期低血压,防止心血管功能紊乱而加重心肌损害。需要注意的是,在对脊髓损伤患者进行补液的同时也要考虑对脊髓的保护。高位脊髓损伤后,应用 6% 羟乙基淀粉对脊髓损伤可能也有一定的保护作用、同时可以改善心功能。而平衡液可加重脊髓的水肿,对心功能没有改善作用。另外,也有学者通过观察 SCI 后的组织变化,认为高张盐水通过减轻其脊髓水肿,对急性 SCI 有治疗作用。所以我们对 SCI 患者的补液要有目的性,且忌盲目补液、大量补液,避免术后发生肺水肿。对于后路手术,要加强血液保护、减少输注异体血,预计出血量多的手术在开始前采用自体血回收技术收集血细胞回输。

3. 激素　　甲基强的松龙(methylprednisolone,MP)是一种人工合成的糖皮质激素,是临床治疗脊髓损伤患者的常用药物,具有典型的糖皮质激素作用如抗炎症作用、抑制免疫反应等。美国脊髓损伤学会组织的实验和临床研究证实 8 h 内应用大剂量甲基强的松龙冲击疗法能明显促进脊髓功能恢复。甲基强的松龙可以提高神经的兴奋性与传导性,改善脊髓血流量,减少脂质过氧化,稳定细胞膜的离子通道,促进钙离子外移,抑制伤后儿茶酚胺的代谢与积聚等作用,从而阻止水肿、炎症反应和谷氨酸过度激活及过氧化作用等继发性损伤。但是甲基强的松龙有较高的肺部感染和胃肠道的反应的发生率,所以在今后的治疗过程中要尽可能的避免肺部感染和胃肠道的反应的发生,建议同时应该给予胃酸抑制剂及胃粘膜保护剂来预防它的一些不良反应的发生。

4. 低钠血症　　低钠血症是指血浆 $Na^+ < 135\ mmol/L$ 时的一种病理状态。低钠血症是临床上常见的电解质紊乱,钠与水两者是紧密联系相互依赖的,血钠浓度降低,一般情况下血浆的渗透压也降低,故低钠血症又称低钠性低渗综合征。通常低钠血症的临床表现与其严重程度有关。轻微的低钠血症临床症状有时不具有特异性,可能没有任何症状而易被忽视。本例患者低钠血症引起的肌肉无力容易被颈髓损伤出现的四肢瘫痪掩盖。

低钠血症在脊髓损伤的发生率较高,可能达 25%~80%。年龄增加、病程延长及治疗过程中应用部分药物均会增加颈髓损伤继发低钠血症的发生率。低钠血症与脊髓损伤程度密切相关(Frankel 分级为 A、B、C、D、E 共 5 级),损伤程度越高低钠血症的发生率越高。此外日本的一项单中心回顾性观察研究表明,低钠血症与美国脊髓损伤协会损伤评分较高有关。本例患者为颈髓损伤,Frankel 分级为 B 级。因此,对高位脊髓损伤且 Frankel 分级较高的患者要密切监测患者电解质的变化,及时发现低钠血症。此外,合并器官组织及系统感染时可明显增高颈髓损伤后低钠血症的发生率。

低钠血症通常发生在 SCI 后 2 周内或急性期之后的第 1 个月。颈髓损伤程度与低钠血症的发生率、严重程度和持续时间成正比。目前颈部脊髓损伤并发低钠血症的机制主要有两种:抗利尿激素(antidiuretichormone，ADH)分泌异常综合征和脑性耗盐综合征,两者的主要区别主要在于液体容量状态和体内 ADH 含量的差别。前者主要是高容量低钠血症伴有 ADH 水平增高,后者则是低容量低钠血症伴有 ADH 水平不增高,因此治疗方案也不同。前者在补充氯化钠的同时要限制液体摄入,后者则在补充氯化钠的同时需要积极补充血容量。在静脉滴注 3% 氯化钠时需慎重,不宜过多和过快,大量快速补充钠盐时,神经细胞内离子浓度不能迅速恢复可引起神经细胞脱水甚至神经鞘断裂,出现脱髓鞘变化。

5. 神经功能监测　　在颈椎手术中,经常会由于操作不当、内固定植入等原因造成脊髓、神经损伤。如何有效、及时地发现继而预防术中损伤尚无有效的方法。"唤醒试验"自 1973 年由 Vauzelle 和 Stagnara 等提出后,曾被认为是判断脊柱手术中脊髓、神经是否损伤的"金标准",然而其只能监测运动功能,无法检测感觉功能,不能连续监测,不具有预防损伤的作用,还有脱管、出血等一系列并发症可能。近年来,国外学者逐渐将术中神经电生理监测技术应用于颈椎手术,最早应用于颈椎手术的是体感诱发电位 SEP 的监测, SEP 监测对脊髓功能的保护安全有效,而且为术后病情预后的预测提供了可靠的客观依据。但一些研究发现 SEP 不能完全反映脊髓的损害程度,在脊柱手术中有较高的假阴性率。研究还发现一些术后出现神经并发症的患者术中 SEP 并无明显改变,即在 SEP 正常记录时发生了医源性脊髓损伤。而 MEP 主要反映躯体运动通路的功能与完整性。在监测脊髓损伤时, MEP 比 SEP 更敏感,稳定性和可靠性更强。但是 MEP 的可重复性较 SEP 为差,而且波幅和潜伏期的变异性较大,较容易产生假阳性结果 ,这给监测结果的解释带来了困难。如果进行 SEP 和 MEP 的联合监测,能大大提高手术监测的敏感性和特异性。研究表明单独 SEP 监测,监测敏感性为 90%,联合 MEP 监测,监测敏感性高达 98.5%。目前的主流监测是使用包括 SEP、MEP 以及 EMG 在内的多模式神经电生理监测(mutimodal intraoperative monitoring， MIOM)对手术患者进行了连续监测。此外,肌松剂的使用也是需要注意的问题,建议麻醉诱导时一次性使用短效肌松剂避免 MEP 监测受到干扰。

(五)术后管理

术后应注意颈部制动,苏醒期应注意加强患者的呼吸道管理,尤其高位颈前路手术因牵拉气管易造成喉水肿。术前已有高位截瘫患者,呼吸支持治疗时间长者应及时建立人工气道,必要时气管切开,预防肺部感染和肺不张;术后应给予足够的镇痛,防止疼痛引起的高血压及术后躁动;当患者达到完全清醒、循环稳定、体温正常、呼吸功能恢复满意、主动咳嗽排痰的能力恢复,估计喉水肿已基本消退,可考虑拔出气管导管。拔管后需送 PACU 监护,密切观察有无气道梗阻、切口渗血压迫气管等,以确保气道通畅。如有喉头水肿征象,应尽早再次插管,避免缺氧。有报道颈椎外伤术后,咽后壁椎前筋膜血肿导致急性上呼吸道梗阻,及继发负压性肺水肿(negative pressure pulmonary oedema， NPPO)的病例,该情况术后气管插管则宜保留至血肿吸收消退。

【小结】

颈椎创伤患者手术全麻气管插管及手术操作均有可能加重脊髓损伤,因此对于此类患者的围术期麻醉管理有着极高的要求,麻醉医师不仅要熟练掌握多种气管插管技术,避免医源性脊髓损伤,还要熟悉病理生理改变,进行全面的术中管理,包括气道,循环,脊髓保护等几个方面。术后要谨慎拔管。

【专家点评】

外伤性颈髓损伤病人颈椎稳定性差、头颈活动受限,同时血液动力学失稳还会使脊髓血流量和脊髓动脉灌注压进一步降低。而麻醉过程处理好坏直接影响治疗效果和预后,所以围手术期麻醉的主要处理和操作的重点是:

选择合适的插管方法,避免诱导、插管过程中处理不当,加重脊髓继发损伤。建议采用 GlideScope 视频喉镜、插管型喉罩(ILMA)、视可尼可视喉镜(SOS)等新的插管技术。

通过液体治疗、血管活性药物应用,避免围术期患者血压过低,保证脊髓血液的充分供应。

应用具有脊髓保护药物,如丙泊酚、依托米酯、利多卡因、糖皮质激素等有助于神经功能的保护。

谨慎严格的把握拔管指征,密切关注拔管以后生命体征的变化。建议转送 PACU 后拔管。

(傅　冬　马浩南)

病例 85　老年患者行膝关节置换术中发生低氧血症一例

【导读】

随着全球人口老龄化,肥胖人群的扩增,关节损伤增多,人们生活质量要求提高,全膝关节置换手术(total knee arthroplasty,TKA)正急剧增加。骨关节炎是一种与年龄相关的退行性病变,系由肥胖、劳损、创伤、关节先天性异常、关节畸形等诸多因素引起,以关节软骨退变、软骨下骨硬化、骨赘形成为主要临床表现,可同时伴有慢性疼痛、关节不稳、关节强直,影像学检查可表现为关节间隙狭窄。本病症多出现在 40 岁以后,平均 TKA 手术年龄 70 岁,女性约占 64%。

【病例介绍】

(一)病史摘要

1. 一般情况　患者女性,年龄 62 岁。主因"左膝关节疼痛 3 月余,加重 7 天"入院。患者 3 月前无明显诱因出现右膝关节间断性钝痛,久站或长时间行走后疼痛加重,休息后症状缓解,7 天前上述症状逐渐加重,并出现左膝关节活动障碍,步行约 200 米疼痛难忍。拟于全身麻醉 + 闭孔神经 + 收肌管阻滞麻醉下行左膝人工关节置换术。

2. 既往史　高血压病史 10 余年,最高可达 190/100mmHg(1mmHg=0.133KPa),目前口服硝苯地平缓释片、厄贝沙坦,血压控制在 130~140/80~90mmHg 之间。3 年前于外院行"腹腔镜下全子宫切除术",自述术后出现严重恶心、呕吐。否认输血史,否认过敏史,否认家族遗传病史。

3. 体格检查　身高 165 cm,体重 80 kg,BMI:29.38 kg/cm²。入院后血压:148/92mmHg,

HR：72 次 /min，RR：20 次 /min。听诊双肺呼吸音清，未闻及干湿啰音；心率，未闻及明显杂音。腹部查体无阳性体征。专科检查：左膝关节皮肤无红肿破溃，可见肿胀、变形，内翻畸形10°，左膝关节皮温无明显升高，内侧关节间隙压痛明显，髌骨研磨试验（+），McMurray 试验（+）。

4. 实验室检查与辅助检查　化验检查基本正常。下肢彩超示：双下肢动脉粥样硬化伴多发斑块形成，左小腿肌间静脉血栓形成。给予口服利伐沙班片 10 mg，每日 1 次，术前未停用。心脏彩超示：EF：63%，升主动脉扩张，左房扩大，左室舒张功能减低。

5. 患者术前评估　ASA 分级 Ⅱ 级，NYHA 分级 Ⅰ 级。

（二）麻醉与手术情况

1. 麻醉前处理　患者入室后常规监测无创血压、血氧饱和度、心电图、BIS。NBP175/90 mmHg，吸空气 SpO_2：97%，HR：80 次 /min。开放右上肢静脉通路，置入 18G 留置针。静脉通路开放后给予右美托咪定 0.8 μg/（kg·h）泵注。

2. 神经阻滞及麻醉诱导　首先，超声引导下行左下肢股外侧皮神经＋闭孔神经＋远端收肌管阻滞，分别给予 0.375% 罗哌卡因 10 mL。神经阻滞完成后常规全麻诱导，给予咪达唑仑 0.05 mg/kg，舒芬太尼 5 μg/kg，依托咪酯 0.15 mg/kg，丙泊酚 1.5 mg/kg，顺式苯磺酸阿曲库铵 0.2 mg/kg，地塞米松 10 mg。面罩加压通气，去氮给氧 3 min 后，置入 3 号喉罩，插入胃管负压吸引，过程顺利。连接麻醉机行机械通气，设置参数 FiO_2：60%，潮气量 580 mL，呼吸频率：12 次 / 分。

3. 麻醉维持及手术过程　术中采取全凭静脉麻醉，静脉泵注丙泊酚 1.5~4.5 mg/（kg·h）、瑞芬太尼 0.05~2 μg/（kg·min）、顺式苯磺酸阿曲库铵 1~3 μg/（kg·min）。同时给予氟哌利多 2.5 mg。手术开始前 1 min，给予左下肢压力止血带止血，压力 240mmHg。手术过程顺利，放置骨水泥并安装假体完成后，按术者指示慢释放止血带，释放过程历时1 min30 s。释放止血带 2 min 内完成，SpO_2 由 100% 下降至 90%。此时快速检查麻醉机及呼吸回路未见异常，听诊喉罩无明显漏气，双肺呼吸音清，无其他明显阳性体征。此时停止机械通气，改为手法通气，2 min 后 SpO_2 逐步上升至 95%，并完善动脉血气分析，结果 Pa-$CO_2$45mmHg，$PaO_2$80mmHg。至手术结束 SpO_2 维持在 97%~98% 之间。手术结束后复苏前静脉静注昂丹司琼 4 mg。

（三）术后管理及预后

（1）手术结束后 5 min，患者意识清楚，自主呼吸恢复，握力可，给予拔出喉罩。患者自述无术中知晓，无明显疼痛及其他不适。转入复苏室继续观察。1 小时后患者吸空气情况下 SpO_2：95% 左右，Steward 评分 5 分，无明显不适转入病房。

（2）术后 24 h、48 h、72 h 小时随访患者生命体征平稳，无明显不适。VAS 评分维持在2~3 分，无明显恶心、呕吐等不适。

【问题】

（一）此类手术患者进行术前评估及准备应注意什么？

此类手术患者多为老年患者，合并症较多，术前访视与评估是实施麻醉手术的重要环节。其中包括是否需要进一步完善术前检查、调整用药方案、功能锻炼甚至延迟手术麻醉，在条件允许的情况下尽可能提高患者对麻醉手术的耐受力，降低围术期并发症和死亡的风险。同时了解患者相关合并症控制，用药情况，并根据合并症本身提出针对性的检查项目，指导患者手术前用药。

　　了解患者既往手术麻醉史及相关的情况，可以根据患者提供的病情制定特殊性、针对性的麻醉方案。

　　TKA术后深静脉血栓（DVT）发生率很高，术前应了解患者是否合并围术期发生DVT的高危因素，如高龄、肥胖、吸烟、卒中、长期制动、血栓栓塞史、充血性心脏病、静脉曲张、糖尿病、冠心病等。术前应进行双下肢静脉多普勒超声检查，以筛查术前下肢深静脉血栓形成的患者。

（二）此类患者麻醉选择及麻醉要点

　　TKA的麻醉方式可选择全身麻醉、椎管内麻醉和（或）神经阻滞。单纯全身麻醉围术期生理影响相对大，术后镇痛不完善，不利于早期功能锻炼。如选择椎管内麻醉必须符合椎管内的操作常规，术前凝血功能是否正常，是否正在或将要使用抗凝药物。本例患者因术前存在患肢肌间静脉血栓，并且抗凝药物未停用。考虑减少患者术中及术后阿片类药物的使用，做到早期行康复锻炼，此次行喉罩麻醉复合神经阻滞，对生理影响小，苏醒迅速，术后镇痛完善。

　　监测的选择基于患者既往身体状况。本例患者常规监测心电图、血压、SpO_2、$P_{ET}CO_2$、BIS。如果患者既往血压不稳定可以行桡动脉血压监测，需开放粗的静脉通路。

（三）发生低氧血症的原因

　　低氧血症是指血液中含氧不足，动脉血氧分压（PaO_2）低于同龄人的正常下限。主要表现为血氧分压与血氧饱和度下降（$PaO_2<60$ mmHg，$SpO_2<90\%$）。轻度：PaO_2：$50\sim60$ mmHg；中度：PaO_2：$30\sim49$ mmHg；重度：PaO_2：<30 mmHg。低氧血症是麻醉手术后具有临床意义的常见并发症，可诱发和加重麻醉手术后其他并发症，尤其在胸腹部大手术。发病机制常见于以下五点：① FiO_2过低。②肺泡通气不足（阻塞性、限制性）。③弥散功能障碍（面积下降、距离增加）。④肺泡通气/血流比失调（功能性分流）。⑤解剖分流（先心病右向左分流）。低氧血症常见原因有：①病人因素：心肺疾病、高龄吸烟患者、肥胖、睡眠呼吸暂停综合征等。②麻醉因素：麻醉操作不当、肺泡有效通气量低、吸入氧浓度过低、输液过多：肺水肿、呕吐、返流：误吸性肺炎、低体温等。③手术因素：心肺部手术、特殊体位、松止血带、栓塞、骨水泥反应等。本病例中出现低氧血症初步考虑和术中止血带及骨水泥使用相关。

　　术前应选择合适的麻醉方式，防止不恰当的麻醉操作，术中合理的液体管理，高危病人使用稳定的气道，排除设备因素，保证氧源供应。一旦发生低氧血症应积极改善氧供，调整呼吸参数，鉴别诊断喉痉挛、肺栓塞。积极预防骨水泥综合征和止血带休克的发生。

　　TKA中应用止血带可以阻断血液流向远端肢体，创造"无血"的清晰手术视野，减少围手术期失血量。但存在并发症及不良反应，如肌肉肿胀、局部疼痛、神经血管损伤、增加下肢静脉血栓风险、缺血/再灌注损伤、加重术后疼痛、乳酸酸中毒、高钾血症等。因此，TKA中使用止血带应该严格掌握使用指征,选择适合的型号(袖口宽度大于肢体半径)、位置(下肢止血应在大腿中上 1/3 处)、压力(收缩压 +100mmHg)和时长(1.5 小时以内,两次止血带间隔时间为 15 分钟以上)。止血带会影响心血管系统,从止血带驱血开始到放气,ASA 分级越低的患者血流动力学改变的影响越小,对心功能不全的患者有较大影响。止血带驱血会引起血压和心率增加,放血血液容量分流到四肢,大量有毒代谢物入血,导致中心静脉压和动脉压迅速下降,甚至心肌抑制、止血带休克。老年人血压剧烈波动可能会导致心脑组织局部缺血,引起术中认知障碍甚至脑卒中等严重后果。因此应严格控制止血带加压时间,放止血带前适当补液,缓慢放气,必要时给予血管活性药物以维持循环稳定。

TKA 中由于骨水泥的植入使患者出现一过性或明显的低血压和 SpO_2 的降低,并使约 0.6%~1% 的病人出现心搏骤停。此类特殊的症状称为骨水泥植入综合征(bone cement implantation syndrome,BCIS)。发病机制包括加压植入的骨水泥将长干骨的骨髓腔的空气、脂肪、骨髓碎片挤压进入骨静脉系统致肺内栓子形成;骨水泥聚合过程中产热,导致血液热损害而致气栓同时亦可影响凝血系统;骨水泥的植入激活凝血酶原成为凝血酶,诱发 DIC,致肺内弥漫性微血栓形成;植入的骨水泥单体和附加物被吸收入血,诱发机体和组织发生过敏反应使机体释放组胺和 PGE_2 等多种血管活性物质。术中应严格技术操作,减少单体在体内的吸收。准备放置骨水泥时密切监测生命体征变化。术中常规给氧提高氧分压。应用骨水泥前相对扩容维持稍高的血压和心率,并可预先使用缩血管药物如麻黄素、去氧肾上腺素或糖皮质激素,预防可能发生的血管扩张。

【小结】

对于老年患者行 TKA 手术,术前评估和麻醉方式选择很重要。麻醉术中管理以稳定的血流动力学为关键,目的是降低心脑血管意外的发生率。另外,术中骨水泥植入综合征和止血带反应也是麻醉管理的重要环节。严格规范操作流程,避免发生低血压、心肌损伤、低氧血症及肺栓塞。及时检查血气分析,指导呼吸管理。TKA 手术后持续痛也是临床上必须面对的问题,应采取多模式镇痛方案,并及时处理并发症,提高患者的预后及满意度。

【专家点评】

(1)低氧血症可发生于围术期的各个阶段,手术、麻醉、患者自身状况等均可诱发低氧血症,及时发现并寻找出病因,给予正确的处理措施对于保护重要器官、维持围术期患者生命体征平稳尤为重要。TKA 患者通常年龄较大,多考虑自身隐匿性肺疾病、肺栓塞、骨水泥综合征、手术体位和循环功能障碍等情况。

(2)随着 ERAS 理念的普及,关于止血带的使用存在很多争议。止血带虽有一定的好处,但较大的压力对大腿肌肉造成挤压伤害,损伤股四头肌肌力,加重术后疼痛,不利于术中血压维持,不能即时发现血管损伤的位置,易发生缺血 - 再灌注损伤。有学者提出,止血带虽减少术中显性出血量,但增加了术后隐性出血量。因此,使用止血带与否要根据患者个体情况和医师自身的能力决定,但一定要减少止血带的使用时间,操作规范。

(3)骨水泥植入综合征的致死率非常高,麻醉医生必须对其有足够的重视,植入骨水泥时严密监测患者各项生命体征的变化,备好急救药物。肺骨水泥栓塞是关节置换术中一种潜在的严重并发症。如果患者在手术后有胸痛或呼吸困难,应立即进行胸片。

（4）对于持续的镇痛管理也可以采用连续神经阻滞置管技术,有效的延长镇痛持续时间,多采用连续的股神经阻滞。

（倪丽伟　张君宜　马浩南）

病例 86　全髋置换术患者围术期并发急性冠脉综合征一例

【导读】

急性冠脉综合征（acute coronary syndrome，ACS）是指冠状动脉内不稳定的粥样斑块破裂或糜烂引起血栓形成所导致的心脏急性缺血综合征,涵盖了 ST 段抬高型心肌梗死（ST-segment elevation myocardial infarction，STEMI）、非 ST 段抬高型心肌梗死（non-ST-segment elevation myocardial Infarction，NSTEMI）和不稳定性心绞痛（unstable Angina，UA）,其中 NSTEMI 与 UA 合称非 ST 段抬高型急性冠脉综合征（non-ST-segment elevation acute coronary syndrome，NSTE-ACS）。STEMI 与 NSTEMI 在冠脉病理主要区别为病变血管是否完全堵塞及侧支循环是否建立,前者病变血管完全堵塞、无侧支循环建立;后者病变血管未完全堵塞或有侧支循环建立。在 NSTE-ACS 中,有心肌坏死标记物升高为 NSTEMI,无心肌坏死标记物升高为 UA。

与 ACS 相对应的是慢性缺血综合征（chronic ischemia syndrome，CIS）,主要包括隐匿性或无症状性心肌缺血、稳定型心绞痛和缺血性心肌病。在围术期由于手术应激、麻醉管理及患者病情进展等因素，CIS 可以进一步恶化为 ACS,造成围手术期心肌梗死（perioperative myocardial infarction，PMI）,给麻醉医生带来挑战。

【病例简介】

患者,男性,65 岁,主因"左髋部外伤疼痛、活动受限 2 小时"入院。既往高血压病史、冠心病史及脑出血史,长期服用阿司匹林。入院诊断:①左股骨颈骨折;②高血压病;③冠心病。拟全身麻醉下行左股骨颈骨折人工髋关节置换术。术前 ECG 示:窦性心律,非特异性 ST-T 改变;心脏彩超大致正常;下肢血管彩超示双下肢动脉硬化、双下肢深静脉未见异常;纤维蛋白原 4.13 g/L、D-D 二聚体 1.03 mg/L;血气分析 $PaCO_2$ 33.1 mmHg、PaO_2 77.8 mmHg;血常规白细胞 7.227×10^9/L、中性粒细胞百分比 82.7%、血红蛋白 143.3 g/L、血小板 137.6×10^9/L;总蛋白 58 g/L、白蛋白 37.3 g/L、总胆红素 28.1 μmol/L、直接胆红素 11.3 μmol/L、AST18U/L、尿素 5.7 mmol/L、肌酐 75 μmol/L、葡萄糖 4.97mmol/L。余化验结果未见异常。术前予抗凝、止疼、活血及预防应激性溃疡治疗。

患者于术晨 8:50 入室,情绪紧张,监护示 BP 170/90mmHg,HR 71 次/分,SpO_2 97%,建立静脉通路给予咪达唑仑 2 mg,昂丹司琼 8 mg,甲强龙 40 mg,右侧桡动脉穿刺置管监测血压。麻醉诱导使用咪达唑仑 1 mg,舒芬太尼 20 μg,顺式阿曲库铵 16 mg,丙泊酚 50 mg,行气管内插管,麻醉维持使用七氟烷 1%~2%,瑞芬太尼 0.1 μg/（kg·min）,右美托咪定 0.5 μg/（kg·h）,间断给予顺式阿曲库铵。根据血压情况去甲肾上腺素 0.05~0.1 μg/（kg·min）,单硝酸异山梨酯 2~5 mg/h 泵注,术中血压维持在 120~150/70~90mmHg,心率 60~70 次/分,FiO_2

55%，SpO_2 100%，$PetCO_2$ 35~38mmHg，麻醉深度指数 40~55，体温 36.1~36.7 ℃。手术历时 1 小时 50 分钟，麻醉历时 2 小时 42 分钟，术中输注钠钾镁钙葡萄糖注射液 1500 mL，羟乙基淀粉 1000 mL，尿量 100 mL，出血量约 400 mL，手术过程中无明显异常，术毕于 11：50 转入 ICU。

入 ICU 交接记录示心率 55 次 / 分，血压 136/63mmHg，SpO_2 100%。12：18 常规 12 导联心电图检查示 V_2~V_4 急性 ST 段抬高型前壁心梗。13：05 血常规红细胞 4.29×10^9/L，血红蛋白 124.5 g/L；13：23 心肌酶结果示谷草转氨酶 33U/L，肌酸激酶 594U/L ↑，肌酸激酶同工酶 24U/L ↑，乳酸脱氢酶 256U/L ↑；13：52 高敏肌钙蛋白 T 12.59ng/L，正常范围。12：50 心内科会诊后考虑心梗发病时间不超过 12 h，有行急诊经皮冠状动脉介入治疗（percutaneous coronary intervention，PCI）指征，告知家属并行 PCI 术前准备。于 13：55 入导管室急诊 PCI。造影结果示左前降支（left anterior descending，LAD）开口处斑块，中段可见 99% 狭窄病变，前向血流 TIMI3 级，此次发病罪犯血管为 LAD；PCI 后，LAD 中段狭窄消失，未见夹层，前向血流 TIMI3 级，PCI 成功。

【问题】

（一）术前心脏风险评估

（1）心功能 1~2 级病人对麻醉耐受性较好，心功能 3~4 级者对麻醉耐受性差，术前应改善心功能，控制慢性心衰，控制心率和快速房颤，心室率应控制在 100 次 /min 以下。室性早搏应小于 5 次 /min，除外多源性室性早搏或 R on T，应掌握有效控制室性早搏药物用法。

（2）心电图明显异常者，应经心内科会诊治疗。

（3）在麻醉和手术的应激下，更易诱发心肌缺血，心功能不全或心肌梗死。对缺血性心脏病，应从病史中明确是否存在心绞痛，既往有无心肌梗死史，目前心脏功能代偿情况，心肌梗死后 3~6 个月以上才能进行选择性手术麻醉。

（4）特殊传导阻滞并有心动过缓，晕厥史，对药物治疗反应差的病人，术前应安置临时起搏器；安装起搏器和（或）植入式心脏转复除颤器的心律失常病人，术前需请设备厂家或电生理师会诊，了解不同类型起搏器的特殊功能以及是否需要术前重新调试。术中使用电灼器有一定危险性。

（5）长期使用 β 受体阻滞药治疗的病人应继续使用至手术当日，以免发生停药反应。

（6）按 Goldman 心血管功能危险指数，可作为非心脏手术的危险性评估。

改良心脏风险指数（RCRI）：以下每个危险因素（共六项）为 1 分，高危手术、缺血性心脏病史、充血性心力衰竭历史、脑血管病史、术前用胰岛素治疗的糖尿病、慢性肾病。

ACC/AHA 指出危险因素分数与围术期心脏危险百分率一致：

0 分：0.4%；1 分：0.9%；2 分：6.6%；3 分：11%。

（二）急性冠脉综合征的围术期诱因

非心脏手术围手术期心肌梗死（PMI）是指在非心脏手术围手术期发生的因急性冠脉综合征或稳定性冠状动脉疾病的供氧和需氧失衡导致的急性心肌梗死，前者为 1 型、后者为 2 型。其肌钙蛋白大多在术后 24 小时内升高，故倾向于主要用肌钙蛋白测定来评价 PMI。

急性冠脉综合征型 PMI（ type1 PMI）常见诱因：①围术期精神紧张、疼痛、手术损伤、贫血、低温控制等因素均可引起应激性激素增加和交感兴奋，致冠脉收缩挤压斑块引起斑块破裂，而血中应激性儿茶酚胺和可的松浓度增高可持续至术后数天；②围术期心动过速、高血压等可对冠脉血管产生剪力作用，致斑块结构重构而引起冠脉狭窄；③术后促凝血物质增加、血小板反应性增强、内皮抗凝功能下降和纤溶性下降等均成为危险因素。

心肌细胞供氧和需氧失衡型 PMI（ type2 PMI）最常见的诱因是术中 / 后心动过速，另外术后疼痛、低血压、高血压、贫血、低温、酸中毒等均可激活交感反应性，容量负荷和血管舒缩功能障碍而引起心肌应激性加强，产生供氧减少或 / 和需氧增加而缺血，进而发生心肌梗死。

（三）围术期急性冠脉综合征的识别诊断

建议结合患者病史、症状、生命体征、体检发现、心电图和实验室检查，做出初始诊断并进行最初短期的缺血性和出血性风险分层。心肌肌钙蛋白 I/T（ cardiac troponin I/T，cTn I/T）是用于 ACS 诊断的特异度高、敏感度好的生物学标志物，高敏感方法检测的 cTn I/T 称为高敏肌钙蛋（ high-sensitivity cardiac troponin，hs-cTn）。推荐首选 hs-cTn 检测，如果结果未见增高（阴性），应间隔 1~2 h 再次采血检测，并与首次结果比较，若结果增高超过 30%，应考虑急性心肌损伤的诊断，若初始两次检测结果仍不能明确诊断而临床提示 ACS 可能，则在 3~6 h 后重复检查。在 AMI 早期 cTn（ hs-cTn）升高阶段，肌酸激酶同工酶（ creatine kinase MB，CK-MB）对于判断再梗死有益。STEMI 患者的心电图有特殊诊断价值。①至少两个相邻导联 J 点后新出现 ST 段弓背向上抬高 [V2-V3 导联 ≥ 0.25 mV（< 40 岁男性）、≥ 0.2 mV（ ≥ 40 岁男性）或 ≥ 0.15 mV（ 女性），其他相邻胸导或肢体导联 ≥ 0.1 mV] 伴或不伴病理性 Q 波、R 波减低；②新出现的完全左束支传导阻滞；③超急性期 T 波改变。当原有左束支阻滞患者发生心肌梗死、或是心肌梗死出现左束支阻滞时，心电图诊断困难，需结合临床情况仔细判断。如果 cTn（ hs-cTn）和 / 或心电图结果正常，但仍怀疑 ACS，建议行 MD-CT 冠脉造影检查。

STEMI：cTn>99th 正常参考值上限（ upper limit of normal，ULN）或 CK-MB > 99thULN，心电图表现为 ST 段弓背向上抬高，伴有下列情况之一或以上者：持续缺血性胸痛；超声心动图显示节段性室壁活动异常；冠状动脉造影异常。

NSTEMI：cTn > 99thULN 或 CK-MB > 99thULN，并同时伴有下列情况之一或以上者：持续缺血性胸痛；心电图表现为新发的 ST 段压低或 T 波低平、倒置超声心动图显示节段性室壁活动异常；冠状动脉造影异常。

UA：cTn 阴性，缺血性胸痛，心电图表现为一过性 ST 段压低或 T 波低平、倒置，少见 ST 段抬高（ 变异性心绞痛）。

（四）急性冠脉综合征的围术期处理

麻醉医师术前需要评估和监测患者的心脏基础情况、冠脉血管生理及围术期血液动力学，术中要监测心电图、血氧饱和度、心率、血压等，术后疼痛、血液流变学、血容量和呼吸功能管理也十分重要；失血者应输血使红细胞压积在 33% 以上，同时注意容量负荷以防充血性心力衰竭发生。此外,围术期多导联 HOLTER 监测患者是否存在无症状性心肌缺血对管理有益。麻醉医师应重点关注心肌缺血的数种病因,去除诱因、维持充足的动脉氧合、冠脉灌注压、血红蛋白浓度以及减少心肌氧耗。

【小结】

手术患者在术中并发心血管事件是麻醉危机事件之一,随着中国人口老龄化的加剧,冠状动脉粥样硬化性心脏病患者进行非心脏手术中并发急性冠脉综合征风险提升。针对高风险心脏疾病患者,麻醉医生的术前评估、术中麻醉管理、必备的监护手段、及时的识别诊断及合理科学的治疗策略尤为重要,是避免病情恶化和挽救生命的基石。

【专家点评】

"未雨绸缪,防胜于治",本例患者术前合并高血压病史、冠心病史及脑卒中史,属于 ACS 易感人群。术前控制血压、稳定心率、改善心肌供血、控制血糖、降脂稳定斑块、抗血小板桥接为抗凝治疗尤为重要。

麻醉医生针对 ACS 易感人群的危机意识在于斑块变化的心理准备以及围术期麻醉管理的技术准备。所谓心理准备指麻醉医生要对 ACS 易感人群冠脉中的斑块时刻绷着一根弦,一旦有异常情况能快速反应。所谓技术准备就是针对心肌氧供/需平衡做到全面精细,在供氧及降耗方面做足准备:①保证氧合,纠正贫血;②维持血流动力学稳定,保证冠脉灌注压;③调整心功能,维持正常的心排量;④适当扩冠治疗,保温,预防冠脉痉挛;⑤维持前后负荷稳定;⑥镇痛镇静充分,减少手术应激;⑦控制心率,避免心动过速带来的供氧减少及耗氧增加;⑧避免不良神经反射。

在当代"精准""靶向"是人们处理事务的追求,围术期对 ACS 的及时准确的识别诊断,直接影响患者预后转归。本例患者虽术中较平稳,未发生巨大波动,但却隐藏着极大的风险。转入 ICU 后心电图示 $V_2 \sim V_4$ 导联 ST 抬高,符合急性前壁心梗,同时 CK 及 CK-MB 升高,结合术前患者无胸痛不适等症状,表明 ACS 很可能发生在术中。诗云:"却是平流无险处,时时闻说有沉沦","没有意识到危险,就是最大的危险"。本病例只监测了Ⅰ、Ⅱ、Ⅲ、aVR、aVL、aVF、V_5 心电,术中没有 12 或 18 导联 ECG 监测,导致没有及时发现 V_2-V_4 导联 ST 段抬高,所幸术后 ICU 及时补位,结局良好。

根据 2016 年发布的《急性冠脉综合征急诊快速诊疗指南》,在麻醉过程中心电图有特殊诊断价值,提示我们如果有条件,对于 ACS 易感人群在术中及术后进行 12 或 18 导联 ECG 监测非常重要。高敏感方法检测的 cTn I/T 称为高敏肌钙蛋白(hs-cTn),推荐首选 hs-cTn 检测,如果结果未见增高(阴性),应间隔 1~2 h 再次采血检测,并与首次结果比较,若结果增高超过 30%,应考虑急性心肌损伤的诊断。若初始两次检测结果仍不能明确诊断而临床提示 ACS 可能,则在 3~6 h 后重复检查。在 AMI 早期 cTn(hs-cTn)升高阶段,肌酸激酶同工酶(CK-MB)对于判断再梗死有益。

一旦明确 ACS 诊断,规范化治疗可以挽救患者于危难。我们要明确针对不同类型的 ACS 治疗方案有所不同。① STEMI 及 NSTE-ACS 均可进行抗血小板、抗凝、抗缺血等治疗;② STEMI 可以进行静脉溶栓治疗,但是 NSTE-ACS 不推荐静脉溶栓治疗;③ STEMI 可以进行 PCI，NSTE-ACS 进行 PCI 时，应准确危险分层，早期识别高危患者，对于极高危或高危患者，建议采取积极的早期介入策略。本例患者属于 STEMI，LAD 中段堵塞达 99%，及时进行了 PCI，预后较好，安全出院。

（单世民）

病例 87　颈椎前路术后出血致紧急气道麻醉处理一例

【导读】

困难气道是指具有五年以上临床经验的麻醉医师在面罩通气时或气管插管时遇到困难的一种临床情况。困难气道包括困难面罩通气和困难气管插管。在麻醉医生的临床工作中，困难气道我们时而会遇到，不足为奇亦不足为惧。麻醉医生最棘手的问题，当属紧急气道。只要存在困难面罩通气，无论是否合并困难气管插管，均属紧急气道。此类患者极易陷入缺氧状态，必须紧急建立气道，其中少数患者"既不能插管也不能氧合（CICO）"，可导致气管切开、脑损伤甚至死亡等严重后果。这就要求麻醉医生，熟练掌握困难气道和紧急气道处理流程及困难气道设备使用技能，根据患者的具体情况、自身的技术水平和掌握的医疗资源，制定合适的气道处理流程。

【病例介绍】

患者男，55 岁，因"间断双上肢疼痛、不适 10 个月"入院。既往高血压病史，入院前血压最高达 170/100 mmHg，口服苯磺酸氨氯地平治疗，血压控制在 130/80 mmHg 左右。入院检查：血压 140/78 mmHg，心率 78 次 / 分，身高 175 cm，体重 75 kg，颈椎核磁示：颈 2/3~ 颈 5/6 间盘后突出，颈 5/6 黄韧带轻度肥厚，同层椎管继发性狭窄，考虑颈 4/5 水平脊髓变性，脊髓变性信号较前增加。余检查及化验大致正常。拟在全身麻醉下行颈椎前路减压植骨融合内固定术。术前一天麻醉医生查房，患者一般状态好，Mallampati 分级Ⅰ级，血压 135/80 mmHg，心率 65 次 / 分。

患者入室后常规麻醉监护，血压 170/88 mmHg，心率 70 次 / 分，开放静脉通路，静注咪达唑仑 2 mg、舒芬太尼 5 μg 镇静治疗，5 min 后血压降至 150/85 mmHg。充分吸氧去氮，麻醉诱导采用咪达唑仑 3 mg、舒芬太尼 30 μg、依托咪酯 20 mg、顺苯磺酸阿曲库铵 15 mg 静脉注射，纤支镜引导下经口行气管插管。插管过程顺利。气管插管后行控制呼吸。手术历时 1 h15 min，术中补液 1100 mL，失血约 10 mL，尿量 200 mL。术后带管入 PACU。复苏拔管期间，血压最高达 140/80 mmHg，拔管过程顺利，无呛咳。PACU 停留 45 min，转回普通病房。

5 小时后，护士查房时指示患者可床上适当活动肢体，避免血栓形成，并协助患者翻身。30 分钟后，医生查房发现患者引流量增多，指示患者平卧休息，避免活动，并持续监测引流量变化。20 分钟后，发现引流量进一步增多，患者自觉颈部轻微压迫感。手术医生紧急联系手麻科，准备清创止血手术。15 分钟后，患者由平车推入手术室。

患者入室神清，诉稍憋气，发音正常，可平卧。监护示：血压 119/60 mmHg，心率 85 次 / 分，呼吸 16 次 / 分，SpO$_2$98%。予面罩吸氧，同时开放静脉通路，给予钠钾镁钙葡萄糖注射液静脉补液。评估患者插管条件，张口度约 3 横指，甲颏距离约 4 横指，Mallampati 分级 Ⅰ级。患者在手术医生和巡回护士的协助下，由平车平移至手术床。随后出现躁动，不能平卧，呼吸急促，险坠床，颈部明显肿胀，考虑患者切口内出血进一步增多。此时血压 130/80 mmHg，心率 100 次 / 分，SpO_2 99%。立即呼叫上级医生，静注咪达唑仑 2 mg、舒芬太尼 10 μg 进行镇静，手术医生和护士限制患者体位避免坠床，同时用负压吸引器吸引引流管内血液，行面罩加压通气，发现面罩通气困难，置入口咽通气道，气道梗阻无改善，此时患者呼之不应，立即行气管插管，可视喉镜下见会厌边缘及双侧杓会厌襞严重水肿，不能窥见声带及声门结构，尝试盲探插管失败。此时患者 SpO_2 开始进行性下降，患者进入不能氧合不能插管（CICO）的紧急气道状态。继续面罩加压给氧配合双侧胸廓按压，同时准备经气管喷射通气（TTJV）设备，联系耳鼻喉科医生准备气管切开。此时患者 SpO_2 56%，心率 110 次 / 分。要求手术医生开放手术切口，彻底引流。经环甲膜穿刺置入 13G 环甲膜穿刺套管，接 TTJV 行喷射通气。此时患者 SpO_2 降至 0%。TTJV 通气压力 1bar，频率 15 次 / 分，充气时间 1-2 秒，约 1 分钟后，患者 SpO_2 回升至 97%，继续行 TTJV 1 分钟，同时静注顺苯磺酸阿曲库铵 20 mg，依托咪酯 20 mg，再次尝试气管插管。应用可视喉镜辅助确认会厌及双侧杓会厌襞位置，将直径 4 mm 的纤支镜从肿大的双侧杓会厌襞之间强行穿过，纤支镜下见气管软骨环，确认在气管内，沿纤支镜送入气管插管，纤支镜下确认气管插管位置，接麻醉机行机械通气，拔除环甲膜穿刺套管。此时患者血压 100/60mmHg，心率 110 次 / 分，SpO_2 99%，$PetCO_2$ 60mmHg。听诊双肺呼吸音粗，可闻及少许干性啰音，颈部少量皮下气肿形成。静注甲强龙 40 mg、地塞米松 10 mg 减轻喉水肿，术中清除创面积血 200 mL，结扎出血的甲状腺下动脉伴行静脉。术后带气管插管送入 ICU。

患者次日 10 时停镇静药物后意识清醒，经气管插管自主呼吸，经纤支镜确认患者声门上组织水肿明显减轻，声带结构清晰。拔除气管插管后，患者自主呼吸良好，无不适症状，转回普通病房。3 日后随访，患者颈部皮下气肿完全吸收，7 日后康复出院。

【问题】

（一）该患者成为紧急气道的原因

本例患者第一次手术前评估，Mallampati 分级 Ⅰ级，颈椎活动正常，无打鼾史，考虑不存在困难气道。第一次麻醉诱导后采用纤支镜引导气管插管，是为尽量减少肌肉松弛状态下头后仰，避免加重脊髓受压。第二次手术前，患者入室后，再次评估者插管条件，张口度约 3 横指，甲颏距离约 4 横指，Mallampati 分级 Ⅰ级，患者自觉稍憋气，可平卧，发音正常，考虑患者可能存在困难气道，但当时并未升级为紧急气道。患者换床后，颈部出血迅速增加，颈部迅速肿胀，压迫气管及颈内静脉，造成患者气管受压且静脉回流不畅，导致患者声门上软组织严重水肿，引起患者呼吸困难、躁动不安。此时对患者进行面罩加压通气失败，尝试气管插管失败，进入不能氧合不能插管（CICO）的紧急气道状态。在本例患者的麻醉处理中，我们发现患者颈部出血急剧增多，立即采取了抽吸引流管内血液的方式减轻压迫，效果并不显著，此时患者气道情况急转直下，3 分钟后就进入了 CICO 状态。本例紧急气道情况提示我们以下几点：①颈椎前路术后出血患者，发现患者切口内出血量增多，出现气道压迫症状时,应第一时间请手术医生打开伤口,彻底开放引流,尽量减轻对气道的压迫,延缓气道情况的升级演变。②本例患者术后出血量增多,发生在两次改变体位之后,警示我们,再遇到类似患者,应尽量减少搬动病人或在患者呼吸和循环情况可控后进行搬动。③发现患者可疑困难气道时,立即准备困难气道设备,如可视喉镜、纤维支气管镜、光棒、TTJV 设备、气管切开包、不同型号的气管导管和喉罩等。④当患者出现 CICO 时,在行 TTJV 同时,求助熟练掌握气管切开技术的人员,立即准备气管切开。

(二)面罩通气分级

困难面罩通气(difficult mask ventilation,DMV)指有经验的麻醉医师在无他人帮助的情况下,经过多次或超过一分钟的努力,仍不能获得有效的面罩通气。根据通气的难易程度将面罩通气分为四级,1 级面罩通气容易,发生率 71.3%;2 级需用口咽通气道或其他工具辅助面罩通气(无论给或不给肌松药),发生率 26.3%;3 级困难面罩通气,面罩通气不充分、不稳定,或需要两人协作进行面罩通气(无论给或不给肌松药),发生率 2.2%;4 级不能实施面罩通气(无论给或不给肌松药),发生率 0.15%。

(三)紧急气道的处理流程

处理紧急气道的关键在于早诊断、早决策、早处理,诊断的关键在于对面罩通气分级的准确判断。紧急气道的处理流程为:①面罩通气发生困难时,应立即求助,同时借助口咽 / 鼻咽通气道改善通气,或行双人加压辅助通气。②经双人加压辅助通气无法获得良好通气时,需尽快尝试置入喉罩或行气管插管,选择喉罩还是气管插管取决于建立通气道的紧迫性、已备好的气道工具和操作者的熟练程度;若患者已不能维持自主呼吸,则应立即应用肌松剂,降低插管或喉罩置入阻力。③若喉罩通气失败、插管失败,需采用其他紧急无创方法,如食管 - 气管联合导管、喉管等。④声门上通气方法均失败时,需考虑行环甲膜穿刺置管和经气管喷射通气(TTJV)。⑤ TTJV 失败或不可行时需尽快实施环甲膜切开术或气管切开术。⑥紧急无创方法可以改善通气,但一般为临时性气道,仍需尽快建立稳定的气道,如气管内插管或气管切开。⑦紧急气道的处理一般遵循先无创后有创的原则,需结合麻醉医生的经验和水平、气道梗阻的类型和手边的紧急气道工具综合分析。

(四)TTJV 操作流程及并发症

经气管喷射通气(TTJV)是一种通过穿刺套管进行的微创声门下通气方式。TTJV 使用需要能够提供输出压力为 4bar 的氧气气源。TTJV 穿刺套管尾部有两种接口,一种是直径 15 mm 标准接口,用于连接麻醉机或呼吸机的呼吸回路;另一种是 Luer 锁连接器,用于连接 TTJV 装置。操作流程如下:①患者取嗅花位,确定颈部解剖结构,标记甲状软骨、环状软骨和中线,颈部有肿胀或外伤时,建议借助超声进行定位;②消毒、戴手套,注意无菌操作;③建议应用 2% 利多卡因局部浸润麻醉和气管内表面麻醉;④穿刺套管针针尾接 5 mL 注射器,注射器内抽吸 2 mL 生理盐水,操作者站在患者左侧,以左手食指和中指定位穿刺平面,垂直皮肤刺入,有突破感回抽注射器,生理盐水内见气泡后继续进针 2 mm,退针留套管并固定套管;⑤套管尾端接延长管和三通,再接 TTJV 装置,三通用于声门上严重梗阻患者辅助呼气;⑥ TTJV 通气压力建议从 1bar 起调,根据患者的通气和氧合情况进行调整,通气频率建议 12~16 次 / 分,充气 1~2 秒,同时观察胸廓运动,每次喷射通气前要保证患者完全呼气,以降低气压伤的发生风险;⑦ TTJV 穿刺套管必要时可保留 72 小时,但应注意消毒和无菌操作。

TTJV 的并发症包括:①通气失败,有文献表明,TTJV 在 CICO 患者应用中,通气失败的发生率高达 42%,这就要求我们麻醉医生,不但要熟练掌握环甲膜穿刺置管技术,还应熟悉 TTJV 的连接、参数调整及使用技巧,以提高 TTJV 临床应用成功率;②气压伤(气胸、纵隔气肿、皮下气肿),TTJV 在 CICO 患者应用中,气压伤的发生率为 32%,在 non-CICO 患者和择期手术患者中气压伤的发生率分别为 7% 和 8%,提示我们在行 TTJV 时一定要保证患者充分呼气,并采取合适的通气压力和呼吸频率,以降低气压伤、气胸、纵隔气肿的发生风险;③其他并发症,如出血、感染等。虽然 TTJV 并发症发生率较高,但其在 CICO 的紧急气道患者抢救中,仍能为患者的争取一定的抢救时间,带来更大的生存机会。

【小结】

紧急气道对麻醉医生来讲无疑是最棘手的问题,对患者而言也是九死一生。如不能及时解决紧急气道问题,患者的呼吸、循环及全身各脏器的功能将迅速恶化,甚至可能短时间内造成死亡。麻醉医生应当熟练掌握面罩通气分级,及时识别紧急气道并迅速做出处理。同时应熟练掌握紧急气道处理流程和各项困难气道设备的使用技能,做好术前评估,提高病情突变的应变能力,真正做好患者的围术期守护者。

【专家点评】

颈椎前路手术术后出现血肿,早期临床表现可有痰多不易咳出,有胸闷、憋气、呼吸困难、伤口压迫感、甚至出现窒息等,呼吸困难、呼吸窘迫的表现进一步加重,可继发脑缺氧、脑水肿甚至死亡。部分患者可以突发呼吸困难,因血管神经性水肿造成患者颈部增粗和舌肿胀是其特征性表现,多见于术后当日。术后及早发现血肿和适当干预,对预防和降低发病率和病死率至关重要。尽早进行血肿清除术,可能获得较好的效果,同时注意第一时间监测患者是否存在呼吸困难,必要时行床旁气管插管。

完善的人员准备对于困难气道的处理至关重要。对于已预料的困难气道,应确保至少有一位对困难气道有经验的高年资麻醉医师主持气道管理,并至少有一名助手参与。对于未预料的困难气道,人员和工具往往准备不足,应尽快请求帮助,呼叫上级或下级医师协助处理。

麻醉医师应当熟悉各种困难气道方法的适应证与禁忌证,在处理困难气道时要选择自己最熟悉和有经验的技术。各种建立气道的方法形式不同,目的均是维持通气与氧合,气道处理过程中要密切监测病人的血氧变化,及时面罩辅助给氧通气,以保证病人生命安全为首要目标。应当牢记病人只会死于通气失败,而不会死于插管失败。

经气管喷射通气(TTJV)是一种在紧急情况下通过声门下放置导管进行喷射通气的通气形式,目的是维持一个足够的氧合争取时间来为一个明确的气管切开术或插管术赢得机会。此项技术一般麻醉医生平时使用机会少,技术不熟练可能会导致操作失败及并发症的发生,同时也应当了解长时间的经气管喷射通气会明显增加其并发症的发生几率,包括出血、血肿、感染,气压伤、气胸和纵隔气肿也均有报道。因此每个麻醉科要根据本科室的人员和设备情况,在科室内定期宣教培训,并制定出自己简便可行的处理流程。

气道处理不仅要求熟练掌握各种困难气道工具,亦不仅要求能冷静处理紧急气道,更重要的是要有处理气道的正确思路。对气道有计划、有准备、有步骤地预防、判断和处理,以维持通气和氧合为第一任务,积极预防紧急气道的发生,方可在处理气道时更加得心应手,使病人更加安全舒适。

(张艳莉　郝　伟)

病例88　低氧血症一例

【导读】

低氧血症(hypoxemia)是指血液中含氧不足,动脉血氧分压(PaO_2)低于同龄人的正常下限,主要表现为血氧分压与血氧饱和度下降。成人正常动脉血氧分压(PaO_2):83~108mmHg。各种原因如中枢神经系统疾患,支气管、肺病变等引起通气和(或)换气功能障碍都可导致缺氧的发生。因低氧血症程度、发生的速度和持续时间不同,对机体影响亦不同。低氧血症是呼吸科常见危重症之一,也是呼吸衰竭的重要临床表现之一。有研究表明,机械通气患者肺不张发生率为87.5%,而肺不张可进一步阻碍肺通气,加重低氧血症,延长撤机时间,增加相关并发症发生率、患者ICU治疗时间及治疗费用。肺复张策略是治疗肺不张的关键,有效的肺复张策略能很好地改善肺不张和患者症状。全麻术后容易引起误吸,可导致肺不张、急性肺损伤、急性呼吸窘迫综合征、吸入性肺炎等并发症,造成肺通气及换气功能障碍,引起机体缺氧和酸中毒,导致多器官功能障碍综合征等,致患者机械通气时间延长。全麻机械通气下,俯卧位肺换气功能优于仰卧位。

【病例简介】

患者女性,64岁,主因"右踝及胸椎骨折术后16个月"入院。

既往史:高血压病史5年,最高150/100 mmHg,未服用任何降压药。

现病史:患者于入院前16个月因右踝及胸椎骨折而于我院行右踝及胸椎骨折切开复位内固定术。手术顺利,术后恢复良好。定期来我院复查X线片示骨折愈合良好,今为求取出内固定而收入我科行治疗。

查体:体温36.6 ℃;脉搏78次/分;呼吸19次/分;血压120/90 mmHg,发育正常,营养良好,胸廓正常,呼吸运动正常,未闻及干湿啰音。辅助检查:凝血六项、血常规基本正常;心电图示正常心电图;胸片示心肺膈未见异常。入院诊断初步诊断:取除右踝、胸椎骨折内固定装置。拟行全麻下右踝、胸椎骨折内固定取出术。

手术当天,患者入室血压154/85 mmHg,脉搏92次/分,呼吸18次/分,血氧98%(空气)(身高160 cm,体重70 kg);10:30全麻诱导:咪达唑仑4 mg、舒芬太尼30 μg、顺阿曲库铵15 mg、依托咪酯10 mg,喉镜下气管插管顺利(经口、单腔、7.0号、21 cm)听诊双肺呼吸音清。手术取俯卧位,术中静吸复合麻醉维持,手术顺利,术中失血200 mL,尿量300 mL,补液1 500 mL。

术后患者自主呼吸恢复,潮气量 >300 mL，R18 次 / 分,呼之能应,保护性反射恢复。拔出气管插管,患者诉呼吸困难无力感。血氧饱和度 88%,心率 94 次 / 分,血压 130/80 mmHg。患者逐渐烦躁,立即 100% 氧气面罩辅助通气,呼叫上级医师。上级医师赶到后,给予丙泊酚 50 mg 镇静,并给予新斯的明、阿托品拮抗肌松,立即组织抢救。给药后,患者血压 105/56 mmHg,心率 67 次 / 分,血氧饱和度 91%(100% 纯氧面罩通气)。血压维持在 100/50 mmHg、血氧饱和度 90%(100% 纯氧面罩通气)左右,建议患者去 ICU 严密观察。患者拒绝去 ICU,与手术医师商议后,送回病房观察。

完善查床旁超声,心电图,动脉血气分析等检查。心电图提示负的 T 波。床旁超声:肝胆胰脾均未见异常;双肾、盆腔、腹腔均未见异常;心包、双侧胸腔未见明显异常。血气分析提示：pH 7.434，PCO_2 28.8 mmHg，PO_2 102.0 mmHg，Na^+138.9 mmol/L，K^+3.85 mmol/L，Ca^{2+}1.04 mmol/L，Glu5.00 mmol/L，乳酸 2.96 mmol/L，Hct29%，$HCO_{3\ act}^-$18.9 mmol/L，HCO_3^- std20.7 mmol/L，BE-4.5 mmol/L，Beecf-5.4 mmol/L，氧饱和度 97.9%，氯 109.0 mmol/L,阴离子间隙 14.9 mmol/L,总血红蛋白 100 g/L。

患者诉胸闷喘憋加重,患者自诉胸闷憋气。血氧下降 89%(鼻导管吸氧 2 L/min)左右。主管医生请 ICU 会诊,向患者家属告知病重,建议转入 ICU,进一步生命支持治疗。转入 ICU 后,患者神志清楚,诉胸闷喘憋,咳嗽、咳少量痰,血氧饱和度从 89% 迅速下降 75% 左右,立即行气管插管,呼吸机辅助通气。ICU 医师行肺部超声检查,结果提示存在肺部实变或肺不张。

床旁胸片提示:双肺坠积性肺炎? 行纤维支气管镜检查,未见明显结构异常,予以充分吸引气道分泌物,常规灌洗并留取标本送检。查胸部 CT 提示:双肺下叶炎性病变、充气不良。经手法肺复张后复查胸 CT 双肺充气良好,自主呼吸空气 SPO_2 96%。拔除气管导管。

【问题】

(一)寻找呼吸困难的原因?

1. 询问病史　呼吸困难为持续性,安静状态下的呼吸困难,不能缓解;无咳嗽、咳痰、咯血、发热、胸痛、心悸、心痛等伴随症状;既往无外伤无中毒病史否认神经精神疾病、否认血液病,否认心脏病病史,不服用任何药物,不吸烟不饮酒。

2. 体格检查　全麻气管插管拔除后,呼吸频率浅快,为混合性呼吸困难,半卧位,体温正常,神志清楚,无"三凹症",无贫血貌,皮肤粘膜无紫绀,颈部无淋巴结肿大,心率 70 次 / 分,肺部听诊双侧呼吸音清,无啰音,无下肢水肿,呼出气体无异味。

(二)呼吸困难的疾病:常见的有哪些?

肺源性呼吸困难:上呼吸道疾病(咽后壁脓肿,喉及气管内异物,喉水肿或肿物);支气管及肺部疾病;感染性疾病(急性支气管炎,肺炎,急性肺损伤,ARDS,肺结核);过敏或变态反应性疾病(支气管哮喘,过敏性肺炎,热带嗜酸性粒细胞增多症);阻塞性病变(COPD,弥漫性间质性肺疾病);肺血管病变(急性肺水肿,肺栓塞);胸膜疾病(自发性气胸,大量胸腔积液);胸廓及纵隔疾病(呼吸肌及膈肌麻痹,急性纵隔炎,纵隔气肿,肿瘤)。

心源性呼吸困难:急性左心衰,心脏瓣膜病,缩窄性心包炎,急性冠脉综合征(ACS),心肌炎,心肌病,严重心律失常,先天性心脏病。

中毒性呼吸困难:一氧化碳、有机磷杀虫药,药物中毒及毒蛇咬伤等。

血液和内分泌系统疾病:重度贫血,甲亢危象,糖尿病酮症酸中毒,尿毒症。

神经精神性呼吸困难:严重颅脑病变如出血、肿瘤、外伤等,癔症。

(三)围术期突发低氧血症的原因分析

1. 患者因素

(1)年龄:老年患者由于呼吸系统的退行性变,呼吸功能减低,生理上就存在潜在的低氧血症,不少患者术前合并呼吸系统疾病,对手术创伤的耐受性差及麻醉药代谢清除减慢,加之手术和麻醉的影响,低氧血症的发生率较高。

(2)吸烟:吸烟患者小气道发生慢性炎性改变,术后易出现支气管痉挛,且因痰液黏稠不易咳出,引起气道阻塞,术后通气功能障碍,继发低氧血症。有研究发现,吸烟每日 20 支超过 10 年的患者,术后出现低氧血症的概率史不吸烟或已戒烟 2 个月以上的患者的 4 倍。

(3)睡眠性呼吸暂停综合征:正常情况下,睡眠呼吸暂停综合征患者通过乏氧性或高 CO_2 性呼吸兴奋,还会发生严重低氧血症。但麻醉状态下或麻醉作用未完全消失之前,这种机体自我保护性反射性呼吸兴奋调节机制受到明显抑制,常可并发严重的低氧血症,甚至可危及生命。

(4)肥胖:与正常体重患者比较,膈肌中心向胸腔移位的可能性更多、更大,且胸廓代偿能力更加有限,麻醉期间或麻醉后更易发生严重肺气体交换功能障碍或低氧血症。

(5)术前肺功能障碍:有的学者认为,术前老年患者肺活量占预计值 <60%,第 1 秒用力呼气容积占预计值 <50% 或 FEV1<1.5 L 患者,术后危险明显增加。术前 FEV1/ 肺活量及预测术后 FEV1 都与围术期低氧血症发生有关。

(6)术前存在心功能障碍:指那些至少有一次记载的缺氧发作并需氧气治疗病史的患者,是最易发生低氧血症的群体。

2. 手术因素

(1)手术操作的直接影响:胸腔内手术如肺叶切除、食管手术或肺纤维板拨脱术等手术操作中压迫肺叶。腹部手术使用牵开器可限制膈肌下移,可使肺叶通气减少,影响氧交换。

(2)手术体位:头低足高位患者的膈肌中心区可发生明显移位,导致膈肌张力下降和膈肌功能紊乱;肾脏手术时升起肾垫可妨碍胸廓的呼吸动作;过屈截石位可使腹腔内容物压迫膈肌;俯卧位手术时若体位垫安置不当,可引起持续性呼吸困难,导致难以纠正的低氧血症。侧俯卧位时由于血液自身的重力作用,上肺的血流较下肺明显减少,加之 HPV 的作用,非通气侧的血流从 40% 减少至 20%。

3. 麻醉及术中管理相关因素

(1)设备故障:①流量计显示有误;②供氧装置故障;③麻醉机故障及呼吸机活瓣失灵等。

(2)麻醉方式的影响:颈丛或臂丛神经阻滞时若药量过大或操作不当,可引起膈神经阻滞,使膈肌运动幅度减小。椎管内麻醉平面过高致胸壁肌群张力下降或麻痹时,均可使患者通气量降低;若同时阻滞了交感神经,可使心率、血压降低,影响静脉血氧合,产生低氧血症。区域性神经阻滞麻醉期间过多地应用镇痛、镇静等辅助药,也可使呼吸不同程度受到抑制,部分患者尚可发生舌根后坠等上呼吸道梗阻。

（3）麻醉操作或管理失误:①呼吸机参数设置不适当,潮气量小,使到达患者肺泡的气流量相对不足。②各种原因导致气道阻力增高甚至梗阻,如分泌物堵塞、导管扭曲、打折、喉痉挛、支气管痉挛等,使气流难以到达肺泡。③呼吸回路断开。④气管导管位置有误,气管导管插入过深可导致单侧肺通气甚至某肺叶通气,没有通气的肺因肺萎陷、静脉血掺杂,可导致严重低氧血症。气管导管误插入食管如果没有及时发现,可出现严重低氧血症甚至其他并发症。⑤口咽部分泌物或胃内容物反流入呼吸道等。

（4）肺通气/灌注（V/Q）失衡:如因麻醉药物影响损害了低氧下肺血管收缩的补偿, V/Q 的失衡加重。同时,术后患者的心排血量低下也促进了这种失衡。

（5）肺内动静脉分流（Qs/Qt）:机械通气时胸膜腔内压增加,使胸腔内血液流向胸腔外脏器尤其是腹腔,此效应在麻醉或使用扩血管药状态下更为显著,且常伴有功能残气量的下降;麻醉期间肺通气血流比例失调引起肺内分流。单肺通气期间特别是侧卧位时,下侧肺受到纵隔及本身重量的影响,肺及胸壁的顺应性降低,而下侧肺血流又相应增多,导致通气/血流（V/Q）比值下降,肺内分流增加,而非通气侧肺内静脉血掺杂造成 Qs/Qt 进一步增加。术中影响肺分流的因素包括缺氧性肺血管收缩（HPV）重力、肺血管阻力、心排血量及双腔管的位置。这些因素当中,缺氧性肺血管收缩是最为重要且易变的因素[6]。当肺泡气氧分压降低时可激发缺氧性肺血管收缩,使缺氧区的肺毛细血管前小动脉收缩,血管阻力增加,血流量减少,更多的血流向通气好的肺泡区减少肺内的分流。许多因素如麻醉药、酸碱失衡、温度、血管扩张药、肺部操作等均可能影响非通气肺的缺氧性肺血管收缩机制。

（6）药物因素:麻醉药和麻醉性镇痛药可抑制呼吸,降低呼吸肌张力,使肺的代偿功能受到抑制,引起低氧血症。挥发性麻醉药由于具有支气管扩张作用而被广泛用于肺部手术,而在动物实验中则对缺氧性肺血管收缩有抑制作用,对缺氧性肺血管收缩抑制的强弱顺序依次为:氟烷 > 安氟醚 > 异氟醚 > 七氟醚、地氟醚。静脉麻醉药不抑制缺氧性肺血管收缩,不影响肺内分流。全身麻醉药（如硫喷妥钠、氯胺酮、丙泊酚）,镇痛药（如哌替啶、吗啡、芬太尼）,镇静药（如氯丙嗪和氟哌利多等）对缺氧性肺血管收缩无明显的影响。

（7）气道不畅:呼吸道堵塞、误吸、喉痉挛、支气管痉挛等,患者未苏醒完全时咳嗽反射被抑制,呼吸道纤毛功能障碍,肺内分泌物堵塞可引起肺炎或肺不张,并引起肺通气血流比例失衡和分流量的增加,从而加重通气障碍。颅脑手术后由于创伤部位的水肿,常伴有高颅压,并进而影响呼吸中枢对呼吸功能的调节。患者术前有昏迷、呼吸道分泌物不易排出和肺部感染,使其成为术后低氧血症的高危因素。另外,采用不正确的吸痰方法是易被忽视的原因。应用过高的吸引负压、过粗的吸痰管和超时限的吸引,可以引起患者 SaO_2 显著下降,尤其是危重和大手术患者。

（8）氧供减少:①全身低灌注（低血容量、脓毒败血症）;②栓塞（气栓/空气/血栓/骨水泥/脂肪/羊水）。

（9）氧耗增加：①发热；②脓毒败血症；③恶性高热；④甲状腺功能亢进危象。

（10）术后疼痛：术后疼痛术后伤口疼痛是导致术后低氧血症的重要因素。胸腹联合手术和上腹部手术后低氧血症发生率最高，达38%~52%，主要原因是由于伤口剧痛。术后伤口疼痛可引起反射性骨骼肌紧张和膈肌紧张导致肺顺应性下降，肺通气不足，主要表现为限制性通气功能障碍，呼吸浅快，肺活量、用力肺活量、FEV，均趋下降。上腹部手术患者术后第1天肺活量、用力肺活量、FEV仅为术前的27.4%、27.1%和26.7%，到手术后第7天，肺活量、用力肺活量和FEV仅恢复到术前的70.4%、69.6%和68.0%。除限制性通气障碍外，手术引起的功能残气量的减少及通气血流比例失衡是术后低氧血症的重要原因。与下腹部或浅表手术相比，胸部及上腹部手术更易引起功能残气量的降低，术后24小时功能残气量减少至术前70%左右，并在数天内保持低水平，最终导致肺部感染、肺不张和低氧血症。

（四）突发低氧血症的原因分析

（1）术后低氧血症的发生率为20%~30%，并可发生于任何时间、地点、病人及各种麻醉方法。本例患者，适逢午休，麻醉医生（规培医生），术后翻身即刻拔管，没有严格遵照拔管指征，而不是转入PACU拔管，造成了恶果。

（2）老年人一旦发生低氧血症均极为严重，对药物不敏感，增加了救治难度。我们的经验是：①术前正确评估，积极治疗合并症；②术前戒烟、鼓励咳嗽、作深呼吸 锻炼，增加呼吸储备；③选择短效麻醉药物，尽可能选择全麻＋硬膜外麻醉，维持合适的麻醉深度，术中有效的通气、充分供氧，避免术中低氧与缺 氧；④术后充分复苏，正确评价呼吸功能，严格掌握拔管指征，不勉强拔管；⑤拔管后保持呼吸道通畅，严密观察呼吸指标；⑥随时准备作紧急处理；⑦必要时带气管导管转ICU继续行呼吸支持治疗。

（3）为了避免肌松药物残留和减少术后肺部并发症，肌松拮抗剂的使用已成为临床常规。目前使用的肌松拮抗剂分为两类，非选择性肌松拮抗剂（胆碱酯酶抑制剂）——新斯的明和新型选择性肌松拮抗剂——舒更葡糖钠。本例患者，未行肌松监测，术后未对肌松药拮抗，造成了分泌物增多、误吸，也是很大的错误。

（4）另外，本例患者，术中全麻100%氧气吸入，小潮气量的同时，没有应用PEEP，都是术后低氧血症和肺不张的危险因素。

【小结】

术前有肺炎、肺实变吗？有还是没发现？术中、术后的麻醉管理过程发生了误吸吗？术中采取通气保护策略吗？发生了通气不足？俯卧位能造成的肺不张吗？术中、术后膨肺了吗？术后发生呼吸困难的原因肺不张是排第一位的，我们想到了吗？经验教训如下。

（1）麻醉医生认为一个取内固定手术，术前访视、不详细、不到位，术前、术后都未予以足够重视。

（2）出现低氧血症、低血压症状，没有认真的鉴别诊断，排除原因，只是对症处理。

（3）因为骨科主任认识患者，麻醉医师的不遵守操作规范，术中未监测动脉血气、有创血压、中心静脉压等项目，未能及时发现问题。

（4）是否严格遵守拔管指征？

（5）麻醉科超声临床应用不好，应该向重症 ICU 学习。

成功之处：快速建立多学科协作团队，取人之长、补己之短，果断的形成统一的、可行性操作方案，并取得鉴别诊断 的支持证据，准确诊断疾病，并进行针对性治疗，取得了满意的预后。

【专家点评】

围麻醉期突发低氧血症不仅给患者带来诸多不利影响，而且也对医务工作者的工作形成许多严峻的威胁和挑战。为了医患双方的利益均得到良好的保障，我认为及早识别围麻醉期易引起低氧血症的群体，相对于低氧血症发生后再处理，尤为重要。

全麻术中保护性肺通气策略也是必要的。目前，临床上肺复张策略主要有呼气末正压（PEEP）递增法机械通气、俯卧位通气、纤维支气管镜（简称纤支镜）肺泡灌洗等。有研究表明，相较于纤支镜肺泡灌洗联合 PEEP 递增法，俯卧位通气联合纤支镜肺泡灌洗治疗重型颅脑损伤术后肺不张的效果更好，能更好地提高 PaO_2 和氧合指数。PEEP 递增法可逐步提高肺泡呼吸末压力，最终使塌陷的肺泡开放，但是如果压力太大，容易造成压力性肺损伤。俯卧位通气利用重力原理，使得重力依赖区肺内的分泌物得到引流，促使肺复张，缺点是长时间俯卧位容易造成患者压伤。纤支镜肺泡灌洗能有效地清除肺内分泌物，促进肺复张，但是纤支镜肺泡灌洗容易造成肺损伤，因此技术要求较高。俯卧位通气通过改变患者的体位，使得肺部重力依赖区发生改变，促进气道分泌物引流，使呼吸道分泌物容易清除，同时能减轻心脏等前纵隔脏器对肺组织的压力，使该区域肺泡容易扩张，从而改善肺部病变的不均一性及通气血流比例，达到提高氧合、纠正低氧血症的目的，有助于防止肺水肿，控制感染。有研究表明，PEEP 递增法治疗肺不张效果较好，认为在高 PEEP 的基础上，每次递增 $5cmH_2O$，每次维持 2 min，直至 PEEP 达到 $35cmH_2O$ 后，再依次降低 PEEP 到最佳 PEEP，其主要优势是能持续或间歇性增加跨肺动脉压力，能够最大可能地开放肺泡，从而提高气体在肺泡中的分布，达到改善氧合的目的。然而肺复张之后，需要高 PEEP 才可以维持复张后肺泡的稳定，因此，PEEP 递增法复张的肺泡难以维持长久，氧合改善效果不能持续。此外，高 PEEP 增加胸腔内压和跨肺压，可能会导致肺气压伤和减少回心血流量，降低心排血量，导致循环障碍。

（尹立军　李泽宇）

病例89　心搏骤停一例

【导读】

心搏骤停（cardiac arrest，CA）是指心脏因一过性急性原因突然一过性急性原因突然丧失有效的排血功能而致循环和呼吸停顿的临床死亡状态，是围麻醉期最严重的突发事件，抢救成功率低、死亡率高、直接威胁到患者的生命安全。

从围麻醉期心搏骤停的分类和发生率上看，与麻醉相关的心搏骤停发生率较低、抢救成功率高，预后也比其他原因引起的心搏骤停好。由于麻醉医生知识和经验的关系，忽略了患者术前的一些特殊疾病状况（预计综合征、Q-T 延长综合征、低蛋白血症、休克等）、术前准备的欠缺(高血压、冠心病等),对可能出现的各种意外缺乏必要的预见性,进而导致麻醉选择不当(休克患者选用腰麻或硬膜外麻醉等)、术中对一些特殊疾病的处理不及时或处理不当,客观上促成了围麻醉期心搏骤停的发生。由这一因素引起的麻醉中心搏骤停的发生史最常见的,也是麻醉科医师被卷入医患纠纷的常见原因。

【病例简介】

女性,62 岁,诊断①腰椎退行性变;②腰椎管狭窄;③腰椎压缩性骨折(陈旧性);④类风湿性关节炎(多关节);⑤高血压 2 级。入院后完善术前准备,行腰椎后路减压、神经松解术,手术当天,10:20 患者入室,监测血压 154/85 mmHg(1 kPa=7.5 mmHg),脉搏 92 次/分,呼吸 18 次/分,血氧 98%(空气)(身高 160 cm,体重 45 kg);全麻诱导:咪达唑仑 4 mg、舒芬太尼 30 μg、顺阿曲库铵 15 mg、依托咪酯 10 mg,喉镜下气管插管顺利(经口、单腔、7.0号、21 cm)听诊双肺呼吸音清。手术取俯卧位,术中静吸复合麻醉维持,手术开始,手术顺利,手术结束,术后由俯卧位改成仰卧位,术中失血 200 mL,尿量 300 mL,补液 1500 mL。手术顺利,术后给予患者 100% 氧气通气。恢复自主通气后,常规拮抗肌松,静脉给予0.5 mg 阿托品、新斯的明静脉注射 1 mg,注射后 3 分钟患者出现心搏骤停。立即开始胸部按压,根据新的复苏指南,每 3 分钟静脉注射 1 mg 肾上腺素。立即手控呼吸,静注肾上腺素1 mg,EKG 监测提示室颤,行胸外直流电除颤 200 J 连续 3 次,未成功。再次静注肾上腺素1 mg,阿托品 0.5 mg。300 J 电除颤连续 3 次,均未成功,改 360 J 电除颤连续 3 次,EKG 监测提示室速并迅速演变为室颤。静注利多卡因 60 mg,阿托品 0.5 mg 后 360 J 电除颤 1 次,EKG 监测提示窦性心律。HR150~160 次/min。BP 88/46 mmHg。2 min 后出现自主呼吸。转入 ICU 进一步治疗。入 ICU 后予以呼吸机辅助通气,6 h 后患者清醒,HR 95 次/分,BP115/65mmHg,中心静脉压为 6cmH$_2$O,拔除气管导管。术后第 1 日脱离呼吸机辅助,予以鼻导管吸氧,转回普通病房。患者于术后第 3 日夜间出现室颤,继而发生心跳骤停,心肺复苏后患者意识清楚,无不适。急查血气分析,钾 2.65mmol/L 低钾血症;钠钾镁钙葡萄糖注射液 500 mL+ 氯化钾注射液 1.0 静点营养支持、补钾治疗,复查血气分析:血液酸碱度 7.130;钾 3.60mmol/L。心率 102 次/分,血压 95/48 mmHg,SpO$_2$ 为 98%。次日转入心内科进一步治疗。随访患者无异常,未见麻醉并发症。心内科考虑,第二次心跳骤停系低钾所致的心律失常。

【问题】

(一)围麻醉期心搏骤停原因

(1)患者术前即存在心血管疾病或严重创伤,有研究发现,术前合并有心血管并发症者占围术期心搏骤停的 65%。

(2)手术因素:①由于手术失血引起的低血容量,输血库血引起的高血钾是最常见的原因;②手术牵拉引起的迷走神经反射,如胆心反射、眼心反射等。

(3)麻醉相关的心搏骤停:①麻醉技术相关:麻醉选择不当,麻醉管理失误,麻醉机故障等;②药物因素(占 25%):药物选择不当或错误用药;③与手术过程有关(22%);④与术前用药和手术本身疾病有关(64%);⑤其他不确定因素(11%)。

（4）儿童麻醉相关性心搏骤停。

（二）围麻醉期突发心搏骤停的应对策略

1. 特点分析 对术中发生心搏骤停的诊断要强调"快和准"。原有心电图和有创直接动脉测压者，在其发生的瞬间即可报警和确诊，否则只能靠传统的心搏骤停的诊断方法，尤其对未实施全身麻醉的患者：①原来清醒的患者神志突然丧失，呼之不应；②摸不到大动脉（颈动脉和股动脉）搏动，测不到血压，听不到心音；③自主呼吸在挣扎1~2次后随即停止；④瞳孔散大，对光反射消失。而全身麻醉下使用肌松药作用及眼科手术使用缩瞳药或扩瞳药，以上①、③、④已经失去意义。全身麻醉患者只能靠②＋心电图＋血压诊断，心电图突然消失或呈心室颤动，呼气末二氧化碳波形突然消失，血压及SpO_2波形消失，患者缺氧发绀。心搏骤停一旦发生应沉着冷静，切忌慌忙去反复测血压，听心音，勿忙更换血压计或听诊器、做心电图检查，浪费时间，丧失复苏时机。

2. 应对措施

（1）胸外心脏按压（ECC）。

（2）药物复苏：及早建立静脉通路是心肺复苏的必要措施，除静脉套管针外，在情况允许下宜做颈内或锁骨下静脉穿刺至中心静脉，便于监测中心静脉压和掌握输液量。在心肺复苏中气管内给药不失为可供选择的给药途径，有些药物如肾上腺素、阿托品和利多卡因也可经此注入支气管系统内。5%$NaHCO$为高渗和碱性液体，对气管黏膜有损伤，禁忌气管内注入。肾上腺素常用剂量成人1mg皮下注射，必要时3~5分钟的重复给药，近年来有人提出大剂量肾上腺素（0.1mg/kg）进行心肺复苏，在常规剂量使用后效果不佳时，也可使用。

（3）心脏电除颤：大量心搏骤停患者的研究表明，60%~70%心搏骤停患者先有心室颤动而后转为心室停搏（ventricular asystole，AS），及早施行心肺复苏就在于防止心室颤动恶化成心室停搏，增加除颤成功的机会，利于保存心、脑功能和显著提高生存率，故而早除颤对心搏骤停患者的存活起十分重要的作用。

（4）心肺复苏的监测：为判断心肺复苏是否有效，触摸大动脉，观察肤色、瞳孔大小和对光反射。血压、脉搏及心电图，听诊心音等仍是最基本的监测项目。但大动脉的搏动仅说明心脏按压的压力波已传导到主动脉的分支，并非有效心排血量的定量标志，其他也很难精确地说明心肺复苏的效果和心肺功能恢复程度，故有条件应争取选用以下监测项目：①直接动脉监测；②呼气末CO监测（$PetCO_2$）；③SpO_2。

3. 心脏复跳后的后续处理 从心搏骤停开始经过各种心肺复苏措施，直至恢复自主循环，实际上机体经历了一个全身脏器组织缺血/再灌注的过程。所以，在心跳恢复后就必须尽力巩固既得的成果，又要积极防治主要脏器的再灌注损伤。为脑复苏创造条件，后续复苏可到ICU病房进行。

（三）围麻醉期突发心搏骤停的思考

加强各种制度的完善，避免人为因素造成的围麻醉期心搏骤停，尤其是与麻醉相关的心搏骤停。麻醉医生术前应对患者认真进行访视和系统评估，对麻醉前已存在的血容量不足、出血、电解质及酸碱失衡、内分泌紊乱等危及呼吸循环功能的患者,应尽可能做好抗休克、改善内环境稳态等术前准备:麻醉期间时刻注意安全用药,如 ASA III-IV 级患者建议采用点滴给药。在进行中心静脉穿刺等操作时,需依照标准的操作流程或采用超声引导提高穿刺成功率。麻醉前要准备好各种抢救药物和除颤器。

新斯的明是人工合成的抗胆碱酯酶药物,主要通过抑制胆碱酯酶对乙酰胆碱的水解,使乙酰胆碱浓度增加,作用于内脏副交感神经和肌肉—神经接头,引起 M(毒蕈碱样)样作用和 N 样(烟碱样)作用。两者主要表现为腹痛、腹泻、恶心、呕吐、流涎、心动过缓和肌肉震颤、甚至肌肉强直性收缩等不良反应。曾有报道室上性心动过速皮下注射甲硫酸新斯的明致心脏停搏的病例。新斯的明过量时可导致胆碱能危象,甚至心脏停搏。该患者使用常规剂量出现类似胆碱能危象。提示该药存在剂量个体差异性,使用该药宜严密监测患者心率。

新斯的明作为抗胆碱酯酶药,自身的毒蕈碱样作用常会导致心率减慢、支气管收缩和分泌物增多、胃肠蠕动增加和心律失常等不良反应(至少对于麻醉患者来说),目前临床上可以使用抗胆碱能药物来拮抗其中阿托品是国内使用最久,应用最广泛的一个,能够减少新斯的明包括支气管收缩和分泌物增多,心率减慢等不良反应。新斯的明过量时可导致胆碱能危象,甚至心脏停搏。新斯的明逾量的症状有:①视觉模糊。②恶心、呕吐、腹泻。③呼吸短促、困难、喘鸣或胸闷。④唾液及支气管粘液分泌异常增多。⑤胃痉挛、腹痛。⑥心动过缓和低血压。神志迷糊。⑦抽搐或阵挛。lmg 新斯的明需要 0.2 mg 格隆溴铵或 0.4 mg 阿托品拮抗,前者与新斯的明起效时间相当,所以同时给药时,新斯的明适宜和格隆溴铵配伍。但就国内而言,针对新斯的明的不良反应,使用最多的还是阿托品。阿托品,静注后分布半衰期约 lmin, 10 min 时循环中的药量低于注药量的 5%。阿托品峰值时间在 47~65 s,新斯的明显效时间为 6~10 min,两药同时注射可出现心率先快后慢。可先与新斯的明同时静注 1/3 量的阿托品,4 min 后再追加预计值的 2/3,可有效地减轻新斯的明对窦房结的抑制作用。

术中有条件应做好肌松监测,文献也指出 PACU 拔管病人 TOF 值多低于 0.7,较为安全拔管的 TOF 应该大于 0.9。术后是否拮抗肌松残余,用不用新斯的明还存在争议,应该根据肌松作用时间,是否自主呼吸恢复,权衡利弊给予拮抗。另外,应该积极地补钾、硫酸镁等,避免诱发心律失常地一切不利因素。尤其在冠心病或者心功能不全的患者,新斯的明容易诱发冠脉痉挛等不良的心血管事件的发生,围术期更要谨慎使用。

【小结】

本例心肺复苏成功,而且无后遗症康复出院:我们认为:①与早期开始电除颤及大剂量静注肾上腺素密切相关。对于突然发生心搏骤停.早期开始电除颤不仅有利于提高复苏成功率,并且有利于提高患者生存质量。最近观点认为,主张先予较大放电能量电除颤并与药物除颤合用,可以提高电除颤成功率。本例如果在首次电除颤同时配合利多卡因,肾上腺素等药物除颤可能对尽早恢复窦性心律有利。我们体会,在手术室内抢救心跳骤停,对于开始数次电除颤无效者,不应轻易放弃。本例在复苏抢救的短时间内(8 min)连续 3 次电际颤,终使复苏成功。②本例复苏成功与全麻尚未拔管,为最早最快建立人工通气保证机体氧供创造了有利条件,为保证病人正常的动脉血氧分压提供了可靠保证。③新斯的明毒蕈样反应可能引起心跳骤停,尤其是合并心脏病变患者.应高度重视其副作用;使用时权衡利弊,在控制呼吸,保证机体氧供,在心电监护下谨慎使用,万不可仓促催醒。

【专家点评】

新斯的明是一种拟副交感神经抑制剂常首选逆转神经肌肉阻滞。新斯的明可能干扰房室传导,即使没有高剂量。传导的中断可能导致心动过缓,危及生命的心律失常,心脏骤停。儿科和老年患者通常被认为更多容易发生这些行为的。在麻醉恢复期间,新斯的明与抗胆碱能药物一起使用就像阿托品预先(或同时)为了尽量减少可能的副作用。

虽然与心脏并发症有关新斯的明给药早有报道文献中,我们的病人在常规剂量下观察到在手术结束时,与他人不同。同时,文献报道的病例多与患者有关接受心脏移植。新斯的明必须谨慎使用,以逆转神经肌肉堵塞;尤其是对副交感神经系统未完全发育的儿童。此外,特别是在儿科病例中,必须首先使用阿托品以增加心率,然后使用新斯的明更安全。

(李泽宇)

病例90　高龄患者股骨粗隆间骨折手术治疗围术期持续低氧血症的麻醉管理一例

【导读】

我国人口构成的老龄化十分严重,预计到2030年,65岁以上老年人口将会占全国总人口数的18.2%左右。由于其自身的病理生理特点,老年人是骨科疾病的好发人群。骨科手术特别是外伤类修复手术属于限期手术,如果不能在较短的时间窗内进行手术往往会错失手术时机,并且会引发较多的并发症,但是老年患者往往并存有不同程度的心肺疾患,加之外伤带来的一系列问题,这给麻醉医师的围术期管理带来挑战。

【病例简介】

患者女,84岁,身高150 cm,体重49 kg,BMI21.7 kg/m²,主因"左髋外伤伴疼痛、活动受限6小时"入院。术前诊断:左股骨粗隆间粉碎性骨折,拟在椎管内麻醉下行左股骨闭合复位髓内针内固定术。既往史高血压病史8年,服用"复方降压片",冠脉支架术后8年,服用"心痛定、阿司匹林"。ECG示左心室高电压,ST Ⅱ、Ⅲ、avF,V3-V6下移,T Ⅱ、Ⅲ、avF,V3-V6低平或倒置 P波V1高尖。UCG示EF60%,左室壁节段性运动异常、肺动脉高压(肺动脉收缩压51mmHg);主动脉硬化、瓣钙化;左室舒张功能减低。胸CT示双侧肺气肿,右肺多发钙化灶。

入手术室后给予常规监测,BP130~137/63~72mmHg,HR75~79次/分,SPO₂81%~89%,建立两路外周静脉,经桡动脉穿刺置管测量 CO3.3 L/min,SVV7,给予面罩吸氧,流量5 L/min,吸氧15 min后SPO₂无明显改善,动脉血气分析示pH7.43,PO₂57 mmHg,PCO₂40 mmHg,Lac0.5mmol/L,Hct27%,在骨科医生及家属强烈要求手术的情况下开始麻醉,采用腰硬联合椎管内麻醉。蛛网膜下腔阻滞使用耐乐品13 mg,硬膜外穿刺置管成功后给予试验量2%利多卡因3 mL,无不适主诉,测平面在T10,侧卧位10 min后患者平卧,开始准备手术。此时患者血压维持在130~140/60~65mmHg,心率在75次/min,SpO₂在84%~89%,波动不明显。患者在吸氧 30 min 后 SpO_2 可维持在 90% 左右。麻醉后 20 min 开始手术，手术进行 60 min 时患者 SpO_2 进行性降至 79%，询问患者无不适，将氧流量调至 10 L/min，此时共输注液体 350 mL，血浆 50 mL，SpO_2 无明显改善，始终波动于 80% 左右，动脉血气分析：pH7.41，$PO_2$43 mmHg，$PCO_2$42 mmHg，Lac0.9mmol/L，Hct26%，手术进行 120 min 时患者 SpO_2 降至 70%，给予患者拍背促排痰治疗，患者 SpO_2 一过性可升至 80%。术中血压、心率波动不明显，手术进行 130 min，出血估计 600 mL，术中补液 550 mL，血浆 400 mL，悬浮红细胞 1.5u，术毕患者 SpO_2 波动于 70%~75%，进入重症监护病房。

患者进入重症监护病房后给予吸氧、化痰、雾化吸入缓解呼吸道痉挛等治疗，动脉血气示 pH7.39，$PO_2$44 mmHg，$PCO_2$45 mmHg，Lac1.4 mmol/L，考虑呼吸衰竭，给予经鼻高流量吸氧。于手术次日复查血红蛋白 89 g/L，输注悬浮红细胞 2 μ，血浆 400 mL。复查胸片示左肺下部大片状实变影，结合血常规白细胞计数和中性粒细胞比例高于正常，考虑肺炎，加用抗生素治疗。手术后 3 天患者停用经鼻高流量吸氧，复查心脏彩超肺高压（39 mmHg），EF57%，SPO_2 可维持在 90%~92%，转回骨科病房治疗。

【问题】

（一）老年患者的肺功能会出现哪些改变？

老年患者的年龄增长会影响胸壁机械运动、肺功能、气体交换以及通气调节，从而在总体上降低肺容量并降低气体交换的效果。肺功能表现为肺总量、肺活量、FEV_1 的减少，相反残气量、功能残气量、死腔量和闭合容量增加。由于胸廓的纤维化和钙化及呼吸机质量和力量的下降，肺的通气功能是下降的。由于弹力蛋白量减少和纤维结缔组织增加的继发改变使肺本身丧失弹性回缩力。肺泡隔破裂导致肺泡增大和表面积减少。气道塌陷导致气体潴留，使吸入气体分布不均匀，从而其实质改变导致异常的血液分流。这会产生通气 - 血流失调和有效的肺泡气体交换减少，导致动脉氧分压下降，同时老年人对高碳酸和低氧的反应也降低。

（二）针对老年患者髋部手术的时机如何选择？如何把握老年骨科患者心肺功能方面的手术条件？

98% 老年髋部骨折需要采用外科治疗，手术能改善患者的预后。采用非手术治疗者 30 d 住院死亡率是采用手术治疗者的 2 倍，因此应积极创造条件及时手术治疗。早期手术治疗（如入院 48 h 内实施手术）除可减轻患者疼痛外，还可降低术后并发症发生率和死亡率、改善术后自理能力。患者手术拖延时间越长，住院死亡率越高；而在 48 h 内手术可降低术后死亡风险。此外，错过最佳手术时机也会导致肺部感染或深静脉血栓形成等并发症的风险明显增加。对于老年髋部骨折，目前英国指南推荐 36 h 内手术，部分欧美国家推荐 24 h 内手术。因此，基于国外资料和我国国情，建议应积极创造条件及早手术，条件具备时强烈建议在髋部骨折后 24~48 h 内实施手术。

评估老年患者心肺功能，应重视常规体格检查与实验室检查，重点关注反映心肺功能的检查项目。建议术前常规行 12 导联心电图检查和胸部 X 线检查。有下列情况建议行心脏超声检查：活动后气促需评估左心室功能者；心脏听诊杂音；有劳力性心绞痛、不明原因或近期晕厥史者;脉搏波形升支平缓;第二心音缺失;无高血压史而 ECG 提示左室肥厚;怀疑主动脉瓣狭窄者;慢性房颤者。对于明显心力衰竭或严重心律失常患者,应立即请相关科室会诊并控制症状。

术前并存疾病和并发症多的患者术后并发症的发生率高,应尽早明确诊断。出现如下情况可酌情推迟手术时间,建议内科治疗改善后应积极手术:① Hb<80 g/L;②血钠浓度 <120 mmol/L, 或 >150 mmol/L;③血钾浓度 <2.8 mmol/L, 或 >6.0 mmol/L;④可纠治的出凝血异常;⑤可纠治的心律失常,心室率 >120 次 /min。

对于新发房颤患者需排查低钾血症、低镁血症、容量不足、感染、疼痛和低温等,并及时针对病因治疗;如复律失败或存在复律禁忌,可药物将心室率控制至 <100 次 / 分后尽早手术。

多重因素导致骨折患者术前 40% 存在贫血。如未及时纠正,严重贫血可导致心、脑等重要器官氧供不足,并可严重影响预后。建议术前 Hb<80~90 g/L 时应考虑输血,缺血性心脏病患者术前 Hb<100 g/L 可考虑输血。

所有患者均应监测脉搏血氧饱和度(SpO_2)。而且无论老年髋部骨折后状态如何,建议伤后 12 h 内均应吸氧, 12 h 后根据血氧状态决定是否继续吸氧,目标是维持 SpO_2 水平在 92%~98%。对于并存慢性呼吸系统疾病或 II 型呼吸衰竭患者,维持 SpO_2 在 88%~92% 即可。如术前肺部感染需要积极使用抗生素、氧疗和物理治疗,但在区域阻滞麻醉下尽快手术是根治并发肺部感染的有力措施。

(三)老年髋部骨折患者围手术期低氧血症的常见危险因素有哪些?

在老年髋部骨折患者中,合并低氧血症的患者并不在少数。 有文献报道,老年髋部骨折患者围手术期低氧血症发生率约 17%。首先,股骨颈骨折是老年髋部骨折患者发生低氧血症的危险因素。股骨颈部位血流丰富,脂肪含量较高,可能会增加脂肪栓塞综合征的发生, 导致低氧血症。脂肪栓塞综合征是指血管内出现的脂肪球在肺部和脑部微血管丰富组织脏器中发生聚集栓塞,影响相关脏器功能从而发生的一系列病理生理改变,临床表现为呼吸窘迫、神经症状和皮肤淤点皮疹等,发生率报道不一,但在老年长骨骨折患者较为常见。脂肪栓塞综合征可导致急性肺损伤、肺水肿以及肺通气血流比例失调,从而诱发低氧血症。其次,有文献报道在老年髋部骨折患者中,合并肺部疾病是低氧血症发生的危险因素,其发生低氧血症的风险是无肺部疾病患者的 2.97 倍。考虑是由于肺部疾病可能导致肺泡损伤及肺间质改变,造成弥散功能障碍,从而引起低氧血症,并且年龄越大,越易合并低氧血症,这可能与高龄患者对创伤应激更不耐受,肺代偿能力更弱有关。 此外,高龄患者气管上皮细胞纤毛运动能力下降、反射迟钝,其肺泡及小气道因分泌物聚集而发生阻塞,导致换气面积明显缩小,也会在一定程度上诱发低氧血症。 第三,国内有相关研究结果表明,在无肺部疾病的老年髋部骨折患者中,低氧血症患者 D - 二聚体水平有显著升高的现象 。D- 二聚体作为一种特异性降解产物,能反映机体纤溶系统活性与凝血功能,强化 D- 二聚体浓度检测,可掌握标志物反应是否呈纤溶亢进或高凝状态,并对栓塞性疾病进行预测。第四,有学者发现,在老年髋部骨折患者围手术期,低氧血症也是合并肺部感染的高危因素,这表明在老年髋部骨折患者中,肺部疾病与低氧血症可能互为因果,并形成恶性循环。因此,高龄、高 D-二聚体水平、股骨颈骨折及合并肺部疾病是老年髋部骨折患者发生低氧血症的危险因素。并且在老年髋部骨折患者中,低氧血症可能会增加心血管不良事件的发生。

（四）如何认识该患者手术过程中的血氧饱和度的进一步下降？

高龄患者如果在术前合并肺部感染,氧合能力下降,同时合并脑功能降低,对缺氧或高碳酸血症的敏感性减弱,机体自我调控能力降低,围术期即可能出现低氧血症。同时我们注意到患者出现血氧饱和度的进一步下降是在手术进行了一段时间以后,患者此时正处于术中出血的过程中,出血、容量治疗引起血液稀释使得术前就已合并贫血的患者携氧能力进一步下降。另外,长期卧床导致的痰液堵塞和排出不畅,可引发通气障碍,同时肺泡及小气道因分泌物聚集而发生的阻塞,也会导致换气面积明显缩小,在一定程度上诱发和加重低氧血症。特别是患者长时间平卧位的情况下发生肺容积等一系列的生理改变,氧储备能力下降,当机体不足以代偿的情况下会出现快速的血氧饱和度下降和比较严重的低氧血症。

（五）老年患者骨科手术围术期低氧血症的管理策略有哪些？

（1）持续性氧疗:常规吸氧只是在患者出现低氧血症后再予氧疗干预,但往往氧饱和度已经较低时患者才会出现缺氧症状,甚至有些老年患者因长期缺氧呈耐受状态而无缺氧症状,使得部分老年患者术前氧饱和度持续较低水平。而采用持续性的氧疗作为老年髋部骨折患者入院常规,入院即给针对性的氧疗处方直到术后 2 天或患者在不吸氧的状态下脉氧饱和度可以大于等于 95%,此方法可显著提高老年髋部骨折患者的血氧饱和度,降低因低氧血症而增加的心、脑并发症的发生率。

（2）预防和治疗肺感染,尽早手术:相关指南指出,早期手术治疗除可减轻患者疼痛外,还可降低术后并发症发生率和死亡率、改善术后自理能力。与入院 48 h 内手术相比, 48 h 后手术者术后 30 d 全因死亡率增加 41%,一年全因死亡率增加 32%;患者手术拖延时间越长,住院死亡率越高;而在 48 h 内手术可降低术后死亡风险。此外,错过最佳手术时机也会导致肺部感染或深静脉血栓形成等并发症的风险明显增加。

（3）纠正贫血、低蛋白等术前异常问题,积极开展对症治疗:术前 40% 患者存在贫血,如未及时纠正,严重贫血可导致心、脑等重要器官氧供不足,并可严重影响预后。建议术前 Hb<80~90 g/L 时应考虑输血,缺血性心脏病患者术前 Hb<100 g/L 可考虑输血。对于复杂的髋部翻修手术要备好自体血回收设备。营养不良（BMI<18.5 kg/m$_2$）可显著增加术后伤口感染等并发症的发生率,合理的营养治疗能有效减少术后并发症。积极开展对症治疗,包括镇痛和容量治疗。髋部骨折老年患者多伴有重度疼痛,入院后立即进行疼痛评估,建议尽早（入院 30 min 内）开始镇痛治疗。

（4）警惕和预防深静脉血栓和肺栓塞:对低氧血症患者要提高肺栓塞的警惕性,建议术前对深静脉血栓和肺栓塞风险进行评估,术前常规行下肢加压超声 DVT 筛查。采用深静脉血栓的基本预防措施,包括药物预防、抬高患肢、适度补液、避免脱水、控制血糖及血脂等。已发生深静脉血栓者给予相应治疗。

【小结】

随着社会发展及人口老龄化进程的加快,老年髋部骨折的发生率呈上升趋势,目前手术治疗是老年髋部骨折的首选治疗方式,并应尽可能在住院 48 h 内手术,以获得更好的预后。低氧血症是老年髋部骨折患者围手术期比较常见的并发症。借用此病例对围术期低氧血症的一系列问题加以阐述,希望由此抛砖引玉,对同道有所助益。

【专家点评】

髋部骨折是老年患者常见的外伤性疾病,此类患者常伴发多种并存疾病和合并症,麻醉及围术期管理不当,术后并发症和死亡率显著增加。低氧血症在老年髋部骨折患者中较为常见。高龄、高 D- 二聚体水平、股骨颈骨折及合并肺部疾病是老年髋部骨折患者发生低氧血症的危险因素。在老年髋部骨折患者中,低氧血症可能会增加心血管不良事件的发生。本例患者在骨折后肺部感染情况逐渐恶化,麻醉医师和骨科医师在权衡利弊后,决定手术,为术后呼吸功能的恢复创造条件。

(王　杰　张世栋)

病例 91　骨科高龄患者术中谵妄麻醉管理一例

【导读】

谵妄(postoperative delirium,POD)是一组综合征,又称急性脑综合征,伴有意识水平错乱及注意力不集中的特点,通常起病急,病情起伏大而病程相对较短,并不是一种疾病,而是由多种原因导致的临床综合征。在老年患者中常见,表现为认知功能下降、觉醒度改变、感知觉异常、日夜颠倒,并随着年龄增长,发病率有不断增加的趋势。POD 增加术后不良反应,包括死亡、延长出院时间、增加治疗费用及长期术后认知降低等不良结果,危害性较大,处理不及时可能导致患者死亡,因此越来越受到人们的重视。

【病例简介】

病人女性,87 岁,主因摔伤致右髋关节疼痛、肿胀、活动受限 4 小时入院,查体:37.0 ℃,脉搏 74 次 / 分,呼吸 18 次 / 分,血压 21.3/12 kPa(160/90 mmHg),神志清醒,检查合作。双肺呼吸音清,未闻及干湿啰音。既往冠心病史,口服阿司匹林,阿司匹林术前停一周,改用低分子肝素钙替代。ECG:ST 段 Ⅱ、Ⅲ、avf 低平或倒置,心脏彩超:主动脉硬化,左室舒张功能减低,EF58%,其余术前检查未见明显异常。拟椎管内麻醉下行右股骨粗隆闭合或切开复位内固定术。

患者入手术室监测生命体征,左桡动脉穿刺置管,血压 18.67/11.33 kPa(140/85 mmHg)140/85 mmHg,心率 85 次 / 分,SpO_2 98%,08:50 血气 PO_2 85 mmHg,PCO_2 40 mmHg,血钠 138 mmol/L,血钾 4.1 mmol/L,pH7.39,血糖 5.8 mmol/L,血色素 11.5 g/dL,取右侧卧位,选择 L3-4 行腰硬联合麻醉,穿刺顺利,腰麻(1% 罗哌卡因 2 mL+ 高糖 0.2 mL)给予 2 mL,硬膜外实验量 2% 利多卡因 3 mL,右侧位 15 min,改仰卧位 15 min,麻醉平面 T9↓,骨科医生摆放体位,准备牵引床,消毒铺巾准备手术,20 min 后患者开始烦躁不安,情绪激动,大嚷,躯体与双手不受约束,不配合治疗,给予舒芬太尼 10 μg,右美托咪定 24 μg15 min 泵入,血压

19.95/13.3 kPa（150/100 mmHg），心率 90 次 / 分，血气示 PO_2 155 mmHg，PCO_2 38 mmHg，血钠 136 mmol/L，血钾 3.8 mmol/L，pH7.40，血糖 6.0mmol/L，血色素 11 g/dL，继续与患者沟通，尝试继续手术，但患者始终不能配合，挣脱液体，与家属交代病情，家属强烈要求手术，改全麻，气管插管，继续手术，手术顺利，术中出血 100 mL，尿量 300 mL，输液 2100 mL，术后入 ICU。给予对症支持治疗，患者逐渐恢复自主呼吸 4 小时后成功脱机、拔除气管插管，血气：pH 7.40、PO_2 81 mmHg、PCO_2 41 mmHg、BE 0.5 mmol/L、SO_2 96%、Lac 1.1mmol/L，血钾 3.83 mmol/L、血钠 135.0 mmol/L、血氯 105.0mmol/L，查体：T 36.4°C P 78 次 / 分、R 20 次 / 分、BP 146/64mmHg、SPO_2 97% 神志清，精神弱，颈软，双肺呼吸音粗，未闻及干湿性啰音，心音低钝，心率 77 次 / 分，律齐，未闻及杂音，腹软，无压痛，无肌紧张，肠鸣音 2 次 / 分，右髋部敷料干燥，无渗出，右足背动脉搏动可触及，末梢血运良好。于第二日，神情，转回病房。随访一周未出现相应症状。

【问题】

围术期谵妄是一个诊断性的名称，"谵妄" 的意思就是反常态，发病特点是意识和认知功能的障碍，有时可能伴有躯体功能紊乱。围术期谵妄，可能与麻醉诱导的血管舒张功能及高代谢的炎症状态有很大关系，也可能和手术的创伤程度等一些易感因素有关。

（一）常见的易感因素

（1）老年：高龄是围术期谵妄的主要易感因素。65 岁以上患者谵妄发生率明显增加，且随年龄增长而增加。

（2）认知功能损害或储备减少：术前存在认知功能改变（如痴呆、认知功能损害、抑郁等）的患者易于发生围术期谵妄。某些与精神或认知功能异常相关的基因可能与谵妄风险增加相关（如 SLC6A3 基因、DRD2 基因、COMT 基因和 NMDA 受体基因）。术前对认知功能状况进行筛查有助于发现围术期谵妄的高危患者。

（3）生理功能储备减少：术前存在自主活动受限、活动耐量降低或存在视觉、听觉损害的老年患者，围术期易发生谵妄。术前衰弱的老年患者，无论心脏手术还是非心脏手术，围术期谵妄风险均增加。

（4）摄入减少：术前存在脱水、电解质紊乱、严重低蛋白血症及维生素 D 缺乏等的患者围术期易发生谵妄。

（5）并存疾病：既往脑卒中史是围术期谵妄的独立危险因素，且术后脑卒中也伴随术后谵妄风险增加；隐匿性脑卒中的患者，围术期谵妄风险也增加 2.24 倍。创伤和骨折患者多病情紧急，围术期谵妄发生率高于其他择期手术患者。术前合并睡眠紊乱的患者术后谵妄发生风险增加 5.24 倍。病情严重时多个器官系统受累或存在代谢紊乱（如酸碱失衡、电解质紊乱、高血糖等），均可导致围术期谵妄风险增加。

（6）药物：术前应用影响精神活动的药物以及酗酒均可增加围术期谵妄风险。术前应用药物品种过多，预示发生围术期谵妄的风险增加。

（二）诱发因素

在易患因素的基础上，任何机体内外环境的紊乱均可促发谵妄，常见因素有：①疼痛，围术期镇痛不足。②抑郁，术前抑郁是围术期谵妄发生的潜在预测因子，发生率高。③贫血，围术期贫血或输液过量加重低氧，术后血细胞比容 <30% 可增加谵妄的发生率。④合并感染。⑤营养不良、维生素缺乏。⑥活动受限。⑦手术时间超过 3 h，术中血流动力学改变显著，特别是低血压时间过长。⑧低氧血症。⑨脱水和电解质紊乱。⑩尿潴留和便秘。⑪ 睡眠质量下降。⑫ 药物：术中和术后不恰当的使用某些药物，特别是抗胆碱能药、苯二氮卓类镇静催眠药、阿片类麻醉镇静药等。⑬ 环境变化的影响。

（三）谵妄的发病机制

（1）神经递质假说认为，围术期谵妄与老年性痴呆等老龄性中枢神经系统退行性变化类似。随着年龄增大，脑形态学将发生改变，全脑容积变小，神经元数目和体积变小，一些激素水平也发生改变，比如皮质类甾醇水平异常升高。老龄会使合成乙酰胆碱的胆碱乙酰转移酶活性下降，而水解乙酰胆碱的乙酰胆碱酯酶并无变化，致使脑内乙酰胆碱的水平全面减少，最终导致多巴胺水平异常增加，所以目前临床中广泛使用的长托宁、阿托品等能通过血脑屏障的抗胆碱药均可增加患者围术期谵妄的发生。

（2）应激反应、创伤、感染引起的免疫与应激反应可使一些细胞因子（白细胞介素、肿瘤坏死因子、干扰素）释放增加，这些细胞因子增加下丘脑 - 垂体 - 肾上腺皮质轴活动度和促进单胺循环，表现为活化去甲肾上腺素、5- 羟色胺，增加多巴胺、减少乙酰胆碱，同时应激时人血中肾上腺素、去甲肾上腺素水平增高，导致脑血流量加速，氧耗增加，如果持续时间延长，可导致谵妄的发生。

（3）麻醉药物广泛作用于中枢神经系统，包括神经细胞膜、受体、离子通道、神经递质、脑血流和代谢。中枢毒蕈碱胆碱能系统的主要功能是维持心智，多种麻醉药作用于中枢毒蕈碱受体，而中枢毒蕈碱胆碱能受体的抑制可能是围术期谵妄发生的重要病因学机制。

（四）临床表现

谵妄发作的特点是急性起病、病程波动，症状多在 24 h 内出现、消失或加重、减轻，常有中间清醒期。术后谵妄最主要特点是注意力障碍、意识水平紊乱和认知功能障碍，但可有多种临床表现。

（1）注意力障碍：表现为患者对各种刺激的警觉性及指向性下降，例如注意力难唤起，表情茫然，不能集中注意力，同时注意力保持、分配和转移也可能有障碍。

（2）意识水平紊乱：表现为对周围环境认识的清晰度下降（尤其是缺乏外界环境刺激时）或者出现不同程度的木僵或昏迷。

（3）广泛的认知功能障碍：术后谵妄最常见的表现之一，其主要症状如下：①知觉障碍，主要表现为知觉的鉴别和整合能力下降，常表现为各种形式的错觉和幻觉，以幻觉居多。乙醇或镇静药物戒断引起的谵妄表现为警觉性、活动性增高，而代谢性（肝性、肾性）障碍引起的谵妄表现为警觉性、活动性降低。②思维障碍，主要表现为思维结构解体及言语功能障碍。思维连贯性、推理与判断能力下降，有时伴有不完整、不系统、松散的类偏执症状。③记忆障碍 记忆全过程中各个方面都可有障碍，包括识记、保持、记忆、再认、再现。

（4）睡眠 - 觉醒周期障碍：典型表现为白天昏昏欲睡，夜间失眠，间断睡眠，或完全的睡眠周期颠倒。

（5）神经运动异常：高活动型表现为警觉、激动，易出现幻觉、错觉及激越行为；低活动型表现为嗜睡，运动活动明显减少；混合型患者则可交替出现高活动型和低活动型症状。

（6）情绪失控：主要表现为间断出现恐惧、妄想、焦虑、抑郁、躁动、淡漠、愤怒、欣快等，且症状不稳定有波动。

（五）治疗

1. 非药物治疗　谵妄的预防要求纠正病因、针对危险因素、并强调多学科团队干预。全面评估患者，针对患者存在的具体危险因素，个体化的提供多学科的干预方案，但很难。

2. 支持治疗　维持电解质酸碱平衡，纠正贫血、低氧血症，适当补充营养。

3. 药物治疗　多种抗精神病药物、镇静药物均有诱发谵妄的可能，建议慎重使用，除非苯二氮䓬类药物戒断症状或患者出现激越行为。常用的药物：氟哌啶醇小剂量口服或肌注0.5~2.0 mg/2~12 h，肌肉注射会引起 Q-T 间期延长；奥氮平：椎体外系不良反应小，口服或舌下含服，起始量 1.25~2.50 mg/d 口服，建议小剂量短期使用。

药物治疗原则：①单药治疗比联合药物治疗好；②小剂量开始；③选择抗胆碱能活性低的药物；④及时停药；⑤持续应用非药物干预措施，主要纠正引起谵妄的潜在原因。

【小结】

老年创伤病人围术期突发谵妄，高龄是其主要易感因素，创伤，术前精神高度紧张，术前睡眠影响，环境的改变等诱发病人谵妄的发生，此例病程短，及时的处理未产生不良预后，但术前缺乏预见性。对于这类患者，我们需要做好术前评估，早期予以干预治疗，围术期选择合适的麻醉方案，药物、物品准备齐全。

【专家点评】

随着社会老龄化，高龄的患者越来越多，重视围术期谵妄的发生，术前要有预见，进行相应的评估，使用谵妄评估量表，RASS 评分，CAM-ICU，DRS.R-98，4AT，IL-8，EEG，BIS 等。

右美托咪定，是特异性 α_2 肾上腺素受体激动药，其独特的药理学作用已被证实在围术期患者的镇静和镇痛中具有作用，近年来研究也发现其在预防和治疗患者围术期谵妄方面有独特疗效，无禁忌证早期应用。

老年人髋部手术麻醉方式的选择，最常见的有全麻、椎管内麻醉、外周神经阻滞，研究表明麻醉方式的选择对于病人的转归没有差别，但最近国际共识认为，出于对老年人脆弱的脑功能保护，推荐在能够满足外科麻醉水平的基础上，优选使用神经阻滞，包括椎管内麻醉、外周神经阻滞麻醉，外周神经阻滞对机体的干扰最小，对老年人最安全，但是作用较局限。椎管内麻醉对下腹部下肢会阴部手术的麻醉效果较好，且有利于术后神经功能恢复，但对循环功能有一定程度影响。气管内全麻易于维持术中呼吸循环稳定，但老年人对药物反应性改变，易致术后呼吸抑制和中枢功能紊乱。根据病人的个体情况、病人及家属的依从性，选择合适的麻醉方案。

我国中医博大精深，中医学认为谵妄等认知功能障碍多由于脏腑虚衰、气血阴阳亏损、脑失所养、神明无主所致，病在脑、心，应立足于督脉，益神醒脑，通络启闭。一系列研究发现,电针刺预处理可改善患者术后认知功能,减轻炎症反应及脑损伤,加强与中医协作,加强围术期干预治疗。

(赵增秀 于俊相)

病例 92 高龄患者双上肢骨折麻醉管理一例

【导读】

根据联合国世界卫生组织对年龄划分标准的规定,老年人一般指 60 岁以上的人群,其中 60~74 岁定为较老年,75~89 岁为老年,90 岁以上为长寿老年。随着现代社会的发展和人民生活水平的提高以及现代医学诊疗技术的不断进步,我国老年人口数量逐年增加,社会老龄化程度不断加深,高龄化现象日益凸显。加上目前手术适应症的逐渐放宽,因各种疾病需要进行手术治疗的老年患者数量明显增多。实际上,对老年人造成生命威胁的是其并发症,而非年龄本身带来的问题。高龄对机体的各个系统产生不同程度的影响,如脏器储备功能减低、应激能力下降、免疫机能减退等,使老年人对手术和麻醉的耐受力降低。采用什么麻醉方法,选用什么麻醉药物,这些都需要麻醉医生在临床工作中加以揣摩和实践,从而为老年患者制定最适宜的麻醉方案。

【病例简介】

患者女,86 岁,主因"车祸致双上肢骨折及右髋疼痛伴活动障碍 2 小时"入院,既往有冠心病病史 8 年,有高血压病史 9 年,每日规律服用络活喜 2.5 mg 及美托洛尔 47.5 mg,血压控制尚可。既往有陈旧性左上肺肺结核病史 60 余年,曾行"链霉素"治疗一年余。结核性胸膜炎病史 7 年半,服用抗结核药物。空腹血糖升高 6 年余,未住院接受系统治疗。有腰椎病病史 8 年余,双膝关节病病史。有骨质疏松症、肋骨骨折病史。有食管裂孔疝病史,慢性胃炎病史,有色素性紫癜皮肤病 1 年。既往有阑尾切除手术史。

术前体格检查:体温 36.9 ℃,脉搏 80 次/分,血压 147/59 mmHg,呼吸频率 20 次/分,查体:胸廓对称无畸形,双肺呼吸音粗,未及明显的干湿啰音,下肢皮肤有皮疹斑,左侧前臂畸形肿胀,右侧肘关节活动障碍,右侧髋关节活动障碍;心电图:窦性心律,ST-T 段改变,T 波低平,轻度心电轴左偏;心脏彩超提示左心增大,主动脉瓣钙化伴轻度反流,升主动脉扩张,左室舒张功能下降,射血分数 45%;胸片提示双肺纹理增重,右下肺可见片状高密度影,双肺下叶外侧基底段可见结节影,边缘光滑。X 线心脏未见明显异常,沿主动脉壁可见钙化影;颈部超声提示左右颈总动脉内壁欠光滑,双侧球部可见多发动脉硬化斑块,最大 0.8 cm × 0.2 cm,呈强回声。双侧椎动脉内壁欠光滑,双侧椎动脉血流数值在正常范围。下肢超声提示双下肢动脉壁欠光滑,腔内可见多发动脉硬化斑块;实验室检查:白蛋白 33 g/L,总蛋白 58.1 g/L,葡萄糖 9.48 mmol/L,钾 4.7 mmol/L,钠 130.3 mmol/L,氯 95.3 mmol/L,血红蛋白 104 g/L,红细胞压积 31.4%,白细胞 11.93×10^9/L。

诊断:左侧尺骨骨折,左侧桡骨骨折,右侧尺骨鹰嘴骨折,右侧耻骨上支骨折,高血压 2 级(极高危),冠状动脉粥样硬化心脏病,心功能 Ⅱ 级(NYHA),糖尿病,陈旧性肺结核,陈旧性胸膜炎。拟在臂丛神经阻滞麻醉下行右尺骨鹰嘴骨折、左尺桡骨骨折切开复位内固定术。

入手术室开放外周静脉,给予乳酸钠林格氏液 500 毫升缓慢滴注,监测无创血压、心电图、SpO₂。于麻醉前行左足背动脉穿刺连续监测有创动脉压力。入室患者无创血压 155/80 mmHg,有创血压 170/90 mmHg,心率 80 次 / 分,血氧饱和度 95%(未吸氧)。心电图显示 ST- T 改变,T 波低平。麻醉前患者面罩吸氧,新鲜气体流量 3 L/min。于超声引导下行左腋路臂丛神经阻滞,以 0.25% 罗派卡因及 0.5% 利多卡因混合液 20 毫升(2% 利多卡因 5 毫升 +1% 罗派卡因 5 毫升 +0.9% 盐水 10 毫升)分别阻滞尺神经、桡神经、正中神经及肌皮神经,超声下可见局麻药包绕神经周围,5 min 后观察患者生命体征平稳,动脉血压 155/85 mmHg,心率 78 次 / 分,SpO₂100%,无呼吸抑制,患者意识清楚配合测试阻滞范围,阻滞完善。患者取仰卧位,左手臂外展,手术开始,行左侧尺、桡骨切开复位内固定术,手术时间 1 h30 min,术中足背动脉压维持在 135~145/75~85 mmHg 。一侧手术完成后,于超声引导下行右侧腋路臂丛神经阻滞,以 0.25% 罗派卡因及 0.5% 利多卡因混合液 20 毫升(2% 利多卡因 5 毫升 +1% 罗派卡因 5 毫升 +0.9% 盐水 10 毫升)分别阻滞尺神经、桡神经、正中神经及肌皮神经,超声下可见局麻药包绕神经周围,5 min 后观察患者生命体征平稳,动脉血压 147/78 mmHg,心率 75 次 / 分,SpO₂100%,无呼吸抑制,患者意识清楚配合测试阻滞范围,阻滞效果满意。患者取仰卧位,右手臂外展,手术开始,行右侧尺骨鹰嘴骨折切开复位内固定术,手术时间 2 h,术中动脉压维持在 135~145/75~85 mmHg。手术中使用加温毯保持患者体温在 36 ℃ ~37 ℃。手术中持续泵注右美托咪啶 [0.5 μg/(kg·min)] 维持镇静,凯芬 1 mg/kg 静脉输注。手术总历时三个半小时,术中输液 1500 mL,其中晶体液 1000 mL,胶体液 500 mL,术中出血 200 mL,尿量 500 mL,术中生命体征平稳,麻醉效果完善,于手术结束后半小时安返病房。出室动脉血压 137/82 mmHg,心率 75 次 / 分,血氧饱和度 99%。

【问题】

(一)老年患者的术前访视总体评估应该注意什么?

老年患者术前访视与评估是实施麻醉手术前至关重要的一环,其目的是客观评价老年患者对麻醉手术的耐受力及其风险,同时对患者的术前准备提出建议,包括是否需要进一步完善检查、调整用药方案、功能锻炼甚至延迟手术麻醉,在条件允许的情况下尽可能地提高患者对麻醉手术的耐受力,降低围术期并发症和死亡风险。老年患者术前应当根据 ASA 分级、代谢当量水平、营养状况、是否可疑困难气道、视力状况、精神,认知状况、言语交流能力、肢体运动状况、是否急症手术、近期急性气道疾患、过敏史、脑卒中病史、心脏疾病病史、肺脏病史、内分泌疾病病史、用药史(包括抗凝药物等)、头颈部放疗史、既往外科病史等对患者进行评估,以期全面掌握患者的身体状态。必要时,邀请相应多科专家参与讨论手术时机、方案以及相应的术前准备。

(二)老年患者常发生谵妄和术后认知功能障碍(POCD),应如何预防和处理?

关于 POCD 的处理,目前尚无简单有效的治疗方法,对于发生 POCD 的患者,着重早期诊断,及时处理,综合治疗。

1)注意营养、水电解质平衡,加强心理支持。

2)若患者出现幻觉,需要予以镇静,口服氟哌啶醇可能是最佳选择,首次剂量一般为

0.5~2 mg，3~4次/天,若患者持续焦虑,可给予氟哌啶醇5 mg肌注。不良反应主要为锥体外系反应,加用安定类药物可降低其发生。定时进行人工干预,制造睡眠～清醒节律或应用褪黑素处理。

3）补充血容量,纠正低蛋白血症,吸氧、监测及维持氧饱和度,保持病室安静、舒适。

4）用于改善认知功能障碍的药物有很多种,但有循证医学证据的药物目前只有3类。

（1）胆碱酯酶抑制药:对于延缓疾病进程,改善临床症状有明确效果,包括多奈哌齐（donepezil）、利伐斯的明（rivastigmine）和加兰他敏（galantamine）3种药物。

（2）兴奋性氨基酸受体拮抗药:通过作用于N甲基-D-天冬氨酸（NMDA）受体改善神经信号的传递,延缓兴奋性神经递质谷氨酸的释放,从而增强脑记忆功能,包括美金刚（memantine）。

（3）钙离子拮抗药:认知功能障碍患者存在过度钙内流的情况,特别是胆碱能缺失的老年人往往合并钙代谢改变。尼莫地平（nimodipine）易透过血脑屏障,与L型钙通道相结合,减少细胞膜钙离子通道开放的数目,从而限制钙离子进入细胞,可选择性地扩张脑血管,改善脑血流,降低老化过程中常发生的血管纤维变性、淀粉样多肽和脂质沉积。

（三）老年患者骨折术后镇痛治疗需做怎样的调整?

对老年人术后疼痛的评估和用药剂量的调整都极具挑战性,以局部阻滞包括椎管内镇痛、神经阻滞、局部伤口局麻药浸润为佳。非甾体消炎镇痛药,不会产生呼吸抑制,常可使用。老年人对阿片类药物较青壮年明显敏感,易于发生呼吸抑制,需要适当减量。同时由于阿片类药物个体差异巨大,需要个体化用药。建议多模式镇痛,如静脉自控镇痛与区域神经阻滞相联合,以减少静脉镇痛药和局麻药的用量。

（四）下肢深静脉血栓要如何预防?

手术后预防静脉血栓的方法主要有药物预防和物理预防方法两种,药物预防包括小剂量肝素、低分子量肝素、口服抗凝药、口服抗血小板药物等。不过药物预防一般都有副作用。物理预防方法包括间歇性冲气加压、弹力袜、神经肌肉电刺激等。

在病人不能下床活动之前,病人家属应每日给病人做下肢的按摩,重点是按摩下肢的肌肉组织。按摩时,应从下而上的循序进行,每次重复按摩时都应从小腿远端开始,这样能加速下肢静脉血的回流,加速血液流动,对预防下肢深静脉血栓形成是很有效的,如果再穿上弹力袜或用弹力绷带包扎,定时做下肢的充气按摩,预防效果会更好。能自主活动但不能下床的病人,尽量自己活动下肢,特别是用力活动膝关节和踝关节,可以充分调动小腿肌肉泵或"第二心脏"的作用,能加速下肢静脉血的流动速度,可以收到预防下肢深静脉血栓形成的效果。

【小结】

老年人常合并有高血压、糖尿病、动脉粥样硬化、心肌缺血等疾病,生理贮备减少,器官功能易于失代偿;老年人重要脏器功能减退,镇静药、阿片类药物、肌松药需要量减少;老年人围术期允许波动的心率、血压范围小,要避免容量不足;老年人易于发生呼吸衰竭,术中要注意及时清理呼吸道分泌物,防止肺不张;老年人易于发生低体温及相关并发症,应注意保暖;老年人内环境调节能力差,需要及时纠正内环境紊乱。对每个麻醉医生来说,应更加重视老年病人的麻醉,在术前评估,麻醉方法和麻醉药物的选择上、术中监测和生理调控、术后镇痛等方面,充分考虑其特殊性,做好每个细节工作,方能使他们顺利度过围手术期。

【专家点评】

老年患者脏器功能随着年龄的增加逐渐减退,往往合并有各种类型的系统疾病,手术麻醉时应根据不同患者的基础情况对麻醉方案进行相应的优化。

老年患者呼吸容量减少,气体交换下降,通气功能减退。且该患者合并存在慢性肺部疾病,骨折后在家卧床一周,极易诱发坠积性肺炎。在全身麻醉与神经阻滞麻醉中,外周神经阻滞对呼吸、循环影响较小,恢复较快,故首选外周神经组织麻醉。

患者双上肢骨折,分两次做双上肢臂丛神经阻滞 + 右美托咪定进行麻醉镇静维持可以满足手术需要。

术前充分了解患者病史和日常用药情况,完善体格检查,嘱咐患者加强呼吸锻炼,调节内环境,防范下肢深静脉血栓与肺栓塞的发生。

术后在条件允许的情况下,早日开始恢复锻炼。

(马颖超　卢悦淳)

病例93　脊柱矫形术的麻醉管理一例

【导读】

脊柱某段因某种原因在额状面向左或右偏离,中段弯曲即为病理状态,称之为脊柱侧弯或脊柱侧凸。这种脊柱畸形可以发生于任何年龄,但小儿多见,可分为原发性和继发性两大类。手术矫正的目的主要是防止脊柱侧弯的继续发展,防止肺功能的进一步恶化。由于手术比较复杂,所需时间长,且对病人刺激大、创伤大、出血多,且术中可能需要唤醒观察患者的脊髓神经功能,因而对麻醉提出了严格要求。

【病例简介】

患者女,16 岁,体重 50 kg,主因"间断胸腰背部疼痛伴跛行 1 个月,发现脊柱侧弯、双肩不等高 3 周"入院。患者既往体健,术前检查无明显异常。术前诊断青少年特发性脊柱侧弯。拟在全身麻醉下行脊柱侧弯矫正术,需术中唤醒观察患者脊髓神经功能。

入室开通静脉通路,常规监测心电图、无创血压、血氧,麻醉诱导给予咪达唑仑 2 mg、依托咪酯 10 mg、芬太尼 0.2 mg、顺阿曲库铵 20 mg、丙泊酚 45 mg 静脉注射,充分充氧去氮后插入气管导管控制呼吸。麻醉后行桡动脉穿刺置管监测有创血压。术中采用全静脉麻醉,丙泊酚以 4 mg/(kg·h)泵注、瑞芬太尼以 0.05 μg/(kg·min)泵注、右美托咪啶以 0.5 μg/(kg·h)泵注,间断静注顺阿曲库铵。手术开始后约 5.5 h 术者要求术中唤醒,术中唤醒前 1 h 停止追加顺阿曲库铵,术中唤醒时停止丙泊酚和瑞芬太尼泵入,右美托咪啶以 0.2 μg/(kg·h)泵注,约半小时左右呼唤患者,嘱患者按指令活动下肢,患者活动满意后继续泵入丙泊酚和瑞芬太尼。直至手术结束,停止所有药物,患者意识呼吸恢复,拔出气管插管,送入复苏室(图 6-0-1、6-0-2)。

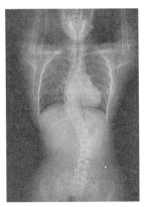

图 6-0-1 患者术前脊柱正位片

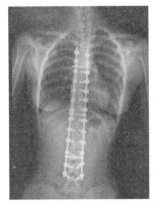

图 6-0-2 患者术后脊柱正位片

【问题】

（一）术中采用全静脉麻醉的原因

据报道，很多先天性疾病如特发性脊柱侧弯患者易出现恶性高热。恶性高热是一种具有家族遗传性的肌肉病，是主要由挥发性吸入麻醉药和去极化肌松药—琥珀酰胆碱所触发的骨骼肌异常高代谢状态。恶性高热易感者一旦发病，病情进展迅速，表现为全身肌肉痉挛、体温急剧持续升高、耗氧量急速增加、CO_2 大量生成，产生呼吸性和代谢性酸中毒，在没有特异性治疗药物的情况下，一般的临床降温及治疗措施难以控制病情进展，最终患者可因多器官功能衰竭而死亡。

恶性高热是骨骼肌细胞的钙离子调节障碍导致的细胞内钙离子水平异常升高进而引起的一系列功能障碍。恶性高热易感者的骨骼肌神经肌肉接头功能正常，肌细胞的结构正常，未发作时肌浆中钙离子浓度也正常。但因肌浆网膜上的 Ryanodine 受体（蓝尼定受体）存在异常，在触发因素（主要是挥发性吸入麻醉药和琥珀酰胆碱）的作用下，发生钙离子释放的异常增加而不能有效重摄取，导致肌浆内钙离子浓度异常增高，骨骼肌细胞发生强直收缩，产热增加，氧耗和 CO_2 生成急剧增加，进而出现一系列高代谢症候群。患者可出现代谢性酸中毒、呼吸性酸中毒、低氧血症、高钾血症、心律失常、肌酸磷酸激酶（CPK）增高、肌红蛋白尿、肌肉水肿等病理生理变化，严重者可出现脑水肿、弥散性血管内凝血（DIC）、心肾功能衰竭等表现。

目前国际上治疗恶性高热有效药物是丹曲林钠。其治疗恶性高热的可能机制是通过抑制肌质网内钙离子释放，在骨骼肌兴奋—收缩耦联水平上发挥作用，使骨骼肌松弛。丹曲林钠只是抢救恶性高热的治疗措施之一，无论是否应用丹曲林钠，均应根据患者的具体情况及现有条件，积极进行物理降温，纠正内环境紊乱，保护重要脏器功能等对症处理措施。在没有丹曲林钠的情况下，尽早实施血液净化治疗，加强恢复期的监测，防治恶性高热的再次发作。

（二）如何术中唤醒

术中唤醒是在手术中当脊柱矫形器械置入后，减浅麻醉深度，唤醒患者，命令其活动手指和脚趾，根据患者能否按照指令活动脚趾来判断脊髓运动功能的完整性。意识消失、无痛和肌肉松弛是全身麻醉的三要素。术中唤醒时需要患者能够按照指令进行有目的地活动，因此，唤醒期间要使患者意识恢复和肌松恢复，同时应给予适度的镇痛，避免患者因疼痛而产生躁动，最终达到抑制不良反应的目的。由于患者从麻醉到苏醒需要一定的时间，为了避免脊髓因长时间缺血或过度牵拉而造成永久性损伤，术中需要快速地完成术中唤醒，以便能及时地发现脊髓损伤。但手术尚未结束而减浅麻醉，可能导致患者出现烦躁、出血、气管导管脱出和术中知晓等并发症。因此，理想的术中唤醒应该满足 3 个条件：唤醒时间短、唤醒期间患者无烦躁、术后患者对术中唤醒回忆发生率低。

唤醒期间麻醉偏浅，患者易出现躁动。如何避免唤醒期间的患者烦躁，应注意以下几个方面：①术前访视工作非常重要，让患者理解唤醒试验的意义，并行唤醒训练，有利于术中配合，可以提高术中唤醒的成功率；②气管内给予利多卡因，减轻气管导管对咽喉部的刺激，避免患者苏醒时因气管导管而出现躁动；③避免使用阿片受体拮抗剂纳洛酮，给药后患者会因痛觉突然恢复而产生交感神经系统兴奋现象；④给予一定剂量的镇痛药物，如唤醒期间将瑞芬太尼速度调为 0.05 μg/(kg·min) 可以达到镇痛，且不影响唤醒时间。

（三）脊柱侧弯矫形术的麻醉管理要点

1. 呼吸系统　脊柱侧弯患者常存在肺功能损害，术前呼吸功能评估对于评价患者能否耐受手术十分重要。术前肺功能指标与术后呼吸系统并发症具有一定的相关性，术前用力肺活量 <30% 预计值的患者，麻醉风险极大，对于此类患者术前应先进行 1~2 个月的规范呼吸功能训练，呼吸功能有明显改善后再行手术治疗。术前访视还需注意气道评估及一些可能提示困难气道的症状和体征，如睡眠呼吸暂停、扁桃体或腺样体肥大、短颈综合征、先天性多发性关节挛缩症等。术前做好应对通气困难及插管困难的准备，必要时清醒气管插管。

术中呼吸功能指标包括 SpO_2、$P_{ET}CO_2$、潮气量、气道压力、吸入氧浓度及动脉血气。术中保持呼吸道通畅，避免气管导管受压、脱落、堵塞，并可采用小潮气量、持续呼气末正压、间断叹气样呼吸支持模式。还应注意液体输注过多有导致肺水肿及矫形后出现复张性肺水肿的可能，胸段侧弯矫形术有损伤胸膜出现血气胸的可能。

术后气管拔管时机的选择需参考患者因素、手术因素及麻醉因素。患者因素包括合并神经肌肉障碍、严重限制性肺功能障碍与术前肺活量 <35% 预计值、先天性心脏病、右心室衰竭和肥胖；手术因素包括手术时间过长、手术节段范围广、手术侵入胸腔和失血 >30 mL/kg；麻醉因素包括困难气道、容量负荷过多等。根据危险因素可将患者分为高危（ > 1 个危险因素）、中危（1 个危险因素）和低危（无危险因素）。高危患者应该在术后水肿消除后再拔除气管导管。中危患者需要再次评估，术后 12 ~ 24 h 内必须加强监测；低危患者气管拔管无特殊[3]。

2. 血流动力学　脊柱侧弯患者常合并各种心脏疾病，包括肌营养不良导致的心肌病变、先天性心脏病以及长期缺氧、肺动脉高压引起的心功能障碍。对于先天性心脏病患者一般建议先进行心脏矫形术。心功能Ⅲ级以上、合并肺动脉高压、紫绀、冠心病、心肌严重缺血缺氧的患者，难以耐受血流动力学剧烈波动，手术麻醉的风险明显增加。术前应进行详细体检以及常规心电图、心脏超声检查，以明确患者是否有心律失常或心功能损害，必要时请专科会诊治疗。术中血流动力学监测包括心电图、有创血压、中心静脉压,对于预计术中大量输血的患者需留置中心静脉导管。由于俯卧位影响中心静脉压、脉搏变异指数及每搏量变异度监测的准确性,术中需结合血流动力学指标、尿量、出血量及术中 Hb、乳酸指导输血输液。

优化术前准备(治疗贫血)和恰当的体位摆放是常用且有效的减少输血量的方法,其他血液保护手段包括控制性降压、术前自体血储存、血液稀释、术中自体血回收 - 回输以及使用止血药物,均可减少术中异体血的输注,当大量失血时可考虑联合使用多种方法。术中可根据血栓弹力图指导成分输血。有效减少术中输血的措施包括术前改善贫血、评估凝血功能、术前自体血储存、术中应用氨甲环酸、术中有效止血等。

3. 体温 术中低体温影响伤口愈合,增加心血管事件、出血和应激性溃疡的发生率,增加机械通气率。同时,术中低体温影响脊髓功能监测和术中唤醒的实施。术中核心体温应维持在 36 ℃ 以上。预防围术期低体温要防止环境温度过低,输注的液体及血制品应加温,非手术区域注意保暖,使用充气式加温装置、保温毯及输液加温器等设备维持体温。术中出现不明原因高热、呼气末二氧化碳浓度升高、肌肉强直、心动过速、酸中毒、高钾血症等表现时应考虑恶性高热可能。

【小结】

脊柱侧弯矫形术患者术前基础状况复杂,手术难度大、时间长,麻醉管理涉及多个方面,充分的术前访视和完善的麻醉方案是保证手术成功的关键。

【专家点评】

恶性高热主要是由吸入麻醉药和琥珀胆碱等所触发的骨骼肌异常高代谢状态,特发性脊柱侧弯以及合并其他肌肉疾病的患者是恶性高热的高危人群。丹曲林是恶性高热的特效药,但很多医院未常规储备,在不能获得丹曲林时,积极降温、维持灌注以及改善内环境也可最大程度挽救患者生命。

此类手术出血较多,术前应充分备血,术中注意血流动力学、尿量及血气等监测,可使用血液回吸收装置进行自体血回收,必要时给予止血药,及时补液输血,但也应注意避免输液过多引起心力衰竭和肺水肿。

术中唤醒时既要让患者配合活动,同时又不让患者感到明显的不适,最好让患者术后对这一事件产生遗忘,可采用多种麻醉方式相结合,如伤口周围局部浸润麻醉、术中泵入右美托咪啶等。

(牛 敏 谢淑华)

病例94 膝关节置换术后局麻药中毒一例

【导读】

膝关节置换术的麻醉方式可采用椎管内或者全身麻醉,术后镇痛常采用硬膜外镇痛、股神经阻滞、收肌管阻滞、"鸡尾酒"疗法(关节周围软组织注射镇痛疗法)等。局麻药中毒是应用局麻药时需要特别注意的问题,在一般情况下,麻醉医师能够自觉预防,准确识别和正确处理局麻中毒。但在某些情况下,局麻药并非在注药时被吸收,此种局麻药中毒也需麻醉医师警惕。

【病例简介】

患者男,69 岁,主因"左膝关节间断疼痛 10 年余"入院,既往高血压、陈旧脑梗无明显后遗症。患者入院后完善相关化验检查,ECG 示窦性心率,完全性右束支传导阻滞;UCG 示左房增大(前后径 40 mm),左室壁运动欠协调,左室舒张功能减低,EF56%;胸部 CT 左肺上叶舌段纤维索条;头核磁示:双侧半卵圆中心,基底节区多发腔隙性梗死;血糖 6.27 mmol(3.9~6.1 mmol/L),尿酸 492 μmol(208~428 μmol/L),总胆汁酸 15.7 μmol(<10 μmol/L),甘油三酯 1.94 mmol(<1.7mmol/L),余未见异常,无明显手术禁忌,拟在腰麻下行左膝关节表面置换术。

入手术室时患者血压 135/80 mmHg,心率 67 次 / 分,呼吸 16 次 / 分。建立静脉通路后嘱患者取左侧胸膝卧位,于腰 2~3 间隙穿刺,见脑脊液回流通畅后,注入重比重 0.67% 罗哌卡因 2 mL,无菌敷料贴固定后,嘱患者平卧位,测定麻醉平面为 T10。于超声引导下行左侧股神经阻滞,给予 0.2% 的罗哌卡因 20 mL。监测患者生命体征平稳,未诉不适。上止血带,消毒,手术过程顺利,逢皮前打了"鸡尾酒"(关节周围软组织注射镇痛疗法)予罗哌卡因 100 mg+ 利多卡因 200 mg+ 地塞米松 5 mg。约 10 分钟后逢皮结束,包扎,松止血带,测血压正常,过床,送病人入复苏室进一步观察。

途中,患者诉舌头麻木,说话吐字愈发不清晰,继而全身僵硬,似要抽搐,症状似局麻药中毒,立刻进行抢救。患者呼吸微弱,紧急行气管内插管机械通气;同时给予脂肪乳剂 100 mL,咪达唑仑 2 mg;心率 62 次 / 分,窦律;血压 60/40 mmHg,给与肾上腺素 50 μg 静脉注射,必要时重复,去甲肾上腺素 0.05 μg/(kg·min)。半小时左右,患者自主呼吸恢复,生命体征平稳,拔除气管导管,停用去甲肾上腺素,送患者 ICU 进一步观察治疗。

患者入 ICU 后,尿常规示:潜血 2+,WBC 36.39(0~28)个 /μL,红细胞 76.09(0~17)个 /μL;血气:乳酸 5.7 mmol(0.7~2.1mmol/L);床旁胸片:双肺纹理增多,双肺门饱满;次日复查尿常规示:潜血 3+,蛋白 2+,酮体 2+,WBC 8438(0~28)个 /μL,红细胞 236439(0~17)个 /μL;乳酸:5.5 mmol/L;床旁胸片:双肺纹理增多;隔日再次复查尿常规示:潜血 3+,红细胞 402(0~17)个 /μL;乳酸:2.4 mmol/L。

3 天后,患者病情稳定,无不适主诉。自 ICU 转入关节外科病房进一步治疗。

【问题】

(一)膝关节置换术后局麻药中毒原因分析

1. 局麻药中毒机制　在中枢神经系统,去极化过程中,局麻药与电压门控钠通道结合,减少钠离子通量,进而减少了动作电位在轴突中的启动和增殖。当局麻药浓度足够高时,局麻药会对不同的电压控制的钠通道有不同程度的结合,并且所有局麻药都以低特异性结合并抑制其他电压门控离子通道,比如酶、药物受体、钙离子通道等。心血管毒性也是由于高浓度时局麻药与钠离子紧密的结合,又分离缓慢,从而抑制传导,引起心律失常;局麻药可能通过影响钙离子内流而抑制心肌收缩力,并触发肌浆网的释放。

2. 临床表现 局麻药中毒（局麻药的全身毒性反应）是指血液中局麻药浓度超过机体的耐受能力，引起中枢神经系统症状和/或心血管系统兴奋或抑制的临床表现。局麻药迅速通过血脑屏障，引起中枢神经系统毒性，约 18%~40% 的患者最初表现为头晕、耳鸣、目眩、口舌麻木、口中金属味、构音障碍等。进一步发展为肌肉抽搐、意识消失、惊厥和深度昏迷。中枢神经系统最常见的临床表现为癫痫发作、情绪激动、意识丧失，约占中枢神经系统征兆的 82%。中枢毒性反应常常早于心血管毒性反应。心血管系统对局麻药的耐受性强于中枢神经系统，然而一旦发生提示预后不佳。临床上常表现为心肌收缩力下降、难治性心律失常和周围血管张力下降，最终导致循环衰竭。高碳酸血症和缺氧能加重心血管毒性反应。患者的临床表现高度提示发生了局麻药中毒。

3. 局麻药中毒的常见原因 ①麻醉用量超过限量；此例患者股神经阻滞时应用罗哌卡因 100 mg，"鸡尾酒"疗法应用罗哌卡因 100 mg，利多卡因 200 mg。间隔 45 分钟。罗哌卡因一次最大剂量为 200 mg，利多卡因为 400~500 mg。Kerr 等通过研究指出，在膝关节置换术中给予关节周围组织注射罗哌卡因的安全有效剂量是 300 mg。故理论上不存在局麻药超量。②局麻药误入血管；股神经阻滞在超声引导下进行，回抽无血后方注药阻滞，且无刺破血管。"鸡尾酒"打在伤口周围或肌腱附着处，此处虽无知名血管，但在上止血带的情况下，注射局麻药时没有回抽，存在一定的概率将局麻药注入了血管内。③注药部位局麻药吸收入血管过快。推测患者是在手术结束放松止血带后，血液迅速循环流动，乳酸等代谢产物急剧进入血循环，患肢注入血管内的局麻药此时也开始逐步吸收，并引起之后的症状。④个体差异致对局麻药耐受力下降。患者 69 岁老年男性，老年人主要是依赖于年龄的药效学和解剖学变化而不是药代动力学原因，剂量应降低 10%~20%。且患者术前肾功能有轻度异常，术后也出现了尿中红细胞、白细胞、蛋白质的异常，提示肾功能受损，患者术前肾功能也可能有一定问题，比如泌尿系感染前期，或者既往肾脏疾病病史，遗留肾功能受损。所以虽然理论上不存在局麻药超量，但是对于基础情况差的老年人，麻醉药可能存在逾量。⑤患者的基础情况如高龄、缺血性心脏病、传导异常、代谢性异常（线粒体疾病）、肝脏疾病、严重贫血、代谢或呼吸性酸中毒、应用钠通道阻滞剂、严重心功能不全等情况可加重全身毒性反应。应酌情考虑麻醉方式，个体化用药。综上所述，此例患者出现局麻药中毒可能是由于患者年龄较大，术前可能合并肾功能受损，使局麻药总量相对逾量；最重要的是在上止血带的情况下，注入局麻药时无法回抽，使一部分局麻药注入血管内，虽然罕见，但是确实存在一定的概率，且引起了此例中病人的局麻药中毒。庆幸的是麻醉医生根据患者的临床表现和术中应用局麻药的情况，正确及时的做出判断，诊断患者为局麻药中毒，并实施抢救从而挽救了患者生命。

（二）膝关节置换术后局麻药中毒的处理

处理原则：①立即停止给药；寻求帮助；②气道管理：面罩给氧，保持呼吸道通畅，100% 氧气通气，必要时行气管插管和机械通气；③控制抽搐：首选苯二氮䓬类咪达唑仑抗惊厥处理；有心血管不稳定的患者避免使用丙泊酚；④心律失常的管理：按基础或高级生命支持要求调整药物和尽可能延长复苏；避免使用血管加压素、钙通道阻滞剂、β受体阻滞剂和局麻药;降低肾上腺素剂量至 <1 μg/kg;⑤脂肪乳剂治疗:冲击量 1.5 mg/kg,超过 1 分钟静脉内注射;持续输注 0.25 μg/(kg·min);对顽固性心血管虚脱患者重复冲击量 1~2 次,大剂量脂肪乳剂的使用需注意胰腺炎或感染的发生;如果血压依然低,持续输注速率调整为 0.5 μg/(kg·min);循环稳定后至少持续 10 分钟;推荐剂量上限:开始 30 分钟脂肪乳剂剂量不超过 10 mg/kg;⑥有证据表明肾上腺素可能会加重心律失常而影响复苏效果,建议降低肾上腺素的使用量,除非患者存在明显的心肌收缩力降低。

(三)预防措施

①实施局部麻醉前,必须开放静脉通路,并常规监测心率、血压和心电图;②严格按照操作流程正确实施局部麻醉;③局麻药必须严格限量,杜绝逾量;同一种局麻药在不同麻醉方式应用时的最大剂量不同;④注射药物前回抽,避免血管内注药;在注入全剂量前,可先注入试验剂量以观察反应;⑤使用含有肾上腺素(1:200000)的试验剂量,减缓机体对局麻药的吸收和延长麻醉时效;血管收缩药不适用于患心血管疾病或甲状腺亢进的患者。对手指、足趾或阴茎行局部阻滞时,也禁用肾上腺素;⑥使用小剂量分次注射方法(如每次注射 5 mL 药液)来完成阻滞;⑦苯二氮䓬类抗惊厥作用确切,且对循环干扰小,是有效的预防药物。必须强调的是,上述预防措施不能完全杜绝局麻药毒性反应的发生。麻醉医生必须提高警惕,早期发现并及时正确处理毒性反应,才能避免严重毒性反应的发生。备好抢救药品和气管插管设备。

(王志君　谢淑华)

病例 95　颈椎术后患者苏醒延迟伴肌无力一例

【导读】

一般认为,凡术后超过 30 min,呼唤患者仍不能睁眼和握手,对痛觉刺激也无明显反应,即视为术后苏醒延迟。苏醒延迟是全身麻醉常见的并发症,其确切发病机制目前尚不完全清楚。苏醒延迟不仅会延长患者机械通气和监护时间,还会增加其他并发症的发生风险,进而延长住院时间,并增加医疗费用,给患者的健康和经济带来负担,也影响了术后的快速康复。

【病例简介】

患者,男性,54 岁,主因"头晕伴左上肢麻木三年,加重半个月"入院,既往高血压病史十余年,平素规律口服拜新同,脑梗病史半年,无明显神经并发症。术前查头颅 CT 示:双侧基底节区多发性腔隙性梗死。术前化验及其他检查未见明显异常,拟在全麻下行"前路颈椎间盘切除 + 椎体间植骨融合术"。

患者入手术室时血压 19.3/10.0 kPa(145/75mmHg),心率 80 次 / 分。建立两条静脉通路后给予乳酸钠林格液静脉缓慢滴注滴注。麻醉诱导前行桡动脉穿刺测动脉压,充分吸氧去氮,麻醉诱导采用咪达唑仑 5 mg、舒芬太尼 25 μg、依托咪酯 25 mg、罗库溴铵 60 mg 静脉注射,肌松效果满意后可视喉镜下给予气管插管行控制呼吸。诱导完成后血压 14.7/9.3 kPa(110/70mmHg),心率 77 次 / 分左右。切皮前输注外科医生医嘱用药:氨甲环酸 1 g,术中以丙泊酚＋瑞芬太尼＋罗库溴铵维持麻醉,并间断吸入七氟醚。术中根据血压情况给予血管活性药物,保证血压波动在基础血压 20% 左右。手术历时两个半小时,术中无异常情况。术中出血 300 mL,输液 2000 mL(晶体 1200 mL,胶体 800 mL),尿量 500 mL,术毕体温 36.2 ℃,术中监测动脉血气未见明显异常。

　　苏醒期患者五分钟内呼之不应,给予麻醉拮抗剂氟马西尼、纳洛酮、舒更葡糖钠予以治疗,约半小时后,患者仍然神志淡漠,瞳孔左右大小不一,给予患者疼痛刺激,患者出现皱眉等反应,查血气分析无明显电解质紊乱、酸碱中毒,血糖、乳酸值正常。患者能自主呼吸,潮气量可,拔出气管导管后血氧饱和度维持在 95%~98% 之间。面罩吸氧半小时,经多次给予拮抗药物后患者睁眼,瞳孔仍左右大小不一,表现失语,左侧肢体无力,神经内科医师会诊建议查头颅 MRI,结果显示:右侧额、颞部及基底节区急性脑梗死。术后转入神经内科给与对症治疗,患者好转,仍遗留部分并发症。

【问题】

(一)全麻后出现苏醒延迟的可能原因及危险因素有哪些?

1.患者因素

(1)年龄。同年轻人相比,老年人的肝脏代谢功能、肾质量及肾小球滤过率降低,依赖肝肾排泄药物的作用时间延长,从而苏醒时间延长。老年人由于中枢神经系统功能的进行性下降,对全身麻醉药的敏感性增加,达到相同麻醉深度所需的麻醉药剂量和浓度都比年轻患者低,标准剂量麻醉药则会延长作用时间,从而影响苏醒。

(2)性别。性别可能是影响全身麻醉苏醒的重要因素。有研究表明男性术后苏醒及拔管时间长于女性。女性对麻醉剂镇静作用的敏感性较低,这可能是她们恢复较快的原因。

(3)体重。肥胖患者体内脂肪含量较高,需要更高的药物剂量才能达到与标准体型患者相同的峰值血浆浓度,这主要是由于脂溶性麻醉药在体脂中重分布造成的。麻醉结束时,脂肪内的药物弥散入血,使血浆药物浓度维持时间延长,导致肥胖患者意识恢复延迟。

(4)合并疾病。除极少数麻醉药外,大部分麻醉药均需经肝脏代谢和肾脏排泄,肝肾疾病可延长这些麻醉药的作用时间,影响患者的苏醒时间。心肺疾病通过影响心输出量、器官灌注和通气功能,减缓麻醉药代谢和清除,延长苏醒时间,因此,合并心肺疾病的患者需要减少麻醉药使用剂量。甲状腺功能减退可造成多系统损害,包括每分通气量降低、血浆容量减少、低钠血症和肝脏药物代谢功能受损,这些改变均会增加苏醒延迟的风险。中枢神经系统结构与功能障碍也可引起术后苏醒延迟,术前有脑血管疾患的病人,如脑栓塞、脑出血以及一氧化碳中毒后伴脑功能受损病人,术后苏醒常明显延迟。另有一些罕见疾病也可导致全身麻醉术后苏醒延迟,如瓜氨酸血症、假性胆碱酯酶低下等。

(5)遗传因素。机体对麻醉剂的意外反应或过度反应可能与药物或其受体代谢途径的遗传缺陷有关。大多数麻醉药在肝脏中由 CYP450 超家族代谢,改变麻醉药在体内吸收、分布、代谢和排泄过程的基因突变可能影响药效,从而影响麻醉后苏醒。

2.手术因素

(1)手术类型。任何影响脑灌注的操作或体位都可能因为脑供血不足而导致患者苏醒延迟。如肩关节手术中使用的沙滩椅位，可引起术中低血压和脑灌注降低，导致神经功能损伤，引起术后苏醒延迟。

（2）手术方式。不同手术方式对术后苏醒的影响也不相同。与开腹手术相比，腹腔镜手术的手术时间更短、创伤更小、出血量和输血量更少，有利于术后苏醒。

（3）手术时间。随着手术时间的延长，麻醉药用量持续增加，可能导致苏醒时间延长。手术时间延长还增加了术中出血和低体温等并发症的风险，如在开腹手术中，腹腔暴露时间越长，患者发生低体温风险越高。

2. 麻醉因素

（1）麻醉药。麻醉药使用过量是全身麻醉后苏醒延迟最常见的原因。任何影响药物使用剂量和其吸收、分布、代谢、排泄的因素，都可能影响患者苏醒。静脉麻醉药药效的消失主要取决于药物的再分配。接受丙泊酚诱导和/或维持的患者比接受其他镇静药的患者苏醒更快，因为丙泊酚在肝脏中代谢迅速，且可能还有肝外代谢途径。苯二氮䓬类药物具有镇静、催眠和抗焦虑作用，在全身麻醉诱导中可增强其他麻醉药的镇静作用，当其与大剂量阿片类药物联合使用时有明显的呼吸抑制作用，导致高碳酸血症和昏迷。使用吸入麻醉剂的患者，其苏醒时间与血气分配系数、吸入麻醉药浓度和药物在肺的排泄速度相关。肺的排泄功能主要取决于肺泡通气量，肺泡通气不足会延长从肺呼出麻醉剂所需的时间。围手术期阿片类药物使用过量，可通过呼吸抑制和阿片受体的直接镇静效应延长苏醒时间。另外，阿片类药物降低了脑干化学感受器对 CO_2 的敏感性，导致剂量依赖的呼吸抑制和高碳酸血症，影响吸入麻醉药和 CO_2 的清除。此外，肌肉松弛药的残余作用也会影响患者通气功能，导致 CO_2 蓄积和吸入麻醉剂排出受限。另外，术前使用镇静类药物，如苯二氮卓类药物、单胺氧化酶抑制剂、选择性 5- 羟色胺再摄取抑制剂，均可增强麻醉药对中枢神经系统的抑制作用，造成苏醒延迟。

（2）麻醉方式。全身麻醉复合区域麻醉技术如神经阻滞、椎管内麻醉或骶管麻醉比单纯全身麻醉更有利于患者术后恢复，缩短苏醒时间。

（3）麻醉中并发症。围手术期并发症如低体温、血糖异常及电解质紊乱等引起的苏醒延迟也需要特别关注，这往往与患者器官功能状态有关，不及时处理可造成严重后果。①正常的体温是机体进行正常生命活动和新陈代谢的必要条件，低于 33 ℃ 的核心温度本身就有显著的麻醉效应，且还会降低吸入麻醉药的最低肺泡有效浓度，减慢药物代谢。②围手术期血糖异常也会导致苏醒延迟，大脑几乎靠葡萄糖提供能量，对低血糖非常敏感，术中发生低血糖可导致苏醒延迟。婴儿、糖尿病患者、肝功能衰竭或大量饮酒的患者及长期禁食的患者发生低血糖的风险更高。另外，高血糖高渗综合征会导致渗透性利尿和细胞内脱水，使患者发生酸中毒和嗜睡。③术中若出现严重的低钾血症、低钠血症或者高钠血症等而未能及时纠正，可致苏醒延迟。④术中长期行过度通气，可使体内 CO_2 排出过多，使得脑干网状结构上行激活系统传入到大脑皮层的冲动量减少，使得大脑皮层兴奋性减低，致苏醒延迟。另外，术中钠石灰失效、机械腔增大等各种原因导致 CO_2 蓄积，致苏醒延迟。另外，麻醉手术期间因缺氧、大量输血、输液等造成严重代谢性酸中毒等，使呼吸中枢明显抑制，造成苏醒延迟。⑤术中大量出血、严重心律失常、甚至急性心肌梗死致长期低血压或颅内动脉瘤破裂、脑出血、脑栓塞致颅内压升高,都可使苏醒延迟。

(二)如何预防苏醒延迟的发生以及如何处理?

合理选择麻醉药及技术是避免全身麻醉后苏醒延迟的关键。在脑电监测指导下调整用药剂量可在保证麻醉深度的基础上,减少麻醉药用量,缩短苏醒时间。术中及时监测血气分析,避免血糖异常、电解质紊乱、酸碱失衡的发生。限制液体入量,防止心力衰竭和肺水肿,术中注意保护肝肾功能,确保脑血供氧充足。术中注意保温减少术中和术后低体温的发生等。

当出现苏醒延迟时,首先应加强监测,保证患者呼吸和循环功能稳定,同时回顾病史和术前用药史,进行必要的体格检查。其次,需翻看麻醉记录,评估有无药物过量及代谢不完全的可能,必要时应用镇静药及肌肉松弛药拮抗剂。此外,可进行血气分析了解患者内环境情况,针对结果对症处理。还可通过影像学检查确定是否发生中枢神经系统并发症。在保证患者生命体征平稳的情况下,针对病因进行处理。

(三)颈椎手术的特点及常见并发症?

颈椎手术一度被视为骨科高风险手术,随着手术经验的积累及技术的提高,颈椎手术开展越来越广泛,已经成为骨科常规手术。根据病情特点,颈椎手术治疗方法为颈椎前路手术、颈椎后路手术、颈椎前后路联合手术。手术可解除神经根及脊髓压迫,改善神经功能,预后较好。颈前路常见的并发症有脊髓神经根损伤、硬脊膜损伤、椎动脉损伤、切口内血肿、食管损伤、喉返及喉上神经损伤等。颈后路常见并发症:脊髓及神经根损伤、C3 神经根麻痹、硬膜外血肿形成等。脑梗不是颈椎手术常见并发症,一旦发生,预后不佳。

(四)围术期脑梗发生的危险因素主要有哪些? 颈前路手术并发脑梗的原因有哪些?

研究表明,高龄、手术时间及基础疾病(高血压、糖尿病、高脂血症、肾功能不全、心房颤动、既往脑部疾病、有症状的颈动脉狭窄、外周血管病变等)是术后并发脑梗的危险因素。

颈前路手术并发脑梗的可能原因如下:

(1)颈动脉粥样硬化是缺血性脑卒中的重要危险因素之一。当术者采取颈前路入路时,通常会向右侧牵拉血管鞘,如果颈内动脉存在较大硬化斑块,在反复牵拉过程中,斑块可能脱落,形成多个栓子,造成大面积或多发性脑梗。

(2)手术期间如果一味地追求控制性降压,容易造成血压过低而不能保证足够的脑灌注压,进而造成脑细胞缺血缺氧。

(3)术中出血过多、扩容的液体补充不足,造成低血压,脑灌注压降低,血液粘滞度增高,血流阻力增大,血流缓慢,易致血栓形成。另外,为防止术中术后出血,止血药物的应用使血液呈高凝状态,也是脑血栓形成的原因之一。

(4)高血糖、高血脂引起血黏度增高,容易引起颅内大小血管的粥样硬化,一旦颈前路术中过度牵拉血管,血管壁挫伤后,组织因子进入血循环,促发血管内血液凝固,在血管内壁形成血栓,致脑血栓形成。

（五）如何预防和早期识别颈椎术后脑梗的发生？

高龄患者若合并基础疾病的患者选择颈椎手术时，术前更应该详细评估手术风险，术前将基础疾病控制在理想范围内。脑卒中的初级预防包括：合理控制高血压、糖尿病和脂代谢异常，保持健康的生活方式，心房颤动患者进行抗凝治疗，存在血管疾病高危因素的患者进行抗血小板治疗。对于存在脑缺血发作和已有脑梗死发作的患者应及时行颈动脉手术或放置颈动脉支架。颈椎退变疾病手术治疗为择期手术，建议脑梗病史至少3个月以上才可选择颈椎手术。

颈椎术后患者发生脑梗时，其症状与颈椎病本身的症状及颈椎术后常见并发症的症状有交叉，给颈椎病术后脑梗的早期诊断带来困难，如术后肢体肌力下降，医生首先考虑的是脊髓损伤，可能是血肿压迫脊髓，容易忽略脑梗死。因此应该提高对颈椎病术后并发脑梗死的风险认识，临床出现可疑症状时应该尽早行头颅CT或MRI检查，有条件的医院以头颅MRI检查为首选，并尽早请神经内科医师会诊可提高该疾病的早期诊断率。

【小结】

苏醒延迟是全身麻醉常见的并发症，刺激大脑神经的同时对患者预后头脑的灵敏程度也有极大的影响，同时还会对患者的运动和感觉神经的协调性造成严重的影响。导致全麻后苏醒延迟的原因很多，归结于以下几个方面：患者因素，手术因素，麻醉因素。针对不同原因导致的麻醉后苏醒延迟，所采取的措施也有所不同。临床上须加强对患者术前、术中及术后的监测，保证患者呼吸通畅、保证氧合的同时，确保血流动力学稳定，尽早明确病因，及时给予对症处理措施。

【专家点评】

本例患者是颈椎术后出现了苏醒延迟，查休发现患者伴瞳孔改变，意识恢复后发现患者左侧肢体肌力下降，行头颅MRI明确患者出现大面积脑梗，影响了患者全麻术后苏醒质量。

麻醉后苏醒延迟受患者、手术、麻醉等多因素的影响不同原因造成的苏醒延迟应对措施不同，通用策略是术后加强监测，保持呼吸道通畅及血流动力学稳定。然后针对可能导致苏醒延迟的相关因素进行干预，首先排除患者突发脑血管意外事件，其次排除患者内环境紊乱、低体温及低血糖等，采取保温措施，必要时应用静脉拮抗剂。

高龄、手术时间及基础疾病是颈椎术后并发脑梗的危险因素。术前更应该详细评估手术风险，术前将基础疾病控制在理想范围内。术中对于高危患者应该减少止血药物的应用，减少对于颈部血管的牵拉等。颈椎术后患者发生脑梗时，其症状与颈椎病本身的症状及颈椎术后常见并发症的症状有交叉，应该提高对颈椎病术后并发脑梗死的风险认识。

（张胜男　徐　进）

病例96　老年髋部骨折发生术中谵妄一例

【导读】

随着人口老龄化加剧，老年髋部骨折发生率逐年增高。老年患者合并症多，对不良刺激耐受性差，所以围术期的护理、麻醉及手术操作等均可能严重影响患者的认知状态，甚至对患者及家庭造成长远的不良后果。故麻醉科医生应该充分了解围术期认知功能疾病的诊断及治疗相关知识，并能根据患者具体情况分析危险因素、尽量避免诱发或加重老年患者的认知功能障碍。

【病例简介】

患者男性，81岁，主因"右股骨粗隆间骨折"入院，拟行骨折闭合复位内固定手术。患者既往有冠心病10年，长期口服欣康治疗，自诉近半年无心前区不适等发作；糖尿病病史15年，长期口服二甲双胍及格列吡嗪控制血糖，自诉血糖控制差，入院时空腹血糖13.5mmol/L，经内分泌科会诊治疗后血糖控制好转，手术当日空腹血糖8.6mmol/L。患者无其他合并症，术前化验检查无明显异常。术前访视病人，患者思维清晰，平时可生活自理，术前髋部疼痛较明显，静息VAS评分3分，运动VAS评分6分，住院期间夜间睡眠较差，简易精神状态检查量表（MMSE）评分27分，患者无明显认知缺陷。与患者及手术医生沟通后拟在腰硬联合麻醉下骨折闭合复位内固定。

术前30分钟患者被接入术前准备间，血压165/90mmHg，心率85次/分，患者比较紧张，患肢疼痛明显，VAS评分7分。建立外周静脉通路给与乳酸钠林格液静滴，适当安抚患者情绪后，在超声引导下行患侧髂筋膜阻滞，给与0.4%罗哌卡因30mL，10分钟后患者疼痛明显减轻，运动VAS评分2分，血压140/77mmHg，心率84次/分。随后患者侧卧位给L3-4腰硬联合麻醉麻醉，给与重比重0.5%罗哌卡因9mg，保持侧卧位10min后摆牵引床体位，四肢约束带固定。测患侧麻醉平面在T8水平，健侧麻醉平面T12水平，下降至血压100/60mmHg，心率87次/分，给与单次麻黄碱10mg，2分钟后血压升至120/71mmHg，心率78次/分，随后开始手术。手术开始1小时后患者开始逐渐出现自己被迫害、没受伤、已经治好了、周边医护人员要害他等胡言乱语及幻觉，肢体乱动、试图拔出输液管路及肢体束缚带，不能配合手术。给与患者安抚解释无效，遂开始泵注右美托咪定，给与负荷剂量1μg/kg，时间10min，随后给与0.4μg/（kg·min），持续泵注30min后患者逐渐安静并进入睡眠状态，手术共历时2h结束，术中出血200mL，术中补液1300mL，术中没有导尿等侵入性操作，手术中生命体征基本平稳。

手术结束后，停止泵注右美托咪定，患者逐渐苏醒，患者已经能够恢复受伤、接受手术等意识，能够认识家属，但对术中意识障碍无记忆。术后家属陪护，术后两天随访，患者未再次出现谵妄，精神状态已经恢复至术前水平，术后第五天患者无特殊不适，伤口情况良好，患者出院。出院后三个月内患者定期门诊复查，与主治医师咨询，患者在家未发生其他认知功能障碍。

【问题】

（一）诊断

分析本例患者术中出现突发意识障碍原因可能为麻醉手术及环境改变等刺激因素诱发患者出现了谵妄。谵妄是多种原因引起的急性、一过性、广泛性意识混乱状态，意识水平下降和注意力障碍。谵妄常用诊断标准主要有四点，即急性发病和病情波动性变化、注意力不集中、思维混乱和意识水平改变。谵妄可以发生在术前、术中及术后，其中术后谵妄更加常见。本例患者术中突发发病,表现出环节等思维混乱、注意力不集中不能配合手术、及对环境刺激过度敏感的意识改变,根据谵妄常用的意识模糊评估量表 CAM(confusion assessment method)可以诊断为谵妄。

根据临床表现,谵妄可分为三种类型:①活动亢进型:约占 25%,表现为高度警觉状态、躁动不安、对刺激过度敏感、可有幻觉或妄想,一般易于发现和及时诊断;②活动抑制型:约占 50%,表现为嗜睡、活动减少,在老人中较常见,但症状不易被察觉,常被漏诊预后更差;③混合型:约占 25%,上述两种类型的临床特点均有。本例患者为活动亢进型谵妄典型的临床表现,因此及发现诊断及时,并通过适当的干预,谵妄很快症状缓解,预后良好,未留下长期的认知功能受损。

(二)鉴别诊断

(1)痴呆与抑郁:痴呆、抑郁和谵妄在老年患者中常有共存,称为 2D 或 3D 重叠。痴呆是一种以认知功能缺损为核心症状的获得性智能损害综合征,认知损害涉及记忆、学习、定向、理解等功能,可以扰乱正常的生活和社会能力,痴呆发展到一定阶段可以出现痴呆的精神行为症状,表现有人格障碍,妄想等,痴呆最常见的病因是阿尔茨海默病。抑郁是一种常见的心境障碍,以显著而持久的心境低落为主要临床症状,可从闷闷不乐到悲痛欲绝,甚至有木僵等行为,抑郁发作主要有心境低落、思维迟缓、意志活动减退的"三低症状"。三者之间虽有交叉但也有明显区别,第一,痴呆和抑郁症表现为慢性进行性病程,谵妄一般表现为急性脑功能损害,在患病时间上有明显差别,所以采集病史很重要。第二,痴呆患者多伴有智力进行性减退,且意识水平波动不明显,抑郁患者突出表现为情绪低落和快感缺乏,且有时会伴有妄想、自杀等行为,而谵妄患者意识内容多杂乱无章。第三,谵妄会出现睡眠周期紊乱,而抑郁一般表现入睡困难,不会出现昼夜颠倒等行为。

(2)围术期神经认知功能障碍(perioperative neurocognitive disorders,PND):主要是指与手术和麻醉相关的神经认知改变,主要包括术后谵妄和术后认知功能减退。2018 年由多学科专家组成的"围术期认知命名工作组"对这一类疾病进行了规范命名,并根据认知功能障碍发生时间点和严重程度做了进一步区分。具体包括:①术前即存在的认知功能障碍(pre-existing NCD):术前即存在的、可以测量的、客观的认知功能受损;②术后谵妄(postoperative delirium):发生在术后一周内或者出院前、符合谵妄诊断标准的认知功能障碍;③延迟的神经功能恢复(delayed neurocognitive recovery):术后 30 天内存在的认知功能减退;④术后神经认知障碍(postoperative NCD):从术后 30 天到术后 12 个月存在的认知功能减退,又根据认知受损的程度分为术后轻度神经认知障碍和术后重度神经认知障碍;⑤术后 12 个月以上、首次被诊断的认知功能减退,根据其严重程度称之为轻度神经认知障碍(mild NCD)和重度神经认知障碍(major NCD),此时的神经功能障碍已经很难判断是否与之前的麻醉及手术相关。所以围术期神经认知功能障碍较谵妄定义更加宽泛、症状更加多样化,及时识别危险因素,早期预防及治疗更为重要。

(3)撤药反应、依赖/戒断反应:①撤药反应是指使用某种药物后,机体对药物产生了适应性,一旦停药或减量过快是机体调节功能失调,而导致的功能紊乱,病情或症状的反跳、加重等。临床上常用的阿片类药物及镇静催眠类药物均可引起撤药反应,可表现为躁动、定向力障碍、幻觉等。这种类型的认知功能障碍有相对明确的病因,恢复药物使用可以使症状消失,麻醉医生在术前访视时一定要详细询问患者的用药史。②依赖/戒断反应:依赖反应是一组认知、行为和生理症候群,包括躯体依赖和心理依赖。戒断反应是在依赖的基础上产生的,常见酒精、烟草、毒品等成瘾后突然停止或减少使用后出现的特殊症候群,引起精神症状、躯体症状或社会功能受损。有吸烟饮酒史的急诊或创伤患者出现戒断反应的可能性更大,麻醉医生要更加重视这类患者的精神状态,治疗时选择合适的镇静镇痛药物。

(4)其他:谵妄还需要与其他一些中枢器质性疾病想区别,如脑卒中、恶性肿瘤脑转移、癫痫发作等。一般可根据病史、体格检查、影像学检查等鉴别。

(三)谵妄的易感因素、诱发因素和防治方法

谵妄的易感因素很多,有高龄、合并内科疾病(脑血管疾病、心血管疾病、外周血管疾病、糖尿病、贫血、帕金森、抑郁、焦虑、慢性疼痛等)、术前已存在认知功能障碍、视力障碍、听力障碍、围术期禁食禁饮、电解质紊乱、酒精或药物滥用等。

谵妄的诱发因素:在易患因素的基础上,任何机体内外环境的紊乱均可促发谵妄,常见的有围术期疼痛、手术因素(手术的复杂性、手术方式、手术时间等)、术中血压波动、麻醉深度、低脑氧饱和度、过度镇静及爆发抑制等,缺氧、贫血、睡眠障碍、合并感染、营养不良、活动受限、尿储留等,以及高危药物的使用(苯二氮䓬类、抗胆碱能药物、抗组胺药物、大剂量阿片类药物等)。

谵妄的发生机制:谵妄的发生机制复杂,多种生物因子相互作用,启动多条机制途径导致大脑神经网络大规模破坏,最终引起谵妄。主要发病途径包括:神经递质学说、神经炎症学说、应激机制、血脑屏障损害学说、神经网络连接异常学说、睡眠觉醒障碍学说等等,但目前尚无明确的研究结论,仍需要进一步的探索。

(四)围术期干预管理方法

在谵妄的综合管理中,预防更为重要,由围术期医疗团队及患者家属正确评估谵妄高危风险,及时纠正可变诱发因素,很多小的干预措施即可产生显著的收益。围术期谵妄的干预包括非药物干预措施、药物干预措施及围术期麻醉处理等环节。

多模式的非药物干预措施包括活动、定向力训练、物理治疗、沟通和全面的老年病评估。具体可操作的方法包括术前控制血压、血糖、治疗感染;术前术后尽量通过保持安静、管控灯光等保护患者的睡眠-觉醒周期;围术期的心理支持,包括充分的医患沟通、亲属的陪伴及安抚、或利用志愿者探访增强社会互动等;围术期的康复护理指导,包括尽早活动及功能锻炼、减少或尽早拔除尿管及引流管、术后尽早使用认知辅助设备(眼镜、假牙、助听器等)、减少不必要的转科换床等。确实有效的非药物干预措施可以在很大程度上降低谵妄的发生率。

药物干预措施中预防性使用抗精神病药物能否减少术后谵妄的发生率仍存争议。尽量避免常规使用容易诱发谵妄的药物,包括苯二氮䓬类、抗胆碱能药物、抗组胺药物和哌替啶等。特殊情况下,如酒精滥用患者可以谨慎使用苯二氮䓬类药物预防或治疗谵妄。围术期使用 a2 受体激动剂（如右美托咪定）可能会减少谵妄的发生。

　　围术期麻醉管理中，目前并没有足够的证据支持全麻会增加谵妄的发生，所以还是要根据患者的具体情况选择合理的麻醉方案。围术期疼痛控制是降低谵妄发生的有效方法之一，最好采用最低水平镇静的多模式镇痛管理方法，如常规使用对乙酰氨基酚、非甾体消炎镇药及局部神经阻滞和浸润、最小量的阿片类药物等。在麻醉过程中尽量避免患者缺氧、低血压、低血糖、电解质紊乱及镇静麻醉过深，通过术中脑电监测选择恰当的麻醉深度可以有效降低谵妄的发生。

　　目前有一些相对成熟的围术期综合管理策略有助于谵妄的防治，并改善患者的预后。ABCDEF 集束化策略包括成立集束化小组、疼痛评估、唤醒及自主呼吸实验、谵妄评估、早期运动、家属探视。eCASH 策略包含早期（early）、舒适化（comfort）、镇痛（analgesia）、最小镇静（minimal sedation）、最大人文关怀（maximal humane care）。ESCAPE 策略着重强调了早期活动、睡眠管理和认知功能评估在谵妄管理中的重要性

【小结】

　　谵妄是外科患者围术期很常见的并发症，尤其是 65 岁以上老人发生率更高。谵妄常可导致严重的术后并发症、延长住院时间、延迟康复、诱发长远的认知功能下降、降低患者术后生活质量、增加家庭照护负担、甚至增加患者的死亡率等等。随着人口老龄化加剧，我国老年患者髋部骨折发病率逐年上升，所以谵妄的预防诊断和治疗已经成为临床医护人员必须重视的医疗问题。麻醉医生作为围术期医疗团队的重要成员，必须掌握谵妄的各种易发因素及促发因素，能够进行鉴别诊断，做出及时正确的治疗方案。对于这类患者，我们要进行充分的术前评估，围术期尽量避免诱发谵妄的各种因素，术中选择恰当的麻醉方案，做好谵妄易感人群的围术期管理。

【专家点评】

　　本例患者是典型的谵妄发作引起的术中认知功能障碍，根据经验及时诊断和处理，患者顺利完成了手术，而且认知功能很快恢复，没有造成长远的不良影响。这与术前术中医护人员充分的关心安抚、髂筋膜阻滞缓解体位改变的剧烈疼痛、术中恰当的右美托咪定镇静处理及术后家属在照护中的积极作用密不可分。

　　在老年高龄、髋部骨折等活动严重受限的患者中，谵妄发生率高，需要麻醉科医生、外科医生、护士、药师等多学科团队共同制定相关防治方案，重视教育和培训，内容应该涉及指导医护人员如何更加及时准确的识别谵妄和其他围手术期认知功能障碍的危险因素、与患者及家属讨论谵妄的风险、如何减少谵妄发生的策略、谵妄患者如何处理等内容。

　　虽然谵妄有可能长期严重影响患者及其家庭成员的生活质量，但临床上对其重视程度还远不如心脑血管意外等围术期风险。整个手术团队应该提高对谵妄等神经认知障碍的警觉，采用简单易操作的评估工具增加围术期谵妄筛查。麻醉科医生应该在术前访视及患者离开 PACU 前进行筛查，充分发挥在谵妄预防及治疗中的核心作用。

（赵丽娜　徐　进）

病例97　强直性脊柱炎患者困难气道的管理一例

【导读】

强直性脊柱炎是一种慢性进行性自身免疫性疾病,主要累及脊柱和骶髂关节,最终导致脊柱融合和僵硬。随着颈椎受累程度的加深,颈椎伸展度的减少可能会发展成"下巴贴胸部"畸形。还有其他一些特征如累及颞下颌关节致张口困难,进而导致可视喉镜检查困难。强直性脊柱炎作为困难气道常见疾病之一,需要麻醉医师充分关注。

【病例简介】

患者,男,48岁,因"胸12、腰1椎体骨折伴不全瘫"入院。强直性脊柱炎病史30余年,拟在全身麻醉下行后路胸9-腰2固定、胸12椎板切除减压固定融合术。术前访视病人发现患者强直性脊柱炎病史,累及颈椎,头部后仰严重受限,张口度两横指约3cm,下牙不能够咬上嘴唇,无法平躺。颈椎MRI示:符合强制性脊柱炎累及颈椎①颈椎曲度变直;②颈4/5、颈5/6椎间盘变性;③颈6/7双侧黄韧带肥厚;④颈2锥体水平及颈6/7水平椎管轻度狭窄;⑤颈6/7水平颈髓内异常信号,考虑缺血性改变。评估患者存在困难气道高风险,报告上级医师,科室进行术前讨论,制定麻醉计划,拟定于纤维支气管镜下行清醒气管插管。术前告知患者存在困难气道,详细解释清醒气管插管步骤,做好术前宣教。化验检查大致正常,ECG:窦性心动过速,心率105次/分。既往高血压病史1年,自诉间断服药,血压平稳,癫痫病史20余年,服药维持,近年无发作。

患者入室后常规监测NIBP18.8/11.7kPa,HR80次/分,SpO$_2$99%。桡动脉穿刺置管监测动脉压。静脉泵注右美托咪定负荷量0.5μg/kg,维持量0.2μg/(kg·h)。口咽部及环甲膜穿刺以2%利多卡因表面麻醉后,患者配合良好,经纤维支气管镜引导下成功行清醒气管插管。清醒插管后给与全麻药物进行维持。术中监测血气以维持内环境的稳定,监测CVP、尿量,适当补液,监测Hb以指导是否输血。此患者经后入路手术,需俯卧位,应垫好患者受压部位,以防长时间压迫损伤或缺血,另外,俯卧位通气会升高气道压力,注意调节呼吸机参数,保证通气。术中适当的控制性降压可减少术中出血,并可缩短手术时间,由于控制性低血压有引起脊髓缺血和神经功能损害的报道,所以严格把控控制性降压幅度与时间,手术过程平稳顺利,术毕患者清醒后拔出气管导管,送往复苏室。术后选用患者自控静脉镇痛泵减轻术后疼痛,同时强化患者呼吸治疗和物理性治疗,预防肺不张和肺炎,还应注意有无出血,注意尿量和伤口敷料监测,同时还应密切监测神经功能的变化,预防出血或组织水肿导致脊髓受压。术后5天患者好转出院。

【问题】

(一)如何对患者进行麻醉前气道评估?

1. 了解病史　研究发现,年龄(大于55岁)、BMI大于26kg/m^2、无牙、打鼾病史及络腮胡为面罩通气困难的独立危险因素。困难气道也见于一些先天或后天的疾病:如强直性脊柱炎、类风湿性关节炎、会厌炎、肢端肥大症、声门下狭窄、咽喉部肿瘤、咽部手术史、放疗史等等。

2.进行气道评估的体格检查　改良的 Mallampati 分级、甲颏距离、张口度、头颈活动度、喉镜显露分级等,根据评估结果了解有无气管插管困难,预计有插管困难患者,术前做好宣教,备好充分的插管工具,必要时行纤维支气管镜引导的清醒气管插管,甚至气管切开以保证患者气道通畅。

3.辅助检查　超声、胸部 X 线、CT 和 MRI 等,有助于识别气管有无偏移、颈椎疾患等一部分先天或后天导致困难气道的疾病。

术前访视病人,对此患者进行充分评估:此患者合并强直性脊柱炎病史多年,颈椎受累,导致颈椎活动度明显降低,存在困难气道的高风险。相关指南指出对所有患者都应进行气道评估,包括病史、体格检查和适当的影像学检查是非常必要的。此外术前还要关注患者心血管功能,肝肾功能和电解质,神经系统,了解患者的发育和营养状况,低血容量或者贫血患者术前尽可能纠正,了解患者术前有无应用抗凝血的药物,评估术后发生深静脉血栓及肺栓塞风险。

(二)术前预料到患者可能存在困难气道,应如何处理?

①采用清醒镇静表面麻醉下实施气管插管,推荐使用纤维支气管镜和电子软镜等可视工具。②如若允许可改变麻醉方法,椎管内麻醉、神经阻滞和局部浸润等局部麻醉方式。③建立外科气道。

我们病例中的强直性脊柱炎患者由于颈椎活动度明显受限加上脊柱后凸根本无法平卧,使用纤维支气管镜清醒气管插管是最安全的选择,尤其对于这种麻醉前已预料的困难气道患者。对强直性脊柱炎患者行椎管内麻醉操作难度大,并发症比如硬膜外血肿的发生风险高,而且改变麻醉方式对本例患者并不可行,患者只能选择全身麻醉。

(三)清醒气管插管的适应证及禁忌证?

适应证:①估计在全身麻醉诱导期间有误吸胃内容物危险者,如消化道梗阻,幽门梗阻、肠梗阻、饱食或急诊创伤、临产妇等。②气道不全梗阻,如痰多、咯血、颈部肿块压迫气管等。③患者的咽、喉、颈或纵隔存在病理情况,估计在全麻诱导或面罩通气时会发生困难者。④口腔或咽腔存在炎症水肿时。⑤下颌骨或面颊部外伤、缺损、炎症、瘢痕、肿瘤等。⑥启口障碍、颞下颌关节强直、上门齿突出、门齿松动残缺、头颈部烧伤或手术瘢痕挛缩等。⑦上呼吸道先天性畸形,如小下颌或退缩畸形、喉结过高前突等。⑧颈项粗短、颈后仰困难、颈部强直者如颈椎骨折、颈椎畸形、颈椎病理性融合、颈背部脂肪过厚以及极度肥胖等。⑨老年、虚弱、休克、垂危等不能接受深麻醉的患者。

禁忌症:小儿、新生儿例外;清醒紧张或神志不清、估计无能力合作的患者;局麻药过敏的患者;频发支气管哮喘的患者。

(四)进行清醒气管插管的临床要点?

①与病人良好地沟通与解释,争取病人的充分合作。②使用适当地麻醉前用药,使病人镇静、咽喉反射减弱和分泌物减少。③完善的气管黏膜表面麻醉是保证清醒气管插管成功的关键。④操作应尽可能的轻柔和缓慢。

在我们的病例中,病人有很长时间的强直性崤柱炎病史,处于剧烈的疼痛中,无法完全仰卧,为了舒适,给与较高的枕头支撑着。对此患者气道管理来说,清醒状态是最安全的选择。我们的常规方案是使用经口气管插管,经口气管插管比经鼻气管插管更受欢迎,因为后者鼻窦炎的发生率更高。但患者若存在张口困难,纤维支气管镜下经鼻气管插管是一种安全的操作。对于清醒状态的病人来说,病人的舒适度和最佳的插管条件都是至关重要的。主要的挑战是提供充分的镇静,同时保持气道通畅和确保通气。

【小结】

强直性脊柱炎患者给麻醉医生的临床工作带来挑战,对这类患者实施全身麻醉时,需要麻醉医师高度重视其气道管理,进行完善的术前评估与准备,从而最大程度降低麻醉风险和并发症。纤维支气管镜下清醒气管插管是强直性脊柱炎患者的首选,也是安全有效地管理办法。

【专家点评】

患者强直性脊柱炎累及颈椎和颞下颌关节,存在困难气道高风险,对麻醉医师来说是一个巨大的挑战。

应对强直性脊柱炎患者,充分且完善地麻醉前评估和对是否存在困难气道的预判至关重要。

清醒纤维支气管镜气管插管对于这种麻醉前已预料的困难气道患者是最安全的选择。

清醒纤维支气管镜插管技术同样适用于其他颈椎病患者和其他预期的困难气道患者。

麻醉医师应加强清醒气管插管的技能培训,提升清醒纤维支气管镜气管插管在困难气道中的应用。

(王 洁 王 乾 徐 进)

病例98 困难气道一期唤醒再评估二期清醒气管插管一例

【导读】

研究发现,约30%的麻醉相关死亡病例是由困难气道处理失败造成的,气道评估不足也是导致困难气道的重要因素。因此,充分的术前访视,完善的气道评估有助于发现困难气道,降低困难气道危险及便于我们进行充分的麻醉前准备,降低不良事件的发生率,为患者的围手术期安全保驾护航。

【病例简介】

患者,男61岁,174 cm,85 kg,主因"左股骨头缺血坏死"入院,术前诊断:①左股骨头缺血坏死;②高血压,拟行左全髋关节置换术。既往史:高血压10余年,平时血压控制基本正常。气道评估:颈椎后仰轻度受限,张口度两指半,拟行麻醉方式:静吸复合气管插管全麻。

患者入室,清醒合作,连接监护,生命体征无明显异常。麻醉过程:给予麻醉诱导药物咪达唑仑1 mg,纳布啡10 mg,舒芬太尼15 μg,依托咪酯16 mg,罗库溴铵50 mg,面罩加压通气时发现患者下颌无法托起,预置潮气量500 mL不能实现,实际潮气量仅150~200 mL左右立即决定直接可视喉镜下气管插管。患者张口可容纳可视喉镜镜片进入,但无法暴露口咽腔解剖结构及声门。立即面罩加压给氧通气并呼叫上级医师,上级医师使用可视喉镜尝试两次失败后,又改用纤维支气管镜引导插管尝试二次失败,期间间断面罩加压通气,并给予甲强龙 80 mg,SPO$_2$维持在 85%~95%,通气阻力逐渐增大,遂放弃插管,置入喉罩维持通气,潮气量可达到 200~300 mL,决定给予拮抗药氟马西尼及新斯的明 + 阿托品唤醒患者,改期手术。当天下午耳鼻喉科会诊:喉镜下会厌不可见;查颈椎平片:颈椎融合,呈鱼唇样改变;麻醉采用上唇咬合试验再评估患者气道,下颌前伸能力受限,试验阳性。

　　患者两天后再次拟左行全髋关节置换术。入室连接监护,生命体征无明显异常,吸氧储备后给予右美托咪定 1 μg/kg 泵注 10 min,舒芬太尼 5 μg,采用 2% 利多卡因 5 mL 环甲膜穿刺 + 口腔表面麻醉,嘱患者张口伸舌,纤维支气管镜前端沿舌体向后移动,见声门后送入,然后沿纤维支气管镜导入 7.5# 气管导管,患者生命体征平稳,连接呼吸机给氧,后给予全麻诱导药物,术中患者生命体征平稳,术毕带气管导管入 ICU。术后第一天:患者意识清醒,自主呼吸,生命体征平稳,SBT 试验通过后,拔除气管导管,转回普通外科病房,7 天后出院。

【问题】

(一)临床中有哪些困难气管插管的评估方法?

　　本次病例第一次术前麻醉气道评估不充分,导致麻醉准备不充分,诱导后出现插管困难。困难气管插管在全麻中的发生率为 6%,插管前应尽最大可能评估困难气道风险,发现可能存在困难气道风险,保证患者的围术期生命安全。

　　详细询问患者既往病史,如有无颈部手术史、化疗史、全麻史,困难气道史等。详细的体格检查也必不可少。①头颈活动度:即寰椎关节的伸展度,患者取坐位,头颈垂直眼睛目视前方,上齿的咬合面与地面垂直,而后嘱患者头向前向下弯曲用下颌接触胸骨,然后向上扬并继续后仰,伸展寰枕关节,从上门齿到枕骨隆突之间划线,测量其与身体纵轴相交叉角度,正常前屈可达 135°,后仰 >90°,下颌不能接触胸骨、后仰不能达到 80° 提示插管可能困难。②张口度:测量上下门齿间距,评估喉镜和气管导管置入是否困难,正常值 ≥ 3 cm(两指宽),<3 cm 提示困难气道可能。③甲颏间距:预测喉前部空间,当头部极度后仰伸展寰枕关节,测量下颌骨颏突到甲状软骨切迹的距离,正常值 ≥ 6.5 cm,6~6.5 cm 可能存在喉镜显露、插管操作困难,<6 cm 多无法使用喉镜插管。④胸颏间距:患者头部最大程度后仰,测量颏凸到胸骨上窝之间的距离,<12.5 cm 可能插管困难。⑤改良 Mallampti 分级:嘱患者张口伸舌至最大限度,根据口咽部可见结构进行分级,1 级:可见悬雍垂、咽喉、腭弓、软腭;2 级:可见悬雍垂、咽喉、软腭;3 级:仅见悬雍垂基底部、软腭;4 级:未见软腭。⑥上唇咬合试验:下切牙咬上嘴唇,1 级:超过上唇线;2 级:下切牙低于上唇线;3 级:不能咬住上唇,3 级提示声门暴露困难。⑦ Wilson 风险评分:采用患者体重(0 分:<90 kg;1 分:90~110 kg;2 分:>110 kg)、头颈屈伸最大活动度(0 分:>90°;1 分:约 90°;2 分:<90°)、下颌活动度(0 分:≥ 5 cm;1 分:约 5 cm;2 分:<5 cm)、下颌退缩程度(0 分:正常;1 分:中度;2 分:重度)和上门齿增长程度(0 分:正常;1 分:中度;2 分:重度)5 项内容来综合评估气道,总分为 0~10 分,≥ 5 分预测 75% 存在插管困难。一篇发表在 Anaesthesia 上的关于预测困难气道的床旁试验准确性的系统评价中指出,所有预测指标的敏感性差异较大,但特异性均较高,约 90%,且相较于张口度、Mallampati 分级、Wilson 风险评分、甲颏间距、胸骨距离评估,在困难

的喉镜检查预测中,上唇咬合测试敏感性更高。在预测困难气管插管中,Mallampati 分级敏感性高于张口度和甲颏间距。⑧甲颏高度:患者取仰卧位,嘴巴闭合状态测量甲状软骨前缘和颏前缘之间的垂直距离,相较于张口度、甲颏间距、改良 Mallampati 评分等,甲颏高度 ≤ 49 mm 时具有更高的敏感性、特异性等,可以作为临床上预测困难喉镜暴露和气管插管的独立评价指标。⑨身高甲颏间距比:比值 ≥ 25 cm 时,其敏感性和特异性显著高于甲颏间距。⑩肩峰—腋窝—胸骨上切迹指数:A 线是从肩峰顶部到胸大肌腋窝的上边界绘制的垂直线,B 线是从胸骨上切迹垂直于 A 线绘制第二条线,C 线是 A 线与 B 线相交点上方的部分。标尺测量 A 线、C 线长度,用 C 线长度除以 A 线长度得出指数结果。与改良 Mallampati 评分、上下唇咬合试验、身高甲颏间距比,肩峰—腋窝—胸骨上切迹指数的特异性、阴性预计值及阳性预计值更高。比值 >0.6 cm 可能是预测产妇困难喉镜暴露的最有效可靠的指标。⑪舌颏距离比:患者头部处于伸展位与中立位测定的舌颏距离(舌骨与颏尖之间的距离)的比值 ≤ 1.20 时,预测困难喉镜暴露、困难气管插管的价值高于改良 Mallampati 评分。

临床中如有必要,还可以采用影像学检查手段,颈部 X 线、CT 可以观察到气道毗邻骨性结构下颌骨轮廓、下颌骨后部深度长度之比、舌体面积、会厌长度及气道等的解剖异常;MRI 检查可观察声带位置;喉镜检查更可直接采用 Comack-Lehane 喉头分级进行可见度评分:1 级:声门完全暴露,可见前后联合;2 级:仅见声门后半部分;3 级:仅见会厌;4 级:未见会厌。

近年来,超声以无创可视化的优势在麻醉学科普及应用,超声下气道评估也有了一定进展。超声几乎能显示气道表面的所有结构,与麻醉关系密切的气道结构,如舌体、会厌、舌骨、甲状软骨、环状软骨、环甲膜、气管、食管及肺等均清晰可辨。舌体厚度 >6.1 cm,舌体厚度与甲颏间距的比值 >0.87 预测气管插管存在困难。超声测量皮肤至甲状舌骨膜的距离、颏舌骨肌长度、舌骨可见度、舌颏距离、髁状凸活动度、声带水平气管前软组织厚度等也在预测困难气道方面有一定优势。此外,相较于按照年龄公式计算小儿气管导管型号,超声测定声门下直径水平气管横径用来指导气管导管型号的选择也是不错方法。

(二)困难气道患者如何完成安全有效的清醒气管插管?

清醒气管插管常用于存在气管插管困难患者,头部处于伸展位比中立位或嗅花位时声门开口显露的视野更好,更利于经口清醒的纤维支气管镜口腔插管。2021 年一篇文章将可用于成人清醒气管插管的纤维支气管镜、直接喉镜、可视管芯和有或没有引导槽的视频喉镜进行了荟萃分析与系统评价,文章指出,在并发症和副作用方面,各种气道装置在误插入食管、需要更换插管用具、氧饱和度下降、气道出血、术后声音嘶哑咽喉痛等方面无显著差异,且在气管插管耗时方面,采用可视管芯最短,纤维支气管镜最长。清醒气管插管操作前应对患者做好解释,征得患者同意并配合。说明需注意事项,告知患者保持放松,深慢呼吸外,可采用适当的镇痛镇静药物缓解病人的恐惧,提高痛阈,减弱咽喉反射,并保留患者的意识状态以配合操作,确保呼吸道通畅、自主呼吸存在。目前临床用于辅助清醒插管的麻醉药物如咪达唑仑、右美托咪定、丙泊酚等,镇痛药以阿片类药物居多,如芬太尼、瑞芬太尼等。应用抗胆碱药可减少分泌物,为清醒插管创造最佳视野。值得一提的是,近年来研究显示,高流量经鼻氧疗是一种可替代传统面罩预给氧的窒息氧合技术,该技术具有提供稳定浓度、温度和湿度的氧气,减少呼吸做功,产生持续正压通气等优势,鼻塞式给氧方式用于气管插管前的氧气预充及插管过程中的氧气维持,既不会干扰纤维支气管镜的操作,同样也可为患者提供氧气,降低了插管过程中氧饱和度降低的风险。

当然,做好清醒气管插管最重要的还是全面完善的咽喉部及气管粘膜表面麻醉。在呼吸道粘膜表面麻醉方面,多采用雾化或喷洒方式,后者可借助喉麻管、纤维支气管镜或环甲膜穿刺完成。若经鼻清醒气管插管,可将浸满混合有麻黄素或去氧肾上腺素等血管收缩剂的局麻液的棉球放置于患者鼻咽上方和后方以达到麻醉效果,也可使用利多卡因凝胶涂抹鼻咽气道,局麻同时还有润滑气道效果。对经口清醒气管插管的患者,可采用含漱局麻药的方法,如口服 10 mL 盐酸达克罗宁胶浆。超声下阻滞舌咽神经、喉上神经、喉返神经目前均可阻断气管插管反射,可为清醒气管插管提供安全有效的效果,需注意不能阻滞双侧喉返神经防止呼吸抑制。

【小结】

气道管理是临床麻醉期间开放气道、维持气道安全的重要环节,采用超声或非超声的评估方法,尽可能发现可疑困难气道,选择最佳体位,运用最适宜的药物与插管工具,完成患者清醒状态下的气管插管,及时建立有效的气道通路,降低围术期面对供氧失败的风险,保障患者生命安全。

【专家点评】

困难气道并不会直接导致患者死亡,因困难气道致死致残的病例往往是由于判断和决策失误造成的。几乎所有困难气道相关的死亡病例都与五个方面存在直接关联:①困难气道患者诱导时没有制定良好的计划;②困难气道病例没有采用声门上通气装置维持氧合;③固执地使用同一种技术或工具处理困难气道病例;④未能准确决断建立外科气道的时机;⑤困难气道病例拔管时没有计划和预案。这五个方面也是困难气道管理中可以预防、可以持续改进的内容。除术前评估外,全麻诱导插管流程中,忽视给氧是气道管理问题的另一危险因素。许多麻醉医生认为即使未达到预给氧标准也不会出现重大纰漏,但一旦出现未预料的插管困难,危险则无法避免。特别是一些潜在的困难气道风险患者(肥胖、孕妇和老年等),在预给氧时需特殊处置:孕妇需要增大气体流量,肥胖患者需要头高 30° 给氧,老年患者和慢性阻塞性肺疾病患者需要充分预给氧。使用无创呼吸机或高流量吸氧装置可以大大降低预给氧不充分所造成的风险。

（陈　沛　王存斌　刘晓东）

病例 99　强直性脊柱炎患者全髋置换术后病房再次气管插管一例

【导读】

由于手术、麻醉和患者并存疾病的共同影响,全身麻醉的困难气道患者具有独特的病理生理特点,我们在进行术前访视时,要充分考虑患者合并疾病与麻醉的关系,周密制定麻醉计划,将麻醉风险降至最小。同时,麻醉苏醒期及术后恢复期质量极大影响患者的预后,一旦重视程度不够,就可能影响患者快速康复,甚至威胁患者生命安全。

【病例简介】

患者,男性,53岁168 cm 50 kg,主因"左髋疼痛、活动受限20年入院",既往史:高血压10余年,强直性脊柱炎20余年,术前诊断:①左侧股骨头缺血坏死,强直性脊柱炎;②右髋关节置换术后;③高血压。拟施手术:左侧全髋关节置换。评估气道:患者颈椎活动受限,胸廓僵硬,张口度两横指,拟采用麻醉方式:纤维支气管镜引导下经口清醒气管插管后全麻+神经阻滞。

患者入室连接监护,局麻下桡动脉置管测压,清醒合作,生命体征正常。右美托咪定1 μg/kg泵注10分钟,给予舒芬太尼5 μg后,行环甲膜穿刺后给予2%利多卡因并口腔表面麻醉,经口清醒纤维支气管镜引导插管,手术顺利,历时2小时,术中出血1200 mL,补液2500 mL其中胶体500 mL。术中血气:血红蛋白:74 g/L,不符合输血指征,未予悬浮红细胞输注。术毕患者苏醒,生命体征平稳,拔除气管导管,观察半小时无异常,安返病房。次日凌晨5:30,患者昏迷,呼之不醒,麻醉科紧急入病房气管插管,发现患者心率110~120次/分,Bp130/70mmHg(1 mmHg=0.133kPa),血氧饱和度波动于39%~60%之间,舌后坠,口腔可见分泌物,予吸痰并口咽通气道开放气道,口咽通气道开放后面罩吸氧,血氧上升维持于70%~92%之间,急查血气分析:酸碱度:7.099;氧分压:166mmHg↑;二氧化碳分压:82.3mmHg↑;氧饱和度:99.5%↑;血红蛋白:89 g/L↓。尝试经口电子软镜引导插管二次失败后,改为经鼻电子软镜引导插管,并嘱助手托下颌及牵出舌头,进镜看到声门送入电子软镜引导完成插管,患者带管送入ICU。回顾病史,患者回病房后鼻导管吸氧,血氧饱和度93%~95%之间,设定每4小时间断血压,血压80~90/50~55mmHg,未及时发现纠正。术后第一天:患者意识清醒,自主呼吸,生命体征平稳。术后第二天:患者生命体征稳定,自主呼吸通畅,血气分析和外周血氧饱和度正常,SBT试验通过后,拔除气管导管,转回普通外科病房。

【问题】

(一)患者次日凌晨发生昏迷的可能原因是什么?

患者中老年男性,合并强直性脊柱炎,颈椎、颞下颌关节活动受限,易发生术后舌后坠,呼吸道梗阻;胸椎胸肋关节受累,胸壁僵硬,胸壁顺应性下降,呼吸阻力增加,肺活量下降,术后平卧位,肺通气和换气功能下降,患者易发生低氧血症、呼吸性酸中毒;术中失血多,术后未复查血常规指导贫血治疗;术后病房出现低血压,未及时发现并纠正容量不足。综合以上因素,患者可能存在术后脑供血不足,加之呼吸受限,体内二氧化碳蓄积,二氧化碳分压过高,发生昏迷。

(二)对术后病人,普通病房应注意什么?

1.术后低血压 平均动脉压绝对值低于65 mmHg定义为术中低血压,目前没有足够的证据来精确定义术后低血压,但收缩压<90 mm Hg存在危害风险,低血压持续时间越长,风险水平越高。接受中高危非心脏手术的患者是术后低血压,而不是术中低血压与心肌损伤相关。术前存在高血压患者发生危害的收缩压阈值可能高于90 mmHg。术后收缩压<90 mmHg与全因死亡率,非心脏手术术后心肌损伤风险增加有关;收缩压比基线低30%,大多

数患者可能面临终末器官损伤的风险。平均动脉压 <65 mmHg 是术后心肌损伤和急性肾损伤的独立危险因素,平均动脉压降低 25%~30% 或更多伤害风险增加。大多数患者睡眠时血压比清醒时降低 10%~20%,但也有些患者血压根本没有下降甚至上升,认为患者睡眠时可以耐受长时间术后低血压是有风险的。患者术后低血压与伤害风险增加相关,但尚未有研究证实将治疗干预术后血压可以改善预后,达到血压目标的最佳策略也不清楚。围术期质量提倡协会在共识中建议基于术前血压水平和临床情况设定患者的术后血压目标,大部分术前血压正常的成人术后维持收缩压为 90~160 mmHg 即可,术前控制不佳的患者术后收缩压应在 100~140 mmHg 或术前血压基线的 70%,其他如血管手术或神经手术后患者的目标血压应视具体情况而定。

术后血压测量频率越高,可能越早发现危害和临床恶化的风险。目前尚无直接证据指出术后血压监测的最佳频率。护理监测频率通常是每 4 小时记录生命体征。一项关于术后呼吸监测的研究显示,在全麻接受择期腹腔或骨科手术的 60 岁患者中,近 80% 患者术后至少有 1 次发生呼吸变慢,近 60% 患者至少有 1 次呼吸暂停。有 21% 的患者每小时 SpO_2 <90% 的时间是 10 分钟,8% 患者为 20 分钟。表明,有证据表明患者在术后病房出现生命体征紊乱是常见的,但经常被忽略。虽然常规是每 4~6 小时间歇性测量生命体征,但临床指标恶化通常表明患者生理状态的改变,建议应根据患者的状态和临床表现把握术后监测的频率。

术后继续停用 β 受体阻滞剂、血管紧张素受体阻滞剂和血管紧张素转换酶抑制剂对患者是有害的。恢复使用受体阻滞剂可以降低发病率和死亡率,临床表现为低血压或心动过缓的患者也建议在术后尽可能的早的恢复 β 受体阻滞剂使用。术后 48 小时内未能重新开始使用血管紧张素受体阻滞剂和血管紧张素转换酶抑制剂会增加患者 30 天的全因死亡率和术后并发症的发生率,年龄在 60 岁以下的患者尤为明显。术后肌酐升高或临界低血压的患者复用应谨慎。整个围手术期服用钙通道阻滞剂也可以减少非心脏手术患者的缺血和心律失常。

2. 术后输血指征 输血主要目的是提供足够的血红蛋白,为组织器官提供足够的氧气、其他营养物质并带走二氧化碳和代谢产物。在输血指征中,血红蛋白 ≥ 100 g/L 的患者围术期不需要输注红细胞;<70 建议注红细胞;70~100 g/L 时,建议根据患者心肺代偿功能、代谢率及有无活动性出血等决定是否输注红细胞。临床中,血红蛋白在 70~100 g/L 的患者输血常依靠主管医师的主观判断,缺乏规范性理论依据。围术期输血指征评分是由刘进教授团队提出的客观动态判定输血的指标,依据维持正常心输出量所需肾上腺素用量,维持脉搏血氧饱和度 ≥ 95% 所需吸入氧浓度及体温等监测指标,结合患者心绞痛发生情况等对患者进行评分,根据评分结果决定是否输悬浮红细胞,输多少。基础评分为 6 分,在 6 分基础上加上上述因素评分即为该患者目前状态的最终得分,对应此时患者启动输血和需要维持的最低 Hb(g/dL)水平。若患者评分为 6 分,则其启动输血的 Hb 为 6 g/dL,若该患者实际 Hb ≥ 6 g/L,不需要输血;若排除干扰因素后 Hb<6 g/dL,需启动输血。但若评分 >10 分,如 11 分等,也只需将患者 Hb 水平维持在不低于 10 g/dL 即可,而不需维持在 11 g/dL。

(三)困难气道患者全麻术后拔出气管导管指征是什么?

强直性脊柱炎患者属于一类可能存在困难气道的人群,掌握困难气道患者全身麻醉术后是否拔管,如何拔管十分重要。2022 年美国麻醉医师协会困难气道管理实践指南中对困难气道拔管给出了建议:要先制定一个拔管和后续气道管理的策略,后评估患者拔管需要准备的情况:短期使用气道交换导管和或声门上气道指导迅速再插管的可行性,外科气管切开术的风险和效果;清醒拔管与深麻醉拔管的利弊以及患者拔管后可能通气不良对临床的影响。确保拔管时有专业人员在场协助,时间和地点合适,一旦决定拔管,应在整个拔管过程中保证氧供。

国内 2020 版气管导管拔除的专家共识给出了更详细的评估:①拔管前:存难气道患者需要重新评估拔管后有气道梗阻的可能性,检查气道有无水肿、出血、外伤等,评估并优化患者一般情况,确保肌松药的作用被完全拮抗,患者通气足够,气道保护性反射恢复,血流动力学稳定、内环境稳定,镇痛良好,拔管相关物品设备人员均到位。②拔管时:困难气道患者拔管的关键在于能否保证拔管后患者安全。大多数困难气道患者可清醒拔管,确保患者已纯氧吸入建立充分的氧储备,吸引器、吸痰管、牙垫、面罩、氧源以及通气装置已备好,可调整患者体位为头高脚低位、半卧位或半侧卧位增加功能余气量,在足够麻醉深度下吸引分泌物、血液后,于患者吸气高峰放松气管导管套囊,呼气时拔出导管,拔管后行经鼻高流量氧疗和无创机械通气会降低再插管发生率。对颅脑手术、颌面手术、整形手术以及严重心脑血管疾病的患者,可采用瑞芬太尼输注技术避免拔管引发的呛咳、躁动及血流动力学波动,也可使用安全无刺激的喉罩替换气管导管,但注意喉罩不适用有饱胃风险的患者。再次插管有风险的患者,可使用气道交换导管方便气道在需要时快速重建,但注意导引气管插管失败、出现张力性气胸等可能。当患者气道损害严重时,预估 24 h 内可能再回到手术室时,往往延迟拔管,患者行颈椎手术、存在低心排血量综合征、室间隔缺损、使用大量血管收缩药或正性肌力药、口腔恶性肿瘤等也是延迟拔管高危因素。当患者因预先存在的气道问题、手术、肿瘤、水肿及出血等因素可能在较长一段时间内无法保持气道通畅时,后发生喉头水肿或短期内无法解决的气道问题时,应行气管切开。要注意的是,任何技术都可能存在风险,麻醉医师的熟练程度和经验至关重要。③拔管后:困难气道患者,麻醉科医师应在手术结束前与外科医师就麻醉恢复、气管导管是否保留、患者术后去向等问题进行充分交流。将患者转运至恢复室或相关 ICU。拔管后可能导致生命危险的并发症,不仅局限于导管后即刻,拔管后仍应持续管理监测,包括意识、呼吸频率、心率、血压、脉搏氧饱和度、体温和疼痛等。存在气道损害的患者应该给予湿化氧,同时监测呼气末二氧化碳分压。鼓励患者深吸气或咳出分泌物,采用头高位或半坐位,对症给予鼻咽通气道或糖皮质激素均是不错选择。

【小结】

全麻患者的苏醒期及术后病房管理十分重要,与病人预后息息相关,尤其全麻患者合并困难气道,拔管前后应仔细评估,严格把握拔管指征,加强术后病房的生命体征监测,及时术后低血压、贫血等,及早恢复服用 β 受体阻滞剂、血管紧张素受体阻滞剂和血管紧张素转换酶抑制剂类降压药,助力患者降低术后并发症发生率。

【专家点评】

普通病房难以提供更加密切的生命体征监护及呼吸循环等支持治疗。麻醉科医师不仅擅长于疼痛管理、气道管理、循环管理,急救复苏,目前已有一些三甲医院设立 AICU, AICU 的开展充分体现了麻醉医生围术期管理危重症患者优势,使手术麻醉风险防范无缝对接到麻醉苏醒和重症监护状态,对围术期患者监测、治疗和抢救提供一个有利的平台,使患者安全渡过围手术期,改善预后。因此我们更要在确保围术期安全基础之上,发挥自己的专业优势,减少危重症患者各种意外和并发症的发生,促进快速康复,提高医疗质量。

（陈　沛　王存斌　刘晓东）

病例 100　顺式阿曲库铵致过敏性休克一例

【导读】

全身麻醉期间发生过敏性休克,往往发生突然而且发展迅猛,如果任由其发展,后果将是十分严重的。这就要求麻醉医生不仅能够及时的识别过敏性休克并作出诊断,还要及时果断的做出正确的处理措施。

【病例简介】

患者男,68 岁,因"颈部不适 7 年余,症状加重伴双上肢放射痛 10 d"入院。入院后生命体征平稳, Hoffmann 征(＋),颈强直(＋),心、肺、腹检查未见异常。磁共振成像检查:颈 1-7 椎间盘膨出,颈髓变性,腰 3-7 椎间盘突出,颈 4-7 椎管狭窄。诊断:颈椎病,椎间盘突出,椎管狭窄,脊髓压迫症,颈髓损伤。既往 2 型糖尿病 2 年,未予药物治疗,血糖维持在 7~8mmol/L。患者自述"过敏体质",但无法详述出具体过敏药物及食物。ASA 分级Ⅲ级。拟在全麻下行颈前路椎体次全切除及推体融合内固定术。手术前 30 min,肌内注射苯巴比妥钠 0.1g 及阿托品 0.5 mg,同时静脉滴注头孢呋辛钠 3 g 和奥美拉唑 60 mg。患者入手术室后血压 139/87 mmHg,心率 89 次 / 分,SpO$_2$ 98%。开放 2 条外周静脉通路,分别输注聚明胶肽、钠钾镁钙葡萄糖注射液。依次静脉注射咪达唑仑 3 mg、舒芬太尼 30 μg、依托咪酯 16 mg、罗库溴铵 50 mg 麻静诱导,静脉持续泵入丙泊酚 300 mg/h,瑞芬太尼 2 mg/h 维持麻醉。手术开始后静脉注射地塞米松 10 mg、顺式阿曲库铵 2 mg 和血凝酶 2 U。5 min 后,患者血压降至 50/40 mmHg,心率 130 次 / 分, SpO$_2$ 90%,四肢及躯干出现大片红色风团样皮疹。立即分次静脉注射肾上腺素 1 mg,静脉泵注去氧肾上腺素 100 μg/min,静脉注射甲泼尼龙 80 mg、葡萄糖酸钙 1 g,肌内注射苯海拉明 20 mg。血气分析: pH7.25,二氧化碳分压(PCO$_2$)55mmHg,氧分压(PO$_2$)80mmHg,碱剩余(BE)-6.0, SpO$_2$ 92%。静脉滴注碳酸氢钠 50 mL。放弃手术,缝合手术切口。10 min 后,患者血压升至 110/65 mmHg。待患者生命体征稳定、自主呼吸恢复并清醒后,拔除气管插管,送回重症监护室。

3 d 后再次进入手术室,血压 132/82 mm Hg,心率 76 次 / 分, SpO$_2$ 98%。静脉注射甲泼尼龙 40 mg 后给予咪达唑仑 3 mg、舒芬太尼 30 μg、罗库溴铵 50 mg 行麻醉诱导,并以丙泊酚 200 mg/h、瑞芬太尼 1 mg/h 维持麻醉。术中输液采用羟乙基淀粉、钠钾镁钙葡萄糖及乳酸钠林格液,维持血压于 100~125/65~80mmHg、心率于 70~80 次 / 分。手术开始后 5 h,静脉注射顺式阿曲库铵 5 mg。5 min 后患者血压下降至 55/40 mmHg，心率波动于 140~150 次/分，SpO_2 92%，同时其四肢及躯干出现大片红色风团样皮疹。立即分次静脉注射肾上腺素 2 mg，静脉泵注去氧肾上腺素 100 μg/min，血压升至 65/40 mmHg。5 min 后血压升至 100/64 mmHg，心率 140 次/分。静脉注射葡萄糖酸钙 1 g、甲泼尼龙 40 mg，肌内注射苯海拉明 20 mg。血气分析：pH7.23，PCO_2 53 mmHg，PO_2 83 mmHg，BE-6.0 SpO_2，94%。静脉滴注碳酸氢钠 50 mL。救治 20 min 后患者血压 105~115/65~70 mm Hg. 心率 110~120 次/min。遂停用去氧肾上腺素。救治 30 min 后再行血气分析，pH7.33，PCO_2，43mmHg，PO_2，212 mm Hg，BE-3.2，SpO_2，100%，患者皮疹消失。1 h 后手术结束，待患者自主呼吸恢复（潮气量 700 mL、呼吸频率 16 次/min）并清醒后拔除气管插管，吸入空气条件下 SpO_2 90%，回重症监护室。行鼻导管吸氧，血压 145/82 mm Hg，心率 114 次/min，SpO_2，95%。患者于术后 7 d 出院。

【问题】

（一）导致本例患者出现的问题及原因

本例患者在 2 次手术过程中均出现严重低血压、心率增快及 SpO_2 下降，同时四肢及躯干出现大片红色风团样皮疹，符合过敏性休克临床表现，第 1 次术中由于患者短时间内接触的药物种类较多，确定致敏药物较困难。第 2 次手术简化用药，并尽量通免重复使用前次手术用药以避免再次出现过敏反应，因苯磺顺阿曲库铵无组胺释放，较少引起过敏反应，遂再次使用；而在静脉注射该药后再次出现过敏性体克，因果关系基本明确，本例患者自诉为过敏体质，考虑可能与个体敏感性有关。

（二）麻醉过程中过敏性休克的表现

1. 非全麻病人的过敏性休克表现　病人可能首先表现出腹痛、恶心、呕吐等胃肠道不适症状，继而因喉头水肿或支气管痉挛引起吸气性呼吸困难，病人表现为气促、胸闷、咳嗽、发绀。严重的过敏性休克病人很快表现出循环衰减症状，如面色苍白、四肢厥冷、出汗、血压下降、脉细弱、心律失常等表现。

2 全麻过程发生过敏性休克的表现　病人气道阻力突然增高，可超过麻醉机设定的报警界限；呼吸末二氧化碳测定值急剧降低；心电监护显示病人出现心动过速或者心律失常；血压迅速下降或测不到；皮肤可见潮红或者皮疹，眶周水肿。

本例患者为全麻过程中发生过敏性休克，表现为心率增快、血压降低、SpO_2 下降，同时四肢及躯干出现大片红色风团样皮疹。

（三）麻醉中与过敏反应相关的药物

局部麻醉药物如普鲁卡因、利多卡因等发生过敏性休克的病例国内外均有报道。全麻药物如依托咪酯、异丙酚、硫喷妥钠、氯胺酮等均易发生过敏反应。肌肉松弛剂占到了全身麻醉过程过敏反应的半数以上，其中琥珀胆碱的过敏发生率最高，而且肌肉松弛剂间交叉敏感性非常常见，尽管苯磺顺阿曲库铵一般不会诱导组胺释放，但已有该药致过敏反应甚至过敏性休克的报道。阿片类药物吗啡易引起组胺释放，芬太尼或者可能是其防腐剂也可能引起严重的过敏反应。

手术中使用的各种抗生素、血液制品、胶体扩容剂、鱼精蛋白、造影剂、止血药物如抑肽酶和凝血酶、手术材料如骨水泥和乳胶橡胶材料等均有可能产生严重的过敏性休克。

（四）麻醉过程中过敏性休克的诊断

由于过敏性休克发生突然而且发展迅猛，如不能及时诊断及时正确地处理，后果将是十分严重的。故对术前有过敏史、遗传过敏症和患有哮喘的病人要特别提高警惕。在麻醉医生注射药物后或者手术医生放置乳胶导管、骨水泥、伤口冲洗等过程中发生病人生命体征的改变时均需要考虑是过敏性休克的可能。如果两者间有时间先后的关联，且查体发现有皮肤潮红或者皮疹，听诊发现双肺有干湿性啰音则应当立即按过敏性休克进行处理。

为了确诊过敏原避免该病人再次发生过敏反应，当病人抢救成功后，应通过实验室检查来确定过敏药物和物质。皮内试验是诊断过敏物质十分简便而可靠的方法，也可以用来术前筛查高过敏人群的过敏原。其他如放射过敏吸附试验（RAST）、酶联免疫吸附试验（ELISA）等也常用于过敏原的诊断。

（五）麻醉过程中过敏性休克的治疗

一旦发生过敏性休克，应当立即停止使用所有麻醉药物和可能导致过敏的药物。非全麻病人应当立刻控制气道，给予气管插管或者气管切开保持气道的通畅，并给予纯氧吸入。

早期的扩容和使用肾上腺素是治疗的关键。过敏反应发生时血管通透性增加血管内液体向组织间隙转移，导致低血容量的发生。补液的量和速度应当在血流动力学监测下调整，有条件应当立刻进行中心静脉压测定，必要时进行肺动脉压的测定。肾上腺素对于过敏性休克的治疗是首选药物，肾上腺素同时激动 α 和 β 肾上腺素能受体。α 肾上腺素能受体激动后收缩血管提升血压，β1 受体激动后可以增强心肌收缩力，但同时可增快心率。β2 受体激动可以扩张支气管平滑肌缓解气道痉挛，同时通过提高肥大细胞和嗜碱性细胞内 CAMP 水平，抑制各种介质的释放。可以先给 5~10 微克肾上腺素后以 0.05~0.1 μg/（kg·min）的速度持续泵入，并根据血压进行调整。去氧肾上腺素提升血压的同时不增快心率，可以合并使用。

抗组胺药物如 H1 受体阻滞剂可以竞争组胺受体，减轻由于组胺释放引起的相关症状，但是由于 H1 受体阻滞剂静脉应用会导致血压下降，所以应当缓慢给药。

氨茶碱是非特异性的磷酸二酯酶抑制剂，通过增加细胞内 cAMP 而减少肥大细胞和嗜碱性细胞的组胺释放。同时能增加心室收缩力并降低肺血管阻力。起始剂量为 5~6 mg/kg 缓慢静脉推注。

糖皮质激素有很强的抗炎作用。在过敏性休克的治疗中可以抑制过敏反应发生后炎性细胞的活性和游走。对过敏性休克发生后的延迟反应效果确切。

过敏性休克过程中酸中毒的发生快而迅速，代谢性酸中毒会降低心血管对肾上腺素的反应，故应及时使用碳酸氢钠纠正，根据血气分析进行调节。

【小结】

术中发生过敏性休克常常由于各种原因不能及时发现，如不能快速有效处理可能导致严重的后果，甚至危及患者生命。这就要求麻醉医生时刻提高警惕，熟知过敏性休克的病理生理过程和诊断处理流程，尤其对于有过敏史或有过敏性哮喘的病史的患者，用药更应慎重,一旦发现发生过敏性休克,立即处理。

【专家点评】

(1)过敏性休克是术中经常发生的并发症,每个麻醉医生都应该提高警惕,严密监测,不能掉以轻心。

(2)有些药物是不易发生过敏的,例如本文中提到的顺式阿曲库铵,一般不会诱导组胺释放,不易发生过敏,但是对于过敏体质患者,还是要警惕过敏反应的发生。

(3)有些过敏反应的呼吸道症状是非常严重的,全麻诱导时发生过敏反应,气管插管后气道压高于正常值很多时不要轻易拔管,可以用支气管镜确认位置。

(4)一旦发生过敏反应,须立即停药、肾上腺素和液体疗法是过敏性休克的首选治疗措施。

(于艳宏 高艺凡 李宏)

病例 101 腰椎间盘术中急性马尾损伤临床判断及处理一例

【导读】

马尾神经损伤是指各种原因所致马尾神经受损(具体指脊髓所发出的,位于椎管内脊髓圆锥以下的腰、骶、尾神经根受损)所引发的一系列症状和体征。引起马尾神经损伤的原因很多,最常见的是椎间盘突出,其他如外伤、肿瘤、感染、椎管狭窄、血肿、炎性改变等也可引发马尾神经损伤。本文主要讨论椎间盘突出手术治疗过程中出现的马尾神经损伤症状、处理及原因。

【病例简介】

患者男,50岁,主因"间断右下肢麻痛7年余,加重3月"入院。患者腰痛,右臀区疼痛,右下肢麻木疼痛至右足,弯腰转侧等体位变化及咳嗽时可诱发症状加重。专科检查:腰椎生理曲度变浅;腰椎肌肉紧张,腰3/4棘间至腰5/骶1棘间及双侧旁开1.5 cm处压痛伴右小腿放射痛,右梨状肌区压痛。右侧鞍区及右下肢外侧、右足皮肤感觉减弱;直腿抬高试验左50°(诱发右下肢疼痛)、直腿抬高试验右30°,加强试验左侧阴性,加强试验右侧阳性;左足拇背伸肌力Ⅴ级,左足背伸肌力Ⅴ级;双侧踝背伸肌力Ⅴ级;左膝腱反射、右膝腱反射减弱,左、右跟腱反射未引出,左巴宾斯基、右巴宾斯基征未引出。双侧髌阵挛、踝阵挛未引出;VAS评分8分。术前诊断"腰椎椎管狭窄、腰椎间盘脱出伴坐骨神经痛",结合患者目前症状体征及影像学资料,拟行"脊柱内镜下腰4/5椎间盘突出切除神经通道松解术、纤维环成形术"。

患者入室平卧位血压18.67/10.67 kPa(140/80 mmHg),心率65次/分。开放静脉通路改为俯卧位,胸髂部垫枕约10 cm。俯卧位测血压19.33/12.13 kPa(145/91 mmHg),心率80次/分。拟行监护麻醉(monitored anesthesia care,MAC),术中静脉予舒芬太尼、右美托咪定常规剂量镇静镇痛,手术穿刺部位予0.5%利多卡因局部浸润麻醉,手术开始后麻醉效果完善,病人未诉明显疼痛。手术定位腰4/5间隙,扩张通道后置入椎间孔设备,持续生理盐水冲洗下可见椎管内椎间盘髓核大量突出,纤维环破裂,硬膜被挤压至椎管背侧,术中进行至椎板减压时患者血压骤升至最高 26.80/16.13 kPa（201/121 mmHg），心率 159 次 / 分。患者主诉腰部及鞍区放射样疼痛，并伴有强烈排便感，双下肢活动无异常。嘱停止手术操作，予甲强龙 100 mg 静脉滴注，呋塞米 10 mg 小壶滴注，氟比洛芬酯注射液 100 mg 缓慢静推，艾司洛尔 30 mg 分次静脉推注，经处理后病人诉症状稍缓解。手术继续进行，术毕探查硬膜可见硬膜漂浮，搏动可，神经根松弛，镜下观察无活动性出血，留置引流管负压引流，切口缝合无菌纱布包扎。术后予甲钴胺片 0.5 mg 口服，每日三次，针灸治疗，并嘱患者继续功能锻炼。出院时患者既往症状缓解。

【问题】

（一）术中发生马尾神经损伤的机制及原因

马尾神经表面没有施万氏细胞的保护，因此对压力、牵张力、化学刺激的耐受能力较弱，并且马尾神经的血供近端来自脊髓动脉，远端来自椎间孔处的根动脉，两个系统在近端 1/3 的吻合部为相对贫血区。当椎间盘突出或椎管狭窄造成血管受压时，更易产生局部的缺血，从而引起毛细血管逆行淤积，产生组织缺血、缺氧及炎症反应。

术中产生马尾神经损伤原因多为以下几点：①术前粘连狭窄严重，术中分离时误伤神经根；②术时间长，椎管内出血较多，术中神经根及硬膜囊牵拉时间较长、牵拉力量过大，造成马尾及神经根损伤；③手术操作器械或吸引器吸引时直接损伤；④手术操作位置较高，接近脊髓圆锥，马尾及神经韧性相对较差，容易损伤；⑤神经根走行变异。

（二）术中马尾神经损伤的临床表现

脊神经前、后根分别自相应脊髓节的前外侧沟、后外侧沟发出，向外下方走行，从相应椎间孔穿出，形成脊神经。神经根在脊髓圆锥以下下降，在硬脊膜内形成马尾，以终丝为界，左、右两侧及各段神经根有规律排列，互不混杂。各节段神经根在马尾神经中的排列也有一定的规律，即低节段的神经根位于弧形马尾的后内侧背部，高节段的神经根位置靠近前外侧。

对于同一脊神经前后根的位置关系，前根基本上位于相应后根的前方。前根主要由运动纤维组成，后根主要由感觉纤维组成。如硬脊膜损伤部位在前侧，则表现为下肢运动及括约肌的障碍，如在后侧，则表现为感觉障碍。如果损伤靠近外侧，则由于损伤下一节段神经根的纤维，引起同侧的下肢症状，如果再靠外侧神经根损伤，则会引起整个神经根支配区域的感觉和运动功能障碍。腰椎间盘手术患者术中出现马尾神经损伤的主要表现为脊神经根受压所致的腰痛、坐骨神经分布区放射样痛，并伴有相关的感觉异常，下肢无力，直肠或膀胱功能障碍等，随着病变加重会影响膀胱和括约肌收缩，出现大小便失禁，严重的还会影响到性功能障碍，如男性患者勃起功能障碍。

（三）出现马尾神经综合征后的药物处理

1. 甲泼尼龙　是一种起效迅速的具有较强的抗炎、抗过敏和免疫抑制作用的糖皮质激素，本案例中用大剂量甲泼尼龙做激素冲击治疗，能够快速发挥药效，减轻神经损伤部位炎性反应，缓解神经水肿，降低因手术过程中神经刺激引起的患者过强应激反应。

2. 呋塞米　是一种袢利尿剂，主要通过抑制肾小管髓袢厚壁段对 NaCl 的主动重吸收，

结果管腔液 Na^+、Cl^- 浓度升高,而髓质间液 Na^+、Cl^- 浓度降低,使渗透压梯度差降低,肾小管浓缩功能下降,从而导致水、Na^+、Cl^- 排泄增多。静脉用药后作用开始时间约 5 分钟,达峰时间 0.33~1 小时,作用持续时间约为 2 小时。呋塞米能够减轻神经卡压造成的水肿,防止神经损伤进一步加重。应用利尿剂时应注意患者有无尿管,并且严密监测血压情况。

3. 非甾体类抗炎药　NSAIDs 消炎镇痛效果确切,本例中使用氟比洛芬酯注射液是一种非甾体类靶向镇痛药,通过在脊髓和外周抑制环氧化酶减少前列腺素的合成,降低手术创伤引起的痛觉过敏状态,氟比洛芬酯还可减少组织中免疫反应介质缓激肽的升高水平,且其没有中枢抑制作用,对于俯卧位患者有减少呼吸抑制及避免恶心呕吐等优点。

4. 阿片类镇痛药　阿片类药物广泛用于治疗手术、炎症及癌症疼痛,当其他药物镇痛不足时,阿片类药物有明显的镇痛优势,阿片类镇痛药与非甾体类抗炎药联合应用能够有效降低患者围术期疼痛感。但俯卧位患者应用阿片类药物时应严密监护其生命体征,预防阿片类镇痛药相关副反应。

5. 艾司洛尔　盐酸艾司洛尔注射液是一快速起效的作用时间短的选择性的 β_1 肾上腺素受体阻滞剂。其主要作用于心肌的 β_1 肾上腺素受体,大剂量时对气管和血管平滑肌的 β_2 肾上腺素受体也有阻滞作用。在治疗剂量无内在拟交感作用或膜稳定作用。艾司洛尔起效快作用时间短,静脉注射停止后 10~20 分钟 β 肾上腺素受体阻滞作用即基本消失。

6. 甲钴胺　内源性维生素 B_{12},参与体内许多生化代谢反应,具有广泛的生理作用,能促进甲基丙二酸变成琥珀酸,从而对神经髓鞘中脂蛋白的形成,促进轴索内输送和轴索再生及髓鞘的形成,防止轴突变性,修复被损害的神经组织,保护中枢和外周的有髓神经纤维的功能完整性起重要作用。

7. 针灸或电针治疗　中医认为马尾神经损伤患者之所以腰部及下肢有痛感或麻木感,主要由于"腠理不密、卫外不固",风寒湿气侵袭肌肉关节所致;肌肉萎缩是由于"脾胃虚弱,不能濡养筋骨",大小便失禁是因为"中气不足,不能固摄";性功能障碍主要由于"脾肾虚弱,或年老体弱"从而肾气不足所致阳痿。所以可取膀胱功能障碍主穴:次髎、中髎、会阳。随症加减:下肢无力加委中、气海俞、足三里;勃起功能障碍加肾俞、命门;大便干燥加支沟、合谷通过对患者术后辨证施药,针对患者不同临床症状,选取不同穴位针灸,或辅以以电针刺激神经功能、修复神经细胞等,达到疾病康复的效果。

【小结】

马尾神经损伤的恢复是一个漫长的过程,严重的损伤修复需要数月甚至数年之久。这就需要麻醉医生有充分的知识储备,在手术过程中时刻关注手术医生操作步骤,充分预见到手术可能引起的相关并发症,及时对术中引起的诸如神经损伤等并发症进行有效处理,用自己耐心与专业知识将损伤降到最小。

【专家点评】

麻醉医生在手术过程中应时刻关注手术医生操作及患者生命体征,不能因为 MAC 操作简单就放松围手术期管理。麻醉医生在整个手术过程中不仅要关注患者的麻醉效果,还应当关注手术医生的手术操作,并了解手术操作可能对患者生命体征的影响,加强对手术过程中并发症的识别判断及处理。只有了解围术期各项操作具体细节,我们才能更好选择麻醉方法,并且面对手术过程中的突发情况时有完整规范的急救流程。

(韩 雪 齐庆岭)

病例 102　合并阻塞性睡眠呼吸暂停(OSA)老年患者行肱骨近端骨折手术麻醉管理一例

【导读】

阻塞性睡眠呼吸暂停(obstructive sleep apnea,OSA)指患者睡眠时周期性地出现部分或完全的上呼吸道梗阻,以呼吸暂停和低通气为特征的疾病。我国成人 OSA 总患病率男性为女性的 2 倍,但临床诊断率较低。合并 OSA 的患者围术期并发症显著增多,死亡率显著增高,该类患者均应被列为麻醉的高危患者。为此,在 2014 年 ASA 阻塞性睡眠呼吸暂停患者的围术期管理指南的基础上,参考国内外最新指南及文献,重点对 OSA 患者的术前筛查与诊断、危险因素、气道管理、麻醉用药等予以修订,以提高对 OSA 患者围术期麻醉安全管理。

【病例简介】

患者男性,65 岁,主因外伤后致右肩部疼痛,活动受限 3 天入院。既往高血压病史 1 年余,平时口服硝苯地平缓释片,血压控制尚可,否认糖尿病,否认过敏史。体格检查:身高 182 cm,体重 140 kg,BMI 42 kg/m²;体温 36.5 ℃,脉搏 78 次 / 分,呼吸 20 次 / 分,血压 132/78 mmHg;发育正常,营养良好;急性面容,被动体位,神志清楚,查体合作。皮肤黏膜色正常;全身浅表淋巴结无肿大;头、颈部无特殊;胸部:胸廓正常,无胸骨压痛;双侧呼吸运动对称,语颤正常,无胸膜摩擦感;双肺呈清音,未闻及干湿啰音,无哮鸣音。心前区无隆起,心尖搏动正常,无心包摩擦音。专科检查:右上臂周围肿胀,无明显畸形,压痛明显,可见异常活动,触及骨擦音,屈伸活动明显受限,末梢血运正常。实验室检查:血常规、生化、肝肾功能、凝血功能未见明显异常。ECG:窦性心律 HR 72 次 / 分;Ⅲ导呈 rSR 型、ST-T 改变;心脏超声:左室壁增厚,左室舒张功能减低,主动脉硬化;X 线显示:右肱骨骨折,neer 分型:Ⅲ型,外科颈骨折 - 成角亚型,移位明显。拟行右侧肱骨近端骨折切开复位内固定术。

患者入室 HR 90 次 / 分,BP 140/90 mmHg,RR 23 次 / 分,SpO₂ 92%。开放外周静脉,给予阿托品 0.5 mg 静注,右美托咪定 80 μg 泵注 10 min,BP 130/80 mmHg,患者平躺呼吸困难,呈喘息样,SpO₂ 90%,调整患者体位为半卧位;1% 丁卡因喉喷表麻,患者意识清醒,给予充分预充氧后再次向患者强调插管流程后置入电子软镜;局部再次喷洒 1% 丁卡因强化表面麻醉,镜下会厌结构暴露不清,仅见肥大会厌前端下垂,调整镜体后一次插入 ID7.5 气管导管成功。给予丙泊酚 130 mg,舒芬太尼 25 μg,依托咪酯 10 mg,顺式阿曲库铵 20 mg。

将患者调整沙滩椅体位进行手术,术中输注丙泊酚 4~6 mg/(kg·h),顺式阿曲库铵 0.1 ~ 0.15 mg/(kg·h),瑞芬太尼 6~12 μg/(kg·h),吸入七氟烷 1%~3%,术中维持 MAP 在基础值 70% ~ 130%、BIS 值 45~55,维持 $P_{ET}CO_2$ 35~45 mmHg。术中予以氟比洛芬酯 100 mg 超前镇痛。手术历时 2 h25 min,术毕停止各种麻醉药物输注,并予以地佐辛 10 mg 静脉滴注镇痛。待患者苏醒后拔除气管插管,面罩供氧转送至 PACU 继续观察。因患者拒绝,未行 PCA 术后镇痛。

患者入 PACU 后评估,意识清,能遵医嘱。VAS 评分 5~6 分,有躁动。将床头抬高 30°,吸氧 5 L/min,SpO$_2$ 维持在 94%~98%。

患者于 PACU 复苏 1 小时后,带氧气袋转送至普通病房,Steward 评分 5 分。

患者转入普通病房意识清,能遵医嘱。连接监护仪 SpO$_2$ 维持在 88%~90%,吸氧 5 L/min,SpO$_2$ 维持在 94%~96%。术后长期医嘱地佐辛 5 mgQN 镇痛。

术后 10 天,患者顺利康复出院,未诉任何不适。

【问题】

(一)肥胖患者术前评估、疑似 OSA 患者术前筛查与准备?

肥胖是由于环境、遗传以及内分泌等原因所引起的机体生理功能障碍,当长期摄入的食物热量超过能量消耗时,可发生肥胖。体重指数(body mass index,BMI)是评估患者体重状态最常用的衡量指标。世界卫生组织定义 BMI ≥ 25 kg/m^2 为超重,BMI ≥ 30 kg/m^2 为肥胖。BMI 是一种较为粗略的指标,定义肥胖特异性高,敏感性低。相等 BMI 值的女性体脂百分含量一般大于男性。肥胖患者的术前评估包括:

1. 呼吸系统评估 常规进行困难气道评估,如肥胖面颊、颈围大小、头颈活动度、颞下颌关节活动度、舌体大小、张口度以及 Mallampati 评分等。据估计统计约 10% 肥胖患者存在面罩通气困难,1% 肥胖患者存在气管插管困难,应做好困难气道准备。病史采集和体格检查应尽量识别提示呼吸性疾病的症状和体征,还需进行规范的血液检查、胸部 X 线、肺功能检查等。若患者存在以下征象①呼吸空气下 SpO$_2$<95%;② FVC<3 L 或 FEV$_1$<1.5 L;③休息时伴有喘息;④血清碳酸氢盐 >27mmol/L,需考虑呼吸系统疾病,并立即行动脉血气分析。如动脉二氧化碳分压高于 45 mmHg,提示存在呼吸衰竭,则麻醉风险相应增加。

2. 心血管系统评估 心血管病史采集应询问患者有无胸痛、劳累性呼吸困难、端坐呼吸、疲劳和晕厥及睡眠时体位。肥胖患者因体型原因,伴有左心室或右心室衰竭的体征常难被发现,如颈静脉压增高、心脏杂音、啰音、肝大、外周性水肿等,很难被发现。应常规行心电图检查,必要时行动态心电图及超声心动图等检查评估心血管状况,还可通过评估患者活动耐力,并发症以及预期手术部位和时长,进行心肺运动实验预测术后并发症风险。心电图检查可提示右心室肥厚、左心室肥厚、心律失常、心肌缺血或梗死。经胸超声心动图有助于评估左、右心室的收缩和舒张功能及鉴别肺动脉高压。

疑似 OSA 患者术前可行 STOP-BANG 评分(表 6-0-2)进行筛查,并推荐持续正压通气(continuous positive airway pressure,CPAP)或双相气道正压通气(bi-level positive airway pressure,BIPAP)治疗。未诊断的 OSA 患者和不能耐受 CPAP 治疗的患者术后呼吸循环系统并发症的发生率较高,而能够很好同步 CPAP 治疗的患者,术后相应并发症的发生率较低。

表 6-0-2　STOP-bang 法则

打鼾（Snore）：是否大声打鼾（大过说话声音，或者隔着关闭的门也能听到）？
疲劳（Tired）：是否白天感觉累，疲惫或者想睡觉？
观察（Observed Stop Breathing）：是否观察到睡觉时有呼吸暂停的现象？
血压（High Blood Pressure）：是否曾经或者目前属于高血压患者？
体重指数（Body Mass Index）：BMI 是否大于 35 kg/m^2？
年龄（Age）：是否大于 50 岁？
颈围（Neck Size）：是否大于 40 cm？
性别（Gender male）：是否是男性？

评分标准：有 3 项或 3 项以上回答为是的人群为 OSAS 高危人群，小于 3 项为低风险。

（二）肱骨近端骨折患者麻醉方式选择？ 如何实施神经阻滞？

肱骨近端骨折的麻醉方式选择包括全身麻醉、神经阻滞麻醉以及全身麻醉联合神经阻滞麻醉。肱骨近端的神经支配包括：肩胛上神经、肩胛下神经、腋神经、桡神经、臂内侧皮神经以及肋间臂神经，因此常见的肱骨近端骨折神经阻滞的方法有：

（1）肌间沟臂丛神经阻滞　将超声探头矢状位至于环状软骨（C$_6$）水平，由内向外识别气管、甲状腺、颈总动脉、颈内静脉、胸锁乳突肌、前斜角肌和中斜角肌。臂丛神经位于前中斜角肌之间，呈串珠样。同时，由于膈神经走行前斜角肌上端外侧，因此几乎 100% 肌间沟神经阻滞会阻滞膈神经，导致患者肺活量下降 30%。

（2）臂丛上干阻滞　应用超声探头定位颈神经根和前、中斜角肌后，探头向远端滑动直至看到肩胛上神经从上干发出。穿刺针由平面内外侧进针，针尖位于肩胛上神经从上干发出前，于上干后下方和前上方注射局麻药。

（3）伴或不伴腋神经阻滞的肩胛上神经阻滞　肩胛上神经于颈后三角后外侧走行，经肩胛舌骨肌与斜方肌深面，走行经肩胛上切记进入冈上窝。将超声探头斜矢状位置于锁骨上窝，平行于锁骨，观察锁骨下动脉和臂丛。采用平面内技术由后向前进针，穿透肩胛舌骨肌，直到在神经旁的筋膜平面内看到针尖。注射 3~5 mL 局麻药完成阻滞，应避免给予较大容量，因为药液可能扩散到臂丛上干和膈神经。腋神经位于腋动脉后方，桡神经的外侧。当其下行至肩胛下肌下缘时，即与旋肱后动脉伴行穿过四边间隙，绕行于肱骨外科颈内后方，进入三角肌下间隙。将超声探头矢状位放置于上臂后方，肩峰和腋窝皱褶之间。滑动探头在超声图像上显示肱骨颈表面。调整探头倾斜角度，直至旋肱后动脉在小圆肌、三角肌和肱三头肌之间的轴位图像上可见，此位置旋肱后动脉位于肱骨表面。采用平面内技术或平面外技术进针，直到针尖顶到动脉旁边有骨质为止，四边孔位置注射 5~7 mL 局麻药，包绕腋神经。

（三）术中"沙滩椅"体位对患者循环和脑灌注的影响？

沙滩椅位时，患者上半身几乎垂直，因头部与心脏存在水平高度差，脑部的血供会受到不同程度的影响，此时再合并全麻药物与控制性降压对血流动力学的多重作用，便会造成一种特有的并发症:脑缺血事件(cerebral desaturation events,CDEs)。

人体在非麻醉状态下从平卧位转为坐位时,由于交感神经作用,全身血管阻力增加合并心输出量增大,使脑部平均动脉压得以维持,但在全麻状态下,因静脉/吸入麻醉药的自主神经抑制作用,镇静状态下的沙滩椅位手术患者全身血容量主要聚集于下肢,每搏输出量及心率的下降导致心输出量的降低,让坐位患者的脑部血压显著低于非麻醉状态。对于行无创血压监测的全麻病人,监测袖带通常放置于上臂平行于心脏处,显示的血压大于脑部灌注压,麻醉医生若错误地将其作为脑部灌注压,控制性降压则会使脑缺血的风险显著增加。李清月等报道了沙滩椅体位可能会由于 Bezold-Jarisch 反射(左心室内容量降低时,左心室壁的压力感受器兴奋,触发血管 - 迷走神经反射,导致心率和血压下降)诱发心跳骤停发生。有研究表明,沙滩椅位时大脑水平的血压比上臂测得的血压低 15~20 mmHg ,与下肢血压之间的差值则可达 90 mmHg;术中应维持 SBP ≥ 90 mmHg 及 SBP、MAP 不小于基础值的 80%;颈内静脉氧饱和度(SjO_2)或脑氧饱和度(rSO_2)监测在此类患者中使用有积极的意义。

【小结】

肥胖患者术前评估应注意潜在的 OSA 风险,疑似或确诊的 OSA 患者,均应视为困难气道,应重点评估面罩通气困难危险因素。优选区域阻滞麻醉方案,减少全身性阿片类药物使用,可考虑应用非甾体类抗炎药替代。

进行区域阻滞应避免膈神经阻滞带来的肺活量降低,可选择臂丛上干区域阻滞或肩胛上神经阻滞。

镇静状态下的沙滩椅位手术患者全身血容量主要聚集于下肢,每搏输出量及心率的下降导致心输出量的降低,让坐位患者的脑部血压显著低于非麻醉状态。同时需要注意 Bezold-Jarisch 反射诱发的恶性心血管事件发生。

【专家点评】

困难气道评估还应加入面罩通气困难评估,面罩通气困难危险因素包括:男性、胡须或牙齿缺损造成的面罩漏气、Mallampati Ⅲ 或 Ⅳ 级、下颌前突、年龄、体重、打鼾或阻塞性睡眠呼吸暂停。

肱骨近端骨折区域阻滞选择应与外科手术切口入路相联系。推荐全身麻醉联合区域阻滞麻醉方案,非必要不采取单独应用区域阻滞麻醉方案。

沙滩椅体位患者应常规监测动脉有创血压,零点位置应调整为耳廓水平以降低低灌注带来的脑血管意外风险因素。麻醉医生在可能的情况下避免使用控制通气的全麻,联合区域阻滞以减少麻醉深度,并且在控制通气时允许自发通气或轻度低通气。

(李　栩　马浩南)

【参考文献】

[1] SMILOWITZ NR, BERGER JS. Perioperative Cardiovascular Risk Assessment and Management for Noncardiac Surgery: A Review[J]. JAMA,2020,324(3):279-290.

[2] ACEP(American College of Emergency Physicians). Hyperkalemia management in the emergency department: An expert panel consensus[J]. J Am Coll Emerg Physicians

Open.2021 Oct 1；2（5）：e12572.

[3]　THOMAS H. Management of the Difficult Airway[J]. N Engl J Med.2021 May 13；384（19）：1836-1847.

[4]　PEDEN.CJ，ILLER.TR，DEINER.SG，et al. Improving perioperative brain health：an expert consensus review ofey actions for the perioperative care team[J]. British Journal of Anaesthesia. 2021（2）：423-432.

[5]　SAUGEL，BERND，SESSLER，et al. Perioperative Blood Pressure Management[J].Anesthesiology.2021；134（2）：250-261.

[6]　APFELBAUM，JEFFREY L，HAGBERG，et al. 2022 American Society of Anesthesiologists Practice Guidelines for Management of the Difficult Airway[J].Anesthesiology. 2022；136（1）：31-81.

[7]　ERENOK，CHRISTOPHER LM，MARK AP，et al.Evaluation and Management of Cauda EquinaSyndrome[J].Am J Med.2021 Dec；134（12）：1483-1489.

[8]　FAHRI E，UMAR F. The Efficacy of Combined Medication With Methylprednisolone and Erythropoietin in the Treatment of Ischemia-Reperfusion Injury to the Spinal Cord in Patients With Cervical Spondylotic Myelopathy[J]. Cureus. 2021 Mar 21；13（3）：e14018.

第七章　妇产科手术麻醉

病例103　HELLP综合征合并首发脑梗麻醉处理一例

【导读】

HELLP综合征是在妊娠高血压综合征基础上出现以溶血、肝酶升高和血小板减少为特点的综合征,临床表现多样,病情进展迅速,可出现母儿严重并发症,具有较高的母婴病死率。目前已知HELLP综合征在妊娠人群中的发生率为0.17%~0.85%。关于HELLP综合征的确切病因和发病机制仍不清楚,对其认识更多的是与重度子痫前期相关,多数患者有重度子痫前期的基本特征,但是HELLP综合征又不同于子痫前期,具有自身独特性质。因此,进一步了解HELLP综合征的发病特点及相关因素,做到早识别、早干预是降低HELLP综合征危害的关键环节。

【病例简介】

患者,女,31岁,孕妇,因"突发头痛,伴恶心、呕吐,伴视物模糊"急诊入院,入院诊断①颅内静脉窦血栓;②脑梗死;③孕26周;④妊娠高血压。患者上午入院后完善一般检查,即于下午局麻下行全脑血管造影术+静脉窦再通术,手术顺利,术后返回神经重症监护室。夜间表现烦躁、无大汗,无明显头痛及腹部不适,夜间血压波动在155~102/86~71 mmHg,第二日清晨查血气基本正常,血乳酸浓度3.9 mmol/L,一个多小时后病情开始剧烈变化,血压进行性下降,意识开始模糊,急查血生化指标,同时给予多巴胺和去甲肾上腺素升压,晶体液和胶体液交替中心静脉输入补液扩容,血压波动在55~80/35~55 mmHg,心率波动在120~140次/分左右,同时发现全腹开始膨隆,超声提示腹腔大量积液,外科、产科急会诊,诊断增加①失血性休克;②胎死宫内,血生化指标急回报,谷草转氨酶66U/L,谷丙转氨酶68U/L,白蛋白25 g/L,血糖9.1 mmol/L,凝血酶原时间、活化部分凝血酶原时间大致正常,纤维蛋白原1.52 g/L、D二聚体22.280 mg/L,红血蛋白80.5 g/L,血小板114.2×10⁹/L。即于绿色通道入手术室行剖腹探查术。

入手术室后患者血压50/30mmHg,心率140次/分,行桡动脉穿刺测压,同时建立第二条中心静脉快速补液,去甲肾上腺素泵注调控血压,采用咪达唑仑1 mg、舒芬太尼20 μg、依托咪酯4 mg、顺苯磺酸阿曲库铵10 mg静脉注射行麻醉诱导插管,术中以小剂量丙泊酚+顺苯磺酸阿曲库铵维持麻醉,并间断辅以舒芬太尼静脉注射,术中动态监测动脉血气及各种生化指标,快速大量成分输血及补液,维护体温。

剖腹探查见腹腔大量积血约3500 mL,肝脏表面多发包膜下血肿,伴活跃出血。小肠肠管可见黑色肠内容物。术中主要考虑:①失血性休克;② DIC;③ HELLP综合征。台上多学科讨论:肝脏表面广泛包膜下血肿伴出血,如果局部切除肝脏,易出现肝脏缺血性坏死及肝衰竭;如果术中采取中止妊娠,考虑凝血机制破坏只能选择切除子宫,可能会对机体产生进一步创伤,也会增加手术时间及风险,术中彩超已确诊胎儿死亡,宫内羊水少,有自行娩出可能,故胎儿未予特殊处理。综合分析采取损伤控制原则,以快速止血、抢救生命为上策。权衡利弊后选择肝包膜修补+肝周填塞纱布止血术,待血流动力学平稳后再做进一步处理。

手术持续近 5 小时,患者开始血压波动在 40~50/20~30 mmHg,心率波动在 110~130 次/min 之间,随着快速大量成分输血及补液后血压逐渐恢复到 80~90/40~60mmHg,心率降到 100~110 次/min 之间。采用液体加温仪及升温毯等装置等保温措施,患者咽温从入室 33 摄氏度到术毕 34 摄氏度得到改善。术中共计输注悬浮红细胞 24.5 UI、新鲜冰冻血浆 2720 mL、纤维蛋白原 10 g、冷沉淀 10 UI、血小板 2 个治疗量、白蛋白 20 g、自体输血 1000 mL,其余补液 2750 mL,共计约 11500 mL 进行复苏。术毕生化回报:红血蛋白 60.5 g/L;血 PH7.07;血乳酸浓度 9.3mmol/L;血钾 5.8mmol/L;谷草转氨酶 1795 U/L;谷丙转氨酶 2170 U/L;乳酸脱氢酶 3176 U/L;白蛋白 20 g/L;凝血酶原时间 21.9 s;活化部分凝血酶原时间 62.9 s;纤维蛋白原 1.18 g/L;D 二聚体 4.02 mg/L,术后转入重症监护室进一步治疗,术后 2 小时自行娩出死胎,术后患者陆续出现多器官功能衰竭(循环衰竭、肝功能衰竭、肾功能衰竭、凝血功能障碍、缺血缺氧性脑病),由于创面渗血,术后一周盆腔引流管共计引流血性液体约 4600 mL,合计又给予输注悬浮红细胞 23 UI、新鲜冰冻血浆 2250 mL 等血制品治疗。患者又陆续出现胸腔积液、肺感染、腹腔积液、腹腔感染、真菌血症等并发症,给予积极治疗后病情得到控制,术后 1 周患者生命指征趋于稳定,在全麻下行肝周填塞纱布取出,术中彩超证实腹腔无明显积液及出血。ICU 治疗 35 天,谷草转氨酶最高 5447 U/L;谷丙转氨酶最高 3548 U/L。治疗包括:持续床旁血液净化治疗 21 次,血浆置换 9 次,后期出现右侧股总静脉至髂静脉血栓形成并栓塞,行下腔静脉滤器置入术并抗凝治疗。患者情况基本稳定后转入普通病房给予保肝及康复治疗。术后发生视力差、下肢肌力差,考虑与脑血管病有关、予以抗凝治疗,治疗周期结束后行肢体康复治疗,患者共计住院 81 天,治疗效果确切有效,由最初开始的意识不清,到谵妄、谵语、不能清楚应答,再到恢复至神志清,对答清晰准确,精神好。视力由最初视物模糊、重影、有效距离不足 20 厘米改善到可以看清 5 米距离的人和物。由开始的四肢肌力 1 级恢复至上肢肌力 5 级,下肢肌力 4+ 级,恢复至自主站立,短距离行走。出院后肢体功能锻炼,几个月后基本恢复正常生活。出院诊断:①肝包膜破裂出血;②失血性休克;③多器官功能障碍综合征;④ HELLP 综合征;⑤颅内静脉窦血栓形成;⑥脑静脉梗死;⑦腹腔积液;⑧腹腔感染;⑨胸腔积液;⑩肺感染;⑪ 真菌血症;⑫ 孕 26 周晚期流产 胎死宫内;⑬ 妊娠期高血压;⑭ 重度子痫前期;⑮ 电解质代谢紊乱;⑯ 侧股总静脉至髂静脉血栓形成并栓塞;⑰下腔静脉滤器置入术后。

【问题】

(一)HELLP 综合征的诊断

HELLP 综合征可发生于妊娠中、晚期及产后数日内, 70% 以上发生于产前, HELLP 综合征早期表现多为非特异性症状,对妊娠期高血压疾病患者有血压升高,全身水肿明显,右上腹或上腹部疼痛不适、恶心、呕吐、头痛、头晕的患者应常规检查血小板及肝功能,由于乳酸脱氢酶水平既反映溶血状态也反映肝酶变化,因此将其列入 HELLP 综合症的常规检测项目。国内外对于 HELLP 综合征还没有严格的诊断标准,一般结合临床表现和实验室检测:外周血涂片异常、谷草转氨酶(AST)或谷丙转氨酶(ALT)≥ 70 U/L、血清乳酸脱氢酶(LDH)水平升高 > 600 U/L、血小板(PLT)≤ 100×10^9 /L 等来综合诊断。

(1)溶血是该疾病的主要特征之一。由高速通过受损内皮引起的红细胞碎裂似乎代表了小血管受累的程度,内膜损伤、内皮功能障碍和纤维蛋白沉积。外周血涂片中碎片(分裂细胞)或收缩红细胞与毛刺(毛刺细胞)的存在反映了溶血过程。溶血对红细胞的破坏导致 LDH 水平升高和血红蛋白浓度降低。约 10% 的女性肉眼可识别出血红蛋白血症或血红蛋白尿。释放的血红蛋白在脾脏中转化为未结合的胆红素。因此,溶血的诊断得到高 LDH 浓度和未结合胆红素存在的支持。

(2)肝酶升高可能反映溶血过程以及肝脏受累。溶血导致 LDH 水平升高,而 AST 和 ALT 水平升高主要是由于肝细胞损伤。

(3)HELLP 综合征中 PLT 计数的减少是由于它们的消耗增加:PLT 被激活,并粘附在受损的血管内皮细胞上,导致 PLT 更新增加,寿命缩短,大量消耗后导致数量减少。PLT 减少常常晚于肝酶升高。

总之 PLT、LDH 等各项生化指标水平不但能够评估 HELLP 综合征的严重程度,也是衡量 HELLP 综合征预后的重要指标。

(二)HELLP 综合征的治疗

HELLP 综合征一般先按妊娠期高血压疾病治疗,给予静脉滴注硫酸镁预防子痫发生,并维持治疗至产后 48 小时,在使用硫酸镁时同时给予镇静、利尿治疗,对于血压 >160/110mmHg 者给予口服降压药,对于血压过高或口服降压药效果不佳时给予静滴酚妥拉明降压治疗。近年来大剂量糖皮质激素被更多的应用于 HELLP 综合征的治疗,并认为其具有使血小板计数升高和肝酶下降的作用,同时具有促进胎肺成熟,降低围生儿死亡率的作用,并可在母体条件发生恶化前为治疗提供一个"窗口期"。由于 HELLP 综合征得主要病理变化为溶血、血小板减少,导致贫血、出血和凝血功能障碍,因此在积极治疗妊娠期高血压疾病,早期应用糖皮质激素的同时,对有指证的患者输入血小板或新鲜冰冻血浆和红细胞,以纠正凝血功能和贫血。积极治疗后适时终止妊娠。病情危重者可选择血浆置换或血液透析。

(三)HELLP 综合症以脑梗为首发表现

相关报道较少,发生几率比较低,有报道有 5%~40% HELLP 综合征病例并发脑水肿,但危及生命的神经系统并发症很少见,包括大面积脑或脑干出血、血栓形成和梗塞或脑水肿并发脑疝。一些关于分娩后脑梗的 HELLP 综合征病例分析也显示:怀孕期间中风的风险可能小于分娩后数周发生脑梗塞和脑出血的风险。在接到以脑血管病为该病的首发症状的患者时,脑血管造影、CT 或磁共振成像(MRI)是证实颅内血管病变的主要诊断工具,但是对于神经系统症状不很明显的患者常规实施上述检查目前还值得商榷。

HELLP 综合征更常见和更严重的并发症是胎盘早剥、DIC 和随后的严重产后出血。在一项回顾性队列研究中，38% 的 HELLP 综合征孕妇发生 DIC（ PLT < 100 × 10⁹/L，血清纤维蛋白原 < 3 g/L，纤维蛋白降解产物 > 40 μg/ mL ）最常与胎盘早剥有关。与 HELLP 综合征相关的胎盘早剥会显着增加 DIC 的风险以及肺水肿、肾功能衰竭（少尿、无尿、高血清肌酐水平）和输血需要的风险。与正常妊娠和先兆子痫相比，患有 HELLP 综合征的女性的纤维蛋白和 D- 二聚体浓度更高，抗凝血酶水平更低，更易发生 DIC。

【小结】

HELLP 综合征是妊娠期高血压疾病的一种严重并发症，HELLP 综合征可造成全身多系统的损害，如胎盘早剥、DIC、急性肾功能衰竭、肺水肿、脑出血和肝包膜下出血等，也常引起胎儿生长受限、死胎和早产及相关并发症，严重影响母儿预后，因此临床对 HELLP 综合症的早期诊断和正确处理很重要。

【专家点评】

HELLP 综合征临床表现缺乏特异性，可表现为全身水肿、头痛、头晕、视物不清、右上腹部不适、恶心、呕吐等，重度子痫前期患者出现以上症状时，要格外警惕 HELLP 综合征的发生。该病进展快，如诊断成立，需立即给予综合干预，结合患者的病情严重程度、孕周及胎儿状态，决定终止妊娠的方式及最佳时机。

HELLP 综合征患者，病情复杂，我们在解痉、降压等对症治疗的同时要考虑到原发疾病的治疗。例如，对于存在原发性或继发性高血压患者，适当限制液体人量有利于控制血压，而对于存在自身免疫性疾病的患者，适当增加液体摄入量，及时应用激素治疗更有利于控制病情，对于存在高凝或易栓倾向的患者同时需要抗凝治疗，对于肾病综合征患者输入白蛋白纠正低蛋白血症更有利于控制疾病进展。及时对基础疾病进行针对性治疗，更有利于控制病情，改善预后。

妊娠期肝包膜下血肿自发破裂是一种罕见但危及生命的并发症，在 HELLP 综合征病例中的发生率约为 1%~2%。有些大型回顾性队列研究中，HELLP 综合征死亡率为 1.1%~25%，差别较大可能与录入标准有关，但有些报道指出 HELLP 综合征死亡病例中，脑出血或中风是 26% 的主要死因，也是另外 45% 死亡的主要原因，而肝破裂的孕产妇死亡率为 18%~86%。此例患者病情变化如此急、危、重，可能与此两方面有关。

损伤控制性复苏原则：对于没有明确出血点、广泛出血的脏器，采取纱布压迫止血，同时确保肝包膜尽量修复完整以减少重要脏器主要出血，这样止血方法相对简单、方便、有效，避免追求外科手术效果而增加手术的创伤和时间，待改善患者状态后再择机完善手术，为患者下一步的治疗提供机会与时间。对于大出血并 DIC 危重患者，麻醉管理强调以血液制品尽早进行复苏，强调早期、积极、迅速地纠正凝血功能障碍，以患者生命体征的稳定作为救治重点，以维持内环境的稳态为目标，防范"致死三联征"：酸中毒，低体温，凝血功能障碍。

总之，对于 HELLP 综合征在临床工作中还有许多问题亟待解决，尤其是早期诊断、早期预防、早期治疗、避免病情急剧恶化，这些措施是改善孕产妇预后，降低死亡率的重要内容。

（郝　伟）

病例 104 宫腔镜下宫腔团块切除术并发腹腔大量积液一例

【导读】

许多医生都认为宫腔镜手术是小手术,但是如果不加以重视和注意,宫腔镜手术也很容易出现严重的并发症,导致患者机体发生一系列的病理生理改变,甚至危及生命。这就要求麻醉医生需要对宫腔镜手术的相关知识有充分的了解,不仅能够提前预防,还能够在出现问题后能及时发现、早期诊断、正确处理。

【病例简介】

患者女,57 岁,身高 160 cm,体重 56 kg,因"体检发现子宫内膜增厚、宫腔内团块"入院。患者既往高血压史 5 年,口服硝苯地平缓释片治疗,血压控制在 120~140/80~90mmHg。其余化验检查无特殊。拟在静脉麻醉下行宫腔镜下宫腔内团块切除术。

常规术前准备,入手术室血压 160/90mmHg,心率 67 次 / 分,SpO_2 100%。摆截石位,面罩吸氧 4 L/min,舒芬太尼 10 μg、丙泊酚 120 mg 缓慢静脉注射,患者入睡后下鼻咽通气道,后持续静脉泵注丙泊酚维持麻醉。1 h 后手术结束,出血量约 10 mL,输液 450 mL。掀开无菌治疗单发现病人腹部膨隆,叩诊呈浊音,检查可见液波震颤。呼唤患者有轻微呻吟,采取头高位。床旁超声显示腹腔大量积液。血气分析:PO_2 92mmHg,PCO_2 76mmHg,Na^+ 147mmol/L,K^+ 2.9 mmol/L,Ca^{2+} 1.10 mmol/L,Glu 7.3 mmol/L,Hct 39%,HCO_3^- 27.7 mmol/L,TCO_2 30.0 mmol/L,BE(B)-2.9 mmol/L,THbc 14.4 g/dL。此时计算冲洗液总量,生理盐水 10000 mL,废液袋中吸出液体约 2500 mL。

术者拟行阴道后穹窿穿刺放液,取出鼻咽通气道,静脉依次给予咪达唑仑 3 mg、舒芬太尼 20 μg、苯磺顺阿曲库铵 20 mg,丙泊酚 50 mg,插入 4 号喉罩机械通气,以丙泊酚 + 瑞芬太尼维持麻醉。术中经阴道后穹窿穿刺放出清亮无血液体 7000 mL。术中血气分析:PO_2 430 mmHg,PCO_2 52mmHg,Na^+ 143mmol/L,K^+ 3.0 mmol/L,Ca^{2+} 1.06 mmol/L,Glu 7.8 mmol/L,Hct 35%,HCO_3^- 23.3 mmol/L,TCO_2 24.9 mmol/L,BE(B)-4.2 mmol/L,THbc13.0 g/dL。给予呋塞米 10 mg 静脉注射,二次手术时间 1 h47 min,输液 1600 mL,出血约 20 mL,尿量 1400 mL。患者术后送入麻醉恢复室,术后 50 min 意识清醒,自主呼吸满意,脱机 8 min 血气分析:PO_2 69mmHg,PCO_2 46mmHg,Na^+ 143mmol/L,K^+ 3.6 mmol/L,Ca^{2+} 1.08 mmol/L,Glu 6.8 mmol/L,Hct 39%,HCO_3^- 24.3 mmol/L,TCO_2 25.7 mmol/L,BE(B)-2.0 mmol/L,THbc 14.4 g/dL。术后 1 h25 min 拔除喉罩。面罩吸氧 4 L/min,血气分析:FiO_2 33%,PO_2 209mmHg,PCO_2 42mmHg,Na^+ 157 mmol/L,K^+ 3.1 mmol/L,Ca^{2+} 1.09 mmol/L,Glu 6.8 mmol/L,Hct 41%,HCO_3^- 23.7 mmol/L,TCO_2 25.0 mmol/L,BE(B)-1.8 mmol/L,THbc 15.2 g/dL。之后安返病房,痊愈出院。

【问题】

(一)宫腔镜手术的并发症

1. 子宫穿孔 子宫穿孔是宫腔镜手术最为严重及常见的并发症,发生率为 0.03% ~ 0.76%。

2.TURP 综合征　灌流液经过开放的血管进入血液循环,由于注入的灌流液超过机体的代偿能力,使得血容量增加,出现稀释性低钠血症和血浆低渗透压状态,并引起一系列临床症状,其发生率为 0.1% ~ 0.2%。子宫壁穿孔、子宫肌层手术创面过大过深、液体灌注压力过高、手术时间过长(如超过 90 min)是发生 TURP 综合征的原因。

3. 术中和术后出血　子宫腔空间狭小且血流丰富,对其进行操作具有较高的风险性。术前可用药物进行预处理,减少血流和血管再生。术中严格控制好切割深度,应用缩宫素、止血剂和联合腹腔镜监护及行预防性子宫动脉阻断术等。手术结束前应常规检查宫腔内有无动脉出血并进行确切止血。

4. 静脉空气栓塞　膨宫的 CO_2、注水管中空气或手术中组织气化所产生的气泡进入静脉系统。

5. 感染　注意无菌操作。

6. 宫腔粘连。

7. 电意外损伤。

8. 子宫内膜去除 - 输卵管绝育术后综合征。

9. 其他并发症。

(二)本例患者的情况

本例患者出现的情况为宫腔镜手术导致的大量腹腔积液。经宫腔镜检查未见子宫破口,经阴道后穹窿穿刺抽出清亮无血液体,说明未发生子宫穿孔。应用的膨宫液为生理盐水,血气分析结果证实未出现明显的低钾血症和低钙血症,患者也未出现明显的高血容量表现,所以也排除 TURP 综合征。患者只单纯出现了大量腹腔积液以及大量腹腔积液导致的潮气量降低,产生高碳酸血症,考虑由于宫腔镜压力过高,导致膨宫液经输卵管逆流入盆腔及腹腔,本病例出现腹腔积液的原因较罕见,国内外文献也未见此类病例的报道。

(三)本例患者并发症发生的原因

①膨宫压力过高;②可能患者存在解剖异常,输卵尿异常通畅的情况(本条未经证实);③工作人员疏忽,未及时发现废液回收过少、腹部逐渐膨隆以及呼吸困难潮气量减少等情况。

(四)本例患者高碳酸血症的原因

患者大量腹水导致膈肌运动受限,潮气量降低,二氧化碳排出受限,产生二氧化碳蓄积。

(五)二氧化碳蓄积的临床表现

清醒时二氧化碳蓄积表现为过度换气,高血压,心动过速,脉压增大,皮肤潮红。麻醉状态下上述症状可被掩盖。当 $PaCO_2$ 升至 90~120 mmHg 时,可造成二氧化碳麻醉。如出现非常严重的二氧化碳蓄积,可出现血压下降,心率紊乱,心搏骤停,脑水肿抽搐,术后苏醒延迟或者昏迷长达数日。对已出现的高碳酸血症,则应增加通气量,保持过度通气状态,使二氧化碳排出。需注意的是不能操之过急,预防出现二氧化碳排出综合征。

(六)二氧化碳排出综合征

指患者在二氧化碳分压较高且持续的状态下,血液中的二氧化碳快速排出时出现血压降低、心率缓慢、心律失常,甚至心脏骤停等症状。其原因有:① $PaCO_2$ 升高时的应激反应突然消失;②骨骼肌等血管扩张,加之过度通气时胸内压增高,使回心血量减少;③ CO_2 突然排出可使冠状血管和脑血管收缩,以致心脏和脑供血不足。所以对 $PaCO_2$ 升高的病人,人工通气量要适当控制,逐步增加。此外,要注意补充血容量,必要时可使用多巴胺、间羟胺等升压药或异丙肾上腺素等 β 肾上腺素能兴奋药。

【小结】

宫腔镜麻醉除要严密监测,但更重要的是基于麻醉医师应知晓宫腔镜手术可能发生不良反应(如 TURP 综合征)和手术操作的并发症,通过分析监测生理参数及其变化,为尽早诊治提供依据,并为手术医师对并发症的进一步手术处理(如腹腔镜手术诊治内出血,必要的剖腹探查等)提供更好麻醉支持和生理保障。

【专家点评】

(1)不管任何手术,麻醉医生都应熟知手术的特点、基本步骤以及各个步骤可能导致的不良反应和并发症,知己知彼,百战不殆。

(2)宫腔镜手术要严格控制宫腔压力,建议常规插喉罩控制气道,麻醉医生除了要严密监测生命体征,还应时刻注意关注患者体征和回吸收液体量,发生问题早期干预。

(于艳宏　李宏)

病例 105　产科过敏性休克一例

【导读】

复方右旋糖酐 40 注射液为复方制剂,其 500 mL 液体中含有右旋糖酐 40(50 g)、氯化钙(0.1 g)、氯化钾(0.15 g)、氯化钠(3.0 g)、乳酸钠(1.55 g)。其适应证为急性出血,特别是急性大出血的初始治疗以及各种原因引起的低血容量性休克,可增加扩容迅速缓解休克状态时低血压、低血容量状态,扩容效果好。其不良反应有休克、急性肾衰、过敏性休克。经查阅文献,复方右旋糖酐 40 注射液可引起过敏性反应、过敏性休克。国家药品不良反应监测中心《药品不良反应信息通报》2004 年第 3 期中明确提示,右旋糖酐 40 可引起过敏性休克。该药系蔗糖经肠膜状明串珠菌 L.M-1226 发酵后生成的高分子葡萄糖聚合物,经处理精制而成,在生产过程中引入的蛋白大分子杂质由于种属特异性、分子量较大等原因易引起过敏反应,故其变态反应发生率高。也有学者认为右旋糖酐易引发过敏反应是由于患者体内存在右旋糖酐抗体而产生免疫介导反应。右旋糖酐 40 注射液在妊娠期用药安全分级为 C 级,临床上也有使用该药致孕妇发生过敏性休克胎死宫内的病例。

过敏性休克(anaphylactic shock)是外界某些抗原性物质进入已致敏的机体后,通过免疫机制在短时间内发生的一种强烈的累及多脏器症状群。过敏性休克的表现与程度因机体反应性、抗原进入量及途径等而有很大差别。通常突然发生而且剧烈,若不及时处理,常可危及生命。我院发生 1 例剖宫产患者输入复方右旋糖酐 40 注射液仅约 20 mL 后,发生过敏性休克,总结其诊治体会,以期对该并发症引起重视,并为临床医师提供参考和借鉴。

【病例简介】

患者,女性,33Y,身高 163 cm,体重 80 kg。既往:6 年前剖宫产史,过敏性鼻炎。实验室检查:血常规、凝血功能、肝肾功能、电解质基本正常。心电图正常。心肺功能无异常。诊断:①孕 3 产 1 孕 40+1 周;② LOA;③妊娠合并子宫瘢痕。择期行子宫下段横切口剖宫产术。

入室 BP121/60 mmHg(1 mmHg = 0.133 kPa), HR80 次 / 分,给予复方右旋糖苷 40 静滴,左侧卧位准备椎管内麻醉,消毒时病人憋气,面色潮红,随之全身潮红,憋气,不能主诉。立即更换为乳酸钠林格液,氢化可的松 200 mg,右旋糖苷 40 约 20 mL,改为平卧位,静脉给予肾上腺素 200 μg,之后出现室速,BP50/20 mmHg,HR 130 次 / 分,产科医生立即行剖宫产术。胎儿娩出,评分 4 分,正压通气,气管插管,胸外按压,脐静脉给予 1:10000 肾上腺素 0.9 mL, 10 分钟评分 9 分,转儿科。颈内中心静脉置管,去甲肾上腺素泵注,中心静脉压监测。桡动脉置管,手术过程中依次行血气分析 5 次。手术结束后拔除气管导管,送回病房,BP120/60 mmHg,HR110 次 / 分,输液约 3000 mL,尿量 1200 mL。

【问题】

(一)复方右旋糖酐 40 葡萄糖注射液不良反应

少数患者可出现过敏反应,表现为皮肤瘙痒、荨麻疹、恶心、呕吐、哮喘,重者口唇发绀、虚脱、血压剧降、支气管痉挛,个别患者甚至出现过敏性休克,直至死亡。过敏反应的发生率约 0.03%~4.7%。过敏体质者用前应做皮试。

来源:蔗糖经肠膜状明串珠菌发酵后生成的一种高分子葡萄糖聚合物,经处理精制而得。由于聚合的葡萄糖分子数目不同,而产生不同分子量的产品。有高分子(平均分子量 10 万 ~20 万),中分子(6 万 ~8 万),低分子(2 万 ~4 万),小分子(1 万 ~2 万)。

本品在体内停留时间较短,静注后立即开始从血液中通过肾脏排出体外,用药 1 小时内经肾脏排出 50%,24 小时排出 70%,少部分进入胃肠道,从粪便中排出。体内存留部分经缓慢氧化代谢,t1/2β 约为 3 小时。

(二)过敏性休克临床表现

本病起病、表现和过程不一,与致敏原的强度、患儿的健康状况和遗传因素有关。一般症状开始很快,可发生在暴露于致敏原后即刻或迟发。

大多数患者以皮肤症状开始,皮肤潮红并常伴出汗、红斑,瘙痒特别多见于手、足和腹股沟。荨麻疹 / 血管性水肿是暂时的,一般不超过 24 小时,严重时可出现紫绀。

上呼吸道症状有口腔、舌、咽或喉水肿,其中喉水肿从声音嘶哑、失语到窒息轻重不等,后者是致死的主要原因;下呼吸道症状有胸部约束感、刺激性咳嗽、哮鸣、呼吸停止等。

心血管系统症状有低血容量性低血压(严重时对升压剂无反应)、心率不齐、心肌缺血、心脏停搏。

胃肠道症状少见,常伴有恶心、呕吐、腹绞痛、腹泻,其中腹痛常是本病的早期表现。

神经系统症状有焦虑、抽搐、意识丧失等,患儿多疲乏无力。

此外,患者还会因暂时脑缺氧出现一些精神症状。

上述症状和体征既可单独存在也可联合出现。大多数严重反应涉及呼吸和心血管反应。开始就意识丧失者可在几分钟内死亡，也可发生在几天或几周后，但一般过敏反应的症状开始越晚，反应的程度越轻。在早期过敏反应消散后 4~8 小时，可再次出现。

（四）过敏性休克治疗

（1）凡药物过敏性休克患者，立即停药，让患者平卧。

（2）给予吸氧，加速补液，如有肺水肿，减慢补液速度。

（3）确诊为过敏性休克后，立即注射肾上腺素。小儿为 0.01 mg/kg，最大剂量 0.5 mg/次，皮下注射，必要时每隔 15 分钟重复 1 次；成人首次 0.5 mg 皮下或肌肉注射，随后 0.025~0.05 mg 静脉注射，效果不佳可在 15 分钟内重复注射。心跳呼吸停止立即心肺复苏。

（4）升压药物：常用多巴胺 20~40 mg 静脉注射。

（5）脱敏药物：常用异丙嗪 25~50 mg 肌肉注射。

（6）糖皮质激素：可用地塞米松 10~20 mg 静脉注射。

（7）维持患者氧合，必要时行气管插管或气管切开。

（8）监测患者意识、生命体征、尿量等变化。

【小结】

过敏性休克主要是由于化学药物等过敏物质导致的 I 型变态反应。主要致死原因是过敏性休克和缺氧。呼吸、循环、神经、皮肤过敏等为其主要临床表现。就地抢救，尽早使用肾上腺素，维持呼吸循环稳定是抢救成功的关键。治病不如防病。

【专家点评】

据文献报道，过敏性休克多发生于首次用药 0.5 h 或发生于连续用药体内产生抗体后再次用药时。该患者在用药 5 min 后就出现皮疹、全身发红、血压下降等过敏性休克症状，且复方右旋糖酐 40 注射液是在第 1 天用药基础上新增的药物，存在着明确的时间关联性，停药后经抗过敏、抗休克治疗后不良反应症状逐渐缓解。初步认定复方右旋糖酐 40 注射液引起过敏性休克的可能性大，判断结果为可能。

该药可引起过敏性休克，在使用该药前应详细询问患者过敏史和右旋糖酐 40 注射液的输注史，开始输注时输液速度控制在 30 滴 /min，观察患者无不适症状时逐渐增加到 60 滴 /min，密切关注患者输注 10 min 后的反应，并提前准备好抢救药品和器材，尤其是患者第 1 次输注该药物时要严密观察。孕妇使用该药品出现过敏性休克时，在积极抢救的同时加强胎儿的监测，以便随时采取紧急措施，尽可能挽救胎儿生命。近年来有采用低分子右旋糖酐用于治疗羊水过少的病例，其机理为通过增加母体血容量，使经过绒毛间隙进入胎儿的循环血量增加，渗透压下降，胎儿肾血流量增加，尿量增加，从而增加羊水量。该患者应用该药物 5 min 就出现过敏性休克，经积极抢救成功挽回患者生命，但未能保住胎儿生命。故在孕妇用药过程中特别是后期用药选择上，药物的安全性需放在首位，静脉用药、易过敏的药物要权衡利弊，在收益远远大于风险情况下慎重用药，监护用药，安全用药。

（陈　静　李泽宇）

病例 106　产科缺血性脑白质病一例

【导读】

缺血性脑白质病变(white matter ischemic lesions, WML)。缺血性脑白质病变在影像学上的表现为脑白质疏松(leukoaraiosis, LA)。LA 是 Hachinski 等于 1987 年提出的一个影像学诊断术语,用以描述脑室周围及半卵圆中心区脑白质的斑点状或斑片状改变,CT 表现为低密度,MRI T1WI 呈等信号或低信号改变,T2WI 及 FLARI 呈高信号。它主要引起注意力不集中,健忘,个性改变,痴呆及精神障碍,躁狂,抑郁,冲动,记忆力确失等,临床表现以迅速进展的颅高压症状,癫痫发作,视觉障碍,意识障碍,精神异常为特征。高血压在该病的发生、发展中起着重要作用。本文主要阐述孕期高血压与缺血性脑白质病变的关系做一综述。以我院发生一例剖腹产术后发生缺血性脑白质病变患者为例,总结其诊治体会,以期对该并发症引起重视,并为临床医师提供参考和借鉴。

【病例简介】

患者,女性,27 岁,主因停经 39+6 周,发现尿蛋白 7 天入院。心率 88 次/分;呼吸 18 次/分;血压 130/80 mmHg(1 kPa=7.5 mmHg)。头颅无畸形,胸廓对称无畸形,双肺呼吸音清,心律齐,心脏各瓣膜听诊区未闻及杂音,腹隆,孕足月大小,肝脾肋下未及,脊柱四肢无畸形。产科情况:胎心 140 次/分,LOA,胎膜存,未及宫缩,估计胎儿大小 3500 g。心电图正常。尿常规:蛋白质 2+,比重 1.025。初步诊断:孕 2 产 0 孕 39+6,LOA 左枕前,患者孕 2 产 0 孕 40+3 周、重度子痫前期,因羊水过少入手术室,在腰硬联合麻醉下行子宫下段横切口剖宫产术,以 LOA 助娩一活男婴,生后评 10 分,断脐后交台下处理;宫体注射缩宫素 20U,舌下含服卡前列甲酯栓 1 mg,胎盘胎膜娩出完整,子宫收缩好,常规关腹。术中失血约 300 mL,术中输液 1500 mL,术中血压平稳,手术历时 45 分钟,术后母婴安返病房。术后体温 36.5 ℃,脉搏 90 次/分,呼吸 18 次/分,血压 130/85 mmHg。

患者术后第 2 天头颈部疼痛,麻醉医师考虑与蛛网膜穿刺后脑脊液漏有关,增加补液液量,尽量卧床去枕平卧位,观察。患者术后 3 天,起床后头颈部疼痛,术后第 4 天,头颈部疼痛好转,无发热。患者诉头疼,查看病人:患者头顶皮肤水肿,大小约 4 cm×10 cm,质软,考虑与去枕平卧位的体位有关,患者血压 170/100 mmHg,予硝苯地平口服降压治疗,观察。

术后第 5 天患者再次头痛、呕吐 1 次,为胃内容物,予哌替啶 50 mg 肌注止痛,观察。患者电解质回报正常。患者诉头痛,视物模糊,四肢活动自如,血压 120/80 mmHg。患者头痛,予布洛芬缓释胶囊口服镇痛,视物模糊考虑与以下情况有关:①患者双眼球结膜水肿严重;②患者高血压,不除外眼底出血;③颅内出血或栓塞,请脑系科、眼科会诊,协助诊治。

患者 MRI 及 MRV 回报:①双侧枕叶异常信号影,考虑水肿改变;② MRV 显示左侧乙状窦显影纤细,考虑部分血栓形成;③顶部 M 状帽状腱膜下血肿。电话请示神经内科会诊,建议转神经内科进一步治疗。

神经内科遂以①颅内静脉血栓形成? ②剖宫产术后;③高血压 2 级? ④左眼视网膜脱离,收治入院。

术后第 6 天患者行于行全脑血管造影术，颅内外动静脉系统未见异常。血压水平偏高，予以硝苯地平 10 mg 口服调整血压。患者突然出现意识不清，双眼上翻，牙关紧咬，有舌咬伤，双上肢屈曲，双下肢伸直，四肢不自主抖动，考虑癫痫发作，予地西泮 15 mg 静推镇静止抽，予苯巴比妥 0.2 im 镇静止抽，约持续 3 分钟左右抽搐停止，当时有甘露醇及甘油果糖静脉点滴降颅压治疗，查看患者双瞳孔左：右 4：4 mm，对光反射（＋），双侧锥体束征阳性，术后第 7 天患者及家属强烈要求转院治疗，遂转入上级医院治疗。

【问题】

（1）缺血性脑白质病变的主要原因是什么？ 脑白质病的病因很多，包括中毒、遗传变性、感染、脱髓鞘疾病、代谢性疾病、血管性疾病、创伤和脑积水等，均可导致白质脑病。其中缺血性白质脑病足最常见的类型之一，即缺血性脑白质病变缺血性脑白质病，病变在影像学E 表现为脑白质疏松（leukoaraiosis，LA）。缺血性脑白质病变的发病机制尚未完全阐明，其与脑梗死、脑出血的关系及治疗缺血性脑白质病变与脑梗死有共同的病理生理学机制，二者的共同发病机制可能是小动脉硬化。当以血管壁中层增厚为特点的小动脉硬化形成，小动脉血管顺应性下降，脑血管自动调节能力减弱，血压调节范围变窄，使得处于 " 分水岭 " 区域的脑室周围和皮质下白质对缺血更为敏感。可以得出高血压是缺血性脑白质病变的主要危险因素，服用降压药并控制血压的患者严重脑白质病变的风险降低。

（2）缺血性脑白质病变的主要诊断依据是什么？ 磁共振对白质病变的早期诊断作为一种影像学定义的疾病，脑白质病变的诊断主要靠对头颅磁共振的 T2 加权像及液体衰减反转恢复序列（fluid-attenuatedinversionrecovery，FLAIR）进行评估，缺血性脑白质病变实际上代表了更广泛、更细微的白质变化的病灶，而不仅仅是 T2 及 FLAIR 序列轮廓分明的解剖异常，研究表明，弥散张量成像（diffusiontensorimaging，DTI）对缺血性脑白质病变更加敏感，能够显示 T2 及 FLAIR 序列未能发现的异常白质信号，DTI 与脑白质病变患者执行功能之间的相关性高，并且对脑白质病变的变化更敏感，与脑白质病变体积相比，DTI 上的变化与认知的相关性更好。因此 DTI 被推荐作为缺血性脑白质病变的诊断。扩散峰度成像（diffusionkurtosisimaging，DKI），在量化高斯扩散的偏差方面比 DTI 更敏感，由于这种偏差是组织微结构对水扩散曲线影响的结果，因此 DKI 对组织微结构的敏感性高于 DTI。基于 DKI 的脑白质病变显微结构指标与组织学和电子显微镜相比较，表明 DKI 具有更好的显微结构变化一致性。

脑白质病变的诊断主要依赖于影像检查，近期研究发现，生化标志物对于脑白质病变也有辅助诊断意义，对于脑小血管疾病的患者，低分子量神经丝标记（NF-L），基质金属蛋白酶 -9、金属蛋白酶 -1 的组织抑制剂、基质金属蛋白酶 -2 指数和脑脊液清蛋白与血浆清蛋白比率均升高。测量细胞间粘附分子 -1、血栓调节素、组织因子渊 TF 冤和组织因子途径抑制剂（TFPI）的循环水平，发现缺血性脑白质病变患者（TFPI）的水平较低，TF/TFPI 的比率较高。血栓调节蛋白水平与腔隙性脑梗死数目及脑白质病变程度相关。遥循环的外周炎性标志物如 C 反应蛋白和白介素 -6 与脑白质病变相关。表明脑白质病变中可能涉及炎症途径，但由于特异性较差袁临床意义有限。

（3）缺血性脑白质病变的治疗方法是什么？高血压是缺血性脑白质病变的主要危险因素，服用降压药并控制血压的受试者患严重脑白质病变的风险降低，培哚普利预防复发性脑卒中〈中风〉研究试验中袁用血管紧张素转换酶抑制剂〈ACEI〉治疗超过 36 个月可减少脑白质病变的数量与体积。与 ACEI 相比，血管紧张素受体阻滞剂的治疗与较小的脑白质病变体积相关，一项由强化血管试验进行的痴呆症预防的磁共振研究表明，基线脑白质病变重的亚组治疗效果更好，但是强化降压对脑白质病变的进展没有总体影响。降脂药的使用能减缓脑白质病变的进展，中年时期高密度脂蛋白水平较低的受试者晚年脑白质病变更为严重，也有研究表明，高脂血症的患者脑白质病变相对较轻，考虑高脂血症的患者长期使用他汀类药物的缘故，缺血性脑白质病变与血脂的关系有待进一步研究。

四、专家点评

本例患者属于是可逆性后部白质脑病综合征（RPLS）一组由多种原因引起的以神经系统异常为主要表现的综合征，临床表现以迅速进展的颅高压症状、癫痫发作、视觉障碍、意识障碍、精神异常为特征，神经影像学上显示 以双侧大脑后部白质为主的水肿区。经及时有效治疗后临床表现和神经影像学改变可以完全恢复，一般不遗留有神经系统后遗症。核磁共振新技术的发展，突出显示了血管源性水肿的特点，有助于 RPLS 的正确诊断。最常见的病因是高血压脑病，尤其易发生在高血压性肾功能衰竭的患者（如尿毒症），妊娠或产褥期有惊厥发作者次之。发病机制尚不十分清楚。早期研究认为，脑血管自我调节机制的过度反应造成血管暂时痉挛，引发可逆性脑缺血。但事实上大部分 RPLS 病例并无明确的大血管痉挛。

目前主要有两种解释：脑血管自动调节功能崩溃，血压急剧增高导致脑血管自动调节功能障碍，对循环血液中血管加压物质敏感性增加造成血管反应性的改变，引起血管舒张的前列腺素缺乏和血管内皮细胞的功能紊乱，从而导致血管痉挛及器官灌注不足、凝血机制的激活以及液体渗出，造成局部血管痉挛和扩张（导致脑组织的过度灌注），血脑屏障破坏，局灶性液体、大分子物质渗出和点状出血。已发现 RPLS 时后循环区域更易发生损害的原因可能与后循环的血管肾上腺素能神经纤维分布少、对血压急剧增高的损害更加敏感有关。血管内皮损伤，与尿毒症相关的毒性物质或免疫抑制剂直接造成血管内皮损伤，导致暂时性血脑屏障的损害。由于蛋白渗出又加重了颅内尿毒症性毒性物质的集聚。修复性的血管收缩或血管内微血栓形成致使脑动脉闭塞、缺血、缺氧及血管源性水肿。

由于 RPLS 是一类预后相对良好的疾病，目前还缺乏细致的病理研究，多数研究都是通过现代影像学技术进行的。只有少数研究描述了部分高血压脑病和妊娠子痫病人尸检的病理检查结果，显示脑内病变部位出现裂隙状水肿、微出血灶以及动脉管壁的纤维蛋白样坏死，没有发现明确的梗死病理证据。

（田英杰　李泽宇）

病例107　急诊剖宫产术合并甲状腺危象患者的麻醉管理一例

【导读】

甲状腺危象(thyroidstorm,TS)是甲状腺功能亢进症(简称甲亢)最严重的并发症之一,是一种危及生命的内分泌急症,死亡率高,需紧急治疗。其发生原因可能与循环系统内甲状腺激素水平急骤增高有关,常见诱因有感染、手术、创伤、精神刺激等,妊娠合并甲状腺危象病情凶险,严重危害母儿安全,及时判断、积极治疗是抢救成功的关键。

【病例简介】

患者女,32岁,G_2P_0,孕37^{+3}周,LOA,肥胖Ⅰ级,既往甲亢病史6年,不规则服药2年,妊娠后间断服用丙基硫氧嘧啶,自述甲亢控制可。患者宫口开两指,进入临产室,经过15分钟胎心监测和心电监护后行硬膜外分娩镇痛(L_{2-3},PCEA),连接胎心监护继续待产,产妇自诉分娩镇痛效果良好,夜间睡眠可。

次日产科医生发现胎心监护异常,紧急转入产房手术室行子宫下段剖宫产术,4小时前饮水约200毫升。硬膜外追加局麻药,13分钟后娩出一活女婴,新生儿Apgar评分9分,患者生命体征平稳。子宫肌注卡前列素安丁三醇250 μg后患者出现烦躁,气喘,恶心,精神恍惚,血压升高至200/105 mmHg,心率增快144次/分,氧饱和度95%。考虑产妇既往有甲亢病史,怀疑甲状腺危象,即刻请示上级医师联系内分泌科会诊,同时给予吸氧、降压、镇静支持治疗。即刻取血行甲状腺功能、血常规、凝血功能、肝功能检测。手术医师加快速度,半小时后完成手术。

手术结束10分钟后患者体温升高至38 ℃,心电图显示窦性心动过速(心率150次/分),血压187/99 mmHg,意识清楚。立即予给予抗甲状腺药物:丙基硫氧嘧啶600 mg口服,艾司洛尔泵入控制心率,氢化可的松100 mg静脉滴注,冰袋物理降温,有创动脉血压监测,行血气分析。经过1小时积极抢救,体温、心率逐渐下降,患者情况基本稳定,神志清,BP:143/80 mmHg,P:90次/分,R:22次/分。甲状腺功能回报:$FT_3$20.56pg/mL(正常1.45~3.48pg/mL),$FT_4$30.52ng/dL(正常0.71~1.85ng/dL),促甲状腺激素0.023mIU/mL(正常0.35~5.5mIU/mL)。剖宫产术后转入综合医院ICU继续给予丙基硫氧嘧啶200 mg每6小时1次,复方碘溶液5滴,每6小时1次,抗生素抗感染治疗,严密监测患者生命体征、血常规、肝肾功能、甲状腺功能以及子宫收缩等情况。随病情好转,逐渐调整药物剂量,经过1周治疗,产妇血压稳定,自觉症状消失,患者及新生儿情况良好出院。

【问题】

（一）术中妊娠期甲状腺危象的发病可能原因

本例患者可能为术前甲亢病情控制不满意或手术应激所致。经仔细询问病史得知患者既往甲亢病史6年,间断服用丙硫氧嘧啶及心得安2年,自觉症状好转,加之备孕担心药物的副作用而停药。患者孕早期曾因心悸10天入当地医院治疗(具体不详),后间断口服丙基硫氧嘧啶至入本院,甲状腺功能基本正常。考虑到产妇已临产,胎儿情况良好,家属和产妇要求试产,由于产程过程劳累、紧张及疼痛刺激,加之手术的刺激诱发了甲状腺危象。

因此,考虑本病例出现甲亢危象的原因如下:①产妇入院后未详细了解病史,对甲状腺危象认识不足,在试产期间患者曾发生一过性心动过速,当时考虑为子宫收缩疼痛所致,未警惕甲状腺危象;②术中因子宫收缩乏力使用较强的子宫收缩剂,患者出现了烦躁、气喘、恶心、精神恍惚,血压升高,心率增快等症状,推测其可能诱发了甲状腺危象。

(二)甲亢危象诊断

目前对于妊娠合并甲状腺危象尚无特异性诊断标准,主要依据为既往病史和临床表现,但对于病史不详的产妇,识别甲亢危象的难度则进一步加大。虽然甲亢危象时血清游离 T3(FT3)或游离 T4(FT4)水平升高,但尚未明确血清 FT3 或 FT3 的截点来区分普通甲状腺毒症和甲亢危象,因此甲状腺素水平的高低并不是诊断甲状腺危象的必要条件。

1993 年,Burch 等提出甲亢危象的半定量评分系统,它考虑了多器官受累的严重程度,包括体温调节障碍、中枢神经系统症状、心血管系统表现、胃肠道症状及有无诱因,当总分 ≥ 45 分可诊断为甲状腺危象,总分 25~44 分为危象前期,总分 <25 分不提示甲状腺危象,鉴于该诊断过于敏感,假阳性率较高,且相对复杂,在很多急诊情况下,不适合产科医师使用。

2012 年日本甲状腺内分泌协会(JTA)提出了甲状腺危象的诊断标准,指出甲状腺毒症是诊断甲状腺危象的先决条件,其他包括①中枢神经系统功能障碍;②发热,体温 >38 ℃;③心率 ≥ 130 次/分;④心力衰竭;⑤胃肠道功能失调。该标准认为中枢神经系统对甲状腺危象的诊断比其他症状更重要。《甲状腺危象急诊救治专家共识》推荐联合应用 Burch-Wartofsky 评分量表和日本甲状腺协会标准诊断甲状腺危象,以提高临床诊断准确性。

对于产科,北京协和医院提出的诊断方法更为简便适用,其诊断要点:高热(体温 39 ℃以上),心率 >160 次/分,神志异常(烦躁不安、昏睡、昏迷);其他:大汗、严重腹泻、体重显著消瘦。甲亢合并上述 2 种或 2 种以上情况即可诊断为甲状腺危象。妊娠合并甲亢由于其病理生理学特殊性,当患者出现如发热、心动过速、精神状态等的改变时,临床医师需警惕甲状腺危象的发生,及时诊断救治,避免不良结局。

(三)甲状腺危象的鉴别诊断

1. 恶性高热　为一种遗传性肌病,以高代谢为特征,病人接触到某些麻醉药物后触发,肌肉持续挛缩,呈高代谢症状,血气分析异常(代谢和呼吸性酸中毒)、高血钾、高血钙、高血磷、肌红蛋白尿有助于诊断,其最有效的治疗药物是丹曲林。

2. 子痫前期并发左心衰　该病诊断标准为既往无慢性高血压和心脏病史,本次妊娠并发重度子痫前期,妊娠晚期、分娩期或产后 10 天内出现急性左心衰的临床表现,并能排除围术期心肌病。甲状腺危象患者如同时伴有血压升高及尿蛋白时,很容易与子痫前期并发心衰混淆。

3. 过敏性休克　甲状腺危象出现血压下降、心率增快、神志改变时可能与过敏性休克很难鉴别,此时患者处于休克状态,提醒临床医师要抓住重点,追问既往史,综合分析病情。

4. 肾上腺危象　患者表现以发热多见,体温可高达 40 ℃以上;神经系统表现为萎靡、无欲、淡漠、极度衰弱,也可表现为烦躁不安、谵妄、神志模糊;循环系统表现为心率增快,达

160 次 / 分,循环虚脱,甚至休克;消化系统表现为厌食、恶心、呕吐,也有腹痛腹泻。

5. 急腹症腹膜炎　急腹症患者围术期可出现躁动、高热、呼吸急促、心率加快、恶心、呕吐和腹泻等症状与甲状腺危象相似,而且病情紧急需要急诊手术,又不能充分检测,需要详细询问有无甲亢病史及服药史,仔细查体,对临床高度怀疑甲亢危象患者,应按甲状腺危象来对待。

(四)甲状腺危象的临床表现

甲状腺危象的临床表现是在原有的甲亢症状上突然加重,其特征性表现为代谢率高度增高及过度的肾上腺素能反应症状。典型的甲状腺危象常表现为高热、大汗淋漓、心动过速。

1. 高代谢率及高肾上腺素能反应症状

(1)高热,体温升高一般都在 40 ℃左右,常规退热措施难以控制。

(2)心悸,气短,心率显著加快,一般在 160 次 / 分以上,脉压差显著增宽,常有心律失常(房颤、心动过速)发生,抗心律失常药物效果不明显。甲亢孕妇最常受累的器官是心脏,严重者出现心力衰竭。

(3)全身多汗、面色潮红、皮肤潮热。

2. 神经系统症状　焦虑、易激动、极度乏力、烦躁不安,认知功能障碍如意识错乱、谵妄。严重者可进展为木僵、迟钝乃至昏迷。

3. 消化系统症状　腹泻是最常见的症状,其他包括食欲减退,恶心、呕吐,严重时可出现黄疸,多以直接胆红素增高为主。

4. 不典型表现　不典型的甲亢患者发生甲亢危象时,是以某一系统症状加重为突出表现。淡漠型甲亢发生甲亢危象多见于老年人,高代谢症状不明显,主要症状有神志淡漠、迟钝、嗜睡,甚至呈木僵状态,体温一般仅中度升高,出汗不多,心率不快、脉压差小。

5. 对胎儿的影响　母体甲状腺激素水平升高,能够通过胎盘进入胎儿体内,可能会导致心动过速、胎儿窘迫,部分孕妇出现胎膜早迫、宫缩、临产等。

6. 其他表现　包括脱水、体重锐减、电解质紊乱、低血糖等。

(五)甲状腺危象的救治原则

妊娠期甲状腺危象的处理与非孕期基本相同,高度怀疑甲状腺危象者不必等到化验结果,治疗关键是早发现,早治疗。

1. 抑制甲状腺素合成　抗甲状腺药物(ATDs)首选丙基硫氧嘧啶 PTU,大剂量应用(至少 400 mg,一般 500~1000 mg)口服或者经胃管注入,以后 200~400 mg/6~8 h。若无 PTU,MMI 的首剂 60 mg,继之 20~30 mg/6 h。ATDs 治疗甲状腺危象的首剂量可根据个人情况进行调整, PTU 和 MMI 的最大剂量分别为 1600 mg/d 和 100 mg/d。ATDs 的主要作用是通过抑制甲状腺过氧化物酶减少甲状腺激素的合成, PTU 和 MMI 使用 1 小时均能阻碍碘机化,抑制甲状腺激素合成。但 PTU 优于 MMI 是因为大剂量 PTU(至少 400 mg/d)能抑制甲状腺和其他外周器官Ⅰ型脱碘酶活性,能更迅速降低 T3 水平,且 PTU 能抑制外周 T4 向 T3转化。

PTU 和 MMI 可能的常见不良反应包括味觉异常、瘙痒、荨麻疹、发热和关节痛,严重的不良反应包括粒细胞缺乏,肝毒性和血管炎。PTU 引起的肝毒性表现为过敏性肝炎导致的肝细胞损伤,MMI 引起的肝毒性表现为肝内胆汁淤积性黄疸,因此,推荐用药期间密切监测潜在的不良反应,监测血常规、胆红素、转氨酶等,警惕爆发性肝衰竭的发生。

2. 抑制甲状腺中甲状腺激素向血中的释放　碘的形式主要为有机碘和无机碘,临床上治疗甲状腺危象的碘制剂以无机碘为主,大剂量无机碘化物通过抑制碘的氧化和有机化,减少甲状腺激素合成,因此比其他药物(ATDs 和糖皮质激素)更能迅速降低甲状腺激素水平。口服无机碘化物包括卢戈碘液(Lugol′s 碘液)和碘化钾饱和溶液(SSIK),其他途径可根据患者情况选择舌下、直肠或鼻导管。

3. 抑制甲状腺激素的外周效应　甲状腺危象患者出现心动过速时推荐用 β 受体阻滞剂控制心室率,同时能改善烦躁、怕热、多汗、肌肉震颤等症状。最常用的药物为普萘洛尔,它具有非选择性的 β 肾上腺素能受体拮抗作用,且能阻断外周 T4 向 T3 的转化,与 ATDs 合用可较快的控制甲状腺危象的临床症状。

普萘洛尔口服剂量为 60~80 mg/4 h,最大剂量为 120 mg/4 h,口服约 1 h 起效;静脉注射负荷量 0.5~1.0 mg,然后以 1~2 mg/15 min 持续输注,同时密切监测心率。禁用于患有支气管哮喘、心源性休克、重度或急性心力衰竭、心脏传导阻滞(Ⅱ-Ⅲ度房室传导阻滞)、窦性心动过缓的患者。

艾司洛尔为短效 β 受体阻滞剂,静脉负荷量为 0.25~0.5 mg/kg,随后以 0.05~0.1 mg/(kg·min)的速度持续输注。对于甲亢伴有低输出量性心力衰竭者,如必须使用可谨慎使用艾司洛尔,必要时也可考虑应用非二氢吡啶类钙离子通道阻滞剂(如地尔硫卓:每 6~8 小时口服 60 mg)控制心率,并严密检测血流动力学。

4. 糖皮质激素　甲状腺危象者,尤其有高热或休克者,应加用糖皮质激素,可用氢化可的松 300 mg/d 静滴或地塞米松 8 mg/d,在甲状腺危象缓解后,应逐渐减少并停止使用。应用糖皮质激素期间,应密切监测和预防潜在的不良反应,如高血糖、消化性溃疡和感染等。

5. 支持治疗　严密监测患者生命体征的变化,建立多条静脉通路。①吸氧、镇静、心电监护;②高热者给予冰袋、酒精擦浴等物理降温,药物推荐首选对乙酰氨基酚,禁用阿司匹林,因其降解产物水杨酸竞争性地与甲状腺球蛋白结合,导致游离甲状腺激素水平升高。高热严重者可用人工冬眠(哌替啶 100 mg,氯丙嗪及异丙嗪各 50 mg 混合后静脉持续泵入)。新型降温技术-血管内导管降温能提供更迅速、稳定、精确的降温治疗,在传统降温无效时可考虑应用。③纠正水电解质紊乱及酸碱平衡。④补充消耗的营养及维生素,保证足够热量、葡萄糖和水分的补充。⑤去除诱因,有感染者积极抗感染治疗,控制子痫前期、糖尿病酮症等其他疾病进展。如经上述治疗有效,病情在 1~2 d 内可明显改善,1 周内可恢复,此后碘剂和糖皮质激素逐渐减量至停药。

6. 透析与血浆置换　如患者对常规治疗无反应,特别是伴有神志障碍或循环中 T4 极高者,可选用血液透析或血浆置换(TPE)等措施迅速清除血中过多的甲状腺激素。推荐经常规治疗 24~48 小时内临床未改善者,考虑 TPE 治疗,但应注意 TPE 维持 24~48 h。对于多器官衰竭的患者,建议联合使用血浆置换和连续性血液透析滤过(CHDF),有助于电解质和酸碱平衡的稳态恢复。

7. 其他治疗　应用抑酸药物(如质子泵抑制剂,H_2受体抑制剂)预防大量糖皮质激素、凝血功能障碍导致的消化道出血。甲状腺危象有心力衰竭者可应用洋地黄制剂及利尿剂,出现重度心衰或心源性休克者可考虑应用体外膜肺氧合(ECMO)。

妊娠期孕产妇发生甲状腺危象,孕产妇妊娠风险评估即为红色,需由当天值班最高职称的副主任医师以上的产科医生现场指挥抢救,联合内分泌、麻醉、急诊/重症、儿科医生共同处理,抢救母婴生命。

(六)急诊剖宫产术合并甲状腺危象患者的麻醉管理

1. 术前评估　当妊娠合并甲亢时,剖宫产手术对麻醉则提出了更高的要求,对这类患者的麻醉要更加谨慎细微。控制良好的甲亢患者基本应达到情绪稳定,睡眠良好,心率接近正常,甲状腺体积变小变硬,基本上听不到血管杂音。但产科往往为急诊手术,术前准备难免不充分,若妊娠足月或估计胎儿有一定存活能力,在甲状腺危象控制病情后 2~4 h 终止妊娠,以剖宫产为宜。术前评估还应包括产妇气道评估、合并疾病、术前禁饮禁食情况、胎儿情况等,综合评估危险因素对麻醉方式的选择和术后恢复有很大帮助。

2. 全身麻醉　全身麻醉适用于合并有甲亢心肌病、重度子痫、心力衰竭等严重并发症或椎管内麻醉禁忌的患者,要求术中充分镇痛、镇静和氧供,术后拔管刺激小,药物的选择要考虑其对产妇及胎儿代谢的影响、对新生儿呼吸的抑制作用及术中产妇血流动力学的影响。

异丙酚起效快、维持时间短、苏醒快、对新生儿无长时间抑制,可用于产科麻醉。由于阿片类药物的呼吸抑制作用,一般不推荐其用于剖宫产全麻,但对于妊娠合并甲亢患者应避免血流动力学剧烈波动,可使用小剂量瑞芬太尼(0.5~1.0 μg/kg)维持全麻诱导及插管时的血流动力学稳定,胎儿娩出后立即评估,及时面罩辅助通气,必要时行气管插管。非去极化肌松药不透过胎盘,可选用起效相对较快的罗库溴铵(0.6 mg/kg)诱导,1 分钟可达满意插管条件,对于肝肾功能异常的产妇,也可应用顺式阿曲库铵。硫酸镁可减少运动神经末梢释放乙酰胆碱,增强神经肌肉阻滞,延长肌松时间,因此该类患者肌松药应减量。胎儿娩出后追加强效阿片类药物(如舒芬太尼)和苯二氮䓬类药物(咪达唑仑)确保镇痛镇静效果,术中根据患者血压心率调整异丙酚和瑞芬太尼的泵注速度,严密监测生命体征,保证足够的麻醉深度。术毕拔除气管导管时应避免呛咳和疼痛刺激,可预防性地于手术结束前给予小剂量镇痛药物,部分或可尝试深麻醉状态下拔管。术中避免应用刺激交感神经的药物(如氯胺酮、泮库溴铵、阿托品、麻黄碱、肾上腺素),若出现低血压可给予甲氧明。

3. 椎管内麻醉　产妇无凝血功能障碍、脊髓或脊神经根病变等椎管内麻醉禁忌者,术前甲亢症状控制良好且无子痫、心力衰竭等严重并发症者,首选椎管内麻醉。与全麻相比,椎管内麻醉既能阻断交感神经,又能减少儿茶酚胺的分泌,降低应激反应,减少麻醉及镇痛药物对母体及胎儿的影响,尤其是能提供可靠的术后镇痛,明显减低因疼痛刺激诱发甲状腺危象的概率。常用的局麻药如利多卡因、罗哌卡因均可应用,另外碳酸利多卡因用于硬膜外麻醉下剖宫产也有较好的麻醉效果且血流动力学稳定。对于拟实施椎管内麻醉的剖宫产患者,可术前肌注地西泮辅助镇静,术中充分镇静,但应避免使用氯胺酮等兴奋交感神经的药物。

4. 术后管理　甲状腺危象也可能发生在剖宫产术后,其诱因有手术疼痛刺激、感染、术前甲亢未充分控制、对新生儿的担忧烦躁等,因此患者有必要进入 ICU 加强监测甲状腺功能,术后 1~2 d 应充分镇静和镇痛、积极预防感染、避免精神刺激。当患者出现发热、心动过速、精神状态的改变时,应警惕甲状腺危象的发生,迅速抢救,挽救患者生命。

【小结】

甲状腺危象是一种罕见的、危及生命的急症,而妊娠合并甲状腺危象者病情更凶险、进展更迅速,因此建议患者对原有疾病控制好再怀孕,同时应加强孕期产检,严密监测血压、血糖、甲状腺功能等各项指标,加强产前教育和心理疏导,避免各种诱发因素。对于急诊剖宫产患者,麻醉医生要在有限时间内争取获取有利信息,选择合适的麻醉方式,一旦发生甲状腺危象必须迅速抢救,确保母婴安全。

【专家点评】

(1)本例患者经历了试产失败转为剖宫产术,在精神和体力上均有很大消耗,术中收缩子宫的药物可能是最终诱发甲状腺危象发生的原因,所幸患者尚处于甲状腺危象前期,因此提醒医师必须重视产前检测,对合并甲亢病史的患者,要充分权衡利弊,最大程度地保证母婴生命安全。

(2)本例患者临床表现为烦躁,气喘,恶心,精神恍惚,与局麻药中毒有相似表现,因此麻醉医生要掌握围术期各种危重急症的鉴别诊断,对于既往有甲亢病史者,高度怀疑甲状腺危象时,可按甲状腺危象处理,紧急告知上级医师并多方会诊抢救。

(3)甲状腺危象特征性表现为高代谢及过度的肾上腺素能反应症状,抗甲状腺激素治疗的同时注意支持治疗,纠正电解质紊乱和酸碱平衡,严密观察产科出血情况,定期监测凝血功能,预防产科并发症的发生。

(4)甲状腺危象产妇不同于普通患者,多有不同程度的恐惧、焦虑等不良心理,因此在整个围产期医务人员应适当让患者了解相关知识,给予精神安慰,进行个性化指导,帮助患者树立战胜疾病的信心。

(翟美丽　高雪芳　王建波)

病例 108　凶险性前置胎盘的围手术期麻醉管理一例

【导读】

前置胎盘是指妊娠 28 周后附着在子宫下段或宫颈内口以上的胎盘,其位置低于胎儿最初暴露的部位。如果有剖宫产史的孕妇合并前置胎盘,胎盘绒毛很可能因子宫底蜕膜发育不良或创伤性内膜缺陷而侵入子宫肌层,出现产时胎盘剥离困难、产后大出血,进而导致弥散性血管内凝血、膀胱及肠道损伤、子宫切除、成人呼吸窘迫综合征、急性输血反应、电解质紊乱和肾衰等并发症,造成母婴不良结局,临床上称为凶险性前置胎盘。

凶险性前置胎盘的病因尚不十分明确,与产妇孕次、产次、子宫瘢痕等有紧密联系,手术麻醉风险很高,这就要求麻醉医生充分了解前置胎盘发生的高危因素、鉴别诊断、选择合理的麻醉方式,积极有效地预防处理并发症,做好围术期的评估和管理。

【病例简介】

患者女性,38 岁,因"孕 4 产 1、孕 28^{+3} 周,无痛性阴道出血 1 天"入院。孕期无高血压、糖尿病、心脏病等其他慢性疾病,入院自诉阴道流血 1 天,多于平时月经量,B 超示双胎妊娠、中央型前置胎盘、胎盘植入,化验示血常规、凝血常规未见明显异常(Hb 121 g/L、D- 二聚体 9.46 mg/L),肝肾功能基本正常,心电图显示窦速,患者血压 141/80 mmHg、心率 100 次 / 分、呼吸 20 次 / 分、体温 36.5 ℃,全身无明显肿胀,给予促肺、硫酸镁静滴治疗。术前访视患者身高 160 cm,体重 85 kg,既往椎管内麻醉史,一般状况可,拟在腰硬联合麻醉下行剖宫产手术。

患者于术前 30 min 予以头孢唑啉钠 2 g 静滴,入室后开放两条静脉通道,右桡动脉、右颈内静脉穿刺置管,备好血液回收机,术中加温措施(医用升温毯和加温输液仪),连接心电监护仪,记录:ABP 156/95 mmHg、HR 106 次 / 分、SPO$_2$ 96%、RR 18 次 / 分,面罩吸氧,准备椎管内麻醉,同时准备好麻醉机,抽好全麻用药、甲氧明、麻黄碱、肾上腺素备用。使患者左侧卧位,行 L$_{2-3}$ 腰硬联合麻醉,2% 利多卡因 3 mL 局麻,采用 0.75% 罗哌卡因 2 mL 配比 10% GS 1 mL,予 2 mL 注入蛛网膜下腔,置入硬膜外导管 4 cm 并固定,平卧位调整感觉减退平面于 T6,硬膜外注入 2% 利多卡因 3 mL 实验量,血压心率无明显波动,患者自诉无特殊不适。

手术开始,于手术开始后 5 分钟及 6 分钟分别娩出两名女婴(1 分钟 Apger 评分为均为 7 分,呼吸、肤色、肌张力各减 1 分),给予氨甲环酸 1 g、地塞米松 10 mg、缩宫素 20IU 静脉滴注,期间患者血压心率无明显波动,维持在 100~130/60~90 mmHg、80~120 次 / 分之间。剥离胎盘时,患者出血迅猛,血压迅速下降至 80/48 mmHg,心率 125 次 / 分,自诉憋气,紧张,出现躁动,立即加快输液速度,迅速清洗回收的自体血,静脉给予盐酸甲氧明 2 mg,同时手术大夫行髂内动脉结扎术,盐水纱布探查出血点并及时缝合结扎,5 分钟后患者血压回升至 112/63mmHg、心率 90 次 / 分,患者清醒,自体血开始回输于患者体内。此时仍存在活动性出血,血流动力学小范围波动,期间间断予盐酸甲氧明小剂量泵入(血压维持在 90~120/50~85mmHg 之间,心率在 70~110 次 / 分之间),予 40 mg 艾司氯胺酮镇静,持续吸氧,并密切观察患者出血、出入量、尿量等,患者入睡,呼之能应,未再诉特殊不适。查血气示:pH 7.382,Na$^+$ 140 mmol/L,K$^+$ 3.6 mmol/L,Ca$^+$ 1.12 mmol/L,GLU 7.0 mmol/L,HCO$_3^-$ 16 mmol/L,BE -8 mmol/L,PO$_2$ 142 mmHg,PCO$_2$ 26.3mmHg,HCT 24%,Hb 80 g/L。30 分钟后手术结束,手术时间 45 min,估计术中失血量 2000 mL,尿量 300 mL,补充晶体液 1500 mL 胶体液 500 mL,回输自体血 720 mL。于麻醉复苏室观察半小时,无出血,无明显血流动力学变化,拔除动脉留置针,安返病房。回到病房,血压 120/70 mmHg,心率 90 次 / 分,SPO$_2$ 98%,宫缩良好,阴道无活动性出血,尿色清亮,继续给予吸氧、补充血容量等治疗,术后 4 天顺利出院。

【问题】

（一）出现凶险性前置胎盘的原因

出现前置胎盘的原因尚不十分清楚,多次流产及刮宫、高龄产妇(>35岁)、产褥感染、剖宫产史、多孕产次、孕妇不良生活习惯(吸烟或吸毒妇女)、辅助生殖技术受孕、子宫形态异常、妊娠中期 B 超提示胎盘前置状态等为高危人群。根据胎盘植入严重程度,凶险性前置胎盘可分为粘连型、植入型、穿透型,粘连型产妇胎盘绒毛侵入子宫浅肌层,胎盘附着处较周围较薄,胎盘与子宫壁的间隙极小;植入型产妇胎盘侵入子宫深肌层,极少见蜕膜组织,胎盘与子宫壁基本无间隙;穿透型产妇胎盘完全侵入并穿透子宫肌层,严重者甚至侵入子宫浆膜层并影响到周围组织。随着胎盘植入程度加深,产妇发生出血、弥散性血管内凝血以及产褥感染的概率增加,危险程度亦随之增加。

（二）鉴别诊断

凶险性前置胎盘发生胎盘植入的危险约为50%,应与I型胎盘早剥、脐带帆状附着(脐带附着于胎膜上,脐带血管通过羊膜和绒毛膜间进入胎盘)、前置血管破裂(胎儿血管穿越胎膜)、胎盘边缘血窦破裂、宫颈病变等产前出血相鉴别。

（三）临床表现

典型症状为妊娠晚期或临产时,发生无诱因、无痛性反复阴道出血,阴道出血发生孕周迟早、发生次数、出血量多少与前置胎盘类型有关;完全性前置胎盘初次出血时间多在妊娠28周左右,患者体征多与出血量有关,反复出血或一次出血量过多可使胎儿宫内缺氧,严重者胎死宫内。

该患者为 38 岁高龄产妇,孕 4 产 1,为瘢痕子宫,此次为双胎妊娠,孕早期有阴道流血并保胎治疗,早期 NT 提示胎盘低置状态,妊娠 28 周出现无诱因出血且出血量大, B 超示胎盘植入且 MRI 符合诊断,既往剖宫产和前置胎盘是胎盘植入最重要的两个危险因素。

（四）围术期手术麻醉管理

1. 做好术前准备　卧床并间断吸氧,做胎心监护,抑制宫缩,抑制出血,纠正贫血和预防感染。术前访视麻醉医生充分了解患者一般情况,制定合理的麻醉方案:选择合适的麻醉方式,备好悬浮红细胞、新鲜冰冻血浆和血小板,准备自体血回收机、术中保温措施、有创监护设备,备齐血管活性药物及产妇胎儿抢救设备。

2. 麻醉方式的选择　麻醉的选择取决于胎盘前置的情况、急症与否、以及产妇的容量状况。对于仅仅是胎盘覆盖于原疤痕处但无植入,或者植入可能性不大的产妇,若无椎管内禁忌,可根据情况采用单纯腰麻或蛛网膜下腔联合硬膜外麻醉。相比全麻,椎管内麻醉能够降低产妇出血的风险。椎管麻醉诱导的交感神经阻滞可以降低动脉压,减少失血和输血需求。对于预计大出血可能的产妇,则不建议行硬膜外置管,避免大出血后产妇凝血功能障碍而影响硬膜外导管的拔除,导致硬膜外腔感染及血肿等并发症。所有椎管内麻醉产妇均需做好全麻准备,以应对胎盘剥离时可能出现的各种紧急情况。对于有椎管内麻醉禁忌证、产妇和胎儿情况紧急、孕妇无法配合、凝血功能异常、术前评估胎盘植入严重、大出血风险高、困难气道、可能需要产科子宫切除术的产妇,优先考虑行气管插管全麻。

全麻可选择依托咪酯/丙泊酚-瑞芬太尼-罗库溴铵诱导,七氟醚维持,在胎儿娩出后宜选择静脉麻醉维持,以减少七氟醚对子宫收缩的影响。但新的研究认为七氟醚起效快、消除快、麻醉深度控制更舒适,能稳定血流动力学,提高新生儿摄氧量,提高手术安全性,且不影响凝血功能,联合阿片麻醉药可使血流动力学更加稳定。并且低浓度的七氟醚不但不会增加子宫舒张引起的出血,还可改善高凝孕妇的高凝状态。

所以麻醉具体方式的选择应该根据患者胎盘植入程度、预计出血量多少、病人一般情况、手术治疗方案、预计手术时间等综合考量。该患者术前血红蛋白正常、凝血功能无明显异常,且病人一般精神状态可,故而选择腰硬联合麻醉满足手术需要并保证良好的麻醉效果。

3. 术中麻醉管理　胎盘植入患者在胎盘剥离时往往会出现大出血,严重者可致休克,所以预防并处理低血容量是关键。该患者在胎儿娩出后剥离胎盘时迅猛出血引起循环剧烈波动,在胎儿娩出后预防性给予止血药并给予缩宫素减少出血,加快补液速度并适当给予升压药,此时需要手术医生和麻醉医生密切配合,台上有效止血的同时积极补充患者血容量。

（1）麻醉监测:密切监测患者血流动力学指标。实时监测患者术中血常规,凝血功能,血气分析及生化等情况,必要时检测降解产物,血浆 D-二聚体。凝血功能指标的变化能反应围术期产妇的凝血功能情况,对于产后出血、弥散性血管内凝血等并发症具有指导价值,PLT 反应产妇血小板情况,APTT 能反应凝血因子的活动,Fib 减低、PT 缩短是弥散性血管内凝血的肯定性标志。桡动脉穿刺置管行有创动脉血压监测,也便于行动脉血气分析、动态监测血红蛋白、电解质、酸碱平衡等内环境变化,并且可以行血栓弹力图指导凝血功能的纠正。大出血风险高的产妇行颈内静脉穿刺置管监测 CVP,指导输血输液。另外术中应密切关注瞳孔、尿量、体温及麻醉深度,避免术中知晓。

（2）液体管理:突然大量的术中出血易得到重视和早期诊断,而缓慢的、持续少量的活动性出血易被忽视,有效评估失血量很重要。常用的估计失血量的方法有容积法、称重法;监测生命体征、尿量和精神状态法;血红蛋白量测定法等。任何单一方法都存在一定的缺陷,且容易低估失血量,建议将几种方法联合使用,综合评估失血情况,及时合理给予输液、输血治疗。

凶险型前置胎盘往往在短时间内大量出血,术前应建立两条大的外周静脉以便快速输血输液,胎盘植入造成患者急性大量失血,复苏治疗主要包括液体替代和成分输血治疗两个方面。复苏治疗的关键在于容量复苏,恢复组织器官的灌注和氧供,防止低血容量性休克。复苏治疗的目标:收缩压 >100 mmHg(1 mmHg=0.133 kPa),心率 <100 次 /min,尿量 >30 mL/h,血细胞比容 >30%。失血初期,积极止血的同时应进行液体替代治疗,选用晶体液与胶体液同时输注,一般两者比例为 2∶1(或 3∶1),晶体液以平衡盐溶液为主。当失血量达到血容量的 30%,或血红蛋白 <70 g/L,或血红蛋白为 70~100 g/L 仍有活动性出血时,开始进行成分输血,首先输注红细胞悬液,输入 4U 红细胞悬液后可考虑输注 FFP,FFP 与红细胞悬液比例为 1∶1,当血小板计数 <75×10⁹/L 时,如需继续输注红细胞和血浆,应早期输注血小板,血小板计数 <50×10⁹/L 时,必须输注血小板。推荐使用红细胞悬液、FFP、血小板悬液

的比例为 $1:1:1$。当大量失血致 DIC 且纤维蛋白原 <1 g/L 时,开始输注冷沉淀。当输血量达 1~1.5 倍于患者血容量时,应每隔 1~2 h 检测 1 次患者的血常规、凝血常规及血气分析,特别注意血小板计数及血浆纤维蛋白原水平的变化,以准确反映患者体内血凝及内环境状态。

低体温将增加患者器官衰竭和凝血功能障碍的风险,麻醉及手术中使用的所有液体均应加温后输注。

（3）自体血回收:回收式自体血输血具有很多优势:减少血液浪费,缓解血液供需短缺的问题,减少产妇对同种异体输血的需求;避免暴露于同种异体血液的相关风险,并发症少,利于术后恢复;避免异体输血可能引起的传染性疾病;无需检验血型和交叉配血;解决特殊血型（如 RH 阴性）的供血需求;红细胞活力较库血好,携氧能力和组织氧交换能力强;不产生对血细胞、蛋白抗原等血液成分的免疫反应;可解决不接受异体输血的特殊宗教信仰者的用血;有利于急诊抢救等。回输自体血后,产科大出血患者的血红蛋白显著增加,血小板减少,凝血功能和血流动力学没有显著变化,回输式自体血回收可安全用于剖宫产术中大出血的临床抢救。应当推荐用于手术前患有贫血、预计出血风险高或术中意外大出血的剖宫产手术。回收自体输血技术虽然不会加重产科大出血后异常凝血,但也不能改善凝血功能,产科大出血患者失血严重,消耗和丢失大量凝血因子,其血液处于低凝状态,术中自体采血过程中需要加入肝素,防止血液凝集,可能加重机体凝血功能异常,因此,对于大量回输自体血的患者,仍需继续输注血小板、纤维蛋白原和冷沉淀以改善凝血功能。有报道称术中自体血回输后可能出现严重的低血压反应,低血压发作迅速且有可能合并呼吸窘迫和休克,但大多数情况下停止输血并使用小剂量升压药即可纠正输血导致类似的严重低血压反应。

凶险性前置胎盘并胎盘植入是术中凶险大出血的常见原因,推荐使用两套吸管,一根吸引管尽量吸完羊水,再用另一根吸引管吸引血液,以减少羊水成分的混入。但是,子宫切口往往难以完全避开胎盘组织,子宫切开后羊水和血液同时大量涌出,采用分开吸引必然浪费大量血液,使回收效率大大降低。 Sullivan 等把剖宫产患者分成两组,一组用单吸引管吸引所有羊水和血液,另一组采用双吸引管分开回收羊水和血液,经过自体血回收机清洗和过滤,两组的甲胎蛋白、鳞状上皮、肝素含量无显著差异,且单吸引管组血红蛋白、红细胞比容更高。所以,当处理凶险性前置胎盘并胎盘植入时,为避免大量血液浪费,可考虑实施单管吸引。另外白细胞滤器是实施产科自体血回输过程中的必须组件。羊水沉积物进入母亲血液后可产生瀑布状系统性免疫炎症反应,随后可出现弥漫性血管内凝血、严重低氧血症、多器官衰竭等一系列临床表现。联合使用自体输血和白细胞过滤器可以几乎完全去除小分子物质,如胎儿鳞状上皮、羊水磷脂甘油三酯、组织因子、游离血红蛋白、甲胎蛋白等大小类似白细胞的成分,从而避免了全身免疫炎症反应。

充分的抗凝是顺利进行血液回收必须要妥善解决的技术问题。孕妇术前一般处于生理性高凝状态,若不充分抗凝可能会发生回收血液快速凝集而影响红细胞回收效果;回收血在储血罐内发生凝集,堵塞储血罐,造成回收血液和储血罐浪费;洗涤后自体血含有微凝块堵塞白细胞滤器。所以原则上"宁可抗凝过度,不可抗凝不足"。抗凝剂与血液混合必须均匀、及时、充分,常用的抗凝剂为生理盐水 500 mL+25000U 肝素注射液,不得使用无菌水等替代生理盐水。在血液收集前,需预先向储血罐内预充 100~150 mL 抗凝剂溶液,待滤网被完全浸润抗凝剂溶液并渗出后即可调整为 60~120 滴 / 分。

（4）满意的术后镇痛:满意的麻醉效果及良好的术后镇痛能够大大稳定产妇的心理并维持内环境的稳定,从而促进术后恢复。

【小结】

凶险性前置胎盘合并胎盘植入可以导致产前产时大出血、围产儿预后不良,严重者甚至可危及母儿生命,手术及麻醉风险均较大。麻醉医生应做好术前访视和评估,多学科积极协作,根据患者情况制定合理的麻醉方案,积极预防及处理低血容量,围术期严密监测患者出血量、尿量、心肺循环等方面指标,保证良好的麻醉效果,积极维持患者的内环境稳定,使患者平稳度过围术期。

【专家点评】

本例患者是典型的凶险型前置胎盘合并胎盘植入。胎盘植入造成的产后出血并不少见,据报道,胎盘植入尤其是胎盘位于子宫前壁瘢痕部位的患者平均出血量约为 3000~5000 mL。约有 90% 的胎盘植入患者需要输血,可见输血在抢救胎盘植入造成的产后出血中是至关重要的,把握输血指征,明确输血目标异常关键。自体血回输为胎盘植入患者的救治提供了新的思路,具有非常高的临床应用价值。

术中生命体征的变化如低血压、心率过快、皮肤苍白、少尿、无尿、意识状况改变等是评估血容量不足与否的最简单直观方法,但只有失血量 >15% 才会有上述表现。常用的血红蛋白评估法是指血红蛋白每下降 10 g/L,失血约 400~500 mL,但出血早期,由于血液浓缩,血红蛋白值常不能准确反应实际出血量。所以评估患者出血量时要密切结合实验室指标,综合判断,合理补充液体和血液制品。

剖宫产手术麻醉方式的选择和用药具有重要意义。在临床工作中,应重视胎盘植入的诊断、管理及治疗,多学科综合管理,做好充分的术前、术中准备,避免致死性大出血发生,同时掌握胎盘植入患者的输液输血策略,合理、规范的输血输液治疗,降低子宫切除率和孕产妇死亡率。麻醉医师应认真做好术前访视和评估,积极参与多科室协作,根据病情制定合适的麻醉方案,术中严密监测产妇的生命体征,关注手术进展及出血量,制定合理的液体治疗方案,维持产妇内环境及生命体征的稳定,为外科医师提供最佳的手术条件,协助新生儿复苏及抢救,保证良好的术后镇痛,促进产妇康复。

回收式自体血输血越来越广泛应用于剖宫产手术中,但是也带来新的问题。常用的洗涤式自体血回收清洗过程在清除游离血红蛋白、组织碎片及其他小分子物质的同时,血液细胞与回收管道等非生物材料接触,会损伤红细胞细胞膜,产生大量氧自由基,导致回收红细胞变形能力的下降。大量生理盐水的冲洗导致电解质失衡,红细胞能量供应不足,引起红细胞内钙超载,加重能量代谢障碍,引发红细胞皱缩及被巨噬细胞吞噬和降解,最终导致回收红细胞寿命的缩短。而洗涤液中含有大量的 Na^+、Cl^-,大量输入体内后会引起机体内环境紊乱,导致高氯性代谢性酸中毒,甚至低钙、低镁。自体血回收过程中如果吸引负压过高,会导致红细胞的破坏或死亡,最终发生溶血,严重者甚至会诱发肾脏损伤,导致肾功能不全或血尿。因此,大量自体血回输过程中需注意监测患者酸碱度及电解质变化,采用平衡盐溶液替代生理盐水可减轻或避免内环境紊乱的发生。

(方文倩　张敏玉　王建波)

病例109　羊水栓塞患者的救治一例

【导读】

羊水栓塞(amniotic fluid embolism,AFE)是产科特有罕见疾病,其特点为起病急骤,病情发展迅速,若抢救不及时可能导致母亲和胎儿残疾甚至死亡等不良结局。因此麻醉医生要熟悉 AFE 的诱发因素、病理生理学机制、预后转归等基础知识,更要熟练掌握产妇发生 AFE 时的抢救流程及要点,做到及时诊断是否发生 AFE,确诊后迅速给予相应治疗,最大程度上保证产妇及胎儿的预后。

【病例简介】

患者 32 岁,孕 2 产 0 孕 39^{+6} 周,因不规律腹痛 9 小时入院。既往身体状况良好,规律产检未见异常,入院时凝血功能检查 D- 二聚体升高至 4.17 mg/L,其余正常。患者进入临产室后行持续生命体征及胎心监护,监护无异常且无椎管内麻醉禁忌证,在患者要求下行硬膜外分娩镇痛。患者宫颈开 2 cm、S^{-2} 时给予 0.5% 缩宫素静滴,期间血压心率平稳,胎心率在 135~160 次 / 分之间波动。数小时后患者自然破水,宫颈开 6 cm,S^{+1},胎心 146 次 / 分,停止静滴缩宫素。破水 3 分钟后患者主诉"憋气,前胸后背疼痛",且偶有咳嗽,此时心率 99 次 / 分,SpO_2 99%,胎心率降至 50~70 次 / 分。助产士立即抬高床头,嘱患者左侧卧位并给予面罩吸氧 6 L/min,同时通知产科医生。产科医生到场后见患者血压 110/70 mmHg,心率 88~90 次 / 分,SpO_2 94%~96%,胎心率 80~110 次 / 分,诊断为疑似羊水栓塞,遂立即通知手术室、麻醉科、新生儿科,同时交代病情备皮准备行剖宫产术。准备过程中患者血压 88/52 mmHg,心率 90~128 次 / 分,SpO_2 95% 逐渐下降至 87%,胎心率 90~130 次 / 分,给予甲强龙 80 mg,罂粟碱 60 mg 入壶滴注,取血化验血常规、高凝、急诊生化。结果示抗凝血酶 III 77.3%(正常值 75%~125%)、凝血酶原时间(PT)10.9 s(正常值 8.3~14.3 s)、活化部分凝血活酶时间(APTT)32.7 s(正常值 22~32 s)、纤维蛋白原浓度 4.72 g/L(正常值 1.8~3.8 g/L)、凝血酶时间(TT)16.1 s(正常值 15.2~21.2 s)、D- 二聚体 13.91 mg/L(正常值 0~0.55 mg/L)、纤维蛋白降解产物 35.3 mg/L(正常值 0~5 mg/L)。破水后 18 分钟,患者血压 84/50mmHg,心率 126 次 / 分,SpO_2 81%,推入手术室。入室后立即气管插管全身麻醉下行剖宫产术,同时开放第二路静脉,行桡动脉穿刺置管。

开皮后 1 分钟剖出女婴,剖出时无肌张力,心率 70 次 / 分,1 分钟 Apgar 评分 4 分;提高吸入氧浓度,予面罩正压通气,5 分钟 Apgar 评分 6 分,继续行正压通气,7 分钟心率 135~145 次 / 分,肤色逐渐红润,自主呼吸逐渐规律;10 分钟 Apgar 评分 9 分,转入新生儿病房。

开皮后 3 分钟患者血压降至 75/40 mmHg,心率 120 次 / 分,立即静脉泵入多巴胺,静脉快速补充晶体液 500 mL 胶体液 500 mL,联系血库备血。剥离胎盘后宫腔可见弥漫性渗血,盆腔创面广泛渗血,为暗红色不凝血,考虑凝血功能障碍,遂以纱布填塞止血。静脉取血检查,凝血功能:抗凝血酶 III 68.4%,PT 12.2 s,APTT49.6 s,纤维蛋白原浓度 2.29 g/L,TT 21.4 s,D- 二聚体 200.9 mg/L,纤维蛋白降解产物 708 mg/L;羊水有形成分检测显示可见上皮细胞。结合患者临床症状,确诊为羊水栓塞。手术 1 小时内输入红细胞 3.5U、血浆 400 mL、纤维蛋白原 4 g、冷沉淀 1U,期间维持血压在 90~110/50~70mmHg,心率 90~110 次 / 分。

开皮后 1.5 小时凝血功能结果:抗凝血酶 III 55.1%,PT 18.8 s,APTT129.3 s,纤维蛋白原浓度 0.97 g/L,TT 29.5 s,D- 二聚体 418.8 mg/L,纤维蛋白降解产物 1646 mg/L。血气结果:pH7.20(正常值 7.35-7.45)、$PO_2$149 mmHg($FiO_2$60%,氧合指数 248.3 mmHg)、$PCO_2$38.2 mmHg(正常值 35~45 mmHg)、cK^+3.12mmol/L(正常值 3.50~5.0 mmol/L)、cCa^{2+}0.86 mmol/L(正常值 1.15~1.29 mmol/L)、乳酸 3.6mmol/L(正常值 0.5~1.7 mmol/L)、BE-12 mmol/L(正常值 -3 至 3 mmol/L)。输入红细胞 3U,钙剂 1 g,胶体液 200 mL。

开皮后 2 小时子宫局部注射卡前列素氨丁三醇后,取出填塞纱布检查时突然大量出血约 2000 mL,瞬时患者血压降至 60/45mmHg,心率升至 120 次 / 分。分次静推甲氧明,加压输入红细胞 6U、血浆 800 mL 后循环趋于稳定。2 点 40 分时凝血结果:抗凝血酶 III 48.6%,PT 18.5 s,APTT 131.4 s,纤维蛋白原浓度 0.9 g/L,TT 40.3 s,D- 二聚体 351.4 mg/L,纤维蛋白降解产物 1452 mg/L。血气结果:pH7.12、$PO_2$145 mmHg(FiO_2 60%,氧合指数 241.7 mmHg)、$PCO_2$41.9 mmHg、cK^+3.35 mmol/L、cCa^{2+}0.76 mmol/L、乳酸 5.1 mmol/L、BE-14.5 mmol/L。血常规显示血红蛋白 81 g/L,血小板 106 ×10⁹/L。结合以上化验结果,术中除继续输入红细胞及血浆外,补充钙剂 1 g、血小板 1U、纤维蛋白原 4 g、5% 碳酸氢钠 250 mL。

开皮后 3 小时,术野出血基本停止,子宫收缩良好,放置引流管后关腹。3 小时尿量 100 mL,静脉给予速尿 20 mg。关腹后引流管内可见血性液体持续流出,遂请超声科会诊行床旁 B 超检查。4 点凝血功能检查结果:抗凝血酶 III 57.4%,PT 15.1 s,APTT 65.6 s,纤维蛋白原浓度 1.64 g/L,TT 27.2 s,D- 二聚体 248 mg/L,纤维蛋白降解产物 1111.0 mg/L,血气结果:pH7.3、$PO_2$160 mmHg(FiO_2 60%,氧合指数 266.7 mmHg)、$PCO_2$39 mmHg、cK^+3.37mmol/L、cCa^{2+}0.88 mmol/L、乳酸 6.8 mmol/L、BE-5.8 mmol/L。静脉给予氨甲环酸 1 g、氯化钾 1 g、钙剂 1 g,继续补充红细胞及血浆。观察约 2 小时后,腹腔积液量少,引流管内无液体流出。

转院前凝血功能结果:抗凝血酶 III 58.9%,APTT 70.7 s,TT 38 s,D- 二聚体 208.8 mg/L,纤维蛋白降解产物 771.6 mg/L。PT 和纤维蛋白原浓度处于正常范围;血气结果:pH7.39、$PO_2$165 mmHg(FiO_2 60%,氧合指数 275 mmHg)、$PCO_2$34.3 mmHg、血钾 3.53 mmol/L、乳酸 5.3 mmol/L,血常规:血红蛋白 81 g/L,血小板 87 ×10⁹/L。

手术时长 3 小时,麻醉 5 小时,术中出血约 6000 mL,尿量 1000 mL,共测 6 次凝血功能、6 次血常规、7 次血气分析,共输入悬浮红细胞 18.5U,血浆 2000 mL,冷沉淀 10U,血小板 1U,纤维蛋白原 10 g 及氨甲环酸 1 g,输入晶体液 2750 mL,胶体液 700 mL 并给予升压药物,给予钙剂 3 g、氯化钾 1 g,5% 碳酸氢钠 250 mL,卡前列素氨丁三醇,卡贝缩宫素 100 μg

及缩宫素 20U，甲强龙 80 mg，罂粟碱 60 mg，头孢哌酮舒巴坦钠 3 g。术毕患者全麻状态，心率 116 次 / 分，血压 115/59 mmHg，SpO_2 100%，于机械通气状态下转入综合医院 ICU 继续治疗。凝血功能纠正后拔出硬膜外导管。

新生儿转入新生儿科后根据临床表现、脐带血检验及脑电图监测等诊断为出生窒息、子宫内低氧血症、新生儿缺血缺氧性脑病、新生儿酸中毒、高乳酸血症、心肌损害。予以亚低温治疗 3 天，抗炎治疗 7 天，考虑心肌损害给予磷酸肌酸营养心肌。根据喂养耐受情况逐步增加喂奶量，住院治疗 10 天后出院。

术后 2 月患者及婴儿复诊恢复良好，均无明显后遗症。

【问题】

（一）危险因素

AFE 的发病机制目前尚不完全清楚，可能是羊水和产妇血液之间屏障受损或破裂，羊水在分娩期间进入产妇血液循环所致。羊水中包含有形成分如胎儿细胞、毳毛和胎粪等物质，无形成分包括各种胎儿抗原和促凝物质。包含这些物质的羊水可以通过胎盘剥离面、子宫或宫颈损伤等途径进入产妇血液，因此剖宫产、产钳助产、负压吸引助产、宫颈裂伤、前置胎盘、引产等为 AFE 通常报告的危险因素。其他危险因素还包括产妇年龄、产次、男性胎儿、子痫、羊水过多和多胎妊娠。

（二）临床表现

AFE 起病急骤，患者可有寒战、呛咳、气急、烦躁不安、恶心呕吐等前驱症状，随后出现呼吸困难、发绀、抽搐、昏迷、血压急剧下降等症状。典型临床表现为低氧血症、低血压和凝血功能障碍。70% 发生在产程中，11% 发生在经阴道分娩后，19% 发生在剖宫产术中及术后，还有极少部分发生于中期妊娠引产、羊膜穿刺术中。

1. 心肺功能衰竭　羊水中有形成分进入肺小动脉和毛细血管形成栓塞，血管活性物质释放导致肺小血管痉挛。栓子在肺内刺激迷走神经引起肺血管收缩、支气管痉挛、气道分泌物增多，使肺呼吸功能下降，所引起的缺氧加重肺小动脉痉挛。以上两种因素导致肺动脉高压，体循环血液增多致右心衰竭。此外，肺血减少导致肺组织缺血缺氧、支气管痉挛、肺泡毛细血管通透性增加、液体渗出增多，发生肺水肿及肺出血，继而呼吸功能衰竭，回心血量减少，循环衰竭。

2. 羊水入血　羊水中致敏成分可迅速引起患者过敏性休克及肺动脉高压，加重组织缺血缺氧，引发酸中毒和心脑肺肾等重要器官功能障碍，严重者可在几分钟内死亡。

3. 凝血状态改变　羊水中促凝物质进入患者血液循环后，迅速激活外源性凝血系统，患者可暂时呈现高凝状态；随后体内微循环广泛形成微血栓，期间迅速消耗体内凝血物质。羊水中的纤溶激活酶使机体迅速转入纤溶状态，呈现严重的出血状态，表现为持续皮肤黏膜出血、子宫阴道出血、血尿及手术切口出血，持续出血加重休克状态。

4. 急性肾功能衰竭　休克和 DIC 可致肾脏血流急剧减少，微血栓可栓塞肾内小血管，使肾单位缺血坏死，即使 AFE 患者后期存活，也可能并发少尿、无尿、尿毒症的症状，甚至伴随多器官功能障碍。

5.辅助检查　AFE是一种临床诊断疾病,缺乏敏感和特异的诊断试验。

本例患者于自然破水后,突感憋气,前胸、后背疼痛,血压下降,心率升高,血氧饱和度进行性下降,术中手术创面持续渗出不凝血,且凝血检查结果提示患者处于凝血功能障碍的状态。患者于分娩过程中出现低氧血症、低血压及凝血功能异常,且上述症状和体征不能用其他疾病解释,诊断为AFE。

（三）鉴别诊断

1.子痫

（1）临床表现:在原有高血压的基础上,出现突然抽搐,面部充血青紫,深昏迷;随之深部肌肉僵硬,很快发展为典型的全身阵挛惊厥、为有节律的肌肉收缩和紧张,其间患者无呼吸动作。

（2）鉴别点:子痫发作前有妊娠期高血压疾病的临床表现及实验室改变,具有上述典型的抽搐特点,早期不出现休克及DIC。

2.急性心力衰竭

（1）临床表现:突发胸闷,呼吸困难,强迫坐位,咯粉红色泡沫状痰,烦躁不安,大汗淋漓,皮肤湿冷,面色灰白,紫绀,不抽搐。听诊每分钟呼吸达30~40次,两肺布满湿啰音和哮鸣音,心律加快呈奔马律,血压正常或升高。随病情进展血压下降,严重者出现心源性休克,但无出血倾向及DIC。

（2）鉴别点:有原发心脏病或妊娠期高血压疾病所致心脏病史等,心衰前有心慌气短,不能平卧,心律快,呈心尖部舒张期奔马律,控制心衰后病情好转,不伴有出血及凝血功能异常等临床表现及实验室检查改变。

3.脑血管意外

（1）临床表现:有用力或情绪波动诱因,发病突然,表现为血压升高,剧烈头痛、头晕、呕吐,突然昏迷,偏瘫,面色潮红,呼吸深沉。如脑出血发生在脑干部则引起四肢强直性阵挛,瞳孔变化,潮式呼吸,血压下降,多无紫绀,肺部听诊阴性,无凝血功能异常及DIC。

（2）鉴别点:有高血压等原发病史,查体应有脑神经损伤的定位体征,但没有出血倾向。昏迷好转后可留有神经系统后遗症。

4.血栓性肺栓塞

（1）临床表现:常发生在产后或术后活动时,突发性的胸痛和呼吸困难,严重者伴有咳嗽、咯血、呼吸急促、血压下降、休克晕厥。听诊肺部哮鸣音、湿啰音、心率快。孕妇发生肺栓塞临床表现常缺乏特异性,可突然发生意识丧失,呼吸停止,约2/3的肺栓塞患者在发病后2 h内死亡,其临床表现很难与AFE鉴别。

（2）鉴别点:可有心脏病、静脉栓塞史,危险因素为血液高凝,手术创伤,多胎妊娠,高龄肥胖,长期卧床等。患者胸痛较AFE明显,不直接发生DIC,实验室D-二聚体明显增高,但血小板、纤维蛋白原、凝血酶原时间可正常,血液中无羊水成分,抗凝及溶栓治疗有效等可作为鉴别参考。

5. 其他药物导致过敏性休克

（1）临床表现：主要为循环系统、呼吸系统和神经系统症状，通常为血压迅速下降或测不出、面色苍白、口唇发绀、四肢发冷、烦躁不安或意识障碍等休克表现，并可在休克症状发生前后出现过敏反应相关症状，如皮肤潮红、瘙痒、荨麻疹及血管神经性水肿等皮肤黏膜症状；恶心、呕吐、腹痛等消化系统症状等。

（2）鉴别点：虽然临床表现与 AFE 相似，其临床表现出现前常给予产妇可能致敏的药物。实验室检查无凝血系统功能障碍，心脏功能障碍亦轻。由于药物引起过敏性休克低血压是血管扩张及血管通透性增加所致，无肺动脉高压和右室功能障碍，床旁心脏超声可以有效鉴别两者。

6. 硬膜外分娩镇痛相关的不良反应

（1）临床表现：目前硬膜外分娩镇痛广泛开展，临床工作中注意区分其不良反应。如行硬膜外分娩镇痛时导管误入蛛网膜下腔或者血管中未及时发现，给予局麻药后就会导致全脊麻或局麻药中毒。全脊麻表现为注药后数分钟内全部脊神经支配的区域感觉和运动神经阻滞、低血压、意识消失及呼吸停止。局麻药中毒初期可有口周麻木、舌感觉异常、头晕、耳鸣、视物不清甚至惊厥，晚期为昏迷、低血压及呼吸心跳停止等症状。

（2）鉴别点：临床症状与硬膜外分娩镇痛的实施高度相关。全脊麻特征是试验剂量注入后迅速发展的广泛感觉和运动神经阻滞，局麻药中毒可有特殊的感觉异常。

7. 其他原因引起的产后出血及低血压　子宫收缩乏力、胎盘剥离不全和软产道损伤均可导致产后持续出血。根据病因治疗后往往会有良好效果。AFE 引起的产后出血常呈持续性，无或仅有少许凝血块，较早出现休克，休克与失血量不成正比，且加强宫缩及抗失血性休克治疗难以奏效。

仰卧位低血压综合征为妊娠晚期发生低血压的常见原因之一，平卧位时其增大的子宫压迫下腔静脉，回心血量减少，致心脏搏出量减少，引起低血压及休克等临床症状。患者由仰卧位改变为侧卧位后症状即可消失。

本例患者发病时间距离实施硬膜外分娩镇痛 7 个多小时，期间无局麻药初期中毒时临床症状及全脊麻相关症状，可以排除局麻药中毒和全脊麻；抬高床头、左侧卧位并且面罩吸氧并未改善症状，可以排除仰卧位低血压；没有妊娠期高血压、原发心脏病等疾病，可以排除子痫和心衰；没有头疼、头晕等神经系统症状，可以排除脑血管意外；发病前静滴缩宫素数小时，并未使用其他药物，可排除过敏性休克。

（四）处理流程及要点

AFE 的治疗要兼顾生命支持、对症处理、维持器官功能、高质量心肺复苏和纠正凝血功能异常。

1. 呼吸功能支持

（1）建立有效通气：AFE 导致肺动脉高压和循坏衰竭，患者表现为口唇发绀、血氧饱和度降低、呼末二氧化碳测不出等。如患者临产时出现以上症状应及时吸氧，保证呼吸道通畅，必要时面罩加压给氧或者气管内插管正压通气，及时纠正缺氧可以缓解肺小动脉因缺氧而导致的痉挛,降低肺动脉压力。

（2）ECMO的临床应用:体外膜肺氧和(ECMO)是体外循环的一种改进形式,患者血液通过体外循环,经过人工肺(膜式氧和器)提供氧和与排出二氧化碳,之后将血液输送回患者体内。使用ECMO后,抗凝是预防血栓形成及血栓栓塞的基础。目前抗凝剂对于AFE患者的应用仍有争议。有研究表明,AFE患者伴发DIC、严重出血倾向和血小板减少的情况下,可以考虑无抗凝下使用ECMO。在使用期间,加强呼吸循环监测,发现差异性低氧血症及下肢缺血表现提示可能发生血栓栓塞,应及时做出相应对策。

2. 循环功能支持

（1）液体复苏:晶体液补充为基础,常用林格液,扩容时防止右心衰及肺水肿的发生。血气显示酸中毒时,可使用5%碳酸氢钠溶液静注。

（2）维持血流动力学稳定:抢救时应同时兼顾抗过敏性休克治疗及升压治疗。抗过敏药物可使用甲泼尼龙80~160 mg或地塞米松20 mg静推然后再给予20 mg静滴。升压药物首选多巴酚丁胺和磷酸二酯酶抑制剂,若血压过低,可用去甲肾上腺素0.05~3.30 μg/（kg·min）。伴随心衰者,联合应用强心苷类药物。

（3）缓解肺小动脉痉挛:可以降低肺动脉压力,缓解右心衰竭症状。常用药物为罂粟碱、阿托品、酚妥拉明和氨茶碱等。

（4）心脏骤停时及时心肺复苏:未分娩的患者,其抢救时间直接影响胎儿预后,若CPR时长超过4分钟复苏仍未成功,应立即床旁行剖宫产术。胎儿娩出后发生心脏骤停,应在有效心肺复苏的基础上尽快应用ECMO,有助改善患者预后。

3. 处理凝血功能障碍　AFE患者后期常伴有大量失血及凝血因子大量消耗,所以应及时足量补充红细胞及各种凝血因子,包括新鲜冰冻血浆、冷沉淀、纤维蛋白原和血小板,同时应用抗纤溶药物如氨甲环酸等。条件允许情况下可以在血栓弹力图结果下指导凝血因子和抗纤溶药物的输注。

4. 维持器官功能　AFE患者多伴有急性肾功能衰竭,在少尿期使用利尿剂维持尿量,若发展至尿毒症应给予透析治疗。

（五）胎儿预后

发生AFE的患者,其低氧血症和低血压可严重影响宫内胎儿的循环及氧供,胎儿宫内缺氧及心功能不全可导致其神经系统损伤。缺氧后神经细胞内有氧代谢减少,脑内ATP缺乏可使神经细胞膜受损,钙离子浓度失衡,细胞内钙离子浓度增加,使兴奋性递质合成增多,表现为脑电图异常,反射亢进甚至癫痫发作;无氧代谢产生的大量酸性物质和泵衰竭引起的脑水肿都会使神经细胞功能受损,甚至发生自发性脑出血,若不及时治疗可遗留永久性后遗症。

由于胎儿未娩出时,其是否缺氧主要以胎心率的变化来显示,对于有AFE高危因素的产妇,连续检测胎心率具有重要意义。

【小结】

AFE起病急骤,要求医护快速发现快速处理。本院临产室有助产士随时观察患者变化,因此第一时间发现患者"憋气,前胸后背疼痛",给予及时处理并通知产科医生。本院产房设有一间独立手术室,一旦决定手术可实现快速转运。麻醉科医生 24 小时进驻产房,麻醉机随时待机,为抢救做好准备。

AFE 病情凶险,死亡率高,要求助产士、产科医生、麻醉科医生、新生儿科医生、手术室护士、化验室、血库及护工等人员高度配合。本院在平时经常组织全院进行"紧急剖宫产"、"羊水栓塞抢救"等演练,让各部门熟悉流程,因此本次抢救才能紧凑而有序。

【专家点评】

本例患者症状初起时虽有憋气、前胸后背疼痛及咳嗽的可疑 AFE 症状,但生命体征尚可,意识清楚;由于胎心率显著下降,因此给予吸氧、改变体位等初步处理措施。随后胎心率回升,患者血氧饱和度逐渐降低,遂决定行急诊剖宫产术。如果胎心率没有回升或者患者情况更加危急,则应选择"紧急剖宫产"。

剖宫产术中应充分了解患者各项生命体征趋势、凝血功能以及体内离子变化情况,对相应器官损害提供支持治疗,及时做出用药调整,做好围术期管理,降低术后并发症发生率。

不足之处,我院不能检测血栓弹力图,对患者凝血功能的评估不全面,也不能准确判断氨甲环酸等药物的给药时机;术中未检测 CVP(中心静脉压)、SVV(每搏量变异度)及心脏超声,不能实时了解患者血流动力学改变;我院没有 ICU,患者只能转入综合医院 ICU 继续治疗,转运过程增加了患者的风险;术后未长时间随访,未能了解 AFE 对产妇及胎儿的远期影响。

（李　倩　刘　政　王建波）

病例 110　孕产妇心搏骤停的紧急救治一例

【导读】

在妊娠期发生心搏骤停是一种罕见而可怕的事件,由于临床上很少发生,故其确切的发病率很难统计,约为 1/30000,由于孕产妇的生理变化,以及同时考虑母亲和胎儿两方面的因素,孕产妇心搏骤停的处理与非妊娠期成人有显著不同,孕产妇心肺复苏的实施需要麻醉科、产科、新生儿科和重症医学科等多学科合作。早期的识别和干预,有效的胸外压和气道管理对于降低孕产妇死亡率和改善母亲和胎儿的预后至关重要,并根据孕周考虑剖宫产术。

【病例简介】

产妇 36 岁,孕 2 产 1 孕 39^{+1} 周,瘢痕子宫。入院查体:体温: 36.2 ℃,呼吸: 20 次 / 分钟,心率: 88 次 / 分钟,血压: 115/78mmHg,身高 163 cm,体重 76 kg,既往体健,一般情况尚好,查体未见明显异常,孕期规律产检未见异常。产科检查:宫高 35 cm,腹围 105 cm,胎位为左枕前(LOA),胎心 140 次 / 分钟,胎膜未破,无宫缩。宫口开 0 cm,宫颈管消退 40%,S-3。骨盆外测未见异常。B 超显示:双顶径(BPD)92 mm,股骨长(FL)74 mm。腹围(AC)337 mm,羊水指数 9 cm,胎盘成熟度 Ⅱ 级。

入院后完善血、尿常规,肝肾功能,凝血功能化验,未见明显异常。入院后次日选择腰硬联合麻醉下行"子宫下段剖宫产术"。手术进行 3 min 以左枕前位剖出一女活婴,新生儿

Apgar 评分 10 分,羊水清亮,给予缩宫素 20U 宫体注射、20U+ 乳酸林格氏液 500 mL 静脉点滴促进宫缩,宫缩良好,手术进行 6 min 胎盘娩出后患者突发极度烦躁,呼吸困难,牙关紧咬,口唇甲床紫绀,血氧饱和度下降,高度怀疑羊水栓塞,立即启动羊水栓塞抢救流程,面罩吸氧 6 L/min 无改善,立即行气管插管机械通气氧浓度 100%,静脉注射甲强龙 40 mg,罂粟碱 60 mg。2 min 后产妇突发心搏骤停,心电图显示心室颤动,立即行胸外脏按压,同时准备除颤仪行非同步双向波 200 J 电除颤一次,恢复窦性心律,ECG 显示心率 113 次 / 分钟。3 min 后患者恢复自主呼吸,心率 96 次 / 分钟,双侧瞳孔等大,对光反射存在。予头部冰敷、桡动脉有创血压监测、颈内静脉穿刺置管,建立第 2 条外周静脉通道,急查血常规、凝血功能、肝肾功能,静脉血查羊水成分及动脉血气分析。手术医师快速缝合子宫切口,腹壁手术切口渗血明显,缝合完毕后给与加压包扎,压迫止血。手术用时 35 min,术毕时 BP:95/77mmHg,R:12 次 / 分钟(机械通气控制呼吸),HR:109 次 / 分钟,SPO_2:99%。术中输液 2300 mL,尿量 800 mL,术中失血 800 mL。

密切观察病情 1 h,子宫收缩良好,但阴道流血量偏多,血液凝固性差,血常规报告:白细胞 12.8×10^9/L,红细胞 3.01×10^9/L,血红蛋白 89 g/L,红细胞压积 28.9%,血小板 82×10^9/L;凝血功能检查示:抗凝血酶 III 66.4%,PT 12.8 s,APTT46.6 s,纤维蛋白原浓度 2.38 g/L,TT 22.1 s,D- 二聚体 180.9 mg/L,纤维蛋白降解产物 303 mg/L;血气结果:pH 7.36,血钾 3.73mmol/L,乳酸 3.9mmol/L,血红蛋白 7.9 g/dL;静脉血羊水有形成分检测可见上皮细胞,结合产妇临床症状,初步诊断:羊水栓塞。考虑产妇存在凝血功能障碍,给予输注滤悬浮红细胞 4U,新鲜冰冻血浆 400 mL,纤维蛋白原 4 g,冷沉淀 10U。患者阴道流血逐渐减少,术后 2 h 内的阴道流血量 300 mL,生命体征稳定,术毕患者全麻状态未拔管转重症监护室继续对症支持治疗。术后第 3 天,产妇病情稳定转入普通病房,术后第 8 天出院。

【问题】

（一）孕产妇生理变化对心肺复苏的影响

为了有效地管理妊娠期的心搏骤停,必须要了解妊娠期间产妇生理变化以及它们对复苏效果的影响,激素的变化和增大的子宫导致血液、循环、呼吸和胃肠道系统的剧烈改变均会阻碍母亲和胎儿的成功复苏。

孕产妇血容量于妊娠期 6~8 周开始增加,至妊娠 32~34 周达到高峰,增加 40%~45%,平均增加 1450 mL,维持此水平直至分娩,其中血浆平均增加 1000 mL,红细胞平均增加 450 mL,血浆量增加多于红细胞增加,出现生理性贫血,严重贫血会导致组织供氧进一步减少,从而使心搏骤停变得更加复杂。孕产妇心脏容量至妊娠末期增加约 10%,心率于妊娠晚期休息时每分钟增加 10~15 次,妊娠期黄体酮、雌激素和一氧化氮等内源性血管扩张剂增加,导致平均动脉压下降和全身血管阻力降低。伴随着外周阻力的下降,心率增加及血容量增加,心排出量自妊娠 10 周逐渐增加,至妊娠 32~34 周达高峰,持续至分娩,心排出量增加是妊娠期循环系统最重要的改变,为子宫、胎盘、乳房提供足够的血流供应,左侧卧位心排出量较未孕时增加 30%。从妊娠 12 至 14 周开始,增大子宫可通过压迫主动脉增加后负荷,妊娠晚期仰卧位时增大的子宫压迫下腔静脉,从而导致心脏前负荷降低、心排出量减少进一步导致低血压,形成仰卧位低血压综合征(supine hypotension syndrome, SHS),SHS 会潜在的影响孕产妇心搏骤停复苏效果,需要在心搏骤停管理期间解决 SHS。在过去, SHS 是通过使患者向左倾斜 30° 来解决的,但已有研究表明,产妇倾斜会降低胸部按压的效果,从而阻碍复苏的效果。美国心脏协会(American Heart Association, AHA)建议在整个复苏过程和濒死前剖宫产术中手动维持子宫左侧移位,直到婴儿分娩,子宫应当向上向左被托起,以保证下腔静脉血液回流。

妊娠期呼吸系统的显著改变在治疗妊娠期心搏骤停时也必须重视。妊娠期肋膈角增宽、肋骨向外扩展,胸廓周径加大,膈肌上升使胸腔纵径缩短,但胸腔纵体积不变,肺活量不受影响,孕妇耗氧量于妊娠中期增加 10%~20%,肺通气量约增加 40%,由于通气增加,孕妇通常会经历轻度呼吸性碱中毒。膈肌在妊娠晚期升高 4 厘米,导致胸部顺应性下降,足月仰卧位时功能余气量下降可达 25%。雌激素水平升高和血浆容量增加引起上呼吸道黏膜增厚、轻度充血、水肿,使组织变得更脆弱易于出血,氧储备的减少使孕妇特别容易出现快速呼吸失代偿,在救治孕产妇心搏骤停过程中启动快速、高质量和有效的气道干预是至关重要的。

在复苏过程中也必须考虑到妊娠期的胃肠道变化,孕激素使胃食管括约肌松弛,导致复苏过程中反流误吸的风险增加,但研究表明在插管尝试时,环状软骨压不会显著阻止误吸并可能妨碍通气,因此不建议常规使用。

(二)心脏骤停的病因

与成人(非妊娠)心肺复苏管理相似,明确心搏骤停的原因或加重因素是治疗妊娠期心脏骤停的重要基础,2015 年 AHA 发布《妊娠期心脏骤停与复苏指南》将孕产妇心搏骤停的原因归纳为八个方面(表 7-0-1),孕产妇心搏骤停最常见的原因是出血、心血管疾病(包括心肌梗死、主动脉夹层和心肌炎)、羊水栓塞、败血症、吸入性肺炎、子痫前期和子痫。孕产妇心搏骤停的重要医源性原因包括使用硫酸镁引起的高镁血症和麻醉并发症。

表格 7-0-1　妊娠期心搏骤停的常见病因

麻醉并发症	栓塞
椎管内麻醉平面过高	羊水栓塞
误吸	肺栓塞
局麻药中毒	脑血管事件
低血压	空气栓塞
呼吸抑制	
	发热
事故	脓毒血症
创伤	感染
自杀	
	心搏骤停的非产科原因
出血	低氧血症

续表

凝血异常	低血容量
子宫收缩乏力	低 / 高钾血症
胎盘置入	低体温 / 高热
胎盘早剥	酸中毒
前置胎盘	低血糖
子宫破裂	张力性气胸
创伤	心包填塞
手术原因	中毒
输血反应	
心血管原因	**高血压**
心肌梗死	子痫前期
主动脉夹层	子痫
心肌病	HELLP 综合征
心律失常	颅内出血
心脏瓣膜病	
先天性心脏病	
药物	
缩宫素	
镁	
药品差错	
毒品	
阿片药物	
胰岛素	
过敏反应	

(三)基础生命支持和高级生命支持

AHA 指南中提到护士常作为第 1 个发现孕产妇心搏骤停的医务人员,强调一旦发现应及时进行处理。在心搏骤停时,应动员成人、产科和新生儿复苏小组,急救人员应立即启动基本生命支持(basic Life Support,BLS),为优化循环状况,即刻复苏措施应该包括呼叫帮助、胸外按压、以及建立氧疗、通气和静脉或骨通路。

1. 胸外按压　与成人复苏一样,高质量的胸外按压对于最大限度地提高患者的生存机会至关重要。为了获得高质量的胸外按压,患者必须仰卧在坚硬的表面上,胸部按压每分钟 100~120 次、深度至少 5 cm,按压通气比为 30∶2。AHA 指导意见指出,在进行胸部按压时与非怀孕患者的放置方式相同,手的放置位置应该在胸骨中下 1/3 处。对于所有心搏骤停的孕妇,在复苏过程中触诊子宫在脐或脐以上应进行持续的手动子宫向左移位(left uterine displacement,LUD)以减轻主动脉和下腔静脉的压迫(aortocaval compression,ACC)。

2. 除颤　在室性颤动或无脉性室性心动过速的情况下,及时应用除颤术对最大限度地提高生存可能性至关重要。AHA 指南指出,与成人(非妊娠)复苏相比,妊娠期间经胸阻抗保持不变,因此妊娠期间心搏骤停时除颤所需的能量与目前对非妊娠患者的建议相同,对母体胸部应用除颤和心脏转复电击预计将向胎儿传递最小的能量,并且在妊娠的所有阶段都被认为是安全的,当有需要时,应毫不犹豫或延迟地对孕妇进行除颤。使用双相波首次电击能量 120-200 J,放电后立即开始 5 个循环的 30:2 胸外按压和人工呼吸,如果第一次电击无效,且设备允许此选择,则随后增加能量输出。对于工作人员没有心电节律识别技能或不经常使用除颤器的医院环境,可考虑使用自动体外除颤仪(automated external defibrillator,AED)

3. 气道和呼吸　由于肺系统的生理变化,孕妇的氧储备有限,低氧血症在怀孕患者比非怀孕患者发展更快,因此快速、高质量、有效的气道和呼吸干预措施至关重要。AHA 指南提出妊娠期心搏骤停的管理应早期使用 100% 氧气行面罩通气。孕产妇的气道管理应评估为困难气道,由于气道管理更具挑战性,插管应由经验丰富的麻醉医生尝试,气管插管时应尽量避免胸外按压中断。妊娠期的声门通常因水肿而较小,应选择内径为 6.0~7.0 mm 较小的气管导管,以增加插管成功的可能性,同时应避免长时间插管,置入喉镜次数应不超过 2 次,以防止缺氧、胸外按压长期中断、气道创伤和出血。在插管尝试时,按压环状软骨可能不会显著阻止误吸并且妨碍通气,因此不建议常规使用。声门上气道放置是插管失败后促进通气的首选抢救策略,如果气道管理失败且无法面罩通气,则应建立紧急有创气道。除了临床评估外,持续呼末二氧化碳监测是确定正确放置气管内导管最可靠的方法,并且可以评估胸外按压的质量和指示自主循环恢复(restoration of spontaneous circulation,ROSC),指南中提到当 $PETCO_2$ 突然升高约 10 mmHg 时与患者恢复自主循环反应是一致的,在胸外按压和有自主循环反应时 $PETCO_2$ 水平都会 >10 mmHg。

4. 药物的应用　AHA 指南指出对妊娠期心搏骤停的药物治疗与非妊娠患者没有区别,虽然孕产妇的生理条件改变,但是目前没有或者缺少足够有利的证据表明需要在孕产妇上调整剂量。同时对于血管加压素和肾上腺素的选择,考虑到了血管加压素对子宫的收缩作用会减少胎盘供血,故优先选择肾上腺素,每 3~5 分钟给予 1 mg 肾上腺素 IV/IO。指南推荐仅在心动过缓时应用阿托品。

5. 胎儿的评估　AHA 指南指出对产妇心肺复苏关注点是在充分氧合的情况下恢复产妇的脉搏和血压,在此期间对胎儿的评估是没有必要的,如果之前进行了胎儿监护,应及时除去监护,有利于及时进行涉死剖宫产(perimortem cesarean delivery,PMCD)。如果产妇达到 ROSC,病情稳定,可以进行胎心监测。

(四)胎儿分娩

一旦发现孕产妇心搏骤停,产科团队应立即开始为可能的 PMCD 做准备。PMCD 被定义为母亲心搏骤停后分娩胎儿,最常见的是在复苏期间通过剖宫产来完成。AHA 指南中指出在进行心肺复苏 4 min 后仍没有自主循环效应,应准备进行 PMCD,目标是在复苏开始后 5 min 内分娩。在治疗住院的孕产妇心搏骤停,PMCD 应该在复苏位置进行,不建议转运患者至手术室,剖宫产时应继续进行复苏,包括手动 LUD。

研究表明,当心搏骤停时立即行 PMCD 对孕产妇和胎儿都是获益最大的,快速把胎儿取出能够通过缓解对主动脉下腔静脉的压迫增大回心血量,显著改善产妇复苏效果,如果心搏骤停不及时恢复自主循环反应,胎儿和母体可能都会死亡。指南中提到如果产妇存在明显致命损伤且胎儿是可存活的应直接进行 PMCD。

(五)新生儿复苏

新生儿复苏应当交由新生儿复苏团队进行,应尽早通知新生儿复苏团队即将分娩及复苏情况,并提供胎龄、胎儿数和分娩方式等关键信息以给予充分的准备时间。如果发生多胎妊娠,建议每个新生儿由一个单独的新生儿复苏团队进行复苏。

(六)复苏后管理

如果未行 PMCD 就能恢复自发性循环(ROSC),应立即使患者处于完全左侧卧位,如果未能恢复 ROSC,应继续手动 LUD,并将患者转移到 ICU 进行持续监护,同时与原发病进行多学科的治疗,找出心搏骤停的诱因,去除诱因。

【小结】

本例患者诊断为羊水栓塞(amniotic fluid embolism, AFE),发病时临床表现较为典型,并出现呼吸心搏骤停等严重表现。手术医生、麻醉医生、护士组成的抢救团队密切配合,出现可疑 AFE 的临床症状即开始抢救,当产妇出现呼吸心搏骤停及时执行气管插管控制通气、高质量的胸外按压和除颤仪快速到场进行电除颤为抢救争取了宝贵的时间,高质量的心肺复苏为产妇后续治疗和良好的预后奠定了重要基础。

【专家点评】

心搏骤停是一种罕见的妊娠并发症,孕妇复苏是最有效的胎儿复苏手段,所有的麻醉医生都应该做好准备,特别是考虑到越来越多的妇女有高危妊娠。早期发现停止和快速启动母体复苏可以显著改善母体和胎儿的结局。孕产妇的心肺复苏原则应遵守美国心脏协会(AHA)高级生命支持(advanced cardiac life support, ACLS)的推荐意见。为获得最佳的孕产妇和胎儿预后,综合医疗机构或妇儿专科医院应有一个接受培训的孕产妇复苏的快速反应多学科团队。

(张佩军　崔　剑　王建波)

病例 111　椎管内麻醉神经损伤的诊断与治疗一例

【导读】

椎管内麻醉是分娩镇痛和剖宫产术最常用的麻醉方法,神经损伤是椎管内麻醉的常见并发症之一,产科患者因肥胖比例增加,硬膜外穿刺难度增大,引起神经损伤的可能性增加。因此,麻醉医生需要充分了解产科椎管内麻醉神经损伤的相关知识,尽量减少产科椎管内麻醉神经损伤的发生率;发现神经损伤时能区分损伤原因并及时展开治疗,积极降低神经系统并发症的发生率。

【病例简介】

患者,女,28 岁,G_2P_0 孕 38^{+3} 周,LOA,身高 160 cm,体重 78 kg,入院检查无明显异常,拟在腰硬联合麻醉下行择期剖宫产术。主麻医生分别于 L2-3 及 L3-4 间隙尝试硬膜外穿刺各两次,均穿刺困难,硬膜外穿刺失败。请示上级医师,上级医师于 L2-3 间隙行硬膜外穿刺两次,第二次时穿刺成功,置入腰麻针时患者诉右侧下肢有触电感,调整硬膜外穿刺针角度重新置入腰麻针后,患者主诉无不适,0.5% 重比重罗哌卡因 10 mg 注入蛛网膜下腔,头端置入加强型硬膜外导管 3 cm,2% 利多卡因 3 ml 硬膜外导管注入后无不良反应,平卧位后测得感觉阻滞平面达 T6。静脉注射地塞米松 10 mg。手术历时约 40 min,手术即将关腹时硬膜外注入 0.5% 罗哌卡因 7 ml,术毕入恢复室观察 15 分钟,病人无不适,返回病房。

术后 10 小时患者自述右侧踝关节以下肌无力,右小腿外侧及踝关节以下有麻木感,痛觉减退,踝关节无法背伸、跖屈。经查体后考虑为神经损伤,嘱患者卧床休息,并予甲强龙 40 mg/ 天静注,连续 3 天,甲钴胺注射液 0.5 mg 肌注,一周 3 次。术后第 7 天随访,小腿外侧及足背、脚趾、足底痛觉减退缓解,肌力恢复差。术后第 14 天随访,肌力基本恢复,麻木感消失。

【问题】

（一）引起椎管内麻醉神经损伤的原因

1. **机械性损伤** ①穿刺损伤(包括神经根损伤和脊髓损伤),一般在穿刺时有异感(触电感或疼痛),由穿刺针及硬膜外导管所致,损伤的严重程度与损伤部位有关,神经根受刺激或损伤较为常见,脊髓损伤后果严重。硬膜外导管损伤神经根可能是由于导管太硬或置入过长缠绕到了神经根,比如硬膜外腔的导管可能置入椎间孔或者椎旁间隙等位置。②压迫损伤,血肿、肿瘤、脓肿等,需外科手术治疗。

2. **缺血性损伤** 原因包括长时间或严重低血压,手术损伤脊髓的供应血管,以及血管病变等。胸 1-4 和腰 1 部位的脊髓血液供应血管损伤常导致脊髓缺血改变。脊髓前动脉栓塞可迅速引起永久性的无痛性截瘫,表现为运动功能障碍为主的神经症状。

3. **化学性损伤(消毒剂污染、药物的添加剂等)** 化学物质不小心注射到硬膜外腔,包括氯普鲁卡因、氯化钾等药物,或者安瓿、注射器的标签不正确,意外注入硬膜外药物均会导致神经损伤的发生。

4. **粘连性蛛网膜炎** 是严重的并发症,由误注药物入硬膜外间隙所致,症状是逐渐出现的,先有疼痛及感觉异常,以后逐渐加重,进而感觉丧失。运动功能改变从无力开始,最后发展到完全性弛缓性瘫痪。

5. **脊髓压迫** ①硬膜外血肿,穿刺引起出血的发生率约为 2%~6%,但形成血肿出现并发症者,其发生率仅 0.0013%~0.006%,硬膜外血肿在硬膜外麻醉并发截瘫的原因中占首位。②硬膜外脓肿,经过 1~3 天或更长的潜伏期后出现头痛、畏寒及白细胞增多等全身征象。③与原有疾病的巧合,包括椎管内肿瘤或转移性癌、脊柱结核、椎管狭窄、椎间盘突出、血管疾病、脊髓空洞症等。

(二)各种椎管内麻醉神经损伤临床表现及诊断

1. 神经根损伤表现　①主要为根性疼痛,典型的伴发症状是"脑脊液冲击症"(脊髓震荡:短暂性功能抑制状态。临床表现为受伤后损伤平面以下立即出现迟缓性瘫痪,经过数小时至两天,脊髓功能即开始恢复,且日后不留任何神经系统后遗症)。②病程3天内最重,然后逐渐减轻,两周内多数缓解或消失。③由穿刺引起的神经根损伤常表现为1或2根脊神经根炎的症状,除非有蛛网膜下腔出血,否则一般不会出现广泛性脊神经受累。

2. 脊髓损伤表现　①病人立即出现剧烈疼痛,可伴有一过性意识丧失,脊髓横贯性伤害时血压偏低且不稳定(脊髓休克)。②损伤感觉障碍与穿刺点不在一个平面。

3. 脊髓圆锥损伤的典型表现　①在穿刺针置入后,患者主诉疼痛。脑脊液流出正常,局麻药注入后,神经阻滞正常起效。②恢复期间,单侧肢体麻木,随之出现L5至S1支配区疼痛或者感觉异常、足下垂,感觉症状可能持续数月或数年。③MRI显示,在穿刺针腰椎穿刺的椎体水平,脊髓圆锥内出现空洞或水肿。

4. 短暂神经综合征(TNS)　①多发生在腰麻后12~36 h,持续2天至1周,多以臀部为中心放射性向下肢扩散,疼痛多为钝性或放射痛,疼痛程度中等或剧烈。②不遗留感觉和运动功能障碍。③脊髓和神经根影像学及电生理均无变化。利多卡因发生率最高,其次是丁卡因,布比卡因;截石位与膝关节弯曲的手术体位的发生率比其他体位高,认为与腰骶部神经受牵拉有关。

5. 马尾综合征(CES)　①是以脊髓圆锥水平以下神经根受损为特征的临床综合征。②以S2-4损伤引起的临床表现为主,包括不同程度的会阴部感觉缺失、大便失禁,尿道括约肌麻痹,严重者大小便失禁。③当L5-S1受累时可变现为鞍型感觉障碍,进一步发展可导致下肢特别是膝关节以下部位的运动障碍、膝跳反射及足底反射减弱或消失等。引起马尾综合征的原因:①药物误加。②穿破蛛网膜后处理错误。③蛛网膜下腔误置入硬膜外导管行连续腰麻。④穿破硬膜后蛛网膜下腔置管行连续腰麻并非禁忌,但要注意正确的加药方式。⑤消毒皮肤的消毒剂没有擦干、消毒剂污染药物等。总之,各种可能导致马尾神经黏连、受压的因素,均可导致马尾综合征的发生。

6. 硬膜外血肿的临床表现　腰背疼痛,随即出现下肢感觉运动功能障碍、大小便失禁等。椎管内麻醉的病人在运动和感觉功能恢复正常后,又突然发生阻滞加重的症状,应警惕硬膜外血肿形成的可能。硬膜外血肿一旦确诊,应及早手术,一般在6 h内切开椎板引流清除血肿效果较好,手术延迟者可致终生瘫痪。

7. 硬膜外脓肿的临床表现　多于麻醉后4~7天内出现全身感染症状,腰背部剧痛、肌肉僵直,相继出现神经根受刺激的放射痛,肌无力,甚至截瘫。CT、MRI或椎管内造影可确诊并定位,诊断性穿刺抽出脓液也可确诊。蛛网膜下腔感染的典型症状为寒战、发热、头疼和颈项强直,脑脊液浑浊,白细胞增多,细菌培养阳性,病情严重可致死亡,治疗以抗生素治疗为主。

(三)鉴别诊断与诊断

产科患者剖宫产术后出现神经功能障碍的确切原因目前尚未完全明确,除椎管内麻醉因素外可能与以下原因有关：

（1）与产妇本身病理生理情况有关,在第二产程中,腹内压增高,胎头骨盆内可挤压并损害股神经(L2-4)。

（2）妊娠晚期胎头持续压迫腰骶神经干,脊柱过度前屈致脊神经根被过度牵拉或受压,已存在的神经潜在损伤基础上实施麻醉可能加重损伤,表现为闭孔神经综合征、股神经痛、阴部神经和生殖股神经剧痛。腰骶神经在骨盆缘通过,阴道分娩可引起腰骶神经麻痹,甚至产后足下垂。

（3）产妇身材矮小、胎儿巨大及胎位不良,均可能是导致产妇神经损伤的危险因素。分娩时长时间截石位可引起单侧或双侧股神经损害,主要见于初产妇伴头盆不称难产时,可引起产后足下垂和异常股痛,多在数周至数月内恢复。

此患者因术前无神经系统相关症状,且未进入自然分娩产程,故可排除上述原因导致的神经损伤;药物化学性损伤应为双下肢感觉或运动功能异常,硬膜外血肿或脓肿压迫临床表现为腰背疼痛,随即出现双下肢感觉运动功能障碍、大小便失禁等,且进展迅速,若患者行MRI检查则可明确排除。该患者穿刺部位为L2-3,成人此部位马尾神经漂浮在脑脊液中,且较易活动,穿刺针不易伤及。脊神经离开硬膜到椎间孔处较固定,当进腰麻针方向偏向外侧时,可损伤神经根,且该患者有硬膜外穿刺困难,反复穿刺史,进入腰麻针时有异感,故主要考虑为穿刺时引起的机械性神经损伤。

（四）椎管麻醉神经损伤防治原则

预防原则：①严格掌握适应证;②操作过程要轻柔;③严格无菌操作;④使用最低有效浓度局麻药;⑤慎用肾上腺素;⑥脊麻穿刺点不应有意高于L3棘突;⑦笔尖式脊麻针开口前至少有1mm盲端;⑧腰穿针进针时必须轻柔、平稳;⑨如果怀疑针尖进入蛛网膜下腔,应立即停止进针;⑩如果患者不合作,宜放弃操作。

治疗原则：去除病因、及时发现和处理,减轻症状、防止继发性损伤。

机械性神经损伤的药物治疗包括：皮质类固醇激素如甲强龙、脱水剂、钙通道阻滞剂和前列腺素E等,神经营养药如神经生长因子(NGF)、神经节苷酯(GM1)、维生素B_1、维生素B_6、甲钴胺(维生素B_{12})等。

其他治疗方法包括：对损伤神经根行硬膜外腔注药如低浓度局麻药、维生素类及激素类药物,高压氧治疗,电场治疗等。中西医结合：针灸、理疗及康复锻炼等。

【小结】

根据病史,该患者曾反复实施硬膜外穿刺,且置入腰麻针时有异感,麻醉后10小时患者自觉右小腿外侧感觉麻木,右侧踝关节以下肌无力,踝关节无法背伸、跖屈。所以,本病例经讨论主要考虑的诊断是腰麻针导致的神经根损伤。腰骶部影像和更先进的成像技术有助于描述损伤的解剖位置,损伤后1个月的肌电图可协助诊断病变的解剖位置和时间。术后第14天病人自觉感觉及肌力均基本恢复正常,拒绝肌电图和MRI检查的建议,因而无影像及肌电图检查结果,乃此病例不足之处。

【专家点评】

本例患者是典型的椎管内麻醉引起的神经根损伤,基于以往的临床经验,患者出现神经损伤症状后,立即予甲强龙、甲钴胺等预防神经水肿,营养神经的药物,减轻神经损伤,治疗措施及时。

预防是最好的治疗措施,严格评估病人状况,遵守无菌原则和椎管内麻醉操作规程,及时请示上级医师,避免盲目追求椎管内麻醉成功率。

进入自然产程中转剖宫产的患者,应区分麻醉因素或是产科因素引起的神经损伤,确认神经损伤后及早治疗,必要时需骨科和神经科等相关科室协助诊治。

椎管内麻醉后,术后护理不当及长时间下肢的被动体位也是引起神经损伤的原因之一。

（王　莹　于志强　王建波）

病例 112　分娩镇痛中转剖宫产硬膜外注药后意识丧失一例

随着分娩镇痛技术的普遍开展,相关不良事件也不可避免的相应增加。此次就一例分娩镇痛中转剖宫产硬膜外注药后意识丧失病例开展讨论。

【病例简介】

患者女,32 岁,身高 163 cm,体重 87 kg。于 2019 年 11 月 28 日 15：50 入院,诊断：孕 1 产 0,孕 38+3 周,先兆临产,LOA,脐带缠绕,妊娠合并子宫肌瘤。

于 2019 年 12 月 29 日 5：20 要求行分娩镇痛。

一般情况：BP110/80 mmHg,P84 次 /min,胎心 134 次 / 分,宫口未开,VAS 评分 7 分;既往无特殊病史、药物过敏史,实验室检查：血常规、肝肾功能、凝血六项、心电图基本正常。

5：30 行腰硬联合穿刺,穿刺间隙 L3-4,16G 硬膜外穿刺针及 25G 腰麻针,穿刺过程顺利,置入钢丝加强硬膜外导管头向 4 cm,无神经刺激症状、无硬脊膜意外穿破。

蛛网膜下腔注入舒芬太尼 3 μg,配置电子泵 0.7% 罗哌卡因 +0.5 μg/mL 舒芬太尼,硬膜外腔推注 3 mL 作为实验剂量,设置背景量 5 mL/h,PCA5 mL/ 次,锁时 15 min,镇痛起效时间 10 min,绝对镇痛平面至 T10,VAS 评分 0 分,Bronmage 评分 0 分。

麻醉接班,无特殊交代。

11：20 破水,羊水Ⅱ°;VAS 评分 2 分,Bronmage 评分 0 分。

13：20 BP122/80mmHg,P104 次 /min,SPO$_2$99%,胎心 139 次 / 分,宫口开大 2+,胎先露 S-2.5,VAS 评分 2 分,Bronmage 评分 0 分。

14：00 因胎儿窘迫中转剖宫产。入室常规监测 BP、SPO$_2$、ECG、面罩吸氧 4 L/min,BP120/82 mmHg,P105 次 /min,SPO$_2$99%,胎心 159 次 / 分,VAS 评分 4 分,Bronmage 评分 0 分;停电子泵,此时显示硬膜外腔注入药物总量 83 mL(总量与分娩镇痛记录单记载设定量、使用时长不符),PCA 总计 4 次。

14：05 检查硬膜外导管固定牢固,回抽导管未见明显液体及血液,注入 1% 利多卡因 3 mL,5 min 后测得平面,且下肢活动正常;继续分次注入 1% 罗哌卡因 +2% 利多卡因 1：1 混合液 5 mL、4 mL、4 mL,数分钟后患者诉头晕,无力,测得麻醉平面至 T6,BP105/68mmHg,

P109 次 /min,SPO₂96%,考虑仰卧位综合征,调整手术床左倾约 20°。

14：15 患者稍烦躁,继续述头晕,随即呼之不应,BP100/68mmHg,P99 次 /min,SpO₂ 97%,自主呼吸,增加氧流量至 8 L/min,甲强龙 40 mg,麻黄碱 10 mg,呼叫另一名麻醉医生到场,做插管准备,产科医生做手术准备。

14：17 BP115/69 mmHg,P93 次 /min,SpO₂96%,仍呼之不应,瞳孔反射(＋),皮肤无红疹,听诊双肺呼吸音正常,面罩辅助呼吸。

14：20 BP148/104 mmHg,P101 次 /min,SpO₂93%。

14：25 BP145/93 mmHg,P117 次 /min,SpO₂98%;手术开始,切皮无反应;输注 20% 脂肪乳。

14：30 剖出一男婴,即哭,体重 3500 g,Apgar 评分一评 9 分,肤色减 1 分,二评 10 分,三评 10 分;缩宫素 10U 宫体注射,欣母沛 250 μg 宫体注射。

14：35 BP146/83 mmHg,P140 次 /min,SPO₂98%。

14：40 舒芬太尼 10 μg,丙泊酚 100 mg,罗库溴铵 50 mg,气管插管,控制呼吸,VT550 mL,RR12 次 / 分。

14：42 BP113/74 mmHg,P125 次 /min,SpO₂98%,P_ETCO₂40,BIS50,丙泊酚泵注 30 mL/h。

15：10 手术结束,术毕 5 min 自主呼吸恢复,15 min 可按指令睁眼,抬头,握拳,拔除气管导管;BP125/74 mmHg,P100 次 /min,SpO₂99% 术中出血 400 mL,补液 1000 mL,尿量 150 mL,20% 脂肪乳 50 mL;意识恢复,生命体征平稳。追问患者既往无一过性晕厥史、癫痫等病史。术毕留手术室观察。

18：30 BP115/72 mmHg,P100 次 /min,SpO₂99%,离室安返病房。

【问题讨论】

（一）患者突然意识丧失的原因?

1）局麻药毒性反应:局麻药毒性反应早期症状主要有口舌发麻、异味、头痛头晕、耳鸣等;轻度出现眩晕、嗜睡、继而意识丧失;早期循环表现为兴奋,血压升高、心率增快;继而出现惊厥、抽搐,心肌收缩力下降、心脏传导异常,导致血压下降、心率失常等。特殊表现:主要表现为小剂量局麻药注入后出现一过性意识消失。小剂量局麻药进入中枢神经后,虽然造成了大脑皮层的抑制而出现意识丧失,但其浓度尚不足以引起明显的惊厥。此时如不给予足够重视,继续追加用药,势必将造成严重毒性反应。因此在实施麻醉时,一旦病人突然出现一过性意识消失,应高度警惕局麻药中毒的可能。治疗:20% 脂肪乳剂治疗静脉推注(一分钟左右)1.5 mL/kg(标准体重),持续点滴 0.25 mL/(kg·min),顽固性循环衰竭者重复推注 1~2 次,顽固性低血压者滴速加倍到 0.5 mL/(kg·min),循环稳定后继续滴注 10 分钟以上,建议前 30 分钟最大用量约 10 mL/kg。

该患者已经注入大量分娩镇痛药物,并无局麻药毒性反应症状出现,且入手术室,硬膜外腔注药前回抽无血液回流,考虑不存在误入血管;另外患者除头晕、无力外,并无其他典型症状,因此并未先考虑局麻药的毒性反应;术中血压升高及心率加快出现在使用麻黄碱及胎儿娩出应用宫缩剂后,考虑循环兴奋与前列腺素类药物心血管反应有关。

2)全脊髓麻醉或异常广泛阻滞

(1)全脊髓麻醉:多由硬膜外腔阻滞剂量的局麻药误入蛛网膜下腔所引起。注药后迅速出现广泛的感觉和运动神经阻滞。典型的临床表现为注药后迅速(一般 5 min 内)出现意识不清、双瞳孔扩大固定、呼吸停止、肌肉松弛、低血压、心动过缓、甚至出现室性心律失常或心搏骤停。

(2)异常广泛的脊神经阻滞:是指硬膜外隙注入常用量局麻药后,出现异常广泛的脊神经阻滞现象。临床特征为:延迟出现(10~15 min)的广泛神经阻滞,阻滞范围呈节段性,没有意识消失和瞳孔的变化,症状可不对称分布。发生原因:硬膜外阻滞时局麻药误入硬膜下间隙。

患者并存的病理生理因素,如妊娠、腹部巨大肿块、老年动脉硬化、椎管狭窄等,致使潜在的硬膜外间隙容积减少。

该患者最先考虑到腰硬联合穿刺后,硬膜外注药存在进入蛛网膜下腔的可能,因此可能造成全脊麻或异常广泛阻滞。但该患者虽有意识不清,但始终保持自主呼吸,且血氧维持在可接受的程度;无瞳孔变化;无循环虚脱表现。

3)短暂意识丧失或癫痫发作:此类患者往往有类似病史,多次发作,且发作时多伴有全身强直痉挛。术后再详细追问患者及家属,无相关病史。

【小结】

仔细回顾该病例,还是可以较明确的诊断局麻药毒性反应。

局麻药可阻滞机体钠通道,影响动作电位传导,因此局麻药会有全身毒性反应。当血液中局麻药浓度超过一定阈值,就会出现毒性反应,可累及中枢神经系统及心血管系统,严重可致死。引起全身毒性反应的常见原因:血液中局麻药剂量及浓度过高,误将药物注入血管内以及患者的耐受力降低等。毒性反应程度与血药浓度相关,与局麻药作用强度成正比。

妊娠期妇女硬膜外腔静脉扩张,减少了硬膜外腔容量;同时妊娠激素水平改变增强了机体对局麻药的敏感性,因此妊娠期是局麻药毒性反应的高危因素,应适当减少局麻药用量;而分娩镇痛中转剖宫产患者,硬膜外腔往往已经被大量低浓度局麻药物充盈,剖宫产麻醉时,再注入常规浓度及剂量的局麻药会被稀释,阻滞作用不完善,这就与妊娠期需减少局麻药用量相矛盾,临床操作中很难平衡好这两点。

随着分娩镇痛技术的普遍开展,镇痛后中转剖产的病例也会相应增多,此类患者往往存在紧急剖产指征,如何快速、安全、有效的为镇痛后患者实施麻醉,需要临床医生做更多的思考。

(李小燕　黄　岩)

病例 113　剖宫产术新生儿窒息复苏会一例

【导读】

新生儿窒息(asphyxia)是指由于分娩过程中的各种原因使新生儿出生后不能建立正常

呼吸,引起缺氧、酸中毒,严重时可导致全身多脏器损害的一种病理生理状况,是围产期新生儿死亡和致残的主要原因之一,正确复苏是降低新生儿窒息死亡率和伤残率的主要手段。

【病例简介】

患者,女性,32岁,身高166 cm,体重63 kg,BMI:22.8。主诉:孕38[+3]周,仰卧偶有不适感,胎动减少伴胎心监护异常1[+]天,于我院门诊产检行胎心监护无反应型,予吸氧后复查未见明显好转,门诊考虑胎儿窘迫不除外收入院待产。既往史:平素体健,否认高血压,糖尿病,冠心病等慢性病史。否认药物,食物过敏史。体格检查:体温(T)36.9 ℃,脉搏(P)99次/分,呼吸(R)22次/分,血压(BP)13.57/9.58 kPa(102/72 mmHg),神志清,精神可,自主体位,双肺听诊呼吸音正常,心律齐,未闻及杂音,双下肢无水肿,四肢肌力正常。辅助检查:血常规、凝血功能、生化电解质均正常。

初步诊断:①孕38[+3]周;②急性胎儿宫内窘迫;③脐带绕颈,急诊行剖宫产术终止妊娠。麻醉评估:ASA Ⅱ级,在硬膜外阻滞麻醉下行剖宫产术。

麻醉经过:入手术室后开放静脉通路,心电监护,血压(BP)15.30/8.51 kPa(115/64 mmHg),心率(HR)95次/分,血氧饱和度(SpO_2)100%。对患者经L2-L3间隙进行硬膜外穿刺置管,注入2%利多卡因3 mL,观察5 min无异常,继续注入2%利多卡因10 mL。5 min后手术开始,按压子宫取出胎儿时患者诉不适,切口疼痛明显,紧张不安,给予咪达唑仑2 mg,依托咪酯10 mg,血压(BP)11.97/6.92 kPa(90/52 mmHg),适量补液,调整体位,继续手术。由于胎儿娩出困难,曾2次延展手术切口,同时备好新生儿抢救用品,7 min后顺利剖出一男婴,呼吸无力,肌张力低,心率<100次/分,皮肤青紫,Apgar评分5分(张力扣2分、呼吸、肤色、反应各扣1分)。险情出现:10 s后胎儿呼吸停止新生儿窒息,立即清理呼吸道,行面罩加压通气,20 s后患儿呼吸逐渐加快加强,持续吸氧,皮肤颜色转红润,心率>100次/分,1分钟Apgar评分9分(反应扣1分),5分钟Apgar评分10分,10分钟Apgar评分10分。

结局:术毕,母子安返病房。

【问题】

(1)新生儿窒息概述:由于产前、产时或产后的各种病因,使胎儿缺氧而发生宫内窘迫,或娩出过程中发生呼吸、循环障碍,导致娩出后1分钟内无自主呼吸或未能建立规律呼吸,以低氧血症、高碳酸血症和酸中毒为主要病理生理改变的疾病称新生儿窒息;新生儿窒息是出生后最常见的紧急情况,必须积极抢救和正确处理,以降低新生儿死亡率及预防远期后遗症,是围生期小儿死亡和导致伤残的重要原因之一。

(2)新生儿窒息的病因及病理:凡是造成胎儿或新生儿血氧浓度降低的任何因素都可以引起窒息,与胎儿在宫内所处环境及分娩过程密切相关。①孕母全身疾病:妊娠期高血压,先兆子痫,急性失血,严重贫血,心脏病,急性传染病等。②胎盘/脐带因素:前置胎盘,胎盘早剥,胎盘功能不全,脐带扭转、打结、绕颈、脱垂等。③子宫因素:子宫过度膨胀、痉挛和出血,影响胎盘血液循环。④其他因素:孕母年龄>35岁或<16岁,多胎妊娠,吸毒、吸烟或被动吸烟等。

（3）手术过程中可能造成新生儿窒息的原因分析：脐带受压、打结、绕颈；胎位异常、手术过程不顺利或处理不当；产程中的麻醉、镇痛剂和催产药使用不当。

（4）新生儿窒息的临床表现：①胎儿娩出后，面部与全身皮肤青紫色或皮肤苍白，口唇暗紫。②呼吸浅表，不规律或无呼吸或仅有喘息样微弱呼吸。③心跳规则，心率 80~120 次 / 分钟或心跳不规则，心率 <80 次 / 分钟，且弱。④对外界刺激有反应，肌肉张力好或对外界刺激无反应，肌肉张力松弛。⑤喉反射存在或消失。轻度窒息，Apgar 评分 4~7 分；重度窒息，Apgar 评分 0~3 分

（5）新生儿窒息的治疗方法：ABCDE 复苏方案，新生儿窒息的复苏应由产科，麻醉科，儿科医生共同协作进行。前三项最为重要，其中 A 是根本，通气是关键。字母表示分别为A（airway）：尽量吸尽呼吸道黏液；B（breathing）建立呼吸，增加通气；C（Circulation）：维持正常循环，保证足够心搏出量；D（drug）：药物治疗；E（evaluation）：评价。

（6）新生儿窒息抢救步骤：步骤一，快速评估（或有无活力评估）和初步复苏。快速评估的三项指标：是否为足月？肌张力好吗？呼吸或哭声如何？如果上述 3 个问题的任何一个答案为"否"，则新生儿置于辐射保温台并对其初始复苏。如果婴儿出生时羊水胎粪污染，并出现肌张力低和呼吸弱，应将其置于辐射保温台上进行复苏。步骤二，正压通气和脉搏血氧饱和度监测。快速、可靠和准确地评估心率对新生儿复苏至关重要，间断心前区听诊评估心率是否大于 100 次 / 分，三导联心电图评估新生儿心率。初始复苏完成后，若仍没有自主呼吸或心率 < 100 次 / 分，则应进行正压通气（PPV）。步骤三，气管插管正压通气和胸外按压。由于证据不足，指南不再推荐常规进行气管内吸引。更重视的是气管插管可能带来的损害及延误复苏时间（黄金 60s），当呼吸道阻塞时，则须行气管插管和吸引。步骤四　药物和 / 或扩容

（7）如何进行有效正压通气：气囊面罩正压通气。

（8）如何进行有效胸外按压　指征：有效正压通气 30 s 后心率 < 60 次 / 分。在正压通气同时须进行胸外按压。要求：此时应气管插管正压通气配合胸外按压以使通气更有效。胸外按压时给氧浓度增加至 100。方法：胸外按压的位置为胸骨下 1 / 3 两乳头连线中点下方避开剑突。按压深度约为胸廓前后径的 1 / 3 产生可触及脉搏的效果。胸外按压和正压通气的配合：90 次 / 分按压和 30 次 / 分呼吸达到每分钟约 120 个动作。每个动作约 1 / 2 s、2 s 内3 次胸外按压加 1 次正压通气。婴儿胸外按压方法：拇指法；双指法。

（9）体温管理：置于合适中性温度的暖箱；避免肺泡萎陷 胎龄 <30 周 、有自主呼吸或呼吸困难的早产儿产房内尽早使用持续气道正压通气 。根据病情选择性使用肺表面活性物质 。正压通气时控制压力：早产儿由于肺发育不成熟，通气阻力大，不稳定的间歇正压给氧易使其受伤害。正压通气需要恒定的吸气峰压及呼气末正压；维持血流动力学稳定：避免使用高渗药物、注意操作轻柔、维持颅压稳定。

（10）关于检测早期动脉血乳酸及乳酸清除率：临床上主要依据 Apgar 评分判定新生儿窒息的严重程度，但该评分容易受主观因素的干扰，导致判定的客观性和准确性可能存在偏差。早期动脉血乳酸及乳酸清除率与新生儿窒息继发多器官损害有关，可作为辅助评估新

生儿继发多器官损害风险的参考指标;临床医生在接诊新生儿窒息时,应密切监测早期动脉血乳酸水平及其变化情况,以便于后期实施针对性诊疗措施。

【小结】

新生儿窒息能导致缺血缺氧脑病甚至多器官缺血缺氧性功能损伤,是新生儿尤其是早产儿或低体质量儿致病、致残的主要诱发原因。严重者能导致脑瘫、心源性休克、多器官功能障碍或多器官功能衰竭、心脏骤停甚至新生儿死亡。以快速评估、正压通气、胸外按压以及药物和或扩容为主要环节的新生儿心肺复苏是新生儿窒息复苏治疗的核心与关键。亚低温治疗、低浓度氧疗、脑保护治疗、呼吸兴奋药以及阿片类拮抗药等复苏后治疗对于防治缺血缺氧性脑病和窒息新生儿复苏后并发症,提高新生儿复苏效果和质量,降低窒息新生儿致残率、死亡率,减少社会和家族负担,有重要的临床意义。

【专家点评】

本例患者有"脐带缠绕"导致新生儿窒息危险因素,但基于以往的临床经验,在急于剖出婴儿而硬膜外麻醉效果不完善的情况下,给予咪达唑仑是欠妥当的。但查阅文献示,腰硬联合麻醉时静注咪达唑仑 0.03 mg/kg 辅助镇静,对剖宫产产妇有良好的减轻焦虑及应激反应的作用,对生命体征无明显影响,同时对新生儿的主要生命体征无明显不良影响。

能引起缺血低氧的各种因素都可导致胎儿窘迫及新生儿窒息,可出现在产前、产时和产后,新生儿窒息中,脐带因素、羊水过少、早产等是发生新生儿窒息的主要原因。发病的危险因素中胎位及先露因素、催产素、胎头吸引、第二产程延长等难产因素仍占据较大比重提示目前措施对难产的重视仍不足够。而心脏病、贫血、流产次数、怀孕次数、顺产次数、剖宫产次数、末次产检时间、产检医院、产检次数、分娩医院等众多产前因素与新生儿窒息发病的高度相关出乎意料,也为我们以后妇儿保健措施及政策的制定以及新生儿窒息及预防提供了依据及一些方向。

足月儿开始用空气进行复苏,早产儿初始复苏时用 21%~40% 浓度氧气,滴定法提高氧浓度,逐渐达到目标血氧饱和度。胎龄 <35 周的早产儿应给予低浓度(21%~30%)氧疗,逐渐达到目标血氧饱和度。

(宋晓 马纪 黄岩)

病例 114　腹腔镜全子宫切除术并发严重皮下气肿致苏醒延迟

【导读】

随着腹腔镜手术的蓬勃发展,许多以往较少见的并发症不断涌现,腹腔镜手术 CO_2 气腹导致皮下气肿即是其中之一,其潜在的严重性开始引起临床医生的重视。皮下气肿是指外伤、操作等原因损伤了机体组织结构,从而使气体进入皮下软组织并对其周围组织结构产生压迫的一种损伤并发症,多见于腔镜手术、口腔及颈胸部手术,颈部动静脉穿刺、气管切开、气管插管、气道及食管破裂。

【病例简介】

患者女, 62 岁,身高 167 cm,体重 65 kg,主因"发现宫颈癌 40 天"入院。于此次入院 50

天前曾因宫颈上皮内瘤变Ⅲ级于我院住院行宫颈锥形切除术,标本病理示:宫颈鳞状上皮内高级别瘤变 CINⅢ级,伴癌变。患者入院一般情况良好,各项化验、检查均未见明显异常,拟因"宫颈鳞状细胞癌(IA2 期)"在全身麻醉下行腹腔镜下改良全子宫广泛切除术+双侧附件切除术+盆腔淋巴结清扫术。

患者于 8:30 入手术室,血压 120/80 mmHg,心率 89 次/分,血氧饱和度 99%,建立静脉通路后给予甲强龙 40 mg 静脉滴注,充分吸氧去氮,麻醉诱导给予咪达唑仑 4 mg,舒芬太尼 20 μg,丙泊酚 100 mg,罗库溴铵 50 mg,于 9:15 在气管插管(7#)后行控制呼吸,潮气量 500 mL,呼吸频率 12 次/分,吸呼比 1:2。诱导过程顺利,血压 100~135/60~85 mmHg,心率 65~95 次/分,血氧饱和度 100%,手术于 9:30 开始,术中以丙泊酚+瑞芬太尼维持麻醉,间断给予舒芬太尼、顺式阿曲库铵静脉注射,术中监测血压、心率、血氧饱和度、BIS、气道压、$P_{ET}CO_2$,因院内无法进行血气分析,故术中无法监测动脉血气。

手术开始后 10 分钟,腹腔镜气腹压维持在 15 mmHg,妇科医生嘱将患者采取头低脚高位,麻醉机设置容量控制呼吸模式,潮气量 500 mL,呼吸频率 12 次/分,吸呼比为 1:2,此时患者气道压 14cmH_2O,$P_{ET}CO_2$ 为 38mmHg。自 10:10 开始患者气道压和 $P_{ET}CO_2$ 呈上升趋势,至 10:30 患者气道压为 22cmH_2O,$P_{ET}CO_2$ 为 55 mmHg,与妇科医生沟通后,将气腹压降至 12mmHg,麻醉机参数调整为潮气量 450 mL,呼吸频率为 13 次/分,吸呼比为 1:2,此时患者尚未出现皮下气肿现象,继续手术。至 11:15 患者气道压和 $P_{ET}CO_2$ 仍然呈上升趋势,气道压为 26cmH_2O,$P_{ET}CO_2$ 为 66 mmHg,将麻醉机参数继续调整为潮气量 400 mL,呼吸频率 15 次/分,吸呼比为 1:3,气腹压降至 9 mmHg,此时患者前胸已有轻微握雪感,其他部位尚未见皮下气肿现象,与妇科医生沟通望尽快完成手术,并做好随时开腹准备。11:30 患者气道压 26cmH_2O,$P_{ET}CO_2$ 73 mmHg,且均呈上升趋势,此时患者前胸、肋间、肩部以及脸部、颈部均已出现明显握雪感,得知手术仍无法在短时间内完成,与妇科医生和患者家属沟通后,于 11:40 中转开腹。开腹后患者气道压和 $P_{ET}CO_2$ 慢慢呈下降趋势,但前胸、肋间、肩部以及脸部、颈部的握雪感仍然存在,14:50 手术结束,此时患者气道压 17cmH_2O,$P_{ET}CO_2$ 40mmHg,身体各部位握雪感仍然存在。手术结束后催醒过程中共给予新斯的明 1 mg+阿托品 0.5 mg,氟马西尼 0.5 mg,至 16:50 患者自主呼吸已恢复,各项生命体征无明显异常,但仍然未苏醒,身体各部位握雪感仍然存在,排除其他原因后,判定患者为因体内 CO_2 蓄积引起的苏醒延迟。17:30 患者生命体征平稳,仍未苏醒,呼之不应,针尖样瞳孔,遂取 20 mL 注射器针头两个于患者前胸部穿刺至皮下脂肪进行排气,18:00 患者开始慢慢苏醒,瞳孔及睫毛反射渐渐恢复,但肌张力仍较弱,18:40 患者意识恢复,呼之能应,肌张力有所增强,可配合进行轻微点头、握手等动作,19:00 患者意识及肌张力渐渐恢复,拔除气管插管,20:00 患者各项生命体征平稳,意识清楚,可对答,肌张力基本恢复,送出手术室,安返病房。7 日后,患者各项化验、检查均无明显异常,顺利出院。

【问题】

(一)术中发生皮下气肿的原因

分析腹腔镜手术的特点及患者的个体因素,我们认为发生皮下气肿的因素有:

（1）患者因素：患者体型瘦弱，尤其老年人，皮下脂肪层薄弱，各层组织疏松，穿刺本身即容易造成各层组织分离，形成潜在间隙。

（2）穿刺手法：建立气腹时盲穿气腹针，患者体型较肥胖、腹壁厚，针头未进入腹腔即注气，直接形成皮下气肿；有时气腹针反复、多处穿刺，造成腹膜多处破损；或者穿刺 Trocar 时不是原位穿刺，而是多点穿刺，Trocar 头部左右摆动、不是沿螺纹旋转进腹，形成多处假道，进一步增大了潜在人工间隙，注气时腹腔内 CO_2 气体溢出，由假道进入腹膜外潜在间隙，并沿皮下间隙进入周围钝性剥离的疏松皮下组织，甚至达颈部、腋窝、上肢、阴囊等，形成皮下气肿。

（3）由于手术复杂，操作时间较长，频繁更换器械、拔出 Trocar 增加了皮下气肿的发生。术者应胸有成竹，不要反复拔出 Trocar、更换器械。如切口切皮不慎较大，或切口暂不使用，可用纱布全层紧密填塞腹壁戳孔，避免气体进入皮下间隙。

（4）手术不慎造成医源性横膈损伤，腹腔气体进入胸腔、纵隔、颈部皮下。

（5）除此，也有学者报道，腹腔镜气腹可引起气体沿膈肌主动脉裂孔或食管裂孔周围的疏松组织进入纵隔，引起纵隔气肿。纵隔内的气体常向上沿颈筋膜间隙溢至颈部皮下，甚至向面部、胸腹部皮下扩散，发生皮下气肿。

（二）皮下气肿的临床表现及危害

（1）临床表现：①颈部皮肤饱满，触诊有捻发音、握雪感，患者颈部有压迫感，甚至出现呼吸困难，同时可伴血压、心率、气道压等生命体征变化。②轻度：仅表现为局限性的皮下气肿，麻醉机监测参数无明显改变。③重度：患者头面部、颈部、胸腹部，甚至腹股沟、会阴部肿胀，触之握雪感，麻醉机监测显示 $P_{ET}CO_2$ 持续升高。

（2）危害：患者若发生皮下气肿，会限制胸廓运动，如为腔镜手术引起的皮下气肿，会因过量吸收 CO_2，从而引起高碳酸血症，兴奋交感神经，对有心血管疾病或老年患者极为不利。另外，严重者还会引起 CO_2 麻醉现象，影响术后患者苏醒，造成苏醒延迟。

（三）皮下气肿发生的应对策略

（1）及时发现和判断是预防皮下气肿的关键，术中应密切观察患者的生命体征变化，特别是腔镜手术，应密切关注患者术中 $P_{ET}CO_2$ 变化，若发生皮下气肿，X 线、CT 可以明确诊断。

（2）若术中发生皮下气肿，应积极治疗，轻度不适感应予以密切观察，暂不予处理；若发生严重皮下气肿，则应用粗针头排气或切开引流。

（3）治疗原则与措施：①尽快消除病因。②维持呼吸和循环的稳定：ⓐ保持呼吸道通畅；ⓑ监测血气分析；ⓒ根据病情予以控制血压和心率；ⓓ排气减压：胸骨旁和胸骨上窝。③控制感染。④心理干预。

【小结】

随着腹腔镜手术的蓬勃发展，许多以往较少见的并发症不断涌现，二氧化碳（CO_2）气腹导致的皮下气肿即是其中之一，其发生率为 2.7%。2000 年时，Cynthia 等的研究结果显示，腹腔镜 CO_2 皮下气肿并发症发生率为 2.3%，并指出手术时间超过 200 min、$P_{ET}CO_2$ 大于 50

mmHg、切口多（≥6个）和高龄（65岁）是发生此并发症的危险因素。严重的皮下气肿可以引起血液中碳酸浓度升高，交感神经兴奋，导致平均动脉压（MAP）上升、心率（HR）加快。严重的皮下气肿还可能引起气栓，引起肺动脉高压，导致右心衰竭，甚至心搏骤停。此外，皮下 CO_2 可能会渗透组织筋膜层，导致气胸、纵膈气肿以及心包积气，影响人体呼吸循环功能。

（五）关于皮下气肿的思考

1. 术中监护

（1）观察患者局部皮肤情况：观察患者的腹部、前胸、颈部、颜面部等处皮肤是否有皮下气肿的握雪感、皮下捻发音等。由于手术部位和穿刺孔位置的不同，皮下气肿形成部位也有所区别：其中，腹腔镜下妇科手术患者以腹部脐周为主，亦可波及颈胸部。

（2）严密监测患者生命体征：严密观察患者的心率、血压、心电图、$P_{ET}CO_2$、气道峰压等指标。术中若并发大面积皮下气肿会限制胸廓运动，加之 CO_2 气腹使膈肌上抬，造成呼吸道阻力增加；皮下组织大量的 CO_2 吸收会造成 CO_2 潴留，引起心率加快、血压升高，严重者会发生心律失常。如果术中出现血压升高、心率加快、血氧饱和度下降、$P_{ET}CO_2$ 和呼吸道阻力升高等症状，应警惕高碳酸血症和酸中毒，应及时抢救。

2. 处理措施

（1）暂停 CO_2 气腹：术中一旦发现患者出现大面积皮下气肿伴 $P_{ET}CO_2$ 异常升高，应立刻停止 CO_2 充气，排空气腹，避免皮下气肿继续发展和 CO_2 吸收。如手术中发现胸壁上部及颈部皮下气肿，应立即停止手术。

（2）对症处理：调整麻醉机呼吸参数，加大潮气量，加快呼吸频率，适当过度通气；及时抽取血液标本行血气分析和电解质检查；根据病情予以控制血压、心率和激素支持治疗；若高碳酸血症时间持续较长，给予 5% 碳酸氢钠滴注，适当利尿，纠正酸碱平衡紊乱。

（3）皮下排气：协助术者用 12 号粗针头在皮下气肿明显处多点穿刺排气，并用手朝手术切口和穿刺点方向挤压排气。

（4）准备开腹手术：若患者出现大面积皮下气肿伴 $P_{ET}CO_2$ 极度升高，经治疗无明显好转，应尽早中转开腹手术。

【专家点评】

随着腔镜手术开展日渐增多，手术方式愈发复杂，皮下气肿的发生率有上升趋势。小面积皮下气肿一般不会对患者造成严重影响，可自行康复，但严重的大面积皮下气肿可以引起血液中的碳酸浓度升高，高碳酸血症可以使血浆中儿茶酚胺含量上升 2~3 倍，引起交感神经兴奋，导致血压上升、心率加快、呼吸道阻力增加；严重的皮下气肿还可能引起气栓，若气栓进入循环，将导致肺动脉高压、右心衰竭甚至心跳骤停。因此，腔镜手术中应加强对皮下气肿的监测。

与腔镜手术皮下气肿发生有关的 6 个主要因素是：体重、皮下脂肪厚度、手术方式、气腹流量和压力、手术时间、穿刺器穿刺情况等。据统计，皮下脂肪过厚、气腹压力过大、手术时间过长、穿刺孔过多或反复穿刺，都是造成皮下气肿的危险因素。

围麻醉期如遇 $P_{ET}CO_2$ 持续升高,首先应考虑进行触诊,详细查体是发现皮下气肿(特别是颈胸部)的重要步骤。在腔镜手术过程中,要严格按照操作程序进行气腹操作,防止 CO_2 进入皮下,如确认是气腹引起的,且 $P_{ET}CO_2$ 仍继续升高,应立即撤离所有管道和器械,并从颈部挤压气肿,排出 CO_2,使 $P_{ET}CO_2$ 恢复正常,同时评估气肿对病人的损害。

(杨　蕾　黄　岩)

病例115　盆腹腔巨大肿物切除术一例

【导读】

任何原因引起的盆腹腔巨大占位均可引起静脉回流受阻,盆腹腔脏器受压移位,并出现不同程度的心脑肾等重要脏器缺血以及相应的临床症状。盆腹腔巨大占位解除后腹压骤降,引起血流动力学波动剧烈,以及引发多脏器衰竭。要求麻醉医师了解腹压骤降的病理生理过程以及受压脏器可能出现缺血再灌注损伤的风险。

【病例简介】

患者女,55岁,主因"发现盆腔肿物20余年,下腹胀4余年,逐渐加重2余年"入院。既往全子宫切除手术史。吸烟史。妇科B超示:盆腹腔被巨大肿物占据,范围上至双乳头连线,下至耻骨联合,内部分呈分隔状,隔上可见血流信号,部分内见密集点状回声,提示:盆腹腔巨大肿物。入院诊断:盆腔肿物性质待查 卵巢囊肿? 卵巢恶性肿瘤? 拟在全身麻醉下行盆腹腔肿物切除术。

术前访视查体:神清,贫血貌,端坐位,双肺呼吸音清,未闻及啰音,心律齐,双下肢水肿。自诉近一年未曾下楼活动,家务等轻体力劳动几乎不能。近两年半坐位入睡,不能平躺及侧躺入睡。睡眠差,偶有尿频,无尿急尿痛,大便无异常,近2年体重较前下降约10千克。

化验检查:入院血红蛋白64 g/L,经输血治疗后升至85 g/L。血肌酐314 μmol/L(41~73 μmol/L);N-端脑钠素前体(NT-proBNP)806.3 pg/mL(正常参考范围:<125 pg/mL,50~70岁:最佳截点900pg/mL诊断心衰);白蛋白33.2 g/L(40~55 g/L)。

影像学检查:心脏彩超:左室壁运动欠协调,射血分数62%。

腹部CT:盆腹腔巨大囊性肿物,最大直径约41 cm,盆腹腔脏器受压移位,双肾盂以及输尿管积水。

心内科,肾内科,麻醉科,妇科多学科会诊后,考虑患者存在贫血,慢性肾功能不全,低蛋白血症。围手术期血流动力学波动较大。

患者半坐位入手术室。血压174/91 mmHg,心率90次/分。建立静脉通道,吸氧,保温,行桡动脉穿刺测动脉压,以及中心静脉穿刺置管,适当降压补液。同时准备血管活性药物。泵注去甲肾上腺素0.1~0.2 μg/(kg·min),同时选择T10-T11间隙正入路进行硬膜外麻醉,给予实验剂量0.5%罗哌卡因2 mL,3 min无异常后追加3 mL。平面T10-T12。手术开始缓慢吸引囊液,间断调整体位,同时补液。待患者基本能平卧时进行全身麻醉。充分吸氧去氮,麻醉诱导采用咪达唑仑2 mg、芬太尼0.15 mg、依托咪酯12 mg、丙泊酚30 mg、顺式阿曲库铵12 mg静脉注射,气管插管后行控制呼吸。术中以丙泊酚+瑞芬太尼维持麻醉。术中监测动脉血气、尿量。麻醉时间 280 分钟。术毕,囊液 26500 mL+ 肿物约 30 kg。尿量 800 mL,出血 50 mL,补液 2750 mL,RBC 900 mL,FFP 240 mL。术后病理卵巢交界性恶性粘液性囊腺瘤。一周后未出现异常情况,痊愈出院。

【问题】

（一）术前评估麻醉要点

巨大肿瘤压迫胃肠道,易导致胃排空延迟,麻醉诱导注意反流误吸。

患者能否耐受手术过程中血流动力学的波动。

患者贫血,术前充分备血,术中患者输入大量库存血以及液体,很容易引起低体温,凝血功能障碍以及苏醒延迟,注意保温。

患者肾功能不全,考虑肾前性原因,术中监测尿量,电解质,必要时给予利尿药。

巨大肿物导致膈肌上抬,患者易出现限制性通气功能障碍。

患者胃肠道受压,长期营养不良。

患者卧床,术前排除静脉血栓的问题。

评估椎管内穿刺条件

（二）麻醉方式的选择

若肿物为多囊性,可以局麻穿刺减压再全麻手术治疗。本例在稳定循环的基础上选择硬膜外麻醉。

若肿物为实质性肿物,在不影响循环的前提下,建议保留自主呼吸清醒气管插管。

（三）麻醉管理要点

麻醉诱导注意适当减量,不可机械按千克体重常规用药。

注意血流动力学波动。

体位变动会对循环产生影响。

肿瘤一旦摘除,腹压骤降,全身血液会短时间内流向下肢血管床,造成有效循环血量急剧下降,产生类似"休克"的症状。如低血压,心率反射性增加,心律失常,心跳骤停等。后期还要考虑回心血量增多可能引起的心衰肺水肿。

液体管理:可以采取目标导向液体治疗策略。但是要考虑到巨大占位未解除前,胸腔受到压迫,中心静脉压较高,压迫解除后,静脉受压缓解,心脏回流减少,因此测得 SVV 的灵敏性不高,实际上参考意义不大。

镇痛肌松要完善。

小潮气量和低 PEEP 的通气策略。

做好术中大出血紧急预案。

（四）腹腔间隙综合征的概念

腹腔间隙综合征征（abdominal compartment syndrome，ACS）是指腹内压持续升高超过 20mmHg（伴或不伴腹腔灌注压 <60mmHg）,合并新发的器官功能障碍或器官功能衰竭。临床表现包括腹胀、少尿、低氧血症、平均气道压升高等;胸片和 / 或超声可见膈肌抬高、腹腔积液征象;CT 可见圆腹征阳性（腹部前后径与横径之比 >0.8）、肾脏受压移位等征象。原发性 IAH/ACS 是由盆腹腔的创伤或病变导致,通常需要早期外科或放射介入。

【小结】

盆腹腔巨大占位解除前后血流动力学波动剧烈,极易引发循环衰竭,麻醉医师应该掌握盆腹腔巨大占位解除前后的临床表现。深刻了解腹压骤降的病理生理过程以及围手术期所存在的风险。对于这类患者,我们需要完善术前评估,做好盆腹腔巨大占位手术患者的围手术期管理。

【专家点评】

了解盆腹腔巨大占位造成腹压升高引起的一系列病生改变。

腹内压升高压迫下腔静脉和门静脉,造成回心血量减少;膈肌抬高、血管腔受压狭窄、静脉回流受阻、内脏和下肢静脉血瘀滞;胃肠受压,进食营养均受影响,肾脏受压出现肾功能不全。

手术过程中腹压骤降可能会造成腹腔脏器受压而闭塞的血管床开放,出现脏器再灌注损伤,应该有相应处理措施。

术前 TEE 检查,评估心脏有无受压。

麻醉监测手段固然很重要,然则麻醉医师责任心,以及考虑问题全面性即形成麻醉临床思维更重要。

(魏　颖　谢淑华)

病例 116　一例先天性心脏病患者的麻醉管理

【导读】

先天性心脏病是先天性畸形中最常见的一类,约占各种先天畸形的 28%,在胚胎发育时期由于心脏及大血管的形成障碍或发育异常而引起的解剖结构异常,或出生后应自动关闭的通道未能闭合的情况。先天性心脏病发病率不容小视,占新生儿的 0.4%~1%,这意味着我国每年新增先天性心脏病患者 15 万~20 万。最轻者可以终身无症状,重者出生即出现严重症状如缺氧、休克甚至夭折。有先心病的患者在接受手术和麻醉时,需要麻醉医生对患者进行充分的评估。

【病例简介】

患者,女,40 岁,55 kg,因接触性阴道出血 2 年就诊,入院前 5 d 宫颈涂片确诊为宫颈癌,拟于全身麻醉下行广泛性全子宫、双附件切除,腹腔淋巴结清扫。既往史先天性室间隔缺损 40 年,日常活动轻度受限,缓慢上 3 楼自觉心慌、气促、胸闷,无发绀。

体格检查:心音清晰,各瓣膜区可闻及Ⅲ~Ⅳ级收缩期杂音,律齐。心内科医师会诊结果:患者肺动脉高压,目前无右向左分流。辅助检查:X 线:心影明显增大,左心缘丰满,肺动脉段明显膨突。超声心动图:先天性心脏病,室间隔膜部瘤伴缺损(面积 12 mm²),室水平左向右分流,左心增大;肺动脉主干及左右分支增宽,肺动脉压中度增高(估计 56 mmHg),左室功能测定:EF 56%。

术前评估:患者有先心病,心功能 NYHA 分级为Ⅱ级,5.50MET 为中等体能状态。根据

Goldman 评分标准,围术期发生严重心脏并发症的风险为 II~III 级。手术方式为开腹广泛子宫切除、双附件切除及系统淋巴结清扫,预计手术时间为 6 h,按照心脏风险分级为高危手术。

术中管理:患者入室血压 145/80 mmHg,心率 70 次 / 分,呼吸 18 次 / 分,血氧饱和度 98%,局麻下建立右侧桡动脉有创血压检测,局麻下行双输尿管双 J 管置入。根据手术方式选择全身麻醉、快速诱导插管,给予咪达唑仑 2 mg,芬太尼 0.2 mg,顺阿曲库铵 9 mg,依托咪酯 15 mg,诱导后血压维持在 115/70 mmHg 左右,心率 52 次 / 分左右。维持用丙泊酚、瑞芬太尼持续泵注,七氟烷 0.8% 持续吸入,间断给予顺阿曲库铵,维持麻醉。手术开始时给予氨甲环酸 1.0 g 及血凝酶 2U,手术 5 h 追加血凝酶 1U,手术期间给予葡萄糖酸钙 3 g。手术开始后 4 h 凝血功能检测:PT 16.9 s,APTT 18.5 s,纤维蛋白原 1.04 g,TT 24 s,分析患者为纤维蛋白原缺乏,给予 0.5 g。手术开始时给予乌司他汀 40 万 U,地塞米松 10 mg,开始后 4 h 给予乌司他汀 30 万 U 减少炎性应激反应。手术开始后 45 min,患者心率增高,由 60~65 次 / 分增至 90~110 次 / 分,为减少心肌应激,给予硫酸镁及门冬酸钾镁各 1 支静脉缓慢滴注,维持心率 65~75 次 / 分,并给予磷酸肌酸钠 2 g 保护心肌。手术开始后 2 h 测血常规:RBC 3.53×10^{12}/L,Hb 110 g/L,Hct 0.372。2.5 h 血压下降至 55~65/30~47 mmHg,血气分析:pH 7.21,BE -9.1 mmol/L,K^+ 2.93 mmol/L,乳酸 2.5 mmol/L,加快输液并输入红细胞悬液 6U 及冰冻血浆 200Ml。应用血管活性药多巴胺及去甲肾上腺素维持血压及心率的稳定。给予氯化钾 1.5 g,碳酸氢钠 150 mL。手术结束前半小时血气分析基本正常。手术共进行 8 h,术后带气管插管送入 ICU 病房,术后 4 h 拔除气管插管,术后 1 d 无心肺并发症,内环境稳定,转入普通病房,术后一周出院。

【问题】

(一)室间隔缺损的类型及程度怎么划分? 此患者属于哪个类型的室缺?

室间隔缺损(VSD)是心室间隔在胚胎时期发育不全形成异常交通,在心室水平产生左向右分流,占先心病总数的 20%,为最常见的先心病。

室间隔缺损分度如下:轻度:缺损小于 0.5 cm,左向右分流量小,肺动脉压正常;中度:缺损 0.5~1.5 cm,中等量左向右分流,右室及肺动脉压力有一定程度增高;重度:缺损大于 1.5 cm,左向右分流量大,肺循环阻力增加,右室及肺动脉压力明显增高;极重度:巨大缺损伴肺动脉高压,肺动脉压等于或高于体循环压出现双向分流或右向左分流,从而引起发绀,出现艾森曼格综合征。

根据室间隔缺损的部位,可以分为以下几种类型:

1. 膜周部室间隔缺损 此类型最常见,占 60%~70%,缺损中心位于室间隔膜部,很少单纯累及膜部室间隔,常扩展累及毗邻的肌部室间隔的某一部分,系室间隔后上方与动脉圆锥心内膜垫未融合所致。这类缺损都与三尖瓣隔瓣为邻,其上缘总是靠近主动脉瓣,而下缘都接近传导组织。

2. 漏斗部室间隔缺损 缺损位于漏斗部室间隔、肺动脉和主动脉瓣下。此类型具体分为肺动脉瓣下型、嵴上型、嵴内型。

3. 肌部缺损 缺损位置较低,四周有完整的肌肉组织边缘,单个或多个缺损,形态和大小不一。

4. 对位不良型　由于心室流出道与大动脉的对位错开,二者没有对位在一条直线上。常见于法洛四联症、右室双出口、肺动脉闭锁、永存动脉干等畸形。

室间隔缺损可以单独存在,同时也可以有两处以上缺损口并存,还可与其他畸形并存。该患者属于中度室间隔缺损。

(二)肺动脉高压的定义是什么? 怎么分级? 此患者为哪个级别的肺动脉高压?

肺动脉高压是指各种原因所引起的肺动脉压力持久性增高超过正常最高值,是由多种病因引起肺血管床受累而肺循环阻力进行性增加,最终导致右心衰竭的一类病理性综合征。肺动脉压力升高只是表象,实质是肺血管阻力升高、心排血量下降。正常人肺动脉压力为15~30/5~10mmHg,平均为15mmHg。若肺动脉收缩压 >30mmHg,或平均压 >20mmHg,即为肺动脉高压。WHO 规定:静息状态下肺动脉收缩压 >25mmHg,运动过程中肺动脉压 >30mmHg,即为肺动脉高压。

按肺动脉压力升高的程度可以分为:

1. 轻度肺高压　肺动脉收缩压 30~40 mmHg, Pp/Ps>0. 45,肺血管阻力为 251~500 dyn·s/cm^5(80dyn·s/cm^5= 1 Wood)。

2. 中度肺高压　肺动脉收缩压 40~70 mmHg, Pp/Ps 为 0. 45~0.75,肺血管阻力为 500~1000 dyn·s/cm^5。

3. 重度肺高压　肺动脉收缩压 >70 mmHg,Pp/Ps>0. 75,肺血管阻力 >1000dyn·s/cm^5。

此患者为中度肺动脉高压。

(三)常用的止血药物有哪些? 如何评价术中止血药物的应用?

国内常用的止血药有约 20 多种,主要分为以下几类:

(1)促进凝血系统功能的止血药,如血凝酶,维生素 K 及酚磺乙胺等,能促进肝脏合成凝血酶原和其他凝血因子,或提高这些凝血酶原及凝血因子的活性,或促进凝血因子从贮存部位释放,进而加速血液凝固。主要用于术前、术后的出血预防和止血。本案例应用血凝酶,具有止血和抗凝血双重作用,在使用 Ca^{2+} 的条件下有效。常用量为 1~2U,无血栓形成风险,但大剂量应用(50~100U)可消耗大量纤维蛋白原,产生抗凝作用。

(2)凝血因子制剂,如冻干人凝血因子 VIII、凝血酶原复合物、凝血酶和冻干人纤维蛋白原,常用作替代和补充疗法,防止因凝血因子不足导致的出血。其中冻干人纤维蛋白原对维持正常凝血和止血有重要作用,能提高纤维蛋白原的浓度,促进血液凝固止血。常用于妊娠中毒、死胎、产后大出血、胎盘早剥、大手术及严重大出血引起的纤维蛋白原缺乏而导致的大出血。

(3)抑制纤维蛋白溶解系统的止血药,常用的有氨甲苯酸、氨甲环酸、抑肽酶和氨基己酸等。这类药物能够抑制纤溶酶原的各种激活因子,使其不能转化为纤溶酶,或直接抑制纤维蛋白溶解,达到止血的作用。氨甲环酸能与纤溶酶和纤溶酶原上的纤维蛋白亲和部位的赖氨酸结合部位强烈吸附,阻止了纤溶酶、纤溶酶原与纤维蛋白结合,从而强烈的抑制了由纤溶酶所致的纤维蛋白分解。

（4）作用于血管的止血药,如垂体后叶素、肾上腺色腙等,这类药物直接作用于血管平滑肌,降低毛细血管通透性,起到止血的作用。

（5）局部止血药,如氧化纤维素、吸收性明胶海绵等,仅用于外伤或手术后渗血的局部止血。

已有大量文献报道,Ca^{2+}对于结合纤维蛋白原抵抗纤维蛋白原热变性,加速整个凝血反应,保护某些二硫键的断裂或抑制纤溶酶裂解等一些特殊作用肽键起到了一定的作用。也有人认为Ca^{2+}的摄取与纤维蛋白肽的释放有关。同时Ca^{2+}能改善细胞膜的通透性,增加毛细血管的致密性,使渗出减少,起抗过敏的作用。也可用于大量输血所致的低钙血症。因此手术期间给予葡萄糖酸钙促进凝血。

【专家点评】

该患者室间隔缺损合并肺动脉,对手术和麻醉的耐受程度主要取决于心脏功能的改变,麻醉的关键在于维护循环的稳定,术前需要对患者的心功能进行全面评估,对手术类型及术中出血情况进行预判。对于这类患者,肺动脉压力严重程度通常反映原发心脏异常的严重程度,术前可以进行有效的抗心衰处理,以提高患者对手术的耐受度以及改善预后。术前科进行多科会诊,积极调整患者循环状态,有利于平稳度过围术。手术过程中尽可能维持循环稳定,保护心肌,减少炎性反应,减轻患者对于手术的应激,密切监测血流动力学及内环境稳定,及时补液维持血容量。此外,先心病合并肺动脉高压的患者术后应进入 ICU 继续治疗,术后 24 小时内仍是发生心衰高发的危险时期。

（王晨旭　于泳浩）

病例 117　宫腔镜电切术并发过度水化综合征一例

【导读】

目前常采用手术治疗子宫肌瘤,传统开放手术治疗子宫肌瘤具有创伤大、术后并发症多等缺陷。而宫腔镜电切术既能切除子宫肌瘤,又能保留子宫完整性,已越来越多的应用于临床。过度水化综合征是宫腔镜电切术时发生的一种少见的并发症,通常发生在手术将近结束或术后数小时内。轻者出现足部水肿和多尿,重者可出现急性左心衰竭、肺水肿及脑水肿甚至死亡。这就要求麻醉医生在术中严格监测患者的生命体征和内环境,及时处理相关并发症,改善患者预后。

【病例简介】

患者女, 38 岁,因查体发现子宫黏膜下肌瘤行宫腔镜电切术,患者无既往史,术前各项检查均无异常。患者入室后,建立无创 Bp、SpO_2、ECG、RR 监测,建立一条静脉通道后给予乳酸林格氏液 500 mL 静点,初测血压 15.33/9.33 kPa(115/70mmHg), HR 92 次 / 分, SpO_2 98%, RR 20 次 / 分,使用简易面罩吸氧 5 L/min,给予甲强龙 40 mg,阿托品 0.5 mg15 min 后,嘱患者右侧卧,常规消毒铺巾,取 L2-3 间隙正中入路行腰硬联合麻醉,腰麻药给予 0.66% 罗哌卡因 1.5 mL,硬膜外给予 2% 利多卡因 5 mL 作为试验量,平卧 10 min 后测得麻醉阻滞平面固定在 T8,生命体征为 HR 90 次 / 分, Bp 16/10.66 kPa(120/80 mmHg), SpO_2

100%，RR 20 次 / 分，随即硬膜外持续泵注 0.75% 罗哌卡因 6 mL/h 维持麻醉效果，体位调整为截石位后开始手术。

手术开始 80 分钟后，病人自述心脏不适、恶心，立即停止手术，随即病人意识丧失、面色紫绀，血压测不到，心率随之降至 31 次 / 分并很快发生心脏停跳，立即心外按压，SpO_2 逐渐下降至测不到，紧闭面罩加压给纯氧，辅助呼吸，行气管插管（插管时病人有微弱自主呼吸及呛咳反应），接麻醉机 SIMV 模式给予 10 次 / 分机械通气。心外按压同时给予阿托品 0.5 mg、地塞米松 10 mg 静推，1 分钟后又予以阿托品 0.5 mg、肾上腺素 1 mg 静推，速尿 20 mg 入壶。血气回报：pH 7.19、PCO_2 63 mmHg、PO_2 9 mmHg、Na^+ 113 mmol/L、K^+ 4.2 mmol/L、Glu 4.8 mmol/L、Lac 2.4 mmol/L、Hct 34%，至此时病人尿量 1400 mL。病人双侧瞳孔散大、对光反射消失。由于病人有大量白色泡沫痰自气管插管内涌出，充分吸痰后，给予 PEEP 5cmH$_2$O 逐渐增大到 12cmH$_2$O，同时于通气回路中雾化吸入 37.5% 的酒精。予以多巴胺 60 mg 入 250 mL 生理盐水静点，肾上腺素 1 mg 每 3~5 分钟重复静推，期间予以阿托品 0.5 mg，氯化钠 4 g（40 mL）入 250 mL 生理盐水静点，地塞米松 20 mg 静推，多巴胺 100 mg、间羟胺 20 mg 入 250 mL 生理盐水静点，碳酸氢钠 5 g 静脉缓推。

心肺复苏期间，病人的心跳有短时间恢复，但心率不能维持，自主呼吸微弱。于病人左桡动脉置管监测动脉血压及血气。经过一小时抢救后病人 HR 139 次 / 分，自主呼吸微弱，有创动脉血压 61/48 mmHg，SpO_2 84%，给予多巴胺 5 mg 入壶，自抢救开始至此时病人无尿。根据动脉血气结果予以速尿 20 mg 入壶，碳酸氢钠 5 g 静脉缓推。20 分钟后自右侧颈内静脉行中心静脉置管监测中心静脉压，SpO_2 自 92% 逐渐降至 81%，予以顺式阿曲库铵 10 mg 静推，将辅助呼吸改为控制呼吸，SpO_2 逐步上升至 95%，期间予以注射用皂苷钠 10 mg 入液静点，甲强龙 80 mg 入壶，碳酸氢钠 5 g 静脉缓推，予去甲肾上腺素 10 μg/min 泵入，西地兰 0.4 mg 稀释为 20 mL 静脉缓推，速尿 5 mg 入壶，白蛋白 15 g 静点，泮托拉唑钠 40 mg 入 100 mL 生理盐水静点。

4 小时后病人能睁眼，可遵医嘱点头，瞳孔较前缩小、恢复较弱对光反射，经过七个小时的抢救后转入 ICU。出手术室时：HR 115 次 / 分，RR 15 次 / 分，Bp 86/63 mmHg（血管活性药物维持），SpO_2 86%（接 ICU 的呼吸机 SIMV 模式下）。

在抢救及复苏过程中，各种升压药的速度都是根据病人的血压随时调节的，从抢救开始的血气分析血钠 113 mmol/L 到出手术室之前，最后一个血气分析血钠 138 mmol/L，补钠也是根据血气随时进行，pH 值从 6.81 到 7.20，Lac 由最高 11.0 mmol/L 到出手术室时 6.0 mmol/L，纠正酸中毒一直在进行。因总有大量肺水涌出，自抢救开始至离开手术室前共换通气回路 4 套。总补液量 4 950 mL（胶体液 1 500 mL、晶体液 3 450 mL），尿量 4 850 mL，术中出血量 30 mL。手术时间 80 分钟，麻醉时间 95 分钟，抢救时间 7 小时。

【问题】

（一）患者术中的诊断是什么？

根据患者有宫腔镜电切手术史；临床表现：先出现心率缓慢、血压下降、胸闷、恶心、呕吐，咳白色泡沫痰，双肺可闻及湿啰音；精神恍惚、神经反射消失、昏迷、休克，血气分析提示血钠、血钾、血钙出现不同程度的降低,所以该患者应诊断为过度水化综合征。

(二)过度水化综合征的发生机制

过度水化综合征的发病机制主要包括:① 血容量过多:宫腔镜手术时膨宫液体大量进入血循环,血容量大大增加,心脏负荷过重,导致急性左心衰竭及肺水肿的发生。② 低钠血症:如手术中使用的膨宫液不含电解质,大量膨宫液被人体吸收导致血液稀释、血钠降低,血浆及细胞外渗透压下降,为维持细胞外渗透压平衡,水向细胞内移动,引起细胞肿胀,出现脑、肺等多器官的水肿,加上手术损伤促使钠离子向细胞内转移,导致血钠水平进一步降低。血钠水平的降低可影响神经冲动传导、心肌收缩力以及脑和腺体细胞功能。若病情进一步发展,血液过度稀释,可引起血管内溶血,溶血后产生大量游离血红蛋白,导致脑、肺、肾等多器官系统衰竭等严重并发症;如术中使用生理盐水灌洗,虽能避免低钠血症性水中毒;但仍不能防止灌流液吸收过量从而导致过度水化综合征的发生。③ 高血糖症若术中使用的灌注液为 5% 葡萄糖,过度水化综合征发生的同时会并发高糖血症。

因此,考虑本患者出现过度水化综合征的原因如下:① 膨宫液可通过子宫壁巨大的手术创面开放血管吸收入体内。② 宫腔压力大:宫腔为一闭合腔隙,需要一定的宫腔压力才能较好膨宫,暴露宫腔,宫腔内压与静脉压之间形成的压力差导致灌洗液通过手术创面开放的血管吸收入体内。有研究发现,当宫腔压力 > 160 mmHg 时,膨宫液则可通过未损伤的子宫内膜吸收。此患者在术中曾有短时间的膨宫压力超过正常值。③ 腹膜对膨宫液的吸收:输卵管口通常是闭合的,当宫腔压力超过一定水平时,膨宫液体可通过开放的输卵管口进入腹腔而被腹膜吸收。④ 手术时间过长:如宫腔镜手术时间长,手术创面长时间暴露于高压的膨宫液体,大量灌洗液会进入血循环导致体内液体过度负荷。当宫腔镜手术时间超过 90 min,过度水化综合征的发生率将明显上升。

(三)过度水化综合征的预防措施

过度水化综合征预防的关键在于减少膨宫液的过量吸收。为了避免宫腔镜手术过度水化综合征的发生,应注意以下几个方面:①控制手术时间:手术时间最好控制在 1 h 内,尽量不要超过 90 min。②控制膨宫压力:在不影响手术视野的情况下,尽量减小灌洗液压力,控制宫腔压力在 100 mmHg 以下,不宜超过平均动脉压。③密切观察宫腔灌流液出入量差:当电解质膨宫液差值 >1.5 L 或非电解质膨宫液差值 >1.0 L 时应停止手术,同时监测血钠离子浓度,监测生命体征、血氧饱和度及尿量。④及时检查生化指标及血糖:如手术时间超过 30 min,膨宫液出入量差近 1 L,或患者出现血容量增加,细胞内水肿的异常症状体征时,应警惕过度水化综合征的发生,及时检查生化指标并注意血糖监测,尤其是术中选用 5% 葡萄糖膨宫液时,血糖升高是快速判断过度水化综合征的一个重要指标。⑤避免子宫穿孔的发生:术前宫口留置导尿管,或口服 / 阴道用米索前列醇软化宫颈,术时从扩宫、置镜到操作全程注意避免子宫穿孔的发生,一旦发现子宫穿孔,应立即停止手术,及时修补穿孔。⑥做好术前评估及预处理,降低手术难度:对于较复杂的宫腔操作或估计手术时间较长,术前应作好相应的预处理,以降低手术难度,缩短手术时间。如应用促性腺激素释放激素激动剂(gonadotrophine-releasing hormone agonist, GnRH-a)缩小瘤体,薄化内膜厚度,减少术中灌流液的吸收。对于子宫肌瘤较大或宫腔粘连十分严重，术前评估估计不能一次完成手术的患者，可考虑分次、多次完成手术，减少患者单次对高压宫腔灌注液的暴露时间，可有效降低过度水化综合征发生的风险。⑦选择合适的麻醉方式：手术尽可能选择蛛网膜下腔阻滞联合硬膜外麻醉，患者保持清醒状态，有助于观察患者的精神状态及意识变化。术中注意密切观察生命体征，及早发现肺水肿、脑水肿表现。如采用全身麻醉，过度水化综合征导致的如精神错乱、惊厥、昏迷等神经系统症状常被掩盖，不利于并发症的早期发现与处理。⑧适时利尿，促进灌注液排出：有学者建议在宫腔镜手术进行到 30~60 min 可考虑静脉注射呋塞米 20 mg 收，以促进宫腔灌注液排出，减少灌注液的过量吸收。⑨B 超或腹腔镜同步监测：进行宫腔镜电切术时，可考虑使用 B 超或腹腔镜同步监测，有效预防与及时发现子宫穿孔的发生，且腹腔镜下缝合修补穿孔十分方便；此外，B 超或腹腔镜的监测可及时评估腹腔内残留的灌注液量，腹腔镜下可及时吸引清除腹腔内残留灌流液。⑩必要时及时切开阴道后穹窿：当腹腔内残留大量灌注液时，可行阴道后穹窿切开。有学者认为及时切开阴道后穹窿，排出腹腔内液体是预防和治疗过度水化综合征切实有效的办法。⑪警惕术后过度水化综合征的发生：部分过度水化综合征的发生出现在宫腔镜电切术后，因此宫腔镜术后应注意心电监护，吸氧，注意患者血压及意识变化，及时检测血清电解质、血糖水平及血气分析等指标。

【小结】

过度水化综合征是宫腔镜电切术时发生的最严重并发症，往往会危及病人生命，这就需要我们在临床工作中加强生命体征与内环境的监测，精准测量患者液体的出入量，根据情况及时监测内环境的变化，尽量减少手术时间和彭宫液的用量，及时发现情况并解决问题，维持内环境稳态。

（郑　磊　阚永星）

【参考文献】

[1] DAZHI FAN, JIAMING RAO, DONGXIN LIN, et al. Anesthetic management in cesarean delivery of women with placenta previa: a retrospective cohort study. [J].BMC Anesthesiol, 2021,21(1):247.

[2] ODA T, TAMURA N, IDE R, et al. Consumptive coagulopathy involving Amniotic Fluid Embolism: the importance of earlier assessments for interventions in critical care[J]. Crit Care Med. 2020;48(12):e1251-e1259.

[3] DURGAM S, SHARMA M, DADHWAL R, et al. The role of extra corporeal membrane oxygenation in Amniotic Fluid Embolism: a case report and literature review[J]. Cureus. 2021;13(2):e13566.

[4] JOHNSON PA, SCHMLZER GM. Heart rate assessment during neonatal resuscitation [J]. Healthcare(Basel),2020,8(1):43.DOI:10.3390/healthcare8010043.

[5] CNATTINGIUS S, JOHANSSON S, RAZAZ N. Rates of metabolic acidosis at birth and Apgar score values at 1, 5, and 10 min in term infants: a Swedish cohort study[J]. J Perinat Med,2020, 48(5): 514-515.

第八章　儿科手术麻醉

病例 118　早产儿视网膜病变玻璃体注药全身麻醉一例

【导读】

由于早产儿,低体重,各器官发育不成熟,局部及全身免疫功能不完善,对感染的抵抗能力不足,对手术和麻醉的耐受性差,麻醉手术发生意外甚至死亡情况较高。由于以上因素,这就要求麻醉医生需要对早产儿的病理生理相关知识有充分的了解,不仅能够区分各种情况发生的病因,还能够进行及时而准确的围手术期评估和管理。

【病例简介】

患儿,女,孕 31 周 +6 天,因母亲羊膜早破自然分娩出生,出生体重 1850 g,Apgar 评分 7 分,羊水、胎盘情况不详,外院诊断为缺血缺氧性脑病,低出生体重儿。窒息史,吸氧史。目前 6 月龄, 6 kg,因"发现周边视网膜存在新生血管无灌注区"收入院,初步诊断为早产儿视网膜病变,拟在全身麻醉下行玻璃体腔注药术。

术前 30 分钟肌注盐酸戊乙奎醚 0.1 mg,入室情况:血压 88/42 mmHg,心率 140 次 / 分,呼吸频率 42 次 / 分,$SpO_2$98%,T36.2 ℃。予面罩吸氧,充分给氧去氮,建立静脉通路予生理盐水静脉滴注。麻醉诱导:面罩吸入 6% 七氟烷,静脉注射芬太尼 0.05 mg,丙泊酚 2 mg。术中以七氟烷 2%,丙泊酚 8 mg/h 维持麻醉。术毕予托烷司琼 2 mg 预防术后恶心呕吐。

麻醉诱导后置入喉罩无自主呼吸,予机械通气潮气量 36 mL,频率 16 次 / 分,维持 2 min 后,恢复自主呼吸。术中监测血压 85/40mmHg,心率 145 次 / 分,呼吸频率 45 次 / 分,$SpO_2$100%,T36.1 ℃。30 min 后,术毕带喉罩回 PACU,拔除喉罩后发生苏醒期躁动和谵妄。

【问题】

（一）吸入麻醉药在早产儿的应用

早产儿对麻醉药的需要量比足月新生儿低,足月新生儿又比 3 个月大的婴儿低。婴儿的 MAC 比年长儿和成年人高。氟烷、七氟烷、异氟烷和地氟烷都能产生剂量依赖性的全身血压降低。目前尚不清楚这是对心肌收缩力和血管平滑肌的直接影响,还是通过自主神经或神经体液反射的间接影响。对新生儿的心肌抑制作用比大龄儿童大。所有这些吸入麻醉药对呼吸驱动和对二氧化碳的反应也有剂量依赖性作用。

吸入麻醉药浓度的的上升速率取决于吸入浓度、分钟通气量和分钟通气量与功能残气量之比所确定的给药速率;还取决于由心排血量、组织 / 血液溶解度所确定的摄取速率,肺泡 - 静脉分压梯度。

在儿童,肺泡和吸入部分达到平衡的稳定状态,比成人更快。在新生儿中更快地达到稳定状态会增加麻醉诱导期间过量用药的风险,特别是当吸入高浓度药物的时间过长时。七氟烷具有较低的血液溶解度,有助于相对快速的吸入诱导。七氟烷比异氟烷和低氟烷刺激性小,已成为儿童吸入诱导麻醉的首选药物。与其他吸入麻醉药不同,新生儿和婴儿的MAC 相似,但与其他吸入剂一样,随着婴儿年龄增长,MAC 降低:新生儿 3.3%, 1~6 个月婴儿 3.2%, 6 个月以上儿童 2.5%。据报道,七氟烷在儿童高浓度给药时也会引起 EEG 的癫痫样改变。此外,七氟烷对食管下段括约肌张力影响小,具有防止返流误吸的作用。本例患儿在诱导期间用 6% 高浓度七氟烷进行快速诱导,大约维持 1 min,待患儿肌肉松弛之后,立即转为 2% 浓度,以防止诱导期过量用药。

(二)静脉麻醉药在早产儿的应用

丙泊酚在儿童体内的药代动力学已阐述得很好。在儿童,分布容积大于成人,而且有一个更快的再分布。儿童与成人的清除率相似,但早产儿的清除时间较长。诱导剂量随年龄减少而增加。1~6 个月婴儿睫毛反射消失的半数有效量(ED50)为 3 mg/kg。丙泊酚在新生儿中的药代动力学尚未得到很好的阐述,但是,诱导剂量通常小于较大婴儿。丙泊酚的使用与新生儿严重低血压有关。另外,对鸡蛋过敏的儿童不是丙泊酚的禁忌症。

芬太尼是小儿麻醉中常用的术中镇痛药,比吗啡具有更大的血流动力学稳定性。早产儿的清除率明显降低,但长到足月时上升至成人值的 80%。成人级别的清除率是在足月后的头几周内完成的。分布容积在新生儿时(5.9 L/kg)最大,随年龄增长而逐渐下降,成人为 1.6 L/kg。

本例患儿在吸入诱导的基础上,适当的给予丙泊酚 2 mg,芬太尼 0.05 mg 作为负荷量用于镇静镇痛,以确保喉罩置入时不发生喉痉挛及呛咳等不良反应。但诱导过后,有短暂的呼吸暂停,这可能是丙泊酚和吸入麻醉药复合应用对婴儿的心血管抑制作用,相比之下,婴儿,即使在危重病婴儿中,合成阿片类药物(如芬太尼、舒芬太尼、阿芬太尼、瑞芬太尼)通常耐受性良好。麻醉科医师必须特别小心阿片类药物引起的心动过缓及其对心排血量的影响。低浓度的强效吸入麻醉药可与阿片类药物配合使用,以提供一种控制血流动力学反应而又不显著抑制心肌的方法。所以在本例患儿术后,采用 2% 七氟烷复合 8 mg/kg 维持麻醉,在不影响血流动力学的前提下,满足手术需求,亦可减少术后疼痛及术后躁动的发生率。

(三)早产儿的气道管理

1. 喉罩的应用　适当实施面罩通气是儿童气道管理的关键组成部分。麻醉后的儿童尤其容易出现上呼吸道塌陷,通过适度的倾斜头部、抬高下巴、推下颌以及应用持续气道正压通气,可以很容易地缓解上呼吸道塌陷。现在各种声门上通气设备常用于小儿麻醉。其中最受欢迎的是经典的喉罩(LMA),喉罩在儿童中具有相当的安全性和有效性。越来越多的证据表明,与气管插管相比,在儿童中使用 LMA 可降低围术期呼吸系统并发症的发生率。所以在本例手术中,在满足手术要求的前提下,我们首选喉罩作为患儿的通气设备,以降低术后不良事件及围术期发生呼吸系统并发症的概率。

2. 机械通气　在本例患儿麻醉诱导之后出现了短暂的呼吸暂停,所以必须采用机械控制通气,然而新生儿及婴儿的肺很脆弱,特别容易因潮气量过大而受伤。相反,需要仔细注意通气,以维持功能残气量,避免肺不张。应使用呼气末正压通气。即使短暂断开气道回路或呼吸机也可能导致严重的肺泡塌陷,因此应尽可能避免。

3. 脉搏血氧饱和度 脉搏血氧饱和度监测是检测缺氧所必需的,也有助于避免高氧血症。新生儿的最佳血氧饱和度是有争议的。早产儿的高氧饱和度增加了早产儿视网膜病变的风险。在稳定的情况下,将早产儿的氧饱和度目标定在 93%~95% 是合理的。然而,由于婴儿耗氧量最高,93%~95% 范围内的氧饱和度可以在几秒钟内转变为严重的低氧血症。所以,这就要求麻醉科医生必须保持高度警惕,并准备对血氧饱和度的变化做出快速反应。

(三)早产儿的液体管理

对儿科而言,围术期液体管理是一项重要的挑战。被低估的血容量往往是导致儿童围术期心搏骤停的最常见原因。溶质成分不适当或输液速率过快也会导致显著的发病率和死亡率。目前,并不允许将成人指南直接外推到儿童,也不允许生成广泛适用于所有儿科年龄组的简化建议。

围术期液体管理的三个主要目标是:①满足维持要求;②弥补术前缺失;③补偿围术期发生的持续损失。小儿麻醉实践中最常用的基本液体维持公式是基于生理体液丢失和热量消耗之间的关系,并已演变成所谓的"4-2-1"规则。但人们普遍认为,这个公式高估了患儿的维持需求。

足月儿和早产儿的液体管理还必须考虑其他变量。无形失水量与胎龄成反比。婴儿年龄越小,身体越不成熟,皮肤通透性越高,体表面积与体重的比值越高,代谢需求也越高。

(四)早产儿体温管理

必须尽一切努力保持婴儿的体温,将热应激降至最低。手术环境应保持温暖,新生儿的暴露应保持在最低限度。强制空气变暖对于保持温度特别有用。液体应该加热,也可以使用加热床垫和头顶辐射式加热器。所以在本例患儿入室之前,我们将手术室温度调高至 24 ℃,并开启加热床垫,在患儿入室后覆盖保温毯,以保持患儿体温。

(五)苏醒期躁动和谵妄

患儿在苏醒或到达 PACU 后不久会变得躁动。本例患儿也不例外。躁动可能是由许多因素引起的,包括疼痛、寒冷、膀胱充盈、存在限制性、恐惧、与父母分离引起的焦虑,或只是"发脾气"。苏醒期谵妄可能导致自伤,并使敷料、引流管和静脉输液管脱落。多数情况下,苏醒期谵妄是自限性的,10~20 min。谵妄的原因还不清楚,可能与觉醒模式有关,与儿童的夜惊非常相似。当维持麻醉用七氟烷或低氟烷时更常见。丙泊酚全凭静脉后,谵妄不常见。处理躁动与谵妄有许多方法,其中最有效的是全凭静脉麻醉或在苏醒前给予 2~3 mg/kg 丙泊酚。芬太尼、可乐定、咪达唑仑都被认为是有用的。

【小结】

由于早产儿和新生儿独特的生理特点,就要求麻醉医生做到完善的术前评估和充足的术前准备,重点关注呼吸、循环、体温、出入量等,使围术期更加平稳。患儿相对手术操作环境太小,术中导管受压、导管深度易变动,需提醒外科医生同时保护患儿头部。由于早产儿对麻醉药的敏感性,麻醉医生必须特别注意药物剂量的计算和药物的配置。同时预防术后躁动与谵妄的发生,综合评估,团队合作,力求早产儿平稳度过围术期。

【专家点评】

本例患儿使用静吸复合麻醉诱导并维持，虽然术中患儿平稳，但似乎存在麻醉药过量的可能性，尤其诱导期的负荷量，导致患儿呼吸暂停，不得不使用机械通气，增加了对小儿气道的潜在伤害，如果可以喉罩置入之后仍保留自主呼吸将可以更好的做到气道保护。但整体围术期患儿呼吸、循环稳定，体温保持良好，是一个成功的早产儿麻醉案例。

吸入氧浓度和脉搏氧饱和度是早产儿的重点关注点，高浓度吸氧和高氧饱和度会进一步增加早产儿视网膜病变的风险，应在可控的范围内适当降低吸氧浓度和脉搏氧饱和度。

本例患儿在 PACU 拔管后发生躁动和谵妄，可能原因包括与父母的分离焦虑，术后疼痛，以及七氟烷的副作用。应在苏醒期给予小剂量 2~3 mg/kg 的丙泊酚预防躁动和谵妄的发生。

（殷阔琦　孙瑞强）

病例 119　新生儿膈疝手术一例的麻醉管理

【导读】

先天性膈疝（CDH）是在妊娠初期胎儿的横膈发育缺陷导致腹腔脏器不同程度的疝入胸腔，发病率约占新生儿的 1/5000~1/3000。该类患儿常表现为呼吸窘迫、发绀、纵隔移位、桶状胸和舟状腹。由于肺组织受挤压而发育不良，大多数患儿出生后即出现严重的呼吸窘迫、低氧血症和高碳酸血症。该类患儿往往还合并其它疾病：如肠道畸形、先天性心脏病、神经系统异常及泌尿生殖系统异常和染色体异常。对 CDH 的治疗以前提倡急诊手术修补，但对于存在着严重肺发育不良的患儿来讲手术风险很大，而且术后其肺功能的恢复并不理想，所以目前主张先实施温和的通气管理策略结合减少肺血管收缩的治疗措施（包括表面活性剂、过度通气、氧合、纠正代谢性酸中毒、镇静以及一氧化氮）来改善呼吸功能不全。当婴儿一般状况改善后择期进行手术治疗。尽管如此，由于该类患儿的病情复杂，其手术的麻醉管理依然面临巨大的挑战。

【病例简介】

患儿：男，年龄 12 天，体重 3.1 kg，足月顺产，生后 1 天即发生气促，发绀。产前 B 超已诊断左侧 CDH，肺 - 头颅比例 1.4，McGoon 指数（双肺动脉截面积之和 / 膈肌水平主动脉截面积）为 1.35。患儿生后 5 小时即行气管插管，采用压力控制模式下机械通气，呼吸频率 35~40 次 / 分，气道峰压 <20cmH_2O，吸入氧浓度 0.35，间断给与咪达唑仑 0.3 mg，芬太尼 5 μg，用以增加患儿对呼吸机的耐受性。超声心动图显示患儿存在 PDA（轻度）和卵圆孔未闭。目前患儿的 $SpO_2 \geq 90\%$，HR150~160 次 / 分，BP 60/30 mmHg，T36.0 ℃，动脉血气为：pH7.27，$PaO_2$60 mmHg，$PaCO_2$55 mmHg。欲在全身麻醉下行经腹腔镜下膈疝修补术。

患儿入室前准备好动、静脉穿刺物品和血管活性药物。患儿带气管插管入手术室，入室后连接呼吸机，建立监测，呼吸机参数设置为压力控制模式，吸气压力设定为 18 cmH_2O，频率 30 次 / 分，吸呼比为 1：1.5。此时患儿 T36.2 ℃，SPO_2（右上肢）93%，HR143 次 / 分，BP58/32 mmHg。麻醉诱导给与芬太尼 8 μg，咪达唑仑 0.3 mg，阿曲库铵 1 mg，2% 的七氟烷吸入维持。诱导后进行桡动脉穿刺置管和颈内静脉穿刺置管。术中采用积极的保温措施（提高室温，液体加温和使用加温毯）。麻醉平稳后开始手术，当术者置入气腹针进行气腹后，患儿 SPO_2 开始下降，此时观察到潮气量仅为 8 mL，遂由压控模式改为容量控制模式，设定潮气量为 25 mL，随后吸气压力在 20~25 cmH_2O 之间波动，$P_{ET}CO_2$ 维持在 50~65 mmHg 之间。手术进行顺利，术中当还纳疝入胸腔的胃肠组织时发现患儿左肺塌陷，发育欠佳。当手术进行至 35 分钟时，患儿心率开始逐渐下降至 110 次 / 分，给与阿托品 0.05 mg 静脉推注未见明显好转，5 分钟后重复给药一次，此时患儿 $ETCO_2$ 63 mmHg。增加呼吸频率至 35 次 / 分，此时注意到患儿体温为 35.1 ℃，马上检查加温装置，发现加温毯与暖风机的连接处出现破损，遂加以修复。10 分钟后患儿心率逐渐升至 130~150 次 / 分，体温 35.9 ℃，BP 57/28mmHg。此时血气分析结果为：pH7.31，PaO_2 98mmHg，$PaCO_2$ 58mmHg。

手术进行至 60 分钟时开始缝合膈肌缺损，在此过程中患儿气道压未见明显升高，其他生理指标未见明显异常。但发现患儿肠道积气，遂调整胃管位置来最大程度的减少胃内压力。膈肌缝合过程中由于还纳入腹腔的肠道组织占据术野而造成操作困难，加深麻醉后，手术医生将气腹压力从 8 mmHg 提高到 12 mmHg，但术野未见明显改善，此时患儿 IBP 突然降至 30/20 mmHg，心率降至 86 次 / 分，SPO_2 70%。立即通知手术医生，减少气腹压力，暂停手术，同时听诊患儿双肺，未发现呼吸音减低，患儿也无皮下气肿的表现。停气腹后 1 分钟后患儿血压恢复正常，心率和 SPO_2 也逐渐升高。考虑到因为腹腔压力过大而造成压迫，影响静脉回流而导致心脏充盈障碍，经与手术医生商议决定改为开腹进行膈肌修补。开腹后膈肌修补顺利，手术进行至 120 分钟时开始关腹，关腹时患儿的肠还纳基本顺利，未见明显血流动力学波动。手术共历时 170 分钟，术中补晶体液 30 mL，血浆 25 mL，尿量 10 mL。术后患儿带气管插管回新生儿监护室。

【问题】

（一）对于 CDH 患儿术前麻醉评估应该注意哪些问题

患有 CDH 的患儿在胚胎发育时期（一般在孕 8 周时形成）由于横膈未能及时闭合，而导致腹腔内的部分组织、器官疝入胸腔，对患侧的肺组织造成挤压，进而使该侧肺组织发育受限，若缺损侧疝入的腹腔脏器组织较大，可使心脏、纵隔向健侧移位进而对健侧肺的发育产生不利影响。肺间质、血管发育不良可导致肺动脉高压，肺泡发育不良可使氧合功能障碍导致缺氧和高碳酸血症，这可进一步加重肺高压。因此对该类患儿呼吸功能的保护是重中之重，对于病情较重的患儿往往在其出生后即刻或数小时内就需要进行气管插管、呼吸机控制呼吸。为了避免由于气体进入胃肠道而带来的对肺组织的进一步压迫，在进行气管插管前应尽量避免使用面罩正压通气，如确实必要，吸气压力不宜过高。对该类患儿均应留置胃管进行胃肠减压。对于肺组织发育不良程度的评估方法常用肺 - 头颅比例（LHR），当 LHR<1.0 时往往提示 CDH 严重，成活率非常低。还有人建议采用改良 McGoon 指数进行评估，其值 <1.3 时往往也与高死亡率密切相关。此外还应注意患儿是否合并胃肠道畸形、先天性心脏疾病，中枢神经系统疾病、肾脏疾病和染色体异常等，如果合并的其他先天畸形情况严重也许就不允许对 CDH 患儿进行积极的手术治疗。对于本例患儿来讲，其肺 - 头颅

比例 1.4，McGoon 指数为 1.35。并存的先天畸形为 PDA（轻度）和卵圆孔未闭，并未发现中枢神经系统和其他系统的异常，虽然肺组织发育不良，氧合功能差，但还是具备实施外科手术条件的。

此外，患儿术前的血气分析同样重要，它可以提示患儿的氧合状况和内环境状态。对于该例患儿，血气结果显示：pH7.27，PaO_2 60mmHg，$PaCO_2$ 55 mmHg。提示其存在轻度缺氧和呼吸性伴代谢性酸中毒，术前应予以纠正。术前该患儿的体位最好采用头高脚低位以减少腹腔脏器对胸腔的压迫。改善呼吸状况的方法还包括使用高频振荡通气（HFOV），该方法造成气压伤的风险较小。当所有内科处理均不能改善氧合时可以考虑使用体外膜肺（ECMO）。

（二）对 CDH 患儿实施手术麻醉时应该注意哪些问题

对该类患儿实施麻醉时，在对患儿病情进行详细了解的基础上，做好充分的术前准备非常重要。首先常用的麻醉药物包括镇痛、镇静和肌松药，镇痛药通常选用芬太尼，因为芬太尼对心血管系统的抑制较轻，有利于维持患儿的血流动力学稳定。由于患儿术前往往已经应用了一段时间的麻醉药物来减少对呼吸机的对抗，所以麻醉诱导多需要提高剂量来克服患儿对药物的耐受，同时给与足量的肌松药。吸入性麻醉药物的使用应谨慎，因为其虽然可降低肺血管阻力，但全身血管阻力的降低可能超过肺血管阻力的降低，从而导致右向左分流的恶化。关于笑气一般不建议使用，应为它不但限制了吸入氧浓度而且还会渗入胃肠等的空腔加重肠道积气，进而加重对肺的压迫。患儿术中要采取严格的保温措施，因为低温不但增加耗氧、影响凝血功能，还会增加肺血管阻力，加重右向左分流。

由于 CDH 患儿往往存在中、重度的肺发育不良，所以控制呼吸时，过高的吸气压力可能会使肺组织破裂，造成气胸。通气策略采取小潮气量高频率的方式，可以采用允许性高碳酸血症（60~65 mmHg）。导管前（右上肢）氧饱和度应保持在 90% 以上，峰压要保持在 25 cmH_2O 以内，以避免发生气胸。一旦出现吸气峰压升高、肺顺应性下降或血压的突然降低和氧饱和度骤降的情况，应警惕气胸可能，如果出现气胸应立即进行胸腔引流。本例患儿术中由于采用腹腔镜的方式进行手术，由于气腹的应用增加了腹腔内压，为了有足够的跨肺压差而不得不提高了吸气压力，但跨肺压并没有显著的增加，这应该也是患儿未发生气胸的保护因素。

患儿术前要建立好静脉通路和有创动脉压监测，这可以对循环状态进行实时监测。在一个呼吸循环中如果出现动脉压的变化提示可能存在循环血量不足。在出现心功能下降、心输出量降低时应及时补液和使用血管活性药物。血管活性药物应在术前准备好，包括多巴胺，多巴酚丁胺、苯肾上腺素、米力农等。此外，患儿还应及时测量动脉血气用以指导对患儿酸碱平衡状态和通气情况的调节。

在手术过程中，麻醉医生还应该清楚外科手术的操作，在腹腔镜建立气腹或开腹、疝内容物还纳、膈肌缺损缝合、关腹等关键步骤时要严密关注患儿的氧合状况和血流动力学波动，当手术操作对患儿的呼吸和循环系统造成严重干扰时要及时与手术医生沟通，暂停手术操作，调整手法或手术方式，以避免造成不可逆的损害。在开腹和疝内容物还纳时，由于患侧胸腔压力的突然减低,原本移位的纵隔会向该侧移动,此时患儿的血压可能会短时下降。在建立气腹和原本疝入胸腔的腹部脏器还纳入腹腔时,可能因腹腔压力过高而影响静脉回流,造成心脏充盈困难,严重时可能有生命危险。在本例患儿的手术中,术式最初采用经腹腔镜下进行膈肌缺损修补,而术中转为开腹手术也正是因为这一点。

(三)该类患儿术后的注意事项有哪些?

在 CDH 患儿手术结束时不要急于对塌陷的肺进行高压力完全复张,这样会有气胸的风险。一般而言,塌陷的肺组织在术后一周内可自行复张。对于该类患儿术后一般要求保留气管插管送回新生儿重症监护室(NICU)继续接受重症呼吸护理。关于术后镇痛方面可以采取同术前的方案。先天性膈疝是一种复杂的畸形。如果缺损严重且预后因素复杂,其预后仍会很差。尽管采用了现代化重症监护,但死亡率仍然很高。肺发育不良和肺高压的程度以及合并的其他先天畸形的严重程度是影响其愈后的权重指标。

【小结】

先天性膈疝(CDH)的患儿病情复杂,对该类患儿麻醉应格外谨慎,对其术前评估要详尽准确,术前准备要充分。术中应严密观察患儿体征,尤其是呼吸和循环状况,一旦发现异常要及时与术者沟通,争取第一时间进行处理。肺动脉高压的治疗是 CDH 治疗成功和患儿能够长期生存的关键。近几十年来,这些患儿死亡率的下降与肺动脉高压管理的改善直接相关。温和的通气策略是至关重要的,这样可以减少肺组织被进一步损害,降低潜在的肺动脉高压危象的发生几率。

【专家点评】

(1)CDH 患儿年龄较小,术前对呼吸、循环、消化系统等多方面影响较为明显,并常合并其他并发症或畸形,因此充分了解 CDH 病生理改变、认真进行术前评估,做好完善的术前准备对患儿麻醉的顺利实施非常重要。

(2)该患儿存在 PDA(轻度)和卵圆孔未闭,正常情况下这对患儿可能影响不大,但在应急情况下,如感染、酸中毒、缺氧、二氧化碳蓄积、低温时,新生儿可迅速由成人型循环转回胎儿式循环,使血液通过未闭的卵圆孔分流至肺循环,或动脉导管重新开放,血流在导管水平分流,引起严重的低氧血症。而术中呼吸和循环改变亦可引起肺血管痉挛,肺血管阻力增加,出现经动脉导管、卵圆孔和肺内血管的右向左分流,从而进一步加重体循环的低氧血症。因此对患儿术中出现的低氧血症,也应考虑此因素的存在。

(3)以前,对 CDH 患儿的麻醉诱导是否保自主呼吸尚有不同的看法,现在大多数麻醉医师都采用快速诱导,给以小潮气量、低气道压、高呼吸频率辅助呼吸后,快速完成气管插管。这样既避免了过度加压面罩供氧使腹腔脏器充气,加重挤压肺脏,增加返流误吸的风险,又可因呼吸肌松弛后气道阻力下降,双肺通气量增加,较好地改善了通气,从而使患儿血氧得到改善

(4)新生儿对咪达唑仑较为敏感,其半衰期较长(6~12 小时),常引起呼吸抑制及苏醒延迟,用时应引起注意,必要时可用氟马西尼进行拮抗。阿片类药物如芬太尼,在新生儿中的代谢速度较成熟儿要慢,重复给药容易引起蓄积和呼吸抑制,需加以注意。瑞芬太尼分布

容积小,起效快,消除排泄快,不影响呼吸恢复和拔管,适用于新生儿麻醉中使用。

(5)随着微创,技术的广泛开展,腹腔镜或胸腔下的 CDH 手术也越来越普遍,应注意气腹、气胸及单肺通气对术中呼吸、循环、体温及全身等的影响,加强术中监测和管理,发现异常情况,及时采取有效措施,确保患儿安全。

(袁志浩　刘金柱)

病例 120　先天性无痛无汗综合征患儿麻醉管理一例

【导读】

先天性无痛无汗症(congenitalinsensitivitytopainwithanhidrosis,CIPA)又称遗传性感觉和自主神经障碍Ⅳ型,是一种罕见的常染色体隐性遗传病,系由于 NTRK1 基因突变,无法编码神经营养性酪氨酸激酶受体,从而引起相关信号通路减少和神经生长因子依赖性的神经元死亡,从而导致皮肤感觉神经纤维和汗腺周围神经纤维缺失,出现无痛无汗症状,伴有皮肤干燥,出现皲裂;因痛觉丧失而出现自残行为造成肢体或牙齿损伤,自残部位包括嘴唇、舌头、耳朵手指等部位,有些还伴有智力发育迟缓。患者还会出现骨关节改变,关节肿胀,关节活动度超过正常范围,易发生关节脱位。对于此类痛觉缺陷患儿的麻醉处理,国内报道尚少,对其围术期的麻醉管理尚缺乏经验,而其麻醉相关并发症的发生情况也有待进一步加以观察研究。

【病例简介】

患儿男孩,9 岁,体重 39 kg,身高 135 cm,BMI:21.3,因"膝关节病变伴积液导致失去行动能力"就诊。既往史:患儿出生后因无明显诱因反复发热于外院就诊,被诊断为无痛无汗综合征;自幼对疼痛不敏感,全身散在多处擦伤、瘢痕。患儿入院后发热,波动在37.7~39 ℃,给予药物及物理降温,体温下降不明显。过敏史:清开灵过敏。家族史:父母非近亲结婚,家族内未发现有他人患有无痛无汗症疾病。体格检查:HR:110 次/分 R:23 次/分 BP:100/70 mmHg。心脏听诊未闻及明显杂音,双肺呼吸音清。专科检查:患儿不能站立,双膝关节肿胀、畸形,右侧更著,双侧浮髌试验阳性。实验室检查:Hb 86 g/L;肝、肾功能和水电解质未见明显异常。心电图示窦性心律。

术前诊断:①双膝关节积液待查;②双侧髌骨脱位;③先天性无痛无汗症。

拟行手术:右膝关节关节腔切开引流术、右膝关节滑膜切除术、右膝关节游离体摘除术。

入室后给予患儿 BP、HR、ECG、SPO$_2$ 常规监测,并于腋下置入温度探头连续监测体温,生命体征:HR95 次/分、BP112/61 mmHg、SpO$_2$100、T35.9 ℃。对患儿进行面罩通气,去氮给氧,给予丙泊酚 60 mg、舒芬太尼 5 μg、阿曲库铵 0.5 mg/kg、甲强龙 20 mg 麻醉诱导后,行气管插管顺利,气管插管前后患儿血流动力学未见明显波动;接呼吸机,采用机械控制呼吸,调整呼吸参数使 P$_{ET}$CO$_2$ 维持在 35~40 mmHg。术中以丙泊酚 7 mg/(kg·h)和瑞芬太尼 0.25 μg/(kg·min)麻醉维持,并根据患儿生命体征变化进行滴定调整。手术持续 2 h41 min,输液量 530 mL,出血 200 mL,尿量 250 mL,术中患者血流动力学以及体温未见明显变化,波动在 94/52~112/65 mmHg 之间,体温波动在 35.6~36.3 ℃。术后患者意识清晰,能够配合指令完成动作,吸痰无明显分泌物,顺利拔管,苏醒时间 15 min。考虑到患儿术前贫血情况以及术中出血,外科医师决定返回病房后再行输血治疗。

【问题】

（一）术前评估及用药注意事项

该类患儿因痛觉缺失而出现受伤却不自知,常有牙齿,舌头等口腔内及颌面部损伤;患儿还可存在骨关节活动的异常,需注意下颌关节的活动情况有无受累,因为这些都会造成一定程度的插管困难,术前应仔细评估并做好相应的准备。

大部分儿童对陌生环境和手术感到害怕,而 CIPA 的患儿对手术麻醉可能更为紧张,因此在术前应给予一定量的镇静药物,一定程度的术前镇静还能降低基础代谢和神经反射的应激性。CIPA 的患儿若同时存在智力缺陷,医疗配合能力进一步变差,更有必要在术前给予药物镇静。

而阿托品作为抗胆碱抑制腺体分泌的药物是否能够安全用于 CIPA 患儿,目前尚有争议。有学者认为阿托品会导致热储留而有引起高热的风险,CIPA 患儿本身就有无汗和不明原因发热的症状,因此不建议围术期应用阿托品之类的药物。但也有学者认为 CIPA 患儿的体温更多是受外界环境温度变化影响,术前应用阿托品并未观察到体温升高,而它还可能对术中因自主神经障碍引起的心动过缓有一定的预防作用,可根据需要酌情使用,但需注意此类患者小剂量的阿托品可引起显著心率增快。

本例患儿神清,智力发育尚好,依从性佳,较为配合,故未给予术前用药。

（二）麻醉方法和麻醉药物的选择

对配合的 CIPA 患儿,虽然局麻和椎管内麻醉也是一种较好的选择,但该类患儿因痛觉缺失而麻醉平面测量困难易出现平面过高的情况,容易出现因麻醉平面过高造成围术期血流动力学紊乱及患者发生呼吸困难。此外 CIPA 患儿多有智力发育迟缓和骨折病史在体位摆放过程中可能配合度较差,在穿刺过程中出现神经损伤和穿刺失败的风险增加,因此,全身麻醉更为适合此类患儿手术。

有关 CIPA 患儿围术期麻醉管理的回顾性研究显示,针对 CIPA 患儿不同手术类型,可选择使用不同的麻醉药物,如丙泊酚（71%）、氯胺酮（27%）、阿片类药物（8%）、肌肉松弛药（27%）等,均可用于麻醉诱导或维持。丙泊酚是 CIPA 患儿麻醉中较好的用药选择,CIPA 患儿虽痛觉缺失,但触觉正常甚至敏感,清醒下的手术操作可能增加患儿心理不适,应用丙泊酚进行一定程度的镇静,有助于提高患儿围术期舒适度,但丙泊酚的应用可能会增加术中低血压的发生风险。对于表浅手术或预计术中血流动力学波动风险较大的患儿,可以选择基础麻醉或吸入麻醉进行诱导或维持,目前常用的吸入麻醉药七氟烷可以安全用于 CIPA 患儿。

目前,对 CIPA 患儿全身麻醉中是否使用阿片类镇痛药物尚有不同看法。有人认为此类患儿无痛觉,全身麻醉时无需使用镇痛药,而仅使意识消失、肌肉松弛即可。而大多数报道认为本病虽然曰“无痛症”,但部分患儿并非真的完全无痛,有的仅为痛觉减退,其他的感觉如触觉、温觉等均正常,有些患者在手术操作过程中甚至会产生触觉过敏,从而引起不愉快的体验,继而造成精神伤害。CIPA患者围术期未使用阿片类药物,进行气管插管和给予手术刺激时往往会出现躁动、心动过速和血压升高等应激反应。因此大多数学者认为,针对此类患者,在全身麻醉时适当应用阿片类镇痛药物在是大有好处的。

本例患儿手术时间较长、操作及手术应激较大,因此,麻醉诱导中我们均给予了阿片类药物,以减少气管插管及手术操作对患儿的刺激,防止患儿术中出现不良反应。

(三)关于术中的体温管理

无痛无汗症的患儿因NTRK1基因突变出现汗腺接收不到交感神经元的支配,从而出现无汗症状,体温调节紊乱,因此患儿经常出现不明原因的体温升高和发热。高热会使机体代谢较高,心率增快给机体带来一系列的影响。但有学者认为此类患儿体温变化更容易受到环境温度变化影响,实际上体温相关并发症并不是本病麻醉中的主要问题,大部分患者均能维持体温正常,但临床麻醉中并不能因此松懈对此类患儿体温的监测。

针对本例CIPA患儿,围术期对其进行了连续的体温监测,并未行保温措施。整个手术过程中患儿体温波动在35.6~36.3 ℃之间,大多稳定在36.2~36.3 ℃。手术结束时体温与入室体温相比较,略有下降,可能与术中出血以及液体输注相关。因此,此类患儿在围术期进行体温监测,并根据体温变化适当采用调温措施是很有必要的。

(四)该类患儿麻醉深度的判定

CIPA患儿自主神经元与感觉神经元形成受到影响,因此对于血流动力学的自我调节可能存在缺陷,体内儿茶酚胺浓度变化迟钝、心血管应激能力下降,易出现心动过缓、心动过速、低血压等围术期并发症,如果仅依靠交感神经反应或血液动力学变化来判断麻醉深度,可能会出现误判,建议行脑电麻醉深度监测,以利于CIPA患儿麻醉深度的判定,并指导对CIPA患儿围术期的个体化用药。

(五)术后镇痛的是否需要

既往有研究显示CIPA患儿未进行术后镇痛,并未发现患儿有疼痛表现或疼痛相关并发症出现,因此可以不采用术后镇痛。但该类患儿因无痛觉,可能会出现不自知情况下扯动伤口,造成二次损伤;此外,CIPA患儿虽痛觉缺失,但触觉正常,甚至敏感,手术切口的覆盖可能会使患儿不适而出现焦虑烦躁的情况,因此应对其适当进行术后镇静。

【小结】

通过本例CIPA患儿的临床麻醉管理实践,并查阅相关文献资料,我们认为CIPA患儿不同于普通患儿的麻醉。术前应充分评估患儿情况,根据患儿遗传疼痛缺陷程度、施行的手术类型以及手术应激程度,合理制定个体化的麻醉方案,选择适当的麻醉方法和麻醉药物,加强术中的麻醉监测和管理,减少为围麻醉期的并发症,以利于患儿安全。

【专家点评】

(1)术前评估:CIPA患儿不同于普通患儿的麻醉,术前必须给予充分的病情评估。评估范围不仅包括患儿因痛觉缺失而出现的受伤情况、潜在的困难气道风险等,还应关注智力发育情况、疼痛缺失的程度、其他感觉触觉异常、自主神经功能障碍等方面,因为这些和麻醉用药和麻醉管理密切相关。

（2）麻醉方法的选择：CIPA患儿丧失痛觉完全，理论上可不给予麻醉或仅需轻度麻醉。但患儿仍存在触觉、压觉、不合作及心理恐惧等，多数CIPA患儿都伴有触觉过敏，部分患儿存在智能障碍，有些患儿对气管插管、拔管及手术操作刺激确实存在着应激反应。因此，除少数CIPA患儿可在单纯镇静、局麻、神经阻滞麻醉下完成手术外，绝大多数患儿都需采用全身麻醉，实施全身麻醉也有助于CIPA患儿的麻醉管理。

（3）麻醉药物的使用：具体麻醉方式和麻醉深度要结合具体的患儿及手术类型决定，吸入麻醉、静脉麻醉或复合麻醉都有应用于CIPA患儿的报道，麻醉药物及阿片类镇痛药物的使用要体现个体化的不同。由于本病仅累及感觉神经，运动神经较少受累，非去极化肌松药均可安全用于本病患儿。

（4）术中重点关注：要高度关注伴有自主神经功能障碍的CIPA患儿，因此类患儿存在着胃肠道功能紊乱、胃排空延迟、呕吐误吸的风险较高，因此，应避免使用喉罩，且无论其禁食时间多长，均应按"饱胃"处理。另外，此类患儿术中易出现体位性低血压、心动过缓及异常神经反射等并发症，需高度警惕。

（5）体温管理：虽然大部分患者术中均能维持体温正常，但临床上并不能因此而松懈，在围手术期应常规监测体温。体温升高时用解热药无效，应采用物理降温，必要时可大量输液。需要注意的是，由于无汗及自主神经功能障碍致皮肤血管舒缩功能障碍、热放射量减少，不仅在高温环境下容易引起体温升高，而且因体温调节障碍，在低温环境下易出现低体温，此时还要保温。目前认为本病与恶性高热无关，因为它们体温升高的机制不同，临床亦无发生恶性高热的报道

（6）术后肢体约束：多数CIPA患儿术后无疼痛感，可不考虑镇痛问题，但多伴有智力发育障碍、性格缺陷或合并多动症、自闭症等，不能很好地配合术后手术部位制动，苏醒期躁动也见于部分CIPA患儿。即使合作的患儿，因为痛感保护缺失，往往也会不自觉地体动。因此，麻醉前及术后适度的镇静和保护性的肢体约束是必要的，该病例患儿在这方面的处理上还需加以考虑。

（尹荣真　刘金柱）

病例121　小儿急诊行气管异物取出术一例的麻醉管理

【导读】

气管 - 支气管异物是一种严重危及生命的急症之一，是学龄前儿童的第4位死因。早期诊断和成功去除异物可以有效降低患者并发症发生率和死亡率。气管 - 支气管异物的取出需要在全身麻醉下进行，该类患儿的麻醉管理，对于麻醉医生是个很大的挑战。

【病例简介】

患儿男，2岁，14 kg，因"吃花生时呛咳、喘憋2小时余"入院。患者有上呼吸道感染史，咳嗽，有痰，在家口服药物自行治疗。入院前2小时吃花生时呛咳、喘憋，伴口唇青紫，无意识丧失及大小便失禁，就诊于当地医院，予以吸氧等治疗，家属诉口唇青紫较前稍缓解，120救护车急送入我院急诊抢救室，行紧急气管插管，简易呼吸器加压给氧，平车直入手术室，拟

在全身麻醉下行硬质气管镜检查及气管异物取出术。

入室后患儿意识模糊,躁动,呼之不应,自主呼吸,气管插管连接呼吸机,氧流量 6 L/min,常规监测心率 160 次 / 分,血压 90/40 mmHg(1 mmHg=0.133 kPa),SpO_2 75%。马上静脉注射阿托品 0.01 mg/kg、甲强龙 1 mg/kg、依托咪酯 0.3 mg/kg,SpO_2 维持在 75%,听诊双肺呼吸音粗、满布哮鸣音、左肺呼吸音弱、右肺呼吸音减低。患儿身上有呕吐物,疑似存在误吸。充分吸引口腔,只有少量分泌物。耳鼻喉医师做好手术准备后,静脉注射丙泊酚 3 mg/kg、依托咪酯 0.3 mg/kg,患儿自主呼吸幅度逐渐减弱,改为机械通气,潮气量 140 mL,呼吸频率 20 次 / 分,但此时气道峰压 $40cmH_2O$,实际潮气量不够,于是改为手控通气,阻力极大,基本无法通气,SpO_2 快速下降到 0%,患儿口唇紫绀严重,怀疑是气管插管堵塞,决定马上换管,直接喉镜下暴露声门插入 ID 5.0 号气管导管,连接呼吸机手控加压通气,SpO_2 逐渐上升到 100%,经气管导管给以 2% 利多卡因 2 mL,行气管内表面麻醉后,拔出气管导管,手术医师顺利置入硬质气管镜(连有氧气,氧流量 5 L/min),此时患儿自主呼吸已恢复,气管内分泌物较多,在气管隆突上见异物堵塞,用异物钳钳取未成功(异物太大),此时患儿 SpO_2 开始逐渐下降,直至 30%,患儿口唇发绀,心率从 120 次 / 分降到 69 次 / 分,于是侧孔连接呼吸机,手控通气,氧饱和度缓慢上升,口唇颜色恢复红润,手术医师更换合适的异物钳后继续操作,顺利取出异物。再查左主支气管入口处,发现还有异物堵塞,钳取出为花生。术中根据患儿的心率变化和呛咳反应,间断静脉注射依托咪酯 0.2 mg/kg,丙泊酚 2 mg/kg 维持麻醉,患儿心率维持在 100~160 次 / 分,SpO_2 85~100%,血压 85~90/40~45 mmHg 之间。手术结束后,听诊双肺呼吸音改善,哮鸣音减轻。充分吸引口腔内分泌物,给予垫肩,头偏向一侧,预防反流误吸。面罩吸氧,等待患儿苏醒。患儿吸气相胸骨上窝有凹陷,呼吸幅度大但胸廓起伏不明显,轻托下颌有缓解。期间患儿出现胸、腹壁强直,屏气,咳嗽反应弱,可听到痰鸣音,SpO_2 快速下降到 40%,患儿口唇发绀,随即托下颌紧闭面罩,呼吸囊手控通气,同时间断轻拍患儿胸廓,SpO_2 上升到 95%,后患儿咳嗽反射渐恢复,听诊双肺哮鸣音减轻,生命体征平稳,患儿苏醒、哭声响亮、带氧气袋面罩吸氧安返病房。术后 5 天,患儿生命体征平稳,复查胸透,未见明显纵隔摆动,遂出院。

【问题】

(一)小儿气管异物取出术的麻醉评估

首先要快速评估患儿有无窒息、呼吸窘迫、发绀、意识不清等需要紧急处置的危急状况;若患儿情况比较平稳,可以进行异物取出术的麻醉前评估。

1. 患儿一般情况 了解患儿的年龄和合作程度有助于选择麻醉诱导方案和通气方式。合作程度差未建立静脉通路的小儿可采用七氟烷吸入诱导,小于 10 个月的患儿置入喷射通气导管可能影响支气管镜的置入和操作视野,可选择保留自主呼吸或经支气管镜侧孔的通气方案。患者此前若有试取异物手术史,则可能因上次手术造成气道损伤或异物移位、碎裂而增加此次手术的难度和风险。

2. 了解有无气道异物以及异物的位置、大小、种类及存留时间 存留时间较长的植物种子类异物,会产生花生四烯酸等炎症介质而加重肺部炎症,术中和术后比较容易出现低氧血症,而且植物性异物遇水膨胀,可能会碎成很多片,使取出变得更加困难。若患者由于诊断不明确要做诊断性纤维支气管镜检查来排除气道异物时,注意患儿是否有重症肺炎、急性喉炎、支气管哮喘的可能,这些患者在麻醉恢复期可能会出现顽固性低氧、气管导管拔除困难等问题。

3. 评估是否存在呼吸系统的合并症和异物导致的并发症　若患儿在术前伴有上呼吸道感染、肺炎、哮喘发作等合并症,则术中比较容易出现低氧血症,术后也容易发生喉痉挛、低氧血症、气胸等呼吸系统不良事件。若患儿在术前因气道异物发生肺气肿、肺不张、肺炎、气道高敏反应等,围术期麻醉管理也将比较困难。如果肺气肿明显,可考虑采用保留自主呼吸的麻醉方案以避免正压通气造成气压伤。

4. 对外科技术的评估　需要对耳鼻喉科医师的操作技能和经验进行评估。如耳鼻喉科医师置入支气管镜的操作不够娴熟,则可采用保留自主呼吸或喷射通气的方式以提供从容的置镜时间,而选择哪一种用药方案则依据麻醉科医师以及所在单位和团队的经验而定。

本例患儿 2 岁,14 kg,术前有明确的异物吸入史,异物种类是花生,虽然存留时间短,但症状重,患儿喘憋、口唇青紫,考虑主气道异物可能性大,急诊抢救室已气管插管,管号和深度不明确,但患儿在简易呼吸器加压给氧的情况下可以维持 SpO_2 在 75% 左右。患儿在入院前就伴有上呼吸道感染、咳嗽,有痰,术中及术后呼吸道不良事件的发生概率增加。患儿情况危急,来不及完善术前检查,对于患儿的整体的身体状况了解不够客观,只能通过询问家属获得。

（二）小儿气道异物取出术的麻醉管理原则

麻醉诱导时,外科医师应在场并应做好随时开始手术及处理紧急气道梗阻的准备。麻醉管理原则包括:

（1）保护气道,能够通气,给予纯氧吸入,与耳鼻喉大夫安全共享气道。

（2）选择熟悉的合理的麻醉药物维持适当的麻醉深度,可使用利多卡因气道表面麻醉,降低气道反应。

（3）使用类固醇类激素预防气道和声门水肿。

（4）预防反流误吸。备好吸引器,注意观察,必要时可以紧急气管插管,进行胃内吸引。

（5）认真监测心电图、脉搏氧饱和度、呼气末二氧化碳分压和血压。

（6）使用听诊器可以帮助及时了解患儿的肺部情况。

（三）保留自主呼吸还是控制通气?

（1）自主呼吸可避免由于球阀机制引起的肺过度膨胀,降低气道部分梗阻转化为完全梗阻的风险,避免正压通气将异物压入气道深处造成活瓣性阻塞而引发肺气肿。缺点是麻醉深度较难控制,因需在抑制气道反射的同时维持足够的通气功能,麻醉过浅易发生体动、呛咳,甚至气道痉挛,过深又会抑制呼吸。患儿如果术前有明显的呼吸窘迫,一般采取保留自主呼吸的麻醉方法。

（2）控制通气包括通过硬支气管镜侧孔的控制通气和通过细导管的喷射通气。前者的优点是麻醉深度容易控制,较少发生气道痉挛;但缺点是在正压通气情况下,可能把气道内异物吹入支气管远端,造成活瓣性阻塞,增加取出的难度;当支气管镜深入支气管远端时,通气会局限于患肺引起通气不足造成低氧血症。后者的优点是通气不依赖于支气管镜,为耳鼻喉科医师提供充分的置镜时间,也避免了支气管镜进入患侧支气管远端时,健侧肺通气不足导致的低氧血症;缺点是可能造成气压伤,因此应避免使用过高驱动压,对有肺部疾病、胸廓及肺顺应性差的患儿不适用。

本例患儿气道异物位于主气道,入院前就有喘憋,伴口唇青紫,带气管插管进入手术室,而且患儿有上呼吸道感染史,呼吸道炎症较重,因此我们选择了保留自主呼吸的麻醉方式。

(四)常见并发症及处理

1. 喉痉挛　喉痉挛常由于在浅麻醉下进行气道操作而诱发。其发生的危险因素还包括:术中缺氧、高二氧化碳、植物类异物(如生花生,会释放花生四烯酸类物质,存留一定时间后会对黏膜造成损伤,导致水肿、肺炎和气道阻塞)、异物存留时间 >1 周、退支气管镜时处于浅麻醉状态。预防措施:咽喉部局部使用和静脉注射利多卡因。处理措施:部分喉痉挛时托起下颌、以纯氧行正压通气通常可以缓解;完全喉痉挛时气管完全梗阻,可以吸入或静脉注射麻醉药加深麻醉,给予肌松药后经面罩或插入气管导管行正压通气。

2. 支气管痉挛　危险因素包括:近期上呼吸道感染、哮喘病史、浅麻醉下刺激呼吸道、术中缺氧、高二氧化碳。一旦发作,在针对上述因素处理外,可考虑吸入麻醉药加深麻醉,给予沙丁胺醇、爱喘乐喷雾治疗,静脉给予氢化可的松(4 mg/kg);若不能缓解,可考虑静脉注射氯胺酮(0.75 mg/kg)、氨茶碱(3~5 mg/kg)、小剂量肾上腺素(1~10 μg/kg)或硫酸镁(40 mg/kg,20 min 内缓慢输注)等治疗方法。采用上述综合方案通常都可以达到良好治疗效果。

3. 低氧血症　低氧血症的危险因素包括:年龄小、术前合并肺炎、肺气肿、肺不张、异物种类为植物类、手术时间长、保留自主呼吸的通气方式;从手术操作和麻醉的角度来看,发生低氧血症的常见原因有两种:一是气道痉挛,二是硬支气管镜进入患侧时间较长导致肺通气不足。前者应加深麻醉,必要时给予肌松药,经支气管镜控制通气,待低氧血症纠正后继续手术;后者只要将支气管镜退至主道,待通气改善、脉搏氧饱和度上升后再行手术。

4. 声门水肿　可因多次置入支气管镜、操作粗暴或取出较大异物时异物擦伤声门所致。除氧疗外,可给予糖皮质激素治疗。

5. 反流误吸　危险因素包括:饱食、幽门或肠梗阻、上消化道出血、咳嗽屏气及用力挣扎使胃内压升高、患儿术前哭闹胃内积气等。处理:备好吸引器和粗吸痰管,注意麻醉下气管镜前多观察,有呕吐倾向及时侧头避免误吸或用吸引器吸出分泌物,术后给予胃肠减压,密切观察患儿病情变化,必要时还可以术后保留气管插管,多数误吸可避免。

(五)本例患儿出现三次低氧血症的可能原因

(1)患儿第一次低氧血症发生在手术准备开始,给了镇静药后,患儿气道峰压增高,无法通气, SpO_2 快速下降到 0%。分析原因可能为①异物的位置出现了变化,堵塞了气管导管前端,导致气道压高,无法通气。②气管插管过深,致其进入支气管,或虽在主气道但前端打折,导致气道压增高,无法通气。③患儿衣服上有呕吐物,追问家属末次饮水和进食时间是3 小时前,患儿有可能有误吸的情况,而且患儿入院前有上呼吸道感染史,咳嗽,有痰,气道内可能会有分泌物,导致气管插管的机械性堵塞,出现气道压增高,无法通气。④患儿出现了严重的气道痉挛,导致无法通气。本例患儿没有考虑此可能性是因为当时还未进行任何手术操作,而且加深了麻醉没有缓解。严重气道痉挛的可能性较小。

（2）患儿第二次低氧血症发生在术中,耳鼻喉大夫准备钳取异物时。分析原因可能为①异物位于主气道,而且较大,钳取时硬质气管镜前端离异物较近,导致前端堵塞,患儿无法通气。②患儿入院前有上呼吸道感染史,气道分泌物多,氧储备较差,不耐受缺氧。③患儿术前气道属于高敏状态,手术操作的刺激导致出现了气道痉挛。本例患儿的气道痉挛表现不明显,手控通气时气道压不高,而且麻醉深度也较合适,考虑气道痉挛可能性较小。

（3）患儿第三次低氧血症发生在术后患儿苏醒期间。分析原因可能为①患儿气道分泌物多,麻醉虽减浅但未完全恢复,患儿舌后坠、屏气、咳嗽反应弱,分泌物在气管内堵塞,不能顺利排出。导致患儿通气不足或者合并有肺不张而出现低氧血症。此种情况多见于术前肺炎较重、病程较长,合并有肺气肿,严重肺不张、甚至胸腔积液的患儿。因此在异物取出后,耳鼻喉科医师应常规检查有无异物残留并吸尽分泌物,可以降低肺不张、低氧血症的发生率。②患儿气道高敏状态,麻醉减浅后,分泌物和手术的刺激导致出现了喉痉挛、支气管痉挛。

【小结】

气管 - 支气管异物严重威胁患儿生命安全,麻醉医生应该熟练掌握气管 - 支气管异物的诊治流程,与耳鼻喉大夫和其他兄弟科室及时沟通、相互协助,深刻了解气管 - 支气管异物的麻醉评估和麻醉管理的原则,及时预防并处理相关并发症,并根据患儿的具体情况实行个体化原则。

【专家点评】

（1）小儿气管、支气管异物是小儿耳鼻喉科最常见的危重急症,而气管是生命呼吸通道,异物造成呼吸道梗阻十分危险,甚至较大异物堵住主气道,患儿可在几分钟内窒息死亡。硬支气管镜下取异物,仍是目前气管异物取出术最常用的手术方法。

（2）若患儿情况比较平稳,可以进行异物取出术的麻醉前评估;若患儿有窒息、呼吸窘迫、发绀、意识不清等危急状况,需要紧急抢救和手术,此时根据患儿情况,可以不用麻醉药或不拘泥于常用的麻醉方案。此例患儿即属于后一种情况,喘憋、口唇青紫、缺氧严重,急行气管插管后入手术室,患儿意识模糊,躁动,呼之不应,情况十分危急,属抢救性手术,给予少量麻醉药物诱导和维持,结合气管表面麻醉,方法选择亦算合理。

（3）小儿气管异物取出术麻醉风险较大:手术医师和麻醉医师共用气道,增加了气道管理难度;麻醉要达到一定深度,既要抑制气道反射,又要尽量减少呼吸抑制,避免加重缺氧;患儿气道梗阻,本来就存在着缺氧,手术刺激又可诱发气道痉挛,加重术中缺氧。因此要求麻醉医师技术熟练,头脑清醒,观察细致,随机应变,临危不乱,处理果断,麻醉管理得当。

（4）气管异物的患儿,若情况比较平稳,除使用依托咪酯、丙泊酚、吸入七氟醚麻醉外,术中可酌情使用芬太尼、瑞芬太尼或右美托咪定,可以有效的抑制气道刺激和应激反应。

（5）手术操作者要求技术熟练,尽量缩短取异物时间。每次试取异物的时间不宜过长,

SpO_2 下降至 80% 左右时,应立即停止操作,将气管镜退至主气道,待氧储备充足时再手术。

（6）危重气管支气管异物的救治需要多科室密切协作,除了麻醉科和耳鼻喉科,还需要急诊、ICU、胸外科、护理部的帮助和支持,争分夺秒,不能延误抢救患儿的宝贵时间。危重患儿常有严重合并症者,术后需要送入 ICU 继续治疗。

（王志芬　刘金柱）

病例 122　新生儿坏死性小肠结肠炎手术的麻醉管理

一、前言

新生儿坏死性小肠结肠炎（necrotizing enterocolitis, NEC）常发生于低体重早产儿,患儿伴有便血、腹胀、呕吐,病情严重时会出现水和电解质紊乱、感染性休克、多脏器功能障碍、呼吸循环衰竭甚至死亡,严重威胁患儿健康。临床多通过胃肠减压、抗感染、手术等治疗 NEC 患儿。但因该疾病早期症状不典型,病情进展迅速,部分患儿就医时多合并腹膜炎、肠穿孔等并发症,病情严重,病死率高。此类患儿呼吸循环系统影响大,因此围术期需密切监测患儿生命体征。

【病历简介】

（一）一般情况

患儿,男,G1P1,31 周早产,母亲孕期"重度子痫前期",出生体重 1.05 kg。生后因早产、低体重于新生儿内科住院,生后 18 小时无明显诱因出现腹胀、肠鸣音减少、肌紧张等,立位腹平片提示"消化道穿孔,气腹",外科建议手术治疗,患儿家属拒绝手术,要求继续保守治疗。呼吸机辅助通气治疗 7 天,并给予禁食、胃肠减压、抗感染及补液等。保守治疗期间腹胀无缓解,手术前半天出现腹胀加重。

术前访视时,患儿带无创呼吸机,精神反应弱,哭声弱,肢端凉,全身皮肤发花,双肺呼吸音低,腹部膨隆,腹壁红肿,全腹散在压痛和肌紧张,无肠鸣音。外阴水肿明显,会阴皮肤质韧。实验室检查 CRP37.3 mg/L,pH7.55,$PCO_2$24 mmHg,SO_2% 为 71%,肝功能所有指标均异常,肾功能基本正常,凝血功能略异常。胸腹联合片示双肺纹理重,双膈下见大量气体密度影,双膈面升高,肝脾向中线方向挤压,肠管向下腹挤压,阴囊左侧可见含气透亮影。心脏超声提示卵圆孔未闭,动脉导管未闭。诊断为消化道穿孔、肠坏死、败血症（临床）、早产儿、极低出生体重儿,拟急诊行剖腹探查术。

（二）麻醉过程

患儿入手术室时为出生第 11 天,带胃肠减压,吸氧,体重 1.25 kg,鼻咽温 36 ℃,$SpO_2$94%,呼吸 38 次 / 分,心率 145 次 / 分,血压 78/38 mmHg。调节手术室温度为 30 ℃,铺保温毯,温度设定为 38 ℃,通过加温输液器补液。

患儿过床准备麻醉诱导时,突然出现呼吸急促,三凹征,听诊双肺呼吸音极低,胸廓起伏不明显,血氧降低至 80%~85%。迅速给予面罩加压吸氧,血氧维持在 90% 左右。静脉给予甲强龙 3 mg,阿托品 0.05 mg,吸入七氟烷,逐渐加大吸入浓度至 2%,胸廓起伏略有改善,血氧 94%,给予丙泊酚 2 mg,患儿无体动,准备直喉镜下插入 ID3.0 无套囊气管导管。置入喉镜后，发现声门高，难以暴露会厌，助手辅助按压甲状软骨仍难以暴露声门口。再次正压通气，更换可视喉镜，置入喉镜后仍难以完全暴露声门，助手按压甲状软骨，勉强可看到声门，但气管导管难以通过，更换 ID2.5 无套囊气管导管，顺利置入，气管导管尖端距离门齿 8 cm，行正压通气，听诊双肺呼吸音对称，但呼吸音低，连接呼吸机，呼气末 CO_2 波形异常，气道峰压大于 35cmH_2O 胸廓起伏不明显，血氧下降至 80% 左右，心率 130 次 / 分左右。因患儿术前存在肺部感染，考虑可能存在支气管痉挛，听诊双肺未闻及明显哮鸣音。

患儿血氧一直低于 80%，考虑到可能腹压高影响呼吸，手术医生迅速消毒铺巾，开腹，拖出部分肠管，通气阻力逐渐下降，气道峰压降为 18 cmH_2O，呼气末 CO_2 波形正常，胸廓可见起伏，血氧维持在 98% 左右，心率 125~135 次 / 分。术中发现患儿腹腔大量脓血性腹水，末端回肠穿孔，部分肠管粘连颜色黑紫，肠壁被覆脓苔，切除回盲部及坏死肠管，行 Santulli 造瘘。手术时间两小时，麻醉时间两小时 30 分钟，麻醉维持使用七氟烷吸入复合瑞芬太尼静脉泵注。吸氧浓度为 50%，鼻咽温 35.8~36.2 ℃，血氧 92%~96%，心率 112~135 次 / 分，血压 65~78/33~45 mmHg。术中出血 5 mL，静脉补充 5% 葡萄糖 25 mL。术毕带气管导管送返 NICU，生命体征平稳。

该患儿于术后第 3 天拔除气管导管，自主呼吸和各项生命体征平稳，术后第 9 天逐渐由静脉营养过渡到经口喂养，体重增加良好。

【问题】

（一）围术期呼吸道危机情况原因及处理

新生儿胸式呼吸不发达，胸廓扩张主要依靠膈肌，腹压增高会严重影响呼吸。新生儿尤其是早产儿，出生时 I 型骨骼肌纤维比率低，容易产生呼吸肌疲劳。同时早产儿呼吸系统发育不成熟，容易发生呼吸衰竭。本例患儿出现通气困难，血氧下降时，听诊双肺未发现明显支气管痉挛，而患儿存在严重消化道穿孔及肠坏死，大量游离气体使膈肌抬高，胸廓活动受限。因此，考虑本例患儿呼吸道危机情况原因主要是腹压过高，腹腔减压是急救首选。

新生儿喉头位置较高，位于 C_{2-3} 水平，会厌软骨较大，与声门成 45°，因此会厌下垂影响声门暴露。本例患儿为早产儿，普通喉镜下暴露声门更加困难，因此迅速更换可视喉镜，施行气管插管。新生儿喉的前部比后部更尖，形成一个椭圆形，横轴比前后径更窄，当用力将尺寸正好紧密贴合气管或者稍粗的气管导管通过声门时，会对气管的前后轴产生压力，导致粘膜缺血、声门下水肿、喘鸣、气道瘢痕或者狭窄。因此在对患儿尝试置入气管导管发现阻力较大时，应立刻更换为较细的气管导管，以免对气道造成严重的损伤。本例患儿气管导管尖端距离门齿 8 cm，术后床旁胸片显示，气管导管尖端位于第四胸椎水平，深度合适。

早产儿围术期容易出现呼吸暂停，全身麻醉后呼吸暂停的发生率更高，需要维持机械通气。一般选择限定压力定时通气模式，随时调整通气压力、呼吸频率和氧浓度，监测 $P_{ET\text{-}CO_2}$，使其维持在 35~40 mmHg，可以避免单位时间内气道压力过高引起肺气压伤，同时也可避免使用容量模式时，因机器的压缩容积过大而使有效通气量不足。

（二）高腹压对患儿的影响

腹内压增高时胸内压也明显增高，自主呼吸困难，正压通气效果不理想。此类患儿多伴有肺部感染、肺水肿,毛细血管渗透增加,麻醉诱导和维持期间容易出现支气管痉挛、低氧血症和 CO_2 蓄积。膈肌上抬,胸壁及肺顺应性下降,肺容量降低,出现部分肺不张。患儿麻醉风险极高,可能发生通气困难甚至通气失败,严重低氧血症导致呼吸心跳骤停。通气困难时,给予高频通气。预防性给予激素,备好血管活性药如肾上腺素等,预测插管困难时,直接使用可视喉镜提高一次性插管成功率。正压通气困难时,要保留自主呼吸诱导,并且保证外科医生到场随时准备开腹减压。对于消化道穿孔或胃壁缺如造成的严重张力性气腹的患儿,避免过度正压通气,紧急情况下可以使用 10 mL 空针头于患儿剑突下穿刺放气。

腹内压增高使胸内压也上升,肺血管阻力增大,下腔静脉受压,静脉回流减少,心输出量减少,组织灌注降低。脓毒血症进一步破坏末梢循环,外周阻力增加,使心脏耗氧增加。高腹压可增加反流误吸的风险,而早产儿氧储备功能低下,因此应根据患儿氧储备受损程度,选择快速麻醉诱导或保留自主呼吸麻醉诱导。必要时可经胃管和肛管减压,尽快改善氧合通气情况,同时补充循环血容量,检测血气、血糖和电解质。

(三)新生儿腹部手术麻醉处理

术前需了解胎产史情况,仔细评估患儿是否存在心肺疾病、肝功能异常、低血糖、低血钙、凝血功能异常、产伤、感染、先天畸形等,充分了解母亲孕期情况,尽可能在术前纠正脱水和电解质紊乱。新生儿食管及胃运动较弱,容易出现反流,一般按"饱胃"处理,但新生儿需求量大,容易脱水,因此需要及时静脉补液。

此类患儿身体状态差、血压低、腹部膨隆、存在围术期呼吸暂停,因此全身麻醉是首选,气管插管可以减少呼吸道解剖无效腔,保证气道通畅,便于气管内吸引和呼吸管理。早产儿保留自主呼吸,复合完善的咽喉表面麻醉,一般均可成功插管。七氟烷对气道无刺激,诱导平稳迅速,新生儿的 MAC 值是 3.3%,早产儿的呼吸抑制明显,因此吸入诱导过程需密切监测呼吸和氧饱和度变化。如果评估患儿气道通畅,无明显解剖异常,可给予静脉麻醉诱导,如静脉注射丙泊酚 1.5~2.0 mg/kg,瑞芬太尼 1 μg/kg 等。

新生儿容易出现喉黏膜水肿,因此插管动作轻柔,避免反复多次操作。固定好导管后,反复听诊双肺,确定气管导管深度。针对新生儿肺部特点,采取保护性通气策略,降低潮气量和通气压力,增加呼吸频率,提供合适的 PEEP,以防止肺泡反复复张导致肺损伤。

新生儿术中麻醉可吸入七氟烷维持麻醉,MAC 维持在 1.0~1.3.同时可以持续泵注瑞芬太尼和间断给予肌松药。瑞芬太尼泵注速度为 0.1~0.25 μg/(kg·min),根据麻醉需求随时调整用量,通常以 0.1 μg/(kg·min)为单位调整。

如果新生儿循环平稳,还可辅助部位麻醉。最常用的部位麻醉是骶管阻滞,多采用单次注射法,可用 0.1%~0.2% 左旋布比卡因 1.5~2 mg/kg 或 0.5%~1.5% 利多卡因,膈肌部位以下手术都可适用。

(四)新生儿围术期体温监测与维持

新生儿体表面积/体重比值高,皮下脂肪薄,主要依靠非寒战的、去甲肾上腺素依赖性的和棕色脂肪的产热方式,棕色脂肪细胞是在妊娠 26~30 周开始分化产生,因此胎龄过小的早产儿无法通过脂肪代谢产热,同时,新生儿接受腹部外科手术治疗时极易发生低体温。低体温会降低心排出量,体内氧供需失衡,组织细胞缺氧,呼吸循环抑制,麻醉苏醒延迟,肺部并发症增加,易并发硬肿症,因此术中需严密监测新生儿体温,新生儿及早产儿可采用直肠温度或鼻咽温度连续监测,置入监测探头时,应注意动作轻柔,避免损伤患儿。

对新生儿,应注意围术期的保温,放置出现低体温。手术室温度可设定在 26~28 ℃,对极低体重早产儿,其可设置为 30 ℃;手术床放置升温毯,呼吸环路增加加温加湿装置。静脉输注及腹腔冲洗前给予液体加热;手术医师尽快完成消毒备皮,应用塑料薄膜覆盖减少皮肤失水,术中减少肠管脏器等暴露,患儿转运过程及进入恢复室后使用暖箱或覆盖保温毯。

(五)新生儿相关氧毒性

氧会通过活性氧簇(ROS)的产生导致线粒体细胞色素 C 和其他凋亡因子的释放,降低信号转导,直接改变蛋白质结构,损伤蛋白合成,修饰核酸,影响细胞生长发育。正常胎儿在宫内的发育与出生后相比是处于一种生理性低氧环境,胎儿出生后,暴露于氧气中会降低缺氧诱导因子(HIF)活性,影响早产儿的生长发育。

高浓度氧气是造成早产儿视网膜病变(ROP)的重要原因之一,同时高浓度氧气也会损伤其他脏器。使用高浓度氧气复苏会引起动物和人类氧化应激反应,肺、心脏和大脑出现了炎症反应,肺血管阻力和平滑肌反应性增加,人类肾脏和心肌细胞出现损伤,新生儿死亡率上升。充足的通气不等于高浓度氧气,研究显示氧气辅助达到氧饱和度 <93% 的早产儿比保持过度高氧饱和度(如 95%~98%)的早产儿 ROP 和肺损伤的发生率低。但是氧饱和度在 85%~89% 之间的早产儿死亡率又高于保持 91%~95% 氧饱和度的早产儿,因此应利用氧饱和度指导氧气吸入,维持合适的氧浓度。

【小结】

NEC 患儿多数病情危重,需要急诊手术切除坏死肠段、肠造瘘。新生儿的食管和胃运动较弱,容易出现反流误吸,同时由于腹压高,所有患儿均应按"饱胃"处理。腹压过高导致一系列病理生理变化,应充分评估肺部情况,做好诱导和维持期间支气管痉挛和通气困难的准备。下腔静脉受压致回心血量减少,脓毒血症破坏循环和系统器官,应严密监测呼吸和循环变化。任何阶段对于严重高腹压的患儿尽快减压为首选。建立可靠的动静脉通路,减压复苏时在动脉血气分析指导下,及时纠正内环境紊乱和贫血。此类患儿多系早产、低体重,术中肠管暴露时间长,液体治疗量大,术中应采取足够的保温措施。肠穿孔时腹膜炎症状重,渗出多,体液丢失量大,充分补液后血流动力学仍不稳定时应考虑使用血管活性药。由于手术创伤大,患儿内环境不稳定,且多数患儿存在围术期呼吸暂停,因此术后需带气管导管送 NICU 继续治疗。

【专家点评】

(1)NEC 发病与早产密切相关,低孕龄和出生低体重早产儿是主要的危险因素。产科和新生儿科医学技术的进步,给早产儿和低体重儿提供了更多的生存机会,NEC 也成为新生儿常见的外科急症。该病例即是一例典型的早产、极低体重 NEC 患儿,术前病情严重,需充分评估患儿情况和麻醉风险。

(2)该患儿病史拖延较长,在术前即存在严重的缺氧和通气障碍,入手术室后,患儿缺氧状态和通气障碍突然加重,采用紧急插管和迅速开腹对缺氧状态和通气障碍的缓解十分重要。由于解剖学原因,新生儿困难气道的发生较多,早产儿发育较差,更易出现气管插管困难,且气管导管较细,不能行纤支镜引导插管,因此要熟练使用气管插管技术和其它困难气道抢救设施如可视喉镜、喉罩等。

（3）此类患儿术前气腹严重,多合并败血症、脓毒血症、感染性休克等,在开腹后,气道通气障碍虽得到迅速缓解,但也应高度注意腹压骤降、体液重新分布及血容量丢失对循环带来的不利影响,术中也要密切观察循环的变化,发现异常及时处理,必要时使用血管活性药物,维持循环的稳定。

（4）NEC重症患儿术前多伴有酸碱失衡和电解质紊乱,术前应予充分评估,术中在加强呼吸循环及体温监测的同时,也应及时监测血气及电解质情况,发现异常及时纠正。

（李 丽 刘金柱）

病例 123 婴儿胆道闭锁行 Kasai 手术麻醉处理一例

【导读】

胆道闭锁是一种婴儿闭塞性胆道病变,若不尽早治疗将危及生命。肝门空肠吻合术（Kasai 手术）是该病的首选外科治疗方法,目前已在国内广泛开展,接受手术的患儿一般小于 3 个月,且接受手术的患儿日龄逐渐变小。由于上腹部手术持续时间较长,患儿月龄较小,加之有不同程度的肝损害,各脏器功能及代偿功能不足,使得如何实施正确的麻醉管理,让患儿安全渡过围术期成为了麻醉医师面临的重要问题。

【病例简介】

患儿女,2 月龄,4.4Kg,主因发现皮肤黄染 1 个月余收入院。家长于患儿出生后近 1 个月发现其全身皮肤发黄,大便颜色逐渐变白,小便颜色逐渐加深, B 超检查提示胆道闭锁（BA）。查体:心率 130 次 /min,呼吸频率 30 次 /min,体温 37° C,患儿可见全身皮肤及巩膜明显黄染,双肺呼吸音粗,未闻及啰音,心音有力,律齐,可闻及收缩期Ⅱ~Ⅲ级吹风样杂音,腹膨隆,稍胀,左侧肋下 4 cm 可触及肝脏,质韧。

辅助检查:B 超示肝脏大部位于左上腹,胃与脾脏位于右上腹,未见正常胆囊形态,胆总管未探及肝门内静脉相伴行的胆管区可见条索状回声增厚,右上腹及右下腹可见游离液性暗区;超声心动图显示心脏位置正常,房间隔中部可见 4 mm × 4 mm 回声连续中断,心房水平见左向右分流。胸部 X 线摄影示支气管肺炎,心电图示不完全性右束支传导阻滞。

血常规:白细胞（WBC）8.35×10^9/L,红细胞（RBC）3.82×10^{12}/L,血细胞比容（Hct）36.3%,血红蛋白（Hb）119 g/L,血小板（PLT）375×10^9/L。出凝血功能检查:凝血酶原时间（PT）12 s,凝血酶原国际标准化比值（PT-INR）0.95,活化部分凝血活酶时间（APTT）44.7 s,凝血酶时间（TT）23.1 s,纤维蛋白原（FIB）1.677 g/L;肝功能:总蛋白（TP）17 g/L,白蛋白（ALB）3.85 g/L,球蛋白（GLB）1.32 g/L,前白蛋白（PAB）7.3 mg/dL,丙氨酸转氨酶（ALT）107U/L,碱性磷酸酶（ALP）551U/L,γ- 谷氨酰转肽酶（γ-GT）546U/L,胆碱酯酶（ChE）6.75KU/L,亮氨酸氨肽酶（LAP）143U/L,腺苷脱氨酶（ADA）20.9U/L,天冬氨酸转氨酶

（AST）323U/L，AST 线粒体同工酶（m-AST）62U/L，乳酸脱氢酶（LDH）417U/L，总胆汁酸（TBA）110.1 μmol/L，总胆红素（TBIL）11.94 mg/dL，直接胆红素（DBIL）8.25 mg/dL，间接胆红素（IBIL）3.69 mg/dL。

入院诊断：胆道闭锁，腹腔脏器转位、先天性心脏病 - 房间隔缺损、支气管肺炎。

入院后经抗炎、保肝治疗 3 d 后，拟行开腹探查术、肝脏活组织检查术、胆道造影术、肝门空肠 Roux-en-Y 吻合术（Kasai 手术）。

患儿已于病房开放静脉通路，入手术室后，将患儿置于预热的空气变温毯上，进行常规循环、呼吸及体温监测，吸氧，静脉内给予丙泊酚 2.5 mg/kg、瑞芬太尼 1.5 μg/kg 及阿曲库铵 0.5 mg/kg 后，行快速诱导气管内插管顺利，连接呼吸机，选择闭环、压力控制通气模式，使潮气量达 40 mL/ 次，呼吸频率 26 次 /min，气末二氧化碳分压（$PETCO_2$）维持在 35~40 mmHg 水平。采用微泵连续静脉输注丙泊酚 6~10 mg/（kg·h）、瑞芬太尼 0.4~0.8 μg/（kg·min）维持麻醉，间断追加阿曲库铵保持肌松，行右颈内静脉及桡动脉穿刺置管顺利，行中心静脉压及连续有创动脉压监测。

手术行腹腔探查、肝脏活组织检查及胆道造影，患儿呼吸及心血管循环系平稳无异常。术中探查见腹腔内肝、脾、胃完全转位，肠道位置及走形与正常相反，胆道造影证实患儿为Ⅲ型 BA，手术继续。但在手术剪除肝门部纤维斑块时，患儿突然出现血压变化，收缩压由原来的 78 mmHg 降为 35 mmHg，脉搏血氧饱和度（SpO_2）由 98% 降为 86%，立即暂停手术，加快输液，减小麻醉药物输注速度，患儿收缩压 3 min 内逐渐恢复至 75 mmHg，SpO_2 恢复正常；但继续手术时，患儿血压又出现下降，暂停手术，患儿血压恢复并逐渐平稳；再次开始手术，静脉连续输注多巴胺 5~10 μg/（kg·min），维持至肝门空肠吻合术结束，患儿血压、心率、SpO_2 平稳。逐渐停止输注多巴胺，顺利完成其余手术操作，患儿无异常。手术历时 3 h35 min，术中维持体温 36~37 ℃，出血不多，静脉输入乳酸林格氏液 130 mL，5% 葡萄糖溶液 30 mL。

患儿手术结束后常规给予新斯的明及阿托品拮抗肌松药，5 min 后患儿呼吸逐渐恢复，频率及幅度增强，刺激患儿出现肢动，但 SpO_2 始终低于 90%，此时听诊肺内可闻明显痰鸣，用吸痰管吸出较为粘稠的痰液后，患儿 SpO_2 迅速升至 98%，观察稳定后，将患儿带气管插管送入麻醉后恢复室（PACU），自主呼吸下吸入湿化的氧气，并注意观察呼吸状况，及时吸痰，30 min 后，患儿完全苏醒，顺利拔除气管导管，观察呼吸及循环稳定后，将其安全送回病房。

【问题】

（一）胆道闭锁患儿术前评估应注意哪些危险因素？

（1）肝功能损伤：BA 患儿肝脏功能受损严重，表现为谷丙转氨酶、谷草转氨酶、碱性磷酸酶、r 谷氨酰转肽酶及其它肝内酶增高、高胆红素血症，严重者出现肝硬化、低血浆蛋白性水肿腹水。这些都将严重影响药物的分布和消除，容易发生药物蓄积，导致药物作用时间延长、苏醒延迟，增加麻醉风险。BA 患儿往往存在凝血功能障碍，Kasai 手术时间较长，剪除肝门纤维块、游离胆管时易出血，术前应做好充分准备。

（2）合并畸形情况：BA 可伴有其它先天性畸形，常见为异常脾、心血管畸形、肠旋转不良和内脏异位等。这些畸形的存在，不但增加了手术难度和风险，也给麻醉带来巨大的挑战。本例患儿合并房间隔缺损，虽然缺损程度较小，对普通患儿的血流动力学可能影响不大，但对于 BA 患儿，由于手术操作可能进一步造成左向右分流加剧，易于出现血压下降等循环异常；该患儿还伴有腹腔脏器转位，肝脏与正常位置相反，使得手术医师在手术和解剖时不得不改变惯常的思维和手法，而需时常注意这种换位，因此手术难度增加，手术时间也会延长。

（3）术前呼吸道情况：该患儿术前胸部 X 线摄影示支气管肺炎，虽经抗炎治疗 3 d，但听诊双肺呼吸音仍较粗，提示支气管肺炎尚未痊愈，这可能会增加手术麻醉过程中呼吸系统并发症的发生风险。

（二）该手术麻醉药物的选择？

麻醉药物的选择以不加重患儿肝脏负担及造成肝损害为原则。目前常用的吸入麻醉药主要以原形从肺排除，不受肝功能的影响，不引起肝细胞和其合成功能的改变，对肝脏和其它内脏血流量以及心脏血管的稳定性影响较小，因而适合 BA 患儿手术的麻醉。其中七氟烷是小儿首选的吸入麻醉药，其诱导与苏醒迅速，麻醉深度易于控制，适用于 BA 手术患儿的麻醉诱导和维持。有研究表明梗阻性黄疸患儿吸入七氟烷后，其插管最低肺泡有效浓度（MAC）值与无黄疸患儿无异，但其清醒 MAC 值却较无黄疸婴儿降低，因此 BA 患儿吸入七氟烷麻醉后，其苏醒时间较其它患儿稍长。

（1）静脉麻醉药可选用对肝脏依赖性小、体内代谢较快的药物。丙泊酚是高度亲脂性的静脉麻醉药，BA 对其药代动力学无明显影响。丙泊酚起效迅速、作用消失快，患儿清醒彻底、认知恢复良好且恶心呕吐的发生率低，是 BA 患儿静脉麻醉药物的较佳选择。

（2）苯二氮䓬类药物主要经肝肾代谢，且与阿片类镇痛药合用时，增加其呼吸抑制作用，若用于 BA 患儿，可导致呼吸恢复及苏醒延迟，因此不建议使用。

（3）肌松药宜选用对肝肾功能影响小、在体内不易蓄积的药物，如阿曲库铵和顺阿曲库铵，其消除不依赖肝肾功能，对循环无抑制作用。

（4）在常用的阿片类镇痛药中，芬太尼主要在肝内进行生物转化，可产生蓄积作用，肝功能损害重的患者药物代谢时间延长，更易发生蓄积，从而增加术后呼吸抑制的危险性，BA 手术麻醉时不宜使用。瑞芬太尼是一种人工合成的新型超短效阿片类药物，它不依赖于肝、肾代谢，而通过非特异性胆碱酯酶水解，因此起效快、作用时间短、消除迅速、无蓄积作用，适于新生儿、小婴儿及肝肾功能障碍患儿的麻醉

（三）术中麻醉管理需要注意什么？

先天性 BA 患儿的手术时间长，对循环和呼吸功能影响较大，因此，应加强术中监测。除常规监测外，应注意 $PetCO_2$ 变化，建议行有创动脉压和中心静脉压监测，以及时发现患儿循环系统的细微改变并加以纠正。对于病情严重患儿，应行肌松监测。在 BA 患儿的麻醉中，麻醉医师应随时关注患儿生命体征的改变，密切注意外科手术的进程，随时发现问题，及时解决。

1. 循环系统的管理　BA 是以进行性胆管破坏和肝纤维化为特征性病理改变,因胆汁引流不畅,胆盐致植物神经功能失调,常表现为迷走神经张力增高,心动过缓,围术期易发生心律失常和(或)低血压。先天性 BA 患儿围术期若出现低血压、缺氧、长时间使用血管收缩剂或阻断肝血流时间过长、使用经肝脏代谢的药物以及肝糖原的消耗增加等,均可加重肝细胞的损害,应尽量予以避免。Kasai 手术的关键是要彻底剪除肝门纤维块,使剪除断面的侧面达门静脉入口的肝实质,纵向达门静脉后壁水平,手术期间,从附着于膈膜下面的韧带中分离肝脏,使得肝脏向前发生旋转,而行空肠肝门吻合时,为提供外科医生良好的视野暴露肝门,需要用拉钩上下牵引,这些操作均可使下腔静脉回流受阻,导致约患儿出现一定程度的低血压。术中若出现低血压、心动过缓及心律失常时,应考虑到上述影响,及时静脉补液补血,适当减浅麻醉,及时减轻手术刺激,必要时暂停手术,以维持患儿血压、心率正常。小剂量多巴胺可在稳定心脏血管循环的基础上增加肝脏血流量,改善肝脏缺血损伤,促进肝功能恢复,同时增加肾血流量,可酌情使用。在此期间,应密切注意动脉压、中心静脉压及心电图的变化,发现异常情况及时处理,以确保患儿术中循环稳定。

2. 呼吸系统的管理　麻醉诱导后行气管内插管,接通呼吸机进行通气支持。患儿年龄较小,常采用压力控制通气模式,设定适当的呼吸参数,维持 $PetCO_2$ 在 35~40mmHg, SpO_2 在 95% 以上。在术中探查肝脏或胆道、暴露肝门、剪除肝门纤维块及行肝肠吻合时,需充分暴露手术视野,使得胸廓及膈肌严重受压,导致肺顺应性下降、呼吸阻力加大,引起 SpO_2 下降及 CO_2 蓄积。此时,应适当增加呼吸频率,增加吸气压力(最大不得超过 $30cmH_2O$),以改善通气情况,必要时,需暂停手术,改为手控呼吸,待各项呼吸监测指标正常时,再恢复手术及机械通气。

(四)术后麻醉管理及可能发生的不良事件?

手术结束前 3~5 min 停止吸入或静脉输注麻醉药物,应评估神经肌肉功能,并需给予肌松拮抗药。手术结束后患儿自主呼吸逐渐恢复,当其肌力基本恢复,自主呼吸正常,潮气量 >8 mL/kg,吸入空气时 SpO_2>90%, $P_{ET}CO_2$<45 mmHg,呼吸恢复充分并睁眼时,拔除气管导管。若患儿自主呼吸恢复较差,可带气管插管回 PACU,进行辅助呼吸或控制呼吸,待患儿清醒后拔除气管导管。

有呼吸道感染的患儿,麻醉恢复期出现异常情况的几率更大,这些患儿气道反应性较高,易于出现气道痉挛,气道内往往有较多分泌物,应注意监测呼吸功能,及时清除呼吸道分泌物,以防呼吸道阻塞导致低氧血症。

患儿进入 PACU 后,由于全身麻醉药、镇痛药物以及肌松药的残余作用,可引起呼吸抑制从而导致肺通气不足。此外,术后切口疼痛,限制患儿呼吸,以及术后胃肠胀气均可引起肺通气不足,导致低氧血症,这些均应引起高度注意。麻醉后循环系统的管理应尽量维持血容量和心排量正常,纠正低血压,适当输液和补充电解质。接受过全身麻醉的患儿在苏醒期内均有可能发生恶心呕吐,应严密观察,一旦发生需及时给予正确的治疗和护理,防止反流误吸,使患儿平稳过渡过苏醒期,顺利转出 PACU。

【小结】

该手术患儿2月龄,一般情况差,某些脏器功能尚未发育完善,又伴有其它异常情况,这些无疑增加了手术麻醉的风险。针对此类患儿,麻醉医师应做好全面细致的术前评估,选用适宜的麻醉方法和麻醉药物,使得麻醉诱导顺利,术中麻醉维持平稳,围术期和术后要根据此类手术的特点和不同患儿的特殊情况,做好麻醉监测及管理,发现异常情况及时处理,确保患儿安全。

【专家点评】

(1)胆道闭锁患儿麻醉方法的选择既要考虑对呼吸循环影响小,不引起肝脏缺血缺氧而致肝损害加重,又要兼顾良好的镇静镇痛效果。婴儿以腹式呼吸为主,由于手术在上腹部进行,引起膈肌上抬、肺不张等,手术时间也较长,气管插管有利于保持气道通畅,便于呼吸道管理,同时可以避免术中术后低氧血症发生,因此,一般选用气管插管全身麻醉。

(2)此例患儿的麻醉管理总体来说适宜,麻醉药物选择以短效药物为主,并避免使用肝内代谢或影响肝功能的药物。麻醉诱导平顺,术中重视呼吸、循环、液体及体温的管理,注意不良事件的监测与预防,及时发现异常情况,采取有效措施,使得手术顺利完成。针对此类患儿,需特别强调术中应注意涉及肝门部操作时的循环和呼吸变化。

(3)患儿在术后苏醒过程中,自主呼吸恢复后出现低氧血症,麻醉医师能够及时发现,并采取有效措施,使缺氧状态及时得以纠正。患儿带气管插管送入麻醉复苏室,并加强对呼吸道的监测和护理,使得患儿顺利苏醒。需要注意的是,该患儿有腹腔脏器转位、支气管肺部反复感染史,应警惕有kartegener综合征的可能,即使患儿苏醒后返回病房,也应加强对呼吸的监测。

(4)胆道闭锁患儿术后可采用多模式镇痛,如口服或直肠内给予对乙酰氨基酚、手术切口给予长效局麻药浸润或区域阻滞等,吗啡也可用于胆道闭锁患儿的术后镇痛。对该患儿的术后管理,若能采取适当的术后镇痛方法会更加完善。

(计有为　刘金柱)

病例124　一例法洛氏四联症麻醉诱导期间缺氧发作的处理

【导读】

法洛氏四联症(tetralogy of Fallot,TOF)是最常见的紫绀型先天性心脏病,每万次分娩中患TOF的新生儿约为3~6例,占先天性心脏病的5%~7%。TOF属于圆锥动脉干畸形,包括4种心血管畸形:漏斗部狭窄在内的右室流出道狭窄、对位不良的室间隔缺损、主动脉骑跨(骑跨范围≤50%)以及继发性右心室肥厚。TOF患者由于其病理生理特点,在手术麻醉诱导期间容易缺氧发作,如何降低缺氧发作的概率和风险是麻醉医生处理此类患者时面临的重要问题。

【病例简介】

患儿,男1岁5个月,身高77cm,体重8.6kg;因主诉"查体发现心脏杂音一年余"入院。患儿健康状况一般,易出汗,经常呼吸道感染;剧烈哭闹后口唇紫绀加重,静息后能自行缓解。有三次严重缺氧发作病史,均自行缓解。术前心脏超声:嵴下型室间隔缺损 10 mm,双向低速分流;主动脉骑跨率 50%;右室流出道肌束增厚,最窄处内径 3 mm,见第三心室形成,肺动脉瓣回声略增厚、增强,开放受限,收缩期见高速血流,峰值流速 4.5 m/s,压差 82 mmHg(1 mmHg=0.133 kPa);卵圆孔未闭 2 mm, McGoon 比值(左右肺动脉内径之和 /膈肌水平主动脉内径)为 2.4,肺动脉瓣轻度狭窄。右心增大,左心大小尚可。主、肺动脉间侧枝形成。右冠状动脉—圆锥支横过右室流出道右上部。拟行全麻体外循环下法洛氏四联症根治术。

患儿术前药采用咪达唑仑 0.5 mg,在与家属分离时静脉给予。入手术室监测生命体征:心率 128 次 / 分,脉搏氧饱和度 80%,袖带测压 77/56 mmHg。给予麻醉诱导药,氯胺酮 15 mg、舒芬太尼 10 μg、顺苯阿曲库胺 3 mg,面罩控制通气,纯氧吸入,七氟烷 1%,待心率缓慢下降至 116 次 / 分,行气管插管。插管顺利,心率上升至 120 次 / 分,脉搏氧饱和度 75%。建立左桡动脉有创血压监测,右颈内静脉行中心静脉置管,此时血氧饱和度降至 68%,心率 130 次 / 分,血压 68/43 mmHg,经静脉快速输入葡萄糖钠钾液 80 mL,静脉注射甲氧明 0.1 mg。血氧饱和度得到明显改善,回升至 80%。抽取动脉血气,pH: 7.2,动脉氧分压 PaO_2: 50 mmHg,全血碱剩余 -7.6 mmol/L,细胞外碱剩余 -6.5 mmol/L,给予 5% 碳酸氢钠 20 mL。外科切皮前给予舒芬 8 μg,咪达唑仑 0.5 mg,心率 112 次 / 分,血氧饱和度升至 82%,给予每公斤体重 3 mg 肝素,外科医生建立体外循环, ACT 达到 480 秒,开始体外循环。

【问题】

(一)法洛氏四联症的病理解剖及合并畸形

1. 右室流出道狭窄　包括右心室漏斗部、肺动脉瓣、肺动脉瓣环、肺动脉主干以及分支狭窄,可单一部位狭窄,也可伴有多处狭窄。单纯漏斗部狭窄约占 20%~25%,漏斗部和肺动脉狭窄约占 75%~80%。后者常伴有肺动脉瓣环狭窄和 / 或肺动脉主干及其分支开口狭窄,甚至一侧肺动脉缺如。严重的漏斗部狭窄可以伴有弥漫性漏斗部发育不良,广泛的纤维肌肉增生呈针眼状漏斗口,形成管状狭窄。约 2/3 的患者为二叶肺动脉瓣,少数为三叶肺动脉瓣,8%~10% 为瓣叶融合呈单叶瓣。成人患者约半数肺动脉瓣叶为纤维黏液瘤样改变,瓣叶增厚或者发育不良,常伴有肺动脉瓣环狭窄。

2. 室间隔缺损　多为非限制性缺损,根据漏斗部的存在或缺如,TOF 室间隔缺损分为膜周部缺损和肺动脉下缺损。后者可以表现为漏斗部发育不良或者漏斗部缺如。1%~3%合并多发室间隔缺损。

3. 其他心内畸形　包括主动脉骑跨(骑跨范围 ≤ 50%)和继发的右心室肥厚。冠状动脉畸形的发生率约为 5%~15%,包括右冠状动脉粗大的圆锥分支、前降支起源于右冠状动脉、单只冠状动脉等。TOF 的肺内侧枝循环多来源于支气管动脉,少数起源于主动脉及其分支。极少数患者合并粗大的侧枝动脉。

4.TOF 可合并的心脏畸形　包括房间隔缺损、永存左上腔静脉到冠状静脉窦、动脉导管未闭、多发性室间隔缺损、完全性房室间隔缺损、肺静脉异位引流、右位心。

5.TOF 可合并的心外畸形　DiGeorge 综合征和 22 q11 缺失的一系列症状、异位心和 Down 综合征。

（二）TOF 的术前评估

TOF 的表现取决于右室流出道的梗阻程度。术前访视患者是否伴有紫绀,询问家属紫绀是出生时或出生不久就出现的,还是出生后 6~12 月期间逐渐表现出紫绀的。出生后早期发生的紫绀,常伴随肺动脉瓣环发育不良,肺血流的梗阻较为恒定。明显紫绀的患儿可出现体循环极度低氧引起的特征性缺氧发作。通过询问患者病史,阅读住院病历、会诊记录等了解患儿基础氧饱和度,最低氧饱和度和缺氧发作的次数。低血氧饱和度的程度可以帮助判断主肺动脉的大小和右室流出道梗阻的程度,但对于肺动脉闭锁并伴有丰富体肺侧枝的患者则是例外,侧枝可能造成过多的肺血流,引起充血性心力衰竭。动脉导管供血可影响动脉血氧饱和度,一些新生儿存在非常严重的固定性右室流出道梗阻,从而只能依赖前列腺素存活。发绀患者红细胞比容增高,常伴有血小板减少和凝血异常。一些病情复杂的法四患儿可能曾经接受过姑息性分流手术,需要详细了解患儿术前的心脏功能和肺血管发育状况。法洛氏四联症与多种基因存在关联,其中最重要的是 22 号染色体的微缺失,此类患者存在较高的呼吸道风险和并发症。

（三）TOF 的麻醉诱导要点

（1）维持心率、心肌收缩性以及前负荷,保证心输出量。维持足够的血容量,预防低血容量导致的动力型右室流出道梗阻、反射性心率增加以及心肌收缩力增强。

（2）避免增加肺循环阻力与降低体循环阻力,减轻右向左分流。氯胺酮可在诱导期间维持适当的体循环阻力。

（3）调整适当的通气参数,降低肺循环阻力。

（4）维持或增加体循环阻力。当右室流出道梗阻非常严重,以及肺循环阻力的变化对于分流量及方向影响不大或没有影响时,增加体循环阻力尤为重要。去氧肾上腺素、甲氧明可增加体循环阻力以减少右向左分流。

（5）维持心肌收缩力,当右室流出道梗阻严重时,心肌收缩力降低会减少肺血流量。当梗阻是漏斗部痉挛引起的,此类患者需适度降低心肌收缩力。芬太尼、舒芬太尼、β 受体阻滞剂可减慢心率,减少儿茶酚胺释放。

（6）吸入麻醉药的负性肌力作用能降低漏斗部痉挛,其中七氟烷、异氟烷和地氟烷 1.0~1.5MAC 均可导致剂量相关的心肌抑制,降低体循环阻力以及轻度抑制心肌收缩力。异氟烷、地氟烷均不是小儿吸入诱导的最佳选择,二者的气味使小儿气道并发症发生率较高,可作为麻醉辅助或维持用药。

（四）麻醉诱导期间 TOF 缺氧发作的表现及治疗

1.TOF 的患者出现缺氧发作是非常危险的　每个 TOF 伴有漏斗部梗阻的患者,即使没有发绀的表现也应该预防缺氧发作。患儿出生后 2 至 3 个月是发作的高峰期,缺氧发作更常见于紫绀严重的患儿。漏斗部的狭窄或痉挛可能对缺氧发作起到促进作用。哭闹、排泄、进食、发热、苏醒均可能加重缺氧。临床症状开始为阵发性呼吸困难、呼吸频率加快、呼吸深度加大,患儿晕厥甚至死亡。发作期间心排量降低、面色紫绀、四肢厥冷。各种原因导致的阵发性呼吸困难对于诱发和加重缺氧发作有以下几个原因:呼吸作功增加机体的耗氧量;缺氧发作导致体循环阻力下降,增加右向左分流;胸内压降低,增加腔静脉回心血容量,并发漏斗部梗阻时,右心室压力增加,右向左分流增加。法四患儿在麻醉诱导期间,缺氧发作时常伴有呼末二氧化碳($P_{ET}CO_2$)下降,可能原因是右向左分流增加或是心排量降低。呼末二氧化碳的下降常早于脉搏或动脉血氧饱和度的下降。

2. 治疗措施

(1)吸入纯氧,肺泡缺氧和动脉低氧血症均可以引起血管收缩,吸入高浓度氧气能抑制肺血管阻力的增加。

(2)压迫股动脉,或放置胸膝位暂时增加体循环阻力,降低右向左分流。

(3)吗啡 0.05~0.1 mg,其作用为镇静,来处理患儿的激惹、过度通气的反应。

(4)晶体液 10~15 mL/kg,增加前负荷,从而加大心脏的容积,可能会增加右心室流出道的直径,减轻梗阻。

(5)使用碳酸氢钠治疗严重的代谢性酸中毒。酸中毒的纠正有助于维持正常的体循环阻力,减少过度通气。没有血气分析时,可使用 1~2mEq/kg 碳酸氢钠治疗缺氧发作产生的酸中毒。同时,碳酸氢钠是高渗溶液,又可以将外周组织液体吸收回血液循环,增加右心室前负荷。

(6)去氧肾上腺素 5~10 μg/kg 静推,或 2~5 μg/(kg·min)静点。甲氧明 0.05~0.1 mg 静推(儿童),增加体循环阻力,减少右向左分流。对于严重的右室流出道梗阻,去氧肾上腺素诱发的肺血管阻力增加,对右室流出道阻力没有影响或影响轻微。使用 α- 肾上腺素能药物能增加体循环阻力,但不能治疗缺氧发作的潜在病因。

(7)β- 肾上腺素能受体激动药物能增加心肌收缩性,导致漏斗部狭窄进一步加重,是绝对禁忌药物。

(8)β- 肾上腺素能受体拮抗药,如普萘洛尔 0.1 mg/kg 或艾斯洛尔 0.5 mg/kg 单次静脉注射或者 50~200 μg/(kg·min)连续输注,可通过抑制心肌收缩性从而减轻漏斗部痉挛。同时,心率减慢可改善舒张期灌注,增加前负荷,增大心脏容积,右室流出道直径增加。

(9)压迫腹主动脉,增加体循环阻力,麻醉期间尤其有效。胸腔开放后,术者可压迫降主动脉,增加左室射血阻抗,减少右向左分流可有效终止缺氧发作。

(10)对患者给予过度通气,$PaCO_2$ 接近 20 mmHg、pH 值接近 7.60 时,可以可靠的降低肺循环阻力,增加肺血流和氧分压。但此时的二氧化碳含量对于脑血流的影响会很显著,值得特别注意。4~5cmH$_2$O 的 PEEP 可使萎陷的肺泡重新复张,一定程度上降低肺阻力并增加氧分压。

(11)维持内环境适当的酸碱平衡,呼吸性酸中毒和代谢性酸中毒都可导致肺循环阻力增加。

(12)特异性肺血管扩张药 - 吸入 NO 、PGE1、PGI2。此类药物针对肺动脉高压性法洛氏四联症有意义,而针对肺血管发育不良的病种没有绝对意义。

（13）二次手术的患者,体外膜肺氧合需作为缺氧发作难以处理同时开胸困难时的急救手段。

【小结】

法洛氏四联症(TOF)是造成发绀的最常见先心病,在先天性心脏病的谱系中属于复杂程度中等。TOF 合并肺动脉狭窄,并且没有例如肺动脉瓣缺如综合征或完全房室管等其它复杂伴发畸形的病人,其根治手术的死亡率低于 2%。法四患者在术前常有缺氧进行性加重或缺氧发作的病史。严重紫绀或频繁缺氧发作的患者,在麻醉诱导和维持期间同样会发生严重的低氧血症,甚至呼吸心脏骤停。患者在进入手术室后至麻醉诱导期间由于手术室内环境影响、麻醉有创操作的刺激、术前禁食水引起的低血容量、手术操作造成的失血等因素均能诱发患者自身的应激反应、儿茶酚胺释放、右室流出道痉挛,导致缺氧加重。麻醉医生应术前充分了解患者病史、各项化验及检查报告、外科手术方案等,针对性制定麻醉方案,维持患者的各项生命体征平稳,保证手术顺利进行。

【专家点评】

本例作者从病例手术期间遇到的特殊情况出发,依据疾病特点给予了最合理的处理过程使病人顺利的度过手术过程。

法洛氏四联症在心脏手术种类中属于麻醉难管理的一种疾病,但只要掌握了关键处理点,管理病人还是比较容易的。首先在术前准备过程中要特别关注疾病的严重程度,同时也要清楚病人在自然生理状态下发生低氧血症病人自己是怎样度过危险期的,这样就会使麻醉医生做好充分准备。由于特有的病理解剖学特点,使得任何增加右向左分流的情况都会导致低氧血症进一步加重。所以总的处理原则就是降低右向左分流。包括增加左心室后负荷(血管收缩药)、减慢心率(麻醉性镇痛药)、增加右心室前负荷(补充高渗透压液体等)、降低右心室心肌收缩性(β- 肾上腺素能受体拮抗药)等措施都可以减轻右向左分流量。而对于严重低氧血症病人不能通过这些方法及提高供氧浓度时而得到矫正,则是要尽可能快的进入体外循环,否则会由于缺氧酸中毒加重病人的病理生理损害。一个合理的麻醉管理都应该是治疗未病而不是当问题出现了在进行应急处理。麻醉医生在进行麻醉管理过程中预处理远远好于紧急处理。

（李硕鹏　王洪武）

病例 125　神经母细胞瘤患儿那西妥单抗输注期间的麻醉管理一例

【导读】

那西妥单抗(Naxitamab)是一种靶向神经节苷脂(GD2)的人源化单克隆抗体，2020 年 11 月经 FDA 在美国获批。用于联合粒细胞 - 巨噬细胞集落刺激因子(GM-CSF),治疗 1 岁以上的复发或难治性高危神经母细胞瘤患者。该药临床研究推荐剂量为每个治疗周期的第 1，3，5 天给药 3 mg/(kg·天)（最多 150 mg/ 天),治疗周期每 4 周重复一次。那西妥单抗可引起严重的不良反应(任一试验中发生率 ≥ 25%)为输液相关反应、疼痛、心动过速、呕吐、咳嗽、恶心、腹泻、食欲下降、高血压、疲劳、多发性红斑、周围神经病变、荨麻疹、热射病、头痛、注射部位反应、水肿、焦虑、局部水肿和烦躁。其中爆发性神经病理性疼痛作为最严重的输注反应之一，成为决定患儿输注是否顺利进行的决定性因素。因此需要麻醉医师的介入，在每次输注 Naxitamab 之前进行预用药，并在每次输注期间对患儿实行麻醉镇痛镇静处理。输注期间及完成后至少两小时内进行密切生命体征的监测及对症治疗。

【病例简介】

患者女，7 岁，2022.1 因"确诊神经母细胞瘤 1 年余"入院，2020.5 发现腹膜后占位，强化 CT 提示右侧腹膜后神经母细胞瘤，伴腹膜后、左肾门旁多发淋巴结转移。骨髓(+)，骨转移不详。化疗 2 周期后 2020.8 行腹膜后肿瘤根治性切除＋腹膜后淋巴结清扫术。病理：神经母细胞瘤化疗后改变，周围软组织、纤维脂肪组织查见肿瘤细胞，周围淋巴结转移且多发淋巴结融合（21/21），脉管内见肿瘤细胞。基因检测：11q23 缺失阳性，1p36 缺失阴性，MYCN 扩增阴性。术后化疗 9 周期。2021.6 颈部淋巴结转移、多发骨转移。予以 VIT 化疗 2 周期，自体干细胞采集。2021.8. 行左颈部淋巴结清扫术，手术病理：查见转移性神经母细胞瘤（11/16）。后行大剂量化疗联合自体干细胞移植。2021.10 复查提示多发骨转移。现患儿为行那西妥单抗治疗入院。

2022-1-6 起口服加巴喷丁 0.2 g，每日 2 次，及特尔立。

2022-1-10 第一次输注那西妥单抗。

输液前预处理：患儿安静半卧，吸氧 2 L/min，继续静脉补液预负荷，艾司氯胺酮 0.3 mg/kg 静推负荷量后，0.5 mg/kg/hr 静脉泵入镇静，评估 RASS -2 分

输注期间麻醉管理：10:00 开始予那西妥单抗 10 mL/h 起步剂量开始输注。心电监护：T 36.4 ℃，HR 98 次/分，Bp 106/66 mmHg，SpO$_2$ 100%，R 18 次/分，生命体征平稳，按照 10 mL/5 min 速度逐渐上调那西妥单抗输注速度。评估 NRS、RASS 评分调整艾司氯胺酮剂量，逐步升至 0.7 mg/(kg·h)，RASS 可达 -3 分。10:20 那西妥单抗已升至 40 mL/h，观察患者颌下开始出现红色皮疹，压之褪色，观察呈痛苦表情。随后皮疹迅速进展，逐渐扩展至头面部、颈部、前胸、双上肢。开始出现皮疹后，即刻将那西妥单抗下调至 20 mL/h，氯苯那敏 4 mg 肌注。患儿肌注用药时无意识诉疼痛，躁动较为明显，HR 最高升至 148 次/分，血压、血氧饱和度变化不明显听诊双肺呼吸音清，无干鸣音。予加用芬太尼 1 μg/(kg·h)镇痛，艾司氯胺酮静脉推注负荷量 0.5 mg/kg，随后 1.0 mg/(kg·h)静脉泵入镇静。约 20 min 后皮疹消退，患儿镇静效果佳，评估 RASS-4 分，HR 控制 122 次/分左右，予逐步下调艾司氯胺酮至 0.3 mg/(kg·h)，芬太尼至 0.5 μg/(kg·h)。同时继续 10 mL/5 min 速度逐渐加量那西妥单抗。10:45 那西妥单抗输注速度 40 mL/h，观察 HR 124 次/分，Bp 97/58 mmHg，SpO$_2$ 100%，R 20 次/分，血压较前略有下降，尚不足诊断为不良反应，考虑患儿持续禁食水状态，予适当增加晶体液速度维持容量，观察血压平稳波动于 100~105/55~65 mmHg。11:00 那西妥单抗输注速度已加量至 70 mL/h；根据镇静状态，进一步下调艾司氯胺酮至 0.2 mg/(kg·hr)镇静，芬太尼减量至 0.25 μg/(kg·h)镇痛。11:10 预期那西妥单抗近液毕，予停用芬太尼避免蓄积，观察停药后患儿开始逐渐活动肢体，艾司氯胺酮暂加量至 0.5 mg/(kg·h)镇

静,评估 RASS -2 分。11:25 那西妥单抗共计已输注 60 mL,切换为 5% 糖盐水冲管,停用艾司氯胺酮及其他晶体液,评估 RASS 2 分 11:27 冲管尚未完毕,观察患儿上唇、前胸、双侧大腿再次出现少量散在红色皮疹,HR 最快升至 146 次 / 分,SpO₂ 99%,血压稳定于 100/55 mmHg 以上,再予氯苯那敏 2 mg 肌注控制皮疹。11:45 那西妥单抗冲管完毕,正式输注结束,予适当输注晶体液补充体液。观察皮疹逐步消退,困倦明显,呼唤偶能应答,随后继续入睡,HR 逐渐降至 122 次 / 分左右。12:15 皮疹完全消退。12:30 患儿头面部、颈部、腹部、臀部再次出现红色皮疹,成片出现,观察患儿仍嗜睡较力明显,呼唤则手部抓挠皮疹,考虑患儿已停用艾司氯胺酮,目前嗜睡情况与氯苯那敏有关,予氯苯那敏 2 mg 肌注,未再加量。12:56 颈部皮疹消退,13:00 患儿开始苏醒,腹部、臀部皮疹消退。13:10 患儿排尿约 50 mL,皮疹全面消退。11:45 患儿略烦躁,诉仍有轻度痒感,HR 135 次 / 分,Bp 118/78 mmHg,停止氧气吸入,SpO₂ 100%,R 18 次 / 分,足底有少量皮疹。考虑患儿已输注那西妥单抗完毕 2 小时,过敏源已消除,嘱转回普通病房后继续观察皮疹变化。计算那西妥单抗治疗期间艾司氯胺酮共计用量 58 mg,约 2.76 mg/kg。芬太尼累积用量 15.5 μg,约 0.74 μg/kg。

2022-1-12 第二次输注那西妥单抗。

输液前预处理:患儿安静半卧,吸氧 2 L/min,继续静脉补液预负荷,艾司氯胺酮 0.5 mg/kg 静推负荷量后,0.5 mg/(kg·h)静脉泵入镇静,联合芬太尼 1 μg/(kg·min)镇痛,患儿始终呼唤能对答,评估 RASS 0 分,NRS 0 分。

输注期间麻醉管理:10:00 开始予那西妥单抗 10 mL/h 起步剂量开始输注,。心电监护示:T 36.8 ℃,HR 119 次 / 分,Bp 105/69mmHg,SpO₂ 100%,R 23 次 / 分,生命体征平稳,按照 10 mL/5 min 速度逐渐上调那西妥单抗输注速度,10:15 那西妥单抗已升至 40 mL/h,10:20 观察患儿颈部以及腹部开始出现红色皮疹,压之褪色,评估患者 RASS-1 分,NRS 0 分,患儿生命体征较前变化不明显,瘙痒逐渐加重,皮疹迅速进展,逐渐扩展至头面部、大腿、足底。予氯苯那敏 4 mg 肌注,炉甘石涂抹瘙痒处皮肤。10:25 患儿诉腹部疼痛,躁动较为明显,心率最高升至 158 次 / 分,血压上升至 129/68 mmHg 血氧饱和度 99%,听诊双肺呼吸音清,无干鸣音。予芬太尼推注 10 μg 后加量至 2 μg/(kg·hr)镇痛,艾司氯胺酮静脉推注负荷量 0.3 mg /kg,随后 0.8 mg/(kg·h)静脉泵入镇用,那西妥单抗继续维持 40 m/h 输注。患儿疼痛明显缓解,仍有痛痒,芬太尼减量至 1 μg/(kg·h)减少呼吸抑制。10:30 监测患者 T35.5 ℃,HR 在 130~140 次 / 分波动,Bp 降至 90/48mmHg,后迅速下降,最低降至 75/41 mmHg,SpO₂ 相应最低下降至 89%,R22 次 / 分,听诊并无明显干鸣,偶有轻微咳嗽。考虑为那西妥单抗不良反应低血压 II 级,后那西妥单抗减量 50% 后停药,静脉液体速度至 10 mL/kg 扩容,去甲肾上腺素 0.1 μg/(kg·min)泵入升压,吸氧浓度升至 4 L/min。观察随血压升高,氧饱和度有所稳定,且不伴有干鸣等气道异常,考虑低氧可能与低血压血流量减少相关,不足诊断支气管痉挛不良反应。补液期间床旁超声评估患者下腔静脉直径 0.43 cm,变异度 > 50%,提示液体反应性佳。监测平均动脉压稳定于 65 mHg 以上,逐步下调液速至 300 mL/h,同时去甲肾上腺素逐步减量,期间患者 RASS 评分 -2 至 1 分,NRS0 分。10:50

分，监测患者 HR 127 次 / 分，Bp 121/58 mmHg，SpO$_2$ 96%，R 26 次 / 分，予停用去甲肾上腺素。观察患者全身皮疹已逐步消退，10：52 那西妥单抗开始以停药前 50% 剂量（20 mL/h）再次开始静脉输入，依照 10 mL/5 min 增速，10：55 患儿 HR 123 次 / 分，Bp 118/49 mmHg，SpO$_2$ 98%，R24 次 / 分，已逐步下调液体速度，吸氧浓度已减至 2 L /min。那西妥单抗以 30 mL/h 静脉输入，芬太尼 1 μg/(kg·h) 联合艾司氯胺酮 0.8 mg/kg/hr 静脉泵入镇痛镇静。11：15 那西妥单抗已逐步加量至 70 mL/h，患儿能呼唤时正常回答问题交流，未诉特殊不适，RASS 0 分，尝试减量艾司氯胺酮至 0.5 mg/(kg·h)，芬太尼维持 1.0 μg/(kg·h)。11：20 患儿再诉腹痛疼痛难忍，评估 RASS 2 分，NRS 4 分，同时头面部、下颌、腿部再发皮疹，予艾司氯胺酮先后两次静脉推注负荷量 0.3 mg/kg，随后 0.8 mg/(kg·h) 静脉泵入镇静，芬太尼 2 μg/(kg·min) 镇痛，氯苯那敏 4 mg 肌注控制皮疹，炉甘石涂抹瘙痒处皮肤。患儿疼痛有所缓解，仍间断睁眼诉瘙痒，随即短暂睡眠，RASS -1 分，NRS 0 分。11：30 那西妥单抗冲管完毕，正式输注结束，因仍禁食水，予适当输注晶体液。计算那西妥单抗治疗期间艾司氯胺酮共计用量 54.56 mg，约 2.60 mg/kg。芬太尼累积用量 56.2 μg，约 2.68 μg/kg。患儿停用镇痛镇静药物后始终清醒，12：05 患儿大腿、足底再次发生皮疹，予炉甘石洗剂涂抹对症。

2022-1-14 第三次输注那西妥单抗。

输注前预处理：病情变化情况：患儿安静半卧，吸氧 2 L/min，继续静脉补液预负荷，艾司氯胺酮 0.5 mg/kg 静推负荷量后，0.5 mg/(kg·h) 静脉泵入镇静，联合芬太尼 1 μg/(kg·min) 镇痛，患儿始终呼唤能对答，评估 RASS 0 分，CPOT 1 分。床旁超声评估患儿心输出量（CO）2.01 L/min。

输注期间麻醉管理：患儿于 10：00 开始那西妥单抗 10 m/h 输注，心电监护：T36.2 ℃，HR 106 次 / 分，Bp 135/79mHg，SpO$_2$ 100%，R 25 次 / 分，生命体征平稳，按照 10 mL/5 min 速度逐渐上调那西妥单抗输注速度。期间观察患儿出现欣快感、身体不自主舞动。10：15 那西妥单抗已升至 40 ml/h，据此前经验疼痛感将开始提升，予芬太尼加量至 2.0 μg/(kg·h)。10：20 观察患儿前胸开始出现红色皮疹，迅速播散至后枕、颈部，压之褪色，评估患者 RASS -1 分，NRS 0 分，患儿烦躁较为明显，未能详细描述不适，生命体征较前变化不明显，予氯苯那敏 4 mg 肌注，艾司氯胺酮 0.5 mg/kg 静脉推注，加量至 0.8 mg/(kg·h) 静脉泵入镇静。10：25 患儿躁动较前明显，诉腹部疼痛，RASS 2 分，CPOT 4 分，HR 最高升至 162 次 / 分，血压上升至 129/68mmHg、血氧饱和度 99%，听诊双肺呼吸音清，无干鸣音。予艾司氯胺酮静脉推注负荷量 0.8 mg/kg 镇静，患儿逐渐安静沉睡，RASS 降至 -3 分。10：32 观察血压较前有所下降至 101/50mmHg，心率、血氧饱和度无明显变化，血压下降尚不足诊断低血压不良反应，予加用去甲肾上腺素 0.1 μg/(kg·min) 升压，同时适当增加液体速度。10：35 监测患儿 T36.5 ℃，HR 在 150~160 次 / 分波动，Bp 最低降至 96/ 48 mmHg，SpO$_2$ 维持 99%，R 15 次 / 分，听诊并无明显干鸣，偶有轻微咳嗽，全身皮肤皮疹消退。考虑血压仍未明显升高，予静脉液体速度至 10 mL/kg 扩容 15 min，去甲肾上腺素加量至 0.2 μg/(kg·min) 泵入升压，床旁超声复测 CO 升至 2.4 L/min，心排量较前明显升高。10：42 监测患者 HR156 次 / 分，Bp 升至 119/64 mmHg，SpO$_2$ 99%，R 15 次 / 分，考虑患儿循环趋于稳定，那西妥单抗加至 70 ml/h，继续按 10 mL/5 min 速度继续逐渐上调,逐步下调去甲肾上腺素剂量至 0.1 μg/(kg·min),扩容 15 min 后液体速度降至 300 mL/h。10:45 那西妥单抗输注 30 mL 切换为 5% 葡萄糖冲管。10:46 分患儿大腿内侧以及臀部再发皮疹,逐渐扩散至下颌、颈部、前胸、双上肢、双下肢,予氯苯那敏 4 mg 肌注控制。10:52 HR153 次/分,Bp130/70 mmHg,SpO$_2$ 100%,R 20 次/分,患儿镇静良好,RASS 降至 -4 分,停用去甲肾上腺素,逐步下调补液速度。按计划提升那西妥单抗输注速度,至 10:55 升至 100 mL/h。期间未再出现生命体征明显波动,上肢皮疹消退。10:58 那西妥单抗输注完毕,予停用艾司氯胺酮、芬太尼,继续输注 5% 葡萄糖 50 mL/h 补充碳水化合物,复查 CO 2.6 L/min。本次用药期间艾司氯胺酮共计用量 54 mg,累积约 2.57 mg/kg,芬太尼 38.9 μg,约 1.85 μg/kg。11:20 患儿已苏醒,仍有困倦,诉轻微痒感,HR148 次分,Bp145/79 mHg,R21 次/分,SpO$_2$ 98%,观察下颌、前胸、双腿仍散在皮疹,予局部涂抹炉甘石洗剂。

【问题】

（一）神经病理性疼的治疗

2011 年国际疼痛研究学会(International Association for the Study of Pain, IASP)将神经病理性疼痛(neuropathic pain, NP)的定义更新为躯体感觉系统的损害或疾病导致的疼痛。目前 NP 的治疗仍以药物为主。在 2015 年更新的 IASP 神经病理性疼痛治疗指南中推荐抗癫痫药和三环类抗抑郁药为一线用药,阿片类药物及利多卡因贴剂为二线用药。指南推荐的治疗神经病理性疼痛的一线药物包括钙离子通道调节剂(如普瑞巴林、加巴喷丁)、三环类抗抑郁药和 5 羟色胺、去甲肾上腺素再摄取抑制药(SNRI)。二线药物包括阿片类镇痛药和曲马多。

加巴喷丁作为钙通道调节剂是神经病理性疼痛的一线用药。作用机制为调节电压门控钙通道 α2δ 亚基,减少谷氨酸、去甲肾上腺素和 P 物质释放。除可能减轻疼痛外也可改善患者睡眠和情绪。药物的吸收受食物影响较小,不与血浆蛋白结合,基本不经肝脏代谢,没有重要的临床药物相互作用。副作用主要为剂量依赖的嗜睡和头晕,肾功能不全的患者应减量。加巴喷丁通常起始剂量为每日 300 mg,一天三次,可缓慢逐渐滴定至有效剂量,常用剂量每日 900~1800 mg。

氯胺酮是常用的麻醉药物,尤其是小儿麻醉。但是由于术后噩梦、锥体外系综合征等不良反应,在 20 世纪 90 年代后期临床的应用有所减少。而艾司氯胺酮作为氯胺酮的异构体,与消旋体氯胺酮相比,应用剂量较小,具有较强的镇痛和镇静作用,心血管和精神方面不良反应小。此外,还可以应用于难治、重度抑郁症和癫痫患者,尤其在儿童麻醉中具有很好的前景。

阿片类镇痛药常作为二线药可单独使用,或与一线药联合使用,常用药物有吗啡、羟考酮和芬太尼等。速释剂型用于爆发痛,缓释剂型用于慢性疼痛的长期治疗。未用过阿片药的患者起始量应从小剂量开始,个体量化。阿片类药物的副作用有恶心、呕吐、过度镇静、呼吸抑制等,在用药后 1~2 周内可能发生耐受,但便秘终身不耐受,需要加以防治,长期使用有可能导致依赖。一旦神经病理性疼痛病因去除或调控治疗有效缓解疼痛后,应缓慢减少药量至撤除用药。

（二）神经母细胞瘤患儿爆发性神经病理性疼痛的镇痛镇静

针对神经病理性疼痛的性质我们先选择了一线用药加巴喷丁，予输注前 5 天开始预处理，根据患儿的年龄和体重结合加巴喷丁的不良反应予减量至 200 mg，一天 2 次。患儿第一次药物输注过程中我们选择艾斯氯胺酮作为诱导及维持的主要镇痛镇静药物，为了避免呼吸抑制开始没有联用阿片类药物，考虑患儿体重予 0.3 mg/kg 负荷量诱导，0.5 mg/（kg·h）维持，随着那西妥单抗剂量的增加，药物输注不到 20 分钟，艾斯氯胺酮维持量已增加到 0.7 mg/（kg·h），患儿仍出现明显的躁动不安，表情痛苦，心率加快，RASS 评分不满意，皮肤过敏明显。所以在此追加艾司氯胺酮 0.5 mg/kg，随后 1.0 mg/（kg·h）静脉泵入。监测患儿血氧饱和度变化不明显听诊双肺呼吸音清，无干鸣音，无呼吸抑制情况，所以同时联用了芬太尼 1 μg/（kg·h）。随着患者镇静镇痛效果满意，艾斯氯胺酮与芬太尼均逐渐减量，当那妥西单抗接近输注完毕时，为防止呼吸抑制，首先停用了芬太尼，患儿出现轻微躁动疼痛，随即增加了艾斯氯胺酮的用量以加强镇静。直至液闭患儿状态平稳，RASS 评分满意。

第二次输注我们总结前次经验，开始时以艾斯氯胺酮和芬太尼联用诱导和维持，患者躁动时间推迟，而且 RASS 评分较前明显升高，镇静较前满意，生命体征也较前平稳。后患儿疼痛再次爆发时，仍予追加艾斯氯胺酮及芬太尼负荷量及维持量，很快疼痛缓解，但出现了较明显的低血压。考虑为那西妥单抗不良反应低血压 II 级，但也不除外镇静镇痛药物加量所至。予扩容补液及加用血管活性药物，很快血压恢复。血压降低时血氧也有下降，随血压升高，氧饱和度有所稳定，且不伴有干鸣等气道异常，考虑低氧可能与低血压血流量减少相关，不足诊断支气管痉挛不良反应。第二次较第一次艾斯氯胺酮的总量基本不变，芬太尼用量明显增加，镇静镇痛效果较前次满意。

第三次输注时进一步总结经验，提前增加了芬太尼和艾斯氯胺酮的泵注量，患儿疼痛较前减轻因此芬太尼用量明显减少，但仍出现了明显的血压降低，经积极的扩容补液及应用血管活性药物予以纠正。考虑与那西妥单抗低血压的不良反应有关。

儿童由于特殊的生理和发育状态，选择镇痛镇静药时要特别谨慎。艾司氯胺酮与吗啡等阿片类镇痛剂不同，不仅不会导致呼吸抑制，而且气道反射和自主呼吸会被保留，在小儿围手术期应用更安全有效 [8]。我们也发现患儿三次输注过程中，呼吸一直平稳，未出现因镇静镇痛药物引起的氧和异常，保证了输注过程的安全平稳。另外儿童肌内注射艾司氯胺酮的吸收速度快于成年人，这种现象可能与儿童肌肉无力和区域血流的差异有关。儿童分布容积比成年人略低，但血浆清除率高得多。3 个月以内的婴儿可能由于肝肾转化反应的减少，清除率降低。儿童消除半衰期也较短，约为 100 min。因此按照每千克体质量计算，儿童所需的艾司氯胺酮剂量大于成年人。因此我们在艾斯氯胺酮的用量上以 0.3 mg/kg 负荷量诱导 0.5 mg/（kg·h）维持量起步，最高用到了 0.5 mg/kg 负荷量，1 mg/（kg·h）维持量，未见明显的不良反应，停药后患者 20 分钟内均能完全清醒。

四、总结

与氯胺酮相比，艾司氯胺酮的应用剂量小，镇静和镇痛作用强，恢复期短，而且不良反应少,几乎没有精神症状,术后有助于维持良好的情绪,可以更好地应用于麻醉的诱导和维持。同时,因其给药方式的多样性以及呼吸循环影响小的特点,在儿科麻醉中更是发挥着极大的优势有着很好的前景。目前艾司氯胺酮已在欧洲的神经母细胞瘤患儿那西妥单抗临床输注期间的广泛推广,但国内的临床应用还较少,需要国内的医务人员做更多的研究和探索。

【专家点评】

我院是地处国家级经济技术开发区保税区的三级甲等专科医院,有得天独厚的政策优势,作为"绿药"工程,医院领导高度重视,为患儿提供特殊药品和治疗。

此项工作作为肿瘤内科、重症医学科和麻醉科的合作项目,技术和设备设施完备。

艾司氯胺酮的使用有欧洲和博鳌的临床经验借鉴为我们提供的技术引导。

此例患儿输注不良反应主要是皮肤的过敏反应,对症处理即得到缓解;但在其他地区使用还有支气管哮喘、呼吸抑制及严重低血压等严重过敏症状的发生,在以后的病例中必须得到重视并做好相应的抢救预案。

对于艾司氯胺酮的使用剂量、方法及配伍芬太尼等药物,随着病例增加还要斟酌考虑,同时注意是否有输注后疼痛超敏反应等问题。

(张　鹏　曹　蕊)

病例 126　儿童脊柱畸形矫形手术中行唤醒试验一例

【导读】

脊柱畸形是指脊柱的冠状位、失状位或轴向位偏离正常位置发生形态上异常的表现。脊柱畸形易引起脊髓受压,使脊髓血运障碍导致双下肢活动受限,也可引起胸廓发育受限,胸腔和腹腔容量减少,进而导致循环、呼吸、神经系统功能障碍。此种情况下需行手术矫形,而围手术期发生脊髓损伤的风险较大。为预防术中脊髓损伤,对术中患者采取脊髓功能监测的方法有神经电生理方法和唤醒试验。唤醒试验是指将患者由麻醉状态进行唤醒,对其发指令,命令患者动手和脚趾,依据患者对指令执行情况判断脊髓是否损伤,被称为手术中判断脊髓损伤的"金标准",可及早预防脊髓损伤。它不需要复杂的设备,操作简便,术者可对唤醒试验结果有清晰的判断,所以目前仍被广泛应用于临床。既往此类手术多在青少年后完成,近年来随着医疗技术的提高,手术时机可前移到儿童阶段。

【病例简介】

患儿女,10 岁,身高 110 cm,体重 28 kg,体质指数 19.98 kg·m² 美国麻醉医师协会(American Society of Anesthesiologists, ASA)分级 Ⅰ 级。因发现脊柱右凸畸形 4 年余,就诊入院。入院查体:双肩不等高,右肩高于左肩,弯腰时见剃刀征,颈椎未见畸形,脊柱胸段向右侧凸,棘旁压痛不明显,双上肢感觉运动未见明显异常,右下肢肌力 5 级,左下肢肌力 4 级,双侧直腿抬高试验、双侧直腿抬高加强试验、屈膝屈髋试验、双侧"4"字试验、骨盆挤压分离试验均正常。脊柱 X 线提示:以 T7 椎体为中心脊柱胸段向右侧弯曲,以 T12 椎体为中心向左侧弯曲,Cobb 角 45°。入院诊断先天性脊柱侧弯畸形,拟行脊柱侧弯畸形矫形术。

麻醉过程:术前一天进行唤醒试验宣教,麻醉医师按照术中拟唤醒步骤向患儿发出指令,包括背曲足趾、弯曲小腿等动作,并多次重复指令动作,最后由患儿独立配合麻醉医师完成上述指令。手术当天入室后再嘱患儿完成上述指令。入室常规开放上肢静脉,监测生命体征:无创血压、心率、脉搏氧饱和度、心电图、体温、呼吸、呼末二氧化碳、脑电双频指数(bispectral index,BIS),局麻下行右侧桡动脉穿刺测压。术前未给术前药,麻醉诱导给予咪唑安定 0.1 mg/kg,罗库溴铵 0.6 mg/kg,丙泊酚中 / 长链脂肪乳 3 mg/kg,舒芬太尼 0.5 μg/kg。BIS 在 40~60 时行经口气管插管,麻醉维持采用静脉泵注丙泊酚中 / 长链脂肪乳 5~7 mg/(kg·h),罗库溴铵 0.2 mg/(kg·h),瑞芬太尼 0.1~0.3 μg/(kg·min)。麻醉后行导尿术,术中维持平均动脉压大于 60mmHg,收缩压下降不多于术前血压的 20%;术中采用充气式升温毯加温,所有输注的液体和血制品都经过液体加温,以维持体温大于 36 ℃。

术中唤醒:根据手术医师指令,唤醒前约 30 min 停止泵注罗库溴铵,开始唤醒时停止泵注丙泊酚中 / 长链脂肪乳,瑞芬太尼以 0.1 μg/(kg·min)泵注维持镇痛,同时给予舒更葡糖钠 56 mg。6 min 后患儿自主呼吸恢复,BIS 升至 70 时每 30 s 呼唤患者名字并嘱其完成指令动作。10 min 后患者听到呼唤睁眼苏醒,听到指令可完成指令动作,但伴有非指令性躁动。手术医师确认患者神经未受损伤后,立即注射丙泊酚 28 mg、舒芬太尼 5 μg,同时继续唤醒前麻醉药物的泵注。

术中备有血液回收,根据血气分析结果调整呼吸参数及补充电解质。手术结束后停止泵注麻醉药物,患儿苏醒,顺利拔除气管导管。评估下肢活动状态与术前相同,确认脊髓、神经未受到损伤。术后一天回访患儿,询问患儿术中唤醒的过程是否记得,判断无术中知晓的发生,无伤害记忆留存。

【问题】

(一)术中唤醒中出现躁动的原因?

本例患儿在术中唤醒过程中虽然完成了指令动作,但伴有非指令性躁动。术中唤醒过程中发生躁动可引起已固定的内固定松动、折断或移位,脊髓神经损伤,术中知晓,气管导管脱落,不良心血管事件,出血量增多等严重后果。术中唤醒过程中出现躁动常见的原因为镇痛不全、定向力障碍、拮抗药催醒不当、缺氧或二氧化碳蓄积、尿潴留或尿管刺激、血流动力学异常、气管导管刺激、紧张焦虑的情绪等。

本例麻醉采用全凭静脉麻醉,丙泊酚是一种高亲脂性静脉麻醉药,是目前常用的一种可以持续静脉泵注的麻醉药物,其具有苏醒快、可控性强等优点。瑞芬太尼是一种超短效阿片类镇痛药,其消除半衰期为(4.1±1.7)min,消除不受年龄、体重、肝肾功能等影响,术中可依据手术需要调整用药速度和剂量,可控性好,恢复迅速,能减少唤醒时间,尤其适合静脉持续泵注,长时间持续给药无蓄积。所以,二者联合使用常被用来术中唤醒试验的实施。但采用瑞芬太尼镇痛时患者可能出现痛觉过敏。分析本例病例,术中麻醉维持采用瑞芬太尼0.1~0.3 μg/(kg·min)持续泵注镇痛,在开始唤醒时瑞芬太尼减少至 0.1 μg/(kg·min)镇痛。唤醒开始至患儿睁眼、配合指令有 10 min,而瑞芬太尼的消除半衰期仅(4.1±1.7)min,此时缺少丙泊酚协同,在瑞芬太尼代谢后不足以满足镇痛要求,所以考虑瑞芬太尼作用的迅速消失导致唤醒试验期间的疼痛引起躁动症状。另外,减少或停止使用瑞芬太尼后,患儿可能出现痛觉过敏,也有可能引起患儿躁动。

在患儿唤醒期间,随着镇痛镇静药物的作用减弱,气管导管和尿管作为异物可引起不适,亦可导致患儿唤醒期间躁动。另外,虽然对患儿做了充分的术前唤醒宣教,但患儿在唤醒后有可能出现紧张情绪,从而引起躁动。

(二)如何减少术中唤醒中发生躁动?

唤醒质量是唤醒成功的关键,本例病例中唤醒过程中患儿虽然完成指令动作,但同时伴有非指令性躁动。根据文献,唤醒试验质量可分为三级,Ⅰ级能按指令活动双手和双下肢、足、趾,无不自主运动;Ⅱ级呼唤能睁眼,能按指令活动双手和双下肢、足、趾,但有不自主运动;Ⅲ级突然清醒、不按指令活动,肢体躁动,对内固定的稳定造成威胁,需立即给予镇静镇痛药。分析本例病例,唤醒质量为Ⅱ级。

如何提高唤醒质量成为唤醒试验成功的关键,目前报道的提高唤醒质量的方法有很多,常用的方法有:①联合使用舒芬太尼,舒芬太尼是一种高选择性μ受体激动剂,具有镇痛强度高、持续时间长等特点。有研究报道,诱导时给予较大单次剂量的舒芬太尼1 μg/kg,联合术中瑞芬太尼的持续泵注,可有效减少术中镇静药的用量,进而缩短唤醒时间,同时由于舒芬太尼的强效镇痛,作用时间长,及长时间的镇静作用,可以避免血流动力学的剧烈波动和患儿的躁动,患儿可较好的耐受气管插管,从而缩短唤醒时间,唤醒质量更高。②右美托米定的应用,右美托米定通过激动突触前膜α$_2$受体,抑制去甲肾上腺素释放,并终止疼痛信号的传导,有研究表明,右美托米定可减轻手术期间多种伤害性刺激(包括气管插管、尿管置入、手术操作、气管拔管等)引起的血流动力学稳定。术中持续右美托米定0.2 μg /(kg·min)泵注,在发挥镇痛作用的同时,还能发挥镇静、抗焦虑的作用,且并不延长唤醒时间,从而有利于脊柱侧弯矫形术患者术中唤醒试验。③双侧竖脊肌平面阻滞,竖脊肌位于横突上方,注射局麻药到竖脊肌深面与横突间隙,药物扩散作用可阻滞到脊神经后支,达到镇痛作用,罗哌卡因具有作用时间长,心脏毒性小,适度浓度可产生感觉和运动分离的特点,脊柱侧弯手术时间长,罗哌卡因可以满足手术的时效要求。有研究认为,0.5%罗哌卡因20 mL用于竖脊肌平面阻滞可阻滞约7个平面,0.375%罗哌卡因与0.5%罗哌卡因用于竖脊肌平面阻滞均安全有效,且较低浓度的局麻药更安全。有研究证明,在行脊柱侧弯矫形术时实施竖脊肌阻滞,穿刺部位选择手术最上部位上一椎体与手术最下部位下一椎体,各点给予0.375%罗哌卡因15 mL,阻滞范围更易覆盖整个手术区域,又可避免在手术区域内操作,减少术后感染的风险。此种方法可缩短唤醒时间,降低唤醒期间躁动和呛咳的发生,有利于维持血流动力学稳定,减少出血量,提高唤醒质量。④目前,实施术中唤醒多采用全凭静脉麻醉,但有研究认为靶控吸入七氟醚(呼气末靶浓度0.8%~1.5%)联合舒芬太尼麻醉应用于术中唤醒时,患者术中唤醒期间血流动力学稳定,术中唤醒试验所需时间比丙泊酚联合舒芬太尼麻醉时要短,躁动出现较少,唤醒质量高。

(三)其他常用监测脊髓功能的方法有哪些?

虽然术中唤醒试验是监测脊髓功能的"金标准",但术中唤醒试验也有它的局限性,它只能对脊髓运动功能进行监测,却不能进行感觉功能的监测,而且需要一定的唤醒时间,不能进行手术中的持续性监测,同时若患者不能很好地进行配合,其进行也很受限制,唤醒实验进行过程中也可能发生一些并发症,对患者造成一些不利的影响。所以,一些神经电生理监测技术被应用到术中,目前常用的术中监测脊髓功能的方法有①体感诱发电位(somatosensory-evoked potentials, SSEPs),主要通过刺激外周神经来监测脊髓背侧功能,他主要监测感觉变化,不能监测运动功能。SSEPs监测具有延迟性,同时低血压、低体温、吸入麻醉药可影响其准确性。由于外周神经受多重脊髓神经根支配,所以,SSEPs在识别单一神经根损伤方面效果有限。②经颅运动诱发电位(transcranial motor-evoked potentials, tcMEPs),用于评价脊髓下行运动通路功能的完整性,对于脊髓机械刺激及缺血状态十分敏感。TcMEPs的缺点在于波幅较小,不易观察、易受麻醉因素影响且可能诱发术中知晓及癫痫发作。目前,TcMEP常与SSEP联合监测术中脊髓感觉、运动功能的完整性。③下传神经源性诱发电位(descending neurogenic-evoked potentials, dNEPs),受麻醉因素影响较小,可实时监测脊髓神经功能变化,对脊髓缺血较敏感,同时可进行脊髓损伤平面定位。且DNEPs术中管理较SEEP、TcMEP简单,但术中肌松条件对其影响较大,良好的麻醉配合有助于基电尾迹信号对DNEPs信号的干扰及肌肉震颤对手术操作的影响。DNEPs在临床实践中已被证明对脊柱畸形矫形术中预防脊髓缺血损伤有较好的敏感性和特异性,其假阳性率远远小于TcMEP,可减少术中误报警对手术的干扰,但DNEPs无法解决假阴性的问题,所以,有研究者认为联合SEEP、tcMEP监测可更直接、准确、有效的监护脊髓功能。④触发肌电图(tiggered electromyography, tEMG)),是利用恒压或恒流电源刺激置入椎弓根内的螺钉,使对应节段的神经所支配肌肉被同步激活产生动作电位,从而被电极测量并记录。TEMG可用来监测椎弓根螺钉是否突破了椎管。TEMG可提供术中实时、动态脊髓监测信息,但其敏感度和特异度较差,监测信息不可回溯,需要连续观察,并排除肌肉自主活动所致的波形变化,需结合手术过程中的其他监测指标综合判断。

【小结】

脊柱畸形矫形手术易对脊髓神经造成损伤,有文献报道其发生率达11.4%~17.1%,故临床上需要对脊髓功能进行监测。目前常用的脊髓监测方法有神经电生理方法和唤醒试验。两种方法各有优缺点,唤醒试验质量较差可使患者出现烦躁、出血、气管脱出和术中知晓等并发症,同时延长手术时间。但唤醒试验仍是脊柱畸形矫形术术中监测脊髓功能的"金标准"。如何提高唤醒质量成为麻醉医师工作的重点,采用无蓄积和半衰期短的药物及多模式镇痛对成功实施唤醒试验非常有利。同时需要我们做好术前宣教,术中联合神经电生理监测方法可有效减少脊髓损伤的可能。

【专家点评】

脊柱畸形矫形手术是儿外科较大的手术,手术创伤大、出血多、手术时间长、特别是为防止器械植入时因用力过猛或牵拉过度造成脊髓损伤需要在手术过程中进行唤醒试验。因此在儿科麻醉管理中属于比较复杂的内容,对麻醉医师的要求一直较高。特别是唤醒试验,其原则是在维持患儿相当程度的镇痛效果的同时做到减浅麻醉药的镇静作用,使其能够在麻醉医师的指令下进行肢体运动,同时等待唤醒成功的时间又不宜过长,以免耽误手术。因此一直是该类手术麻醉管理的难点。本例患儿术中完成了唤醒试验,但唤醒质量为Ⅱ级,术中仅使用瑞芬太尼进行镇痛,未采用其他镇痛方式可能为唤醒质量不佳的主要原因。采用多模式镇痛、使用效能较强的舒芬太尼镇痛、持续右美托米定泵注均能有效提高唤醒质量。

目前,脊柱畸形矫形术常应用神经电生理监测,可在手术连续监测脊髓神经功能,常用的技术有 SSEP、tcMEPs、dNEPs、tEMG 等。各种技术优缺点不同,需要多种技术联合使用。同时,麻醉医师需要考虑不同的麻醉方法对各类神经电生理监测的影响。生理稳态的变化(低体温、贫血、缺氧和电解质紊乱)、麻醉方式及药物的选择都会影响神经电生理监测的准确。吸入麻醉药可阻止诱发电位产生,进而影响神经电生理监测的波形改变,故应尽量避免吸入麻醉。

虽然神经电生理监测技术有诸多优势,但是有研究认为在应用 SSEP、MEP 及 EMG 监测术中患者神经功能情况下,患者神经损伤已经发生了,但 SSEP、MEP 及 EMG 均未发生异常改变,而最终是通过唤醒试验发现术中神经损害的。所以唤醒试验仍是现在监测脊髓神经功能不可缺少的技术。选择适合本医院的麻醉方式和药物,尽量利于术中唤醒试验的实施。同时应选择多种神经电生理监测技术以确保脊髓畸形矫形术中脊髓神经无损伤。

(李红伟　徐　进)

【参考文献】

[1]　CORDIER AG, RUSSO FM, DEPREST J, et al. Prenatal diagnosis, imaging, and prognosis in Congenital Diaphragmatic Hernia[J]. Semin Perinatol. 2020;44(1):51163.

[2]　ALISSA L MEISTER , KIM K DOHENY, R ALBERTO TRAVAGLI. Necrotizing enterocolitis: It's not all in the gut[J]. Exp Biol Med(Maywood),2020 , 245:85-95.

[3]　ANTHONY MARKHAM. Naxitamab: First Approval[J]. Drugs. 2021 Feb; 81(2): 291-296.

第九章 其他类型麻醉

病例 127 危重新型冠状病毒肺炎患者气管插管一例

【导读】

新型冠状病毒肺炎(Corona Virus Disease 2019，COVID-19)，简称"新冠肺炎"，是一个具有强烈传染性的呼吸道疾病。该病以发热、乏力、干咳、嗅觉、味觉减退为主要表现，严重者出现呼吸困难和 / 或低氧血症，甚至快速进展为急性呼吸窘迫综合征、脓毒性休克和多器官功能衰竭综合征。危重新冠患者给予高流量鼻导管氧疗或无创通气 2 小时后，病情无改善(呼吸窘迫、呼吸频率 >30 次 / 分、氧合指数 <150mmHg)，甚至恶化，应及时行气管插管术。气管插管术是麻醉医师的基本功，正常情况下可以在短时间内完成，但穿着多层防护用具及护目镜上的雾气使操作难度大大增加，而且气管插管时需要直视患者口腔，患者喷溅的分泌物和气溶胶可增加病毒的播散，所以麻醉医生被感染的风险性较高。这就要求我们麻醉医生熟悉隔离病区气管插管流程和规范，尽量减少暴露时间，并做好自身防护。现将一例本土奥密克戎变异株感染的危重患者气管插管经验分享给大家，供大家参考!

【病例简介】

患者老年女性，72 岁，高风险地区人员，医护人员第 3 次入户新冠病毒核酸筛查结果阳性，患者无咳嗽、咳痰，无腹泻发热等症状，入院诊断：①新型冠状病毒感染；②脑梗死后遗症；③癫痫。该患者长期卧床，植物状态，加之新冠肺炎症状加重，痰多无法咳出，血氧饱和度时有下降，拟行气管插管机械通气。首先，麻醉医师在进入新冠隔离病房之前，可以通过监控和手机视频，对拟行气管插管的新冠患者进行初步的气道评估，此患者身材瘦弱矮小，头长期偏向左侧，颈部活动度尚可，下牙缺如，上牙整体外凸，胸 CT 示：①双肺多发斑片状磨玻璃影，左肺上叶舌段及双肺下叶多发索条影，考虑炎性病变；②右肺下叶多发钙化灶，右肺下叶肺大疱。麻醉医生要三级防护，戴正压头套后进入隔离病房，仔细查看病人再次进行气道评估，该患者下颌短小，颏甲间距小于 6 厘米，舌体肥大，因患者无法自主张口，Mallampati 分级无法评估，气管插管前心电监护示血压 11.6/6.4 kPa，心率 86 次 / 分，SpO_2 92%，确保呼吸机和负压吸引已调试好，准备好麻醉诱导药物和血管活性药物、各种插管器具，将麻醉面罩连接简易呼吸器进行手控正压通气，静脉先后给予 0.3 mg/kg 依托咪酯和 1 mg/kg 氯化琥珀胆碱，30 秒到 60 秒待患者意识和呼吸停止后，用可视喉镜暴露声门插入 7 号加强型气管导管，插管顺利，插管深度距门齿 21 厘米，固定气管导管并接呼吸机进行机械通气，由于穿着防护服并戴着正压头套不方便听诊，仔细观察左侧胸廓起伏不明显，血氧饱和度 96%，将气管导管拔出 2 cm，双侧胸廓起伏明显，血氧饱和度迅速上升到100%，插管后血压 15.2/8.9 kPa，心率 89 次 / 分，血氧饱和度 100%，观察各呼吸参数均良好后固定气管导管行机械通气。

【问题】

（一）如何做好麻醉医师隔离病房内行气管插管术的防护工作

新冠病毒隔离病房内气管插管术是高危操作，患者喷溅的分泌物或飞沫增加新冠病毒传播的风险，尤其是奥密克戎变异株，传染性极强，面对患者时必须采用隔离飞沫和接触的防护措施。

1. 我们采取三级防护标准进行防护　N95口罩、帽子、医用防护服、手套、隔离衣、护目镜＋防护面屏或防护头罩、鞋套。有条件者建议采用带动力型空气净化器的全面型呼吸防护器和正压医用防护头套压头套。

2. 严格执行高风险暴露防护服着装流程　戴工作帽→戴医用防护口罩→做密闭性检查→检查防护服→穿防护服→戴内层手套→穿外侧隔离衣→戴外层手套→戴防护面具→穿防水鞋套→穿外层鞋套→检查着装→伸展检查。

3. 严格执行高风险暴露防护服脱卸流程　消毒双手→摘除防护面屏或防护头套和护目镜→脱外层隔离衣连同外层手套→脱防护服连同内层手套及鞋套→手卫生→摘除医用防护口罩和一次性工作帽→换一次性工作帽和外科口罩→监督员与工作人员一起评估脱除过程。

在进入隔离病房前，一定要检查好口罩的密闭性，防护服没有破损，视野是否清晰，脱卸过程是最危险的，为了更好的保护自己和他人，我们在脱卸的过程中避免用手接触头发或面部，脱防护服时将污染一面卷在里边，千万别污染里边的刷手服或皮肤，更换口罩时尽量屏住呼吸，避免污染空气的吸入。做每一步操作以前一定用消毒凝胶做好手卫生。

（二）新冠病毒感染者的气管插管前评估

1. 气道评估　新冠患者位于隔离病房内，（如果我们不了解患者病情进展的情况下）应该通过监控或手机视频对患者进行初步气道评估，包括患者身高体重张口度颈部活动度等粗略评估是否为困难气道，穿好防护服进去隔离病房后，我们再次对患者气道进行评估，包括Mallampati气道分级，颏甲间距，有无上牙前突，下颌短小，有无活动性牙齿及义齿，舌体有无肥大等，经过两次评估，如为困难气道，我们应做好困难气管插管的准备。

2. 呼吸评估　查阅病历，了解患者气管插管前的脉搏血氧饱和度，吸氧浓度，氧合指数等，是否应用无创呼吸机支持及高流量吸氧，查看最近血气分析报告，了解患者缺氧耐受情况。

3. 循环系统评估　通过心电监测了解新冠患者插管前血流动力学情况，血压心率是否平稳，通过与主管医生沟通或查阅病历了解患者是否合并心血管疾病，了解患者麻醉耐受程度。

在进行气管插管之前，我们一定要对新冠患者气道、呼吸、循环进行全面评估，做好最充分的准备。

（三）做好气管插管物品及药品的准备工作

根据对新冠患者气道、呼吸及循环的评估，结合患者年龄、胖瘦及综合体质初步判断插管条件及紧急程度,嘱咐隔离病房准备好呼吸机和吸引装置备用。

1. 物品准备　可视喉镜,不同型号的气管导管,管芯,牙垫,面罩,简易呼吸器,一次性喉罩。插管工具首选可视喉镜,既可以与患者口鼻保持一定距离,降低麻醉医生的风险,又可以改善插管条件,提高插管成功率。

2. 药品准备　丙泊酚或依托咪酯,氯化琥珀胆碱或罗库溴铵,舒芬太尼,根据患者年龄体重循环状况选择用药及剂量。此外,还要准备好血管活性药物,在诱导气管插管过程中,监测血压心率和脉搏血氧饱和度,适实通过补充液体和给予血管活性药物,处理气管插管过程中的心血管反应,维持血流动力学稳定。

3. 评估为困难气道患者　建议镇静镇痛、表面麻醉,保留自主呼吸下用可视插管软镜引导经鼻气管插管;预计现有气道管理器具插管困难,喉罩置入和通气困难,由外科或耳鼻喉科医生直接行气管切开;

4. 做好应对未预料的困难气道插管的准备　如气管插管失败,应立即置入第二代喉罩或可视喉罩,如成功置入,通气容易,再通过喉罩用可视插管软镜引导气管插管或通过可视喉罩行气管插管;如气管插管失败合并喉罩置入和通气失败,立即建立经环甲膜的有创气道,保障通气,推荐使用经环甲膜有创气道设备,如4 mm的经环甲膜穿刺套件和经环甲膜切开插管技术(使用尖刀片,软探条和ID5-6 mm的气管导管经环甲膜切开插管)

(四)确认气管插管位置及深度

一般认为,成年男性病人,如果导管尖端位于隆突上4厘米的位置,则从导管尖端到门齿距离是23 cm,成年女性21 cm,为了做到精准插管,气管插管的最佳深度应在第2至3胸椎水平,胸1至胸2偏浅,导管容易脱出;胸4至胸5偏深,导管容易置入右主支气管,插管深度应与身高成比例,按不同身高插管深度可查阅表1。如何判断插管深度是否适中呢?①听诊双肺可听到清晰的肺泡呼吸音,由于厚重的防护服外加正压头套,无法实现双肺听诊呼吸音来判断插管深度;②可通过观察双侧胸廓起伏是否对称来判断插管深度是否合适;③纤维支气管镜通过导管可见到气管环及隆突,可准确判断导管位置;④可通过新胸部影像学来确认插管深度。

对于新冠肺炎患者,我们首先采用最直观的双侧胸廓起伏判断插管深度,再通过纤维支气管镜进一步核查气管导管的位置及深度,有条件时可做胸部 X 线平片,确认气管导管的深度,避免过深或过浅。

【小结】

新冠肺炎患者气管插管时必须把安全防护放在首位,插管前要对新冠肺炎患者气道,呼吸,循环进行全面评估,将麻醉及血管活性药物及插管器具进行最充分的准备,条件允许的话由经验丰富的麻醉医师进行气管插管,确认好气管导管的位置及深度,确保气管插管万无一失。

【专家点评】

本例新冠患者身材瘦弱矮小,植物状态,颈部偏向左侧,下颌短小,上牙前突,颈部活动度可,初步判断可能为困难插管,我们准备了床旁纤维支气管镜,也做好了气管切开的准备。

首先我们导管型号选择不能太粗,我们准备了 6.5 号和 7 号加强型气管导管各一根,鉴于患者基础血压偏低,为了减少丙泊酚引起血流动力学波动,采用依托咪酯复合氯化琥珀胆碱进行插管前诱导,可视喉镜可暴露声门,插管顺利,插管深度起初 21 cm,左侧胸廓起伏不明显,血氧饱和度 96%,将插管深度拔出 2 cm 后双侧胸廓起伏明显,呼吸机各参数和脉搏血氧饱和度明显好转。其次,气管插管后不要急于固定,一定确保气管导管在气管内,插管深度适中后再固定气管导管,以避免插管过深引起一侧肺不张,确保患者安全。气管插管是高危操作,尤其本次疫情奥密克戎变异株,传染性非常强,我们医护人员一定提高安全防护意识,严格遵循守院感各项规定,保护好自己,尤其在脱防护服时,切记不能污染自己的皮肤。在新冠疫情面前,不仅要求我们麻醉医师有很高的业务能力,更考验我们的心理素质,做好最充分的准备,处变不惊,更好地为危重新冠患者保驾护航!

(石晓伟　赵崇法　赵宝珠)

病例 128　成人亲体肾移植术肾动脉开放后血管麻痹综合征的麻醉处理一例

【导读】

血管麻痹综合征(vasoplegic syndrome,VS)指术中或术后早期出现的一种血管收缩与舒张功能受损的循环紊乱综合征,最早由 Gomes 等在 1994 年提出,临床表现以顽固性低血压、正常或增高的心输出量,全身血管阻力、充盈压降低,补液后症状无改善或改善不明显,需大剂量、联合多种血管活性药物维持循环稳定。血管麻痹综合征多见于大型手术之后,若诊治不及时,可造成严重后果,对于移植手术,血管麻痹引发的循环不稳定尤其是低血压会严重影响移植物功能。因此,麻醉医生应当充分了解血管麻痹综合征发生的危险因素、机制,及时正确地诊治,减少患者不良预后。

【病例简介】

患者,男,35 岁,无尿 5 年余入院,诊断慢性肾功能衰竭(尿毒症期)、高血压病 3 级、肾性贫血、Ⅱ 型糖尿病",拟在全麻下行肾移植术。目前采用血液透析治疗方案(左前臂动静脉瘘透析):每周规律透析 3 次,每次超滤 2500~3500 mL,SCr 水平 600~800 µmol/L。应用门冬胰岛素(餐前 12~18U/ 次)及口服阿卡波糖控制血糖,空腹血糖 6~7 mmol/L。应用苯磺酸左旋氨氯地平和依那普利、倍他乐克控制血压,血压维持在 140~160/80~100 mmHg(1mmHg=0.133 kPa)。术前心脏超声报告:二、三尖瓣关闭不全(轻度),左室射血分数(LVEF)58%。多导联心电图报告:窦性心动过速,心率 95 次 / 分。心肌酶无异常,脑钠肽241 pg/mL。自患病以来,未出现心力衰竭、肺水肿、透析后显著低血压或低血容量休克等,无哮喘、支气管炎等其它心肺部疾病史,否认药物过敏史,无其它手术史,术前心功能 Ⅰ 级。患者于手术前一天行透析治疗,超滤量 3000 mL,透析后未出现不适。供肾者系患者配偶,无严重器质性疾病,无特殊用药史。供肾切取过程中无明显低血压,热缺血时间 2 分钟,冷缺血时间 3 小时,使用 UW 液灌注,供肾修整过程顺利。

患者入室后开放外周静脉通路,输注钠钾镁钙葡萄糖注射液,加温毯保温,监测双频谱脑电图(BIS)数值。监测生命体征: NIBP166/95 mmHg、$SpO_2$100%、HR102 次 / 分,局麻下右侧桡动脉穿刺置管连接 Vigileo 监测仪和监护仪,实时监测有创动脉血压和外周血管阻力、每搏变异度等指标。入室后首次动脉血气分析示: Hb 104 g/L, K^+ 3.0 mmol/L, Na^+ 144 mmol/L, Ca^{2+} 0.93 mmol/L, Cl^- 104 mmol/L,血糖 7.4 mmol/L,乳酸(Lac)0.7 mmol/L,碱剩余(BE)-1.4 mmol/L。麻醉诱导:咪达唑仑 0.04 mg/kg,芬太尼 2 μg/kg,异丙酚 1.5 mg/kg,顺阿曲库铵 0.15 mg/kg 行快速诱导,可视喉镜下气管插管后双肺听诊,双肺呼吸音清,呼吸机机械通气,吸入氧浓度 50%~60%,潮气量 8~10 mL/kg、呼吸频率 10~14 次 / 分、吸呼比 1.0 : 1.5~2.0、维持呼吸末二氧化碳分压($P_{ET}CO_2$)30~35 mmHg、气道压力 18~25cmH₂O。在 B 超引导下右侧颈内静脉置入三腔中心静脉导管监测中心静脉压(CVP)。根据手术刺激程度和血流动力学变化、脑电双频指数(BIS)值等调整麻醉药物泵入速度,以及血管活性药物静脉泵入速度,2% 丙泊酚 9~15 mg/(kg·h)、瑞芬太尼 0.1~0.2 μg/(kg·min)和顺苯磺酸阿曲库铵 0.12 mg/(kg·h)麻醉维持,间断追加芬太尼 1~3 μg/kg,多巴胺 0.1~5 μg/(kg·min)、硝酸甘油 0.01~1 μg/(kg·min)。术中液体输注进行加温处理,静脉输注钠钾镁钙葡萄糖注射液及 20% 白蛋白,体温维持在 36.0~37.5 ℃,根据术中血气分析及凝血功能监测结果输注适量浓缩红细胞及新鲜冰冻血浆。维持平均动脉压(MAP)>60 mmHg,CVP 6~8 mmHg,Hb >80 g/L。

手术开始前给予甲强龙 500 mg,随后给予注射用巴利昔单抗(舒莱)静脉缓慢点滴,患者循环及血氧饱和度无明显波动。患者从麻醉诱导、切皮至吻合移植血管过程中,生命体征平稳,BP 130~160/70~90 mmHg,CVP 8~10 mmHg,HR 90 次 / 分,间断血气分析示血红蛋白水平及内环境无明显异常,此过程未予血制品输注及血管活性药物。移植肾动脉开放前静脉注射甲强龙 500 mg,托拉塞米注射液 100 mg,手术医师与麻醉医师共同确认循环稳定: BP 145/84 mmHg,开放受肾动静脉血流,5 min 后,监护示:BP 125/62 mmHg,HR 100 次 / 分,CVP 12 mmHg,此时移植肾红润、质软,探查肾表面及吻合血管微小出血点,予电凝止血。予多巴胺 2~8 μg/(kg·min)持续泵注,间断单次给予 40 μg 去氧肾上腺素,适当加快补液速度,血压无明显反应,开放后 10 min,监护示:BP 85/32mmHg,HR 140 次 / 分,CVP 14 mmHg,体温 36.3 ℃,检查皮肤无红斑、丘疹,球结膜无水肿,气管插管内未见异常分泌物,麻醉机示气道压正常,监护仪示:心电图:ST 段压低,心律齐。唯截流(Vigileo)示:心输出量(CO)11 L/min,心脏指数(CI)4.2 L/min/m²,每搏量变异度(SVV)3%~4%,系统血管阻力指数(SVRI)715 dyn·s·cm⁻⁵·m²。即时动脉血气分析示:pH 7.38,Hb 97 g/L,K^+ 3.7mmol/L,Na^+ 142 mmol/L,Ca^{2+} 0.87mmol/L,Cl^- 101mmol/L,血糖 7.8 mmol/L,Lac 1.0 mmol/L,BE-1.7。立即暂停手术,请心内科、重症医学科等多学科紧急术中会诊,行术中经食道超声检查(TEE)示:心脏各心室、心房腔大小比例正常,未见明显心室肥厚,各瓣膜区正常,未见返流及狭窄,食管中段多个切面显示右心室较为饱满,左心室收缩功能正常,左心室射血分数(LVEF)为 60%。立即加予去甲肾上腺素 0.1~0.5 μg/(kg·min)持续泵注,间断予肾上腺素 10 μg/ 次静脉推注,血压缓慢上升 100/45mmHg 左右,心率 105~125 次 / 分,至开放后 30 min,钠钾镁钙葡萄糖注射液 1500 mL、氯化钠生理盐水 100 mL+ 头孢哌酮钠舒巴坦钠 3 g、氯化钠生理盐水 100 mL+ 巴利昔单抗 100 mg,总计液 1700 mL,根据当前情况分析,会诊综合考虑后,可基本排除过敏反应和低血容量休克、心源性休克,诊断为血管麻痹综合征所致导致顽固性低血压,调整治疗方案如下:①联合应用多种血管活性药物维持循环稳定:加大去甲肾上腺素、多巴胺泵注剂量,增加肾上腺素静脉泵注,间断单次肾上腺素 10 μg 静脉推注;②纠正内环境紊乱;③对症支持治疗。开放后 40 min,有创动脉血压维持在 110~120/ 45~65 mmHg,心率 105~125 次 / 分,CVP 13~15 mmHg。随后手术继续进行,过程顺利,手术时间 140 min,至术毕血压稳定,血管活性药物泵入速度:去甲肾上腺素 1.2 μg/(kg·min)、多巴胺 5 μg/(kg·min)、肾上腺素 0.02 μg/(kg·min),保留气管插管送回麻醉后复苏室(PACU)行后续治疗。转入后血压 133/72 mmHg,心率 123 次 / 分,CVP 13 mmHg。患者尿量逐渐增多,第 1 小时 100 mL,其后 100~350 mL/h。手术结束后 6 h,血管活性药物泵入速度:去甲肾上腺素 0.5 μg/(kg·min)、多巴胺 5 μg/(kg·min),停用肾上腺素,血压 140/70 mmHg 左右,心率 89~115 次 / 分,CVP 13~17 mmHg。患者于术后 12 h 停用血管活性药物拔除气管插管,术后第 2 天转回病房,恢复良好,术后第 2 周顺利出院。

【问题】

（一）血管麻痹综合征的危险因素及机制

血管麻痹综合征的危险因素:暂无证据表明血管麻痹综合征的发生是单因素造成的,其发生过程可能是多种因素交叉导致。主要的危险因素有:

（1）术前心功能差、LVEF 低。可能是因为左心室功能低下者对循环中的儿茶酚胺反应性差,引起血管紧张性下降。

（2）体外循环转流时间长。心脏手术后低血压可能与长时间的体外循环转流和主动脉阻断,促使内毒素产生和细胞因子释放有关。

（3）术前使用血管紧张素转换酶抑制剂(ACEI)。ACEI 一方面减少了血管紧张素 I 的合成,削弱了其缩血管作用,另一方面妨碍了缓激肽的降解而导致扩血管效应,导致术后体循环血管阻力(SVR)下降,而促进了 VS 的发生。

（4）术前使用肝素也是血管麻痹综合征的一个独立风险因素。

（5）其它危险因素还包括糖尿病、贫血、缺血缺氧、脓毒血症、输血、创伤、低温、药物使用(β 受体阻滞剂、钙离子拮抗剂、鱼精蛋白)等。

目前关于血管麻痹综合征的发病机制有以下学说:①全身炎症反应激活 ATP 敏感的 K^+ 通道,导致 K^+ 外流增多,Ca^{2+} 内流受限,从而抑制血管平滑肌的收缩力;②炎症因子激活 iNOS,从而产生内源性一氧化氮(NO),增加平滑肌内环磷酸鸟苷(cGMP)含量,介导血管扩张,同时降低血管平滑肌对儿茶酚胺类敏感性,产生抵抗;③长时间低血压耗竭血管升压素。

本例患者长期尿毒症病理生理环境复杂,有害代谢产物长期堆积、内环境紊乱,合并高血压、窦性心动过速、糖尿病,加之长期透析循环容量不稳定、使用胰岛素、ACEI、β 受体阻滞剂、钙离子通道阻滞剂等,肾动静脉开放后低温、无氧代谢蓄积物质进入循环,均使血管麻痹综合征发生风险增加。

（二）血管麻痹综合征诊断

血管麻痹综合征诊断标准尚未统一。有研究认为，MAP、SV R和对升压药物的反应性是诊断VS的三大要素。此外，心脏指数和中心静脉压也可作为辅助诊断指标。公认的诊断标准如下：①严重低血压，平均动脉压（MAP）<50 mmHg，且传统儿茶酚胺类药物治疗无效 [去甲肾上腺素>0.15 µg/（kg·min）]；②低系统血管阻力（SVR）<800dyn·s/cm⁵ 或 SVRI<1400 dyn·s·cm⁻⁵·m²）；③正常或高心输出量 [CI> 2.2 L/（min·m²）]；④对适当的容量扩充治疗且儿茶酚胺类治疗无反应。

从本例患者发病之初出现充分补液扩容、联合应用血管活性药物的情况下循环不稳定，监护仪及 Vigileo 示：MAP<50 mmHg，CI 4.2 L/（min·m²）、SVRI 715dyn·s·cm⁻⁵·m²），食道超声检查：食管中段多个切面显示右心室较为饱满、左心室收缩功能正常，提示血容量及左心收缩功能基本正常；体格检查：患者四肢末梢皮肤温暖、脉搏氧饱和度正常，提示末梢循环良好。综合上述临床表现，本病例符合血管麻痹综合征的诊断。

（三）血管麻痹综合征的治疗

血管麻痹综合征治疗的关键点是增强和恢复血管张力。α受体激动剂是最常用的血管收缩药物，也是最为常规的血管麻痹综合征预防及早期治疗方案。去甲肾上腺素是最为常用的α受体激动剂，从小剂量开始，根据体循环血管阻力的改变，逐渐调整剂量。但单独大剂量使用儿茶酚胺存在诱发快速心律失常、缺血等风险，还可能提高严重并发症发生率和死亡率，因此减少儿茶酚胺剂量并联合其他升压药物已成为临床共识。目前，加压素作为非儿茶酚胺的一线药物与儿茶酚胺联合使用治疗血管麻痹综合征。当给予较高剂量的儿茶酚胺类药物，亦不能有效提升动脉血压，亚甲蓝、羟钴胺素和血管紧张素Ⅱ可以作为二线用药。其次加强全身支持治疗，注意纠正电解质平衡和酸碱代谢紊乱对于维持生命体征平稳，也是十分必要的。CRRT 清除体内炎症介质和游离药物，也被报道有积极的治疗作用。

【小结】

血管麻痹综合征是具有较高病死率的术后并发症，早期诊治尤为关键。快速、准确的诊断指标和可行的治疗方案至关重要，以帮助准确诊疗血管麻痹综合征并改善预后。特别是对于肾功能衰竭的这类特殊患者，病理生理复杂，体内有害代谢产物堆积、内环境紊乱，且肾移植手术存在缺血再灌注过程。我们需要做好充分的术前评估，维持内环境稳态，及生命体征平稳，避免血流动力学波动损害脆弱的肾功能。

【专家点评】

患者是典型的肾移植手术开放受肾动静脉后血管麻痹，本例中及时调整去甲肾上腺等血管活性药物用量，有效改善患者血流动力学高排低阻现象，维持循环稳定，预后良好。但对于血管麻痹的患者补容、扩容应当谨慎，以防出现血管张力恢复后循环过负荷及呼吸功能、肾功能衰竭。

α受体激动剂是最为常规的血管麻痹综合征预防及早期治疗药物，其中去甲肾上腺素最为常用，其可使小动、静脉均收缩，增加周围血管阻力和回心血流量，同时增加心肌收缩力，提升血压，有效改善血液动力学高排低阻现象。但其弊端是用量过大导致小动脉过度收缩,可引起组织、胃肠道和肾脏的灌注不足,出现皮肤花斑、手足发绀、急性肾衰等,肾移植患者尤其要注意,切不可一味提高血压而忽视。因此在临床使用中去甲肾上腺素应从小剂量开始递增,达到目标血压及全身血管阻力后尽可能以小剂量维持,从而降低不良反应。

针对此类病例,更改其术前用药方案、调整术前心脏状态及循环血容量、控制血糖、应用还原剂降低全身炎症反应及氧化应激失衡状态、减少进入循环的肝素水平、减轻低体温影响等,都可能降低血管麻痹综合征的发生率。

近年来,亦有文献报道血管加压素、亚甲蓝及羟钴胺素 - 维生素 $B_{12}a$ 在血管麻痹综合征中的应用。但在使用剂量、疗效和安全性等方面仍存在临床争议,尤其肾移植方面系统研究尚阙如,如何预防和治疗肾移植并发血管麻痹综合征,亟需系统完善临床试验,这将是我们未来的工作目标。

（乔南南　于洪丽　喻文立）

病例 129　儿童肝移植无肝期心搏骤停成功救治经验分享一例

【导读】

肝移植手术是治疗儿童终末期肝脏疾病的唯一有效治疗手段。目前肝移植手术作为创伤最大的外科治疗手术,具有极高的难度及风险,术中心搏骤停比较少见,但十分凶险,发生率可达 2.1%~3.4%。心搏骤停作为肝移植手术最严重的并发症,直接威胁影响受者的生命和预后。小儿因其解剖生理特点和肝病异常导致肝病患儿较为特异的病生理变化,因此了解小儿肝移植手术中心跳骤停发生原因并采取针对性措施预防其发生,对提高肝移植手术成功率及受者的存活率具有重要意义。

【病例简介】

患儿,女性,7 月龄,足月顺产,出生后无窒息抢救史。因间断皮肤巩膜黄染 7 月入院,患儿出生 3 d 出现皮肤轻度黄染,予蓝光治疗,效果不佳,黄染逐渐加重,出生 1 个月行剖腹探查术,诊断为胆道闭锁后行葛西术,术后反复黄疸进展至肝功能衰竭。入院查体,发育迟缓,营养中等,全身皮肤重度黄染,未见肝掌及蜘蛛痣。心前区无膨隆及异常搏动,无抬举性冲动及震颤,心界叩诊不大,心率 124 次 /min,律齐有力,各瓣膜听诊区未闻及病理性杂音。双肺呼吸音粗,未闻及干、湿啰音。腹部膨隆,脐部突出,肋缘下可见手术瘢痕,肋缘下 3 cm 可触及肝脏,移动性浊音阳性,肠鸣音可,双下肢无水肿。腹部超声示:肝脏实质性损害,肝内外胆道显示不清,符合先天性胆道闭锁超声表现,脾大。

在全身麻醉下行非转流经典原位肝移植术。患儿开放外周静脉通路,加温输注复方乳酸钠葡萄糖溶液,充气式加温毯输液加温,面罩吸氧,监测脉搏血氧饱和度(SpO_2),心电图(ECG)。麻醉诱导:静脉注射阿托品 0.01 mg/kg,甲泼尼龙 1 mg/kg、咪达唑仑 0.05 mg/kg、依托咪酯 0.2 mg/kg、芬太尼 2 μg/kg、维库溴铵 0.08 mg/kg 进行快速诱导。经口气管插管后双肺听诊,双肺呼吸音清,连接呼吸机机械通气,观察呼吸末二氧化碳波形正常,吸入氧浓度 50%~60%(无肝期为 100%),潮气量 8~10 mL/kg,呼吸频率 20~26 次 /min,吸呼比 1.0 : 1.5~2.0,维持呼吸末二氧化碳分压 30~35 mmHg,气道压力 18~25 cmH$_2$O(1cm-

$H_2O=0.098$ kPa)。麻醉诱导平稳后,监测双频谱脑电图(BIS)数值,在 B 型超声引导下行桡动脉穿刺置管行有创血压监测和右侧颈内静脉置入三腔中心静脉导管监测 CVP 及术中输液给药。麻醉维持:持续静脉输注 1% 丙泊酚 9~15 mg/(kg·h)、瑞芬太尼 0.1~0.2 μg/(kg·min)和顺苯磺酸阿曲库铵 0.12 mg/(kg·h)麻醉维持,间断追加芬太尼 1~3 μg/kg,维持麻醉深度。术中液体输注进行加温处理,静脉输注乳酸钠葡萄糖液及白蛋白溶液,体温维持在 36.0~37.5 ℃。根据术中血气分析及凝血功能监测结果,输注适量浓缩红细胞及新鲜冰冻血浆。通过调节输血输液速度及持续静脉泵注小剂量多巴胺维持平均动脉压 >60 mmHg(1 mmHg=0.133 kPa),CVP 6~8mmHg,Hb>80 g/L,尿量 >1 mL/kg/h。切肝期受者生命体征平稳:BP 90~80/55~43 mmHg,HR 125~115 次/min,SpO_2 99%,CVP 8cmH_2O。动脉血气分析示:pH 7.39,Hb 98 g/L,K 3.7 mmol/L,Lac 1.0mmol/L,BE -10mmol/L。

无肝期开始后 10 min 血压呈进行性下降,心率逐渐减慢,中心静脉压持续升高,监护示:BP 59/20mmHg,HR 67 次/min,CVP 12cmH_2O,体温 36.2 ℃,即时血气分析示:pH 7.37,Hb 94 g/L,K 3.9 mmol/L,Lac 1.2 mmol/L,BE -1.8 mmol/L。给予肾上腺素 1 μg 静脉注射,加大用量至 10 μg 静脉注射仍未见好转。无肝期 15 min 时 ECG 显示直线,心脏停搏,CVP 进一步升高至 17cmH_2O。紧急行经膈肌下抬挤心脏按压,立即行血气分析示:乳酸升高至13mmol/L,余未见明显变化。自主心率恢复至 100 次/min,停止心脏按压,密切观察患儿循环变化,在此期间,心率维持在 100~130 次/min,有创动脉血压 40~50/20~30mmHg,CVP 17cmH_2O。分次静脉注射小剂量肾上腺素共计 20 μg,静脉泵注多巴胺 5 μg/(kg·min),循环未见明显好转,高度怀疑肝下下腔静脉阻断钳过度牵拉下腔静脉导致右心房变形,右心房内血液不能顺畅进入右心室是上述血流动力学改变的主要诱因。术者遂改变肝上下腔静脉阻断钳牵拉方向,使下腔静脉阻断钳紧贴膈肌,尽量减少阻断钳对下腔静脉向受者足侧牵拉的力度,即刻血压上升,逐渐恢复至 80/45mmHg,中心静脉压下降至 8cmH_2O 循环稳定,复苏成功,持续时间 65 s,复苏时间 2 min。随后手术进程顺利,行经典原位移植术,供者各大血管与受者相应血管端端吻合,供受者动脉端端吻合,供肝胆道与受者 Y 型肠祥行胆肠吻合术。开放后,肝脏红润、质软胆道有胆汁流出,手术时间 440 min,无肝期时间 38 min,术中失血 300 mL,术毕保留气管导管送回移植 ICU 行后续治疗。受者于术后第 1 天清醒拔除气管插管,未见心血管事件并发症,第 3 天生命体征平稳返回病房,术后 15 天顺利出院。

【问题】

(一)心搏骤停原因

心搏骤停原因大致可分为四类:术前并发症(65%)、手术操作步骤(24%)、术中病理事件(9%)以及麻醉管理(2%)。肝移植手术复杂的病生理变化和围术期剧烈血流动力学波动是造成心搏骤停的重要因素。其中术中心搏骤停原因有:①再灌注综合征:即再灌注后 5 min 内,平均动脉压较再灌注前水平下降 >30% 且持续时间 >1 min,可同时伴有心律失常或心跳骤停。②内环境紊乱:包括高钾血症(>5.5 mmol/L)、低钙血症(<1.1 mmol/L)、低血糖(儿童 < 1.11 mmol/L)及酸中毒。无肝期体内代谢产物蓄积,酸中毒等代谢紊乱,降低机体对儿茶酚胺敏感性,是心搏骤停的一大诱因,其中最常见的是高钾血症。在新肝期,含高钾

的肝脏保存液随着下腔静脉及门静脉的开放瞬间大量进入循环,产生一过性心脏抑制,严重者可发生心搏骤停。③循环抑制:常见的原因有门静脉开放速度过快导致低血压、心率减慢、心律失常、中心静脉压及肺动脉压增高,产生一过性循环抑制。本例患者考虑机械性原因造成正常血液流动不顺畅引起的循环抑制,最终进展为心搏骤停。④严重低体温:机体核心温度 <35 ℃,即低体温;<32 ℃,即严重低体温,可致命。移植手术复杂,手术时间长。同时肝移植手术腹部切口较大,腹腔脏器充分暴露。无肝期肝脏不能产热,此时体温逐渐降低。新肝期缺血 - 再灌注使大量冷灌注液短时间内流入体内,体温急剧下降。研究表明,术中患者体温过低,心脏不良事件增加近 5 倍,术后心肌缺血发生率增加 3 倍,严重者甚至造成肝移植术中心跳骤停[4]。

(二)术中血钾升高的原因及处理

1. 原因　①假性高钾血症:主要由于紧急时静脉穿刺缺血性抽血(止血带的应用时间较长)。急性白血病患者亦可出现假性高钾血症。②手术期间肾脏排钾异常:ⓐ肾小球滤过率降低。例如急性肾功能衰竭。ⓑ盐皮质激素活性下降。ⓒ肾小管分泌缺陷。③麻醉手术期间输注血液中的钾过多:如静脉补钾过快过多,输入大量库存血。④细胞内钾移入细胞外液:主要见于代谢性酸中毒,还可见于缺氧、持续性抽搐、大量溶血、大量内出血、大血肿、挤压综合征等。⑤手术和创伤本身可导致高钾血症,组织细胞损伤时释放钾进入细胞外液。⑥药物效应:如急性洋地黄中毒,β- 阻断剂及琥珀胆碱的使用等。

2. 处理　立即采取保护心脏的急救措施,包括电解质的补充,可减少因高钾血症引起心室颤动的危险。静脉注射 10% 葡萄糖酸钙溶液 20 mL,能缓解 K⁺ 对心肌的毒性作用。当血清 K⁺ > 6 mol/L 时,①呼救告知外科医生;②立即停止输入含 K⁺ 液体(乳酸林格氏液 / 红细胞),输液换成生理盐水 / 洗涤红细胞;③降钾治疗:静注氯化钙 20 mg/kg 或葡萄糖酸钙 60 mg/kg;沙丁胺醇喷雾器;静注葡萄糖 0.25~1 g/kg,胰岛素 0.1U/kg 静脉滴注 / 皮下注射;静注碳酸氢钠 1~2mEq/kg;静注速尿 0.1 mg/kg;特布他林 10 μg/kg 负荷,然后 0.1~10 μg/kg/min 静脉维持;顽固性高血钾予透析治疗;④如果血流动力学不稳定:启动心肺复苏 / 儿童高级生命支持;⑤如果心跳停止 >6 min,立即启动体外循环膜氧合器(ECMO)(如果条件允许)

(三)儿童心肺复苏及电除颤要点

心肺复苏药物治疗①肾上腺素静脉 / 骨内注射剂量:0.01 mg/kg(0.1 mg/mL 浓度下 0.1 mL/kg),最大剂量 1 mg,每隔 3~5 分钟重复一次。若无静脉 / 骨内通路,可通过气管给药:0.1 mg/kg(1 mg/mL 浓度下 0.1 mL/kg)。②胺碘酮静脉 / 骨内注射剂量:心脏骤停期间 5 mg/kg 推注。对于顽固性室颤 / 无脉性室速可重复注射最多 3 次。③利多卡因静脉 / 骨内注射剂量:初始 1 mg/kg 负荷剂量。电除颤能量选择第一次电除颤的能量为 2 J/kg,第二、三次均为 4 J/kg。三次以上的除颤能量要进一步增大,但最高不可超过成人剂量或 10 J/kg。

(四)本病例处理措施

该病例无肝期 10 min 心率和血压进行性下降,CVP 持续升高,予大量肾上腺素(10 μg)静脉注射仍未见好转下的心脏停搏,考虑右心房被牵拉变形,右心房流出道受阻,血液不能进入右心室。切肝期患儿血红蛋白、电解质、体温等生理指标未见明显异常,血流动力学处于可控范围。无肝期阻断下腔静脉、门静脉后血压进行性下降,中心静脉压力反常升高,对血管活性药物不敏感, 10 min 时发生心搏骤停,常规复苏效果不佳,可怀疑机械性原因造成正常血液流动不顺畅。调整下腔静脉阻断钳位置,改善机械牵拉,恢复正常的右心房形状及流入、流出道,复苏成功效果显著。

【小结】

肝移植围术期心脏骤停多发生于新肝期,尤其是门静脉开放即刻,其最主要原因是再灌注综合征,发生率可达 8%~30%。本例患者心脏骤停发生于无肝期 10 min,考虑机械性原因造成的心脏供血不足。增强有效预防措施如预防高钾和低钙血症,防止低温和酸中毒,与外科医师配合缩短供肝冷缺血时间。加强术前检查等均可有效降低围术期心搏骤停发生率,提高受者预后。

【专家点评】

终末期肝病患儿因肝脏清除能力严重受损,内毒素和心肌抑制因子等蓄积可直接危害心脏功能;同时对血管舒张作用激素清除能力降低以及动静脉交通支存在可导致体循环高动力状态,加重心脏负荷,长期可造成心脏器质性病变,表现为心肌肥厚,心肌收缩功能和传导受损。同时肝病患儿饮食控制以及利尿剂等使用,肾功能易出现异常,造成电解质紊乱,诱发心律失常。

无肝期,受者全肝被切除,门静脉、肝动脉及肝脏上下的下腔静脉阻断造成血流动力学发生变化:静脉回流减少,心排血量降低,内脏和下腔静脉压力增加,肾灌注压降低,体循环动脉压降低:同时影响冠脉血流灌注,造成心肌氧供不足。无肝期麻醉管理最主要的关注点是下腔静脉阻断反应和无肝状态所致的代谢异常。无肝期应严密监测并纠正低体温、酸中毒、贫血、低血钙和高血钾等高危因素,以预防新肝期再灌注综合征的发生。

再灌注早期要兼顾低血压的治疗,结合临床表现分析低血压病因,并给予针对性药物治疗。急性心功能不全所致低血压可使用肾上腺素治疗,低外周血管阻力所致低血压可使用苯肾上腺素或去甲肾上腺素治疗等。与此同时再灌注早期,多学科团队应保持密切沟通与合作,首要任务是避免发生心跳骤停,特别是使用边缘供肝时。移植外科医师应视患儿心电图表现,缓慢分次开放门静脉,同时麻醉医师应及时给予氯化钙、肾上腺素和阿托品等药物进行治疗。

(董艾莉　李红霞　喻文立)

病例 130　ECMO 在合并重度肺动脉高压患者肝移植术中的应用一例

【导读】

体外膜肺氧合(extracorporeal membrane oxygenation,ECMO)又称体外生命支持(extracorporeal life support, ECLS),是通过机械装置对心脏功能或肺功能衰竭患者进行长时间体外循环支持的一种辅助治疗手段,临床主要用于重症呼吸功能不全和心脏功能不全的支持。原理是将静脉血从体内引流到体外,通过氧合器(即膜肺)进行气体交换,使静脉血氧合为动脉血,再用离心泵将血液输入体内。

【病例简介】

患者,男性,年龄 52 岁,体重 70 kg,身高 178 cm,因肝占位性病变,肝硬化,门脉性肺动脉高压,脾切除术后 1 年,拟行肝移植术入院。既往 1 月前表现呼吸困难,胸痛,疲乏,予阜外医院强心利尿对症治疗后好转;目前心功能 NYHA 分级 Ⅱ 级,代谢当量为 3.0MET。查体一般情况可,慢性病容;颈静脉充盈、搏动增强,窦性心动过速,呼吸偏快,肺动脉听诊区可闻及收缩期喷射性杂音;辅助检查:动脉血气分析:pH 值 7.492,PCO_2 30.1 mmHg(1 mmHg = 0.133 kPa),PO_2 81.4 mmHg,SpO_2 96.9%,Hb 157 g/L。心脏彩色多普勒超声心动图示:右房、右室扩大,右室壁收缩幅度偏低,三尖瓣中度返流,左室射血分数 64%,肺动脉收缩压约为 100mmHg;右心导管检查:右心及肺动脉各水平血氧饱和度未见明显差异,肺动脉压(PAP)83/39 mmHg,平均肺动脉压(MPAP)48 mmHg,诊断为重度肺动脉高压;胸 CT 示:双肺门动脉扩张,外周肺纹理相对纤细;肺功能检查示阻塞性、限制性通气功能均重度障碍,通气储备功能中度下降;余检查未见明显异常。术前诊断:肝占位、肝硬化、重度肺动脉高压、脾切除术后。签署麻醉及手术同意书,拟在全身麻醉下行原位肝脏移植术。

入室后开放外周静脉通路,面罩吸氧,生命体征监测:HR 84 次 /min,BP126/83 mmHg,SpO_2 99%,体温 36.0 ℃。静脉注射地佐辛 5 mg,局麻下行右桡动脉穿刺置管术,监测有创动脉血压,连接 Vigileo/FloTrac 系统,持续监测心排血量(CO)和每搏变异度(SVV)。颈内静脉穿刺,并置入 SwanGanz 漂浮导管,术前监测 PAP 60/32 mmHg,MPAP 47mmHg,CVP 5cmH2O(1cmH2O = 0.098 kPa)。麻醉诱导:静脉注射咪达唑仑 2 mg、依托咪酯 20 mg、舒芬太尼 35 μg、顺式阿曲库铵 20 mg,可视喉镜下经口气管插管,行机械通气,FiO_2 60%,VT 500 mL,RR 12~15 次 /min,维持 $PETCO_2$ 30~35 mmHg。诱导后生命体征监测:HR 92 次 /min,BP 102/51 mmHg,PAP 51/25 mmHg,CVP 5cmH2O,CO 8.3 L/min,SVV 15%。麻醉维持:静脉泵注丙泊酚和顺式阿曲库铵,间断静脉追加舒芬太尼保证良好镇痛,术中维持 BIS 值 40~55。围术期持续吸入一氧化氮(20~40)× 10^{-6} mg/L 舒张肺血管,静脉持续泵注前列地尔 0.05~0.40 μg/(kg·min)、米力农 0.375~0.750 μg/(kg·min)和硝酸甘油 0.8 μg/(kg·min),皮下持续输注曲前列尼尔降低肺动脉压力。切肝期生命体征较平稳,无肝期静脉泵注多巴酚丁胺 5 μg/(kg·min)强心、托拉塞米 10 mg 利尿、硝酸甘油 0.3~0.5 μg/(kg·min)扩张容量血管,减轻右心负荷。密切监控 PAP、CVP 和 SVV,参考尿量、失血量及渗出情况适量输血补液。切肝期尿量 400 mL,吸引出腹水约 1200 mL,出血量约 1000 mL,共输注 5% 白蛋白 2000 mL,聚明胶肽 1500 mL,晶体液 500 mL,悬浮红细胞 4U,无肝期通过保温、调节电解质紊乱,预防高钾血症和低钙血症,静脉注射碳酸氢钠纠正酸中毒、磷酸肌酸钠营养心肌、乌司他丁抑制炎性反应,门静脉开放前小剂量肾上腺素和多巴胺泵入强心并升压维持灌注压,积极防治再灌注综合征。

无肝期输注悬浮红细胞 4U,血浆 800 mL,20% 白蛋白 50 g,出血量约 800 mL,下腔静脉和门静脉开放前,生命体征监测为 HR 124 次 /min,BP 76/42 mmHg,SpO_2 98%,体温 36.2 ℃,PAP 35/28 mmHg,MPAP 31 mmHg,CVP 4cmH2O,CO 5.1 L/min,SVV 8%,下腔静

和门静脉开放即刻,血流动力学变化急剧,HR 109 次 /min,BP 32/23 mmHg,PAP 36/30 mmHg,CVP 12 cmH$_2$O,CO 9.1 L/min,SVV 2%。静脉注射肾上腺素 1 mg,静脉泵注肾上腺素 0.1 μg/(kg·min)和多巴胺 10 μg/(kg·min),加快输血补液速度,体循环压力难以维持稳定,动脉压力持续降低,最低至 20/12 mmHg,冰帽进行脑保护。紧急建立体外膜肺氧合支持(ECMO),采用 V-A 模式,将静脉插管从股静脉置入,插管向上延伸至右房,引出的静脉血在氧合器中氧合,经泵从股动脉注入体内,降低肺动脉压和心脏前负荷,监测 ACT 206 s,血液稀释度 35% 左右,体温控制 35~36 ℃,ECMO 流量 4.5 L/min,维持 PaO$_2$ 80~120 mmHg,PaCO$_2$ 维持 35~45 mmHg。肝素维持剂量 20~50 IU/(kg·min)(泵入),维持 ACT 180~200 s。ECMO 运行之前血流动力学参数为 HR 118 次 /min,BP 35/24 mmHg,PAP 36/31 mmHg,CVP 13 cmH$_2$O,CO 5.0 L/min,SVV 2%,ECMO 运行即刻血流动力学参数为 HR 135 次 /min,BP 83/39 mmHg,PAP 51/33 mmHg,CVP 9cmH$_2$O,CO 3.4 L/min,SVV 3%,循环逐渐稳定,在 ECMO 支持下患者进入 ICU,患者当日在 ICU 拔除气管插管,神志清,肝功能逐渐恢复,凝血功能正常,肾功能保护良好,术后输注血小板 400 mL,悬浮红细胞 6U,未用血管活性药物。ECMO 辅助运行 144 h。患者术后移植肝功能良好,心功能分级 Ⅰ 级,肺动脉压维持稳定,顺利出院。

【问题】

(一)门脉性肺动脉高压(portopulmonary hypertension,POPH)定义、诊断标准和病理生理改变

1. 定义　POPH 是指在门静脉高压的基础上出现以肺动脉高压为特点的疾病,诊断需要测得右心导管血流动力学改变:在肺毛细血管楔压正常的情况下,肺血管阻力(pulmonary vascular resistance,PVR)及平均肺动脉压(mean pulmonary artery pressure,mPAP)上升。

2. 诊断标准　POPH 的诊断需基于右心导管检查:mPAP>3.325 kPa,PVR>240dynes/(S·cm),以及肺动脉楔压 <15 mmHg。此外,肺动脉高压可能由多因素影响所致,需除外容量负荷过重、舒张期功能障碍、阻塞性 / 限制性肺病和睡眠呼吸障碍等情况。

3. 病理生理学　POPH 的主要特点为肺动脉血流受阻。其原因包括血管收缩、内皮细胞与平滑肌增生以及血小板聚集。与 POPH 相关的介质包括:循环中内皮素 1、雌二醇的增加以及内皮细胞中前列环素合酶下降。

(二)POPH 严重程度分级、临床表现和药物治疗

1. 严重程度分级　POPH 的严重程度分级是基于 mPAP(在 PVR 增加的情况下),POPH 严重程度分级为,根据右心导管结果,POPH 可分为轻度(25 mmHg ≤ mPAP<35 mmHg)、中度(35 mmHg ≤ mPAP<45 mmHg)和重度(mPAP ≥ 45 mmHg)。

2. 临床表现　POPH 的临床诊断是基于门静脉高压患者的血流动力学检测发现肺动脉高压,需排除导致肺动脉或肺静脉高压的其他因素。随着病程进展,劳力性呼吸困难多与右心衰竭共同出现。

3. 药物治疗　合并肝硬化及食管静脉曲张的患者通常使用 β- 受体阻断剂降低门静脉压力。对于进展期 POPH 患者(mPAP ≥ 35~45 mmHg),停止 β- 受体阻断治疗可能会增加心输出量及运动耐量。应当最小剂量使用 β- 受体阻断剂,但需用其他方法治疗静脉曲张(如胃镜下的套扎术)。前列环素具有扩张血管、抗血栓、减缓增殖的作用。POPH 患者静脉注射依前列醇可改善血液动力学。但有进行性脾肿大及血小板减少的报道。减慢给药速度及使用较其他类型肺动脉高压低的剂量可预防进行性脾肿大。磷酸二酯酶 5 抑制剂可通过抑制环鸟甘酸的代谢来调节 NO 的血管活性作用。口服西地那非可改善 POPH 患者的肺功能,降低 PVR、mPAP,并增加心输出量。尽管有显著的血液动力学改善,但大多数报道中POPH 患者的 6 min 步行距离未有改变。波生坦是一种口服双重内皮素受体拮抗剂,可改善 POPH 患者运动耐量及血液动力学。对于不同 Child-Pugll 分级的患者皆能改善病情。

(三)ECMO 用于肝移植患者适应证

肝移植患者如合并以下情况,可考虑建立 ECMO 来支持呼吸和(或)循环功能,为患者安全度过围术期提供保障。

①围术期突发急性心肌梗死;②恶性心律失常;③失代偿性心力衰竭;④重度肺动脉高压;⑤肺栓塞;⑥突发心跳骤停。

(四)ECMO 模式选择及抗凝管理

使用 V-A 模式,可同时提供心肺支持,置管部位常选择股动脉和股静脉。辅助循环流量不需要过高,可根据患者肺动脉压力、体循环压力和心功能状态调节适当的流量,肝移植患者凝血功能较差,慎重使用肝素抗凝,可选用肝素涂层插管。新肝期随着肝功能恢复,凝血功能已逐步恢复正常,可适当静脉泵注肝素,维持 ACT180~200 s,密切监测内环境、电解质和乳酸的变化,如有异常积极调节。

(五)ECMO 撤机指征

(1)ECMO 灌注流量减少至机体正常血流量的 10%~25%,血流动力学仍维持稳定,动脉压力维持术前水平,无需降低至正常范围。

(2)血管活性药物用量不大,且依赖性小。

(3)心电图无心律失常或心肌缺血的表现。

(4)X 线胸片正常,肺顺应性改善,气道峰压下降。

(5)膜式氧合器的吸入氧浓度已降至 21%,机械通气的 FiO_2<50%, PIP<30 cmH_2O,PEEP< 8 cmH_2O,而血气正常。

【小结】

重度肺动脉高压患者行肝移植术,术前需要进行右心功能评估,肺动脉高压靶向治疗,必要时应用 ECMO 辅助心肺功能,可提高围术期安全性,减少死亡率。

【专家点评】

该患者 MPAP 为 6.384 kPa,诊断为重度门脉性肺动脉高压,并且 1 个月前发生劳力性呼吸困难和心功能不全症状,尤其右心功能衰竭,代偿能力降低,围术期心血管不良事件发生机率很高。晚期肝脏疾病等待肝移植患者中门脉性肺动脉高压的发病率为 6.5%~8.5%,围术期并发症发生率及病死率较高,门静脉高压的基础上出现以肺动脉高压为特点的疾病,术前靶向控制肺动脉压力,增强心功能,该患者术前持续静脉输注曲前列尼尔降低肺动脉压力,控制稳定,NYHA 心功能分级 II 级,考虑行肝移植术。

由于重度门脉性肺动脉高压对肺血管舒张药反应差,肝移植风险极高,该患者术前已经开始进行肺动脉高压靶向治疗,积极地改善 MPAP 和右心功能,围术期通过吸入 NO 和静脉使用前列地尔、米力农等增强肺血管扩张,尤其在再灌注期 MPAP 急性升高和右心功能不全的情况下,紧急采取 ECMO 辅助治疗,降低肺动脉压,减轻右心后负荷。

该患者围术期血流动力学变化剧烈,出血量较多,应积极预防肺动脉高压危象和急性心功能不全的发生,采用靶向液体治疗并积极纠正贫血,适当增加血管活性药量,多巴胺、肾上腺素和多巴酚丁胺静脉泵注增强心肌收缩力,积极利尿和静脉泵注硝酸甘油治疗减轻右心负荷。该患者于门静脉和腔静脉开放时,发生肺动脉高压危象以及心源性休克,再加上灌注综合征的打击,增加有效血容量和加大血管活性药物用量等常规纠正休克的方法,已不能维持正常的循环和心功能,需采用 ECMO 支持治疗,保证患者生命安全。ECMO 用于本例患者的优越性:ECMO 可将血液从体内引到体外,减轻了右心前负荷,保护右心功能,经膜肺氧合再灌注到体内,提高体循环压力,维持重要脏器供血,通过长时间的体外循环对心肺进行辅助,为心肺功能恢复获得时间。

手术过程中,在腔静脉和门静脉开放瞬间,回心血量骤增,右心室负荷急剧加重,心功能失代偿,发生急性右心衰竭,移植肝内及肠道静脉中聚集的大量 K^+、酸性代谢产物以及内毒素,进入循环,加上体温下降,发生再灌注综合征,心肌收缩力直接受抑制,心输出量减少,血压难以维持稳定,血管活性药物的使用,以及增加血容量都不能改善心功能以及维持稳定的血流动力学,如持续处于低血压状态,心肌供血不足,加重心功能衰竭,形成恶性循环,患者会面临生命危险,因此紧急应用 ECMO 支持治疗,保证患者生命安全。该病例在 ECMO 治疗期间,心脏和肺得到充分休息,使全身氧供和血流动力学处在相对稳定的状态,有效地改善低氧血症,进行全心辅助,并可通过调节静脉回流,降低心脏前负荷,使患者安全过渡到心功能与重度肺动脉高压相平衡的状态。

(芦树军　翁亦齐　喻文立)

病例 131　多发严重创伤致休克抢救一例

【导读】

多发严重创伤患者所致休克中,失血性休克是一个主要原因。失血性休克是一种低容量性休克,严重失血导致细胞供氧不足,如果抢救不及时,大部分患者很快就会发生死亡。其预后自始至终与组织灌注相关,因此,在外科医生尽早去除休克病因的同时,麻醉医生需通过准确评估病情,同时科学、合理进行容量复苏,适当应用血管活性药物及强心药物来改善内环境、维持电解质以及保护重要脏器功能。在优化容量状态的基础上,尽快恢复有效的组织灌注,重建氧的供需平衡和恢复正常的细胞功能,从而达到改善患者预后的目的。

【病例简介】

患者男性, 42 岁, 175 cm, 70 kg(BMI=22.9 kg/m²)。主因"车祸致意识不清 4 小时"入院。现病史:入院 4 小时前发生车祸,当时昏迷,行胸部 CT 检查显示:左侧胸腔积液,胃肠道疝入胸腔,纵膈右偏。急诊紧急行胸腔闭式引流并气管插管,由急诊科直接进入手术室,拟行开胸探查及剖腹探查术。自受伤以来,未进食水,未排二便,意识丧失,无呕吐,无呕血,无咳血。

既往史:无特殊病史。心电图:HR:140 次 / 分,窦性心动过速,可见 ST 段略抬高;心脏彩超:EF=63%;床旁彩超:心包腔内未见明显液性暗区,肝周脾周可见缝隙状液性暗区;头胸腹部 CT:右侧额叶血肿,颅周软组织肿胀;双侧多发肋骨骨折及部分腰椎左侧横突骨折;左侧胸腔积液,考虑左侧膈疝;脾脏形态欠规整,周围高密度影,考虑脾破裂。入院血常规:WBC:22.00×10^9/L,HGB:100 g/L,HCT:30.6%,PLT:235×10^9/L。入室前血常规:WBC:32.00×10^9/L,HGB:54 g/L,HCT:15.2%,PLT:42×10^9/L。GLU:10.1 mmol/L;血 钾:3.43mmol/L。凝血指标:凝血酶原时间 16.1 s,活化部分凝血活酶时间 52.4 s。

入室后,连接呼吸机、监护仪,监测 ECG、R、HR、BP、P、SpO$_2$,并行桡动脉穿刺监测动脉压,建立两条静脉通路后给予麻醉诱导:咪达唑仑 2 mg、舒芬太尼 30 μg、依托咪酯 20 mg、罗库溴铵 50 mg 静脉注射,将急诊科气管插管替换为双腔气管插管后行控制呼吸。插管后行中心静脉穿刺,术中以丙泊酚 + 瑞芬太尼维持麻醉,并间断辅以罗库溴铵静脉注射。术中泵注去甲肾上腺素 $0.05 \sim 0.15$ μg/(kg·min),术中血压维持在 $60 \sim 125/48 \sim 85$ mmHg,心率 $90 \sim 140$ 次 / 分。术中监测动脉血气及血栓弹力图,并行液体加温及加温毯保温。依据术中血气分析结果先后分次给予甲强龙 80 mg,10% 葡萄糖酸钙 8 g,5% 碳酸氢钠 400 mL,氯化钾 1 g,呋塞米 15 mg。术中补充液体 4000 mL(2500 mL 晶体 +1500 mL 羟乙基淀粉),输注去白悬浮红细胞 28U,普通冰冻血浆 2000 mL,新鲜冰冻血浆 1000 mL,冷沉淀 20U,血小板 2 个治疗量。

手术时长 6 h25 min,入室 - 出室时长共 7 h30 min,手术方式为开胸探查 + 脾切除 + 膈肌修补 + 剖腹探查 + 肝破裂修补 + 肝右动脉结扎术。出血量 6 000 mL,尿量 4 000 mL,出室时血压为 110/65 mmHg,心率 120 次 / 分,SPO$_2$100%,麻醉状态下带气管插管转入 ICU。次日随访患者,患者恢复意识,自主呼吸,拔除气管导管,血压 96/59 mmHg,心率 82 次 / 分,SpO$_2$100%。

【问题】

(一)该患者的麻醉管理要点有哪些

本例患者是一位严重多发伤患者并处于失血性休克状态,围术期良好生命体征的维持,对于手术的顺利进行及患者的预后转归至关重要。对于此患者围术期管理的主要关注点在于创伤与失血性休克的纠正。

对于多发严重创伤的患者常存在病情瞬息万变,病情危重紧急及饱胃等状况,麻醉管理主要有以下几个要点:①确保气道通畅,供氧充分;②确保静脉通路通畅,方便迅速补充血容量,必要时进行中心静脉穿刺;③充分的生命体征监测,及时发现生命体征的变化,早期进行判断预防,给予有效的处理措施;④维持良好的血压水平,支持心脏功能,控制心律失常;⑤纠正酸碱失衡和电解质紊乱,稳定内环境;⑥改善微循环;⑦关注凝血功能变化,尽早进行预防与处理;⑧监测全面系统,具有整体观念。

该患者行血气分析显示重度贫血合并酸中毒,处于失血性休克状态。对于该患者的麻醉管理重点在于去除休克诱因的同时进行抗休克治疗,抗休克治疗的最有效措施就是及时补充血容量,在血制品未到达之前,应先进行液体复苏。对于该类患者的液体复苏可以考虑为两个阶段:①早期:患者还存在活动性出血,如果大量的补液有出血加剧及危险期延长的风险,因此必须平衡补液与持续低灌注所带来的风险。早期可以采取限制性液体复苏,即在活动性出血期仅将灌注压维持在缺血阈值(MAP 不低于 50~60 mmHg)之上,限制性液体复苏可以减少出血量,延长生存时间,提高生存率,改善预后。②后期:出血被控制后,最终目的是补充足够的血容量,使患者的氧输送能力达到最佳。

失血性休克患者的容量补充主要包含晶体液、胶体液以及血制品的补充。容量补充多采用晶胶混合,先晶后胶,先盐后糖,其中晶胶比例为 2∶1 或 3∶1,尽快成分输血。晶体液以平衡盐液为好,其电解质组份与血浆相似,不易导致电解质紊乱,同时有稀释血液的作用,可降低血液的粘滞度和外周阻力,改善微循环。胶体主要有右旋糖酐、羟乙基淀粉或琥珀明胶等,主要是在血制品到来之前,争取抢救时间,可以维持或扩充血容量,同时可使氧离曲线右移,有利于红细胞的释氧。此外含有碳酸氢钠的平衡盐液有利于纠正酸中毒。

对于血制品的补充也有一定的输注指征:①输注红细胞是根本措施之一:可以补充有效循环血量,提高氧运输能力,改善组织供氧。HGB<70 g/L 时建议输注红细胞,在 70~100 g/L 时,应根据患者心肺代偿功能、有无代谢率增高及有无活动性出血等因素决定是否输注红细胞。对合并创伤性脑损伤或冠心病患者,为了改善患者氧供建议维持在 100 g/L 左右。成人:浓缩红细胞补充量 =(Hct 预计值 -Hct 实测值)×55× 体重 /0.6;小儿:(Hb 预计值 -Hb 实测值)× 体重 ×5。②输注血小板也非常重要:用于血小板数量减少或功能异常伴异常渗血患者。理想一个治疗量血小板可使外周血小板数量增加约(30~50)×10^9/L。欧洲指南推荐输注和维持血小板的目标是 ≥ 50×10^9/L,对于发生弥散性血管内凝血或纤溶亢进而导致纤维蛋白降解产物增加的患者建议维持在 75×10^9/L。③输注新鲜冷冻血浆、补充凝血因子:欧洲指南推荐对于创伤大出血患者应早期应用新鲜冷冻血浆治疗,初始剂量为 10~15 mL/kg,维持剂量 5~10 mL/kg,最大剂量 50~60 mL/kg;输注指征为ⓐPT 或 APTT> 正常1.5 倍或 INR>2.0,创面弥漫性渗血;ⓑ大量输血时,输注红细胞悬液 4U 后,应加输新鲜冰冻血浆,新鲜冰冻血浆与红细胞悬液比例为 1∶1(或 2)。早期输注高比例的新鲜冰冻血浆、血小板悬液可以提高患者的生存率,减少红细胞悬液的输注量。④补充纤维蛋白原:纤维蛋白是凝血过程中的关键环节,单独输注新鲜冷冻血浆不足以提供所需纤维蛋白原。因此,大量失血时,应同时输注冷沉淀。欧洲指南推荐,纤维蛋白原低于 1.5~ 2.0 g/L 或 TEG 显示功能性纤维蛋白原缺乏,应输注浓缩纤维蛋白原 3~4 g 或冷沉淀 50 mg/kg,并根据实验室检测或 TEG 结果指导再次用量。⑤自体血:手术部位不存在感染的患者,可以采用自体血回吸收。

血管活性药物在失血性休克中对于基本灌注的维持以及预后也有一定影响,尽管多数观点认为血管加压药物在创伤中使用的利弊尚不明确,但也有研究显示,使用血管加压药物治疗失血性休克可以改善预后。如果通过液体复苏仍不能维持 MAP 和组织器官灌注(如

MAP 低于 50 mmHg 或 SBP 低于 70 mmHg），必要时，可辅以血管活性药物，特别是对于创伤性脑损伤的患者（证据水平高，强推荐）。在低血容量性休克（包括失血性休克）中首选去甲肾上腺素或血管加压素，去甲肾上腺素和血管加压素均可改善器官灌注、提高患者存活率。

（二）失血性休克病人内环境的管理

对于创伤性失血性休克的患者另一个需要关注的要点是该患者可能出现低体温、代谢性酸中毒和凝血功能障碍，这是创伤患者的"死亡三联征"。低温可加重酸中毒，酸中毒易导致凝血紊乱，三者相互促进形成恶性循环。

（1）低体温为中心体温 <35 ℃，是创伤后凝血机制障碍的确切病因。严重创伤围术期应常规监测体温，体温 <36 ℃即应高度重视。保持合适的室温，使用保温毯、静脉液体、血制品和冲洗水也需要加温装置输入。对于已经发生低体温并凝血机制障碍的患者，应积极采用复温措施，迅速结束手术并临时关闭腹腔是积极复温的第一步骤。手术中的患者产热来源主要为内脏，肝脏更是重要的，当肝脏手术或者腹部大手术的时候，一定要注意产热与失热的平衡。

（2）创伤失血性休克时代谢性酸中毒的最主要原因是组织灌注不足。乳酸水平的动态变化是反映复苏进展的重要指标。应每 4 h 监测一次乳酸水平，直到连续 2 次乳酸值 <2mmol/L。纠正酸中毒主要依赖于组织器官灌注的恢复，恢复程度根据终末器官水平的灌注水平来判断，包括尿量充足、生命体征的恢复以及乳酸的清除等。进行液体复苏时，应谨慎选择液体的种类。对已经发生的酸中毒，可以用 $NaHCO_3$ 或三羟甲基氨基甲烷等纠正。纠正酸中毒简易公式：5% 碳酸氢钠注射液（mL）=BE 的绝对值 × 体重（kg）/3。

（3）凝血是由多种因素调节、互相影响的复杂生理过程。应对创伤患者的凝血紊乱应做到早期诊断，早期治疗。当 APTT、PT 为正常值的 1.5 倍，Fib< 1 g/L 时，应警惕凝血功能障碍。同时，应行弥散性血管内凝血相关检查，监测体温和动脉血气，了解低温和酸中毒的情况。时间间隔 4 h 以及输血后或者血液替换量达到总血容量的 1/3 时需复查凝血指标。高度凝血机制障碍风险的创伤性出血患者，应遵循损伤控制复苏的原则，以血浆作为最主要的复苏液体，甚至有时可以采用新鲜全血，及时启动大量输血程序。

（三）失血性休克的病理生理影响

各种休克虽然由于致休克的动因不同，但微循环障碍致微循环动脉血灌流不足，重要的生命器官因缺氧而发生功能和代谢障碍，是它们的共同规律。

1. 细胞损害　①细胞损害最早的改变是细胞膜通透性增高，从而使细胞内的 Na^+、水含量增加，而 K^+ 则向细胞外释出；②能量代谢障碍：蛋白质作为底物被消耗，血糖升高；③无氧代谢引起代酸；④休克时氧自由基产生增多；⑤再灌注损害。细胞的损害是各脏器功能衰竭的共同机制。

2. 肺功能变化　①休克早期，创伤、出血等刺激使呼吸中枢兴奋，呼吸加快，通气过度，出现低碳酸血症甚至呼吸性碱中毒；②进一步进展，交感 - 肾上腺髓质系统兴奋以及缩血管物质的作用使肺血管阻力升高，出现肺水肿；③休克晚期，间质性肺水肿，弥散功能障碍，通气/血流比例失调,可能发展为急性呼吸窘迫综合征。

3. 肾功能变化　肾脏是休克发生时最易受损的器官之一,临床上表现为少尿、无尿,同时伴有高钾血症、代谢性酸中毒和氮质血症。休克早期常因肾血流量减少发生功能性肾衰,休克后期,肾小管上皮细胞发生缺血性坏死,引起器质性肾功能衰竭。

4. 心功能变化　失血性休克心功能障碍发生率较低,休克时血压下降以及心率加快,可使冠状动脉灌注减少,心肌耗氧量增加。同时休克时高钾血症、酸中毒以及一些心肌抑制因子的释放,会抑制心肌收缩力,心搏出量减少。

5. 脑功能变化　①休克早期,血液重分布和脑循环的自身调节,患者除了会引起烦躁不安外,没有明显脑功能障碍的表现;②随着休克的进展,脑组织缺血、缺氧,能量衰竭,有害代谢物积聚,离子转运紊乱,导致脑细胞损伤,出现一系列神经功能损害;③休克晚期,脑供血不足,DIC 微血栓形成,管壁通透性增加,患者出现神志淡漠、昏迷、脑水肿、脑疝。

6. 胃肠道功能变化　胃肠功能紊乱,可能形成应激性溃疡。

【小结】

低血容量休克是指各种原因引起的循环容量丢失而导致的有效循环血量与心排血量减少、组织灌注不足、细胞代谢紊乱和功能受损的病理生理过程。低血容量休克的主要死因是组织低灌注以及大出血、感染和再灌注损伤等原因导致的多器官功能障碍综合征(MODS)。麻醉医生应该及时判断患者休克类型及休克程度,评估 ASA 分级,掌握多发伤所致休克的病理生理过程以及围手术期所存在的风险。进行准确的术前评估后,我们需要做好充分的术前准备,术中合理进行容量复苏,时刻关注外科出凝血情况,及时且合理的输注血制品,维持患者内环境稳定,保护脏器功能,改善预后。

【专家点评】

本例患者是典型的多发创伤导致失血性休克,液体复苏是救治创伤失血性休克患者的重要方法,但近年,限制性液体复苏应运而生,是指在创伤失血性休克患者出血症状未得到有效控制之前通过限制补液维持血压处于机体耐受范围,确保其在彻底止血前不会因过量补液而引发各类临床不良事件。与常规液体复苏相比,限制性液体复苏可通过有效减少体内血管活性肠肽(VIP)、内皮素(ET)等而控制休克进展及机体损伤,通过减弱外周血单个核细胞(PBMC)中 m R NA 表达及核转录因子 κB(NF - κB)活性而控制细胞炎性因子过度释放。对于出血症状未得到有效控制的创伤失血性休克患者,尤其是胸腹部穿透伤及贯通伤患者,可以限制性液体复苏为首选救治方案,无其他并发症的年轻患者也可优先考虑限制性液体复苏。合并心脑血管疾病的创伤失血性休克患者、高龄患者、需长途转运钝性损伤患者通常不建议采用限制性液体复苏。

休克患者急性凝血功能障碍的诊断包括: PT、APTT、TT、纤维蛋白原、血小板计数、D-二聚体、纤维蛋白降解产物(FDP)等。需注意的是,以上检查通常需要 30~60 min 或更长时间,且只能反映凝血初始阶段的功能,不能提供血小板功能、血栓强度以及纤溶活性等信息。在手术室现有的条件下,血栓弹力图(TEG)逐渐成为麻醉医生的重要诊断工具。TEG 在判断凝血功能和指导输血治疗等方面具有一定的优势,因此在必要时,首选血栓弹力图检测,其次是实验室检测 APTT、PT、INR(国际标准化比值)、Fib、TT、PLT 等。

　　低血容量性休克的主要治疗是及时补充血容量,但若使出血的患者血压迅速达到正常,可能不利于血凝块的形成、造成更多的出血,因此使用血管加压药物时需要谨慎。尽管血管活性药在创伤中使用的利弊的观点尚不明确,但在实际临床中,血管活性药仍是创伤后低血压常规治疗的一部分,因其能避免患者的大量输液、从而减少创伤性凝血病、减少失血性休克治疗中的水肿,特别是脑水肿和急性呼吸窘迫综合征(ARDS)。

　　本病例中,患者失血性休克导致代谢性酸中毒,其严重程度与创伤的严重性及休克持续时间相关,而早期持续高乳酸水平与创伤后多器官功能衰竭(MODS)发生明显相关。临床上使用碳酸氢钠能短暂改善休克时的酸中毒,但并不主张常规使用:①过度的血液碱化使氧解离曲线左移,不利于组织供氧。②引起反常性细胞内酸中毒和颅内酸中毒。③乳酸增加 $PaCO_2$ 而加重通气负担。碳酸氢根加入血中,将生成二氧化碳,增加二氧化碳分压,从而加重通气负担。④降低血钙、血钾,给碱性药物后血钾向细胞内转移,这本来是降低血钾的有效措施,但对于休克患者在没有了解电解质的情况下极有可能引起由低钾导致的严重并发症。⑤过量可引起代碱,抑制呼吸。过快升高 pH 后抑制呼吸,导致呼吸代偿能力下降。⑥对乳酸酸中毒施用碱性药物会刺激糖代谢,产生更多的乳酸,加重乳酸酸中毒。因此代谢性酸中毒的处理应着眼于病因处理、容量复苏等干预治疗,在组织灌注恢复过程中酸中毒状态可逐步纠正,在失血性休克的治疗中,碳酸氢盐的治疗只用于紧急情况或 pH<7.20。

(齐梦圆　赵燕鹏　徐　进)

病例 132　多发伤复合伤患者急诊手术的麻醉管理一例

【导读】

　　据统计,目前世界范围内创伤所致死亡在死亡病例中占第四位,且大部分患者为多发伤复合伤患者。因而需急诊手术的患者,病情严重程度很不一致,麻醉处理的难度也各不相同,处理是否得当直接关系到治疗效果。严重多发伤复合伤患者多合并有创伤性休克,需立即进行麻醉和手术。掌握创伤特点和紧急气道、循环处理措施,选择合适的麻醉方法和药物,才能提高抢救成功率,达到治疗效果和改善预后。

【病例简介】

　　患者女,74 岁,主因"头部、胸部、腹部、左下肢外伤 1 小时"入院,患者于入院前 1 小时被小汽车撞伤,导致头胸腹和左下肢外伤,伤后意识不清。120 送我院急诊,血压 70/50mmHg、脉搏 98 次/分、呼吸 25 次/分。急查头胸腹和膝关节及部分胫腓骨 CT,示:蛛网膜下腔出血、多发肋骨骨折、脾密度不均、左小腿开放性骨折,腹部彩超示脾周积液。血常规:WBC14.73×10^9/L、RBC3.48×10^{12}/L、HGB105 g/L、HCT33.8%,血型 A+,凝血三项正常。既往原发性高血压病史 20 年,最高达 160/100 mmHg,规律服药,四年前脑出血病史于环湖医院治疗,未遗留后遗症。诊断为①腹部闭合性损伤:脾破裂? ②胸外伤:多发肋骨骨折;③急性颅脑损伤;④创伤性休克;⑤左小腿开放性骨折;⑥隐匿伤待查。患者病情危重直入 ICU 治疗,并行术前准备。合血 4U,冰冻血浆 400 mL。

入手术室后，开放上肢静脉通路两条，桡动脉穿刺置管连续监测动脉压，测压 65/43 mmHg，脉搏 108 次 / 分。静脉依次给予咪唑安定 5 mg，盐酸艾司氯胺酮 20 mg，舒芬太尼 20 μg，顺式苯磺酸阿曲库铵 20 mg。肌松良好后，可视喉镜下插入 7.0 号气管插管，深度 22 cm，听诊双肺后确认固定。麻醉维持采用盐酸艾斯氯胺酮，瑞芬太尼，顺式苯磺酸阿曲库铵，右美托咪定，丙泊酚联合用药。麻醉后测得动脉血气分析：pH：7.00，THbc：53 g/L，Hct：17%，HCO_3^-：14.3 mmol/L，BE：-17.0mmol/L，Lac：9.2mmol/L，PCO_2：58 mmHg，Na^+：131 mmol/L，K^+：4.4 mmol/L，Cl^-：101 mmol/L，Ca^{2+}0.95 mmol/L。患者由于院前小腿开放骨折刺破血管，失血过多。嘱普外科医生与骨科医生同时手术，迅速止血，缩短手术时间。普外科医生行剖腹探查，脾切除术，骨科医生行开放骨折清创缝合，跟骨牵引，外固定术。由于患者处于创伤性休克状态，予以静脉输血纠酸补液治疗，5% 碳酸氢钠 200 mL，聚明胶肽，生理盐水等输注，补充葡萄糖酸钙 2 g。去甲肾上腺素 10 μg/（kg·h）持续泵入，升温毯予以体表加温治疗并监测体温。冰帽行脑保护。手术开始至手术三十分钟时，动脉血压波动在 90~110/60~80mmHg，脉搏由 105 次 / 分降至 88 次 / 分，调整去甲肾上腺素至 5 μg/（kg·h）此时再次进行动脉血气分析 pH：7.22，THbc：59 g/L，Hct：18%，HCO_3^-：21.0 mmol/L，BE：-9.2 mmol/L，Lac：8.2 mmol/L，PCO_2：51 mmHg，Na^+：136 mmol/L，K^+：4.0 mmol/L，Cl^-：103 mmol/L，Ca^{2+} 1.05 mmol/L。进行自体血回收，脾切除后，探查腹腔无感染后立即输入，手术再进行四十分钟后结束，期间动脉血压波动在 100~120/75~90mmHg，脉搏降至 78 次 / 分，停止去甲肾上腺素输注。测动脉血气分析：pH：7.32，THbc：76 g/L，Hct：20%，HCO_3^-：22.3 mmol/L，BE：-5.6 mmol/L，Lac：5.6 mmol/L，PCO_2：44 mmHg，Na^+：138 mmol/L，K^+：4.1 mmol/L，Cl^-：103 mmol/L，Ca^{2+} 1.12 mmol/L。术中共计补液 3000 mL，输悬浮红细胞 4U，冰冻血浆 400 mL，自体血回输 400 mL，术中失血 1200 mL，院前失血约 1500 mL，尿量 400 mL。手术结束后带气管插管安返 ICU。

【问题】

（一）创伤性休克的诊治

严重创伤性休克是一种较为复杂的疾病，病情变化快，具有较高的致残率和致死率，患者受到严重创伤后往往伴有大量失血，组织、细胞、器官出现缺血缺氧症状，进而出现机体功能障碍。

1. 创伤性休克临床表现 与损伤部位、损伤程度和出血量密切相关，创伤性休克包括休克早期、休克代偿期、休克失代偿期，具体表现如下：①早期：是由于伤员大量失血或疼痛，出现精神异常、躁动不安、兴奋、焦虑、疼痛刺激；②代偿期：随病情进一步发展，由于失血量加大，脑组织缺氧加重，从而由兴奋转化为抑制状态，从躁动不安逐渐安静，出现神志淡漠、呼之不应，患者对疼痛刺激无反应。简单判断方法为数患者的心率和脉搏，通常失血患者心率增快到 100 次 / 分以上，需要考虑是否出现创伤性休克；③失代偿期：创伤性休克进一步发展，患者面部或眼睑颜色苍白、四肢冰冷、出冷汗等。

2. 创伤性休克的救治原则 创伤性休克的抢救措施，它包括严重的创伤的院前急救，重点是保护呼吸道的通畅，止住活动性的外出血，最大限度的限制患者活动，做好受伤肢体的外固定以及补充血容量,预防严重的伤引起的低血容量性休克。休克的急救原则是尽早去除引起休克的原因,尽快恢复有效循环血量,纠正微循环障碍,增强心脏功能,恢复人体的正常代谢,休克复苏的程序:

第一、保持呼吸道的通畅以及充分供氧,如果是危重患者有呼吸困难的需要,立即进行气管插管或者气管切开。

第二、应该早期快速足量的扩容补液,预防严重创伤引起的低血容量性休克。

第三、迅速止血,对于开放性出血伤口应该加压包扎止血,对于活动性大出血或者是体内重要的脏器破裂所导致的大出血,如果出血速度比较快,在积极抗休克的同时应该紧急手术。

3.创伤性休克麻醉处理　通过对患者的紧急评估,根据患者不同情况予以紧急救治,加快建立液体复苏,恢复有效的体循环,改善重要器官和组织灌注,通过多种麻醉药物的联合应用,不仅减轻患者机体对麻醉的负担,还能提高麻醉效果,降低机体的应激反应,使患者体循环维持稳定。纠正酸碱平衡失衡和电解质紊乱,调节内环境稳态,提高抢救成功率,改善患者预后,减少并发症。

(二)酸碱失衡和电解质紊乱

酸碱平衡失调是指在病理条件下,由于酸碱平衡调节机制发生障碍,酸、碱超量负荷或严重不足,导致体液酸碱度的稳定性被破坏,又称为酸碱平衡紊乱或酸碱平衡失常。正常动脉血 pH 值稳定在 7.35~7.45 之间。酸碱平衡失调的判断必须结合相关病史,从而了解诱发因素。病因如下。

(1)代谢性酸中毒:①机体碱性物质丢失过多:如腹泻、肠瘘等。②酸性物质产生过多:如糖尿病、组织缺血缺氧等。③肾功能不全。

(2)代谢性碱中毒:①经胃肠道丢失 H^+ 和 Cl^-:如呕吐、持续性胃液吸引,慢性腹泻。②经肾丢失 H^+ 和 Cl^-:ⓐ Cl^- 重吸收减少,如利尿药的使用。ⓑ H^+ 重吸收减少:高钙血症、甲状旁腺激素不足。ⓒ盐皮质激素增多和低钾血症。③过多应用碱性药:如碳酸氢钠、枸橼酸钠(大量输血)、乳酸等。

(3)呼吸性酸中毒:①呼吸肌功能不全、呼吸运动减弱或胸壁功能障碍,如重症肌无力、多发性肌炎等。②肺泡换气减少和通气/血流比例失调,如各种肺实质的炎症、肺不张、支气管哮喘、肺纤维化、肺肿瘤等。③呼吸中枢功能障碍,如脑血管意外、中枢神经系统感染、中毒、尿毒症等。④神经传导系统疾病,如脊髓灰质炎、横膈神经损伤等。⑤利用呼吸机进行机械换气。

(4)呼吸性碱中毒:①可导致低氧血症的因素,如肺炎、肺纤维化、充血性心力衰竭、生活在高海拔地区、低血压、严重贫血等。②通气/血流比例失调,如肺栓塞、肺炎、肺水肿、肺间质疾病等。③呼吸中枢受到直接刺激,呼吸中枢兴奋性提高导致的过度换气。④过度机械性换气。

根据麻醉状态下的患者的特殊性,这里不再赘述临床表现等。据患者病史及动脉血气分析可诊断其类型,并作出相应的处理。

本例患者大量失血,机体在缺血缺氧的条件下,靠糖酵解产生ATP,导致代谢产物乳酸堆积,外伤后红细胞破坏,K^+进入血流,综合患者疾病发生特点和明确病因以及血气分析结果,判定为呼吸性酸中毒合并代谢性酸中毒。及时给予补碱纠酸治疗,调整呼吸机参数,使得酸碱失衡及时纠正。及时检测动脉血气分析,及时处理调整。

(三)多学科联合紧急手术的优势

(1)制度:紧急情况下,多学科联合会诊如涉及专科会诊手术、危重患者抢救,医务科接到紧急电话申请后,立即组织会诊,各受邀科室必须按照紧急会诊管理规定及时派专家到场参加会诊、讨论和联合抢救工作。

(2)院内急救的黄金时间主要为发病1小时内,包括患者的呼救、现场抢救、转运、急救复苏和紧急手术。传统模式抢救流程时间长,护理步骤繁琐,组织不协调,难以保证黄金抢救时间的优势,抢救成功率低。多学科联合院内急救团队模式是国内外医学领域的新型模式,通过多学科团队合作,针对疾病制定连续规范和个性化的诊疗方案,能够及时畅通按照规范化院内急救流程快速反应、及时转运、抢救,缩短抢救人员到达现场时间,提高抢救成功率。手麻平台作为医院核心平台,应该及时快速反应,按照规范及时有效救治患者,协调急救团队,提高抢救成功率改善患者预后。

【小结】

多发伤复合伤患者部分表现为创伤性休克,及时准确的判断评估病情,多学科联合紧急救治,能够缩短救治前时间,提高抢救成功率。麻醉医生作为这个团队中的重要一员,在处置这类患者时,根据患者不同病情,选用不同的麻醉方式、措施和用药,迅速恢复患者的有效循环血容量,改善组织和重要器官的灌注,改善缺血缺氧状态,调节内环境稳态,为抢救成功贡献力量。

【专家点评】

为提高创伤性休克患者抢救成功率,患者入院后应通过较为简单的检查方式,迅速准确判断病情,必要时由急诊绿色通道直入手术室进行抢救手术,需多学科会诊紧急手术的应及时上报医务科组织协调。

判定为失血性休克患者,积极行液体复苏,术前准备同时,应根据患者生命体征和化验检查及发病情况等充分评估患者院前失血量,继续失血量,及时联系输血科进行合血等血制品准备。

患者进行液体复苏时,应注意观察尿量,注意电解质变化,查体,必要时利尿,防止组织细胞水肿。

进行液体复苏时应尽量避免使用血管活性药物,否则加重组织器官灌注不足,加重缺氧,持久大量使用可使回心血量减少,外周血管阻力增高,心排量减少,后果严重。

在补碱纠酸过程中及输血时,应密切观察血钾变化。及时监测,根据情况及时准确调整。

(程耀北　张世栋)

病例 133　心脏病患者皮瓣转移术后严重感染的二次手术麻醉处理

【导读】

脓毒症是指因感染引起的宿主反应失调导致的危及生命的器官功能障碍,休克是指机体在各种强烈的致病因素(严重失血、失液、创伤等)的作用下,有效循环血量急剧减少,组织血液灌流量严重不足,引起组织细胞缺血、缺氧,各重要生命器官功能、代谢障碍及结构损伤的病理过程。当脓毒症患者合并严重循环障碍、细胞代谢紊乱、器官系统功能衰竭时,则可诊断为脓毒性休克,脓毒性休克由于合并器官功能的衰竭及严重的循环障碍,其死亡率及不良预后事件的发生率相比于单纯脓毒症更高,对于患者的生存预后质量产生了极为恶劣的不良影响。脓毒性休克定义为脓毒症合并严重的循环、细胞和代谢紊乱,其死亡风险较单纯脓毒症更高。

【病例简介】

患者,70 岁,因"发现左颊溃疡半年,发现左颈部肿物 3 个月"入院。既往史:糖尿病 20 余年,口服血糖控制在 6~7 mmol/L,口服格列齐特缓释片 60 mg,每日 1 次,伏格列波糖 0.2 mg,每日 3 次,甲钴胺片 0.1g,每日 3 次,窦性心动过速,风湿性心脏病病史 18 年,否认高血压病史;否认肝炎、结核病史及密切接触史;2016 年开胸行冠脉搭桥、二尖瓣生物瓣置换、射频消融,术后服用美托洛尔 47.5 mg,每日 1 次,拜阿司匹林肠溶片 100 mg,每日 1 次,匹伐他汀钙 1 mg qn。吸烟史,饮酒史。术前诊断:①颊恶性肿瘤;②左颈部肿物;③风湿性心脏病;④风湿性二尖瓣狭窄;⑤二尖瓣生物瓣置换状态;⑥冠状动脉搭桥术后状态;⑦心律失常;⑧糖尿病。拟施手术:左颊部病损切除术;左下颌骨部分切除术;左颈功能性淋巴结清扫术;带蒂皮瓣制备术;带蒂皮瓣移植术。

第一次手术麻醉评估:ASA III 级。全身麻醉,手术顺利,围术期平稳。患者术后转入 ICU,保留经鼻气管插管,麻醉后尚未完全清醒,间断有躁动。第二天早晨神志清醒,保留经鼻气管插管,切换至持续的气道正压 CPAP 模式,脱机实验 SBT,予肠内营养补充热卡。中午患者切换至高流速湿化氧疗已达 2 小时,连续监测指套氧合始终 >98%。拔除气管插管,当日晚患者心率始终波动在 110 次 / 分以上,且间断出现室上速、房颤、房扑。给予头孢唑啉抗感染治疗,胺碘酮控制心律,后切换成美托洛尔。第三天早晨,患者未诉特殊不适,转出 ICU。7 天后颈前颏下伤口可见脓性渗出。遂急诊二次手术。

手术入室体征:未吸氧血氧饱和度 88%,给 4 L/min 吸氧 30 分钟后血气分析: pH 7.359, PO_2 80mmHg, PCO_2 41.5mmgHg, BE -2mmol/L, HCO_3^- 23.4 mmol/L, SO_2 95%。心电图:房颤、房扑。心率: 155~165 次。体温:触额温正常(无体温监测),呼吸 30 次 / 分,血压 115/75mmHg(1kpa=7.5mmHg),意识清醒,引流黄色脓性液约 300 mL。ASA 分级 IV 级,入室后分次静脉推注艾司洛尔 10 mg/ 次,心率下降不明显。麻醉诱导:利多卡因 30 mg,甲强龙 40 mg,舒芬太尼 15 μg,艾司洛尔 10 mg,咪达唑仑 2 mg,托烷司琼 2 mg,罗库溴铵 50 mg,依托咪酯 8 mg,下颌松弛后经口腔气管插管。诱导后持续低血压,最低至 69/43mmHg,遂减浅麻醉深度,间断二十分钟推注去氧肾上腺素 1 mg/ 次后,血压上升至正常水平。术中持续发作,出现室上速、房颤、房扑,静脉滴注胺碘酮,观察心电图有所改善,作用时间约 0.5 h,心律平稳,心率维持在 110~115 次 / 分。考虑休克,间断给予地塞米松 10 mg 和甲强龙 40 mg。持续输注碳酸氢钠林格注射液,万汶,生理盐水。术中给予抗生素美罗培南抗感染治疗。术中观察病人尿管无尿,适量补液后间隔二十分钟给与呋塞米 10 mg iv 两次。

术后转入 ICU。患者术后体温上升至 38.9 ℃。术前切口处留取细菌培养回报肺炎克雷伯菌、ESBL 阳性,头孢菌素及哌拉西林他唑巴坦耐药,结合患者先前 PCT、WBC 升高,皮肤坏死不能愈合,考虑患者存在重症感染。术后辅助检查:辅助检查:乳酸:1.6mmol/L;白蛋白:28.7 g/L;总胆红素 24.7 μmolL;直接胆红素 14.1 μmol L;葡萄糖:13.10mmol/L;肌酐 39umol/L;肌酸激酶:230U/L;肌酸激酶同工酶 2.9ng/mL;甘油三脂:0.63mmoL/L;总钙:1.76mmol/L;钾:4.0mmol/L;钠:128mmol/L;氯:98mmol/L;凝血酶原时间:167 秒,凝血酶原标准化比值 136,D- 二聚体测定:1120.40ng/mL(FEU);B 型钠尿肽:27.92pg/mL;肌钙蛋白 -I:3 66pg/mL;降钙素原检测:1.09ng/mL;血红蛋白:110 g/L;白细胞计数:13.74×10⁹/L;中性粒细胞百分比 95.30%;血小板计数:85×10⁹/L;尿常规:葡萄糖:4+;酮体:1+。胸腹水常规:白细胞计数(体液):15224×10⁶/L;多形核细胞百分比:98.5%;体液生化:葡萄糖:429mmol/L。收入 ICU24 小时评估 SOFA 评分 9 分。患者术后持续心动过速,频发房颤、房扑,偶发室早,考虑与感染等多重因素相关。评估容量情况,扩容补液。评估感染情况,继续美罗培南抗感染治疗。应用胺碘酮、美托洛尔、西地兰控制心室率。营养支持,输注白蛋白、肠内营养补充热卡。低分子肝素抗凝治疗,胰岛素泵注血糖管理。

【问题】

(一)脓毒症诊断是否成立?

该患者入室时颏前颏下伤口可见脓性渗出,术后体温上升。术前切口处留取细菌培养回报肺炎克雷伯菌,ESBL 阳性,头孢菌素及哌拉西林他唑巴坦耐药,结合患者先前 PCT、WBC 升高,皮肤坏死不能愈合,考虑患者存在重症感染。虽 qSOFA 评分不大于 2 分,但仍疑似脓毒症,$PaO_2/FiO_2=216$ 按 SOFA 评分 ≥ 2,仍支持脓毒症诊断(表 9-0-1、9-0-2)。

表 9-0-1　SOFA 评分标准

系统	0	1	2	3	4
呼吸系统					
PaO_2/FiO_2 [mmHg(kPa)]	≥ 400(53.3)	< 400(53.3)	< 300(40)	< 200(26.7) +机械通气	< 200(26.7) +机械通气
凝血系统					
血小板 (×10³/μl)	≥ 150	< 150	< 100	< 50	< 20
肝脏					
胆红素 [mg/dL(μmol/L)]	< 1.2(20)	1.2~1.9 (20~32)	2.0~5.9 (33~101)	< 6.0~11.9 (102~204)	≥ 12.0(204)

续表

系统	0	1	2	3	4
心血管系统	MAP ≥ 70 mmHg	MAP < 70 mmHg	多巴胺 < 5 或多巴酚丁胺（任何剂量）[a]	多巴胺 5.1~15 或肾上腺素 0.1 或去甲肾上腺素 0.1[a]	多巴胺 > 15 或肾上腺素 > 0.1 或去甲肾上腺素 > 0.1[a]
中枢神经系统					
GCS 评分（分）[b]	15	13~14	10~12	6~9	< 6
肾脏					
肌酐 [mg/dL（μmol/L）]	< 1.2（110）	1.2~1.9（110~170）	2.0~3.4（171~299）	3.5~4.9（300~440）	> 4.9（440）
尿量（mL/d）				< 500	< 200

图 9-0-2　qSOFA 标准

项目	标准
呼吸频率	≥ 22 次 /min
意识	改变
收缩压	≤ 100 mmHg

（二）术中低血压的处理

《中国脓毒症/脓毒性休克急诊治疗指南（2018）》推荐意见 2：脓毒性休克患者的液体复苏应尽早开始（BPS）；对脓毒症所致的低灌注，推荐在拟诊为脓毒性休克起 3 h 内输注至少 30 mL/kg 的晶体溶液进行初始复苏（强推荐，低证据质量）；完成初始复苏后，评估血流动力学状态以指导下一步的液体使用（BPS）。该患者术中诱导后持续低血压，血压最低至 69/43 mmHg，予减少镇痛镇静药物用来适当减浅麻醉深度，予碳酸氢钠林格注射液，万汶，生理盐水持续补液。予美罗培南抗感染治疗。间断二十分钟推注血管活性药物去氧肾上腺素 1 mg/ 次，后血压上升至正常水平。

（三）术中心律失常的对症处理

患者既往风湿性心脏病、风湿性二尖瓣狭窄、二尖瓣生物瓣置换状态、冠状动脉搭桥术后状态。术中持续发作间断出现室上速、房颤、房扑，静脉滴注胺碘酮，观察心电图有所改善，作用时间约 0.5 h，后心律平稳，心率维持在 110~115 次 / 分。患者脓毒症休克经过充分的液体复苏及血管活性药物治疗后，考虑血流动力学仍不稳定，间断静注地塞米松 10mg，甲强龙 40mg。

【小结】

严重脓毒症一直是 ICU 内主要的致死病因之一，病死率高达 15% ~50%。临床中应参照诊断流程尽早发现脓毒症患者，进行程序化和量化的复苏，根据微生物培养结果合理使用抗生素，灵活使用血管活性药物及糖皮质激素等，以支持生命器官的血液灌流和防止细胞损害，最大限度的保护各器官功能，切断可能存在的恶性循环，维持微循环稳态，做好感染性休克患者的围手术期麻醉管理。

【专家点评】

结合病史特点,本例病例主要考虑感染性休克可能性大,入室前期患者处于代偿期的高度危险期,进行麻醉诱导后由于多种药物共同作用,患者出现血流动力学的异常改变,本例病例较为特殊的是进行 qSOFA 评分实际得分并未大于 2 分,结合 PaO_2/FiO_2=216 这一关键数值,仍应支持脓毒症诊断的可能性,且患者实际术中已出现临床用药指征,予以积极补液、抗生素联用激素对症治疗对于改善患者手术质量、提高预后生存率具有临床意义。

在本例麻醉处理病例中,患者既往合并多种高危心脑血管疾病史,需要考虑到利多卡因、艾司洛尔等单一抗心律失常药物对于临床情况复杂的病患是否适用,给予具有四种抗心律失常作用的胺碘酮是具有针对性的个体化用药,结合患者术中存在持续心动过速的特点,考虑在本例病例中使用胺碘酮可以维持转复后房纤颤及房扑动的窦性心律,起到了积极的临床价值。

在高危病例的围术期管理中,除麻醉处理及复苏期间密切监测病情转归情况、药物反应等,还需加强多科室合作共同完成患者全程围术期监护与管理,改善患者住院治疗效果、提高生存预后质量。

（肖　燕　张　钊　张　鹏）

病例 134　肠梗阻病人实施无痛肠镜后发生反流误吸一例

【导读】

消化道内镜诊疗技术是消化道疾病最常用、最可靠的方法,但作为一种侵入性检查也会给患者带来不同程度的痛苦及不适感。随着患者对医疗服务要求的不断提高,对消化内镜诊疗的舒适需求也日益增加。无痛消化内镜检查即清醒镇静内镜检查术,主要是以麻醉药物对中枢神经系统进行轻度抑制,但保留完整的咳嗽、吞咽等保护性反射,进而完成整个消化内镜的检查工作和治疗过程。

目前,无痛消化内镜已广泛应用于我国临床,相比于常规消化内镜检查,无痛消化内镜可显著性提高患者的耐受性,降低心脑血管并发症的发生率。然而因其本质上属于侵入性检查,仍然可能会为患者带来一定程度的影响,在实际的操作过程当中均会有并发症的出现。本次病例为无痛肠镜检查过程中患者发生反流误吸并引发了严重的并发症,意在探讨进行无痛消化内镜前麻醉评估的重要性,以及在内镜操作过程中对发生并发症的预判及应对措施。

【病例简介】

患者男性,68 岁,于三个月前因巨结肠于全麻下行巨结肠切除术。术后仍有腹胀、便秘及腹部阵发性隐痛不适,于一周前腹痛加剧,伴纳差、消瘦。大便未解,但仍能通气。无发热。查体:T 36.6 ℃,P 84 次/分,R 20 次/分,BP 13/9.7 kPa(1 kPa=7.5 mmHg),体重51 kg。患者一般情况差,慢性病容,胸廓对称,心肺无异常,腹部膨隆,腹壁张力较高。B 超检查,腹腔内呈气体反射。腹部 X 平片显示腹部肠管积气,无气液平,考虑为不完全性肠梗阻。实验室检查：尿常规、肝肾功能、血糖均正常。心电图提示：短 P-R 综合征，T 波平坦，心肌缺血。血常规：Hb 101 g/L，电解质：Ca 1.08 mmol/L。遂决定行无痛结肠镜检查以判断肠梗阻部位。

患者进入消化内镜室时意识清楚，监测无创血压及血氧饱和度，测得血压 99/71 mmHg，心率 82 次 / 分，呼吸 20 次 / 分，血氧饱和度 96%。患者术前带有胃管及胃肠减压器。为患者连接经鼻导管吸氧（2 L/分）后，于 11：35 给予舒芬太尼 3 μg，丙泊酚 60 mg，依托咪酯 4 mg，测量血压 92/67 mmHg，心率 77 次 / 分，呼吸 15 次 / 分，血氧饱和度 99%。随后行结肠镜检查，于 8 分钟后追加丙泊酚 15 mg，依托咪酯 1 mg，测量血压 97/71 mmHg，心率 69 次 / 分，呼吸 15 次 / 分，血氧饱和度 98%。内镜医师操作 15 分钟后结肠镜到达回盲部，过程较顺利，术中可见肠道内有粪便，未见梗阻部位。为进一步查明梗阻部位，内镜医生更换结肠镜，改为小肠镜继续进行检查。于 12：00 追加丙泊酚 15 mg，依托咪酯 1 mg，测量血压 96/69 mmHg，心率 68 次 / 分，呼吸 15 次 / 分，血氧饱和度 98%。内镜医生操作小肠镜到达回盲部后继续上行进入回肠，并尝试找到梗阻部位。于 12：05 内镜医生在进入回肠约 20 厘米处发现了梗阻部位，同时患者发生呛咳，胃肠减压器内引出较多胃肠内容物。此时患者血氧饱和度降至 74%，立即为患者清除口腔内异物，吸引出少量异物，性质为胃肠内容物。听诊可闻及左上肺湿啰音，此时患者血氧饱和度在 70%~80% 之间，血压 89/65 mmHg，意识清楚。随后于 12：30 进入复苏室，予面罩吸氧，测血压 93/69 mmHg，心率 86 次 / 分，呼吸 19 次 / 分，血氧饱和度 88%，患者意识清醒。于 13：00 送重症监护室行进一步治疗，离室前测血压 90/61 mmHg，心率 71 次 / 分，呼吸 18 次 / 分，血氧饱和度 88%。

【问题】

（一）无痛消化内镜的适应证与禁忌证

1. 适应证

（1）所有因诊疗需要、并愿意接受无痛苦消化内镜诊疗的患者。

（2）对消化内镜检查有顾虑或恐惧感、高度敏感而不能自控的患者。

（3）操作时间较长、操作复杂的内镜诊疗技术，如内镜下逆行胰胆管造影术（endoscopic retrograde cholangiography，ERCP）、内镜超声（endoscopic ultrasound，EUS）、内镜下黏膜切除术（endoscopic mucosal resection，EMR）内镜黏膜下层剥离术（endoscopic submucosal dissection，ESD）、经口内镜下贲门肌离断术（peroral endoscopic myotomy，POEM）、小肠镜等。

（4）一般情况良好，符合 ASA Ⅰ级（正常健康人）或Ⅱ级（患有不影响活动的轻度系统疾病）患者。

（5）处于稳定状态的 ASA Ⅲ级（患有影响其活动的中、重度系统疾病）或Ⅳ级（患有持续威胁生命的重度系统疾病）患者，可在密切监测下接受无痛苦消化内镜。

（6）婴幼儿及不能配合操作的儿童，上消化道大出血患者可在插管麻醉下行无痛苦消化内镜。

2. 禁忌证

（1）有常规内镜操作的禁忌者。

（2）ASA Ⅴ级患者（病情危重，生命难以维持 24 h 的濒死患者）。

（3）严重的心脏疾病患者，如发绀型心脏病，伴肺动脉高压的先天性心脏病，恶性心律失常，心功能 3~4 级等。

（4）有困难气道及患有严重呼吸道病变（阻塞型睡眠呼吸暂停综合征、张口障碍、颈项或下颌活动受限、病态肥胖，急性呼吸道感染、慢性阻塞性肺疾病急性发作期、未受控制的哮喘等）。

（5）肝功能差（Child–Pugh C 级）、急性上消化道出血伴休克、严重贫血、胃十二指肠流出道梗阻伴有内容物潴留。

（6）严重的神经系统疾病患者（如脑卒中急性期、惊厥、癫痫未有效控制）。

（7）无监护人陪同者。

（8）有药物滥用、镇静药物过敏史及其他麻醉风险者。

（二）常见消化内镜手术的麻醉方法有哪些?

镇静程度分轻度镇静、中度镇静、重度镇静及全麻四个水平。通常一般内镜操作时患者达到中度镇静即可，即为"清醒镇静"。

中度镇静：患者神智淡漠、有意识、对语言和触觉刺激有反应，无需气道干预，心血管功能可维持。中度镇静能降低患者的恐惧，减少不良事件的发生。主要适用于 ASA Ⅰ 到Ⅲ级、能够合作的患者。

深度镇静 / 麻醉：使患者嗜睡或意识消失但保留自主呼吸的浅麻醉。有发生呼吸抑制的可能，应监测呼吸并采用适合消化内镜的辅助给氧及通气设备，如胃镜专用面罩、鼻咽通气道、鼻罩（小号面罩可作为成人鼻罩）等。因未行气管插管或喉罩控制呼吸，主要适用于呼吸功能储备良好的患者和气道可控性强的手术。

气管插管全身麻醉：适用于操作时间长、有潜在误吸风险及可能影响气体交换的消化内镜手术。

（三）肠梗阻是否为结肠镜检查的禁忌证

肠梗阻并非是肠镜检查的禁忌证，但是肠梗阻是否行电子结肠镜的检查是需要进行综合的权衡利弊，因为对肠梗阻的患者往往清肠是不理想的，往往就会出现误诊、漏诊的发生，对于不能做清肠检查的患者就只能进行灌肠的处理，这样肠腔清洁的程度可能会更差，接受肠镜检查更加不容易，如果在患者的 X 片或者 CT 上可以见到明显的液气平面以及肠袢的存在的患者是不适于接受清肠以及肠镜的检查的。

（四）本例患者是否需要进行气管插管

尽管肠梗阻并不是无痛结肠镜的绝对禁忌证，但是本病历有其特殊性存在，即内镜医生在检查过程中已不只是进行了结肠镜的检查，还进行了小肠镜检查。

进行无痛小肠镜检查时，除非患者有麻醉禁忌，否则无论采用经口或经肛途径的小肠镜检查都应在深度镇静 / 麻醉下实施，以避免患者痛苦，获得患者配合。采用经口途径时，宜采用气管内插管全身麻醉，以有效保护呼吸道，避免检查过程中发生反流误吸。在经肛途径时，如果患者有肠梗阻存在或胃内有大量液体潴留，也应采用气管内插管全身麻醉，以免出现意外。故本次病例中麻醉的不足之处在于，当内镜医生更改结肠镜检查为小肠镜时，麻醉医生应及时调整麻醉方式,将深度镇静改为气管插管全身麻醉,以避免反流误吸的发生。

（五）如发生反流误吸时应如何处理

患者一旦发生反流,应立即吸引口咽部;使患者处于头低足高位,并改为右侧卧位,因受累的多为右侧肺叶,此体位可保持左侧肺有效的通气和引流;必要时行气管内插管,在纤维支气管镜明视下吸尽气管内误吸液体及异物,行机械通气,纠正低氧血症。

【小结】

随着消化内镜诊断和治疗技术的飞速发展,消化内镜诊疗的操作复杂多样,消化内镜诊治的病种、手术方式、体位、并发症、气道管理等都具有自身的特殊性。故麻醉医生应在保障患者安全的前提下,通过镇静及麻醉药物等技术手段减少患者的焦虑和不适,从而增强患者对于内镜操作的耐受性和满意度,在满足减轻患者痛苦这一需求的同时还应降低患者在操作过程中发生损伤的风险,防止相关并发症的发生、为术者提供良好的操作条件以及有利于患者术后早期康复。

【专家点评】

肠梗阻病人病情轻重不一,与梗阻部位、程度、时间和原发病有关。低位小肠梗阻可使大量碱性肠液积存于肠腔内,引起肠管扩张,腹内压增高。虽然本病例中术前实行了胃肠减压,但由于结肠镜检查的操作过程中会向肠腔充入大量气体,一旦梗阻解除,梗阻下方肠管内容物极易随增大的肠管内压力及腹内压快速反流。虽然肠梗阻不是无痛结肠镜的绝对禁忌证,但鉴于此项操作引起反流误吸的风险较高,且内镜医生临时更改结肠镜为小肠镜后更增加了反流误吸的风险,

单纯选择保留患者自主呼吸及咳嗽、吞咽等保护性反射是不够的,选择气管插管全麻是十分必要的。

（李　辉　杨　程）

【参考文献】

[1] Orozco VD, Triana SC, Orozco VA.Vasoplegic syndrome in cardiac surgery：Definitions，pathophysiology，diagnostic approach and management[J]. Rev Esp Anestesiol Reanim，2019,66（5）：277-287

[2] Busse LW, Barker N, Petersen C. Vasoplegic syndrome following cardiothoracic surgery-review of pathophysiology and update of treatment options[J]. Crit Care，2020，24（1）：36.

[3] Shankar-Hari M, Phillips GS, Levy ML, et al. Developing a new definition and assessing new clinical criteria for septic shock：for the Third International Consensus Definitions for Sepsis and Septic Shock（Sepsis-3）[J]. JAMA，2016，315（8）：775-787.

[4] Seymourc CW, Liu VX, Iwashyna TJ, et al. Assessment of clinical criteria for sepsis：For the Third International consensus Definitions for Sepsis and Septic Shock（Sepsis-3）[J]. JAMA，2016，315（8）：762-774.

第十章　危重症医学

病例135　高空坠落伤重症患者术后ARDS相关诊治一例

【导读】

急性呼吸窘迫综合征(acute respiratory distress syndrome，ARDS)是一种急性、弥漫性的炎症性肺损伤，为常见的危及人类健康的呼吸危重症之一，尽管经过多年的研究，重症ARDS患者的ICU病死率在30%~40%。ARDS发病机制目前尚未完全阐明，这就要求麻醉医生需要对其病理生理相关知识有充分的了解，能够了解引起ARDS的诱因，以及如何预防和治疗ARDS。

【病例简介】

患者男性，张某，26岁，主因"高空坠落伤"入院。患者既往体健，无过敏史、手术史。平车入院，神志淡漠，意识不清，全身皮肤苍白。初步诊断为失血性休克、右侧距骨开放骨折伴脱位、多发肋骨骨折、多发椎体骨折、骨盆粉碎骨折、左侧尺桡骨干骨折、马尾神经损伤?、全身多发软组织裂伤。入院后给予补液、升压等对症支持治疗后，拟在全身麻醉下右侧跟距关节脱位复位外固定术。

入手术室时患者血压HR 138次/分，Bp 82/50 mmHg，SpO_2 100%。建立静脉通路后给予钠钾镁钙葡萄糖注射液静脉滴注。麻醉诱导前行桡动脉穿刺测动脉压，充分吸氧去氮，麻醉诱导采用咪达唑仑2 mg、芬太尼0.2 mg、依托咪酯15 mg、罗库溴铵50 mg静脉注射，气管插管后行控制呼吸。术中以丙泊酚+瑞芬太尼+顺苯磺酸阿曲库铵持续泵注维持麻醉。术中空气加温毯及液体加温进行保温，间断监测动脉血气。至术毕，术中输血7.5U红细胞、血浆800 mL，术中补液2000 mL，失血量600 mL，尿量700 mL，手术时间4 h。术毕送至复苏室，HR 118次/分，Bp 87/40 mmHg，$SpO_2$100%。

入PACU后，患者得普利麻+右美托咪定+布托啡诺联合镇静状态。呼吸机模式：Vt 520 ml，PEEP 5 cm H_2O，PASB 7 cm H_2O，f 14次/分，FiO_2 40%。查动脉血气分析：pH 7.194，氧分压163 mmHg，二氧化碳分压45 mmHg，动脉血氧饱和度99.6%，BE -7.5 mmol/L，乳酸7.7 mmol/L，Hg 73 g/L。继续输注RBC 2U纠正贫血，给予头孢哌酮3 g，每8 h 1次抗感染，甲强龙40 mg，每日1次，减轻炎症反应，奥美拉唑40 mg，每日1次，抑酸，乌司他丁30万IU，每12h 1次，抑制炎症反应，补充白蛋白等对症治疗。继续呼吸机支持，间断雾化排痰。PACU第二日，患者逐渐苏醒，神志清楚，轻躁动，自主呼吸存，继续得普利麻+右美+布托啡诺联合镇静。听诊：左肺呼吸音清，右肺呼吸音粗。更改呼吸机模式：Pinsp 15 cm-H_2O，PEEP 5 cm H_2O，PASB 7 cmH_2O，FiO_2 60%。查动脉血气分析：氧分压89.9 mmHg，氧合指数为150；胸CT示双肺炎症、双侧胸腔积液伴双下肺膨胀不全，可诊断为ARDS。继续呼吸机辅助通气、间断雾化吸入、定期脱机锻炼自主呼吸、抗感染治疗。PACU 第六日,拔管后高流量吸氧,FiO$_2$ 60%,50 L/min,查动脉血气分析:氧分压 140 mmHg。PACU 第十日,患者改为鼻导管吸氧,FiO$_2$ 30%,氧分压 83.9 mmHg。该患者病情趋于稳定,于 PACU 第十二日转回骨科病房继续下一步治疗。

【问题】

（一）ARDS 的发生原因、临床表现及诊断

1. 病因中包括肺内原因和肺外原因两大类。

（1）肺内原因包括:肺炎、误吸、肺挫伤、淹溺和有毒物质吸入。

（2）肺外因素包括:全身严重感染、严重多发伤(多发骨折、连枷胸、严重脑外伤和烧伤)、休克、高危手术(心脏手术、大动脉手术等)、大量输血、药物中毒、胰腺炎和心肺转流术后等。

2. 临床表现　急性呼吸窘迫综合征起病较急,可为 24~48 小时发病,也可长至 5~7 天。主要临床表现包括:呼吸急促、口唇及指(趾)端发绀、以及不能用常规氧疗方式缓解的呼吸窘迫(极度缺氧的表现),可伴有胸闷、咳嗽、血痰等症状。病情危重者可出现意识障碍,甚至死亡等。体格检查:呼吸急促,鼻翼扇动,三凹征;听诊双肺早期可无啰音,偶闻及哮鸣音,后期可闻及细湿啰音,卧位时背部明显。叩诊可及浊音;合并肺不张叩诊可及实音,合并气胸则出现皮下气肿、叩诊鼓音等。

3. ARDS 诊断

（1）起病时间:已知临床病因后 1 周之内或新发 / 原有呼吸症状加重。

（2）胸部影像:胸片或 CT 扫描,可见双侧阴影且不能完全用胸腔积液解释、肺叶 / 肺萎陷、结节。

（3）肺水肿:其原因不能通过心衰或水负荷增多来解释的呼吸衰竭;如果有危险因素,就需要客观评估排除静水压水肿。

（4）缺氧程度:轻度,200mmHg<PaO$_2$/FiO$_2$ ≤ 300mmHg,PEEP 或 CPAP ≥ 5cmH$_2$O;中度,100mmHg<PaO$_2$/FiO$_2$ ≤ 200mmHg,PEEP ≥ 5cmH$_2$O;重度,PaO$_2$/FiO$_2$ ≤ 100mmHg,PEEP ≥ 5cmH$_2$O。

（二）ARDS 患者呼吸支持策略

（1）对于轻度 ARDS 初始治疗可在严密监控下首选无创通气或高流量氧疗。无创正压通气可改善急性低氧血症患者早期的氧合情况,但由于疾病的严重程度、病人的依从性差、技术问题等,非侵入式通气往往会失败。为提高患者的救治率,现提倡头盔式代替面罩式无创机械通气,可显著降低 ARDS 的气管插管率和 90 天病死率。高流量氧疗也可降低 ARDS 的气管插管率和病死率。在中度 ARDS 患者中,简化急性生理学评分(SAPS II)< 34 且并不是由肺炎引起的 ARDS 年轻患者可选用无创通气。在进行无创通气呼吸支持的过程中,一定要在严密的监控下进行,一旦患者的病情恶化,立即改用其他呼吸支持。

（2）对于中重症 ARDS 患者仍首选有创机械通气。ARDS 机械通气时,容量控制通气(VCV)和压力控制通气(PCV)对 ARDS 患者的结局没有差别。临床医务人员可根据自己的经验选择据自己的经验选择 VCV 或 PCV,但更为重要的是应仔细地评估患者病情并进行个体化的参数,但更为重要的是应仔细地评估患者病情并进行个体化的参数设置,如 VT、PEEP、平台压、吸气流量、吸气时间和 FiO_2 等。保持氧合目标为 PaO_2 70~80mmHg 或者 SaO_2 92%~97% 即可,以避免高氧血症导致不良后果;一旦氧合改善,应及时降低 FiO_2。临床中,对于严重的低氧血症,为达到该氧疗目标可能需进行高浓度吸氧,甚至需调节至100%。此时虽有可能会出现氧中毒,但目前未有临床研究证实单独高浓度吸氧会加重 ARDS 肺损伤,而不及时纠正严重的低氧血症会危及患者的生命安全。此外,一些已发表的大规模临床研究也提示,当患者出现严重低氧血症时上调 FiO_2 不会增加患者的病死率。因此,当 ARDS 患者出现危及生命的低氧血症时,应积极上调 FiO_2 维持基本氧合(SaO_2 92%~97% 和 PaO_2 70~80 mmHg),保证机体氧供。另外,对于不同病情的 ARDS 患者,氧疗目标的设定还应根据患者是否存在组织缺氧的危险因素进行适当调整,如血色素下降、血容量不足和心输出量降低等。

(三)ARDS 保护性通气策略及俯卧位通气

小潮气量通气策略的实施可参考 ARMA 研究的设置方法。逐渐降低 VT 水平至 6 mL/kg(理想体重)。理想体重的计算方法:男性:理想体重(kg) = 50+0.91 × [身高(cm)-152.4];女性:理想体重(kg) = 45.5 + 0.91 × [身高(cm)-152.4]。调节潮气量后,应注意监测平台压大小,目标水平应低于 30 cmH_2O。(避免自主呼吸干扰)若平台压 ≥ 30 cmH_2O,应逐渐以 1 mL/kg 的梯度降低 VT 至最低水平 4 mL/kg。降低 VT 后应逐渐增加呼吸频率以维持患者分钟通气量,呼吸频率最大可调节至 35 次 /min,同时应注意气体陷闭的发生。允许性高碳酸血症。虽然大多数研究采用 6 mL/kg 的 VT 为小潮气量通气的标准,但对于重度 ARDS 患者, 6 mL/kg 的 VT 仍可能会加重肺损伤的发生,其原因可能是由于不同 ARDS 患者正常通气肺组织容积差异较大,因而会出现同一 VT 通气时不同 ARDS 肺组织所受应力水平存在显著差异。因此, ARDS 患者潮气量的选择应强调个体化,应综合考虑患者病变程度、平台压水平(低于 30 cmH_2O)、胸壁顺应性和自主呼吸强度等因素的影响。

中重度 ARDS 患者可使用俯卧位通气。俯卧位通气可以降低 ARDS 患者 28 天病死率。延长俯卧位通气时间(大于 12 小时)和采用肺保护性通气策略可以降低 ARDS 患者随访结束时的病死率。俯卧位通气扩张肺泡具有时间依赖性,俯卧位通气时间与病死率呈一定的负相关,应尽量延长俯卧位通气时间。压疮和气管插管堵塞是常见并发症,实施俯卧位时应加强监测。同时要注意俯卧位通气的禁忌证:开放性腹痛、不稳定骨盆骨折、脊柱损伤等,并应由专业人员实施。

(四)肺复张方法及 PEEP 的选择

在选择 PEEP 前先进行肺复张(RM)。RM 是指通过短暂地增加肺泡压和跨肺压以复张萎陷肺泡,从而达到显著改善氧合的一种方法。RM 是治疗 ARDS 患者的重要手段。RM 可以降低 ARDS 患者的 ICU 病死率,亦有降低住院病死率和 28 d 病死率的趋势;在重要指标中, RM 还可以降低严重低氧事件发生的风险,且不会增加气压伤的发生风险,对机械通气时间、ICU 住院时间和住院时间都无明显影响。临床上常用的肺复张方法包括:①控制性肺膨胀（SI）/CPAP 法：CPAP 水平 30~50 cmH$_2$O，维持 20~40 s；②压力控制通气法：压力控制通气模式，调节吸气压 10~15 cmH$_2$O 和 PEEP 25~30cmH$_2$O，使峰压达到 40~45 cmH$_2$O，维持 2 min；③叹气法（Sign）：每分钟 3 次连续的叹气呼吸，叹气呼吸时调节潮气量使平台压达到 45 cmH$_2$O；④增强叹气法：分钟 3 次连续的叹气呼吸，叹气呼吸时调节潮气量使平台压达到 45 cmH$_2$O；⑤间断 PEEP 递增法：间断（每分钟连续 2 次）增加 PEEP 水平至预设水平。

　　PEEP 的选择应根据气体交换、血流动力学、肺复张潜能、呼气末跨肺压和驱动压。高水平轻度 ARDS 患者应避免使用高水平 PEEP 治疗，于中重度 ARDS 患者早期可采用较高 PEEP（>12 cmH$_2$O）治疗。PEEP（>12cmH$_2$O）不能改善整体 ARDS 患者的病死率，但可能有益于中重度 ARDS 患者。建议根据肺的可复张性调节 PEEP 水平，因为不同 ARDS 患者肺组织的可复张性差异较大。若 ARDS 患者出现了下列情况之一，即可认为肺可复张性高：① PaO$_2$/FiO$_2$<150 mmHg（PEEP = 5 cmH$_2$O）；② PEEP 由 5 cmH$_2$O 增加至 15 cmH$_2$O 20 min 后，患者出现两种或以上的下述情况：PaO$_2$ 增加、呼吸系统顺应性增加和死腔量降低。对于肺泡可复张性较差的患者，高 PEEP 可能会导致正常肺泡的过度牵张，加重肺损伤，此时应给予低水平 PEEP 治疗；相反，对于肺泡可复张性高的患者，高 PEEP 能复张萎陷肺泡，减轻肺组织剪切伤和应变，应给予高水平 PEEP 治疗。

　　【小结】

　　经过 50 余年的大量动物及临床试验使 ARDS 的治疗有了一定进步，降低了病死率。ARDS 治疗的核心是保证基本氧合目标的情况下尽量减少机械通气相关的肺损伤、小潮气量通气、氧合目标确定、恰当 PEEP 水平及辅助治疗如俯卧位通气应根据不同患者情况个体化治疗。

　　【专家点评】

　　本例患者在严重创伤之后由于多发肋骨骨折，失血性休克，大量输血后在术后 24 小时即出现了急性呼吸窘迫综合征（ARDS），在 AICU 主要通过常规的 ARDS 治疗手段，如呼吸机辅助通气、经鼻高流量吸氧治疗，同时复合抗炎、感染等治疗而成功脱机拔管转回普通病房。

　　围术期全身严重感染、严重多发伤（多发骨折、连枷胸、严重脑外伤和烧伤）、休克、高危手术（心脏手术、大动脉手术等）、大量输血、和心肺转流术后常易发生 ARDS。其诊断标准主要是：急性发作（7 天内新发或恶化的呼吸系统症状）；双肺透亮度降低，且不能完全用胸腔积液、肺叶不张或结节解释；低氧血症；存在导致 ARDS 的危险因素（若没有确定的危险因素，需要排除心衰作为病因）；不完全是心脏原因。

　　ARDS 的治疗主要是呼吸支持治疗。轻度 ARDS 初始治疗可在严密监控下首选无创通气或高流量氧疗；对于中重症 ARDS 患者仍首选有创机械通气。目前已被广泛接受，以潮气量小于 6 mL/kg 理想体重和平台压力小于 30 cmH$_2$O 为目标的肺保护性通气策略已经成为 ARDS 治疗的标准方案。PEEP 是在呼气末暂停期间保持一定程度肺充气的压力。增加 PEEP 可以升高平均气道压，通常会改善氧合。呼气相保持肺充气还可以减少被称为萎陷伤的呼吸过程中周期性的肺泡塌陷和开放的剪切力。常用的 PEEP 选择方法是根据患者所需吸入氧浓度匹配对应的 PEEP,但 PEEP 的个体化设定建议根据肺的可复张性调节。

俯卧位也是 ARDS 治疗中一项被推荐的治疗手段。从得出俯卧位患者可以得到氧和改善的观察性研究发表开始,生理学家进行的研究确认了这种改善的包括降低腹侧和尾侧通气分布差异、改善水肿肺密度分布等在内的几种机制。病理生理学认识的演变在一系列随机试验研究中得到了证实,虽然这些研究中没有一项证实俯卧位的生存益处,但事后分析结果表明,俯卧位结合低膨胀通气和较长时间的应用对最严重的低氧血症患者有潜在益处。基于这些发现在中重度 ARDS 患者中进行的每天大于 12 个小时俯卧位通气显示出了有统计学意义的生存益处。对于符合标准(PaO_2/FiO_2 持续 <150 mmHg)且无禁忌证的患者应积极考虑进行俯卧位通气。

（丁　梅　刘伟华　喻文立）

病例 136　危重心肌梗死患者 ECMO 辅助治疗一例

【导读】

静脉 - 动脉体外膜肺氧和(venoarterial extracorporeal membrane oxygenation,VA-EC-MO)是一种用于治疗由严重心肺功能不全如严重的心源性休克、心脏骤停等引起的血流动力学不稳的重要手段. 其也被认为是一种体外心肺复苏(extracorporeal cardiopulmonary resuscitation,E-CPR),用于保证严重心源性休克时重要脏器的供血,同时给顿抑心肌的复苏赢得了宝贵的时间。对于严重的心肌梗死后心源性休克患者来说,药物对症支持治疗及血管再通非常重要,但是如果在充分的药物治疗下,血流动力学仍然不稳,此时往往需要体外循环支持, VA-ECMO 是一种重要的体外支持手段,能够改善患者的循环血压,保证组织灌注,减少心脏负荷,降低心肌耗氧量,并最终缩短顿抑心肌的恢复时间。

【病例简介】

患者,男性,39 岁,2021 年 5 月 19 日因"意识丧失 1 小时"入院。入院诊断:急性冠脉综合征;心源性休克;心功能 IV 级。紧急于心内导管室行造影检查提示:左主干完全闭塞;右冠脉近段至远段弥漫病变,狭窄 60%~80%。患者冠脉病变严重,合并心源性休克,病死率极高,无法立即行经皮冠状动脉介入(PCI)术,在主动脉内球囊反搏(IABP)术辅助下循环仍不稳定,生命体征难以维持。患者逐渐发生意识淡漠、皮肤湿冷、呼吸浅快、口唇发绀,血压(BP)、脉搏血氧饱和度(SpO_2)下降, BP 最低至 8.78/2.79 kPa(66/21 mmHg)。立即进行气管插管行机械通气,紧急建立 ECMO 进行心肺功能支持, ECMO 采用股静脉 - 股动脉(V-A)模式。ECMO 管路预充,超声引导下血管穿刺、置管,体外循环建立用时约 30 分钟。过程顺利,未发生出血、血栓等并发症, ECMO 流量控制在 2.8~3.0 L/min,吸入氧浓度(FiO_2)60%,体温 36.5 ℃。当日晚于 IABP、ECMO 辅助循环下转运至复苏室继续治疗,患者左主干完全闭塞,未予完全开通,心源性休克、心功能极差。予以血管活性药物 +IAB-P+ECMO 维持循环,硝酸异山梨酯扩冠治疗,多巴胺 5 μg/(kg·min)+ 去甲肾上腺素 0.12 μg/(kg·min)泵注。持续泵入肝素维持激活全血凝固时间(ACT)在 150~200 秒之间,每日床旁超声心动图评估心功能,每 6 小时一次监测心肌酶直至峰值,同时加强气道管理、监测胸片、预防肺水肿发生。

ECMO 支持治疗第三日，患者突发躁动，立即增加镇静药物剂量。见患者左侧 IABP 穿刺点渗血明显，范围较广，髂前上棘连线水平以下、髋部左侧、右侧至阴囊及上方皮肤肿胀、皮肤张力高，患者突发 BP 下降，最低至 5.59/3.06 kPa（42/23 mmHg），心率（HR）增快（最快至 144 次 / 分），急查血气分析血红蛋白（Hb）浓度为 5.8 g/dL。将 ECMO 流量从 2.0 L/min 提高至 3.3 L/min，患者 BP 提升不明显，管路抖动增强。紧急联系多学科会诊，考虑可能原因为左侧腹股沟穿刺部位活动性出血，积极调整血管活性药物，输注红细胞及冰冻血浆，持续局部加压处理。次日凌晨心内科与血管外科联合会诊后，拔除 IABP。拔除 IABP 后，穿刺点持续加压包扎，患者左侧腹股沟区、阴囊处肿胀，皮肤张力高，较前无明显改善，肿胀范围未见继续扩大。监测凝血功能提示 APTT>400 秒，凝血酶原时间（PT）为 300 秒，国际标准化比值（INR）为 3.7。

共输注悬浮红细胞 8U，冰冻血浆 990 mL。ECMO 高流量辅助，多巴胺、去甲肾上腺素用量增加，患者循环仍不稳定。监护提示：HR 136 次 / 分，BP 10.78/8.25 kPa（81/62mmHg），SpO_2 100%。床旁心脏超声提示：心功能较前改善，EF 为 59%。治疗措施包括呼吸机保护性通气策略，适时锻炼自主呼吸；每日出入量负平衡，间断利尿，保护肾功能；保肝、抑酸治疗等。

ECMO 支持治疗第九日，拟转往心内导管室行冠脉造影检查，出室前监护显示：HR 94 次 / 分，BP 14.76/7.58 kPa（111/57 mmHg），SpO_2 100%。患者在 ECMO+ 呼吸机支持下进行转运，但途中突发 BP、SpO_2 下降，最低降至 79%，立即整呼吸机参数，增加去甲肾上腺素泵注速率，但改善效果不明显。于是决定患者立即转回复苏室，急查心电图、心肌酶、动脉血气、床旁心脏超声。强心、利尿对症处理后 BP 为 14.63/9.31 kPa（110/70 mmHg）左右，SpO_2 持续在 90% 左右，氧合指数 <100，床旁胸片提示：双肺纹理增粗，肺门增宽，双肺多发斑片影。于左侧颈内静脉穿刺置管，将 V-A ECMO 模式转为 VA-VECMO 模式，增加上半身氧供，提高冠脉和脑组织循环的氧含量，SpO_2 可维持在 95% 左右，氧合指数也有所改善。

第 15 日 ECMO 辅助下行冠脉造影 +PCI 术。冠脉造影显示：左主干狭窄 50%~80%，前降支开口至近段狭窄 80%，回旋支、中间支及右冠狭窄 50%~70%，左主干及前降支共植入支架 2 枚。监护显示：HR 115 次 / 分，BP 11.97/9.31 kPa（90/70 mmHg），SpO_2 99%。第 16 日 ECMO 流量降低至 1.5 L/min，FiO_2<30%，左室射血分数 LVEF 52%，MAP >7.98 kPa（60 mmHg）。顺利撤除 ECMO。患者间断发热，体温最高 >39 ℃，血培养、肺泡灌洗液及痰培养回报均符合导管相关性脓毒血症诊断，患者右侧腹股沟伤口处可挤出脓性分泌物，留培养并局部清创，拆除皮肤伤口缝线，定时换药。逐渐减少镇静药物用量，抗感染治疗，定期伤口换药。患者生命体征平稳，精神可，可遵嘱活动，患者最终顺利出院。

【问题】

（一）ECMO 患者如何实施镇静镇痛

2017 年刊登在《中华医学杂志》的《中国心脏重症镇静镇痛专家共识》指出：

（1）ECMO 开始 12~24 小时患者需充分镇静，避免自主呼吸在置管时造成空气栓塞；减低代谢率;保证静脉引流量;减少置管侧肢体体动。

（2）亚低温治疗期间,如患者存在低血压,应用小剂量咪达唑仑,同时使用镇痛药（芬太尼或瑞芬太尼）。

（3）体外膜肺氧合辅助心肺复苏（ECPR）后亚低温治疗期间有效镇静镇痛;ECMO早期应适当采取深镇静;ECMO期间平稳可采取浅镇静;清醒ECMO要严格把握适应证。

（二）出血与血栓并发症的预防和处理

ECMO支持期间患者凝血功能的紊乱使各种类型的出血成为其最常见的并发症之一。根据体外生命支持组织（ELSO）的数据,最常见的出血部位包括:置管部位、手术切口和颅内。而对于血栓形成,其发生的准确概率并不清楚,一项回顾性分析发现13.6%的患者发生明显的血栓栓塞事件,但ECMO死亡患者尸检的血栓检出率远高于临床检出率。氧合器是最容易发生血栓的部位,ELSO的数据显示氧合器血栓见于12.9%的成人患者和10.4%的儿童患者。死亡患者的尸检分析提示,颈静脉、股静脉等深静脉和脾、肾、脑等重要器官也是血栓形成的常见部位,但这些血栓很难被临床检出。

合理的抗凝方案也许有助于减少出血和血栓事件的发生,然而目前依旧没有得到公认的抗凝方案。对于是否需要常规使用系统性抗凝也存在一些争议。有回顾性研究发现,VA-ECMO支持的患者即使不进行系统性抗凝,其血栓形成风险和总体死亡率也并不会升高,同时总体并发症发生率明显降低,因此有临床中心提出VA-ECMO支持期间若没有其他需要抗凝的指征则可以不用系统性抗凝.然而这一结论还需要更大规模的研究做进一步验证。

对策:具有置入指征时,尽早置入ECMO,避免在多器官功能衰竭后置入;置管时应规范外科操作,严格外科止血,合理使用抗凝方案;定时检测患者的凝血功能,严格监测ECMO管道和患者血流动力学情况,预防出血和血栓形成。

（三）ECMO患者抗凝管理

ECMO建立后合理的抗凝方案有助于减少出血和血栓事件发生,但是目前没有得到公认的抗凝方案。

1. **药物选择方面** 该病例常规应用普通肝素进行系统性抗凝,但肝素效果不稳定,可能导致获得性抗凝血酶缺陷和肝素相关的血小板减少症等问题。

2. **凝血功能监测** 主要依赖ACT数值,更可靠的做法是联合多种实验室指标进行监测,最常用的为APTT、ACT及抗凝血因子Xa水平,同时监测血栓弹力图（TEG）分析患者整体的凝血系统和血小板的功能。

3. **抗凝实施方案** 2017年,体外生命支持组织（ELSO）发布的"体外生命支持通用指南"推荐,在不能通过其他措施控制出血时,可在不进行全身抗凝的情况下管理ECMO,在无全身抗凝患者中,血流量应维持在较高水平。

减少出凝血并发症的发生最主要举措是预防,日常管理ECMO的过程中尽量避免侵袭性操作,如气道吸痰尽量轻柔,积极监测各项凝血指标,密切观察患者出凝血情况等。对待凝血功能紊乱的患者,及时输注新鲜冰冻血浆、血小板、红细胞、冷沉淀等,维持血小板计数

$>50 \times 10^9$/L，Hb 维持在 80~100 g/L。但是目前依然没有公认的抗凝方案，需要根据患者情况进行个体化治疗。

（四）南－北综合征（Harlequin）的概念和处理方案

当患者左心室功能障碍改善而肺功能恶化时，左上肢及下半身 SpO_2 可达 100%，冠状动脉、脑和右侧上半身动脉氧合降低，这种差异性低氧在临床上称为 Harlequin 综合征。

处理方法如下：①增加 ECMO 流量，增加呼气末正压数值，使大部分静脉血经 ECMO 系统氧合后回输；②增加呼吸机吸入氧浓度；③改为 VA-V ECMO 辅助，将氧合血输入到右心房，以增加左心的血氧含量；④心功能基本恢复，而呼吸功能仍未完全恢复，可考虑转为 V-V ECMO 辅助。考虑患者诊断为"Ⅰ型呼吸衰竭；成人急性呼吸窘迫综合征（ARDS）"，行 V-A-V ECMO 转流后患者氧合改善，氧合指数在 100~150。

（五）ECMO 治疗期间发生感染的处理原则

侵入性的操作加上自身危重的病情让接受 ECMO 支持的患者成为院内感染的高发人群，总体而言其感染率高于其他危重患者。病原菌以凝固酶阴性的葡萄球菌、念珠菌、肠杆菌和铜绿假单胞菌最为常见。院内感染的发生普遍与 ECMO 支持时间延长相关，其危险因素包括患者年龄（年龄越大感染风险越高）、出血并发症的发生等，且大部分研究提示 VA-ECMO 模式下更容易发生感染。虽然支持证据不足，但预防性使用抗生素还是目前常用的感染预防手段。然而有研究指出，ECMO 置管前预防性使用抗生素并不能降低感染风险。ELSO 的感染性疾病特别小组也并不推荐在 ECMO 支持期间常规预防性使用抗生素，若需在置管时预防性使用抗生素，可以单剂给药或连续给药不超过。同时又考虑到中心置管的患者纵隔感染的风险很高，因此对这类患者预防性使用抗生素是可接受的。目前并不推荐预防性抗真菌治疗，除非有特殊的危险因素（如明显免疫抑制或多种抗生素联用患者）。

对策：不推荐长时间预防性使用抗生素，使用时间不宜超过置管后 24 h，中心置管患者除外；若怀疑感染应尽可能明确感染部位并做病原培养，尽可能在药物敏感试验的指导下用药。

（六）ECMO 联合 IABP 治疗意义

在 ECMO 辅助循环的患者中使用 IABP 可以降低左心室后负荷和肺动脉闭塞压力，减少肺水肿发生率，增加冠状动脉、脑血供，显著提高辅助效果。目前各大指南将主动脉球囊反搏（IABP）作为 1 类推荐，治疗急性心肌梗死后心源性休克的患者。然而最近一项大规模随机多中心的临床研究显示，IABP 并不能显著减低急性心肌梗死后心源性休克患者 30 d 病死率。虽然各项实验及临床研究均表明，IABP 可以减少心脏后负荷，并通过提高主动脉根部的舒张压，增加冠状动脉血流，但是 IABP 的长期效果仍有争议。究其原因，可能与 IABP 不能改善心脏前负荷及心搏出量有关。而 ECMO 在卸载心脏前负荷及维持组织灌注方面作用尤为显落，但有增加心脏后负荷的弊端。因此，两者联合可能会有较好的应用前景。但目前仍缺乏大规模的随机对照研究及 Meta 分析。一项回顾性研究表明，对于心肌梗死后心源性休克并接受 PCI 患者而言，IABP 联合 ECMO 与单独运用 IABP 相比，前者可能会改善患者 30 d 及 1 年的生存率。

【小结】

对于急性心肌梗死后心源性休克的治疗,恢复并维持血压和组织灌注压,挽救濒危心肌和限制梗死范围,是处理的首要目的。ECMO 可以通过循环支持提高收缩压、舒张压、平均动脉压及冠状动脉前降支流量来达到恢复并维持血压和组织灌注压的目的;其次,ECMO 通过卸载前负荷减轻 LVEDP、左心房压,从而减少左心室作功,使顿抑的心肌及早恢复,并最终改善心脏舒缩功能。一些临床研究提示,ECMO 能够提高心肌梗死后心源性休克患者(不管期间是否进行了经皮冠状动脉介入治疗)的生存率,且早期使用,获益更大。但是目前仍缺乏大规模随机对照研究。

【专家点评】

未来在 ECMO 并发症防治方面的研究主要有三个方向:并发症相关危险因素、ECMO 支持患者管理规范和 ECMO 相关技术的革新。首先,现有研究已强烈提示某些患者相比其他患者更易发生某些并发症,如何在早期,甚至在 ECMO 启动前识别这些患者,对于是否启动 ECMO 支持或是否采取针对性预防措施的决定都具有重要意义。其次是对患者管理规范的研究,比如对 ECMO 支持期间抗凝方案的研究仍是目前的热点,最佳抗凝药物、最佳抗凝目标和监测方法等都是有待回答的问题。最后,从 ECMO 的发展历程来看,技术上的革新是减少并发症的核心,未来亦是如此。如针对出血和血栓形成,研发新一代的内皮化的血液接触界面有望减小甚至消除抗凝需求,从而有可能在降低出血风险的同时不增加血栓形成的概率。相信在不久的将来,将会有更多的患者从这些新兴的技术中获益。

在 ECMO 辅助救治急性心肌梗死患者中积累大量临床经验,这个病例在 ECMO 辅助治疗期间意外情况较多,例如穿刺点渗血、导管内感染等。建立 ECMO 只是这类患者治疗的第一步,管理好 ECMO 才是后续治疗的重点。当然复盘该病例,发现其中还有一些值得改进之处,例如抗凝管理、ECMO 治疗期间感染防治等等,建立 ECMO 管理流程也需要麻醉科医师在其中发挥重要作用。

(芦树军 李津源 喻文立)

病例 137 自身免疫性脑炎致癫痫持续状态一例

【导读】

癫痫持续状态(status epileticus SE)是指持续达 5 分钟以上的癫痫临床发作和(或)电生理异常放电,或者反复不连续性癫痫发作不伴有意识恢复。因反复的放电可在短至 5~20 分钟内引起不可逆的神经元损伤, 60 分钟后通常出现细胞死亡,因此癫痫持续状态需要作为医疗急症来治疗。诱发癫痫持续状态的病因不尽相同,采取有效方法尽快终止癫痫发作和脑电图的痫样放电是降低死亡率和改善预后的关键。这就要求神经内科和重症医生对癫痫持续状态的相关知识有充分的了解,在探查病因的同时,迅速控制癫痫症状。

【病例简介】

患者女性, 28 岁,主因"发热、头痛、呕吐 5 天,意识不清伴肢体抽搐 6 小时"入院。既往体健,近期无疫苗接种。患者于入院前 5 天淋雨后出现发热、头痛、恶心、呕吐,就诊于我院发热门诊,给予奥司他韦抗病毒、散利痛治疗,病情未见好转。入院前 6 小时患者出现意识丧失伴肢体抽搐,牙关紧闭,面色青紫,无二便失禁,抽搐症状持续约 2~3 分钟自行缓解,遂拨打 120。120 到达现场,进行检查过程中,患者再次发作抽搐,给予地西泮 10 mg 肌肉注射后症状缓解,送至我院急诊,完善血液化验、头 CT、头 MRI 检查均无明显异常,急诊就诊过程中共抽搐 3 次,后收入神经内科病房。入院时查体:体温:37.5 ℃,脉搏:94 次 / 分,呼吸:21 次 / 分,血压:107/61 mmHg。意识浅昏迷(镇静状态),不能言语。脑膜刺激征(-),无眼震。四肢肌力不合作,四肢肌张力减低。四肢腱反射(++),双巴氏征(-)。

入院初步诊断:①发热、抽搐待查:颅内感染? 自身免疫性脑炎? ;②癫痫持续状态;③呼吸衰竭。

入院后实验室检查:血液化验:血常规: WBC $7.96 \times 10^9/L$, Hb 113 g/L, PLT $124 \times 10^9/L$;生化: Na 136 mmol/L, K 3.56 mmol/L, Cl 99.8 mmol/L, Ca 1.76 mmol/L, P 0.71 mmol/L, Mg 0.86 mmol/L, ALB 32.9 g/L, Cr 78μmol/L, ALT 34U/L, AST 30U/L, TBIL 2.7μmol/L;降钙素原 0.23ng/mL;C 反应蛋白 8.7 mg/L;腰穿结果:脑脊液压力 130 mmH_2O,白细胞 $0/mm^3$,脑脊液蛋白 54.9 mg/dL,葡萄糖 4.34mmol/L,脑脊液病原微生物二代基因测序(-),自身免疫性脑炎相关抗体(-)。

初始治疗:吸氧;控制癫痫,给予丙戊酸钠、托吡酯、地西泮三联;脱水;抗感染;人免疫球蛋白。入院第 2 天,患者癫痫反复发作,呼吸浅弱,血氧饱和度降低至 88%,给予气管插管后转入重症医学科。

转入 ICU 后治疗:监测生命体征及脑电双频指数(BIS)、机械通气、亚低温、丙戊酸钠 + 托吡酯 + 苯巴比妥 + 咪达唑仑 + 丙泊酚控制癫痫、人免疫球蛋白 20 g×5 天,地塞米松 10 mg(每日 1 次)、抗病毒治疗等。治疗入院第 6 天,患者病情恶化,癫痫发作频繁 >6 次 / 天,每次都是强直 - 阵挛发作,抗癫痫治疗随之调整:咪达唑仑和丙泊酚加量,加用艾司氯胺酮,维库溴铵。此时控制癫痫方案:丙戊酸钠 + 托吡酯 + 苯巴比妥 + 咪达唑仑 + 丙泊酚 + 艾司氯胺酮。入院第 8 天,癫痫症状逐渐缓解。复查腰穿:脑脊液压力 140 mmH_2O,白细胞 $2/mm^3$,脑脊液蛋白 26 mg/dL,葡萄糖 3.54 mmol/L,病原微生物二代基因测序(-),自免脑相关抗体(-);复查头 CT(-);血免疫相关化验:抗双链 DNA 定量(+)、抗核抗体定量(+)、抗干燥综合征 Ro60(+)、抗干燥综合征 Ro52(+)、抗线粒体 M2 抗体(+);B 型流感抗体阳性、肺炎支原体抗体弱阳、嗜肺军团菌弱阳性。入院第 15 天气管切开、脱机,抗癫痫药物逐渐减量。入院第 20 天头 MR 提示双侧外囊、双侧海马信号增高,可疑自身免疫性脑炎或病毒性脑炎;脑电图提示:监测过程中可见后头部稍多中波幅尖波和尖慢复合波出现。入院第 20 天再次给予人免疫球蛋白 20 g×5 天;入院第 26 天甲强龙 1 g×3 天,甲强龙 500 mg×3 天,甲强龙 240 mg×3 天;入院第 35 天血浆置换 2000 mL/ 次,共 5 次。入院第 36 天神志好转,入院第 40 天神志清楚,转回神经内科继续治疗。

【问题】

（一）自身免疫性脑炎的诊断和鉴别诊断？

自身免疫性脑炎，也称自身免疫性脑病（autoimmune encephalopathy，AE）泛指由于免疫系统对中枢神经系统抗原产生免疫反应而导致的一类脑部损害。主要包括边缘性脑炎、Morvan综合征、抗N-甲基-D-天冬氨酸受体（NMDAR）脑炎。广义来讲，还包括免疫相关性疾病之脑病表现，如桥本脑病、系统性红斑狼疮脑病等。主要的临床表现包括：急性或亚急性发作的癫痫、认知障碍及精神症状。脑脊液检查细胞数轻度增高，蛋白可增高，糖、氯化物正常。影像学检查头MRI表现不典型，可以完全正常，也可于海马、大脑皮层、基底核、丘脑等部位Flair序列高信号，部分患者病灶并不局限于边缘系统。血清和脑脊液中自身免疫性脑病相关抗体的检测具有重要意义。

自身免疫性脑炎的诊断标准：①亚急性起病（从数天到12周）；②短期记忆丧失，癫痫发作，意识模糊，精神症状表现出边缘系统受累表现；③神经病理学或影像学有边缘系统受累；④排除边缘系统障碍的其他可能病因；⑤血清及脑脊液中相关抗体呈阳性。

本病应与病毒性脑炎、桥本脑病等相鉴别。

（1）急性病毒性脑炎通常有以下特点：①感染症状，如发热、全身不适、咽喉痛和肌痛等；②局灶性或弥散性脑症状，可呈意识障碍（嗜睡、谵妄、昏迷等），精神异常、抽搐、偏瘫、失语、强握、病理反射等；③颅内高压症和脑膜刺激征；④有的尚可出现中枢神经系统以外的原发部位的体征，如麻疹、水痘和腮腺炎等；⑤血白细胞正常或增高；脑脊液压力正常或增高，白细胞增加，糖正常或略高，少数可降低，蛋白可轻度增高，少数病例的脑脊液可完全正常；⑥脑电图呈弥散性异常（有些可局灶化），头颅CT检查无占位性病变征象。

（2）桥本脑病：对于难以解释的反复发作的肌阵挛、癫痫大发作、神经心理精神异常患者，满足下列5点中的至少3点，可诊断为桥本脑病：①脑电图异常；②甲状腺自身抗体升高（TPO/TG）；③脑脊液蛋白升高或出现寡克隆区带；④类固醇激素治疗有效；⑤不明原因的头颅MRI异常。

（二）为什么癫痫持续状态作为医疗急症来治疗？

癫痫持续状态可以导致发热、深度昏迷以及循环衰竭。误吸也很常见，可以导致肺感染，呼吸衰竭。持续的惊厥可导致横纹肌溶解并增加肾功能衰竭、如酸性酸中毒和心律失常的风险。对全身性强直-阵挛发作的患者，首要处置措施包括保持气道通畅，稳定呼吸和循环，同时尽快终止癫痫发作，并保持24~48小时不复发。选用抗癫痫药物静脉注射，如：地西泮、苯妥英钠、氯硝西泮、丙戊酸钠、咪达唑仑等，同时需密切观察抗癫痫药物对呼吸、循环系统的抑制。

（三）癫痫持续状态不同阶段的界定？

答：根据临床发作时有无惊厥和意识，分为惊厥性与非惊厥性癫痫持续状态。

全面性惊厥性癫痫持续状态可分为3个阶段：全身性强直—阵挛发作超过5 min，为第一阶段，启动初始治疗，最迟至发作后20 min评估治疗有无明显反应；发作后20~40 min属于第二阶段，开始二线治疗；发作后大于40 min进入第三阶段，属难治性癫痫持续状态，转入 ICU 实施三线治疗。另外,2011 年在英国牛津举办的第 3 届伦敦—因斯布鲁克癫痫持续状态研讨会上还提出了"超级难治性癫痫持续状态"的概念,即:当麻醉药物治疗癫痫持续状态超过 24 h,临床发作或脑电图痫样放电仍无法终止或复发时(包括维持麻醉剂或减量过程中),定义为超级难治性癫痫持续状态。按照本病例的临床治疗,应诊断为"超级难治性癫痫持续状态"。

(四)对于癫痫持续状态患者,应如何标准化治疗?

初始治疗首选静注 10 mg 地西泮(2~5 mg/min),10~20 min 内可酌情重复一次,或肌注 10 mg 咪达唑仑。院前急救和无静脉通路时,优先选择肌注咪达唑仑。

第二阶段:初始苯二氮卓类药物治疗失败后,可选择丙戊酸 15~45 mg/kg[<6 mg/(kg·min)] 静脉推注后续 1~2 mg/(kg·h)静脉泵注,或苯巴比妥 15~20 mg /kg(50~100 mg/min)静脉注射,或苯妥英钠 18 mg/kg(<50 mg/min)或左乙拉西坦 1000~3000 mg 静脉注射。

第三阶段:咪达唑仑 [0.2 mg/kg 负荷量静注,后续持续静脉泵注 0.05~ 0.4 mg/(kg·h)],或者丙泊酚 [2 mg/kg 负荷量静注,追加 1~2 mg/kg 直至发作控制,后续持续静脉泵注 1~10 mg/(kg·h)]。

超级难治性癫痫持续状态:尚处于临床探索阶段,可能有效的手段包括:氯胺酮麻醉、吸入性麻醉剂、电休克、免疫调节、低温、外科手术、经颅磁刺激和生酮饮食等。建议:权衡利弊后,谨慎使用。

【小结】

癫痫持续状态是由于不同病因引起的综合征,其预后不尽相同。大多数癫痫患者的发作可获得满意的控制,但有 30%~40% 癫痫患者为难治性癫痫。难治性癫痫的持续时间影响患者功能性预后。63% 非难治性癫痫可恢复达到基础功能状态,而难治性癫痫患者的相应指标约为 21%。抗癫痫药物是治疗的关键步骤。选药不当、药物剂量不足均可影响治疗效果。抗癫痫药物存在不同程度的呼吸抑制和循环抑制,在重症监护病房内,机械通气辅助呼吸和严密监护下,早期足量给予抗癫痫药物,有利于癫痫持续状态和难治性癫痫患者尽快控制症状,减少并发症。

【专家点评】

(1)本例患者是典型的自身免疫性脑炎引起的超级难治性癫痫持续状态。以指南为依据,采用了联合用药的方案,在病情最重的阶段,在抗癫痫药物基础上加用了肌松药物,使得患者癫痫持续状态逐渐缓解。临床中,很多癫痫持续状态治疗效果不理想,可能与初始药物干预的时间和剂量有关。如果有条件可以采用脑电图持续监测指导治疗,目前通常采用脑电图爆发 - 抑制维持 24~48 小时后,逐步降低麻醉深度,同时用脑电图连续监测癫痫复发情况。如果在降低麻醉深度期间出现癫痫复发,应增加抗癫痫药物剂量直到癫痫得到控制,如果连续输注一种抗癫痫药物仍然不能控制癫痫发作,就应考虑增加另一种抗癫痫药物或更换治疗方案。

(2)癫痫发作的特点是脑内某些神经元的异常持续性增高和阵发性放电。突触间兴奋性传递障碍可能与发病有关。免疫机制可参与癫痫发作,自身抗体与神经细胞突触传递中的受体结合,导致受体破坏、再生和轴突发芽而使兴奋通路错误传递。本例患者脑脊液自身免疫抗体阴性,但血中多项抗体阳性,先后应用免疫球蛋白、糖皮质激素、血浆置换等多种免疫疗法,抑制免疫反应,清除免疫复合物,最终病情好转。

(骆　宁　李　寅)

病例138　脑外伤合并脑室炎、阵发性交感神经亢进综合征一例

【导读】

颅脑外伤是临床常见的急性创伤类型,可导致创伤性出血、弥漫性轴索损伤、脑水肿等,从而引起颅内压升高、甚至脑疝,致死率和致残率均较高。颅脑创伤引起的颅内感染、脑室和腰大池外引流术、分流及植入物相关的脑膜炎或脑室炎等都属于继发性神经外科中枢神经系统感染,此类感染的病原微生物以细菌最为常见。神经外科中枢神经系统感染的早期诊断和治疗均较困难,且近年来,耐药菌比例的升高,使临床医生面临更大的挑战。

【病例简介】

患者女性,17岁,身高172 cm,体重45 kg。既往1型糖尿病病史4年,应用胰岛素控制血糖。本次主因"高处坠落伴神志不清26天"入院。入院前26天,患者自家中阳台(6楼)坠落,立即就诊于外院,当时考虑"蛛网膜下腔出血及多发骨折",收入ICU,给予气管插管、机械通气、脑室外引流,因患者伤后继发性癫痫,给予丙戊酸钠对症治疗,治疗4天后予以气管切开。予哌拉西林舒巴坦抗感染,病程中患者出现大汗、心率增快等交感功能亢进表现,发病3周,患者成功撤离呼吸机。入院前4天,患者出现高热、血压降低,考虑"感染性休克",予更换抗菌药物为美罗培南,后为进一步治疗肺部感染,转来我院,收入我科,转院前已拔除脑室外引流。入院时T:37.5 ℃,P:123次/分,Bp:118/66 mmHg(去甲肾上腺素维持),R:17次/分。神志不清,睁眼无意识,双眼左侧凝视;双瞳孔等大等圆,对光、压眶反射(±);颈部无强直;颈部保留气切套管;双肺呼吸音略粗,肺底可闻及少许痰鸣音;双侧巴氏征阳性。转院前2天,外院血培养回报,外周血鲍曼不动杆菌(头孢唑肟耐药、哌拉西林他唑巴坦敏感),中心静脉血鲍曼不动杆菌、头状葡萄球菌(苯唑西林耐药)。转入我科时复查:血常规及炎症指标:WBC 13.63×10⁹/L ↑,HB 105 g/L,PLT 202×10⁹/L,N 81.8% ↑,hs-CRP 29.38 mg/L ↑,PCT 4.61ng/mL ↑;血生化:ALT 30.9 U/L ↑,AST 79.3 U/L ↑,Cr 40μmol/L;出凝血时间:PT 15.9 s ↑,APTT 32.9 s,FIB 2.65 g/L,D-二聚体3802.14 μg/L ↑。入院初步诊断:①急性闭合性重型颅脑损伤:胼胝体、扣带回、半卵圆中心出血破入脑室;左额脑挫裂伤;创伤性蛛网膜下腔出血;弥漫性轴索损伤;②多发伤:肺挫伤;肋骨骨折;右侧气胸;右侧锁骨骨折;右侧肩胛骨骨折;腰椎骨折;骨盆L型骨折;右骶骨、耻骨骨折;右尺桡骨骨折;左肾周血肿;③休克;④菌血症;⑤肺炎;⑥脓毒症;⑦外伤后癫痫;⑧阵发性交感功能亢进;⑨低蛋白血症;⑩1型糖尿病。入院时:GCS:5T;APACHE Ⅱ 评分:12分;SOFA 评分:5分。

入院后给予综合治疗,主要包括:液体复苏、呼吸机辅助呼吸、营养支持、镇痛镇静、功能锻炼。针对在院前出现的菌血症及住院期间肺感染,泌尿系感染,根据培养结果,先后调整

抗菌素后感染控制,成功脱机,神志仍不清,能不自主睁眼。入院后多次头 CT 检查提示脑室积血、脑室扩张。入院 36 天神经外科予以行腰大池引流术,脑脊液常规、生化结果均正常。置管 6 天后患者体温最高 39.9 ℃,脑脊液转为浑浊,并出现呕吐。留取脑脊液常规生化:白细胞 71093/mm³ ↑、红细胞 8000/mm³ ↑,葡萄糖 0.0193mmol/L ↓,蛋白 708.80 mg/dL ↑,氯 115.4mmol/L。加用美罗培南 2 g,每 8 h 1 次,大于 1 h 缓慢静点;盐酸万古霉素针 1 g,每 12 h 1 次,2 h 缓慢静点。3 天后脑脊液培养回报:耐碳青霉烯鲍曼不动杆菌复合菌(5 h 报阳):黏菌素(MIC ≤ 0.5 mg/L)、替加环素、复方新诺明、阿米卡星敏感,美罗培南耐药(MIC ≥ 16 mg/L)。血培养回报可疑革兰阳性球菌。遂加用多黏菌素 B 首剂 100 万单位 +5%GS 250 mL,输液泵输液,维持剂量 75 万单位 +5%GS 250 mL,缓慢静脉滴注,q12 h。同时给予多粘菌素 B 鞘内注射,7.5 万单位 +NS 5 mL,鞘内注射,每日 1 次,给药后夹闭引流管 1 h。(脑脊液每日引流量 150~200 mL)。随后两次回报脑脊液培养均为耐碳青霉烯鲍曼不动复合杆菌:黏菌素(MIC ≤ 0.5 mg/L)、替加环素、复方新诺明、阿米卡星敏感,美罗培南耐药(MIC ≥ 16 mg/L)。一次头状葡萄球菌。故抗菌素继续采用美罗培南 + 多粘菌素(静脉 + 鞘内注射)+ 万古霉素。用药疗程 28 天,直至脑脊液培养回报阴性,脑脊液白细胞 10/mm³。

经过上述治疗,患者体温正常,炎症指标全部降至正常。阵发性交感神经亢进症状消失。患者转入脑系专科医院进行康复治疗。出院后约 3 月,患者神志恢复清醒,经肢体康复锻炼,目前患者已能自主使用餐具进食,能在搀扶下慢走。

【问题】与答案

(一)该患者诊断脑室炎,属于严重的中枢神经系统感染,中枢神经系统感染的诊断标准是什么?

1. 临床表现

(1)意识及精神状态改变:新发谵妄、烦躁、嗜睡、昏睡甚至昏迷等进行性意识状态下降。

(2)颅高压增高症状:头痛、呕吐、乳头水肿等典型的颅内压增高三联征。

(3)脑膜刺激征:多数患者出现颈抵抗、克氏政阳性、布氏征阳性。

(4)并发症状:因颅内炎症反应所致的局灶性症状、癫痫、低钠血症以及下丘脑垂体功能降低等症状。脑室腹腔分流的患者可有腹部压痛、反跳痛等急性腹膜炎症状。

(5)全身感染症状:患者表现为体温异常、白细胞增多、心率和呼吸加快等全身炎症反应的症状和体征。

2. 临床影像学　CT 或 MR 可有脑内弥漫性水肿、硬膜增厚强化或脑室系统扩张,病史较长的增强影像学检查可出现典型环形强化占位性病变。

3. 血液检查　血常规白细胞 >10 × 10⁹/L,或中性粒细胞比例超过 80%。

4. 腰穿及脑脊液检查

(1)腰穿:大部分颅内感染患者压力 >200 mmH₂O。

(2)脑脊液性状:炎症急性期为浑浊、黄色或典型的脓性;慢性期可为正常的清亮透明性状。

（3）脑脊液检验：WBC>（100~1000）×10^9/L，多核白细胞 >70%；葡萄糖含量降低：Glu<2.6 mmol/L,CSF/ 血 <0.66,甚至更低；蛋白含量 >0.45 g/L；乳酸升高有一定参考价值。

（4）脑脊液 PCR 等分生技术可帮助病原学鉴定。

5. 脑脊液、手术切口分泌物、手术标本　细菌学检查阳性。

符合 1~5 项：病原学确诊标准；符合 1~4 项：临床诊断标准。

（二）中枢神经系统感染时,抗菌药物经验性治疗原则以及经验性治疗方案建议如何?

1. 怀疑中枢感染　留取相关标本进行细菌涂片或培养后，及时开始经验性抗菌药物治疗。选择易透过血脑屏障的抗菌药物，推荐首选杀菌剂，如磺胺类、青霉素类、头孢类、β 内酰胺酶抑制剂、碳青霉烯类、糖肽类、氯霉素及甲硝唑类；推荐静脉途径；建议使用说明书允许的最大药物剂量及可能的长疗程治疗。>72 h 无疗效不佳者，考虑调整治疗方案。

2. 经验性治疗方案建议

1）细菌耐药低风险治疗方案：奈夫西林或苯唑西林 2 g,静脉滴注，6 次 /d ＋头孢三代 / 四代。

2）细菌耐药高风险治疗方案

（1）糖肽类药物万古霉素 15~20 mg/kg,静脉滴注,2-3 次 /d ＋头孢三代 / 四代。

（2）糖肽类药物万古霉素 15~20 mg/kg,静脉滴注,2-3 次 /d ＋美罗培南 2 g,静脉滴注,3 次 /d。

3）细菌耐药高风险可选方案

（1）糖肽类药物去甲万古霉素 0.8 g,静脉滴注,2 次 /d。

（2）对万古霉素耐药、不敏感、过敏或不耐受：利奈唑胺 600 mg,静脉滴注,2 次 /d。

（3）头孢类过敏或美罗培南有禁忌者：氨曲南 2 g,静脉滴注，3~4 次 /d；环丙沙星 0.4 g,静脉滴注,2~3 次 /d。

当静脉用药 48~72 h 效果不明显,病情重时可考虑脑室内注射或腰穿鞘内注射不含防腐成份的抗菌药物（腰穿注射药物时由于颅内压力较高、渗透压梯度、药物浓度弥散不均匀、可引起化学性炎症导致黏连等因素,对腰穿注射药物要谨慎采取）,注射药物后应夹闭引流管一段时间,需要根据病情考虑剂量、使用次数和每次用药量。

（四）疗效评判标准及治疗时程推荐

推荐长程治疗,典型感染治疗时程 4~8 周。符合临床治愈标准后继续应用抗菌药物治疗 1~2 周。1~2 周内连续 3 次如下指标正常为临床治愈：CSF 细菌培养阴性、CSF 常规白细胞数量正常、CSF 生化糖含量正常、临床体征消失、体温正常、血白细胞及中性粒细胞正常（除外其他部位感染所致细胞数异常）。

【小结】

中枢神经系统感染的死亡率高达 15%~30 %。常见致病菌主要是 G＋ 菌，包括凝固酶阴性葡萄球菌、金葡菌及肠球菌及肠球菌等,占到 60% 左右,其中耐甲氧西林金黄色葡萄球菌（MRSA）多见。但近年来, G- 菌尤其是鲍曼不动杆菌感染有增多趋势。MDR 革兰阴性杆菌抗菌素选择应根据药敏采用联合用药方案,并选用能够透过血脑屏障的药物,如选用的抗菌药物在中枢神经系统难以达到有效的治疗浓度可采用脑室内注射或鞘内注射给药的方法,可以提高抗菌药物的疗效。脑室内注射或者鞘内注射的药物应慎重选择,对于需要持续引流的患者,需要根据引流量调整鞘内注射药物剂量,并应在鞘内注射后夹闭引流管15 min~2 h,使得药物在脑脊液中均匀充分地分布。

【专家点评】

(1)本例患者中枢神经系统感染属医疗相关性脑室炎。医疗相关性脑室炎和脑膜炎是神经外科常见并发症,严重影响患者的预后及转归。虽然大多数患者住院期间即急性起病,但仍有少数在离院后甚至数年方发生迟发性感染。医疗相关性脑室炎或脑膜炎的主要病因为脑脊液分流术、脑脊液引流术、鞘内输液泵、神经外科术后和颅脑外伤。

(2)医疗相关性脑室炎和脑膜炎常见的细菌为凝固酶阴性葡萄球菌(尤其是表皮葡萄球菌)、金黄色葡萄球菌、痤疮丙酸杆菌、革兰阴性杆菌(如大肠埃希菌、肠杆菌、柠檬酸杆菌、沙雷氏菌属、铜绿假单胞菌等)。本例患者为 MDR 鲍曼不动杆菌实属罕见,用药选择有较大困难,临床医生遵循早期、足量、足疗程、多途径方案取得了满意的效果。

(3)有报道脑室内或鞘内注射抗生素(如多黏菌素 B、多粘菌素 E 甲磺酸钠、庆大霉素、万古霉素)不会导致严重或不可逆毒性反应;但青霉素和头孢类抗生素具有神经毒性,可以诱发癫痫,不宜使用。

(4)脑室内抗生素治疗剂量和间隔应保证脑脊液最低药物浓度是致病菌最低抑菌浓度(minimal inhibitory concentration, MIC)的 10~20 倍,并依据脑室容量和每日脑室外引流量进行调整。

(骆 宁 李 寅)

病例 139 白血病合并军团菌脑炎一例

【导读】

军团菌是一种革兰阴性细菌,属于机会致病菌,广泛存在于自然界。能引起以发热和呼吸道症状为主的疾病称军团菌病,其中最为多见的临床类型以肺部感染为主的军团菌肺炎,军团菌引发的中枢神经系统感染相对少见。随着糖尿病、免疫病、血液病、恶性肿瘤等患者的增多以及多种治疗手段的进步,使得原发病治疗成为可能,但同时也导致机会致病菌感染的发病率不断增加,因此有必要引起临床重视。

【病例简介】

患者男性,32 岁,主因"发热伴神志淡漠半个月"入院。既往:于外院确诊"M5 型白血病",行化疗 2 次后病情缓解;入院前 20 天行巩固化疗治疗。

现病史:患者于入院前 20 天在外院行白血病化疗,化疗前曾行脑脊液检查未见白血病颅内浸润,曾行鞘内注射 1 次。入院前半个月(骨髓抑制期)外出一次,2 天后出现发热,体温可至 40 ℃,无寒战,曾有咽痛、流涕、鼻出血症状,后出现神志淡漠,查头 CT 未见明显异常,血 CMV-DNA、EB-DNA 阴性,多次血培养阴性;血二代基因检测:检出军团菌属(嗜肺军团菌）、葡萄球菌（人葡、溶葡）。先后予以哌拉西林舒巴坦（3 d）、美罗培南（7 d）、替考拉宁（10 d）、伏立康唑片（10 d）、阿奇霉素（2 d）抗感染，仍有发热。入院前 3 天改为莫西沙星联合替加环素抗感染，患者体温有所下降，但神志淡漠无明显变化。入院前 1 天查头 CT 脑室系统明显扩张，不除外颅内感染，为进一步诊治转入我科。

入院查体：T 36.4 ℃，HR 58 次 / 分，R 14 次 / 分，BP 127/70 mmHg，SO_2 98%，神志恍惚，淡漠，应答欠准确，贫血貌，皮肤、黏膜无黄染，未见出血点及瘀斑，颈强直，双肺呼吸音低，未闻及干湿性啰音，心音有力，律齐，各瓣膜听诊区未闻及病理性杂音。腹软，无压痛、反跳痛，脾肋下可及，双下肢不肿，双巴氏征（-）。

入院后完善相关化验检查：血常规：WBC 0.45×10^9/L，HGB 98 g/L，PLT 21×10^9/L，N 0.12×10^9/L；生化：Na 133.6 mmol/L，K 3.87 mmol/L，Cr 31.67μmol/l，ALB 36.4 g/L，ALT 12.1 U/L，AST 9 U/L，TBIL 54.4 mmol/L，DBIL 11.4 mmol/L，IBIL 33 mmol/L，CK 10.7 U/L；凝血全项：PT　20.2 s，KPTT 34.2 s，Fib 3.11 g/L，D- 二聚体　334 μg/L；血气分析：pH 7.43，$PaCO_2$ 40 mmHg，PaO_2 91 mmHg，HCO_3^- 26.5 mmol/L，BE 2.2 mmol/L，SO_2 98%（FiO_2　30%）。其他：CRP 27.3 mg/L，PCT 0.11ng/mL。

入院初步诊断：①意识障碍待查：颅内感染？白血病颅内浸润？②M5 型白血病；③肺炎；④肝功能不全。APACHE II 评分：18 分。

治疗经过：因患者骨髓抑制期，故给予输注血小板后，行腰穿检查。脑脊液外观：鲜黄色、基本清亮；压力：260 mmH_2O；白细胞 80/mm3；红细胞 1/mm3；小淋巴细胞 80%；球蛋白定性　3+；脑脊液蛋白：1100 mg/dL；葡萄糖 5.05 mmol/L；氯化物 108.7 mmol/L。脑脊液涂片：革兰氏染色未见细菌、抗酸染色阴性、墨汁染色阴性。初始抗菌药物的选择：根据已有证据，血二代基因检测军团菌、葡萄球菌，故延续外院抗菌治疗方案：莫西沙星 400 mg，每日 1 次，静点联合替加环素 50 mg，每 12 h 1 次，静点。莫西沙星可透过血脑屏障，是军团菌治疗经典选择，替加环素抗菌谱广，可覆盖葡萄糖球菌、军团菌，且在外院应用该方案，患者体温有所下降，可以从一定程度上判定治疗有效。其他治疗包括：高流量导管吸氧，甘露醇 + 甘油果糖脱水降颅压，集落细胞刺激因子升白细胞，人血免疫球蛋白提升免疫力，同时给予器官功能支持。入院第 2 天复查头 CT 仍提示脑室扩张，较前无明显变化；胸 CT 提示双肺炎症伴轻度气肿。此后各项化验陆续回报。血军团菌抗体（IgG）阴性；支原体抗体阴性；衣原体抗体阴性；呼吸道合胞病毒阴性；腺病毒阴性；风疹病毒 IgM 阴性；弓形虫病毒 IgM 阴性；细小病毒 IgM 阴性；流感病毒抗体 A、B 带状疱疹 IgM 阴性；巨细胞病毒抗体 IgG 阳性、巨细胞病毒 -DNA<400；EB 病毒抗体 IgG 阳性、EB 病毒 DNA<400；单疱病毒 IgM 阴性；G 试验 <60pg/mL；GM 试验 <0.5 μg/L；T-spot 阴性；血培养（双份）阴性；尿培养阴性；痰培养阴性；脑脊液培养阴性。脑脊液 EB 病毒、风疹病毒、巨细胞病毒、弓形虫、单纯疱疹病毒抗体阴性，结核分枝杆菌核酸（DNA）阴性。脑脊液病理未见肿瘤细胞；脑脊液流式细胞检测以淋巴细胞为主，未见粒细胞及异常髓系细胞。血二代基因测序提示葡萄球菌属，其中人葡萄球菌检出序列数 1004，溶血葡萄球菌检出序列数 87；脑脊液二代基因测序提示军团菌属，其中嗜肺军团菌检出序列数 376，不同军团菌检出序列数 3。结合以上化验结果，诊断考虑为

军团菌脑炎。因脑室扩张伴颅压增高,行右侧锥颅脑室外引流;入院第 3 天,引流量少,仅 20 mL,患者意识变差,转为不清,急查头 MR,提示:脑室内大量高亮信号影;右侧侧脑室有所缩小,但颞角、左侧侧脑室依旧扩张明显,牵拉至对侧,考虑脑室内粘连严重,互不相通。MR 检查后回到病房,患者呼吸节律不规则,血氧下降,予以气管插管、呼吸机辅助通气治疗;考虑病情恶化原因为单侧脑室引流牵拉对侧导致中线偏移,压迫脑干,输注血小板后行左侧脑室引流术。入院第 7 天抗菌药物调整方案:考虑到莫西沙星剂量固定,故调整为左氧氟沙星 750 mg,每日 1 次,静点,通过增加剂量达到增加药物透过血脑屏障的浓度;替加环素表观分布容积大,血、肺浓度较低,故加量至 100 mg,每 12 h 1 次,静点。入院 1 周后,患者逐渐度过骨髓抑制期,血细胞逐渐回升。入院第 9 天患者神志转清。入院第 12 天复查头 CT 提示脑室扩张较前明显减轻。入院第 14 天 SBT 合格,脱机并拔除气管插管,当天复查头 MR 提示脑膜可见强化影,脑室内多发分隔。患者先后共计 4 次脑室引流,分别为入院第 2~11 天右侧脑室引流、入院第 6~14 天左侧脑室引流、入院第 14~25 天右侧脑室引流、入院第 20~25 天左侧脑室引流。脑脊液引流量呈现先少后多趋势。期间多次复查脑脊液压力由 260mmH$_2$O 降至 195mmH$_2$O,蛋白由 1100 mg/dL 降至 50.9 mg/dL,多次脑脊液培养均为阴性。入院第 27 天复查头 CT 提示脑室积水、脑水肿较前明显好转;胸 CT 提示肺部炎症消失。入院第 31 天转入血液科继续治疗,转出时患者意识清楚,生命体征稳定,体温不高,血常规:WBC 8.38 × 10^9/L,HGB 98 g/L,PLT 131 × 10^9/L,N 6.78 × 10^9/L,双侧脑室引流管已拔除。

【问题】

(一)本例是通过宏基因二代测序的方法诊断军团菌相关脑炎,临床还有哪些诊断军团菌感染的方法?

军团菌是兼性胞内寄生菌,属于革兰氏阴性杆菌,首次发现是由于在 1976 年美国费城退伍军人年会出现急性发热性肺部疾病,从而被命名。军团菌广泛存在于自然界,在土壤和水中可以长期存活。细菌学培养法作为检测嗜肺军团菌的金标准,其优点是对疾病的诊断具有良好的敏感性和特异性,以作为临床确诊和鉴定标准。但是其不足之处是需特殊培养基,价格昂贵,培养比较困难,细菌生长比较慢,要 3~7 d 以上才能出结果,不利于临床的快速诊断,而且对实验人员的技术要求比较高,费时费力。

检测军团菌感染的方法主要有:①免疫血清学方法,常用酶免疫分析法或间接免疫荧光法检测病人血清中嗜肺军团菌抗体 IgM。具有简便、速的优点,对疾病的早期诊断有较大的参考价值,但敏感性较培养法低。②尿抗原检测法:检测尿中嗜肺军团菌抗原,是一种经济、快速的诊断试验。③ PCR 法:可以检测不同标本中特异性嗜肺军团菌 DNA 基因,特异性较高,敏感性不如培养法。

(二)提示军团菌病的临床线索有哪些?

提示军团菌病的临床线索包括:①腹泻;②高热(>40 ℃);③呼吸道分泌物革兰染色较多中性粒细胞,但未见微生物;④低钠血症(血钠 <131 mg/dL);⑤对 β- 内酰胺类药物(青霉素或头孢菌素)和氨基糖苷类无反应;⑥在已知饮用水被军团菌污染的环境中发病;⑦出院

后 10 日内出现症状（出院后或转院后出现的医院获得性军团菌病）。

（三）治疗军团菌感染如何选择抗菌药物及疗程?

军团菌属于胞内寄生菌，治疗上应选择组织穿透力强、细胞内浓度高的抗菌药物，包括大环内酯类、喹诺酮类和四环素类药物，但目前有耐药军团菌的报道。抗菌药物的用药疗程多在 1~2 周，或体温正常后 48~72 小时，对于免疫低下人群，可用药 3 周以上，对于肺外表现严重的患者，用药时间要更长。

【小结】

军团菌肺炎无明显特异性表现，与其他细菌感染性肺炎难以鉴别，特别是无法取得病原学证据的患者，极易误诊。军团菌感染的患者常常合并多系统损害，如神经系统症状、心血管系统症状、消化系统症状、肝肾功能受损、低钠血症等，对于神经系统症状明显的患者，易误诊为脑炎。故而临床上应提起对军团菌感染的认识，特别是在糖尿病、肾衰竭、肿瘤、免疫病、血液病等高危人群中，更应予以重视。

【专家点评】

（1）几乎在所有的病例中，军团菌的入侵门户都是肺，所以肺外表现通常是由来自肺部的血源性传播引起的。已在尸体解剖的淋巴结、脾脏、肝脏、及肾脏中鉴定出军团菌。军团菌引起的鼻窦炎、腹膜炎、肾盂肾炎、皮肤软组织感染、脓毒性关节炎和胰腺炎主要在免疫抑制的患者中出现。

（2）军团菌病的神经系统表现多种多样。最常见症状为脑病，提示弥漫性中枢神经系统受累，表现为思维混乱、定向障碍、恍惚和昏迷；也有关于军团菌导致的局灶性神经损伤的报道，如：脑脓肿、脊髓炎、小脑功能障碍、颅神经受累和周围神经病变等等，但报道不多。

（3）临床上在诊治军团菌感染或者疑似感染的患者时，需关注呼吸系统表现，即使呼吸道症状轻于其他脏器损害，也应密切观察，动态影像学监测。伴有神经、精神症状的肺炎，应想到军团菌感染的可能，有针对性的选择合适的检测方法，尽早明确诊断并尽早进行经验性抗军团菌治疗，以期获得较好的临床治疗效果。

（骆　宁　李　寅）

病例 140　非灌注相关高乳酸血症一例

【导读】

各种类型的危重疾病都可能伴随血乳酸水平升高，乳酸水平常常与患者病情严重程度和预后有关。ICU 最常见的导致血乳酸升高的原因是组织低灌注和缺氧，但是也有少数患者在没有缺氧和低灌注的情况下，也出现高乳酸血症，究其原因不外乎乳酸生成增加和 / 或清除减少。严重高乳酸血症可降低心肌收缩力、心输出量、血压及组织灌注，还可降低心血管对儿茶酚胺的反应。因此，不论何种原因引起的高乳酸血症，特别是乳酸酸中毒，必须提起临床医师的重视。

【病例简介】

男性患者，63 岁，主因"发热伴胸闷憋气半个月"入院，既往病史"慢性淋巴细胞白血病"10 年，4 个月前诊断"为弥漫大 B 淋巴瘤（EBV 阳性 IV 期 A，IPI4 分高危组，慢性淋巴细胞白血病 Richter 转化）"，在外院行 R-CDOP 方案化疗 2 疗程。现病史：患者在外院化疗后，近半月持续性发热，最高体温 39 ℃，伴大汗、寒战、恶心、纳差、吞咽时异物感，间断胸闷、憋气，伴咽痛，无咳嗽、咳痰、腹痛、腹泻、皮疹等不适，自行服用"地塞米松"后体温恢复正常，收入我院血液科。入院查体：T：38 ℃，R 22 次 / 分，P 89 次 / 分，BP 135/72 mmHg，神志清楚，慢性病容，自动体位，查体合作。左侧颈部可触及多个黄豆大小肿大淋巴结，质软，无压痛，皮肤巩膜无黄染，未见皮下出血点及瘀斑，双侧瞳孔等大正圆，双肺呼吸音粗，未闻及明显干湿啰音，心音有力，律齐，HR 89 次 / 分，腹部平软，无压痛、反跳痛，肝脾肋下未及，双下肢不肿，四肢肌力 5 级，双巴征阴性。个人史：吸烟 30 年，30~40 支 / 天，已戒 3 年；饮酒 30 年，半斤 / 天，戒酒 9 年。

入院 D1 血常规：WBC 0.95×10^9，Hb 103 g/L，PLT 19×10^9，N 62.1%，CRP 37 mg/dL；血生化：ALT 43U/L，AST 68U/L，白蛋白 29.1 g/L，TBIL 6.4 μmol/L，DBIL 4.7 μmol/L，Cr 151 μmol/L，Lac 8mmol/L；D5 血常规：WBC 3.0×10^9/L，Hb 84 g/L，PLT 13×10^9/L，N 92.4%，CRP 144 mg/dL；血生化：钠 130mmol/L，钾 4.2mmol/L，氯 97mmol/L。ALT 72U/L，AST 94U/L，白蛋白 26 g/L，TBIL 40 μmol/L，DBIL 36 μmol/L，Cr 144 μmol/L，Lac 12mmol/L。血气分析：pH 7.43，PO_2 89mHg，PCO_2 35mmHg，SO_2 96%，HCO_3^- 23mmol/L，BE -1.5mmol/L，Lac 10mmol/L（FiO_2 21%），AG 14.2mmol/L。血病毒全项提示：EB 病毒壳抗原 IgG 阳性，EB 病毒 DNA 7.58×10^5 copies/mL；痰培养：肺炎克雷伯菌肺炎亚种，血液科给予万古霉素、膦甲酸钠、亚胺培南 / 西司他丁抗感染。住院期间，患者反复高热，粒细胞缺乏状态，积极抗感染的同时，给予间断输注血小板预防出血，百级层流净化罩防护，复查胸 CT 提示右肺下叶炎症较前进展，调整抗菌治疗方案为美罗培南、替考拉宁、膦甲酸钠、伏立康唑。患者体温有所控制，但肾功能恶化，肌酐进行性升高，伴有肝功能不全，转氨酶及胆红素均明显升高，低蛋白血症、高乳酸血症、凝血功能异常，给予伊布替尼 1 片 / 天控制原发病，但患者高乳酸血症无改善，故转入 ICU。转入诊断：①肺炎；②弥漫大 B 淋巴瘤；③全血细胞减少；④肝功能不全；⑤肾功能不全；⑥高乳酸血症。

转入 ICU 后复查血常规：WBC 1.22×10^9，Hb 70 g/L，PLT 13×10^9，N 93.4%；生化：ALT 106.5U/L，AST 150.6U/L，白蛋白 23.3 g/L，TBIL 128 μmol/L，DBIL 120 μmol/L，Cr 174 μmol/L，钠 136mmol/L，钾 3.8mmol/L，氯 101.7mmol/L。血气 pH 7.44，PO_2 96mHg，PCO_2 32mmHg，SO_2 98%，HCO_3^- 21.7mmol/L，BE -2.5mmol/L，Lac 10.4mmol/L（FiO_2 30%），AG 23mmmol/L。转入 ICU 第 2 天（D11）：血常规：WBC 1.28×10^9，Hb 71 g/L，PLT 9×10^9/L，N 91.4%；生化：ALT 65U/L，AST 145U/L，白蛋白 20.8 g/L，TBIL 135umol/L，DBIL 123 μmol/L，Cr 272 μmol/L，钠 130.4mmol/L，钾 3.58mmol/L，氯 89.8mmol/L；血气 pH 7.38，PO_2 89mHg，PCO_2 28mmHg，SO_2 97%，HCO_3^- 16.6mmol/L，BE -8.5mmol/L，Lac12.6mmol/L（FiO_2 30%）。AG 27.5mmol/L。患者尿量减少，应用利尿剂效果欠佳，血压正常。转入 ICU 第 3 天（D12）血常规：WBC 1.20×10^9/L，Hb 74 g/L，PLT 5×10^9/L，N 82.5%；生化：ALT 65U/L，AST 145U/L，白蛋白 20.8 g/L，TBIL 135 μmol/L，DBIL 123 μmol/L，Cr 272 μmol/L，钠

130mmol/L，钾 4.2mmol/L，氯 97mmol/L；血气 pH 7.34，PO_2 84mHg，PCO_2 30mmHg，SO_2 96%，HCO_3^- 16.2mmol/L，BE -9.6mmol/L，Lac 12mmol/L（FiO_2 40%），AG 21mmol/L。患者周身水肿，心率及呼吸增快，血压正常。预约血小板，给予苏打纠酸，利尿治疗。患者于 15∶30 出现喘憋，血氧饱和度下降至 88%，呼吸 30 次 / 分，完善血气分析：pH 7.26，PO_2 107mmHg，PCO_2 30mmHg，SO_2 97%，HCO_3^- 13.5mmol/L，BE -13.6mmol/L，钠 130mmol/L，钾 4.2mmol/L，氯 97mmol/L，Lac>15mmol/L（FiO_2 90%），AG：24mmol/L。立即予以气管插管及呼吸机辅助通气，立即行 CRRT 并给予血管活性药物及对症支持治疗。后患者持续休克状态，顽固性酸中毒，家属签字放弃治疗。

【问题】

（一）什么是高阴离子间隙代谢性酸中毒？

高 AG 代谢性酸中毒是由于酸生成过多，强酸摄入或潴留、化合物代谢为强酸而形成的。这些包括带负电荷的酸，如酮体、乳酸、硫酸盐或甲醇、乙二醇或水杨酸盐，它们累积替代了消耗掉的 HCO_3^-，并导致 AG 升高。AG 升高的其他原因还包括高白蛋白血症或尿毒症（增加的阴离子）和低钙血症或低镁血症（降低的阳离子）。不管 pH 或血浆碳酸氢盐浓度高低，只要 AG 明显升高（AG>20mEq/L）往往表明存在代谢性酸中毒。

（二）高乳酸血症分型？

ICU 患者常常需要监测血乳酸水平。正常人血乳酸浓度为（1.0±0.5）mmol/L，高乳酸血症通常被定义为乳酸血浓度 >2 mmol/L。当乳酸浓度在 2~5mmol/L 之间，则为轻度高乳酸血症，如果乳酸浓度≥ 5.0mmol/L 时，则为重度高乳酸血症。高乳酸血症不一定产生酸血症，这取决于患者高乳酸血症的严重程度、机体的缓冲能力及是否呼吸性碱中毒等情况。根据乳酸的光学同分异构体类型，可以分为 L- 乳酸高乳酸血症和 D- 乳酸高乳酸血症。临床绝大多数为 L- 乳酸增高。再根据是否是组织缺氧引起，可以将 L- 乳酸高乳酸血症分为 A 型和 B 型 2 类，A 型由组织缺氧引起，B 型无组织缺氧，ICU 患者以 A 型高乳酸血症最为常见，B 型少见。

（三）该患者是何种类型的高乳酸血症？

ICU 患者最常见的乳酸升高的原因是缺氧，在缺氧环境下，由于丙酮酸不能进入三羧循环氧化而被大量还原为乳酸，故可根据乳酸浓度的高低来判定缺氧的程度。临床和实际研究表明，动脉血乳酸水平与机体的氧债，低灌注的程度，休克的严重性关系密切，它已成为衡量机体缺氧程度的重要标志。但是，除了缺氧、低灌注原因之外，还存在其他原因导致血乳酸升高，也即 B 型高乳酸血症，以下一些原因是临床常见的引起 B 型高乳酸血症的原因：

1. 药物相关 双胍类药物、β_2 受体激动剂、核苷类逆转录酶抑制剂、利奈唑胺等。

2. 恶性肿瘤 常见于血液系统肿瘤（淋巴瘤和白血病），实体肿瘤少见（小细胞肺癌、胆管癌、乳腺癌、妇科肿瘤）。

3. 维生素 B_1 缺乏 引起丙酮酸堆积，转变为乳酸，发生乳酸酸中毒，同时出现氧化代谢下降。

4. 酒精中毒 酒精代谢产生 NADH，利于丙酮酸向乳酸转化。

综观该患者,在治疗过程中没有低氧及低灌注过程,考虑其高乳酸血症为血液病引起,属于 B 型高乳酸血症。

(四)高乳酸血症和乳酸酸中毒的治疗?

答:高乳酸血症的治疗原则主要包括原发病治疗和针对高乳酸血症的治疗。当原发病得到有效控制,轻度高乳酸血症和乳酸酸中毒一般情况下无需特殊治疗就能自行纠正。然而,对于严重高乳酸血症和乳酸酸中毒而言,多数意见认为当 pH<7.1,应给予碱性药物尽快减轻代谢性酸中毒,有助于恢复细胞的代谢功能;对 pH 值在 7.1~7.2,但存在重度急性肾损伤(血清肌酐升高 ≥ 2 倍或少尿)的患者,也应给予碱性药物治疗。碱性药物一般选择碳酸氢钠。对碳酸氢钠治疗无效或病情进行性加重、危及生命的严重乳酸酸中毒,应予血液净化以快速纠正严重代谢紊乱。

【小结】

ICU 应在监测危重患者乳酸同时常规计算血清 AG。在发生混合型酸碱失衡而血 PH 正常时,需要注意高 AG 指向的潜在代谢性酸中毒,否则非常可能会漏诊。ICU 高 AG 酸中毒的常见原因是乳酸酸中毒、酮症酸中毒、毒素中毒和肾衰竭。乳酸为无氧糖酵解的产物,机体对乳酸生成和转化的能力处于一种平衡状态,乳酸的最大生成率可达到 3500 mmol/天,而乳酸的最大转化能力,仅肝脏就达 4400 mmol/天,加上肾脏的最大转化能力,说明机体对乳酸的转化清除具有非常大的储备能力。对于各种病因引起的乳酸生成过多或者清除减少,均可能引起高乳酸血症。临床应根据病因,具体分析高乳酸血症产生的原因,从而找到最佳治疗方案。

【专家点评】

(1)本例是由淋巴瘤引起的 B 型高乳酸血症,并发展为乳酸酸中毒。血液病引起高乳酸血症的机制尚不完全清楚,最主要的原因可能是大量肿瘤细胞内高效率的糖酵解活动导致乳酸生成增多,与缺氧无关。高乳酸血症多发生在血液系统恶性肿瘤进展期或复发时,常伴肿瘤高负荷。第二个可能的原因是肝肾功能异常导致血浆乳酸清除率降低,肝脏糖异生减弱使乳酸利用减少。本例患者即存在肝肾功能障碍,故推测期清除乳酸的能力下降,导致乳酸进一步堆积。第三个可能的原因是全胃肠外营养,这类患者存在硫胺素不足,而硫胺素缺乏可导致丙酮酸脱氢酶合成减少,使丙酮酸盐堆积,加速高乳酸血症发生。

(2)乳酸性酸中毒的治疗需要识别和纠正潜在病因。A 型乳酸酸中毒的治疗目标是通过血流动力学和(或)呼吸支持恢复组织氧输送。B 型高乳酸血症强调病因治疗及加速乳酸的代谢和清除。碳酸氢钠在乳酸性酸中毒中的应用是有争议的,临床研究不支持其使用。静脉注射碳酸氢钠可能会增加乳酸的生成,减少门静脉的血流,降低游离钙水平,降低细胞内 pH 值,恶化心输出量。碳酸氢盐仅能在通气已经清除产生的多余 CO_2 的情况下增加细胞外 pH,否则高碳酸血症可能会降低细胞内 pH 并损伤细胞功能,如果动脉内 pH 增加超过细胞内 pH,碳酸氢盐可能会恶化组织氧输送,导致 pH 在氧合血红蛋白解离曲线中的左移。当动脉血 pH 低于 7.10 时,应小心给与碳酸氢钠,因 pH 低于这个数值将使机体对儿茶酚胺反应性降低,发生心律失常,导致心脏抑制和血流动力学不稳定。

（3）高阴离子间隙代谢性酸中毒,无论是 A 型还是 B 型,都可以导致心脏、神经和代谢功能的变化,甚至危及生命。不要因为患者血流动力学及氧输送正常忽略了对 B 型高乳酸血症的处理。对 pH 受代偿因素影响变化不明显的代谢性酸中毒,一定要监测 AG 水平,如果患者同时存在低蛋白血症,需计算校正后的 AG,以便在病因治疗后仍不满意的患者及时启动血液净化治疗去除乳酸及其他有机酸,降低患者死亡风险。

（骆 宁 李 寅）

病例 141 胰岛素过敏危重患者一例

【导读】

随着社会经济的发展和居民生活水平的提高,糖尿病的发病率及患病率逐年升高,成为威胁人民健康的重大社会问题。Ⅰ型糖尿病是由于胰岛 β 细胞破坏、胰岛素绝对不足引起,尽早并终身使用胰岛素是所有Ⅰ型糖尿病患者的治疗原则。过去几十年,随着胰岛素生产技术的不断进步,胰岛素过敏的病例临床已经极为少见,然而这一问题并非彻底解决。对于Ⅰ型糖尿病患者,一旦发生胰岛素过敏,增加了此类患者控制血糖的难度,并极容易发生酮症酸中毒等代谢并发症。因此探讨胰岛素过敏的治疗方案,对这类患者确有临床意义。

【病例简介】

患者男性,55 岁,主因"间断发热伴痰多 1 周"入院。既往:入院前 1 周患者在外院治疗"急性脑梗死"过程中,出现发热,体温最高 38.9 ℃,伴有痰多,为黄白色粘稠痰液,咳痰困难,需间断气导吸痰,在外院给予"头孢哌酮钠舒巴坦钠"治疗 3 天,效果不佳,故联合"莫西沙星"抗感染,并行"气管切开",但患者仍间断发热、痰液较多。家属为求进一步诊治转入我院,收入我科继续治疗。

既往史:高血压病史十余年,服用替米沙坦 1 片,每日 1 次,血压控制在 130~140/80~90 mmHg;Ⅰ型糖尿病病史 5 年,因曾有"胰岛素"过敏,服用阿卡波糖 100 mg,每日 3 次,二甲双胍 0.5 g,每日 3 次,优降糖 5 mg,每日 3 次,控制血糖,空腹 6~7 mmol/L,餐后 2 小时 12~15 mmol/L。2 周前因"发作性头晕,走路偏斜 2 月,突发言语不清、右侧肢体 1 天"在外院住院,考虑"脑桥梗死",住院过程中病情加重,出现四肢瘫。

药敏史:家属诉其多年前曾有"胰岛素"过敏,具体品种不详,此后未再使用。

入院查体:体温:38.6 ℃,脉搏:130 次/分,血压:168/85mmHg,呼吸:23 次/分,神志不清,呼之可睁眼,营养中等,全身皮肤黏膜未见瘀斑、黄染,双瞳孔等大正圆,左:右 =3 mm:3 mm,对光反应(+),压眶(+),双肺呼吸音粗,可闻及散在痰鸣音,心音可,律齐,腹平软,无明显压痛、反跳痛,无肌紧张,四肢痛刺激不动,双巴氏征(+)。入院后急查:血常规:WBC 16.39×10^9/L,HGB 125 g/L,PLT 268×10^9/L,N% 85%;生化:Na 144 mmol/L,K 4.1 mmol/L,Cl 101.2 mmol/L,ALT 20IU/L,AST 51IU/L,BUN 7.86 mmol/L,Cr 58umol/L,ALB 35 g/L,随机血糖 13.1 mmol/L;血气分析:pH 7.49,PaO_2 117 mmHg,PCO_2 36 mmHg,HCO_3^- 27.4 mmol/L, BE 4.2 mmol/L。入院诊断:①肺炎;②急性脑梗死;③高血压病 3 期极高危型;④Ⅰ型糖尿病;⑤高脂血症。

入院后查胸 CT 提示左肺下叶炎症伴局限性不张。给予补液扩容，亚胺培南西司他丁抗感染，伏立康唑覆盖真菌；氨氯地平控制血压；氯吡格雷抗血小板；鼻饲瑞代肠内营养支持等治疗；因其既往胰岛素过敏史，给予瑞格列奈控制血糖；监测患者血糖 18.1~22.2mmol/L，考虑瑞格列奈为餐时血糖控制药物，故停用瑞格列奈，改为格列美脲降糖治疗，格列美脲逐渐加量至 8 mg，每日 1 次，血糖控制仍不理想，最高可达 30mmol/L，尿酮体反复阳性。完善 OGTT 检验，结果如下：空腹血糖 27.43 mmol/L，胰岛素 4.61 mLU/mL，C 肽 2.36 mmol/L；餐后 30 min 血糖 30.75 mmol/L，胰岛素 4.77 mIU/mL，C 肽 2.66 /L；餐后 60 min 血糖 32.08 mmol/L，胰岛素 3.58 mIU/ml，C 肽 2.76 mmol/L；餐后 120 min 血糖 29.57 mmol/L，胰岛素 7.46 mIU/mL，C 肽 2.64 mmol/L；餐后 180 min 血糖 34.29 mmol/L，胰岛素 4.80 mIU/mL，C 肽 2.95 mmol/L。

考虑胰岛素分泌绝对不足及存在应激状态下胰岛素抵抗，已合并代谢紊乱并发症，故征得家属同意，再次试用胰岛素。首先进行胰岛素皮试，我院多个品种全部进行了皮试（包括赖脯胰岛素注射液、生物合成人胰岛素注射液、门冬胰岛素注射液、甘精胰岛素注射液、胰岛素注射液），结果全部阳性。故决定进行脱敏治疗。第一步：5 个品种胰岛素分别进行皮试，选取皮丘最小的品种（生物合成人胰岛素）。第二步：自 0.0001U 起始，以 10 倍递增方式，每 30 min 一次皮下注射，至 1U 后 1U、2U、4U、8U、16U 方式递增至 20U。脱敏治疗取得成功，患者未发生不良反应。此后给予生物合成人胰岛素 6u/h 泵入并联合格列美脲降糖治疗，患者血糖波动于 11~18mmol/L，尿酮体转阴性。但患者应用胰岛素治疗的第 3 天，前胸、背部、颈部出现皮疹，立即停用胰岛素，并给予激素、抗组胺药物等抗过敏治疗。停用胰岛素后，患者血糖进一步升高，血 D-3 羟丁酸升高至 2.5mmol/L。肺部感染进展，根据痰培养结果，逐步调整抗菌药物治疗方案。此后，尽量减少葡萄糖带入液，仍为格列美脲降糖，最终患者虽然肺部感染有所控制，但体内代谢严重紊乱，最终病情恶化，家属签字放弃治疗。

【问题】

（一）胰岛素过敏的原因与临床表现？

胰岛素是一种蛋白质激素，早期使用动物源性胰岛素时过敏反应较为常见，究其原因，一方面是胰岛素的种属问题，无论是狗胰岛素、牛胰岛素还是猪胰岛素，与人胰岛素都有蛋白种属方面的差异；另一方面是纯度问题，当时的提纯技术还不够先进和完善。随着动物胰岛素的纯化，特别是重组人胰岛素的问世，使得胰岛素过敏反应的发生率显著下降。近年来，关于胰岛素过敏的文献，也基本是围绕非动物源性胰岛素。不论是超短效、短效、中效、长效和预混胰岛素，均有报道。引起患者胰岛素过敏的原因有很多，胰岛素生产过程中的一些赋形剂和辅料、纯化过程中三级结构的改变、胰岛素小瓶瓶塞内的乳胶成分、注射针头使用硅酮等润滑剂……，这些可能都可能成为致敏原。胰岛素引起的过敏反应，从轻微的局部反应到严重的全身反应不等，以局部皮肤反应为主。主要临床表现为注射部位出现红斑、风团、皮疹、硬结、红肿伴瘙痒等。全身反应以全身性荨麻疹较为常见，严重者可导致过敏性休克。

（二）胰岛素过敏的临床治疗方法?

由于胰岛素过敏患者往往存在多种胰岛素交叉过敏反应,故临床治疗较为困难,特别是对于胰岛素分泌绝对不足的患者,更为棘手。目前胰岛素过敏的一线治疗仍为脱敏疗法。其适应症为必需应用胰岛素治疗,且不能耐受胰岛素过敏症状的患者。传统脱敏治疗一般用稀释至胰岛素原液的 10^{-4}~10^{-6} 作为起始剂量,然后以每 15~30 分钟逐渐增加浓度的方式进行皮下注射。为临床操作方便,一般采用 2、5、10 倍依次递增的方式进行,每一数量级试验 3 个浓度。如患者出现反应,则退回至上一级或二级的剂量,并增加注射间隔时间;然后再将剂量增加的幅度减小,以利于成功脱敏。随着多种胰岛素类似物的应用,对于未使用过胰岛素类似物的患者,可先应用小剂量胰岛素类似物,密切观察临床表现,临床确有对胰岛素过敏患者,换用胰岛素类似物不发生过敏反应的情况。对于存在多种胰岛素交叉过敏反应的患者,在多种胰岛素及胰岛素类似物制剂进行皮肤试验的基础上,选取局部反应最轻的一种制剂进行脱敏治疗。

【小结】

糖尿病患者日趋增多,多种胰岛素临床应用广泛,虽然胰岛素过敏的人群发病率较低,但仍值得临床关注。理论上讲,胰岛素类似物的过敏反应最低,其次是重组人胰岛素,再次是普通胰岛素,最易过敏的是动物源性胰岛素。但是临床是可见到对各种不同种类的胰岛素和胰岛素类似物过敏的病例,对于必需要应用胰岛素治疗的患者,脱敏疗法是可选择的方案,脱敏后再次过敏的比例极低。但本例患者即为脱敏后再次过敏,且临床表现为多形红斑,患者出现了大疱和表皮剥脱。故而对于脱敏成功的患者仍应提高警惕。

【专家点评】

（1）绝大多数的胰岛素过敏反应为 I 型变态反应,其特点是发生快,消退快, I 型超敏反应是由 IgE 介导的免疫应答,当人体注射胰岛素后机体会产生特异性的 IgE 抗体,与肥大细胞或嗜碱性粒细胞结合,当抗原再次进入人体时,就会引起肥大细胞以及嗜碱性粒细胞脱颗粒,释放炎性递质,诱发过敏。该类反应一般在使用胰岛素制剂 1 周后或者是间隔一段时间重新使用同一种胰岛素时发生胰岛素过敏。还可能是Ⅲ型或 IV 型变态反应,但临床较少为见。Ⅲ型过敏反应由胰岛素 - 抗体复合物介导,一般发生在注射胰岛素 4~6 小时后,过敏症状常常持续 24 小时以上或者几天。IV 型过敏反应是由 T 细胞介导的迟发性过敏反应,一般发生在注射胰岛素后 24 小时或更久以后,过敏症状通常持续 4~7 天。

（2）脱敏疗法目前仍是胰岛素过敏患者的最为有效,可行性最高的治疗方法。对于传统脱敏治疗效果不佳的患者,可以采用第二种脱敏方法,即胰岛素泵脱敏法,在患者脐周皮肤埋针,以 0.05U/h 作为起始基础率泵入,观察有无过敏反应,72 小时后将基础率增至 0.2U/h,再观察 24 小时有无过敏反应,若无,即按照病情所需基础量进行调节,继续观察 72 小时,如无过敏反应即停用胰岛素泵,改为三餐前皮下注射并联合口服降糖药治疗。其他治疗方法,均有个案报道,但未被证明有效性优于脱敏治疗。

（3）胰岛素脱敏治疗为一线治疗,二线治疗包括:胰高血糖素样肽（GLP-1）类似物和抗IgE 抗体治疗（用利妥昔单抗和奥马珠单抗序贯治疗）。如患者仅因血糖控制不佳而需用胰岛素治疗,可尝试 GLP-1 联合口服降糖药。三线治疗是指胰岛细胞移植或胰腺移植,应严格选择有适应症的患者。该患者由于用药经验不足,在胰岛素脱敏后再次过敏后,未尝试二线治疗,如加用 GLP-1 或利妥昔单抗,可能对控制血糖有所帮助。

（骆　宁　李　寅）

病例 142　ECMO 辅助 PCI 抢救急性心梗合并心源性休克高龄患者一例

【导读】

急性心肌梗死（AMI）是冠状动脉急性缺血缺氧所引起的心肌坏死,预后差,病死率高。心源性休克（CS）是急性心肌梗死（AMI）最严重的并发症之一, AMI 患者并发心源性休克的死亡率高达 40%~70%。经皮冠状动脉介入治疗（percutaneous coronary intervention, PCI）是目前急性心肌梗死血运重建的首选方法,但在 PCI 围手术期容易合并心源性休克、急性心力衰竭、恶性心律失常,甚至心脏骤停等。对于血流动力学不稳定的高危型急性心肌梗死患者在行 PCI 同时,应用机械循环辅助装置维持血流动力学稳定、提高围手术期安全性显得极其重要。体外膜肺氧合（Extracorporeal Membrane Oxygenation, ECMO）是目前应用比较广泛的 MCS 装置,可以提供足够的全身组织灌注,同时也有利于增加心肌供氧,在 AMI 患者合并 CS 时能够促进心肌恢复并稳定血流动力学紊乱。本文回顾了重症医学科联合心血管内科共同抢救一例急性心肌梗死并发心源性休克的高龄患者的经过,并列举了联合应用 ECMO、IABP 及 CRRT 等生命支持设施在急性心肌梗死高危 PCI 围手术期的应用,体现了重症医学科强大的综合抢救水平与脏器支持能力。

【病例简介】

患者男,74 岁,主因"间断胸闷半年,加重 1 天"于 2020 年 9 月 20 日入院。患者既往吸烟 30 年,平均 10 支 / 日,患者近半年间断胸闷,曾于 2020 年 9 月 12 日 -2020 年 9 月 15 日因"急性心肌梗死"于我院心内科住院,化验提示 T 2.820ng/mL,肌酸激酶 865U/L,肌酸激酶同工酶 67U/L。于 2020 年 9 月 14 日局麻下经右侧桡动脉行 CAG 示:冠状动脉分布优势类型呈右优势型,左主干本体至前降支近段可见 95% 狭窄,可见严重钙化,前降支中段可见70% 狭窄伴钙化,回旋支开口至回旋支近段可见 90% 狭窄伴钙化,右冠近段可见 70% 狭窄,右冠中段慢性闭塞,可见自身桥侧支。因患者心肺功能极差,暂时给予对症治疗后出院。此次患者 1 天前再次胸闷气短加重,再次紧急收入心脏内科。

入院查体: T 36.3 ℃, HR 118 次 / 分, R 27 次 / 分, BP 99/85mmHg。神清语利,查体合作,颈软,颈静脉无充盈,双肺呼吸音粗,双肺可闻及湿啰音。心音可,心律齐, HR118 次 / 分,各瓣膜听诊区未闻及杂音。腹平软,无压痛、反跳痛、肌紧张。四肢末梢凉,双下肢皮肤可见花斑,双下肢无水肿,病理征未引出。入院 ECG 提示广泛导联 ST 段压低。初步诊断:冠状动脉性心脏病、急性非 ST 段抬高型心肌梗死、急性心力衰竭、心源性休克。入院后紧急完善相关化验检查:血常规:白细胞计数 8.52×10^9/L,血红蛋白 134 g/L,血小板计数300×10^9/L。生化:肌钙蛋白 T 2.800ng/mL,钾 3.5mmol/L,肌酐 198 μmol/L ↑,肌酸激酶591U/L,肌酸激酶同工酶 50U/L。BNP >5000pg/mL,高流量吸氧 60% 条件下,急查血气分析:pH 7.343,PO₂ 120.26mmHg,PCO₂ 25.1mmHg,BE -12.4 mmol/L,Lac 6.8mmol/L。

患者烦躁,端坐呼吸,心率 120 次 / 分,血压难以维持,双肺可闻及广泛湿啰音,无尿,利尿剂无效,监测血气提示乳酸持续上升,考虑心源性休克,心脏内科给予血管活性药物维持循环,并紧急置入 IABP 泵辅助:HR 122 次 / 分,收缩压 89mmHg,舒张压 77mmHg,反搏压 92mmHg。考虑患者急性心肌梗死,心源性休克难以纠正,根据 CAG 造影结果,建议患者行冠脉再血管化治疗,首选 CABG 术,但患者一般情况极差,患者及家属拒绝 CABG,为抢救患者生命,心脏内科当夜紧急联系我重症医学科,计划 ECMO 支持下行急诊 PCI 术。

完善术前准备后,患者夜间紧急入手术室,行气管插管机械通气,全麻下行右股动静脉切开,体外膜肺氧合,建立 VA-ECMO(转速 3600 转 / 分,流速 3.5l/min,氧浓度 80%,气体流速 4l/min),在 ECMO 及 IABP 辅助下,患者 HR 120~130 次 / 分,收缩压 70~80mmHg,心内科介入团队于全麻下行回旋支、前降支及左主干 IVUS 及旋磨,1.5 mm 磨头,于前降支至左主干植入支架一枚,患者术中频繁出现室性心律失常,并一过性出现心脏停搏及电机械分离现象,应用 ECMO 保障重要脏器灌注,并顺利完成介入手术,术后返回 ICU。

入 ICU 后患者气管插管机械通气,SIMV 模式,吸氧浓度 40%,潮气量 500 mL,VA-ECMO(转速 3600 转 / 分,流速 3.8/min,氧浓度 80%,气体流速 4l/min)、IABP 辅助,监护示:心率 90 次 / 分,血压 80/60mmHg,呼吸 12 次 / 分,氧饱和度 100%。入室血气分析示 pH(T) 7.476,PCO₂(T) 33mmHg,PO₂(T) 406mmHg,BE 0.56mmol/L,Na⁺131.8mmol/L,K⁺ 3.45mmol/L,Ca²⁺ 0.88mmol/L,Glu 5.9mmol/L,Lac 6.1mmol/L。心电监护示频发室早,暂停 IABP 自主血压几乎为直线,无尿,急查床旁超声心动提示室壁运动明显减弱,LEF 约为 10%,考虑患者低心排综合征,给予多巴胺升压,利多卡因控制室性心律失常,并给予紧急床旁血液净化维持水电解质平衡,同时依据患者心力衰竭心源性休克情况,给予咪达唑仑 8~10 mg/h 持续泵入充分镇静减轻心脏负荷,同时给予瑞芬太尼持续泵入充分镇痛。

患者术后 6 小时神志转清,IABP 辅助反搏压可达 120mmHg。自主尿量恢复,四肢变暖,血气分析提示血乳酸降至正常水平,监测床旁超声心动提示 EF 约为 16%,复查 BNP 1940.0pg/mL。下调多巴胺剂量 4 μg/(kg·min),继续 VA-ECMO 联合 IABP 辅助,继续咪达唑仑联合瑞芬太尼充分镇痛镇静。

患者高龄,急性心肌梗死,心功能极差,行冠脉介入术后,在机械通气 +IABP+VA-ECMO 辅助下心功能逐渐恢复,每日监测床旁心脏超声提示心肌收缩力逐渐改善,LEF 逐渐上升至 30%,患者循环趋于稳定,自主尿量良好,IABP 辅助血压可达到 145/70mmHg,下调 VA-ECMO 转速 3000 转 /min,流速 2.5 L/min,于 2020-09-25 脱离呼吸机,停用咪达唑仑镇静,给予右美托米定镇静,联合瑞芬太尼镇痛。患者安静合作,继续 IABP+VA-ECMO 辅助心功能,并给予扩冠抗凝、改善心功能等支持治疗。

患者心功能逐渐恢复,逐渐停用多巴胺及下调 ECMO 参数,于 2020 年 9 月 25 日患者神清,吸氧 5 L/min,监护示:心率 77 次 / 分,血压 151/69 mmHg(IABP),呼吸 12 次 / 分,氧饱和度 100%,VA-ECMO 转速 2600 转 /min,流速 2.0 L/min,暂停 IABP 自主血压 140/70 mmHg,床旁心脏超声 LEF 约 38%,考虑患者心功能逐渐恢复,低心排综合征明显好转,给予撤除 ECMO,保留 IABP 辅助,撤机后患者循环稳定,心率 80 次 / 分,血压 138/72mmHg,继续间断利尿减轻容量负荷,并继续右美托米定镇静治疗。

患者病情逐渐好转,于 2020 年 9 月 29 日转出 ICU 回心内科治疗,于 2020 年 10 月 1 日撤离 IABP 辅助,于 2020 年 10 月 7 日痊愈,步行出院,出院时复查心脏超声 LEF 约 45%,心肌酶均在正常水平,无胸痛胸闷及心律失常等不适。

【问题】

(1)AMI 导致心源性休克:心源性休克(CS)是指由于心脏泵功能严重受损,导致心输出量显著减少不能满足机体静息代谢需求的一组综合征。CS 在急性 ST 段抬高型心肌梗死中的发病率为 5%~10%,在急性非 ST 段抬高型心肌梗死中的发病率为 2%~4%。AMI 患者一旦合并心源性休克,死亡率及预后极度恶化。尽管早期再灌注治疗已经明显降低了 AMI 患者的死亡率,但 AMI 合并 CS 患者的死亡率仍居高不下。AMI 导致的泵功能衰竭,特别是左心室泵功能衰竭是 AMI 合并 CS 死亡的主要原因。AMI 导致左室充盈压升高、心输出量下降,继而导致低血压及全身器官供血不足。冠状动脉供血不足反过来加重了心肌缺血,扩大心肌梗死面积,进一步导致了左室充盈压升高及心输出量的下降,形成恶性循环。左室充盈压的升高增加了肺毛细血管静水压,进一步引起肺充血、水肿,由此引起的低氧血症和肺顺应性增高增加了呼吸功和氧耗。肾脏缺血激活了肾素 - 血管紧张素 - 醛固酮系统,促进钠水潴留,严重者可出现急性肾衰竭。而为了保证重要组织器官供血,机体启动代偿机制,内脏血管床收缩,以保证心、脑等重要脏器的供血,但这种血液重新分布可能引起多脏器功能衰竭及全身炎症反应综合征的发生。

(2)体外膜肺氧合技术(ECMO):体外膜肺氧合是一种新型人工心肺辅助装置,主要由离心泵、氧合器和管路等组成。它将静脉血从体内引流到体外,经过滚轮泵或离心泵(人工心脏)经氧合器(人工肺脏)氧合血液再重新通过静脉 / 或动脉灌注入体内,以维持机体各器官的灌注和氧合,对严重的呼吸 / 循环衰竭患者进行长时间的心肺替代治疗。ECMO 常用的治疗模式可分为静脉 - 静脉 ECMO(VV-ECMO)及静脉 - 动脉 ECMO(VA-ECMO)。VV-ECMO 是将静脉血由右心房或颈内静脉引血,经氧合器氧合后将氧合血泵入中心静脉,主要用于肺功能的支持。VA-ECMO 是将静脉血经中心静脉引出,经氧合器氧合后泵入主动脉,可用于心肺功能的支持。对于血流动力学不稳定需要循环支持的心源性休克患者来说,VA-ECMO 是最适合的 ECMO 模式,可帮助急性心肌梗死合并心源性休克患者争取救治时机,与其他类型的机械循环辅助装置不同,VA-ECMO 在提供循环支持的同时,还可提供强大的呼吸支持,对合并呼吸衰竭的患者尤为适合。

(3)ECMO 联合 IABP 的应用:ECMO 在 AMI 及心源性休克治疗过程的作用很突出,但其不良反应及心肌远期损伤不可忽视,V-A ECMO 引起血液返流而增加心脏后负荷,减少心输出量从而导致左室扩大。然而 IABP 泵减少后负荷,同时增加冠脉灌注,IABP 泵通过增加心输出量和减轻左室压力从而减少死亡率。VA-ECMO 唯一不足是增加了左室的后负荷和心肌耗氧量,ECMO 联合 IABP 则很好地克服了这一点。一项荟萃分析显示,与单独应用 IABP 或 ECMO 相比,ECMO 联合 IABP 院内死亡率明显降低,这种获益来源于 ECMO

和 IABP 的协同作用，IABP 降低了 ECMO 导致的后负荷及心肌耗氧量增加,有效避免单独应用 ECMO 的副作用。显然 ECMO 和 IAPB 各有千秋,准确评估患者病情,在适当的时刻,合理应用 ECMO 和 IABP,必要时联合使用两者,可最大程度减少心脏负荷,协助缺血心肌复苏,减少急性心肌梗死后泵衰竭所致心源性休克之类的恶性心血管事件的发生。

【小结】

急性心肌梗死常并发心律失常、心力衰竭、心源性休克甚至死亡。迅速建立有效的循环支持、开通梗死相关血管、实施再灌注治疗是其治疗最为重要的手段。经皮冠状动脉介入治疗(PCI)在有效治疗急性心肌梗死伴心源性休克、缩短抢救窗口期、建立有效循环支持、稳定血流动力学等方面做出了巨大的贡献。IABP 曾作为急性心肌梗死高危 PCI 围手术期最常用的机械循环支持装置,但由于主动脉内球囊反搏提供支持力度有限,仅增加 0.5~1 L/min 的心排血量,且效果受到心律失常的影响,而体外膜肺氧合(ECMO)可提供 >4.5 L/min 的更充足的循环支持,是唯一可用于合并心脏骤停的机械循环辅助装置。急性心肌梗死并发心源性休克患者在 ECMO 支持下行 PCI,不仅能够为抢救争取时间,而且明显改善预后。

【专家点评】

本例患者是典型的急性心肌梗死引起心源性休克,患者心血管条件极其复杂,急诊行 PCI 冠脉再灌注治疗是最重要的抢救手段,但患者病情恶化迅速,循环不稳定,出现心源性休克,PCI 手术风险极高,且考虑患者冠脉内膜钙化严重,术中可能需要进行冠脉旋磨,需要的手术时间较长,更增加了介入手术的风险,故建立有效循环支持、稳定血流动力学是介入手术的重要前提,经充分评估患者病情,在建立 ECMO 辅助下行 PCI 术,术中频繁出现恶性心律失常及心脏停搏,但由于 ECMO 可保障心脑肾等重要脏器的灌注,故能顺利完成介入手术。

心内科 PCI 介入手术常在局麻下进行,而医疗操作过程、紧张情绪及疼痛等不良刺激可能进一步加重急性心肌梗死患者的病情,本例 PCI 首先给予全麻机械通气,避免了介入过程中不良刺激对循环的影响。在术前首先置入 ECMO 及 IABP 辅助,为循环提供了保障,同时机械通气保障了供氧,为 PCI 过程提供了强大的循环呼吸支持,提高了高危型急性心肌梗死患者围手术期的安全性。

急性心肌梗死导致的心源性休克常因脏器灌注不足等原因迅速出现多脏器功能障碍,而即使成功进行 PCI,但心功能的恢复需要一定时间,在此阶段常出现神志障碍、心力衰竭、呼吸衰竭、急性肾衰竭及肝功能损害等,其中肾功能障碍发生率可达 12%,多脏器功能障碍使死亡风险成倍增加。对于高危 PCI 患者,单一专科心脏监护室(CCU)难以独自承担脏器支持的任务,而重症医学科的全程干预尤为重要。此例患者在急性心肌梗死 PCI 围术期序贯出现了心力衰竭,呼吸衰竭及肾衰竭,更体现了重症医学科生命支持设施应用的必要性。ECMO 对心肺功能进行循环支持 ,能够纠正血流动力学紊乱,改善组织灌注,为术后心功能恢复争取治疗时间;IABP 增加冠状动脉血供和改善心肌功能 ,降低了 ECMO 导致的后负荷及心肌耗氧量增加,有效避免单独应用 ECMO 的副作用;CRRT 通过连续的体外血液净化方法 ,替代受损的肾功能;机械通气有效保障了氧合,避免了缺氧的打击;整个治疗抢救工作更体现了心内科高超的手术技术及重症医学科强大的支持能力。

（张　祯　谢克亮）

病例 143　发热伴多脏器损害患者的诊治一例

【导读】

发热待查又称不明原因发热（fever of unknown origin，FUO），由于其病因谱的广泛性及多样性，FUO 成为临床诊断的重难点之一。在 1961 年，Petersdorf 和 Beeson 首次正式将 FUO 定义为发热持续 3 周以上，口腔温度 >38.3 ℃至少 3 次，经过至少 1 周的门诊及住院全面检查仍不能确诊的一组疾病。随着临床检查、检验技术不断进步，对于 FUO 的诊断水平得以有效提升，但仍有部分 FUO 患者病因不明，病情持续进展，甚至出现多脏器功能衰竭而危及生命。

【病例简介】

患者女，26 岁，主因"间断发热 2 月余"入院。

现病史：患者于入院前 2 月余因右足第一跖骨骨髓炎就诊于当地医院，行病灶刮除骨水泥填塞术，术后间断发热，初始最高体温 38 ℃左右，应用退热药物后体温可下降至正常水平，病情逐渐进展，体温最高达 40.5 ℃，伴有畏寒、寒战，伴有轻度腹胀、全腹散在隐痛，伴有间断腹泻，呈稀水样便；伴轻头痛，头晕；不伴咳嗽、咳痰等；不伴恶心、呕吐等；无黄疸、黑便、呕血等；无尿频、尿急、尿痛等；无皮疹，关节疼痛等；先后就诊于当地、北京、天津多所医院感染科，患者在诊治过程中多次留取血培养检查，均呈阴性；曾先后应用过美罗培南、万古霉素、卡泊芬净抗感染治疗，效果均不佳，病情持续进展；考虑不除外血液病，遂于外院行骨髓穿刺检查，结果提示骨髓造血活跃，未发现恶性血液疾病。经治疗后患者症状无缓解，并逐渐出现血小板减少、肝功能损害，病情危重，为求进一步诊治以"脓毒症、骨髓炎？、血小板减少、肝功能异常"收入我科。患者自发病以来，精神、饮食、睡眠差，有间断腹泻，小便未见明显异常，体重下降约 5 kg。

入院体格检查：T 37.2 ℃，R 21 次 / 分，P 100 次 / 分，BP 90/60mmHg，神清，被动体位，查体合作，左下肢内侧可见大片皮肤青紫淤斑，全身皮肤黏膜、巩膜无黄染，头颅无畸形，双侧瞳孔等大等圆，对光反射灵敏，双侧颈部及腹股沟处可及浅表淋巴结肿大，边界清，可活动，无明显压痛，直径约 1~1.5 mm，双肺呼吸音粗，心音可，心律齐，未及瓣膜杂音，心界无扩大，腹软，肝脾肋下未触及，肝区无扣痛，Murphy's 征阴性，全腹有散在压痛，无反跳痛及肌紧张，移动性浊音阴性，肠鸣音活跃。右足手术部位愈合良好，未见红肿、渗液及皮肤破溃。四肢可动，肌力Ⅳ级，双侧巴氏征阴性。

既往史：3 年前行剖宫产术，无其他疾病病史，有"喹诺酮类"药物过敏。

个人史：适龄结婚，育有 1 女，体健，平素月经规律。

入院考虑诊断：①发热待查：骨髓炎？结缔组织病？②血小板减少；③肝功能损害；④低蛋白血症；⑤贫血。

诊疗经过：患者病程中有发热，病程约 2 月余，就诊于多家医院，不能明确病因。入我科后完善感染疾病相关检查,结果示白细胞计数正常,中性粒细胞比例正常, PCT 正常, CRP 略升高,血沉正常,G 试验、GM 试验正常,多次血培养阴性、结核抗体、结核感染 T 细胞检测阴性,尿培养、大便培养未发现致病菌,胸 CT 未见明显异常,肥达、外斐试验阴性。综合以上检查结果,考虑此患者不符合常见细菌、真菌、结核性感染。超声心动图未发现感染性心内膜炎改变。EB 病毒抗体阴性,甲、乙、丙、戊型肝炎病毒抗体阴性,不支持以上病毒性感染。患者曾因右足第一跖骨骨髓炎就诊于当地医院,行病灶刮除骨水泥填塞,本次入院行骨 ECT 不支持骨髓炎改变。腹部超声、妇科超声未发现明显病灶。在排查非感染致发热病因方面,患者因血小板减少,曾于外院行骨穿除外恶性血液病。肿瘤标记物铁蛋白明显升高,但无特异性,影像学检查未发现可疑占位性病变。风湿免疫项目检查不支持自身免疫性疾病。

再次详细追问病史,患者诉邻居家饲养牛、羊,患者热型呈波状热,热退伴大汗,发热时有明显肌肉关节疼痛,有外院骨髓炎行手术病史,不除外布鲁菌感染可能,因多次血培养阴性,予以送检疾病预防控制中心完善布氏杆菌抗体检测,结果回报呈阳性。患者后予以加用利福平 0.225 g,每日 2 次,联合依替米星 150 mg,每 12 h 1 次,抗感染治疗,硫普罗宁 200 mg,每日 1 次,联合腺苷蛋氨酸 1 g,每日 1 次,保肝、利胆治疗,间断成份输血补充治疗。经上述治疗,患者体温于第 3 天下降至正常,血小板、血色素及肝功逐渐好转,治疗 10 天后患者出院,转诊至当地医院继续治疗。

【问题】

（一）布鲁菌病临床特点

布鲁菌病也称“波状热”,是由布鲁氏菌(Brucella)感染引起的一种人畜共患传染病。我国流行的有羊布鲁杆菌(B. melitensis)、牛布鲁杆菌(B. abortus)及猪布鲁杆菌(B. suis),其中以羊布鲁杆菌常见。布鲁菌病可由 3 种方式有患病动物传播给人类:①消化道传播:摄入由感染或患病动物制成的食品;②呼吸道传播:吸入含有布鲁氏菌的气溶胶;③皮肤及黏膜接触:感染动物的血液、排泄物等中的布鲁氏菌经皮肤伤口、睑结膜进入人体。尽管布鲁菌病很少发生人传人事件,但仍有个别病例报道指出布鲁菌病可能存在母婴传播、性接触传播和血液传播等途径。

布鲁氏菌是胞内寄生菌,感染可致使细胞补体系统和 TLR 信号通路受限,其脂多糖结构有利于减少 DC 激活、向 T 淋巴细胞的抗原呈递并且抑制自噬和凋亡以避免免疫系统清除,从而造成慢性化的病程。布鲁氏菌进入人体后随淋巴液到达局部淋巴结,在淋巴结中繁殖生长并形成感染灶,增殖达到一定数量后可突破淋巴结屏障而侵入血液循环,人体出现菌血症、毒血症等急性症状。进入血液循环的病菌易在肝、脾、骨髓及淋巴结等单核 - 吞噬细胞系统中形成新发感染灶,后者中的病菌亦可多次进入血液循环,从而导致症状进一步加重。

布鲁氏菌感染后潜伏期一般为 1 至 4 周,平均 2 周,但仍有少数患者可在感染后数月甚至 1 年以上起病。感染急性期指病程在 6 个月以内的感染,此时细菌及毒素是主要发病机制。患者起病相对较急,表现为发热、多汗、厌食、乏力、头痛、肌痛、肝脾淋巴结肿大等,热型以弛张热最多,波浪热虽仅占 5% 至 20%,但仍最具特征性。慢性感染指病程超过 6 个月仍未痊愈的感染,此时以迟发型变态反应为主要机制,可出现由上皮样细胞、巨细胞、浆细胞、淋巴细胞等组成的肉芽肿。慢性感染主要表现为疲乏无力,有固定或反复发作的关节和肌肉疼痛,还可有抑郁、失眠等精神症状。抗感染治疗不规律所致的复发和持续性的深部局灶感染(如骨关节 、脏器脓肿等)都是造成慢性感染的原因。

(二)本病例特点

1. 病因诊断　FUO 是临床常见症,随着诊断技术的不断进步,病因的诊断率也在不断提高。本例患者病史长达 2 月余,且期间就诊于多家医院,均未能发现病因,为疑难病例,符合 FUO 标准。对于常见的 FUO,临床诊断思路首先是区分感染性发热和非感染性发热。因为感染性疾病需要及时有效的抗生素治疗,才能使疾病得到有效控制,所以第一时间识别是否为感染性发热,是临床医生的主要任务,直接关系到治疗方案的决定和治疗效果。感染性疾病导致发热,根据感染病原微生物的不同,可分为细菌性感染、真菌性感染、病毒性感染、寄生虫感染等。通过感染病灶的微生物培养获得致病微生物是感染性发热诊断的金标准。但是目前临床上常用的培养方法,存在着如下方面的缺点:①培养通常耗时长,以普通血培养为例,大约需要 3~5 天时间才能获得最终病原学结果;②只适用于部分病原微生物的检查,如常见细菌和真菌。在其他病原微生物如病毒、寄生虫和特殊细菌,通常需要求助于抗体检测甚至 NGS 检测;③病原学培养诊断的阳性率随病程的不同时间点变化。以伤寒为例,在病程 1~3 周,血培养阳性率高,而 4 周及以后血培养阳性率明显下降。

本例患者诊断为布鲁菌病,由血或其他临床标本中分离得到布鲁杆菌属是确诊试验。通过病例介绍,可以发现,这例患者虽然经过多家医院的多次、多部位体液病原学培养检查,均未发现致病菌,给疾病诊断增加难度。布鲁菌病发病初期 IgM 效价上升,约 1 周后 IgG 效价升高。治疗有效可使抗体水平逐渐下降,维持在一定的水平。疾病复发时,布鲁杆菌特异性 IgG 和 IgA 均升高。因此,血清学检查亦对布鲁菌病的诊断由指导意义。由于产生抗体种类和效价随病程的变化而不同,且流行区背景效价的存在,建议同时采用两种以上血清学检测方法进行诊断。我国现行的诊断标准推荐虎红平板凝集试验(rose bengal plate agglutination test, RBPT)、血清凝集试验(serum agglutination test, SAT)SAT 、皮内试验 、补体结合试验(complement fixation test, CFT)、布鲁菌病抗 - 人免疫球蛋白试验(Coomb′s 试验)用于实验室诊断。布鲁菌病的分子生物学检测近年来逐步发展,该方法快速、敏感,但在临床上的应用还需验证,尚不适用常规检测。然而其对中枢神经系统感染或者局灶感染可发挥特别作用。

2. 危重患者的病情诊断特点　本例患者发病时间长,始终未能获得针对性治疗,导致疾病持续进展,继发明显肝损害、血小板减少、出血倾向,转诊至重症医学科进行治疗。在疾病进展至多脏器损害,甚至需要脏器功能支持时,通常会掩盖起病病因的常见临床表现,妨碍临床医生对最初病因的判断。这时就需要耐心细致的了解起病过程,热型特点,伴随症状,以及曾接受的治疗方案对病情可能造成的影响,比如患者是否存在病程中应用可致肝损害药物造成肝损害可能,或者药物热可能等,剥离干扰因素,总结病情特点,来协助对病因的判断。重视非感染性疾病导致发热的鉴别,如自身免疫性疾病、实体恶性肿瘤、血液系统恶性肿瘤、药物热、癫痫发作导致发热等。虽然临床医生积极诊断病因,但目前仍然有 FUO 是病因不明的。

(三)布鲁菌病的鉴别诊断

1. 伤寒、副伤寒　伤寒、副伤寒患者以持续高热、表情淡漠、相对缓脉、皮肤玫瑰疹、肝脾肿大为主要表现,而无肌肉、关节疼痛、多汗等表现。实验室检查血清肥达反应阳性,伤寒杆菌培养阳性,布鲁菌病特异性检查阴性。

2. 风湿热　布鲁菌病与风湿热均可出现发热及游走性关节痛,但风湿热可见风湿性结节及红斑,多合并心脏损害,而肝脾肿大、睾丸炎及神经系统损害极为少见。实验室检查抗链球菌溶血素"O"为阳性,布鲁菌病特异性检查阴性。

3. 风湿性关节炎　慢性布鲁菌病和风湿性关节炎均是关节疼痛严重,反复发作、阴天加剧。风湿性关节炎多有风湿热的病史,病变多见于大关节,关节腔积液少见,一般不发生关节畸形,常合并心脏损害,血清抗链球菌溶血素"O"效价增高,布鲁菌病特异性实验室检查阴性有助于鉴别。

4. 结核　布鲁菌病与结核病类似,均可有长期低热、多汗、乏力、淋巴结肿大等症状。两者的病原学以及特异性实验室检查(如结核菌素试验、γ干扰素释放试验和布鲁菌病血清试验)有助于鉴别。

5. 其他　布鲁菌病急性期还应与败血症等鉴别,慢性期还应与其他关节损害疾病鉴别,脑膜炎则需要与其他细菌性脑膜炎以及神经官能症等鉴别。

【小结】

发热待查是 ICU 常见的鉴别诊断性疾病,虽有诊断技术的进步,但仍有部分患者病因不明。收入 ICU 患者病情危重,且多为疾病病程的后期表现,诊断难度更高。认真细致收集患者病史信息,早期临床表现特点,是明确病因诊断的关键。布鲁菌病在天津地区属于低发病病种,在非传染病医院内诊治经验少。临床医生在接诊发热患者时,还需要提高对这类疾病的警惕性,尤其在高发季节,尽早完善检查。对于血培养阴性病例,需要完善抗体检查,以明确诊断,提高治愈率。

【专家点评】

布鲁菌病需采用针对性抗菌治疗方案,原则为"早期、联合、足量、足疗程",必要时可延长疗程,防止复发及慢性化。在治疗过程中要注意监测血常规、肝肾功能等。成人无合并症的非复杂性感染者首选多西环素(6周)+庆大霉素(1周)、多西环素(6周)+链霉素(2~3周)或多西环素(6周)+利福平(6周)。慢性期感染可治疗 2~3 个疗程。

部分布鲁菌病患者会出现局部感染病灶,并可累及全身任意器官或系统。其中以骨关节累及最为常见,特别是骶髂关节炎,关节疼痛常累及骶髂、髋、膝、肩等大关节,呈游走性刺痛。其余表现还包括脊椎炎、周围关节炎、骨髓炎等。布鲁菌病可累及生殖泌尿系统,如睾丸炎、附睾炎、卵巢炎、肾小球肾炎、肾脓肿等;累及中枢神经系统,如周围神经病、脑膜脑炎、精神症状、颅神经、舞蹈症等,最新报道也可引起脑脓肿;累及皮肤时可出现斑丘疹、囊肿、

Stevens-Johnson 综合征等；呼吸系统受累可发生胸腔积液、肺炎；血液系统病变可有白细胞升高或降低、血小板缺乏、贫血等；心血管系统受累相对少见，可表现为心内膜炎、血管炎、心肌炎等。其中神经系统累及和心内膜炎虽不常见，却是本病造成死亡的主要原因。

（吴荷宁　谢克亮）

病例 144　难治性噬血细胞综合征并发多脏器功能衰竭诊治一例

【导读】

噬血细胞综合征（hemophagocytic syndrome，HPS）是由活化的淋巴细胞和组织细胞增殖失控并分泌大量炎性细胞因子而引起的过度炎症反应，是血液内科较为罕见的疾病，且诊断困难，病死率很高，患者可很快死于感染和多脏器功能衰竭。一般认为在初次常规或重新强化治疗 2~4 周后患者的临床症状和实验室检查指标无明显改善甚至恶化即可归为难治性HPS 的范畴，超过该时限的延误很有可能导致病情加重、甚至死亡等不良后果。因此，不少学者提出了挽救性治疗的理念与必要性。本文是对重症医学科成功抢救的 1 例难治性 HPS并发多脏器功能衰竭患者所做的回顾性报告，完整回顾了整个救治过程，旨在探讨重症难治性 HPS 在重症监护病房（ICU）抢救中的策略与体会。

【病例简介】

患者女，29 岁，主因"间断发热 2 周，周身皮疹 3 天"于 2014 年 9 月 15 日第一次住院于感染科，住院期间体温 37 ℃左右，查体发现颈部及腹股沟淋巴结稍大，周身散在皮疹，化验WBC16.29×10⁹/L，N20%，L52%，异淋 20%，EB 病毒（+），EB 病毒 DNA 2.55×10⁵/mL，肝酶稍高，B 超示脾大，骨穿示骨髓粒红系增生，巨核减少，外周血淋巴细胞增多，有异淋，免疫全项、胸腹 CT 及超声心动等未见明显异常，考虑为病毒感染、传染性单核细胞增多症?，给予甲基泼尼松龙 40mg，每日 1 次，3 d，喷昔洛韦 0.25 g，每 12 h 1 次，14 d，未再发热，皮疹好转，复查 EB 病毒 DNA 3.28×10³/mL，于 2014 年 9 月 30 日出院。

患者出院后于家中受凉后再次出现高热，于 2014 年 10 月 3 日主因"发热伴周身皮疹加重 2 天"第二次住院于感染科，入院查体 T 39.5 ℃，颈部淋巴结稍大，周身散在皮疹，化验WBC3.06×10⁹/L，N60%，L20%，异淋 9%，PLT61×10⁹/L，EB 病毒（+），白蛋白减低，肝酶进行性升高，TB 58.9~109.5 μmol/L，肌酶升高，B 超示脾大，复查骨穿仍显示骨髓粒红系增生，巨核减少，外周血仍提示有异淋，免疫全项正常，住院后再次给予甲龙 40mgQd 控制炎症，给予喷昔洛韦、膦甲酸钠抗病毒的基础上，联合美罗培南、万古霉素、卡泊芬净、哌拉西林他唑巴坦等抗细菌真菌感染，并于 2014 年 10 月 10 日及 10 月 11 日两次行血浆置换治疗，每次血浆用量约 1500 mL，患者体温无改善，持续高热 39 ℃以上，且白细胞，血色素，血小板进行性下降，肝功能恶化，凝血异常，并呈现多脏器衰竭状态，复查 EB 病毒 DNA 6.67×10⁶，查PET-CT 示肝脾及骨髓代谢弥漫增高，尤以脾脏突出，有特征性放射性浓集表现，经全院专家会诊后于 2014 年 10 月 13 日转入重症医学科。

转入重症医学科后查体 T 38.3 ℃，HR 82 次/min，R 17 次/min，NBP 122/67mmHg，SPO₂100%（鼻导管吸氧 5 L/min）。神清，不安，精神差，颈部及腹股沟淋巴结肿大，心律齐，听诊双肺呼吸音粗,腹部膨隆、腹围 102 cm(体健时约 80 cm),无压痛、反跳痛、肌紧张,左上腹脾区肿胀明显,皮肤黏膜及巩膜黄染,周身散在皮疹及出血点,双踝部中度水肿。完善化验:WBC 0.7×10^9/L,RBC 1.03×10^{12}/L,Hb 50 g/L,PLT 15×10^9/L,FIB 0.55 g/L,LDH 1607U/L,TB 126.3μmol/L,TP 45 g/L,ALB 19 g/L,ALT 97U/L,AST 439U/L,血清铁蛋白 1.032×10^5 μg/L,NK 细胞活性 15.46%(正常参考值 15.11%~26.91%);可溶性 IL-2 受体(sCD25)>44 000 ng/L(正常参考值 <6 400 ng/L);EB 病毒 DNA 6.67×10^6/mL(正常参考值 <400 拷贝 /mL);查风湿免疫全项、降钙素原(PCT)、G 试验未见异常。考虑患者严重粒细胞缺乏,免疫力低下,安排患者于负压封闭层流重症监护病房治疗,给予重症监护,生命支持,冰毯物理降温,输注新鲜全血,血小板、白蛋白、纤维蛋白原等血液支持治疗,抗细菌与抗病毒药物联合应用,并给予营养支持,保肝降黄,免疫调理等对症治疗,同时在高出血风险下建立 PICC 通路。患者仍间断高热 T 39 ℃以上,患者血象继续恶化,严重凝血功能异常,黄疸加重,周身出血倾向,大面积瘀斑与出血点,以胸、背部为著,同时,心肌酶显著升高,磷酸肌酸激酶(CK)450 U/L,磷酸肌酸激酶同工酶(CK-MB)65 U/L,肌钙蛋白 T(cTnT)0.18 μg/L,伴阵发室性心律失常。本例患者在 ICU 中临床特征存在的一些特异性表现,归纳如下:①发热:体温 39 ℃持续 1 周以上。②中度脾肿大(肋缘下 5 cm),PET-CT 有特征性放射性浓集表现。③ Hb 50 g/L,PLT 15×10^9 /L(最低达 3×10^9/L),WBC 0.7×10^9/L,明显的"血三系"减低;骨穿示骨髓粒红系增生,但未见噬血现象。④低纤维蛋白原血症:FIB 0.55 g/L。⑤ NK 细胞活性较低:NK 细胞活性 15.46%。⑥高铁蛋白血症:SF 1.032×10^5 μg/L。⑦可溶性 IL-2 受体水平明显升高:sCD25>44 000 ng/L。⑧ EB 病毒 DNA 复制载量显著升高,达 6.67×10^6 拷贝 /mL。根据 HLH-2004 诊断标准,经津京两地专家多次会诊,考虑 EB 病毒感染导致的嗜血现象,最终确诊为 EB 病毒相关性组织淋巴细胞性噬血综合征。

患者于 2014 年 10 月 16 日开始初始治疗,给予依托泊苷 150 mg 化疗,辅以甲强龙 40mg,每 12 h 1 次,3 d 同时加用卡泊芬净预防真菌感染,于 10 月 21 日升级为亚胺培南抗感染,每日均输注新鲜全血 800 mL 连续 5 天,同时每日补充白蛋白及丙球,应用粒细胞刺激因子、促红细胞生成素及血小板生成素刺激造血功能,每日大量补液利尿,尿量及肾功能未见异常,但体温仍每日 T 39 ℃以上,患者精神食欲差,出血倾向加重,腹部皮下多发自发性血肿,黄疸加重,在一系列抗感染,保肝降酶,补充血制品,控制心律失常等对症综合治疗下,2014 年 10 月 22 日查 WBC 恢复到 4.13×10^9/L,Hb115 g/L,PLT 42×10^9/L,FIB 2.57 g/L,ALB 补充到 40 g/L,ALT 36 U/L,AST 113 U/L,SF 1.707×10^4 μg/L,肌酐正常范围,10.22 查 EB 病毒 DNA 1.18×10^4/mL,较转入时 6.67×10^6/mL 有明显降低。但 TBIL 升至 328.8μmol/L,血氨 101 μmol/L,考虑出现早期肝功能衰竭,于 2014 年 10 月 24 日及 10 月 25 日紧急行血液胆红素灌流吸附治疗后,TBIL 暂时降至 178.3μmol/L,SF 9.884×10^3 μg/L。由于患者病情未见明显好转,经北京友谊医院血液病专家再次会诊,考虑为难治性噬血,初始治疗失败,决定采用挽救性治疗方案,即在原有的化疗方案基础上调整为以阿霉素类为主体的联合化疗方案。故于 2014 年 10 月 26 日应用依托泊苷 150 mg,于 10 月 29 日给予脂质体阿霉素 20 mg,同时应用甲强龙冲击820mg,每日 1 次,3 d 后减量为80mg,每 12 h 1 次,该方案实施后患者一般情况趋于好转,体温基本控制于 37 ℃左右,食欲好转,皮下出血明显减轻,黄疸明显减轻,一周后 WBC4.19×10⁹/L, Hb 125 g/L, PLT 398×10⁹/L, FIB3.63 g/L, ALB 43 g/L, ALT75U/L, AST81U/L,铁蛋白 5.56×10³ μg/L, Cr 正常范围, TBIL 逐渐下降至 74.1μmol/L,血氨 59μmol/L,多次复查 PCT、G 试验及血培养、痰培养和尿培养均未见明显感染征象,于 10 月 31 日停用抗真菌药物,降阶梯为哌拉西林他唑巴坦预防感染,11 月 3 日查 EB 病毒 DNA 下降至 1.18×10³/mL,铁蛋白 4.44×10³ μg/L,于 11 月 5 日再次经京津专家评估考虑病情有好转趋势,可延续治疗,于 11 月 6 日再次给予依托泊苷 150 mg,甲强龙减量为 40mg,每日 1 次,于 11 月 10 日再次降阶梯为头孢曲松预防感染,并加用阿奇霉素覆盖不典型病原体,11 月 12 日查 EB 病毒 DNA <400(测试数值 63.0/mL),铁蛋白 3.47×103ng/mL,考虑噬血病情得到控制,于 11 月 13 日再次给予依托泊苷 150 mg 延续治疗。但患者 11 月 14 日再次出现体温 T 39 ℃,复查 WBC3.09×10⁹/L, Hb 108 g/L, PLT 263×10⁹/L, FIB3.78 g/L, ALB 34 g/L, ALT29U/L, AST38U/L, Cr 正常范围, TBIL32.9μmol/L,考虑血液系统疾病化疗后感染风险高,再次升级为美罗培南联合卡泊芬净治疗,患者仍间断发热 T 38 ℃以上,但生命体征一般情况稳定,11 月 17 日 EB 病毒 DNA 4.92×10³/mL,铁蛋白 5.26×10³ μg/L,于 11 月 18 日复查胸腹 CT,左肺下叶索条影,脾明显增大,腹壁多发血肿,复查 PCT、G 试验及血培养、痰培养和尿培养均未见明显感染征象,但体温仍控制不佳,11 月 19 日复查 EB 病毒 DNA 升至 4.13×10⁴/mL,铁蛋白 4.2×10³ μg/L,11 月 19 日北京友谊医院血液病专家根据 EBV 病毒复制量增加,考虑噬血复燃,建议积极准备干细胞移植,同时再次给予二次挽救方案,于 2014 年 11 月 20 日和 11 月 22 日,分别给予 VP-16 150 mg 和脂质体阿霉素 20 mg 各 1 次。同时,静脉应用大剂量甲基泼尼松龙冲击,820 mg 每天 1 次,共 3 d。1 周后沿用 VP-16 150 mg 巩固效果,此后血常规及凝血功能,肝肾功能再次恢复至正常,黄疸消失,生命体征平稳,体温、二便正常,可正常进食及基本生活自理,体能明显恢复(可自行下床活动),以上均表明在 ICU 的一系列治疗下,血液系统病变得到了有效控制。但是,患者 EB 病毒 DNA(1.3×10⁴ /mL)和铁蛋白(5.45×10³ μg/L)仍持续高位,显示噬血再燃,尚无缓解。结合患者治疗效果与当时脏器功能恢复情况,故在 1 周后转往专科医院行造血干细胞移植治疗,以期从病因根治噬血细胞综合征。

【问题】

(1)噬血细胞综合征(hemophagocytic syndromes, HPS)的定义及分类:又称噬血细胞性淋巴组织细胞增多症(hemophagocytic lymphohistiocytosis, HLH),是一组以发热、肝脾肿大、全血细胞减少以及骨髓、肝、脾、淋巴结组织发现噬血现象为主要临床特征的综合征,可由多种致病因素所致,引起淋巴、单核细胞和吞噬细胞系统异常激活、增殖,分泌大量炎性细胞因子,从而引起的一种可危及生命的过度炎性反应。HPS 可分为原发性 HPS 及获得性 HPS 两大类。原发性 HLH 有部分存在穿孔素基因突变或其他遗传免疫的缺陷。获得性 HPS 可由外源性因素、内源性产物、风湿性疾病、恶性疾病等多种因素引起,其中最主要的诱发因素为疱疹病毒感染,尤其是 EB 病毒感染。

(2)HPS 的诊断:根据 HPS-2004 诊断标准,分子生物学诊断符合 HPS 或者以下指标 8

条中符合 5 条即可诊断:①发热:持续 >7 d,体温 >38.5 ℃;②脾脏肿大(肋缘下≥ 3 cm);③血细胞减少(外周血中三系中至少有两系以上减少):血色素 <90 g/L(<4 周的婴儿:血色素 <100 g/L),血小板 <100 × 10⁹/L,中性粒细胞 <1.0 × 10⁹/L,且非骨髓造血功能减低所致;④高甘油三酯血症和(或)低纤维蛋白原血症:空腹甘油三酯≥ 3.0mmoL/L,纤维蛋白原≤ 1.5 g/L;⑤骨髓、脾脏或淋巴结中发现噬血现象;⑥ NK 细胞活性减低或缺失;⑦铁蛋白≥ 500 μg/L;⑧可溶性 IL-2 受体(sCD25)水平明显升高。如果患者持续发热,抗生素治疗 2 周无效,同时伴有其他系统临床表现且无法用原发病解释,就可高度怀疑 LHL 的诊断。

(3)HPS 的临床表现:HPS 临床表现错综复杂,缺乏特异性,常易误诊、漏诊,且病情进展凶险,若不及时进行合理、有效的治疗病死率极高。王旖旎等曾对多中心来源的 72 例确诊 HPS 患者进行诊疗分析,发现 100% 患者出现发热,其余依次为脾脏肿大(83.3%)、呼吸系统症状(63.9%)、肝脏肿大(54.2%)、浅表淋巴结肿大(48.6%)、黄疸(38.9%)、皮疹(34.8%)、浆膜腔积液(33.3%)、皮肤淤斑或出血点(33.3%)、中枢神经系统症状(5.6%)、肾功能损害(4.2%)等。国外也有类似报道,如主要临床表现为持续发热,血细胞减少,脾大。但皮疹、淋巴结病和腹泻较少见。中枢神经系统症状可发现于超过半数的患者,可能与这些文献多报道儿童病例有关。实验室检查包括对 HPS 各种诊断特异性指标的检测等。研究证实,HPS 患者多数有肝功能损害,其中以门冬氨酸转氨酶(AST)升高最为显著,可能与患者多脏器功能受损,肝脏损害严重,累及线粒体,同时心肌细胞受到破坏有关。噬血现象在开始时常不出现,到疾病进展期才会出现。HPS 中淋巴细胞和组织细胞也可以浸润中枢神经系统,出现脑脊液改变,因此可以行腰穿做上述指标的检测。胸片可表现为肺部病变,如肺间质改变、肺水肿和胸腔积液等。腹部超声可提示有腹水、胆囊壁增厚和肾脏增大等表现。在肝脏则类似于慢性持续性肝炎的组织学表现。HPS 病情凶险,诊断困难,不经治疗,患者可很快死于感染和多器官功能衰竭。治疗的首要目的是为了改善作为症状原因的高细胞因子血症和进行对异常活化的淋巴细胞、巨噬细胞的治疗。HSCT(造血干细胞移植)仍是目前认为唯一有望治愈 HPS 的手段。

(4)HPS 支持治疗:目前多数学者认为常规或重新强化治疗 2~4 周后炎症标志物持续升高,临床指标改善不明显者就可归纳为难治复发性 HPS,超过改时限的延误很有可能导致病情加重、甚至死亡等不良后果。因此,挽救性治疗需及时,目前针对难治复发性 HPS 的挽救治疗有很多新进展,但均无统一方案。首都医科大学附属北京友谊医院对难治性 HPS 41 例采用脂质体阿霉素、足叶乙甙、甲泼尼龙(DEP)方案进行挽救治疗,研究发现总体反应率达到 78.1%,其中 CR 29.3%,PR 48.8%。41 例患者中有 8 例始终未能找到引起 HLH 的原发病,其余患者在确诊 HPS 的 2~8 周内明确了原发病,并对达到 CR 和 PR 的 32 例患者在诱导缓解后积极针对原发病治疗,包括化疗、allo—HSCT、脾脏切除等手段,其中 20 例患者病情持续缓解,因此采用 DEP 方案可能为后续的病因甚至根治治疗提供了时间和机会。此外,血浆置换法也是尽快去除血清中高细胞因子可靠和有效的治疗方法。无论在诱导治疗还是在挽救治疗阶段,给予患者充分的支持治疗是十分必要的。感染作为 HPS 的重要角色,既可以是诱因,也可以是疾病发展过程中的伴随症状,也可以是治疗过程中的并发症。

因此,应积极防范中性粒细胞减少症,预防卡氏肺孢子虫肺炎及真菌感染等。同时应警惕任何新出现的发热,需考虑 HPS 复发以及机会性感染的可能,并开始经验性广谱抗生素治疗。在 HPS 患者中凝血功能障碍与其病死率密切相关,积极治疗原发病的同时,及时补充原料即替代治疗尤为重要,如对症输注新鲜冰冻血浆、血小板、纤维蛋白原、凝血酶原复合物等,争取早期控制并纠正弥漫性血管内凝血(DIC)。大多数 HLH 患者均有肝炎表现,包括转氨酶升高、黄疸等,并可伴有肝脏体积增大,严重程度不等,可从非常轻度的转氨酶升高到暴发性肝衰竭。对于本身凝血机制异常的 HPS 患者来说,严重的肝功能损伤可使其肝脏合成凝血因子能力下降,同时清除活化的凝血因子及纤溶酶功能受损,平衡状态被打破后可导致低凝或高凝状态,HPS 患者可出现出血与 DIC 并存的凝血功能障碍表现。因此,控制噬血病情的同时给予积极的保肝支持治疗可帮助 HLH 患者获得较满意的疗效。

【小结】

HPS 病情凶险,诊断困难,患者可很快死于感染和多脏器功能衰竭。在 HPS 治疗的早期,不管患者是处于诱导治疗还是处于挽救治疗阶段,及时而有力的支持治疗必不可少。本例患者抢救成功的关键点不仅仅是抓住了初治的早期以及挽救治疗的及时性、有效性,更是与感染的治疗与预防,血液系统功能维护,重要脏器功能的保护,营养补充与身体内环境的稳定等方面密不可分。例如患者短期内肝功能迅速恶化,黄疸,腹胀,"血三系"明显减低,凝血功能严重异常,全身出血倾向等危机的应对和处理:在 TBIL 急剧上升时及时进行了血液净化及血液灌流,减轻了高胆红素血症的全身损害,为治疗赢得了宝贵的时间;在血小板、纤维蛋白原极低,严重出血倾向时及时有效地进行了 B 超引导下深静脉穿刺置管,为后期化疗及支持治疗提供了重要保障。以上这些都充分体现了 ICU 的价值所在。在阿霉素类药物化疗期内曾出现心肌损害所致的恶性心律失常,正是 ICU 的实时监护,使病情得以及时发现和处理,化解了对生命的威胁。在中性粒细胞缺乏情况下的化疗,严重感染导致死亡风险极高,但患者的抢救治疗始终于 ICU 而非普通病房中进行,依托 ICU 强大的脏器支持能力和细致专业的监护、护理以及评估体系,最终成功避免了患者因多脏器衰竭及严重感染而导致的不良后果,为后期造血干细胞移植争取到了时间。

【专家点评】

对于本例难治性 HPS 并发多脏器功能衰竭患者的治疗过程,充分体现了 ICU 强大的脏器支持能力和细致专业的监护评估体系,具体表现在以下方面:

首先是感染防控。患者严重白细胞缺乏,WBC 最低 0.12×10^9/L,且经过多次化疗。但是,依托 ICU 严格的无菌操作与消毒隔离措施,配合层流病房隔离及 ICU 高水平护理管控,多次复查 PCT、G 试验等感染指标及影像学均未发现明显感染征象,取得了理想的预期效果。

其次是及时的血液治疗支持。患者严重贫血,凝血异常,PLT 最低 15×10^9/L,FIB 最低 0.55 g/L,且全身多发片状皮下出血,腹部皮下多发自发性血肿,给予输注大量新鲜全血,补充纤维蛋白原、冷沉淀及血小板,同时在凝血严重异常条件下,多学科配合,精准定位,建立深静脉抢救通路。

有效的脏器功能支持。患者有严重的脏器损害,实施挽救化疗方案前就出现肝衰竭表现,TBIL 升至 328.8 μmol/L。通过床旁血液净化,胆红素吸附,ICU 综合抢救技术最大限度地保证了患者在治疗期间的脏器承载能力。同时,床旁超声心动、CT、磁共振等影像技术,对评估心肺脑功能,从而对症保护心肌、气道,降低化疗药物的心肌和肺间质损害起到了巨大的作用。

病情监控指标的选取至关重要。针对患者病情连续监测血常规及肝肾功能,尤其针对噬血细胞综合征连续监测 SF 及 EB 病毒 DNA 复制载量,对挽救性治疗方案的选择、调整和升级起到了关键的导向性意义。

(张　祯　谢克亮)

病例 145　秋水仙碱中毒诊治一例

【导读】

秋水仙碱的临床应用已有数百年历史,是第一个用于痛风抗炎镇痛治疗的药物,至今仍是指南及共识推荐的痛风急性发作及预防痛风发作的一线用药。但该药的治疗剂量与中毒剂量非常接近,中毒患者死亡率极高,且中毒早期患者临床表现缺乏特异性,给诊断及治疗带来一定的困难与挑战,因此早期诊断和治疗非常关键。

【病例简介】

患者男,40 岁,主因"腹泻伴发热 2 天,发现肌酐升高半天"入院。

既往史:体健。

现病史:患者于入院前 2 天早餐店进餐后出现腹泻,数十分钟一次,黄色水样便,伴有絮状物,无黑便或鲜血便,伴发热,最高 39°C,无畏寒寒战,就诊于我院发热门诊,查 WBC 16.5×10⁹/L,予补液、依替米星等治疗 1 日,症状无好转。再次就诊于急诊,测血压 140/100mmHg,HR100 次 / 分,WBC 41.18×10⁹/L,肌酐 228 μmol/L,予哌拉西林他唑巴坦抗感染、抑酸、补液等治疗,为进一步诊治收入重症医学科。

查体:体温 39.3 ℃,脉搏 116 次 / 分,呼吸 40 次 / 分,血压 170/100mmHg,血氧饱和度 95%。急性病容。神志清楚,查体合作,周身皮肤黏膜未及皮疹或出血点,双侧瞳孔左:右 3:3 mm,对光反应(+),双肺呼吸音粗,未及干湿啰音,心律齐,心音可,各瓣膜区未及杂音。腹软,无压痛、反跳痛或肌紧张,肠鸣音活跃,约 8 次 / 分,肝脾肋下未及,双下肢无水肿,四肢肌力肌张力正常,双侧病理征阴性。

入院前化验检查:血常规:WBC 41.18×10⁹/L,N 80.3%,HB 197 g/L,PLT 263×10⁹/L;凝血功能:FIB 2.6 g/L,APTT 76 S,PT 25.2 S。血生化:CREA 228 μmol/L,ALT 90U/L,AST 463U/L,LDH 4589U/L,TBIL 11.6 μmol/L。

入院诊断:脓毒症、腹泻、肝损害、肾功能损害。

入院后患者很快出现休克,血压最低 59/30mmHg,那么患者的病因是什么:肠源性感染? 食物中毒? 还是其他原因。

这时候一个重要的信息引起了医生的注意,患者父母分别于 30 天、18 天前因"腹泻"死亡,这是聚集性发病吗?但患者并不与父母同住,只是偶尔聚餐,且三人发病时间间隔较长。若不是,那为何三人临床表现又惊人的相似呢?病因到底是什么呢?

就在一筹莫展的时候,两年前的一个病例为医生提供了线索。

患者男,21岁,主因"过量服用秋水仙碱17小时"入院。患者于入院前17小时因情绪激动自服秋水仙碱91片后出现呕吐,呕吐物为白色黏液,无呕血,就诊于当地医院予以洗胃后转至我院。于急诊就诊期间出现腹泻,稀水样便4次,伴腹痛为阵发性绞痛,间断呕吐,呕吐物呈胆汁样,无便血,毒物分析示血液中秋水仙碱成分305 μg/L(中毒量>50 μg/L)。诊断秋水仙碱中毒,收入我科诊治。入院后患者陆续出现高热、休克、凝血功能异常、肝衰竭、骨髓抑制,虽持续给予血液净化及对症支持治疗,但仍在入院后第六日抢救无效死亡。

两病例起病症状相似,那么此病例是否为秋水仙碱中毒呢?毒物分析显示血液中秋水仙碱成分65.7 μg/L(中毒量>50 μg/L)证实了医生的推测。追问家属未能提供服用相关药物病史。

明确诊断后,医生立即给予患者血液净化治疗清除毒物及其他对症支持治疗。

【问题】

(一)秋水仙碱临床应用

秋水仙碱是一种中性亲脂性三环生物碱。1820年,Pelletier和Caventou首次从秋水仙块茎中分离出活性药理成分。1883年被纯化,命名为秋水仙碱,后来被广泛用于临床治疗痛风。

秋水仙碱通过和中性粒细胞微管蛋白的亚单位结合而改变细胞膜功能,包括抑制中性粒细胞的趋化、粘附和吞噬作用;抑制磷脂酶A2,减少单核细胞和中性粒细胞释放前列腺素和白三烯;抑制局部细胞产生白介素-6等,从而达到控制关节局部的疼痛、肿胀及炎症反应。秋水仙碱是一种经典的抗有丝分裂药物,它与可溶性微管蛋白不可逆结合,在低浓度时抑制微管生长,在高浓度时促进微管解聚。秋水仙碱对体内所有含微管蛋白的细胞均有毒性,但对代谢较快、有丝分裂较强的组织细胞(如肠黏膜细胞、造血细胞等)影响更早更大,故中毒患者早期均以腹痛腹泻为首发表现。在没有快速细胞更新的组织中,秋水仙碱引起器官损伤,如心肌细胞传导和收缩中断引起的心力衰竭,神经肌肉阻滞引起的呼吸衰竭。

秋水仙碱本身毒性较小,口服后在空肠和回肠吸收,进入人体后在肝内代谢为毒性更大的二秋水仙碱,其血浆浓度在0.5~1.5 h达到峰值,第二吸收峰(肠肝循环)出现在6 h处。口服秋水仙碱后,个体间吸收差异较大(24%~88%),治疗剂量的平均半衰期为4.4~16 h,毒性剂量的半衰期可达11~32 h。秋水仙碱可在骨髓、睾丸、肾、心、肝、肠粘膜、肺、脑等组织中积累,体内分布广,表观分布容积大,血浆蛋白结合率低(10%~30%),大部分从胆汁排泄,因此胆汁内浓度最高,约10%~20%以原形经肾脏排泄。清除半衰期与管蛋白-秋水仙碱复合物的解离时间一致,血浆半衰期10~32 min。

《中国高尿酸血症与痛风诊疗指南(2019)》指出秋水仙碱是第一个用于痛风抗炎镇痛治疗的药物,目前仍是痛风急性发作的一线用药。研究显示,与大剂量用药相比,小剂量秋水仙碱治疗急性痛风同样有效,且不良反应明显减少。因此推荐急性痛风发作时,秋水仙碱首剂 1 mg，1 h 后追加 0.5 mg，12 h 后改为 0.5 mg，每日 1 次或每日 2 次。秋水仙碱是 CYP3 A4 和 P- 糖蛋白的底物，在 CYP3 A4 和 P- 糖蛋白抑制剂存在时，血液中秋水仙碱浓度增加。因此正在使用 CYP3 A4 和 P- 糖蛋白抑制剂（如酮康唑、红霉素、克林霉素、环孢素、地尔硫䓬、硝苯地平、维拉帕米等）及经 CYP3 A4 代谢的药物（如他汀类降脂药）的患者，慎用秋水仙碱或减量使用。除治疗痛风发作，小剂量秋水仙碱亦被指南推荐用于预防痛风发作。小剂量秋水仙碱（0.5~1 mg/d），至少维持 3~6 个月，可将痛风发作频率下降至 20% 左右。对于肾功能不全的患者，需根据肾小球滤过率（eGFR）调整用量，以降低毒性作用。eGFR35~59 mL/min/1.73 m^2 时，秋水仙碱最大用量 0.5 mg/d；eGFR10~34 mL/（min·1.73 m^2）时，秋水仙碱最大用量 0.5 mg/ 次，隔日一次；eGFR<10 mL/（min·1.73 m^2）时，秋水仙碱禁用。

除痛风外，近些年的研究显示秋水仙碱亦可用于其他疾病的治疗。研究显示口服秋水仙碱可作为许多皮肤病的二线或三线治疗，包括化脓性汗腺炎、坏疽性脓皮病、结节性红斑、硬化性红斑、贮存性皮肤病、穿孔性皮肤病、大疱性皮肤病、银屑病、血管炎、痤疮、荨麻疹、口炎、光化性角化病、脓疱性皮肤病等。越来越多关于秋水仙碱对于心血管疾病治疗效果的研究也正在进行中。目前已有广泛的证据表明秋水仙碱对急性和复发性心包炎有治疗作用，已有指南推荐秋水仙碱可用于心包炎的治疗。同时研究显示秋水仙碱亦对治疗心力衰竭、冠状动脉性心脏病和卒中有帮助，欧洲心脏病学会也将冠状动脉性心脏病作为秋水仙碱的潜在适应症。近两年新冠病毒全球肆虐，研究显示应用秋水仙碱可降低患者的死亡率，改善患者的预后，其机制可能与秋水仙碱的抗炎作用及保护心肌作用有关。秋水仙碱虽然是一个古老的药物，但随着研究的进展今后其可在各个疾病领域发挥各大的治疗作用。

（二）秋水仙碱中毒的诊治

秋水仙碱说明书中指出秋水仙碱是细胞有丝分裂毒素，一旦过量缺乏解救措施，须格外注意药物过量。其中毒可累及多器官，预后与用药剂量相关，服药剂量越大，预后越差，死亡率越高。一般认为，秋水仙碱剂量在 0.5~0.8 mg/kg 对身体有毒性，剂量高于 0.8 mg/kg 可致命；但也有报道低于此剂量致死的病例，死亡原因除颅内出血和急性呼吸窘迫综合征外，还包括心力衰竭及多脏器功能衰竭。

中毒表现可分为三个阶段：第一阶段为胃肠道反应期（1~2 天）：表现为恶心呕吐、腹痛、腹泻，严重者可出现电解质及酸碱平衡紊乱、低血容量性休克；第二阶段为多器官损伤期（2~7 天）：包括弥散性血管内凝血（DIC）、骨髓抑制、心律失常、心源性休克、急性呼吸窘迫综合征、肝 / 肾 / 神经肌肉损伤，主要表现为胸闷、心悸、气促、少尿、四肢乏力等表现，部分患者会出现呼吸困难、发绀、抽搐及意识障碍等，机体免疫力破坏、呼吸衰竭需有创通气、深静脉置管等，出现感染加重或二重感染，严重可出现感染性休克，大部分患者在此阶段死亡；第三阶段为恢复期（7~14 天）：骨髓造血恢复和脱发。

治疗：①洗胃和导泻，秋水仙碱进入人体初期血药浓度高，表观分布容积小，因此早期清除效果最好，中毒后应及时洗胃和导泻。为防止肠肝循环，降低毒性，可反复使用活性炭，持续清除胃肠道残留毒物,防止肠道黏膜长期暴露在高药物浓度环境中。②血流动力学和呼吸监测,心脏毒性包括心力衰竭、心源性休克、心律失常、心脏骤停是秋水仙碱中毒早期死亡的主要原因,因此对于中毒剂量 >0.5 mg/kg 的患者应进行血流动力学和呼吸监测。中毒早期患者腹泻致胃肠道丢失过多液体引起低血容量性休克,而心功能尚可,可通过液体复苏纠正休克;多器官损伤期心功能损伤可引起心肌损伤标志物升高和泵衰竭,此时补充过多的液体不能逆转休克。③纠正 DIC,可输注新鲜冰冻血浆补充凝血因子。如无明显消化道出血,则给予低分子肝素治疗。当 FIB < 1.5 g/L 者可给予纤维蛋白原输注。对于女性患者,应注意阴道出血的可能,必要时给予缩宫素或药物使月经延迟。④粒细胞集落刺激因子及血小板生成素的应用,粒细胞集落刺激因子可缩短中性粒细胞减少的持续时间。其给予的时机取决于患者中毒剂量大小及血象变化,中毒剂量越大的患者,越应尽早给予。⑤抗生素,秋水仙碱可破坏肠道屏障功能,引起脓毒血症。个案报道部分患者可死于败血症。因此对于秋水仙碱中毒患者应给予莫西沙星或三代头孢菌素抗感染治疗。研究显示存活患者的感染相关指标 C 反应蛋白和降钙素原在 1~2 天内升高,2~3 天达到高峰,10 天后恢复正常。同时中性粒细胞内秋水仙碱的浓度是血药浓度峰值的 16 倍,其消除半衰期为 16 h。秋水仙碱能抑制中性粒细胞的变形和运动,减弱其脱颗粒、趋化性和吞噬作用。故虽然中毒早期患者可出现反应性白细胞数量增多,但中性粒细胞功能差,因此需要在整个治疗过程中加强感染控制。尤其是对于服药量 >0.5 mg/kg 的患者,应及早给予强化抗生素治疗,以尽快控制感染。⑥激素,秋水仙碱可通过氧化应激导致细胞损伤,理论上糖皮质激素可降低氧化应激反应。但目前激素应用的临床意义有待进一步验证。⑦血液净化,秋水仙碱被吸收后在组织中积累,血浆蛋白结合率低,表观分布体积大。因此血液灌流和血液透析基本无治疗作用。同时秋水仙碱的血浆半衰期很短,即时在停药后 9 天,白细胞中仍可检测到药物,同时秋水仙碱也可储存在红细胞中,红细胞浓度比血浆浓度高 5~10 倍。所以在血液净化的选择上,有研究显示血浆置换(PE)和静脉透析滤过(CVVHDF)虽能消除少量毒物,但 PE 能显著改善凝血功能,有利于改善 DIC 高凝期间的血流动力学。CVVHDF 对清除炎症介质、减轻心脏和肾脏负荷有显著作用。因此早期 PE 联合 CVVHDF 可改善患者预后。建议服药剂量为 >0.5 mg/kg 的中毒者进行血液净化治疗。血液净化越早,预后越好。⑧其他支持治疗,体外膜氧合(ECMO)、临时起搏器可为难治性心源性休克及恶性心律失常等患者提供支持治疗。⑨其他,秋水仙碱特异性 Fab 片段可能是未来比较有前景的解毒药物,目前仍处于临床试验阶段,其可通过与药物结合,促使秋水仙碱重新转移入血液,以此改变外周药物分布,充分发挥血液净化对秋水仙碱的清除作用(图 10-0-1)。

【小结】

秋水仙碱是临床常用药物,因过量服用致严重中毒者并不多见,因此目前文献多以个案报道为主。其中毒可累及多器官系统,无特异性临床表现,对于不能提供明确服药史或慢性中毒患者,诊断难度大,但其毒性大,治疗困难,死亡率高。这就要求重症医生具有很强的鉴别诊断能力,能够尽早识别及诊断,早期和持续的给予清除毒药和积极的支持治疗。

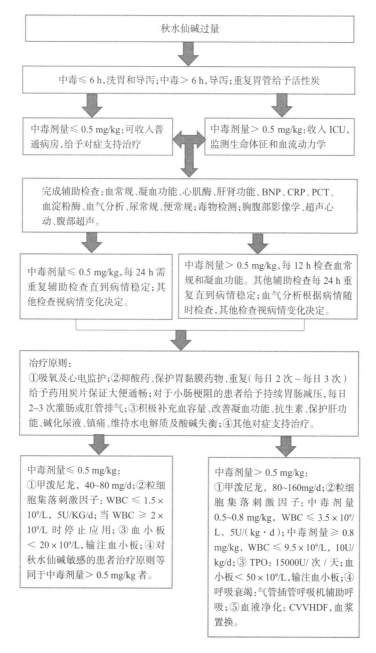

图 10-0-1　秋水仙碱中毒患者的治疗程序

【专家点评】

严重秋水仙碱中毒病例在临床并不常见,因此重症医生应熟悉其诊治,以增加诊断正确性。如患者有明确的秋水仙碱过量服用或接触病史,则诊断相对简单明确。但此患者及家属不能提供明确用药史,患者症状体征化验检查并无特异性,根据患者及父母短期内聚集性发病特点,且发病过程与既往病例相似,医生对两病例进行联想,最终明确诊断,实属不易。

秋水仙碱中毒死亡率高,而秋水仙碱是临床治疗痛风的常用药物,因此对于服用此药物的患者应加强教育,避免患者自行增加药物剂量,服药期间定期监测肾功能,以免出现药物过量甚至中毒。

需要特别指出的是,此患者最终因抢救无效死亡。在其死亡后家属对其死因存疑故报警,警方对其父母尸体进行检测亦检出秋水仙碱成分,最终警方通过此线索破获了一起连环投毒杀人案,在此过程中医生的正确诊断至关重要。此病例中医生不仅是救死扶伤的"白衣天使",更是协助警方破案缉凶的"福尔摩斯"。

(张加艳　谢克亮)

病例 146　嗜铬细胞瘤患者围术期管理一例

【导读】

嗜铬细胞瘤是起源于肾上腺髓质并具有激素分泌功能的神经内分泌系统肿瘤,可合成和分泌大量儿茶酚胺,如去甲肾上腺素、肾上腺素及多巴胺,作用于肾上腺素能受体,引起阵发性高血压,头痛、心悸、多汗三联征,体位性低血压等一系列临床症候群,并造成心、脑、肾等严重并发症,甚至危及生命。

手术切除肿瘤是治疗嗜铬细胞瘤的一线方案,科学合理的围术期管理可减少围术期血流动力学不稳定、高血压危象、恶性心律失常、多器官功能衰竭等风险。

【病例简介】

患者女,24 岁,主因"头痛、胸闷伴大汗 4 天,呼吸困难 2 天"入院。既往体健。患者于入院前 4 天无明显诱因出现头痛、胸闷伴大汗,且进行性加重,入院前 2 天患者出现呼吸困难,门诊测血压 180/90mmHg,心率 135 次 / 分,收入院。入院后查体:体温 37.3 ℃,脉搏 130 次 / 分,呼吸 20 次 / 分,血压 187/97mmHg。神清合作,喘息貌,双肺呼吸音粗,未及干湿罗音。心音有力,心律齐,各瓣膜听诊区未及病理性杂音。腹软,无压痛及反跳痛,未及包块,移动性浊音阴性。双下肢不肿,双侧病理征阴性。腹部 CT 提示右肾上腺肿物,约 7 cm × 7 cm 大小。考虑患者嗜铬细胞瘤可能,给予患者乌拉地尔、艾司洛尔等药物,并补液扩容治疗,血压控制不佳,入院后第 2 天,患者呼吸困难加重,血氧饱和度下降至 85%,查体双肺湿罗音,胸片提示双肺透过度显著下降,予以气管插管机械通气辅助。

进一步完善相关检查,结果如下:

血儿茶酚胺水平:肾上腺素 >6667.0pg/mL(正常值 0~100 pg/mL),去甲肾上腺素 26590.5 pg/mL(正常值 0~600 pg/mL),多巴胺 3348.9 pg/mL(正常值 0~100 pg/mL);24 小时尿香草苦杏仁酸(VMA)323.9 μmol(正常值 <68.6 μmol)。

肾素 - 醛固酮系统水平:血醛固酮 14.3ng/dL(正常值 3.0~23.6ng/dL),血肾素 25.8μIU/mL(正常值 2.8~39.9μIU/mL)。

肾上腺皮质功能:血皮质醇 26.8 μg/dL(正常值 5~25 μg/dL),促肾上腺皮质激素 29.1pg/mL(正常值 0~46pg/mL),24 小时尿皮质醇 291.55 μg(正常值 30~110 μg)。

游离甲功:FT3 4.41pmol/L(正常值 2.63~5.70pmol/L),FT4 16.07 pmol/L(正常值 9.01~19.05pmol/L),促甲状腺激素 4.066μIU/mL(正常值 0.350~4.940μIU/mL)。

甲状旁腺素 2.59 pmol/L（正常值 1.10~7.30pmol/L）。

综上，患者青年女性，既往体健，以无诱因的头痛、胸闷、大汗起病，查体发现血压显著升高，心率增快，客观检查发现肾上腺肿物，且儿茶酚胺水平显著增高。考虑患者诊断为：嗜铬细胞瘤。加用肾上腺素能 α 受体阻滞剂酚苄明联合乌拉地尔、艾司洛尔治疗。患者血压可逐渐将至 110~123/66~71 mmHg 左右，心率 63~78 次 / 分，胸片监测肺水肿减轻，氧合指数改善，脱离呼吸机。

入院后 3 周，患者血压、心率稳定，无呼吸困难等不适，泌尿外科手术医生于全麻下行右肾上腺肿物切除术，术中予以静脉酚妥拉明、艾司洛尔等药物，并充分扩容，患者血流动力学稳定，无心律失常等，术后继续予以艾司洛尔等药物控制血压，病情稳定，顺利脱离呼吸机。

【问题】

（一）嗜铬细胞瘤术前准备原则和标准

术前准备原则：①可用选择性 $α_1$- 受体阻滞剂或非选择性 α- 受体阻滞剂控制血压，如治疗后血压未能控制，再加用钙通道阻滞剂；如治疗后发生心动过速，则加用 β- 受体阻滞剂。②绝对不能在未用 α- 受体阻滞剂之前先用 β- 受体阻滞剂，以免发生急性心功能不全。③患者应摄入高钠饮食和增加液体摄入，补充血容量，防止肿瘤切除后引起严重低血压。

术前每日 2 次卧立位血压和心率监测，目标值：①血压，坐位应低于 120/80mmHg，立位收缩压高于 90mmHg；②心率，坐位 60~70 次 / 分，立位 70~80 次 / 分。

术前准备充分标准：①持续性高血压血压≤ 140/90 mmHg，阵发性高血压发作频率减少、幅度降低。②血容量恢复：红细胞压积降低，体重增加，肢端温暖，无明显体位性低血压。③高代谢症群及糖代谢异常改善。④术前药物准备时间存在个体差异，一般为 2~4 周，伴严重并发症的患者，术前准备时间应相应延长。

（二）嗜铬细胞瘤常用药物

1.α- 肾上腺素能受体阻滞剂。

1）酚妥拉明：是一种短效、非选择性 α- 受体阻滞剂，对 $α_1$ 和 $α_2$ 两种受体的阻断作用相等，其作用迅速，半寿期短，故需反复多次静脉注射或持续静脉滴注。常用于围术期治疗，但不适于长期治疗。

2）酚苄明：是非选择性 α- 受体阻滞剂，对 $α_1$ 受体的阻断作用较 $α_2$ 受体要强近百倍，口服后吸收缓慢，半寿期 12 小时，作用时间长，控制血压较平稳，常用于手术前药物准备。初始剂量 5~10 mg，每日 2 次，视血压控制情况逐渐加量，可每 2~3 天增加 10~20 mg，平均剂量 0.5~1 mg/（kg·d），大多数患者需服 40~80 mg/ 天才可控制血压，少数患者需要更大剂量，术前至少服药 2 周以上。不良反应有心动过速、体位性低血压、鼻黏膜充血致鼻塞等，故应监测卧、立位血压和心率变化，嘱咐患者起立动作要慢，以防摔倒。

3）哌唑嗪、特拉唑嗪、多沙唑嗪：均为选择性突触后 $α_1$- 受体阻滞剂，不影响 $α_2$ 受体。在服用首次剂量后易发生严重体位性低血压，应嘱患者卧床休息避免摔倒，必要时逐渐加量。多沙唑嗪初始剂量 2 mg/ 天，最大剂量 32 mg/ 天。

4）乌拉地尔：也是非选择性 α- 受体阻滞剂，可阻断突触后 $α_1$- 受体及外周 $α_2$ 受体，但以前者为主。还可激活中枢 5- 羟色胺 -1 A 受体,降低延髓心血管调节中枢的交感反馈作用,因此在降压时对心率无明显影响。高血压危象时可用静脉输液泵入,根据血压水平调整剂量。

2.β- 肾上腺素能受体阻滞剂 用 α- 受体阻滞剂后,β- 肾上腺素能相对增强可致心动过速、心肌收缩力增强、心肌耗氧量增加。β- 肾上腺素能受体阻滞剂可阻断心肌 β 受体,降低肾上腺能兴奋性而使心率减慢,心搏出量减少,血压下降。

1)普萘洛尔:非选择性 β- 肾上腺素能受体阻滞剂,可阻断心脏 β1 受体及支气管、血管平滑肌 β2 受体,初始剂量 10 mg,2~3 次 / 天,逐渐增加剂量以控制心率。

2)阿替洛尔:选择性 $β_1$- 肾上腺素能受体阻滞剂,因无明显抑制心肌收缩力的作用,故优于普萘洛尔。初始剂量 25 mg,1 次 / 天,终剂量 50 mg/ 天。

3)美托洛尔:选择性 $β_1$- 肾上腺素能受体阻滞剂,可减慢心率,减少心输出量,初始剂量 12.5 mg,2 次 / 天,最大剂量 25 mg,2 次 / 天。

4)艾司洛尔:短效的选择性 $β_1$- 肾上腺素能受体阻滞剂,作用快而短暂,半寿期为 9 分钟,可用于静脉滴注,迅速减慢心率。

(三)嗜铬细胞瘤术中血压监测及管理

(1)手术中持续监测血压、心率、中心静脉压、心电图、肺动脉楔压等。

(2)术中出现血压升高,可静脉滴注或持续泵入酚妥拉明或硝普钠。

(3)如心率显著加快或发生快速型心律失常,可在使用 α- 受体阻断剂后,静脉用速效 β1- 受体阻滞剂艾司洛尔治疗。

(四)该患者出现进行性呼吸困难的原因

嗜铬细胞瘤可自主分泌儿茶酚胺,作用于肾上腺素能 α、β 受体,引起血管长期处于收缩状态,表现为高血压、但血容量不足而出现体位性低血压、心率增快等。在未给予 α- 受体阻滞剂之前,血管尚未充分扩张,这时予以 β- 受体阻滞剂抑制心率并补充血容量,其结果是导致急性肺水肿、心力衰竭。该病例治疗初期予以乌拉地尔、艾司洛尔等 α、β- 受体阻滞剂,但血压控制不佳,提示血管尚未充分扩张,在此基础上补液治疗,可能是导致肺水肿、呼吸衰竭的原因。

(五)嗜铬细胞瘤术后管理要点

术后应实时监测动态血压及血糖;对术后苏醒差、监测电解质及相关激素水平;高龄、术前准备不充分、术中循环波动大、特别是术前未发现的嗜铬细胞瘤,注意是否存在脑血管意外。注意血流动力学不稳定、反射性低血糖、肾上腺功能减退等并发症防治。

【小结】

嗜铬细胞瘤是一种起源于肾上腺髓质能够产生儿茶酚胺的嗜铬细胞的肿瘤,在所有分泌儿茶酚胺的肿瘤中占 85%~90%,在高血压患者中的发生率为 0.2%~0.6%。5%~10% 的嗜铬细胞瘤是多发性的,约 10% 是恶性的, 10%~20% 是家族性的,约 10% 发生于儿童。大多数嗜铬细胞瘤可分泌儿茶酚胺类物质,导致一系列相关的临床症状。典型的临床三联征为发作性头痛(70%~90%)、大汗(55%~75%)及心悸(50%~70%);85% 以上的患者伴有持续性或阵发性高血压及其他一系列代谢紊乱症候群。由于大多数患者临床症状不典型,故鉴别诊断包括内分泌、心血管、神经精神等各个系统的疾病。

手术切除肿瘤目前是治疗嗜铬细胞瘤的一线方案,但嗜铬细胞瘤患者易出现围术期血流动力学不稳定,甚至发生高血压危象、恶性心律失常、多器官功能衰竭等致死性并发症,故麻醉风险较高。因此,多学科协作、科学合理的围术期管理是降低围术期死亡率、降低并发症发生率、改善临床预后的重要保障,也是加速康复外科(enhanced recovery after surgery, ERAS)策略的要求。

【专家点评】

应注意尚有起源于肾上腺以外的交感神经链并具有分泌功能的神经内分泌瘤,成为副神经节瘤,其与嗜铬细胞瘤统称为嗜铬细胞瘤及副神经节瘤(pheochromocytoma and paraganglioma, PPGL)。故在嗜铬细胞瘤筛查时,应进行影像学定位诊断,以免漏诊副神经节瘤。定位诊断首先 CT 检查,磁共振成像可用于筛查颅底和颈部副神经节瘤。

该病例早期治疗基础上出现呼吸困难加重,可能为 PPGL 危象。

PPGL 危象发生率约 10%,临床表现可为严重高血压或高、低血压反复交替发作;出现心、脑、肾等多器官系统功能障碍,如心肌梗塞、心律失常、心肌病、心源性休克;肺水肿、急性呼吸窘迫综合征(ARDS);脑血管意外、脑病、癫痫;麻痹性肠梗阻、肠缺血;肝、肾功能衰竭等;严重者导致休克,最终致呼吸、循环衰竭死亡。

导致 PPGL 的诱因包括:大量 CA 突然释放;手术前或术中挤压、触碰肿瘤;使用某些药物如糖皮质激素、β- 受体阻滞剂、胃复安、麻醉药;术前未发现,因创伤、其他手术应激等而诱发等。故在围术期应严密监测血压、血糖、容量等动态变化,在应用 α- 受体阻滞剂基础上使用其他降压药物,尽量避免可能诱发 PPGL 危象的因素,维持患者围术期血流动力学稳定,减少并发症。

(高　莹　谢克亮)

病例 147　脓毒症肺损伤中西医结合救治一例

【导读】

脓毒症急性肺损伤是临床常见的急危重症之一,以弥漫性泡 - 毛细血管膜损伤所致肺水肿和不张为病理特征,临床表现呼吸窘迫及顽固性低氧血症。据统计全球每年约 300 万脓毒症急性肺损伤患者,死亡率高达 35%~46%,尤其新型冠状肺炎重度 ARDS 的死亡率高达 59.3%;因此,如何有效预防和防治脓毒症急性肺损伤一直是医学界研究的热点和难点课题。单纯西医治疗脓毒症急性肺损伤具有一定的局限性,目前,中西医结合为治疗脓毒症急性肺损伤的重要手段。

【病例简介】

患者男性,66 岁,身高 178 cm,体重 72 kg,BMI 22.7 kg/m²,主因"突发下腹部剧痛 16 小时"入院。

现病史:患者入院前 16 小时无明显诱因出现下腹部持续剧烈疼痛,伴恶心无呕吐,无寒战发热,无腰背部放射痛。B超:乙状结肠肠壁弥漫性增厚,左下腹系膜增厚,右下腹积液,胃肠道积气。白细胞:2.32×10^9/L,中性粒细胞 81.90×10^9/L,以"腹痛待查 消化道穿孔?,急性弥漫性腹膜炎,脓毒性休克"由急诊收治入院,拟行急诊手术。

既往史:患者高血压病史 30 年,最高 180/100 mmHg(1 kPa=7.6 mmHg),未规律口服药物。

个人史:吸烟史 30 年,5 支 / 天,否认饮酒史。

体格检查:T: 35.7 ℃ HR: 105 次 / 分 R: 45 次 / 分 BP: 146 / 90 mmHg,心肺听诊无明显异常,腹胀,全腹散在压痛,全腹反跳痛及肌紧张,叩诊呈鼓音,震水音(+-),未闻及气过水声,无高调及金属音,肠鸣音弱。

化验室检查:外院查 WBC10.40 × 10^9/L,中性粒细胞 76.10 × 10^9/L。入院检查:白细胞:2.32×10^9/L,中性粒细胞 81.90×10^9/L,肝肾功能无异常。血气分析:pH7.23,PCO_2 27mmHg,PO_2 68mmHg,HCO_3^- 18.4mmol/L,lac 2.9mmol/L,BE-5.6mmol/L,GLU 7.3mmol/L,Hct 43%,Hb13.8 g/dL。

B超检查:乙状结肠肠壁弥漫性增厚,左下腹系膜增厚,右下腹积液,胃肠道积气。

入院诊断:①消化道穿孔;②脓毒血性休克;③ ARDS;④急性弥漫性腹膜炎;⑤高血压。

诊疗经过:入院后拟行急诊手术,请麻醉科会诊做术前评估,评估结果如下:SOFA 评分 10 分,ASA 分级 4~5 级,Mallampati 分级Ⅱ级,ARDS 柏林诊断标准诊断为中度 ARDS,GCS 评分 9 分。结合急诊手术及老年患者因素,考虑该患者围术期死亡率 50% 以上。入手术室患者 T 35.2 ℃,HR115 次 / 分,R31 次 / 分,BP: 82/56 mmHg,SPO_2 89%,精神弱,呼吸急促,四肢可见花斑,皮肤湿冷。麻醉医师快速开通外周、中心静脉通路(即刻测量 CVP 4 cm-H_2O)及有创动脉,查血气(FiO_2 40%):pH7.27,PCO_2 21 mmHg,PO_2 57 mmHg,HCO_3^- 18.4 mmol/L,lac 4.9 mmol/L,BE-8.0 mmol/L,GLU 6.7 mmol/L。充分吸氧后快速诱导行气管插管全身麻醉。全麻后手术开始,患者血压低予去甲肾上腺素 0.4 μg/(kg·min)持续泵入维持血压,查血气($FiO_2$100%):pH7.15,PCO_2 40 mmHg,PO_2 143 mmHg,HCO_3^- 14.4 mmol/L,lac 5.7 mmol/L,BE -12.0 mmol/L,GLU 8.7 mmol/L。术中检测 ECG+NBP+SPO_2、ABP、CVP、BIS、B 超、血气分析。术中见腹腔及盆腔大量积液,积液性质为脓性液体并混有食物残渣,腹腔内各脏器及腹膜表面被覆脓苔,吸引器吸出脓液及食物残渣约 2000 mL。乙状结肠上段侧壁可见穿孔,穿孔处见粪便流出,距穿孔处下端 4 cm 处可触及肿块,肿块周围肠壁充血、水肿,余处未见明显异常,腹腔内各脏器及腹膜表面被覆脓苔,清洗腹腔行乙状结肠切除,乙状结肠单腔造瘘术,腹盆腔引流术,术程顺利。手术结束转入重症医学科,术中失血量 50 mL,输液 3000 mL,尿 250 mL。查体: HR 65 次 / 分,BP 128/73 mmHg[去甲肾上腺素持续泵入,0.4 μg/(kg·min)],SPO_2 98%,听诊双肺呼吸音粗,未闻及明显干、湿性罗音,心律齐。入 ICU 查动脉血气(FiO_2 55%):pH 7.32,PCO_2 45 mmHg,PO_2 105 mmHg,HCO_3^- 21.4 mmol/L,lac 3.6 mmol/L,BE -4.3 mmol/L,GLU 7.3 mmol/L。重症医学科治疗方案为:①根据 CVP、B 超监测、血气结果、picco 继续液体复苏治疗,纠正休克;②予替加环素 + 亚胺培南抗感染治疗,后根据血及引流液培养结果调整抗生素,确保引流通畅;③采用肺保护性通气策略[小潮气量(6 mL/kg)、最佳 PEEP、平台压力≤30 cmH$_2$O、手法复张、允许性高碳酸血症];④静脉给予血必净注射液及针刺治疗;⑤予营养支持及镇静镇痛等。该患者经治疗病情好转,于术后第一天停用升压药,患者于术后第二天又突发腹腔间隔室综合征,给予充分镇静、镇痛及肌松,纠正低蛋白血症、维持电解质及酸碱平衡、积极抗感染治疗,血液灌流清楚炎症因子,排除机械梗阻后给予中药胃注、穴位注射及针刺促胃肠蠕动等。经治疗患者病情好转,术后第三天肠鸣音恢复,术后第五天成功脱机拔管,于术后第七天顺利转回普通病房。

【问题】

(一)脓毒性肺损伤如何诊断?

脓毒性肺损伤的诊断须同时满足以下 2 个条件:①满足脓毒症诊断:对于感染或疑似感染患者,当脓毒症相关序贯器官衰竭评分(sequential organ failure assessment,SOFA)较基线值上升≥2 分时可诊断为脓毒症;②满足 ARDS 的诊断标准:柏林定义认为 ARDS 是一种急性弥漫性肺部炎症,可导致肺血管通透性增加以及参与通气的肺组织减少,临床表现为低氧血症,双肺透光度降低,肺内分流,生理无效腔增加以及肺顺应性降低。

(二)脓毒性肺损伤的中西医结合防治策略主要有哪些?

1. 控制感染和炎症反应　对于脓毒症,尽早清除感染灶尤为重要,本病例患者消化道穿孔、腹腔感染严重,外科急诊手术予清洗腹腔行乙状结肠切除、乙状结肠单腔造瘘术、腹盆腔引流术,有效清理了感染灶。早期应用抗菌药物控制感染亦非常重要,抗感染治疗前留取血培养,脓毒症诊断后 1 h 内应用广谱抗菌药物,用药 48~72 h 后根据微生物培养结果和临床反应评估来调整抗生素处方,选择的抗生素应为目标性强的窄谱抗生素,抗菌药物疗程一般7~10 天。中医药抗感染方面具有一定优势,黄芩、鱼腥草、败酱草、青蒿、虎杖、马鞭草等都有明确的抗感染作用,皆可辨证应用。

脓毒症导致多器官损伤最根本因素是宿主感染后产生了过度炎症反应等失控反应,因此,阻断失控的反应风暴对于预防和治疗患者脓毒症肺损伤意义重大,常用的治疗方法包括:血液净化治疗、蛋白酶抑制剂等。中医亦可对抗失控反应,例如血必净注射液的应用以及针刺治疗。

2. 液体复苏　液体液体复苏主要包括开放性液体复苏和限制性液体复苏。对于脓毒性休克目前国际上并无统一的有关限制性和开放性液体复苏的标准。脓毒性休克时,患者体内存在着过度炎症反应,由于炎症风暴使拥有大量毛细微血管的肺脏出现毛细微血管通透性增加,进而血管内容物外渗至肺间质乃至肺泡腔内,从而引发急性肺损伤,而过量补液使上述病理改变进一步加重,从而使患者肺顺应性下降更明显,氧合进一步变差。因此,脓毒性休克患者尽早液体复苏的同时密切监测血流动力学及液体反应性预防过度液体复苏,监测手段包括 CVP、B 超、picco 等。当无组织低灌注证据时,推荐使用限制性液体治疗策略。研究表明,限制性液体策略可降低脓毒症患者 ARDS 的发生率,减轻肺损伤,改善患者氧合,缩短机械通气时间和住院时间,降低病死率。中医药对于维持体液在机体内正常运行代谢具有辅助治疗作用,如生脉散有利于液体补充改善休克而三仁汤又有利于机体过多水湿代谢,这些方剂加减可辅助应用于液体复苏,此外,针刺肺俞、列缺、阴陵泉等穴位也可以促进水液在体内正常的运转与分布。

3. 机械通气　一项大规模的随机对照试验(RCT)结果显示,小潮气量 6 mL/kg 可降低 ARDS 患者的病死率。因此,本例脓毒症肺损伤患者机械通气潮气量设定为 6 mL/kg。ARDS 患者推荐设定平台压上限为 30 cmH$_2$O。有研究显示中度或重度 ARDS 患者使用较高的 PEEP 可防止肺泡萎陷、降低病死率。俯卧位通气可降低胸膜腔压力梯度,提高胸壁顺应性,促进分泌物的清除,从而改善 ARDS 患者的通气,对于 PaO$_2$/FiO$_2$ ≤ 150 mmHg 的 ARDS 患者,推荐在气管内插管开始后的前 36 h 内,每天进行 16 h 以上俯卧位通气可提高生存率,有助于改善氧合作用和肺顺应性。有研究表明,与安慰剂相比,PaO$_2$/FiO$_2$ ≤ 150 mmHg 的早期 ARDS 患者输注神经肌肉阻滞剂(NMBA)可以提高生存率和改善器官功,且未增加 ICU 获得性肌无力的风险。又有研究表明:NMBA 短疗程(≤ 48 h)连续输注可以降低患者的死亡风险及气压伤风险。对于无禁忌证的轻度 ARDS 患者,可采用无创正压通气(NPPV)治疗。与传统氧疗方式相比,NPPV 可以避免发生人工气道建立的并发症的,此外,NPPV 可提供一定水平的肺泡内正压、开放塌陷的肺泡,减轻肺水肿和改善氧合,降低患者气管内插管需求和病死率,但由于 ARDS 的病因和疾病严重程度各异,NPPV 失败率在50% 左右,而一旦失败,患者病死率高达 60%~70%,因此,早识别 NPPV 治疗失败的高危因素以提高 NPPV 治疗 ARDS 的安全性至关重要。重度 ARDS 患者可以机械通气联合 ECMO 治疗,这是目前重度 ARDS 患者在传统治疗措施失败后最终补救措施。中医药在改善呼吸功能、促排痰、预防呼吸机相关性肺炎方面都有良好的辅助作用,如痰热清注射液、麻杏石甘汤等;针灸处方可选择定喘穴、中府、云门、尺泽穴等。

4. 营养支持　血流动力学稳定者应尽早开始营养支持,首选肠内营养(enteral nutrition,EN),如单纯 EN 不能满足患者营养需要,或者患者 EN 存在禁忌症,可选择肠外营养(parenteralnutrition, PN),使用小剂量血管活性药物不是早期使用 EN 的禁忌证。有研究表明:血流动力学稳定(能维持全身氧代谢和器官功能正常的循环状态,包括应用小剂量血管活性药物的情况)的患者早期给予 EN 可降低感染发生率,缩短机械通气时间、ICU 停留时间及总住院时间。对存在营养风险的患者,早期营养支持应避免过度喂养,以 83.68~104.6 kJ/kg 为目标。中医药可辅助改善患者营养状况,促进食物的消化与吸收,增强患者免疫力,如参芪扶正注射液、四君子汤、补中益气汤等;针灸处方可选择足三里穴、气海穴、关元穴等。

5. 镇静镇痛　对于需要机械通气的脓毒症肺损伤患者,应给予最小剂量的镇静镇痛。有研究表明,机械通气重症患者给予镇静镇痛可缩短患者机械通气时间、ICU 停留时间及总住院时间,利于患者早期活动。可以使用的镇静镇痛剂包括丙泊酚、右美托咪定、瑞芬太尼等,均可使需要机械通气的患者获益。中医药也可以辅助发挥镇静镇痛作用,具有镇痛、促进睡眠作用的中药包括延胡索、川芎、龙骨、牡蛎等;针灸处方可选择安眠穴、合谷穴、太冲穴等。

(三)脓毒性肺损伤中医如何辨证论治?

脓毒症当属中医学"温病""热病"的范畴。脓毒症肺损伤则属于中医"喘证""暴喘""喘脱"的范畴,其常见病机多为热迫血瘀、瘀热互结、壅滞于肺、肺失肃降,故而上逆而喘甚。古人云:"肺位最高,邪必先伤"。肺为娇脏,不耐寒热,故机体感受热毒之邪,邪毒内陷,首先犯肺。临床常见证型主要有肺热壅痹、肺塞腑实、瘀血阻肺、水饮郁肺等,目前临床对于脓毒症肺损伤的中医治疗多采用清热凉营、活血益气、通腑泻肺等法,基于上述治法,针对脓毒症肺损伤不同时期,合理选用针灸、方剂、中成药或中药单体,以达到最佳的治疗效果。我们根据脓毒症肺损伤发展过程,将其分为早期、进展期、极期、恢复期并进行分期辨证施治。脓毒症肺损伤早期属于气分实热证,病位在三阳,表现为邪热内闭、气机郁滞,可选用痰热清注射液、麻杏石甘汤等方剂;针灸处方可选取尺泽、鱼际、中府、曲池等穴位,以宣肺通腑,祛湿透邪。脓毒症肺损伤进展期的重要病机为瘀血阻络,瘀毒互结阻络可致气血功能失调,故用活血化瘀类药物主治之;可选用血必净注射液、桃核承气汤等方剂;针灸处方可选取中府、尺泽、鱼际、孔最等穴位,以宣肺通腑,清热解毒,化瘀通络。脓毒症肺损伤极期的临床表现符合"太阳病坏证、三阴病"特征,其病属"正气欲脱"之"厥脱证",故而当益气扶正固脱为要,并兼用活血解毒之法,可选用参麦注射液、参附注射液等方剂;针灸处方可选取人中、素髎、气海、关元等穴位,以开闭固脱,解毒救逆。脓毒症肺损伤恢复期经治疗邪气已去,但气阴两伤,余邪未解蒙扰三焦,可选用参芪扶正注射液、四君子汤等方剂;针灸处方可选取阳陵泉、足三里、肺俞、脾俞等穴位,以调和肝脾,益气养阴。脓毒症病情是动态发展变化的,要针对具体病情采取不同的治疗方法,基于临床患者个体差异,临床上应各方各穴组合,灵活使用,方可取得更好的疗效。

【小结】

脓毒症急性肺损伤是临床常见的急危重症,死亡率高,本例脓毒症急性肺损伤患者结合需急诊手术及老年患者,其围术期病死率50%以上。作为主管医生应该掌握脓毒症急性肺损伤的诊断及鉴别诊断,深刻了解脓毒症急性肺损伤的病理生理过程以及围手术期所存在的风险。我们在国际上2016年脓毒症和脓毒性休克的第3个国际共识定义(脓毒症3.0)和2018年更新版"拯救脓毒症运动"(SSC)集束化治疗指南,以及国内《中国严重脓毒症/脓毒性休克治疗指南(2014)》《中国脓毒症/脓毒性休克急诊治疗指南(2018)》、2018年《脓毒症液体治疗急诊专家共识》、2016《急性呼吸窘迫综合征患者机械通气指南(试行)》、2012年提出的ARDS柏林定义及诊断标准、2014年《高热(脓毒症)中医诊疗专家共识意见》、2013年版《脓毒症中西医结合诊治专家共识》、2019年《脓毒性休克中西医结合诊治专家共识》和2020年《脓毒症肺损伤中西医结合诊治专家共识》的指导下,利用中西医结合的理论和方法,优化治疗方案,对脓毒症肺损伤给予了更有效的干预。

【专家点评】

(1)本例患者是典型的脓毒症急性肺损伤病例且诊断明确,处理及时。麻醉医生与外科主管医生密切配合,麻醉医生对患者术前的评估,充分从容的术前准备以及对患者预后的判断,这些是该病例的亮点,体现了麻醉医生在围术期救治危重患者的重要作用。

(2)手术结束后患者转入重症医学科是术中对病人的管理的延续,这些无缝衔接过程,体现了围术期管理一体化的优势。本病例主要体现在对患者从术前-术中-术后液体管理方面,围术期多种量化评估手段的应用,为脓毒症休克并发肺损伤液体围术期精细化管理提供了成功的例子。

（3）术后第2天突发外科情况加重,患者出现腹腔间隔室综合症,重症医学科诊断明确,处置及时,给予机械通气、镇静镇痛深肌松、血液净化、中药胃注以及穴位刺激等中西医结合治疗,效果明显,挽救了患者生命,为最终患者顺利康复打下良好基础。

（4）本病例总结了脓毒症肺损伤发生发展规律,按其特点将其分为早期、进展期、极期、恢复期4个期并进行辨证施治,体现了中医"个性化治疗"的特点,为更好地发挥中医药辅助治疗脓毒症肺损伤提供途径。

（张　圆　余剑波）

病例148　糖尿病酮症酸中毒的救治

【导读】

糖尿病酮症酸中毒(diabetic ketoacidosis DKA)是最常见的一种糖尿病急性并发症,是糖尿病患者在各种诱因作用下,胰岛素严重不足,升糖激素不适当升高,引起糖、蛋白质、脂肪以及水电解质、酸碱平衡失调的临床综合症。主要表现为原糖尿病症状加重以及脱水和休克症状,需要临床医生及时鉴别诊断,重者可危机患者生命。

【病例简介】

患者男, 51 岁,主因胸闷、憋气伴呕吐胃内容物 2 天入院,此前曾有高糖饮食。患者烦躁,憋喘,自觉口渴,口干。患者自诉因近 2 日饮食减少,仅进食少许流质,自行停用降糖药物。既往糖尿病病史 10 余年,血糖控制不佳,空腹血糖 12~13 mmol/L,平素有泡沫尿。急诊化验显示: $pH<7$, PCO_2 12 mmHg, Na 113 mmol/L, K 6.4 mmol/L,血糖 >58.55 mmol/L, HCO_3^- 6.8 mmol/L,尿常规:葡萄糖: 4+,酮体: 3+。HR 110 次 / 分, BP 95/50 mmHg。结合临床表现及化验结果,考虑患者诊断:重症糖尿病酮症酸中毒,电解质代谢紊乱,高钾低钠血症。立即予以静脉补液扩容治疗,静脉补充 0.9% 生理盐水 15 mL/kg/h,静脉推注胰岛素 0.1U/kg,同时继续以 0.1U/(kg·h)泵入胰岛素。 1 h 后复查血气: pH 7.23, PCO_2 13 mmHg, Na 123 mmol/L, K 4.7 mmol/L,血糖 45.5 mmol/L, HCO_3^- 9.8 mmol/L ,患者血糖较前下降,血钾接近正常,低钠血症仍存在,自觉口渴较前减轻,精神较前好转,心率 98 次 / 分,血压 102/67 mmHg,继续予以 0.9% 生理盐水扩容,调整输液速度为 10 mL/(kg·h),患者尿量 300 mL,同时静脉补钾 1 g/h。 2 h 后继续复查血气分析 pH 7.28, PCO_2 21 mmHg, Na 130 mmol/L, K 4.2 mmol/L,血糖 30.5 mmol/L, HCO_3^- 13.5 mmol/L,患者精神症状明显好转,间断入睡,呼吸平稳,心率波动在 78~85 次 / 分,患者酸中毒明显纠正,调整输液速度为 7 mL/(kg·h),血糖明显高于正常,增加胰岛素输注速度 1U/h。 2 h 复查血气: pH 7.31, PCO_2 23 mmHg, Na 131 mmol/L, K 4.6 mmol/L,血糖 20.6 mmol/L, HCO_3^- 16.7 mmol/L,调整输液速度 5 mL/kg/h,继续 0.1U/(kg·h)泵入胰岛素,同时补钾。 2 h 后,即患者入院 8 h 后,继续复查血气分析: pH 7.34, PCO_2 35 mmHg, Na 135 mmol/L, K 3.9 mmol/L,血糖 13.6 mmol/L, HCO_3^- 20.2 mmol/L,患者共计液体输入 3392 mL,尿量 1800 mL,神志清醒,生命体征平稳,调整胰岛素 0.05U/kg/h，补液为 5% 葡糖糖溶液。嘱患者可经口进食。24 h 后复查化验：尿酮体阴性，血糖 10.9mmol/L，DKA 缓解。

【问题】

（1）患者出现酮症酸中毒的原因 本例患者分析原因为高糖饮食后未规律服用降糖药物导致的酮症酸中毒，及时检测血糖以及电解质，补液扩容治疗，使患者未出现致命性的休克。本病例诊断为糖尿病酮症酸中毒，该疾病主要是由于是糖尿病患者在各种诱因作用下，胰岛素严重不足，升糖激素不适当升高，引起糖、蛋白质、脂肪以及水电解质、酸碱平衡失调的临床综合症。最常见诱因为，胰岛素不适当减量或者中断。其他常见原因包括：感染、饮食不当、胃肠疾病、脑卒中、心肌梗死、创伤、手术、妊娠、分娩、精神刺激等。DKA 分为轻度、中度和重度：①仅有酮症而无酸中毒称为糖尿病酮症；②轻中度 DKA 除酮症外，还有轻 - 中度酸中毒；③重度 DKA 是指酸中毒伴意识障碍或虽无意识障碍，但血清 HCO_3^- 低于 10 mmol/L。

因此考虑本例病例诊断为重度糖尿病酮症酸中毒的原因：①患者既往糖尿病病史 10 余年，主因高糖饮食并且中断降糖药物治疗引起的酮症酸中毒。②患者入院后，意识烦躁，呼吸急促，呼气中有烂苹果气味，结合化验结果 pH<7，PCO_2 12 mmHg，Na 113 mmol/L，K 6.4 mmol/L，血糖 >58.55 mmol/L，HCO_3^- 6.8 mmol/L；尿常规葡萄糖 4+，酮体 3+，诊断为重度酮症酸中毒。

（二）糖尿病酮症酸中毒与高渗性高血糖状态的诊断及鉴别诊断

1. 糖尿病酮症酸中毒的诊断

（1）临床表现：在 DKA 起病前数天可有多尿，烦渴多饮和乏力症状的加重，失代偿阶段出现食欲减退、恶心、呕吐、腹痛，常伴头痛、烦躁、嗜睡等症状，呼吸深快，呼气中有烂苹果味（丙酮气味）；病情进一步发展，出现严重失水现象，尿量减少，皮肤黏膜干燥、眼球下陷，脉快而弱，血压下降、四肢厥冷；到晚期，各种反射迟钝甚至消失，终至昏迷。

（2）诊断标准：①血酮体升高（血酮体 >3 mmol/L）；②或尿糖和酮体阳性（++ 以上）③伴血糖增高（血糖 >13.9 mmol/L）；④血 pH（pH<7.3）和（或）二氧化碳结合力降低（HCO_3^- <18 mmol/L），无论有无糖尿病病史，均可诊断为 DKA。

（3）不同程度的 DKA 诊断标准见表 10-0-2。

表 10-0-2 不同程度的 DKA 诊断标准

程度	血糖（mmol/L）	动脉血 pH 值	血清 HCO3（mmol/L）	尿酮	血酮	阴离子间隙（mmol/L）	意识状态
轻度	>13.9	7.25~7.30	15~18	阳性	升高	>10	清醒
中度	>13.9	>7.0 且 <7.25	>10 且 <15	阳性	升高	>12	清醒或嗜睡
重度	>13.9	<7.0	<10	阳性	升高	>12	木僵或昏迷

注：DKA 为糖尿病酮症酸中毒；阴离子间隙 $=[Na^+]-[CL^-+HCO_3^-]$（mmol/L）

2. 高渗性高血糖状态（hyperosmolar hyperglycemic state，HHS）的诊断

（1）临床表现：HHS 起病隐匿，一般从开始发病到出现意识障碍需要 1~2 周，偶尔急性

起病。常先出现口渴、多尿和乏力等糖尿病症状，或原有的症状进一步加重，多食不明显，有的甚至厌食。反应迟钝，表情淡漠。病情日益加重，逐渐出现典型的 HHS 表现，主要有严重失水和神经系统两组症状体征：①全部患者有明显失水表现，唇舌干裂；大部分患者血压下降，心率加速；少数呈休克状态；更严重者伴少尿或无尿。②中枢神经系统的损害明显，且逐日加重，最终出现不同程度的意识障碍；当血浆渗透压 >350mOsm/L 时，可有定向障碍、幻觉、上肢拍击样粗震颤、癫痫样抽搐、失语、偏盲、肢体瘫痪、昏迷及锥体束征阳性等表现；病情严重者可并发脑血管意外或遗留永久性脑功能障碍。

（2）诊断标准：①血糖大于 33.3mmol/L；②有效血浆渗透压 ≥ 320mOsm/L，血浆渗透压大于 350mOsm/（kg·H$_2$O）；③血清碳酸氢根 ≥ 15mmol/L，或动脉血 pH ≥ 7.30，血酮体和尿酮阴性或轻度升高；④尿糖呈强阳性，而尿酮阴性或为弱阳性。

3. 糖尿病酮症酸中毒与高渗性高血糖状态的鉴别诊断　DKA 常呈急性发病，发病很快；而 HHS 发病缓慢，历经数日到数周。DKA 和 HHS 临床表现相似，HHS 失水更为严重，神经精神症状更为突出，还可表现为局灶神经症状（偏盲占位性表现（局灶性或广泛性）。

（三）糖尿病酮症酸中毒的病理生理影响

1. 血酮明显升高伴 pH 和碳酸氢根降低时 DKA 典型特征　酮体包括乙酰乙酸、β- 羟丁酸和丙酮。正常情况下，葡萄糖无氧糖酵解的终产物为丙酮酸，在丙酮酸羧激酶的作用下，被氧化为乙酰乙酸。DKA 时，三羧酸循环受阻，乙酰乙酸不能被氧化代谢，在还原型辅酶 I（NADH）的参与下被氧化为 β- 羟丁酸，后者在肝细胞线粒体内自动地转化为丙酮，三者合称为酮体，其中，乙酰乙酸和 β- 羟丁酸为强酸，可被血液中的缓冲系统所中和。如果所产生的酮体被全部中和，则只发生酮血症；如果不能被全部中和则引起酮症酸中毒。丙酮可经肺部排泄，使患者呼气中有酮味（烂苹果味）。

2. 脱水　大量葡萄糖从尿中排出，引起渗透性利尿，多尿症状加重，同时引起水和血清电解质丢失。严重失水失水使血容量减少，可导致休克和急性肾衰竭；蛋白质和脂肪分解加速，渗透性代谢产物与酮体排泄带出水分，加之酸中毒失代偿时的厌食、恶心和呕吐，使水摄入量减少，丢失增多。

3. 电解质平衡紊乱　渗透性利尿、呕吐及摄入减少、细胞内外水分及电解质的转移以及血液浓缩等因素均可导致电解质平衡紊乱。血钠正常或降低，早期由于细胞内液外移引起稀释性低钠血症；进而因多尿和酮体排出致血钠丢失增加，失钠多于失水而引起缺钠性低钠血症。由于细胞分解代谢增加，磷在细胞内的有机结合障碍，磷自细胞释出后由尿排出，引起低磷血症。

（四）DKA 的治疗原则

尽快补液以恢复血容量、纠正失水状态，降低血糖，纠正电解质及酸碱平衡失调，同时积极寻找和消除诱因，防治并发症，降低病死率。对无酸中毒的糖尿病酮症患者，需适当补充液体和胰岛素治疗，直到酮体消失。

1. 补液　补液是首要治疗措施，推荐首选生理盐水。原则上先快后慢，第 1 小时输入生理盐水，速度为 15~20 mL/（kg·h）（一般成人 1.0~1.5 L）。随后的补液速度需根据患者脱水程度、电解质水平、尿量、心功能、肾功能等调整。推荐在第 1 个 24 h 补足预先估计的液体丢失量。在 DKA 治疗过程中，纠正高血糖的速度一般快于酮症，血糖降至 13.9mmol/L、DKA 得到纠正(pH>7.3，$HCO_3^->18.0$ mmol/L)的时间分别为 6 h 和 12 h。

2. 胰岛素治疗　推荐采用连续静脉输注 0.1U/kg/h；重症患者可采用首剂静脉注射胰岛素 0.1U/kg，随后以 0.1U/(kg·h)速度持续输注，胰岛素输注过程中严密监测血糖，根据血糖下降速度调整输液速度以保持血糖每小时下降 2.8~4.2 mmol/L。若第 1 h 内血糖下降不足 10%，或有条件监测血酮时，血酮下降速度 <0.5 mmol/(L·h)，且脱水已基本纠正，则增加胰岛素剂量 1U/h。当 DKA 患者血糖降至 11.1 mmol/L 时，应减少胰岛素输入量至 0.02~0.05 U/kg/h，并开始给予 5% 葡萄糖溶液。

3. 纠正电解质紊乱　在胰岛素及补液治疗后，若患者的尿量正常，血钾 <5.2 mmol/L 即静脉补钾，4.0~5.2 mmol/L，静脉补钾速度为 0.8 g/L，3.3~4.0 mmol/L，静脉补液同时补钾 1.5 g/L。以维持雪血钾水平在 4~5 mmol/L 之间。治疗前已有低钾血症，尿量 >40 mL/h，在补液和胰岛素治疗同时必须补钾。严重低钾血症可危及生命，若发现血钾 <3.3 mmol/L，应优先补钾治疗，当血钾升至 3.3 mmol/L 时，再开始胰岛素治疗，以免发生致死性心律失常、心脏骤停和呼吸机麻痹。

4. 纠正酸中毒　DKA 患者在注射胰岛素治疗后会抑制脂肪分解，进而纠正酸中毒，如无循环衰竭，一般无需额外补碱。但严重的代谢性酸中毒可能会引起心肌受损、脑血管扩张、严重的胃肠道并发症以及昏迷等严重并发症。推荐仅在 pH<6.9 的患者考虑适当补碱治疗[2]。每 2 小时测定 1 次血 PH，直至其维持在 7.0 以上。治疗中需加强复查，防止过量。

5. 去除诱因和并发症　如休克、感染、心力衰竭和心律失常、脑水肿和肾衰竭等。

【小结】

糖尿病酮症酸中毒可导致患者出现内环境紊乱，严重者可致休克，脑水肿，神经意识障碍。临床医生应该能够进行鉴别诊断，深刻了解其病理生理过程，在治疗过程中应密切监测血糖，PH 变化，应避免过快的降糖及纠酸，以免出现其他的并发症。

【专家点评】

本例患者是典型的糖尿病酮症酸中毒，基于以往临床经验，在患者未出现严重休克前，积极补液扩容治疗，严格掌握降糖标准，密切监测生命体征，最终患者 DKA 完全缓解。

不可完全依赖检测尿酮来确定 DKA 缓解，因尿酮在 DKA 缓解时可持续存在，DKA 缓解后可转为胰岛素皮下注射，为防止 DKA 再次发作和反弹性血糖升高，胰岛素静脉滴注和皮下注射可重叠 1~2 小时。

糖尿病酮症酸中毒纠正过程需严格注意监测血糖及 PH，避免矫枉过正。

（武丽娜）

病例 149　重症急性胰腺炎急性期中西医结合救治

【导读】

急性胰腺炎是胰腺的一种炎症病变，病程可分为早期和后期，分别对应急性胰腺炎病程的两个死亡高峰,两个阶段的病情可能互相重叠。早期指一周内有的病人可延长至 2 周,为胰酶的异常激活引起细胞因子的瀑布级联反应,进一步发展为器官衰竭;后期为发病一周以后,表现为局部并发症和 / 或全身并发症的持续存在,局部并发症的性质和器官衰竭的持续时间决定病情的严重程度。《亚特兰大分类标准(修订版)》(Revised Atlanta Classification 2012, RAC)根据器官衰竭持续时间和局部 / 全身并发症将急性胰腺炎分为:轻症急性胰腺炎(mild acute pancreatitis, MAP)、中重症急性胰腺炎(moderately severe acute pancreatitis, MSAP)、重症急性胰腺炎(severe acute pancreatitis, SAP)。SAP 是一种危及生命的疾病,院内死亡率约 15%。

　　按照国内的临床经验,将 SAP 病程分为 3 期,但不是每个患者都有三期病程。①急性期反应期:发病 1~2 周,此期以全身炎症反应综合征(SIRS)和器官功能衰竭为主要表现;②全身感染期:自发病 2 周至 2 个月,以全身细菌感染、深部真菌感染或双重感染为主要表现;③残余感染期:发病 2~3 个月,主要临床表现为全身营养不良,存在后腹膜或腹腔内残腔,可发生胰腺及胰周坏死组织合并感染。根据中医脏腑辨证、病因病机辨证,将 SAP 的临床病期分为三期:初期(结胸里实期)、进展期(热毒炽盛期)和恢复期(邪去正虚期),根据每期病理变化的不同,分别采用通里攻下、活血化瘀、清热解毒、益气养阴、健脾和胃等治则,再适时配合手术治疗,使 SAP 的病死率逐年降低,体现出中西医结合治疗 SAP 的优势。

　　对于 SAP 急性反应期的积极有效治疗有利于脏器功能早期恢复,采取中西医结合治疗可明显缩短 SAP 的病程,约半数患者未发生组织坏死,直接进入恢复期,这是中西医结合治疗降低病死率的关键环节,对降低死亡率有着重要的作用,中西医结合治疗理念和方法在 SAP 急性反应期的救治中发挥了重要的作用。

【病例简介】

　　患者,男, 37 岁,主因“间断上腹部胀痛 1 天,加重伴恶心呕吐 9 小时”入院。患者入院前一天大量进食后突发上腹痛,加重伴恶心呕吐 9 小时,上腹胀痛不适,无腰背部及双肩放射痛,伴恶心呕吐物为胃内容物,无发热寒战,就诊于我院急诊。既往体健,无外伤手术史。查体: T 36.6 ℃,P 124 次 / 分,R 33 次 / 分,BP 135/66 mmHg(1mmHg=0.133 kPa),SpO_2 82%,神志清楚,但间断烦躁,呼吸急促,全身皮肤、黏膜无黄染;双肺呼吸音粗,双下肺呼吸音低;腹膨隆,上腹部压痛、反跳痛和肌紧张,无移动性浊音,肠鸣音弱。血常规: WBC 14.3×10^9/L, HCT 49.1%,生化及电解质: BUN 21.2 mmol/L, Cr 234 µmol/L,淀粉酶 987U/L,尿淀粉酶 1342U/L, TG 23.76 mmol/L, K^+ 6.82 mmol/L,凝血功能: PT 15.3 秒, APTT 47.5 秒, D-Dimer 7.8 mg/L,腹部 CT:胰腺肿胀伴胰周少量积液,肝脏及胆囊未见异常,血气分析(面罩吸氧 5 L/min, FiO_2 41%): pH 7.23, $PaCO_2$ 22 mmHg, PaO_2 62 mmHg, BE -7.2 mmol/L,血乳酸 3.1 mmol/L,入院后收入重症医学科。转入后经膀胱测腹内压 15 cmH_2O,患者初步诊断为:①重症急性胰腺炎;②高脂血症;③急性肾功能不全;④成人呼吸窘迫综合征;⑤腹腔高压;⑥腹腔积液;⑦酸碱平衡代谢紊乱 。

　　转入重症医学科后予气管插管呼吸机辅助通气治疗,充分补液后患者尿量未见增多,予血液净化治疗降血脂、清除炎性介质改善代酸,患者内环境逐渐稳定,常规给予胃肠减压、抑酸、抑酶、抗炎治疗，入 ICU 后 1 天，经膀胱测腹内压 30 cmH$_2$O，患者循环极不稳定，去甲肾上腺素 0.8 μg/(kg·min)，复查床旁 B 超提示胰腺周围及盆腔大量积液，立即行腹腔穿刺引流，引流液为红褐色，当日间断引流总量约 8000 mL；行床旁鼻肠管置入，中药清胰汤加减持续空肠滴注并联合穴位注射、中医针刺于第 3 天恢复自主排便，后患者循环逐步稳定，于第 3 天停用去甲肾上腺素，患者持续予 CRRT 治疗，患者尿量逐渐增加，第 5 天尿量约 2000 mL，停用 CRRT，第 5 天停用肌松后 IAP 持续小于 12 mmHg，逐渐减浅镇静镇痛，于第 6 天间断脱机锻炼自主呼吸，第 7 天脱机拔管改为高流量吸氧，第 8 天停用高流量吸氧，第 9 天转出重症。具体化验指标及诊疗调整见下表。

【问题】

（一）如何早期识别 SAP，该患者为什么需要早期转入 ICU 进行治疗？

许多病情严重的 AP 患者在初诊时尚未表现出脏器衰竭和胰腺坏死，从而导致了一些临床治疗措施的延误。如何在患者入院的第一个 48 h 内准确地判断 AP 患者的严重程度显得尤为重要。胰腺坏死常在入院 48 h 后才出现，因此早期的腹部影像检查并不能准确评估 AP 的严重程度。同样 CRP 也需要 72 h 后才可准确预测，因而也不能作为早期评价指标。2013 IAP/APA 认为持续性 SIRS 是预测 SAP 的最佳指标。对早期液体不足、低血容量性休克、器官功能障碍等症状进行动态评估，不仅有助于早期反应器官衰竭的发展趋势，区分 MAP 与 SAP，更有助于重症急性胰腺炎患者及时转诊，获得更有效的液体复苏以及脏器功能保护，综上所述建议：①持续性呼吸困难或心动过速者；②入院 6~8 h 内对初始复苏无应答的呼吸衰竭或低血压者；③呼吸衰竭须要机械通气者；④肾功能不全须要透析者；如上情况可能提示患者病情危重，应收入 ICU 行 MDT 治疗。该名患者发病后就诊于我院急诊，经急诊积极补液处理后患者心率仍持续大于 120 次/分，呼吸急促，属于如上范畴，应高度引起重视，为进一步加强监护治疗，收入重症治疗。

（二）重症急性胰腺炎急性期的中西医救治要点有哪些？

1. 早期液体复苏 重症急性胰腺炎初期因毛细血管渗漏综合征及第三间隙液体积聚引起循环血量减少，若补液不足极易引起肾功能衰竭低血容量休克，在补充晶体液的同时应注意输注胶体物质和补充维生素、微量元素。重症急性胰腺炎一经诊断应立即开始进行液体复苏，应采取目标导向性液体治疗，条件允许下可建立有创液体监测，准确评估容量情况。液体复苏预防血容量不足或器官灌注不足已成为核心措施，在 2013 年 AP/APA 指南提示应采取积极液体复苏地在直到完成 1 个或多个目标包括非侵入性检查 [心率 <120 次/分；平均动脉压 65~85 mmHg；血细胞比容 35%~44%；或者尿输出量 >0.5~1 mL/(kg·h)] 或者侵入性检查（每搏量或胸内血容量测定）。但 2018 指南更新中指出过度的液体治疗可导致患者出现呼吸系统并发症及腹腔间隔室综合征。这可能是导致积极液体复苏在降低胰腺炎坏死表现不佳的主要原因。SAP 早期液体治疗目标遵循下述休克分阶段处理原则：营救（rescucitation）、优化（opticalmization）、稳定（stabilization）、减退（deescalation），早期液体复苏首选等渗晶体液，有研究显示乳酸林格氏液体体较生理盐水对抑制全身炎症反应有更好的效果，合并低蛋白血症应当辅以白蛋白，适当提高组织渗透压可以减轻组织水肿，胰腺炎的液体复苏需要量差异性极大,应及时评估容量反应性,在严密的监测和监护下,采用滴定式疗法,随时关注指标动态变化,防止肺水肿、腹内高压的产生。该患者由于经济原因转入当日未行 PICCO 监测,积极补液后腹内压持续升高进展为腹腔间隔室综合征,进而加重了脏器功能衰竭,所幸的是经积极的中西医结合治疗后腹压迅速下降未造成不可逆损伤,这也是患者后期快速恢复的关键。

2. 血液净化的使用　有稳定内环境的作用,能早期清除过多的细胞因子等炎性介质,可能有利于减轻全身性炎症反应,改善心、肺、肾等器官的功能,从而使病情严重程度减轻。重症急性胰腺炎发生早期以非感染性炎症反应为主,随着疾病发生、发展,可继发感染性炎症反应,炎症反应刺激机体大量炎症因子释放,进一步加重机体炎症反应,形成“炎症瀑布”,对机体功能、器官等造成严重影响,可引起多器官功能衰竭、休克等,导致患者死亡。抑制炎症反应为临床中治疗重症急性胰腺炎合并脓毒血症主要辅助治疗方法,连续血液净化可快速清除机体内炎症因子,并调节机体水电解质、酸碱平衡,在 SAP 的治疗中结合 SAP 的病生理特点, CRRT 的有效作用包括:①对促炎因子的清除作用;②对机体免疫系统的调节作用;③对器官的保护作用;④可显著提高 SAP 的存活时间。CRRT 应用于 SAP 的临床治疗尚存在争议,建议遵循以下原则:患者已存在急性肾功能衰竭或严重酸中毒及水负荷过重需积极进行;当患者存在高脂血症时可考虑进行;当患者全身炎性反应特别强烈时建议早期短期进行。CRRT 正在逐渐成为伴有 MODS 的 SAP 重要的辅助治疗措施,对于其适应证及其实行方式的探讨至今仍为学术热点。结合此例患者早期使用血液灌流迅速控制血脂避免了高脂对微循环的进一步损害,后期的持续 CRRT 为维持内环境稳定、减轻组织水肿、改善肾功能起到了关键的作用。

3. 腹腔室间隔综合征的处理　重症急性胰腺炎病人常合并腹腔高压甚至腹腔间隔室综合征(ACS),因此在监护治疗中,要注意腹内压的监测,目前临床上多采用经膀胱间接腹内压测定法,一旦发现患者出现 IAP 升高应当 4~6 小时或持续监测 IAP,治疗的目标是使 IAP 逐渐下降至 ≤ 15mmHg。一方面,腹内压的进行性升高,预示腹部情况未得到有效地控制;另一方面,液体复苏同样可以导致腹腔压力的增高。腹内高压还会引起或加重脏器功能障碍,影响心、肺和肾功能,还可以引起肝、肠道和神经系统的功能紊乱。少尿时应当考虑是否存在腹腔间隔室综合征,并加强相关监测,积极有效地处理。

治疗上应从以下几个方面入手:①增加腹壁顺应性:镇静 / 镇痛,甚至使用神经肌肉阻滞剂,同时注意避免床头抬高大于 30°。②减少腹腔内容物:胃肠减压、导泻、肛管减压在某些患者可以显著降低腹腔压力,如中药清胰汤的持续滴注;应用胃动力药物如甲氧氯普铵、莫沙比利有助于胃肠道功能的恢复。③减少腹腔内液体积聚:评估患者腹腔及腹膜后液体聚集情况, CT 或超声引导下经皮穿刺引流腹水和腹膜后液体聚集可显著降低腹腔内压力;④减少机体液体负荷,纠正液体正平衡:在维持循环有效灌注的前提下,限制液体,使用人工或天然胶体以及利尿剂,纠正或减轻液体的正平衡,有助于减轻腹腔压力。连续肾替代治疗(continous renal replacement therapy, CRRT)可以通过对流或者吸附降低炎性介质浓度减轻机体炎性反应,同时通过超滤作用促进液体负平衡来减轻腹腔内脏器和腹壁水肿从而降低

IAP。ACS 是 SAP 的严重并发证,必须严密监测一旦发现应积极采取各种方法降低 IAP,避免造成严重的脏器损伤。

4. 中医相关治疗 中医上胰腺炎属于"腹痛""脾心痛""胰瘅"范畴,根据病程分期采用相应的中西医结合治疗方法,重症急性胰腺炎早期即炎性反应期,此期中医见证以少阳阳明合病或阳明腑实证为主,严重者则表现为结胸里实证,以通里攻下、理气开郁、活血化瘀、益气救阴为主要治则,推荐方剂为大柴胡汤合大陷胸汤加减。考虑重症急性胰腺炎患者多合并胃肠功能障碍,多尽早行空肠营养管置入,与首煎胃管 200 mL 灌注,二煎 400 mL 灌肠,3~4 次 / 天。依照病情随证加减,并增加或减少给药次数。此外,可静脉给予益气救阴和活血化瘀药物。同时给予芒硝全腹外敷,1~2 次 / 天。

采用辨证施治的中医药治疗是被实践证实了的治疗 SAP 的有效手段,早期采用中药灌肠以清洁肠道,在中药胃注联合保留灌肠的基础上,予新斯的明双侧足三里穴位注射改善患者肠道动力,针药并用,恢复肠道功能,减少肠源性细菌易位,是治疗重症急性胰腺炎的有效方法。重视中医药在重症急性胰腺炎治疗中的应用采用中西医结合的方法治疗 SAP 能够进一步减少并发症,降低病死率。近年大量文献报道 SAP 大部分可通过中西医结合保守治疗获得痊愈,主要取决于人们对 SAP 的发病机制有了进一步的认识。动物实验及临床研究证明,胰腺缺血是急性胰腺炎的一个重要机制,胰腺微循环的缺血在重症急性胰腺炎的整个发病过程中持续存在。应用清胰汤、复方大承气汤不仅能够通里攻下、促进肠蠕动早期疏通肠道同时能够改善微循环并对肠黏膜屏障有保护作用,阻止细菌及其内毒素的移位,从而有利于阻止 SAP 病程进展促进其尽快恢复。

【小结】

SAP 的进展极快、死亡率极高,中西医结合治疗在急性期的治疗中发挥了极为重要的作用。近年大量文献报道重 SAP 大部分可通过中西医结合保守治疗明显缩短病程甚至直接痊愈,这些进步主要取决于人们对重症急性胰腺炎的发病机制有了进一步的认识。胰腺缺血是急性胰腺炎的一个重要机制,胰腺微循环的缺血在 SAP 的整个发病过程中持续存在。SAP 的晚期主要是组织坏死导致的继发感染及其引起的 MODS 等并发症。中西医结合疗法在重症胰腺炎的早期治疗中的应用有效阻断炎症反应减轻组织水肿坏死、针药并用改善微循环、促进肠蠕动早期疏通肠道并对肠黏膜屏障有保护作用,阻止细菌及其内毒素的移位,从而有利于阻止重症急性胰腺炎病程进展促进其尽快恢复。

【专家点评】

(1)本例患者病程进展迅速,在入院 1 日以内患者出现大量腹水,穿刺引流总量高达 8000 mL,虽积极补液患者血管内容量依然不足,大量腹水导致腹内压显著升高进而导致循环衰竭及急性肾衰竭,迅速予穿刺引流积液后患者循环逐步稳定,肾功能逐渐恢复,可见急性重症胰腺引发的急性血管渗透现象是存在显著个体差异的,针对重症急性胰腺炎的补液治疗需在严格的监控下进行,补液不足导致组织灌注不良加重脏器损伤,过度补液可能引起组织水肿、肺水肿、腹腔间隔室综合征等一系列的并发症,也导致预后不良,故而大量指南推荐一旦确诊 SAP 有条件情况下应尽快转入 ICU 监护治疗。

（2）CRRT 在 SAP 治疗中的价值不仅仅体现在肾替代治疗和降血脂上，CRRT 是 ICU"呼吸机治疗"和"营养支持治疗"之后的第三大有利治疗支持手段，在一定程度上可以清除各种有害物质，纠正免疫紊乱，重建内环境稳态，改善各脏器功能，正在逐渐成为伴有 MODS 的 SAP 重要的辅助治疗措施，大量的研究也证实了其积极的作用，但在临床实践中如何更科学合理地掌握适应证，选择最为经济有效的治疗模式，减少疾病并发症，改善患者的预后仍有待进一步探索。

（王　蓓　余剑波）

病例 150　"狡猾的"感染性心内膜炎一例

【导读】

感染性心内膜炎是指病原体（细菌、真菌、病毒等）经血行途径直接侵袭心内膜、心瓣膜或邻近大动脉内膜，从而产生相关的炎症和并发症。病原体可通过口腔、皮肤、黏膜等部位进入人体，通过血液到达心脏，最终在病变的瓣膜或心内膜上生长繁殖，产生炎症并破坏心脏的结构。感染性心内炎在成年人群中的发病率约 3/10 万 ~7/10 万人每年，男女比例为 2 : 1，发病率随着年龄的增长而增长，在 70~80 岁人群中的发病率最高。感染性心内膜炎死亡率高，快速识别死亡高风险患者可为扭转疾病病程提供机会。

【病例简介】

患者，男，54 岁，主因"胸痛 6 小时、意识障碍 5 小时"于入住 CCU，后因"休克、多脏器功能衰竭"转入重症医学科。既往"淋巴结核"40 余年，自诉"已治愈"；"高血压"10 余年，规律服药，平素血压控制于 120/80mmHg；"腰椎管狭窄"10 余年，间断治疗；曾有"青霉素"过敏史。

入科查体：T：38 ℃，HR：134 次 / 分，BP：73/39 mmHg，SPO_2：92%，RR：35 次 / 分，查体：浅昏迷，喘貌，双侧瞳孔等大等圆，左：右 =3.0 mm : 3.0 mm，对光反射灵敏，双肺呼吸音粗，未及明显干湿性啰音，心音低，律齐，各瓣膜听诊区未及明显杂音，腹平软，肝脾肋下未及，压痛、反跳痛查体不能合作，肠鸣音未闻及，双下肢不肿，左下肢小腿皮肤红，皮温略高，双下肢可及出血点，双侧巴氏征阴性。

辅助检查：心肌三项 +BNP：CKMB 44.5ng/mL，肌红蛋白 3035.8ng/mL，肌钙蛋白 I 12.2ng/mL，BNP 398pg/mL；血常规：WBC 11.36×10^9/L，NEU% 94.1%，Lym 0.27×10^9/L，Hb 143 g/L，PLT 62×10^9/L；凝血功能：PTA 73%，PT 15.4 s，APTT 39.7 s，Fib 6.29 g/L，D-dimer 4.3 mg/L；生化检查：TP 43.4 g/L，Alb 17.1 g/L，Tbil 59.2μmol/L，Dbil 58.3μmol/L，ALT 37U/L，AST 84U/L，LDH 523U/L，CK 791U/L，CKMB 57U/L，TnI（＋），Cr 325μmol/L，BUN 34.65mmol/L；血氨 37μmol/L；血气分析：pH 7.369，PaO_2 154.8mmHg，PCO_2 26.4mmHg，HCO_3^- 14.9mmol/L，Lac 4.34mmol/L，FiO_2 60%；PCT 41.33ng/mL，CRP 311 μg/mL，ESR 34 mm/h；腹部超声：胆囊壁胆固醇结晶，胆汁淤积；胸片：两肺纹理粗乱，心影增大；头 CT 双侧基底节区，左侧额区略低密度影，考虑缺血灶；脑室、脑沟、脑裂略增宽；双侧上颌窦内炎性病变；心脏超声：右心增大，右房 40 mm，右室 25 mm，左房室腔内径正常范围，室间隔及左

室壁厚度正常,左室下、后壁运动幅度及室壁增厚率明显减低。各瓣膜形态、结构、启闭运动未见异常。心包腔内积液,左室后壁后 3 mm,右室心尖部非标准切面较深处 6 mm。LVEF 50%。

治疗经过:入科主要诊断:①休克,心源性休克? 感染性休克? ②多脏器功能衰竭;③昏迷;④丹毒? 患者休克、多脏器功能衰竭,原因不明确,不除外严重感染,尤其是特殊部位感染或非典型病原体所导致,需进一步除外急性心梗等心源性因素。此外,患者左下肢皮肤红、皮温高,不除外皮肤软组织感染、血管神经炎、下肢静脉血栓等、动脉闭塞坏死可能,临床需予以逐一检查和排除。转入后予以生命体征监测,予以经口气管插管接呼吸机辅助呼吸等治疗。进一步完善血培养、痰培养等相关检查,予以床旁血滤清除炎性介质,纠正液体平衡和酸中毒,稳定机体内环境;积极抗感染、化痰、平喘、抑酸、改善微循环、调节免疫等对症支持治疗。为进一步明确病因,反复追问患者病史,得知患者 2 周前因腰椎管狭窄到外地某诊所进行"穴位注射"药物治疗,腰部注射后疼痛加重,无法下地,活动明显受限,当时应用甘露醇、地塞米松、营养神经药物治疗后症状好转。仔细体格检查可见全身多处皮肤损害,包括全身散在皮疹伴脓疱,双侧手指末端多发缺血灶干性坏死、右背部可触及大小约 8 cm×8 cm 皮下肿块,无皮损、发热及波动感,右枕部可及一大小约 3 cm×3 cm 化脓创面。血培养回报金黄色葡萄球菌(耐甲氧西林),因考虑患者反复发热,病灶不明显,不除外感染性心内膜炎,予以达托霉素抗感染治疗。用药后患者感染指标有下降趋势,但脏器功能改善不明显。患者于入院第 7 天出现循环恶化,监测 CVP 为 36mmHg,听诊心音遥远,考虑心包填塞,紧急完善心脏超声,可及大量心包积液,予以超声引导下心包穿刺置管引流,引流出黄色脓性液体,引流后患者循环血压较前稳定。根据患者临床表现,考虑"感染性心内膜炎",反复多次复查经胸超声心动图,均未发现明显瓣膜异常及赘生物,遂采用经食管超声心动图检查,显示"无冠窦及右冠窦位置主动脉窦管结合部可见两个不均质高回声,形态不规则,边界不清,随心动周期摆动,较大者范围约 1.6 cm×1.3 cm",考虑感染性心内膜炎伴赘生物形成。立即联系院内、院外心外科专家会诊寻求手术干预,当时因患者曾心包填塞,引流脓性液,考虑急性心包炎,计划 3~4 月后情况较稳定后行手术干预。但患者临床表现及心脏超声等检查结果提示心脏形态及功能呈恶化趋势,并出现阿斯综合征,且发作愈发频繁趋势,故积极行术前准备后行全麻下心脏瓣膜置换术。手术过程顺利,术后继续积极抗感染、控制出入平衡等对症治疗,患者感染明显得到控制,心功能逐渐改善,复查经食道超声,机械瓣功能良好,未见明显附着物。患者心功能改善后开始床上适量康复活动,顺利转出 ICU,经心脏科专科调整后康复出院。

【问题】

(1)感染性心内膜炎的诊断探讨:根据 2015 年欧洲心脏协会制定的感染性心内膜炎的诊断指南,本患者符合 2 项主要标准:2 次独立取样的血培养结果显示存在典型微生物感染符合感染性心内膜炎的诊断,本患者多次血培养均培养出金黄色葡萄球菌;超声心动图提示心脏瓣膜赘生物,TTE 在 IE 的诊断、治疗中均起着关键作用,本患者反复多次复查 TTE,未见明显瓣膜异常及赘生物,但 TEE 检查显示无冠窦及右冠窦位置主动脉窦管结合部可见两个不均质高回声,形态不规则,边界不清,随心动周期摆动,较大者范围约 1.6 cm×1.3 cm,后证实为主动脉瓣赘生物;故本病例可诊断为感染性心内膜炎。

(2)感染性心内膜炎的感染源分析:患者体温升高 38 ℃,心率增快 134 次 / 分,呼吸频率增快 35 次 / 分,患者存在明显的全身炎症反应综合征,患者感染指标升高(PCT 41.33ng/ mL, CRP 311 μg/mL, ESR 34 mm/h),血培养阳性,考虑患者为脓毒血症,患者血压降低 73/39mmHg,血流动力学不稳定,考虑存在感染性休克可能性大。患者左下肢皮肤红、皮温高,不除外皮肤软组织感染,但根据左下肢情况,不至于导致全身感染播散。追问患者病史,患者 2 周前因腰椎管狭窄到北京某诊所进行"穴位注射"药物,腰部注射后腰痛加重,无法下地,活动明显受限,应用甘露醇、地塞米松、营养神经药物治疗后好转。体格检查可见患者存在多处皮肤损害,包括全身散在皮疹伴脓疱,双侧手指末端多发缺血灶干性坏死,右背部可触及大小约 8 cm×8 cm 皮下肿块,可移动,无皮损、发热及波动感,右枕部可及一大小约 3 cm×3 cm 化脓创面。考虑患者感染初始部位为腰部注射部位,导致患者出现血流感染,随后菌栓栓塞小血管,导致出现全身多处损害。

(3)感染性心内膜炎的治疗:强调早诊断、早期应用抗菌药物及早期手术相结合。其中抗菌治疗应杀菌、早期、大量、长程;IE 的致病微生物以 G+ 菌为主,随着耐药率的增加,治疗时需关注耐药 G+ 菌,本患者为耐甲氧西林的金黄色葡萄球菌;IE 的病原微生物被致密的生物膜所包绕,治疗药物应选择杀菌型,并对生物被膜具有较大穿透性的抗生素,理想的治疗 IE 的药物应该在血流中和特定的组织(心瓣膜上的赘生物)中有足够的的分布和渗透,IE 治疗多为大剂量和长疗程,治疗 IE 的药物应有良好的安全性。患者青霉素过敏,并且存在急性肾功能衰竭,应避免使用肾损伤的药物,比如万古霉素等肾损害风险高的药物,对本患者选用达托霉素 10 mg/kg,每日 1 次,6 周,达托霉素是环脂肽类抗生素,万古霉素之后第二代糖肽类抗生素,作用机制:通过扰乱细胞膜对氨基酸的转运,从而阻碍细菌细胞壁肽聚糖的生物合成,改变细胞质膜的性质;通过破坏细菌的细胞膜,使其内容物外泄而达到杀菌的目的。细菌不易对达托霉素产生耐药性。

(4)MDT 在感染性心内膜炎诊治中的作用:本患者为感染性心内膜炎,病情进展过程中出现了休克、心力衰竭、脓肿等并发症,属于复杂性感染性心内膜炎,2015 年欧洲心脏协会制定的 IE 管理指南中强调推荐对复杂性感染性心内膜炎患者进行 MDT,在本患者的诊治过程中,我们组织了重症、心内、心外、超声等科室进行 MDT,共同对患者进行诊治,最后患者好转出院。

四、专家点评

对于感染性心内膜炎的诊断:疑诊 IE 时,建议 TTE 为一线形态影像学检查,所有临床疑诊 IE 而 TTE 为阴性或非诊断性结果的患者,推荐 TEE。初步检查结果为阴性而临床仍疑诊 IE 的病例,推荐在 5~7 天内重复 TTE 和 / 或 TEE 检查。并注意详细询问患者病史,挖掘潜在的可能存在的病因或诱因,尽早针对病因或诱因进行相应治疗。

感染性心内膜炎的临床特点:临床表现千差万别,复杂多样,90% 的发热病人伴寒战、食欲不振、体重减轻的全身性症状,85% 的患者存在心脏杂音,25% 的患者诊断时合并有栓塞,存在发热和栓塞的任何患者均应考虑感染性心内膜炎的可能,老年人或免疫功能低下患者其症状常不典型,这部分患者和其他高危人群(CHD 或人工瓣膜)应高度怀疑,以排除 IE 或避免延误诊断。实验室检查可反映败血症的严重程度,但并不能诊断 IE。病理检查切除的瓣膜组织或栓塞碎片仍然是 IE 诊断的金标准。IE 检查还应包括诸如多层螺旋 CT,MRI, ^{18}F- 氟脱氧葡萄糖(FDG)正电子发射断层扫描(PET/ 计算机断层扫描(CT 或其他成像技术)。

治疗复杂性感染性心内膜炎患者的中心需满足以下条件:可为患者随时进行 TTE、TEE、CT、MRI 核素显像等检查;可在患者病情需要时随时进行心脏外科手术;需拥有多学科的专家,至少包括重症、心内、心外领域专家,如有可能,还应包括超声、神经科专家以及神经外科手术及介入设备等。

(尹承芬　吴雅轩　高心晶　余剑波)

病例 151　高甘油三酯血症性胰腺炎一例

【导读】

急性胰腺炎(acute pancreatitis, AP)指因胰酶异常激活对胰腺自身及周围器官产生消化作用而引起的、以胰腺局部炎症反应为主要特征,甚至可导致器官功能障碍的急腹症。临床以急性上腹痛及血尿淀粉酶或脂肪酶升高为特点。20%~30% 的患者临床经过凶险。总体病死率为 5%~10%。目前,我国尚缺乏完整的急性胰腺炎流行病学资料,从世界范围看,发病率存在地区差异,为(4.9~73.4)/10 万。《中国急性胰腺炎诊治指南(2021)》中,将 AP 按严重度分为轻、中、重 3 级。重症医学科所接触的多为重度 AP(SAP)患者,伴有持续的器官功能衰竭,病死率较高,为 36%~50%。

急性胰腺炎病因众多,在我国,胆石症是主要病因,多发生于老年人,其次高甘油三酯血症。随着生活水平提高、饮食习惯改变,多数国人存在脂代谢异常,故高甘油三酯血症性胰腺炎的发病率呈上升态势,常发生于年轻男性患者。当甘油三酯 ≥ 11.30 mmol/L,临床极易发生 AP,可能与脂球微栓影响微循环及胰酶分解甘油三酯致毒性脂肪酸损伤细胞有关。

【病例简介】

患者,男,32 岁,主因"上腹疼痛 1 天"就诊,急诊查腹部 CT 提示胰腺渗出、毛糙,以"急性胰腺炎"收入肝外科治疗。入院后患者持续高热、喘息明显,炎症反应重,入院第 2 天转入 ICU 治疗。平日生活较不规律,新媒体工作者,经常熬夜,偶吸烟,饮酒史 10 年,近期少量饮酒。

入科查体: T 38.1 ℃,HR 112 次 / 分,RR 30 次 / 分,BP 139/86 mmHg,SPO$_2$ 92 %。神志清楚,皮肤巩膜无明显黄染,双肺呼吸音粗,未及干湿性啰音,心音可,律齐,未及病理性杂音,腹部平坦,对称,无局部隆起,腹式呼吸增强,未见肠胃型,未见蠕动波,未见腹壁静脉曲张,腹软,上腹可及压痛,无明显反跳痛,无肌紧张,移动性浊音阴性,肠鸣音 2-3 次 / 分,下肢不肿。

辅助检查:血常规:白细胞计数 19.72×10^9/L,血红蛋白 177 g/L,血小板计数 183×10^9/

L；生化：甘油三酯 23.8 mmol/L，总胆固醇 10.19 mmol/L；葡萄糖 28.22 mmol/L，钙 1.55 mmol/L，尿素 9.86 mmol/L，肌酐 204 μmol/L，钠 128.7 mmol/L，钾 5.63 mmol/L 血淀粉酶 660IU/L；尿淀粉酶 5199IU/L；血气分析：pH 7.349，二氧化碳分压 34.6 mmHg，氧分压 100.2 mmHg，实际碳酸氢根浓度 18.6 mmol/L，碱剩余 -6.0 mmol/L，乳酸（动脉）4.35 mmol/L。C 反应蛋白 193.00 μg/mL；全定量降钙素原 5.66ng/mL；腹部 CT：①胰腺炎，胰周、左侧肾前间隙、小网膜囊区渗出性改变；②轻度脂肪肝；③脾略大，盆腔积液。

诊治经过：根据患者病史及化验检查结果初步诊断高甘油三酯血症性胰腺炎，予以常规禁食水、抗感染、抗炎、抑酸、抑制胰腺分泌等治疗，因"低氧血症"予经鼻高流量氧疗支持。患者病情发展迅速，病情危重，持续高热、腹痛、喘息、心动过速且不易缓解，超声监测提示少量腹盆腔积液。为尽快纠正高脂血症，予以床旁血液灌流吸附血脂并同时清除炎性因子，序贯床旁血液滤过清除炎性因子，稳定内环境。经 2 次床旁血液灌流治疗后，患者血脂水平明显下降，第 3 天复查甘油三酯 5.34 mmol/L，总胆固醇 3.95 mmol/L，同时炎症反应减轻，体温基本控制，喘息明显缓解，心率降至 92 次 / 分。住院第 5 天患者再次发热，体温 38.5 ℃，心率 108 次 / 分，监测 C 反应蛋白、PCT 较前升高，腹痛较前加重，超声探及胰周积液较前增多，遂行胰周积液穿刺置管引流，引流液细菌培养提示屎肠球菌，遂加用替加环素覆盖肠球菌。调整用药后，患者体温、炎性指标逐渐控制，脏器功能改善，逐渐启动肠内营养，住院 9 天后完全停止床旁血滤治疗，48 小时后转回普通病房继续治疗，患者未再病情反复，脏器功能改善，复查超声腹腔积液基本吸收，拔除胰周引流管。

【问题】

（一）诊断明确、因病施治

患者青年男性，主因"上腹疼痛 1 天"就诊，疼痛症状明显，属于外科急腹症，腹部 CT 显示"胰腺渗出、毛糙"，血清淀粉酶升高（正常值 3 倍），符合急性胰腺炎诊断标准（2021 中国急性胰腺炎诊治指南）。急性胰腺炎多具有进展快、复发率高、病因众多特点，早期控制有助于缓解病情。诊断明确后，追寻病因至关重要。在我国，虽然高甘油三酯血症性胰腺炎发病率在胆源性胰腺炎之后，但更常见于年轻男性。该患病因浅析：青年男性，新媒体工作者，常熬夜作息，缺乏运动，饮食不规律，多进食油腻，致肥胖、脂代谢异常，合并糖尿病，考虑代谢综合征，符合高甘油三酯血症性胰腺炎好发人群，2 年前曾有胰腺炎发病史，属于复发性人群。药物治疗符合诊疗规范，临床医师多已掌握用药原则，但有一点值得思考，指南推荐尽快将甘油三酯水平降至 5.65 mmol/L 以下，目前有效降脂手段，血液净化最快速、有效，常规药物难以达到，且病人多需禁食水、口服药物受限，故血液净化时机，值得临床探讨。

患者病情进展原因分析：该患者入院腹部体征为主，全身炎症反应尚不典型，但初步治疗无效、很快病情进展，与病因（高甘油三酯血症）未得到有效控制有关。发现甘油三酯显著升高后，尽早血液净化更利于预后，一旦全身炎症反应加重，易继发器官损害，甚至脏器衰竭风险增加，严重影响预后。该患者，病情进展，出现持续高热、喘息、心动过速等 SIRS 反应，转 ICU 治疗，进一步血液净化、脏器支持。最终结局良好，与患者年轻、脏器储备良好有关，即便有糖尿病基础，尚未有严重器官损害等并发症，但若患者基础病多，脏器储备不足、慢性器官功能不全,则预后未可知。

病情二次加重原因分析:胰周渗出伴腹腔感染。住院第 5 天,患者再次发热,T 38.5 ℃,心率 108 次 / 分,监测 C 反应蛋白、PCT 较前升高,腹痛较前加重,此时胰腺炎病因已得到控制,甘油三酯明显下降,病情二次加重,考虑胰周积液伴感染,胰腺炎初期炎症反应多为无菌性,但后期炎症反应多为感染性,与胰液腐蚀、肠道功能失调、菌群异位有关,此时应充分引流、清理坏死组织,利于感染有效控制。该患者腹腔引流、寻找病原学证据指导用药,若多处积液、弥散,需多次置管引流,腐蚀组织较多,甚至腔镜下清理,均为有效手段,目前不推荐外科开腹,除非重度腹高压、腹腔间隔室综合征发生。

(二)降脂利器 血液净化

高甘油三酯血症性胰腺炎的治疗上,除了常规禁食、镇痛镇静、生长抑素及类似物、蛋白酶抑制剂等,快速降低甘油三酯水平是尽早控制病情的关键一环,指南推荐尽快将甘油三酯水平降至 5.65 mmol/L 以下。常规的降脂手段主要是应用降脂药,如贝特类、他汀类,但作用缓慢;一些辅助降脂手段,如小剂量低分子肝素、胰岛素的应用,其效果同样不显著,不适合此类进展迅速、危及生命的疾病。

随着血液净化技术成熟、推广,现已纳入指南推荐。血浆置换可迅速去除血浆中的甘油三酯,同时降低淀粉酶、炎症介质,调控免疫功能,具有很好的治疗效果,但其弊端是需要大量新鲜血浆,往往因血资源紧缺而应用受限;血液灌流通过活性炭或树脂吸附方式,可去除分子量大、脂溶性高、且能与蛋白结合的毒素及药物。研究显示,其降低甘油三酯的效果,仅次于血浆置换;血液滤过形象称为"人工肾小球",也是治疗高甘油三酯血症性胰腺炎重要手段,除了滤器本身可吸附甘油三酯,又可有效清除炎性因子、阻断炎性反应。研究显示,血液灌流联合 CRRT 治疗,不仅可快速降低甘油三酯水平,还可以清除毒素、炎性因子(白介素 1 和肿瘤坏死因子 α 等),还可纠正水、电解质及酸碱平衡紊乱,有利于维持内环境稳定。

血液净化治疗的时机也很重要,指南建议采用无创治疗措施的高甘油三酯血症性胰腺炎患者若入院 24~48 h 后血清甘油三酯水平仍 >11.3 mmol/L 或降幅未达到 50%,建议实施血液净化治疗。

(三)本案小结及思考

高甘油三酯血症性胰腺炎,区别于临床常见的胆源性胰腺炎,有其独特之处,但最根本的问题仍然是,查明病因、解除病因,才可能改善预后。解除高脂血症病因,目前方法有多种,常规降脂药物,无创、痛苦小,但对于急症,起效慢、有可能耽误治疗,可作为疾病预防,平时控制血脂、预防复发,血液净化治疗,快速、有效,但有创,置管并发症可能,且费用昂贵,所以时机尤其重要。需更多临床研究,推进血液净化时机判决,更好改善高甘油三酯血症性胰腺炎预后,兼顾经济效益问题。

其次,看重急性胰腺炎不同阶段炎症反应类别,无菌性、有菌性,若继发多器官功能损害,死亡率增加,治疗需多学科联动、综合管理,包括超声科、消化科、外科、介入科、重症医学科等,在内科保守治疗后胰腺渗出较多无法局限,合并严重腹腔感染、腹腔高压、腹腔间隔室综合征的患者,可行超声引导下穿刺置管引流,或通过外科腹腔镜清理病灶、开腹减压等,一些危重病患合并腹腔出血,需及时介入治疗。

【专家点评】

高甘油三酯血症胰腺炎有其明确病因,因此通过血液净化的方法尽快将甘油三酯降到安全范围,有利于阻止疾病进展,同时可以清除炎性因子,减轻细胞因子风暴造成的全身损害。血液净化应用时机需尽早。

（吴雅轩　高心晶）

病例 152　糖尿病酮症酸中毒伴"高钠血症"一例

【导读】

随着生活水平的提高,糖尿病发病率逐年升高,且逐渐年轻化,糖尿病酮症酸中毒（diabetic ketoacidosis, DKA）是糖尿病患者常见的具有潜在致死性的并发症,其死亡率可高达5%。糖尿病酮症酸中毒是由于胰岛素作用减弱以及升糖激素作用增强,共同使脂肪组织分解为游离脂肪酸,脂肪酸在肝脏代谢分解产生酮体,酮体中的乙酰乙酸和 β- 羟丁酸都是酸性物质,在血液中积蓄过多时,可使血液变酸而引起酸中毒,从而产生酮血症及代谢性酸中毒。常由感染、胰岛素治疗中断或不适当减量、饮食不规律、手术或创伤应激、妊娠分娩等诱发。临床上可出现高血糖（多为 16.7~33.3 mmol/L）、高血酮、酮尿、脱水、电解质紊乱、代谢性酸中毒甚至意识障碍、休克等病理改变的征候群。积极监测控制血糖,为预防糖尿病酮症酸中毒的首要前提。

【病例简介】

患者男性, 26 岁,主因"恶心、腹部不适 10 日,腹泻 6 日,喘憋 1 日"入院。既往 2 年前诊断糖尿病,经过饮食控制及运动后,自诉血糖恢复正常,此后未再监测。本次入院 10 日前大量饮用冰水后出现恶心、腹部不适,诉轻微腹痛,此后几日未正常进食,仅少量饮水, 6 天前出现腹泻,每日 10 余次,呈水样便,伴周身无力,今日乏力加重,出现喘憋,少尿,就诊于我院。

入院查体 T 37.9 ℃, HR 130 次 / 分, R 29 次 / 分, BP 145/64 mmHg, SpO_2: 91% 神志模糊,喘貌,双侧瞳孔等大等圆,直径:左 2.5 mm,右 2.5 mm,对光反射灵敏,两肺呼吸音清,未闻及明显干湿性啰音,腹部平坦,腹式呼吸正常,未见肠胃蠕动波,未见腹壁静脉曲张,腹软,无肌紧张,无压痛及反跳痛,无腹部包块,腹部叩诊鼓音,移动性浊音阴性,肠鸣音 2 次 / 分,双下肢无水肿,双侧巴氏征阴性。

入院检查血常规:白细胞 17.55×10^9/L,血红蛋白 158 g/L,红细胞比容 48.0%,血小板 449×10^9/L;血气分析:pH 6.93,二氧化碳分压 11.3 mmol/L,氧分压 79 mmHg,实际碳酸氢根浓度 2.4 mmol/L,碱剩余 -28.4mmol/L,乳酸（动脉）4.39 mmol/L;生化:尿素 31.99 mmol/L,肌酐 275 umol/L,钾 2.93 mmol/L,钠 148.0 mmol/L,血糖 35.08 mmol/L;尿常规 酮体（KET）3+。

诊疗经过:根据入院病史及初步检查结果,考虑糖尿病酮症酸中毒、肾功能不全诊断明确。立即予以生理盐水等进行液体复苏,胰岛素持续泵入降血糖,碳酸氢钠纠正酸中毒,静脉补钾;考虑腹泻、肠道菌群移位,存在肠道感染,予以抗生素抗感染治疗。入院 6 小时后复查血气 pH 7.02,二氧化碳分压 23.9 mmHg,氧分压 178.3 mmHg,实际碳酸氢根浓度 7.5 mmol/L,碱剩余 -22.2 mmol/L,氧饱和浓度 99.3%,乳酸(动脉)3.76 mmol/L;生化:尿素 28.43 mmol/L,肌酐 246 umol/L,钾 3.46 mmol/L,钠 156.0 mmol/L,血糖 31.24 mmol/L;尿常规 酮体(KET)3+;尿量约 15 mL/h。患者酸中毒虽有所纠正,但仍神志模糊,无明显好转,尿量增加不显著,随着补液的过程,其高钠血症进行性加重,复查血钠再次升高至 163.0 mmol/L。为避免增加神经系统脱髓鞘损伤风险,同时纠正患者已出现肾脏损害,稳定内环境,予持续床旁血滤治疗。患者神志逐渐好转,呼吸循环趋于稳定,入院第 3 天复查血气分析: pH7.42,二氧化碳分压 33.9 mmHg,氧分压 178.3 mmHg,实际碳酸氢根浓度 21.5 mmol/L,碱剩余 -2.2 mmol/L,氧饱和浓度 99.3%,乳酸(动脉)1.76 mmol/L;血常规:白细胞 6.44×10⁹/L,血红蛋白 121 g/L,红细胞比容 33.6%,血小板 181×10⁹/L;生化:尿素 8.36 mmol/L,肌酐 65 umol/L,钾 3.93 mmol/L,钠 143.0 mmol/L,血糖 9.08 mmol/L;尿常规酮体(KET)-,尿量增加至约 70 mL/h,因整体病情改善,遂停用床旁血滤治疗。1 天后病情稳定转内分泌科进一步调整降糖药物,监测肾功能直至恢复出院。

【问题】

(一)糖尿病酮症酸中毒重症患者的的评估与治疗

　　本案患者糖尿病多年,但无规律监测及控制,这为发病埋下隐患。近期的肠道感染、进食不规律直接诱发糖尿病酮症酸中毒的发生。糖尿病酮症酸中毒早期可有烦躁、口渴、多尿、乏力等非特异性表现,随着酮体的蓄积、酸中毒的加重,可出现恶心、腹痛等胃肠道表现,容易误诊为急腹症,同时机体代偿性排酸,可出现酸中毒深大呼吸、呼气酮臭味。当机体失水时,可出现休克表现,甚至出现意识障碍,这时候可能会进一步发生误吸、窒息等危险。本案患者尿酮体阳性,血糖明显升高(>13.9mmol/L)伴酸中毒及意识模糊,诊断明确,病情危重,若不及时处理将危及生命。

　　对于糖尿病酮症酸中毒的治疗,首要是评估患者有无急危重症情况,如存在意识障碍、误吸高风险、呼吸抑制等,需尽快建立人工气道呼吸机支持,或存在严重高钾血症、高渗状态需紧急行床旁血滤者,应尽快收入重症监护室。

(二)糖尿病酮症酸中毒中的高钠血症

　　糖尿病酮症酸中毒患者在治疗过程中,常出现高钠血症,其原因有以下两个方面:①糖尿病高糖状态的"低钠假象"。血糖每升高 5.55 mmol/L,血钠校正应为测量血钠增加 1.6 mmol/L,因此在患者糖尿病高糖状态时,往往忽视了看似正常,甚至偏低的生化血钠指标,实际上已是高钠血症,这时候忽视了电解质的平衡,随着血糖的控制,血钠的测量值逐渐被校正,高钠血症显现。②外源性钠盐的补充。是导致高钠血症的主要问题,糖尿病酮症酸中毒的补液量往往可达 4000~6000 mL,大量生理盐水的输注,以及碳酸氢钠的补充,均可增加机体的血钠负荷,从而导致高钠血症。

　　高钠血症可直接导致脑神经脱髓鞘改变,带来不可逆转的严重后果。因此,在治疗过程中,我们需要密切监测血钠水平,并对生化血钠予以校正计算。在补液的过程中,可以适当选择钠负荷较低的溶液,如乳酸钠林格注射液、钠钾镁钙葡萄糖注射液等平衡盐溶液,从而减少生理盐水的应用,也可酌情补充 0.45% 低渗盐水。对于碳酸氢钠的应用,目前无明确证据表明患者可以获益,推荐仅在 pH<6.90 时可考虑适当补碱,需严格掌握指征,减少碳酸氢钠的输注。

关于血液净化在糖尿病酮症酸中毒中的应用,目前普遍认为常规治疗可基本纠正内环境紊乱,无需血液净化治疗,但严重的电解质紊乱存在潜在风险,评估患者可以从中获益时,可考虑行血液净化治疗。该病例患者出现高钠血症,且合并急性肾损害,予早期床旁血滤治疗可有效的降低血钠水平,减轻高钠血症和高渗状态对机体造成的损害,同时减轻肾脏负担,有利于肾脏保护。需要注意的是,血液净化治疗过程中需密切监测渗透压变化,警惕失衡综合征,以防造成不可逆的神经损害。对于血液净化的应用,也需同家属和患者充分沟通。

【专家点评】

（一）糖尿病酮症酸中毒的年轻化与人群分布

糖尿病酮症酸中毒本为 1 型糖尿病常见并发症,但近年来,随着生活水平提高、作息节奏紊乱、体育锻炼的缺乏，2 型糖尿病患病率逐年上升,且日益年轻化,尤其是年轻人常常没有监测血糖、体检的意识,一些隐匿病例存在,因此酮症酸中毒的发生也较前增加。

（二）糖尿病患者的长期治疗

糖尿病酮症酸中毒的治疗相对简单,预后也比较理想,但真正困难的是长期的血糖控制,因为其患病人群的年轻化,其依从性较差,往往认识不到糖尿病的远期危害,因此更应该重视健康教育,积极建立健康档案,长期随访。

（吴雅轩　高心晶）

病例 153　妊高症合并围产期心肌病、灾难性血栓一例

妊娠易发生多种并发症,包括妊娠期高血压、糖尿病、子痫、围产期心肌病、心力衰竭、失血性休克、肺栓塞、羊水栓塞等,一旦发生病情凶险,病死率高;快速识别死亡高风险患者可为扭转疾病病程提供机会。

【案例回顾】

患者,女，34 岁,主因"孕 31^{+6} 周,阴道出血 1 小时,伴头晕、恶心、左眼视物不清"入住产科。现病史:孕 40+ 天 B 超提示早期妊娠;孕 24 周诊断妊娠期糖尿病,控制饮食后血糖正常范围;孕 30+4 周血压 139/86mmHg,尿蛋白 3+,双下肢浮肿,未治疗;孕 30+5 周血压 141/92mmHg,尿蛋白 3+;孕 31+6 周晨 2：00 出现下腹痛, 3：30 出现阴道出血,伴头晕、恶心、左眼视物不清,未破水,急诊血压 210/130mmHg,收入院待产。既往史：9 年前行剖宫产分娩 1 男婴;3 年前因异位妊娠行开腹手术。

1. 入科查体　T：36.1 ℃,HR：88 次 / 分,BP：148/108mmHg,RR：22 次 / 分,SpO$_2$：90%,查体：神情,双肺呼吸音粗,未闻及干湿性啰音,心律齐,未闻心脏杂音,足月妊娠,水肿（4+）。

2. 辅助检查 B 超: 不除外胎盘早剥。

3. 入科诊断 ①孕 31 周; ②先兆早产不伴分娩; ③产前出血; ④胎盘早剥伴出血? ⑤重度先兆子痫; ⑥妊娠期糖尿病。

4. 诊治经过 收入产科后建议急行剖宫产手术, 家属拒绝手术。给予地塞米松、硫酸镁解痉、降血压、止血等对症治疗。患者病情持续恶化, 头晕、恶心、呕吐, 引出血性尿液, 子宫张力增大, 胎心消失, 遂紧急行剖宫产术。术中出血 2000 mL 左右, 血压最低至 70/40mmHg, 给予输血、输血浆、补液扩容等对症治疗, 患者咳粉红色泡沫样痰, 视物不清、球结膜水肿, SPO_2 维持 88%~92%, 为行进一步治疗转入 ICU。辅助化验检查: 胸痛五项: CK 121ng/mL, CKMB 253ng/mL, 肌钙蛋白 I 1.02ng/mL, BNP>5027pg/mL; 血常规: WBC 15.31×10^9/L, NEU% 86.2%, Hb 88 g/L, PLT 53×10^9/L; PCT6.94ng/mL; 凝血功能: PTA 91%, PT 13.7 s, APTT 37.2 s, Fib 1.51 g/L; D- 二聚体 8 mg/L; 生化: Cr 186μmol/L, 白蛋白 26.8 g/L; LDH 1030U/L; 血气分析: pH 7.383, PO_2 82.5mmHg, PCO_2 30.8mmHg, HCO_3^- 19.7mmol/L, Lac 1.67mmol/L; 床旁腹部超声: 胆囊壁水肿、右肾实质回声增强、左肾未探及、腹腔积液。床旁心脏超声: LVEF 40%, 心肌弥漫性运动减低。左室收缩功能明显受损; 各室腔内径正常范围, 室间隔及左室壁厚度正常。床旁胸片。转入诊断: ①急性心力衰竭; ②肺水肿; ③围产期心肌病? ④重度先兆子痫; ⑤ HELLP 综合征? ⑥产前出血; ⑦胎盘早剥伴出血; ⑧失血性休克; ⑨妊娠期高血压; ⑩妊娠期糖尿病。转入后: 患者存在急性心力衰竭、围产期心肌病, 无创呼吸机辅助通气、强心、利尿、扩血管、硫酸镁解痉、降血压、抗感染、化痰、平喘、抑酸、镇痛镇静、缩宫素等治疗。患者病情持续恶化, 休克, LAC ↑, CI ↓(0.84 L/min/m²), BNP>10054pg/mL; CK-MB ↑, PLR(-), LVEF 24.2% ↓, CR 提示肺水肿加重, 考虑心源性休克、心源性肺水肿、呼吸衰竭, 术后第 3 天行气管插管呼吸机辅助呼吸, 继续给予强心、利尿、扩血管等治疗, PICCO 及超声评估容量, 多次心脏超声造影评估心脏功能; 患者存在溶血(血涂片可检测出破碎红细胞)、肝功能损害(ALT 243U/L、AST 204U/L、LDH 1030U/L)、血小板减少(PLT 53×10^9/L), 考虑患者存在 HELLP 综合征, 给予激素、白介素 -11、TPO 升血小板, 多次血浆置换; 术后第 5 天患者双下肢水肿加重, 查血管超声提示深静脉血栓形成(右颈内静脉血栓形成、右下肢股总静脉、股浅静脉血栓形成), 予以拔除血滤双腔管、低分子肝素抗凝、下肢制动抬高; 血管外科会诊考虑: 腔静脉滤器植入困难且植入过程中血栓脱落风险, 不推荐滤器植入。后复查血管超声提示血栓加重(双侧颈内静脉血栓形成、下腔静脉、双侧髂总、股总、股浅、股深静脉血栓形成), 血管外科无法手术、介入治疗, 抗凝加量。患者血小板持续下降至 PLT<20×10^9/L, 多发深静脉血栓形成原因不明, 查 Adamt13 及抗体、易栓症、抗磷脂综合征相关检测未见异常, 出凝血基因突变检测未见异常, 免疫化验、AT-III 未见异常, 多学科会诊意见: PLT 下降与血栓消耗有关, Adamt13 及抗体阴性排除 TTP, 停用低分子肝素, 换用阿加曲班抗凝, 输注 PLT 维持在(20~30)× 10^9/L。患者头 MRI: 颅内静脉窦血栓形成(左侧横窦、右侧乙状窦), 多学科会诊: 无法介入溶栓, 继续抗凝、抗血小板、预防癫痫等。患者左侧面瘫、四肢肌力差, 神经电图提示周围神经损害, 给予营养神经等药物, 加强肢体活动。后复查头 CT: 未见脑水肿、脑出血、脑梗死、蛛网膜下腔出血等征象;

经治疗,患者病情好转,成功撤机,转至普通病房治疗。随访患者心功能好转但仍未恢复正常,术后 2.5 月后 LVEF 由最低 16% 升至 41%,CO 由最低 2.1 L/min 升至 4.4 L/min,左室壁运动由弥漫性减低变为左室前壁、下壁运动减低;复查血管超声提示血栓斑块稳定,但未见明显缩小;肝肾功能好转;面瘫好转、肢体活动增强;血小板、凝血功能恢复正常。

【病例分析】

1. 围产期心肌病(PPCM)诊疗讨论　　根据 2019 年欧洲心脏病学会心衰协会关于围产期心肌病研究组的立场声明的围产期心肌病定义:PPCM 的定义包含以下 3 点:① 排除性诊断:无其他可导致心力衰竭的病因;② 发生于妊娠末期或分娩后的几月内;③ 继发于左室收缩功能不全的心力衰竭,同时左室射血分数(LVEF)<45%。PPCM 的危险因素包括多次妊娠和多胎,家族史,种族,吸烟,糖尿病,高血压,子痫前期,营养不良,年龄较大和长期使用 β 受体激动剂等。该患者妊高症、子痫前期、多次妊娠、妊娠期糖尿病病史、高龄,存在多种 PPCM 危险因素。根据指南,患者 BNP 升高、LVEF<45%,CR 提示肺水肿,心电图无心肌梗死表现,TNI 无明显升高,超声提示室壁弥漫性运动减低,无既往心脏病史(如先天性或瓣膜性心脏病、肥厚性心肌病等),考虑 PPCM 诊断。需与多种疾病鉴别:心肌炎、特发性心肌病、妊娠相关心肌梗死、肺栓塞、羊水栓塞、高血压心脏病、严重子痫前期、肥厚性心肌病、瓣膜疾病等。针对重度 PPCM(心源性休克、血流动力学不稳定、呼吸衰竭),治疗包括:使用利尿剂、正性肌力药、儿茶酚胺类、体外循环、考虑使用溴隐亭 8 周,追加剂量取决于催乳素水平,稳定后口服抗心衰药物。针对该患者,我们使用了以上药物,动态评估心脏功能、容量变化,最终患者心功能逐步恢复。

2. 灾难性血栓诊疗讨论　　灾难性血栓综合征包括多种临床表型:灾难性抗磷脂综合征、非典型血栓性血小板减少性紫癜、癌症相关血栓形成、继发或自发性 HIT、自发性灾难性血栓形成。其中自发性灾难性血栓形成临床原因包括:感染、创伤、手术、妊娠、动静脉、微血管血栓形成,无特殊实验室检查,主要抗凝治疗,抗血小板治疗可能对微血管血栓有效。该患者狼疮抗凝物、抗心磷脂抗体、抗 β_2 糖蛋白 1 抗体阴性,不考虑抗磷脂综合征;患者 ADAMTS13 略减低,ADAMTS13 抗体未见明显异常,暂不考虑非典型血栓性血小板减少性紫癜;未发现癌症肿瘤;HIT 分为 Ⅰ 型和 Ⅱ 型,Ⅰ 型为良性过程,通常发生在使用肝素后 1~2 天,血小板轻度降低,不低于 100×10^9/L,不会导致血栓或出血事件;Ⅱ 型为免疫相关性,血小板显著降低,伴或不伴严重血栓栓塞风险。发生 HIT 普通肝素是低分子肝素的 10 倍。该患者应用低分子肝素,未应用普通肝素,虽该患者未检测 PF4/ 肝素激活血小板抗体,但患者检测 ATⅢ 正常,且患者发现深静脉血栓形成时仅应用低分子肝素 2 天。综合以上,该患者考虑自发性灾难性血栓形成可能性大。治疗包括抗凝、抗血小板、血栓溶解等;为预防 HIT,可以转换为阿加曲班或比伐卢定治疗,如果肝功能可接受并且没有急性介入治疗的计划,那么可使用磺达肝葵钠。因该患者存在肝功能损伤,未选用磺达肝葵钠,我们转换为阿加曲班抗凝。血栓溶解疗法可用于表现为大量 PE 或 DVT 的患者,还可用于急性卒中或外周动脉阻塞的患者。导管介导的血栓溶解疗法最好用于确切事件,比如大量的 DVT。该患者多发深静脉血栓形成,颅内静脉窦血栓形成,根据 2015 中国颅内静脉和静脉窦血栓形成诊治专家共识,目前尚未有充分证据支持 CVST 患者行系统性静脉溶栓,对于部分充分抗凝治疗病情仍进展的 CVST 患者,排除其他引起恶化的情况,可考虑静脉窦接触性溶栓治疗。针对该患者,我们根据多学科会诊意见最终未进行静脉窦接触性溶栓治疗。除了抗凝疗法,也可能使用抗血小板疗法,尤其是动脉血栓栓塞患者。我们同样采用了阿司匹林抗血小板治疗。最终患者深静脉血栓趋于稳定,未再扩大。

3. 本案小结及思考

(1)孕产妇易合并多种并发症。该患者出现妊高症,因家属原因未及时行手术治疗,致使患者术中出现大出血。患者术后出现围产期心肌病。PPCM 的定义包含:① 排除性诊断:无其他可导致心力衰竭的病因;② 发生于妊娠末期或分娩后的几月内;③ 继发于左室收缩功能不全的心力衰竭,同时左室射血分数(LVEF)<45%。围产期心肌病需与多种疾病鉴别。

重度 PPCM 治疗包括治疗包括:利尿剂、正性肌力药、儿茶酚胺类、体外循环、溴隐亭等。

(2)血栓形成三要素包括:高龄状态、血流缓慢、血管内皮损伤。该患者存在多种导致血栓形成因素,包括:激素、输血、手术、中心静脉置管、制动、心力衰竭等。该患者全身多发深静脉血栓形成,包括颅内静脉窦血栓形成。需区分灾难性血栓形成表型,如灾难性抗磷脂综合征、非典型血栓性血小板减少性紫癜、癌症相关血栓形成、继发或自发性 HIT、自发性灾难性血栓形成,对于治疗有指导意义。

【专家点评】

随着社会发展,高龄产妇增多,妊娠合并症及并发症多,病死率高,易出现妊高症、胎盘早剥、大出血等,经过手术、大出血等打击,易继发围产期心肌病、血栓栓塞等风险;对于围产期心肌病应以稳定脏器功能、合理应用体外循环措施等治疗为主;对于孕产妇应积极预防血栓形成,尽量减少导致血栓形成危险因素。

(姚芳 高心晶)

病例 154 体外膜肺氧合(ECMO)联合俯卧位通气救治重危哮喘一例

哮喘是一种异质性疾病,通常以慢性气道炎症为特征。全球范围内三亿哮喘患者,其中粗略有 5%~10% 患者属未控制重危哮喘。GINA2021 重度哮喘是指依从性好且吸入技术正确,经高剂量 ICS/LABA 仍未控制,或需高剂量 ICS/LABA 治疗才能维持控制者;2020 年中国指南的重度哮喘是指≥第 4 级治疗的哮喘。重度哮喘控制水平差,具有高度哮喘急性发作、肺功能损害与药物不良反应风险。重危哮喘能导致呼吸衰竭,常因后续病情恶化而增加死亡风险。快速识别死亡高风险患者可为扭转疾病病程提供机会。

【案例回顾】

患者,女,17 岁,主因"间断喘息半月余,进行性加重 1 天"于就诊于我院急诊,无创呼吸机支持治疗条件下症状持续加重,出现意识丧失,予以气管插管有创呼吸机辅助呼吸后转入ICU。既往史:幼年 4 岁时因家庭装修刺激出现哮喘发作,长期雾化治疗,16 岁后服用"顺尔宁""万托林"等;对尘螨过敏。

1. 入科查体　T 38.1 ℃, HR 125 次 / 分, BP 138/54mmHg, RR 35 次 / 分, SPO$_2$ 90%,查体:浅昏迷,躁动,喘貌,双侧瞳孔等大等圆,左:右 =3.0 mm: 3.0 mm,对光反射灵敏,双肺呼吸音低,满肺哮鸣音,心音正常,心率快,律齐,各瓣膜听诊区未及明显杂音,腹平软,肝脾肋下未及,压痛、反跳痛查体不能合作,肠鸣音未及,双下肢不肿,双侧巴氏征阴性。

2. 辅助检查　(我院急诊)血气分析: pH 7.138, PaO$_2$ 56.2mmHg, PCO$_2$ 77mmHg, HCO$_3^-$ 25.5mmol/L, BE -5.5 mol/L, Lac 2.18mmol/L, SaO$_2$ 78.8%;血常规: WBC 15.68 × 10^9/L, Hb 170 g/L, PLT 354 × 10^9/L , NEU% 73.1%, Lym 2.92 × 10^9/L,嗜酸性粒细胞 0.47 × 10^9/L; CRP<0.5 μg/mL;生化检查: Cr 53μmol/L, K$^+$ 5.24mmol/L; CR:双肺透过度略增高,双侧膈肌不规整。

3. 入科诊断　①重症哮喘;②Ⅱ型呼吸衰竭;③肺性脑病;④肺炎;⑤肺气肿;⑥电解质代谢紊乱。

4. 诊治经过　入 ICU 后予以经口气管插管接呼吸机辅助呼吸,患者高呼吸机支持条件下喘憋严重,给予激素、肾上腺素、深镇静镇痛、肌松剂、补液扩容、升压、持续床旁血液净化(CRRT)、抗感染、化痰、解痉、纠正酸中毒等治疗,患者症状进行性加重,持续气道痉挛,呼吸机窒息通气,潮气量(VT)及分钟通气量(MV)极度下降,气道阻力升高,顺应性低下,气道峰压(Ppeak)、吸气平台压(Pplat)过高,PEEPi升高,同时伴有血流动力学异常,血气分析提示 PCO$_2$ 严重潴留(PCO$_2$ 169.8mmHg), SaO$_2$ 下降,呼吸性酸中毒及代谢性酸中毒加重。为改善氧合,纠正 PCO$_2$ 潴留,避免气压伤,入 ICU 第 2 天置入 VV-ECMO, ECMO 支持条件下仍喘憋严重,气道高致敏状态;胸片提示双肺实变较前加重,气管镜可见大量痰栓堵塞气道,不易吸出;每日行气管镜检查;CRRT 治疗;激素、扩张支气管、化痰、解痉、深镇静镇痛、营养支持、PICCO 及超声等评估容量状态及脏器功能;患者 CO$_2$ 潴留逐步纠正, SaO$_2$ 好转;呼吸机支持条件及 ECMO 支持条件逐步下调;入 ICU 第 4 天患者气道仍存在高反应性, VT 及 MV 仍低下,气管内痰栓减少但仍存在, EIT 显示右肺通气功能差,开始俯卧位通气; ECMO 抗凝为静脉肝素泵入,监测 ACT、APTT、凝血功能、D- 二聚体,间断输注血浆;血小板逐步下降至 35 × 10^9/L,予以升血小板治疗,停用可疑降血小板药物,为预防肝素相关血小板减少症,降低肝素泵入剂量,联合阿加曲班抗凝、输注血小板。经治疗,患者气道痰栓逐渐稀薄,通气功能好转, VT 及 MV 好转(VT 由 50 mL 升至 500 mL 左右, MV 2 L/min 升至 9 L/min 左右),顺应性改善,阻力下降,胸片提示肺实变好转, PCO$_2$ 潴留纠正, SPO$_2$ 波动于 94%~100%。入 ICU 第 5 天停止俯卧位通气,入 ICU 第 6 天撤离 ECMO;查床旁血管超声提示:下腔静脉肝后段至髂静脉段内血栓形成,予以依诺肝素抗凝;后复查血管超声提示血栓消失。患者血小板逐步升高,停用升血小板药物。患者肺炎逐渐控制, CRP 及 PCT 下降,嗜酸性粒细胞逐渐下降趋势,根据培养结果调整抗生素应用;患者镇静镇痛药物逐渐减量,由深镇静变为浅镇静,患者意识逐渐转清,间断躁动,予以右美托咪啶镇静。患者呼吸机支持条件逐渐下调,查胸 CT 提示肺炎好转,入 ICU 第 10 天撤离呼吸机,给予经鼻高流量氧疗,后更换为文丘里面罩吸氧,转入呼吸科继续治疗,后好转出院。

【病例分析】

1. 重度哮喘的诊断探讨 重度哮喘定义为在过去一年中按照全球哮喘防治创议（GINA）建议的第 4、5 级哮喘药物治疗，才能够维持控制或即使在上述治疗下仍表现为未控制的哮喘。重度哮喘在临床分成了五种临床表型，第一种，早发过敏性哮喘，临床特征为：儿童、早发起病；过敏性疾病病史及家族史；皮肤点刺试验阳性；肺部感染病史；Th2 炎症因子、诱导痰嗜酸性粒细胞、FeNO、血清总 IgE 及骨膜蛋白水平升高；炎症的特异性靶向治疗可能获益。治疗反应性：糖皮质激素治疗敏感。第二种，晚发持续嗜酸性粒细胞炎症性哮喘，临床特征为：成人晚发起病，起病时往往病情较严重，鼻窦炎、鼻息肉病史，IL-5、IL-13、FeNO 等水平可有升高。治疗反应性：糖皮质激素反应性不佳。第三种，频繁急性发作性哮喘，临床特征为：吸烟；更差的哮喘控制水平、更低生活质量；高 FeNO、痰嗜酸性粒细胞水平；更快的肺功能减损。治疗反应性：更多激素使用。第四种，持续气流受限性哮喘，临床特征为：成年起病、男性；吸烟、职业接触等环境暴露；FEV1 基线水平低；慢性黏膜高分泌状态；持续的血、痰嗜酸性粒细胞炎症；频发急性加重而缺乏 ICS 治疗。治疗反应性：更多激素使用，包括口服糖皮质激素。第五种，肥胖相关性哮喘，临床特征为：FVC 下降；更容易合并湿疹、胃食管反流；少有鼻息肉病史；血清总 IgE 下降。治疗反应性：全身激素、日需短效 β2 受体激动剂依赖。分析该患者病例，她可能属于第二种表型，病史 13 年，嗜酸性粒细胞升高，糖皮质激素反应性不佳。因该患者就诊时症状危重，该患者未做痰的嗜酸性粒细胞（痰嗜酸性粒细胞 ≥ 2%）、呼出去的一氧化氮（FeNO ≥ 20ppb）；该患者后续需进一步进行重度哮喘表型评估，决定是否靶向生物制剂选择。

2.ECMO 及俯卧位通气对于重度哮喘致呼吸衰竭的治疗作用 重度哮喘呼吸力学特点为：①呼吸气流严重受限：动力降低（弹性回缩力降低、胸壁向外的弹性牵拉力增加）、阻力增加（气道口径减小、声门口径减小）；②气道阻塞的不均一性与气道阻力的可逆性。机械通气的首要任务是避免过高的气道压并减轻肺过度膨胀。该患者就诊前已喘息半月余，气管镜可见大量痰栓堵塞气道，使整个呼吸周期完全堵塞的肺组织增多，Ⅱ型呼吸衰竭严重，机械通气难以缓解，未达到分钟通气量需要，气道峰压（Ppeak）过高，吸气平台压（Pplat）过高，同时伴有血流动力学异常。该患者顽固性低氧、PCO_2 潴留进行性加重、严重呼吸性酸中毒合并代谢性酸中毒，此时 ECMO 是治疗重症呼吸衰竭的重要选择。ECMO 通过泵将血液经过膜氏氧合器进行气体交换后将血输回体内，使心肺得以休息，可有效清除 CO_2，保证氧供，提供相对于常规呼吸支持更有效更安全的通气和氧合支持。单纯机械通气下气管镜治疗，可能会引起气道痉挛、气管壁破裂等副作用，ECMO 支持下可保证安全通气和氧合以及稳定的血流动力学，保证气管镜灌洗等治疗顺利进行。

俯卧位通气病理生理学效应包括：促进塌陷肺泡复张、改善 V/Q，改善呼吸系统顺应性，利于痰液引流，可降低肺血管阻力，降低右心室后负荷，增加心输出量。该患者大量痰栓堵塞气道，引流不畅，通过俯卧位通气有利于痰液引流；重度哮喘存在不同形式的气道阻塞，包括：①无气道阻塞、过度膨胀的正常肺组织；②整个呼吸周期完全阻塞的肺组织；③仅在呼气相阻塞的肺组织；④呼吸周期不完全阻塞的肺组织。因气道阻塞不均一性对呼气末肺泡容量与压力造成不同影响；整个呼吸周期完全堵塞的肺组织呼气末肺泡容量小，通气不足，易发生实变；仅呼气相堵塞的肺组织呼气末肺泡容量明显增大、压力增大，已造成肺泡破裂、气胸等，而俯卧位通气有利于改善通气的不均一性，从而改善氧合。

3. 本案小结及思考

（1）对于重危哮喘的诊断：诊断重危哮喘，需问清楚有无伴随疾病、其他药物、食物过敏等因素；是否存在伴随疾病；重度哮喘存在多种表型重危哮喘存在多种表型，需做好评估，尤其血常规嗜酸性粒细胞和呼出 NO 进行评估，有助于确定是否对激素治疗敏感、能否从靶向药物治疗中获益。

（2）重危哮喘机械通气治疗：由于重危哮喘的呼气气流严重受限，气道阻塞的不均一性与气道阻力的可逆性等特点，患者会产生过度通气、PEEPi、FRC 显著升高。机械通气宜早不宜迟。适用于具有危重哮喘临床表现，$PaCO_2$ 进行性升高伴酸中毒者。避免过高的气道压，减轻肺过度膨胀。机械通气时监测分钟通气量、Ppeak、Plat、呼气末肺容积等；机械通气时可雾化吸入支气管扩张剂、糖皮质激素等，适当镇静镇痛，谨慎使用肌松剂。

（3）重危哮喘 ECMO 支持治疗：ECMO 可作为重危哮喘致呼吸衰竭的挽救治疗。可保证氧供，清除 CO_2，防止气压伤、呼吸机相关肺损伤、气胸等发生，保证气管镜等治疗安全进行；对于 ECMO 治疗过程中相关并发症如：出血、血栓、感染等，需严密监控。

（4）重度哮喘俯卧位支持治疗：俯卧位通气因促进塌陷肺泡复张、改善 V/Q，改善呼吸系统顺应性，利于痰液引流，可降低肺血管阻力，降低右心室后负荷，增加心输出量等病理生理学效应，可有效改善重症哮喘的肺通气不均一性，有利于痰液引流，改善氧合。

【专家点评】

由于重危哮喘引起呼吸衰竭，致死率高，机械通气宜早不宜迟；对于机械通气、激素等治疗措施仍难以改善呼吸衰竭患者，ECMO 可作为重危哮喘致呼吸衰竭的挽救治疗，可保证氧供，清除 CO_2，防止气压伤、呼吸机相关肺损伤、气胸等发生，保证气管镜等治疗安全进行；俯卧位通气有利于改善通气的不均一性、改善气道分泌物引流，有助于肺功能尽快恢复。

（姚芳　高心晶）

【参考文献】

[1] PROTTI A, IAPICHINO GE, DI NARDO M, et al. Anticoagulation management and anti-thrombin supplementation practice during veno-venous extracorporeal membrane oxygenation: A worldwide survey[J]. Anesthesiology. 2020, 132（3）:562-570.

[2] CARINA PETRICĂU, IRENA NEDELEA, DIANA DELEANU.Successful desensitization in a patient with hypersensitivity to multiple insulin preparations - case report[J].Medicine and pharmacy reports, 2021, 94（2）:248-251.

[3] ROOP R, BARTON I, HOPERSBERGER D, MARTIN D. Uncovering the Hidden Credentials of Brucella Virulence[J]. Microbiol Mol Biol Rev.2021;85（1）.

[4] DIMITRIOS A, KONSTANTINOS A, SOTIRIA G, et al. Immunologic Dysregulation and Hypercoagulability as a Pathophysiologic Background in COVID-19 Infection and the Im-

munomodulating Role of Colchicine[J] . J Clin Med. 2021；10（21）：5128.

[5]　RASCHKE R，AGARWAL S，RANGAN P，et al. Discriminant Accuracy of the SOFA Score for Determining the Probable Mortality of Patients With COVID-19 Pneumonia Requiring Mechanical Ventilation[J]. JAMA，2021，325（14）：1469-1470.

[6]　LIU S，WANG Z，SU Y，et al. A neuroanatomical basis for electroacupuncture to drive the vagal–adrenal axis[J]. Nature，2021，598（7882）：641-645.

[7]　KETAN K. Dhatariya. The management of diabetic ketoacidosis in adults-An updated guideline from the Joint British Diabetes Society for Inpatient [J].Care Diabetic Medicine 2022.Jan 11 1-20

第十一章　疼痛诊疗

病例 155　射频消融治疗腰椎间盘源性内脏痛一例

【导读】

内脏痛是伤害性刺激激活内脏痛觉感受器产生的疼痛,其定位不明确、性质复杂,疼痛感具有压迫性、收缩性或痉挛性,常伴有明确自主神经系统症状及情绪反应和牵涉痛。急性剧烈的内脏痛往往与腹腔脏器肿瘤、腹腔内出血以及各种原因引起的腹腔炎症等有关,比较容易明确诊断。然而,也有很多慢性内脏痛患者诊断不明确,并呈现反复发作、疼痛逐渐加重的特点,治疗效果差,极大影响患者生存质量。临床上发现,其中部分顽固型内脏痛患者的腰椎核磁上可以发现椎间盘前突出的表现。有学者认为,向前方突出椎间盘髓核泄露,引起继发的慢性无菌性炎症,激惹椎体前缘的临近交感神经干/链、内脏神经丛,诱发相应神经炎症产生异常神经活动,产生腹部定位不准确、性质复杂的疼痛感觉,称之为"腰椎间盘源性内脏痛"。

【病例简介】

患者男,39 岁,因"阵发性脐周疼痛 2 年,加重 1 个月"入院。患者 2 年前无明显诱因间断出现脐周剧烈疼痛,近 1 个月疼痛加重期延长、频率增加,疼痛以左侧为著,性质为胀痛,加重期与缓解期交替进行,时间节律为下午较重且发作频率较高,发作时伴双下肢发凉,偶有小腿外侧麻木。服用"普瑞巴林""甲钴胺""泰勒宁"等疼痛轻度缓解,但自诉副作用大。于外院反复检查盆腔、腹部 CT 及超声、肠系膜血管造影、胃肠镜等,均未发现内脏器质性疾患。8 个月前曾于外院行"腰交感神经阻滞",诉疼痛短暂缓解。查体:腹部压痛(-)、反跳痛(-),腰 1- 腰 5 椎旁压痛(+),直腿抬高试验(+),"4"字试验(-),四肢肌力 V 级。术前腰椎 MRI:腰椎间盘退行性变,L2/3、L3/4、L4/5、L5/S1 间盘后突出,L2/3 椎体前突出;实验室检查:血糖 9.05mmol/L , Fib 5.47 g/L。术前拟诊断:腰椎间盘源性内脏神经痛、糖尿病,拟在 CT 引导下行腰椎间盘低温等离子射频消融术、交感神经置管术。

入室前建立外周静脉通路,给予乳酸钠林格液静脉滴注,术前 10 分钟静脉注射咪达唑仑 1 mg,面罩吸氧。常规监测血压、心电图、血氧饱和度,入手术室时患者血压 18.67/9.6 kPa(140/72 mmHg),心率 92 次 / 分。

治疗经过:患者右侧卧位,将定位栅固定于左侧腰部,CT 扫描确定靶间盘 L2-3 层面,计算路径距离(约 7.5 cm)及穿刺角度(60°)。以脊柱旁开 6 cm 为穿刺点, 1% 利多卡因局部麻醉后用 18G 套管穿刺针以既定角度和深度进行穿刺,穿刺 3 cm 后 CT 扫描,根据对应层面穿刺针显影调整针的方向继续穿刺,至靶点位置,置入等离子刀头,CT 确认刀头尖端经穿刺隧道到达 L2-3 前突出位置,以近侧缘为起点,前外侧缘为终点。设置消融能量为 1 档测试,患者自诉有脐周异感,设置 2~3 档,分别于 2、4、6、8、12 点钟位置顺时针对髓核组织进行消融和热凝。进行消融时,复制出患者原疼痛并有脐周发热感,消融结束后疼痛明显减轻,将套管针撤出至间盘外,注射含 0.5% 利多卡因和造影剂碘海醇混的合液 15 mL,CT 扫描观察造影剂扩散位置局限于椎体前侧方。注入含有曲安奈德 5 mg+0.25% 利多卡因的混合液共 10 mL,并沿穿刺套管针置入导管,经皮下隧道固定导管 2 周,间断给予消炎镇痛液或 O_3,术后定监测血糖变化。术后随访:术后当天,疼痛显著缓解, VAS 评分 1~2 分;术后 2 月,疼痛频率 1~2 次 /d,VAS 评分 3~4 分。

【问题】

(一)椎间盘病变、交感神经以何种形式参与疼痛

腰椎椎体前外侧有椎旁神经节,同侧相邻椎旁神经节之间借节间支相连成上至颅底下至尾骨的交感干,同时椎旁节相应的脊神经之间借交通支互相连,由交感干神经节发出交感节后纤维形成内脏神经丛,腰椎前方毗邻其中的肠系膜上丛、上腹下丛等,腹腔丛位于 T12～L1 椎体前方,肠系膜上丛位于 L3 椎体水平腹主动脉前方,上腹下丛位于 L5 椎体前腹膜后间隙,支配下腹部及盆腔内的消化管、脏器等。另外,椎体和椎间盘前侧为交感干分支和内脏神经支配,而椎体外侧、后外侧有交感干分支、交通支及脊神经分支共同支配,椎间盘退变或突出可通过"力学机制"和"化学机制"两种途径刺激交感神经而导致疼痛:变性间盘髓核沿纤维环裂隙漏出,髓核作为自身抗体外漏后产生大量炎性介质导致无菌性炎性反应刺激交感神经,同时还可能存在交感神经末梢沿纤维环裂隙长入,这是盘源性内脏痛的"化学机制"。腰椎间盘前突或侧前突也通过挤压、推移腰大肌或前纵韧带刺激交感神经或窦椎神经,即"力学机制",疼痛信号经交感干传至多节段脊神经节。在本病例中术中给予前突出间盘射频消融,同时腰交感置管持续缓解无菌性炎症。

(二)糖尿病在椎间盘病变中的作用

糖尿病作为一种慢性代谢性疾病,可累及多种结缔组织,致使骨骼、软骨、椎间盘、韧带代谢紊乱,局部出现慢性炎症。这种慢性炎症会导致椎间盘组织中的糖胺聚糖(GAG)水平降低,蛋白多糖合成减少,椎间盘组织内细胞的基质分解增加及细胞凋亡。其中涉及的主要机制可能包括:椎间盘内组织细胞基质分解增加;形成糖基化终末产物,增加椎间盘刚度,激活炎症小体;下调 mGLUT1 使髓核处于低代谢状态和高糖环境,加剧细胞损害和凋亡;椎间盘胶原蛋白变性;损伤靠近终板的毛细血管床,减少终板血流灌注。

(三)内脏神经痛与内脏痛觉敏化

内脏痛觉敏化指机体对疼痛和不适的阈值降低,呈多部位、弥漫性分布,多见于功能性胃肠疾病,是患者出现腹部不适或腹痛等症状主要原因。在功能性胃肠疾病患者中主要表现为胃肠道对化学性刺激或机械性扩张的阈值降低,例如对酸、温度感觉过敏,近端胃对机械扩张的敏感性增加等。胃肠道受外在神经和内在神经双重支配,外在神经是指交感神经和副交感神经,内在神经即肠神经系统。传导内脏感觉的神经纤维有两种,即与外在神经相伴随的感觉神经和肠神经系统内部的感觉神经。后者主要是包含降钙素基因相关肽及 P 物质(SP)等神经肽的神经纤维,参与了内脏高敏性的形成。SP 主要存在于中枢神经系统、脊

髓背根和肠道神经系统,小部分分布于肠嗜铬细胞,其可促进胃肠道平滑肌收缩和肠蠕动,刺激胆囊收缩,SP 神经还是肠道感觉神经系统的重要组成部分,与痛觉传导有关,可能参与各种内脏神经反射,调节肠的运动、电解质和肠液的分泌还通过触发肥大细胞释放组胺、前列腺素、缓激肽等炎症递质,引起神经性炎症和疼痛,而导致内脏高敏性。

【小结】

慢性内脏痛患者虽然无生命危险,但是长期得不到有效的治疗,会严重影响其的身心健康。引起内脏痛的原因多种多样,可能与腹腔脏器病变有关,也可能为其他非腹腔脏器疾病引起的牵涉痛,如心肌梗塞等。疼痛医生要充分了解各种内脏痛的原因和特点,要结合患者症状、体征、影像学检查结果,逐一鉴别和排除,才能真正找到病因,给予患者最有效的治疗。对于椎间盘性的内脏痛,我们还要进行诊断性交感神经阻滞来观察内脏痛的减轻程度。确诊后在 CT 引导下精确定位,利用射频或者药物进行下一步的神经毁损治疗。持续交感神经旁注射一定的消炎药可以快速减轻局部炎症,保证手术效果。

【专家点评】

内脏感觉神经纤维数量较少,每根感觉纤维的分布范围又较广,因此内脏的感觉比躯体感觉迟钝,定位性较差。临床上常见某些内脏疾病可以在不同皮肤区域出现疼痛或过敏带,也就是引起"牵涉痛",此情况是患病器官与皮肤部过敏区系由同一节段神经支配的缘故。内脏的感觉神经纤维均混在交感神经和副交感神经中,并无单独内脏感觉神经。腰椎椎体前外侧有椎旁交感神经神经节,并借节间支互相连接形成交感干,由交感干神经节发出交感节后纤维形成内脏神经丛,进入到腹腔。

本例患者属于比较罕见的椎间盘前突引起的"椎间盘性的内脏痛",表现为反复发作的阵发性脐周痛,腹腔内多次检查均无明显异常。结合症状、体征、腰椎影像、实验室检查等初步诊断,入院后进行诊断性腰交感神经阻滞治疗患者疼痛明显减轻,最终才得以确诊。

盘源性内脏痛机制复杂,可能与变性间盘向前突出压迫交感神经的"力学机制"及髓核释放无菌性炎症介质累交感神经的"化学机制"两种途径有关。

Tang 等指出,在治疗"椎间盘性的内脏痛"时,腰交感神经置管注射小剂量激素能够有效抗炎。但在随访中发现复发率较高。而采用 CT 引导下交感神经低温等离子消融术联合腰交感神经置管术,可以取得良好的疗效。这一方法在本例患者的治疗中得到了证实。

(张桂诚　刘云霞　喻文立)

病例 156　一例脊髓电刺激治疗糖尿病下肢神经痛的经验

【导读】

糖尿病神经病变是糖尿病患者最常见、最复杂和最严重的并发症之一,是因糖尿病慢性高血糖状态及其所致各种病理生理改变而导致的神经系统损伤,可累及全身周围神经系统任何部分,包括感觉神经、运动神经和自主神经。发病机制复杂,受累神经广泛,临床表现多样化,以肢体疼痛、感觉减退、麻木、灼热、冰凉等,也可以自发性疼痛、痛觉过敏、痛觉超敏等表现为主。严重影响患者生活质量。脊髓电刺激(SCS)是一种神经调控技术,在慢性疼痛中的作用已经被广泛认可。已经应用到糖尿病下肢病变的病例中,效果满意。

【病例简介】

张 XX,女,56 岁。患者于 13 年前出现多饮多食,空腹血糖 15 mmol/L,就诊于当地医院,诊断为"2 型糖尿病",予口服降糖药物及胰岛素注射治疗,血糖控制尚可。3 个月前出现反复双侧足部疼痛,常于夜间及活动后加重,呈持续性、针刺样钝痛,伴足部麻木、发凉,休息时症状无缓解,为求进一步诊治,就诊于我科门诊,拟诊"糖尿病型周围神经病"收住院。患者自本次发病以来,精神尚可,食欲正常,睡眠尚可,大小便如常,体重未见明显下降。

查体:体温 36.5 ℃,脉搏 78 次 / 分,呼吸 16 次 / 分,血压 135/75 mmHg,发育正常,正常面容,四肢皮肤颜色正常。心肺腹查体未见明显异常。四肢肌力 V 级,肌张力正常,双侧膝腱反射正常,双侧 Babinski 征(-)。腰椎椎旁无压痛点,双侧直腿抬高实验(-),4 字实验(-)。痛温觉正常。

患者入院后行血常规、肝肾功能、电解质、糖化血红蛋白、凝血功能、双下肢动静脉超声、双下肢肌电图、腰椎核磁等检查。化验回报:血红蛋白 105 g/L,红细胞计数 3.46×10^{12} L,糖化血红蛋白 8.4%。余未见明显异常。下肢超声结果回报:双侧股总动脉、股浅动脉、腘动脉、胫前动脉、胫后动脉、足背动脉内中膜略增厚;双侧大隐静脉近端、股总静脉、股浅静脉、腘静脉未见明显异常、双侧小腿肌间静脉未见明显血栓。腰椎核磁结果:腰 2/3- 腰 4/5 椎间盘膨出,腰 4/5 椎间盘突出,同水平黄韧带增厚,继发同水平椎管狭窄,腰椎退行性脊椎病,腰 1/2- 腰 5/ 骶 1 椎间盘变性,腰骶部软组织水肿。下肢肌电图示运动传导速度:双侧胫神经运动波幅正常,运动传导速度正常。双侧腓神经运动波幅正常,运动传导速度正常;感觉传导速度:双侧胫神经感觉传导未能检出确切波形,双侧腓浅神经感觉传导未能检出确切波形;F 波:双侧胫神经 F 波波形轻度离散,潜伏期延长,检出率正常。肌电图:双下肢肌电图未检出明显神经异常。患者入院后给予患者神经妥乐平和甲钴胺营养神经治疗,普瑞巴林调控神经功能,肿痛安等止痛治疗,给予二甲双胍,格华止等降糖治疗。硫辛酸等抗氧化治疗。患者经过上述治疗疼痛缓解欠佳,给予 X 引导下脊髓电刺激治疗。X 线定位 L3/4 间隙穿刺到硬膜外成功,向上置入电极,电极位于 T10-12 椎体,连接电极发生器,调整电极各触点参数,术中调控使用 3,4,5 电极电位,患者双足出现酥麻感,疼痛缓解。固定。术后回病房后调控,电压 2.6 V,脉宽 270μs,频率 80 Hz。术一日患者出现左侧酥麻感变轻,左侧疼痛感加重,调整参数电压 3.0 V,脉宽 330μs,频率 80 Hz。双足疼痛被覆盖,效果可,术三日,患者出现小腿和大腿酥麻感,电极下移两点,参数电压 3.0 V,脉宽 330μs,频率 80 Hz,患者双足疼痛被覆盖,一直到术后 14 日,患者电极参数稳定,疼痛缓解可,术后 14 日,拔除电极。术后一月复查,患者疼痛缓解明显。

【问题】

(一)下肢疼痛的鉴别诊断

1. 糖尿病性周围神经病 是糖尿病最常见的慢性病并发症之一,病变可累及中枢神经及周围神经,后者尤为常见,为远端对称性多发性神经病变,呈手套袜子样分布范围,患者常述疼痛及感觉异常,表现为钝痛、烧灼痛、刺痛及麻木等,夜间加剧。多因素相互作用,对神经损伤造成恶性循环式损伤加重。现有多种治疗方法如营养神经、活血化瘀、改善微循环、对症治疗等保守治疗方法及针对患者的多处肢体解剖生理狭窄处受卡压的周围神经减压松解术和新兴的脊髓电刺激疗法均为患者提供,可在一定程度上改善症状。

2. 感染性多发性神经炎　多数病人发病前几天至几周有上呼吸道肠道感染症状,或继发于某些病毒性疾病如流行性感冒等之后,表现为四肢对称性迟缓性瘫痪,运动障碍重,感觉障碍轻,1~2周后有明显的肌萎缩。脑脊液蛋白定量增高,细胞数正常或轻度增加。急性期可通过大剂量丙种球蛋白及大剂量 B 族维生素、维生素 C 以及三磷酸腺苷、胞二磷胆碱、辅酶 Q10 等改善神经营养代谢药物治疗。

3. 动脉硬化性闭塞症　动脉硬化性闭塞症是全身动脉硬化在周围血管的局部表现,其发病是由于患者大(中)动脉内膜出现粥样硬化斑块,中膜变性或钙化,从而继发血栓形成致使管腔狭窄,甚至完全闭塞。症状轻重与病程进展与机体代偿相关,其最常见的症状就是冷感、苍白、间歇性跛行、静息痛、肢体营养障碍,甚至会出现破溃和坏疽。动脉彩超检查可以发现动脉内膜增厚、动脉硬化斑块形成甚至动脉管腔狭窄;X 线平片可见受累动脉有不规则钙化影;造影检查可以更清楚地看到动脉病变范围和病变程度,是诊断动脉硬化性闭塞症的金指标。其治疗方法可以选择以降低血脂,稳定动脉斑块为目的去控制体重、禁烟,适当锻炼或通过手术及血管腔内治疗方法重建动脉通路。

4. 血栓闭塞性脉管炎　是一种血管的炎性、节段性和反复发作的慢性闭塞性疾病,多侵袭四肢中、小动静脉,以下肢多见,好发于男性青壮年。其病因尚未明确,在一定程度上导致其治疗方法受到限制。结合国内外有关研究发现,其发病原因及机制可能和吸烟、感染、自身免疫功能紊乱、遗传及血管内皮细胞损伤等有关。其中吸烟为本病发生发展的重要因素。主要表现为冷感、间歇性跛行、静息痛及溃疡等,患者往往有游走性浅静脉炎病史。动脉硬化性闭塞症的一般及特殊检查均适用于本病。根治方法为手术重建动脉血流通道,增加肢体血供。

5. 腰椎管损伤或下肢骨性损伤　患者多表现下肢疼痛,活动障碍等。可通过 X 平片及MRI 进行诊断。治疗应以手术恢复生理结构为主。

(二)糖尿病神经病变发生机制

糖尿病神经病变的机制已被广泛研究,现阶段发现多种因素共同作用导致其发生:

1. 代谢紊乱　在机体高血糖情况下,葡萄糖的多元醇代谢通路被激活,参与其代谢途径的关键酶醛糖还原酶活性增加,导致神经元内山梨醇和果糖大量蓄积,形成胞内高渗透压,导致细胞功能异常甚至坏死,进而在肢体解剖生理狭窄处造成神经卡压损伤,也可造成血管内皮功能受损,引起微循环障碍,造成神经缺血、缺氧性损害,破坏髓鞘的连续性,导致神经病变。另外,代谢产生的终末产物在神经周围蓄积也会直接或间接损害神经。

2. 神经营养缺乏　神经组织的营养供给来自于支配靶器官产生的神经营养因子,其缺乏则会影响到神经组织的正常生理功能和修复能力,导致神经病变不同程度的发生。

3. 自身免疫性损伤　机体处于高血糖情况时,血清中的抗神经组织抗体会破坏神经血管屏障,使患者的神经组织出现自身免疫性损伤。星形胶质细胞会增加电突触通道蛋白的活性使其充分表达,使神经元出现自发性放电,从而导致痛觉过敏。当神经发生病理性损伤后,胶质细胞还会释放肿瘤坏死因子 α(TNF-α),使周围神经元对炎性细胞敏感性增加。

4. 氧化应激 由于糖尿病患者长期处于高血糖状态,体内过多的过氧化产物丙二醛(MDA)会减少清除氧自由基的超氧化物歧化酶(SOD),导致大量的自由基堆积,导致机体抗氧化能力被削弱,使神经细胞代谢异常,甚至死亡。

(三)糖尿病神经痛的诊疗措施

判断造成糖尿病周围神经病变的基本诊断标准包括:①糖尿病史;②存在周围神经病的症状、体征和电生理检查证据;③排除其他引起神经病变的疾病。根据糖尿病病史、症状和体征以及实验室检查即可作出诊断。振动觉减弱对早期神经炎有诊断价值。神经传导速度(NCY)和肌电图(EMG)检查如异常则为诊断外周神经病变提供可靠依据,EMG 检查在区分神经源性和肌源性损害有一定诊断价值,一般认为糖尿病患者肢体远端肌肉中以神经源性损害为主,肢体近端肌肉中则以肌源性损害为主,能同时测定肢体远、近端肌肉有助于全面判断肌肉受损状态。NCV 检查可发现亚临床神经损害,可在临床体征出现之前就有明显变化,其中感觉神经传导速度较运动神经传导速度减慢出现更早,且更敏感。

糖尿病神经病理性疼痛诊断标准为:①疼痛位于明确的神经解剖范围;②病史提示周围感觉系统存在相关损害或疾病;③至少 1 项辅助检查证实疼痛符合神经解剖范围;④至少 1 项辅助检查证实存在相关的损害或疾病。肯定的神经病理性疼痛:符合上述①~④项标准;很可能的神经病理性疼痛:符合上述第①、②、③或④项标准;可能的神经病理性疼痛:符合上述第①和②项标准,但缺乏辅助检查的证据。辅助量表推荐使用数字评分量表评估疼痛的严重程度,如简单的视觉模拟评分(0=不痛,10=最严重的疼痛)。其他经过验证的量表

和问卷包括神经病理性疼痛症状量表 DPNPI、改良后的简明疼痛量表(BPI-SF)、神经病理性疼痛问卷、LANSS 疼痛量表、McGill 疼痛问卷等。除此之外,还可以使用生活质量量表和医院焦虑抑郁量表(HADS)来评估疼痛对病人生活质量和情绪的影响。

治疗关键在于有效纠正糖代谢紊乱,控制饮食,合理用药,控制血糖能有效延缓病情恶化同时也应注意控制血脂、血压等稳定。对糖尿病神经病变引起的疼痛的治疗可参照神经病理性疼痛治疗原则进行。药物治疗可选择三环类抗抑郁药、钙离子通道调节药、抗癫痫药和阿片类药物联合应用,其中三环类抗抑郁药和抗癫痫药加巴喷丁、普瑞巴林等已被证实对糖尿病神经病变疼痛有明确效果,已被众多指南推荐为一线用药。对疼痛严重者也可加用阿片类药物和非麻醉性镇痛药,此外可辅助使用神经修复调节药物如甲钴胺等、抗氧化药物如硫辛酸等,改善微循环药物如前列地尔注射液等作为辅助用药。对严重的顽固性疼痛患者,可参照神经病理性疼痛治疗原则进行神经阻滞区域阻滞及微创治疗等。注意慎用激素,以免加重病情。此外,对自主神经病变可根据症状进行对症治疗。

(四)脊髓电刺激治疗糖尿病神经痛

脊髓电刺激是指刺激电极安放于特定节段椎管的硬膜外间隙,通过电流刺激脊髓后柱的传导束和后角感觉神经元从而达到治疗效果的一种安全有效的微创疗法。其治疗疼痛的理论为通过刺激脊髓背柱大的有髓神经纤维从而抑制无髓神经纤维伤害性刺激的传入,从

而缓解疼痛。

近期研究发现,脊髓电刺激能调节神经元的兴奋性,调控局部神经递质的释放,尤其是GABA的活性,从而改变去甲肾上腺素、乙酰胆碱、5-羟色胺、谷氨酸等递质的产生及释放;这些递质的改变进而改变了肢体周围的血供、血氧饱和度和交感神经的兴奋性。另有研究指出,脊髓电刺激可以使神经末梢去极化释放降钙素相关肽、一氧化氮等舒血管信号分子,并刺激交感神经节前神经元释放GABA,从而激活胞外信号调节激酶和Akt激酶信号传导通路,引起舒血管相关因子的水平升高。这些证据都支持其能够起到改善肢体及周围神经血供的作用,从而扩张肢体周围血管,改善周围神经微循环,有效缓解静息痛,促进伤口愈合。

近些年来,对脊髓电刺激机制更深入的研究及在细胞因子调控、信号通路传导等方面均取得了进展,从而在其神经调控治疗模式方面、技术系统方面、电极植入方法上得到了进步。经保守治疗无效的糖尿病性周围神经病患者,如果不具备周围神经减压适应证或神经损害已不能通过手术治疗,可以考虑进行脊髓电刺激治疗。有效的疼痛控制可进一步改善患者的生活质量和一般情况。

【小结】

糖尿病神经痛是糖尿病常见的临床并发症,约见于50%左右的糖尿病和13%左右的糖耐量受损的病人,严重影响病人的正常生理和精神状态,出现睡眠障碍、营养失调、运动受限、情感障碍,从而降低生活质量和工作能力。疼痛科医生应掌握下肢疼痛的不同病因并加以鉴别诊断。对于这类患者,我们需要做好个人评估,在选择药物治疗时遵循几项原则:个体化用药、联合治疗及有效的血糖管理。脊髓电刺激治疗等非药物治疗方法也需并行使用,从而有效缓解病人疼痛,保护神经功能,提高生活质量。

【专家点评】

本例患者是由于糖尿病周围神经病变导致的神经痛,在排除其他可能导致下肢疼痛的疾病后,通过一系列一般及特殊检查后诊断。经常规药物治疗后患者自诉控制较差后,及时采用非药物方法进行治疗取得不错效果。

（陈亚军　陈红光）

病例157　一例肩周损伤与颈椎病并存的综合治疗

【导读】

颈椎病是目前中老年人中高发的疾病,同时一些年轻人不良的生活习惯也导致颈椎病的发病率逐年上升。颈椎病分为四型,包括神经根型颈椎病、脊髓型颈椎病、椎动脉型颈椎病、交感神经型颈椎病。而神经根型颈椎病发病率最高,同时神经根型颈椎病根据其临床表现不同,需要与肘管综合征、桡管综合征、尺管综合征、肩周炎、肩袖损伤等加以鉴别,以正确诊断并及早给予患者适宜的治疗。

【病例简介】

患者,男,69岁,主因"右侧头枕部、肩部及右上肢疼痛6月余,加重2月余"入院。患者

6月前无明显诱因产生右侧头枕部、肩胛区及右上肢疼痛的症状，伴右上肢麻木。疼痛成放射性，可放射至右上肢前臂内侧及右侧内侧示指、中指和环指，同时伴有肩部活动受限。近两月症状加重。伴麻木及肿胀感。不伴头晕、头痛，不伴恶心呕吐，不伴感觉异常或感觉减退，无脚踩棉花感。休息或者服用止痛药后可以缓解。患者自从本次发病以来，精神尚可，食欲正常，因疼痛偶影响睡眠，大便如常，小便如常，体重无明显下降。

患者既往有高血压病史 10 年余，血压最高达收缩压 160~170mmHg、舒张压 100~110mmHg，服用硝苯地平缓释片 20 mg/d，血压控制在收缩压 120~130mmHg、舒张压 70~80mmHg。糖尿病病史 5 年余，规律服用二甲双胍缓释片 0.5 g，每日 1 次，利格列汀 5 mg，每日 1 次，格列美脲 3 mg，每日 1 次，现空腹血糖控制在 6~7mmol/L。患者自述劳累后偶有心悸症状，休息后可缓解，未予以特殊治疗。患者无吸烟史，无饮酒史。无食物药物过敏史，3 年前曾因胆囊结石伴急性胆囊炎行胆囊切除术，无外伤史，无输血史，预防接种史按规定。

患者的入院血压 130/85mmHg，心率 90 次 / 分钟，氧饱和度 98%。脊柱四肢无畸形，颈部僵直，活动受限，肩部活动受限，肩外展受限，内旋受限。臂丛牵拉试验阴性，压颈试验阳性。颈椎棘突、棘突旁、冈上肌和冈下肌、肩胛可出现明显压痛 VAS 评分 6~8 分。

入院后常规进行了血常规、肝肾功能、电解质、凝血功能的化验检查指标均正常。鉴于患者有糖尿病病史，每日对患者进行空腹血糖和三餐后 2 h 血糖的监测。

该患者颈椎 MR 平扫结果：颈 2/3-6/7 椎间盘向后突出，硬膜囊前缘受压。颈 3/4、颈 4/5 为著，同水平黄韧带增厚，硬膜囊后缘受压。提示：①颈 2/3-6/7 椎间盘向后突出，同水平黄韧带肥厚，继发椎管狭窄。②颈椎病。

根据这些临床表现和实验室检查，不难发现该患者神经根性颈椎病的诊断已经基本明确。患者术前 VAS 评分 6~8 分。入院后我们给予患者神经妥乐平营养神经、凯纷和氨酚羟考酮止痛、奥美拉唑保护胃黏膜等治疗。查无禁忌后，行低温等离子髓核射频消融术、椎管内置管止痛术治疗。CT 定位 C6/C7 体表定位处为进针点，行 1% 利多卡因局麻成功后置入硬膜外穿刺针，CT 提示针尖位置准确无误，予造影剂 2 mL 确认位置，后给予 1% 利多卡因 3 mL 试验剂量，20 min 后未出现脊麻等不良反应，遂硬膜外置管，予 10 mg 曲安奈德 +0.25% 罗哌卡因 +0.25% 利多卡因混合液，共 5 mL。固定导管，连接镇痛泵，剂量为：甲强龙 40 mg+0.2% 罗哌卡因 150 mg+ 舒芬太尼 50 μg+0.9% 氯化钠溶液共 200 mL，经硬膜外导管泵入。DSA 引导下定位椎间隙，手术穿刺点取间隙右侧；患者局部麻醉，X 线引导下将导针刺并置入等离子射频刀；调整刀头位置，在椎间盘正中后 1 / 3 处使用射频消融装置气化膨出的髓核。术程顺利，术后安返病房，嘱病人去枕平卧 6 h，禁食水 6 h。

术后患者疼痛稍有所缓解，VAS 评分 4~5 分。患者自述头颈部和右上肢疼痛有所缓解，但肩胛区疼痛和肩部疼痛及活动受限无明显缓解，服用药物支持治疗后无缓解。查体：右侧肩关节外形正常，肩锁关节、大结节、结节间沟压痛明显，活动稍受限。此刻考虑肩关节可能存在损伤，复查肩关节 MR：①右肩关节退行性关节病伴肩锁关节面下骨髓水肿；②右侧冈上肌腱部分损伤；③右肱二头肌长头腱腱鞘少量积液；④右肩关节少量积液。此时，考虑患者还存在肩袖损伤。

由于患者肩袖损伤的症状较轻,在与患者进行充分沟通后,采取了右肩关节注射治疗。局麻后进针,予以曲安奈德 5 mg+ 利多卡因,患者未诉特殊不适。治疗后患者诉肩部疼痛明显缓解,VAS 评分 1 分,右肩关节活动较前有所改善,局部无压痛,治疗 3 天后患者出院。

【问题】

(一)颈椎病由于其临床症状的非特异性,多可与哪些疾病进行鉴别诊断?(表 11-0-1)。

表 11-0-1　颈椎病的鉴别诊断

	神经根型颈椎病	脊髓型颈椎病
急性因素	1. 外侧椎间盘突出征 2. 臂丛神经炎	1. 中央型椎间盘突出 2. 病理性骨折 3. 戈兰巴雷综合征
慢性因素	1. 外侧椎间盘突出征 2. 局灶性小关节肥大 3. 肩部病理改变 　(1)滑囊炎(肩周炎) 　(2)复发性半脱位 　(3)撞击综合征 4. 嵌顿式神经病 　(1)腕管综合征 　(2)胸廓出口综合征	1. 中央型椎间盘突出 2. 颈椎管狭窄:先天性、代谢性、后天性 脊柱不稳定 多发性硬化症 3. 颅内压正常的脑积水 4. 维生素 B_{12} 缺乏 5. 椎体肿瘤 6. 感染(关节炎、骨髓炎、硬膜外脓肿、神经梅毒、HTLV-1) 7. 脊髓空洞症 8. 动静脉畸形 9. 肌肉疾病

(二)本病例患者同时有神经根型颈椎病和肩袖损伤,平时临床工作中如何区分和处理这两类疾病?

1. 病因不同　颈椎病的发病与颈椎的退行性变有直接关系,可能是由于年龄增长,也可能是由于创伤或病理因素。肩周炎的病因目前尚无明确定论,现普遍认为与退行性变、劳损、内分泌异常、免疫系统等有关。肩袖损伤多由外伤或者反复肩部过度运动造成。

2. 病史不同　颈椎病发病多与年龄,职业等生活习惯有关。肩周炎发病缓慢,疼痛时间和程度多有变化,有些患者发病前有受凉、外伤等诱发因素。肩袖损伤多见于外伤,或需要肩关节极度外展的反复运动中。肩周炎发病缓慢,肩部疼痛起伏不定,部分患者有外伤、受凉等病史。除肩部和部分上臂疼痛外,一般无其他表现。

3. 临床症状不同　神经根型颈椎病疼痛范围随受累节段的不同而有所不同,一般为颈部、背部及肩部的疼痛,疼痛性质为神经根性疼痛,疼痛向前臂、手掌及手指传导。而且常伴有神经损伤的表现,患者常自述疼痛部位有"触电样"感觉,手指有麻木感,肩部及上肢感觉异常。

肩周炎和肩袖损伤的疼痛多比较局限,一般仅限于肩关节部位,放射性疼痛范围较小。

疼痛性质多为胀痛或酸痛,少数患者表现为刺痛,通常无神经损伤的表现。

4.体征不同　神经根型颈椎病主要表现为颈部的强直和活动受限,压头试验可能阳性,而肩部活动受限不明显。肩周炎和肩袖损伤主要表现为患者主动和被动活动肩关节明显受限,严重者出现肩部三角肌无力、萎缩。

肩周炎和肩袖损伤的压痛点比较集中,主要局限于肩关节。而颈椎病的疼痛点主要位于颈项部和肩背部,压痛点比较分散,部位不恒定。

5.影像学表现不同　影像学表现是鉴别颈椎病与肩周炎或者肩袖损伤的最重要的检查。颈椎病患者的颈椎 MR 平扫多可直观看出椎间盘向后突出,硬膜囊前缘受压,且受累节段与临床表现一致。

肩周炎患者肩关节 MR 可无特征性表现,可仅显示腋囊及肩袖间隙压脂像中信号增高。肩袖损伤患者肩关节 MR 可准确显示肌腱断裂程度、腱鞘积液和关节囊积液等。

6.治疗不同　神经根型颈椎病可行保守治疗,具体措施包括药物、固定、物理治疗、手法、牵引和经皮神经电刺激,有研究证明,针灸若症状加重可行脊神经根阻滞术,或可行微创治疗,如低温等离子髓核射频消融术、椎管内置管止痛术治疗等。还可手术行减压融合术。

肩周炎有自然病程,有自愈倾向,可行痛点封闭或服用药物止痛,但均应坚持主动活动肩关节。肩袖损伤若不严重也可保守治疗。或可以行选择性颈神经根阻滞、关节囊内药物封闭。若急性损伤或损伤较为严重,则需行关节镜下肩袖修补术。

【小结】

颈椎病是现今临床中的常见病,症状较轻的患者保守治疗即可取得很好地疗效,可以改善症状,减少疼痛,从而减缓疾病的进一步进展。神经根性颈椎病和脊髓型颈椎病由于其部分症状的非典型性,均可以与很多疾病进行鉴别诊断。如何尽早做出正确诊断,有利于尽早开始治疗。该病人比较特殊,在颈椎病的同时伴有肩袖部分撕裂,这提示我们要重视体格检查。有研究显示,由于肩周炎的自愈性以及疼痛部位的共同区域,颈椎病和肩周炎同时患病率也远比我们想象的高,这更需要我们在面对病人时做出正确的诊断。中医学的推拿、结合针灸能较好地改善肩周炎合并颈椎病患者关节活动度和日常生活能力。

【专家点评】

在目前中国,随着人口老龄化加剧,颈椎病作为退行性病变,发病率也在逐年上升。同时,随着生活节奏的加快和电子产品的普及,颈椎病患病人群有着低龄化的趋势。同时社会、经济和心理压力越大,患者的病情就越严重。越来越多的病人因为各种原因不愿手术治疗,这更加推进了疼痛治疗学方面的进展。

本病例中患者同时具有神经根性颈椎病和肩袖损伤两种疾病。当 C3-C5 椎间盘突出压迫到对应节段神经根时,患者的症状和体征可能会掩盖肩袖损伤的诊断。对于这样的病人,要重视病史的询问(有无肩部运动过度、职业因素),若难以判断可行肩关节 MR 平扫以明确诊断。目前我们可以对颈椎病病人行脊神经根阻滞以缓解症状。椎间盘突出较为严重的病人,还可以采用髓核射频消融术、椎管内置管止痛术治疗,该技术有着创伤小,定位确切,术后恢复快等优势。肩袖损伤可采取关节内注射封闭和神经阻滞以缓解症状。若损伤为较为严重如全层撕裂时,还是应首选外科手术干预。术后可应用神经阻滞配合手法松解以缓解手术后的疼痛,以及可能造成的关节僵硬。

(陈红光 陈亚军)

病例 158 针刺触发点治疗急性颈部肌膜炎一例

【导读】

颈部的急性肌膜炎,俗称"落枕",是颈肩部的肌肉因急性损伤或者长期劳损造成肌肉痉挛,从而产生疼痛以及颈部活动受限等症状,另外,长时间的伏案工作也是造成落枕的一个原因。见于晨起的颈部疼痛,颈部活动时疼痛会加重而保持歪脖的姿势。原因是夜间睡眠时颈部肌肉长时间处于不合适的牵拉状态,造成肌肉劳损而出现肌肉的痉挛。也可见于急速转头时造成颈肩部的拉伤。本病多发于青年人,如果有颈椎病的人更容易出现落枕。

大多表现为单侧,男性略多于女性。主要症状为颈部疼痛及活动受限,轻者为针刺痛,重者如刀割样或撕裂样疼痛。疼痛主要在颈部,也可以模糊地放射至头、背和上肢。任何活动均可加重疼痛,以致转头时两肩亦随之转动。皮肤无任何损伤,查体可在斜方肌等受损肌肉处有明显压痛,范围广泛,有时压痛部位可多个,局部轻度肿胀,患者的头常偏于一侧,故又称"外伤性斜颈"。神经系统检查无阳性发现。

【病例简介】

患者男性,39 岁,因"晨起颈部活动受限伴疼痛半小时"来院。查体:患者左侧颈部疼痛,颈部前屈 10 度,后仰 5 度,左侧屈 0 度,左旋 0 度,VAS 评分 8。咳嗽及深呼吸时疼痛加重,疼痛以肩上和肩背区明显,触诊斜方肌、肩胛提肌、胸锁乳突肌等肌紧张,并可触及条索状改变。颈部前屈时疼痛伴头晕、恶心。余查体未见异常,病理征未引出。

治疗选取斜方肌、肩胛提肌、冈上肌、胸锁乳突肌等处触发点,用针灸针针刺,使用"干针"手法,引发相应部位肌肉纤维颤动,直至刺激触发点肌肉无颤动,肌紧张缓解,肌肉较前明显松解。治疗后,患者颈部前屈 45 度,后仰 30 度,左侧屈 45 度,左旋 60 度,VAS 评分 1。

【问题】

大部分的常见疼痛,以及许多其他不明原因的症状,实际上都是由肌肉内存在触发点引起的。一些擅长检查并治疗触发点的临床医师已经发现:在约 75% 的时间里,它们都是引起疼痛的主要原因,而且对几乎所有的疼痛问题都至少起到了一定作用。那么什么是触发点疼痛呢,触发点疼痛是因某些原因引起的骨骼肌肉系列的肌筋膜痛性病理改变。其病理生理改变表现为异常肌运动终板神经末梢处的乙酰胆碱浓度在静息状况下的病理性增高,造成肌细胞膜后连接处持续的去极化,产生了持续性肌节缩短和肌纤维收缩,因而出现了运动终板处的收缩结节。长期短缩肌节会引起骨骼肌周围筋膜挛缩增粗和张力带的形成,造成肌肉长期的肌力不平衡和妨碍肌肉牵张治疗。持续性肌节缩短增加局部能量消耗和减少局部血循环,引起神经血管反应物质的释放,使传入神经致敏,加重触发点疼痛,这些物质又刺激异常的乙酰胆碱释放,形成了一个正反馈环的恶性刺激。但对短缩肌节牵张可以打破这个循环。

日常生活中，持续的不良姿势、久坐、缺少体育锻炼、体型超重、烟酒等不良饮食习惯、精神紧张和长期缺乏睡眠等因素已经成为现代人司空见惯的生活方式，而正是这些不良因素使肌肉持续处于紧张状态，使许多看似不费力的工作也对肌肉骨骼产生慢性损伤而引起疼痛。临床实践和研究表明：大部分的常见疼痛，以及许多其他不明原因的症状，实际上都是由肌肉内存在触发点所引起的。触发点疼痛常有交感现象、易疲劳、睡眠障碍等一系列以疼痛为主的症候群，严重时会导致患者疼痛难忍、关节活动受限、工作障碍，甚至无法工作。临床上，骨骼肌疼痛、关节功能受限、肌筋膜炎、肌损伤或疲劳等常与肌筋膜疼痛综合征有关，而肌筋膜疼痛综合征的原因是骨骼肌内有活化的肌筋膜疼痛触发点。肌筋膜疼痛触发点流行病学调查显示85%的疼痛门诊患者都涉及到肌筋膜疼痛触发点，甚至95%慢性疼痛病人也与此关联。在美国大约9百万人患此类疼痛。尽管国内没有这方面的调查，但从国内专家门诊来看，只会比这个高出10~20倍。这种痛症多见于老年人和运动人群，所以大多数运动性疼痛和骨科疼痛也与此相关。

一般状态下，骨骼肌上会存在一些因慢性损伤而引起的潜在肌筋膜疼痛触发点，这些肌筋膜疼痛触发点长期处于隐性状态，并不会引起疼痛或只有轻微局部疼痛。但是它们可以被某些致病因素活化转变成为活化肌筋膜疼痛触发点，例如：创伤、疲劳、抵抗力下降、反复感冒、某些营养物质缺乏等因素。这些活化肌筋膜疼痛触发点在骨骼肌上会出现异常挛缩结节样的病理性肌纤维，而且活化肌筋膜疼痛触发点常表现为自发性疼痛，并可激发局部或远处牵涉痛，针刺和触压这些肌筋膜疼痛触发点时会引发肌肉局部抽搐反应。

触发点并非中医穴位：经络穴位来源于古老的中医学，经络是假想的气血运行通路，而穴位被认为是气血的凝集，穴位治疗声称会对假想的全身经脉的疏通有积极作用。触发点是真实存在的，是依照西医解剖、生理、病理科学定义的，它们能通过手指被感知，能够发出独特的电信号，通过敏感的电子设备可被测量出。在电子显微镜的帮助下，肌肉组织中的触发点还可以被拍照。因此，科学的态度要求我们清楚地区别触发点和穴位。

【小结】

治疗原则是对触发点疼痛的肌肉进行牵张，针刺破坏触发点。针刺治疗是在不同的方向上穿刺来破坏或刺激触发点和张力带或者高应力结节，从而灭活感觉神经元的疼痛感觉，一般有平刺和直刺两种方法。用针刺治疗是为了释放损伤筋膜内的组织张力和改善其血液循环。其方法是在穿刺点到位即可出针。结束穿刺后，被治疗肌肉会达到放松的效果，患处感觉轻松。

目前国内肌筋膜疼痛触发点的研究和治疗水平还处于刚刚起步阶段，各方面条件发展的还不够成熟完善，但在美国、加拿大、德国、新西兰和澳大利亚等欧美国家，肌筋膜疼痛触发点治疗技术已经成为众多物理治疗师、康复医师、外科医师、麻醉医师等常用的必备治疗工具。

【专家点评】

针刺肌筋膜触发点疗法是一种微创、安全有效、绿色环保的治疗方法，患者易于接受，更贴近现代医学治疗疼痛的方法。对治疗颈部疼痛，腰骶部疼痛，颈椎病，腰椎间盘突出，头痛头晕,落枕,肩周炎,网球肘,腕管综合征,膝关节炎等疗效显著。

(周宏伟　张世栋)

病例 159　带状疱疹后遗神经痛的针刺治疗

【导读】

带状疱疹后遗神经痛(PHN)是水痘 - 带状疱疹病毒(VZV)感染后的最严重并发症,是常见的神经病理性疼痛。流行病学研究显示 60 岁以上老年带状疱疹病人中 PHN 的发病率高达 50% ～ 75%,且 30% ～ 5 0 % 的患者疼痛持续时间超过 1 年,部分患者病程更久,严重影响患者的心理情绪及生活质量。对于 PHN 的治疗,本病例采用的是门诊激痛点针刺结合药物治疗并取得满意疗效,报道如下。

【病例简介】

患者,男,62 岁,因"左下肢带状疱疹后神经痛 4 月余"就诊我院疼痛诊疗门诊。主诉左侧臀部呈烧灼样疼痛并伴随沿坐骨神经走形的左下肢麻木,为持续性疼痛伴间断的、抽搐样疼痛,夜间为重,影响睡眠, VAS 评分 4(8)分。患者焦虑状态,严重影响日常生活。查体,左侧臀部及大腿后侧可见疱疹脱落、色素沉着。触觉过敏(+),局部压痛(+),直腿抬高试验(±)。影像学检查,腰椎 MR 显示, L3/4-L5/S1 椎间盘膨出。诊断为带状疱疹后遗神经痛。

此病人的治疗为口服药物联合激痛点针刺治疗。口服药物:普瑞巴林 75 mg,每日 2 次,黛力新 1 片,每日 1 次(早 8)。激痛点针刺治疗:根据患者疼痛区域,在疼痛范围内运用滑行触诊方法,寻找定位激痛点即压痛的紧绷肌带。主要涉及的患肌有,臀大、中、小肌,梨状肌,大收肌,腘绳肌,腰骶部多裂肌。局部消毒后,采用直径 0.3 mm,长 75 mm 的一次性无菌针灸针(规格 0.3 mm × 75 mm,苏州东邦医疗器械有限公司生产)快速刺入皮肤,由浅入深,当针尖触及激痛点时,会产生可触及或可见的局部抽搐反应,依据患者耐受程度,决定针刺刺激大小,一般 3～5 次抽搐即可退针。上述针刺治疗 1 次 / 周,共治疗 8 次后疼痛明显缓解, VAS 评分 2(3)分,疼痛频率明显减少,已不影响睡眠,药物逐渐减量至停用。半年后随访,患者疼痛 VAS 评分 0(2)分,除阴天下雨偶感不适,其他时间均已恢复正常。

【问题】

(一)PHN 的常见原因

带状疱疹后遗神经痛是带状疱疹的后遗症,本病病原体为水痘 - 带状疱疹病毒。但并不是所有带状疱疹患者都会发展成后遗神经痛,主要与患者的年龄、机体免疫力、疱疹发作面积、程度等非致病因素相关。

1. 年龄　带状疱疹后遗神经痛的发生率与年龄增长成正比,多好发于 60 岁后老年人。

2. 免疫低下　免疫功能受损者,如糖尿病、恶性肿瘤等与 PHN 的风险增加有关。糖尿病患者感染水痘 - 带状疱疹病毒后,会发生神经损伤,这种损伤会加重糖尿病原有的神经损伤。患者免疫力低下,其神经生长因子、胰岛素生长因子等营养因子缺乏,神经修复较正常人缓慢,疼痛时间也会较长,更容易发生 PHN。

3. 其他　其他危险因素包括带状疱疹发作时疼痛的程度、皮损面积、周围神经痛的轻重、持续时间、精神状态等。急性期剧烈疼痛的病人极有可能发展为一种持续痛,即 PHN。因此,带状疱疹发作急性期 72 小时内及时口服抗病毒药物至关重要,其可以预防进一步发展成 PHN。

(二)症状

PHN 表现为局部阵发性或持续性的灼痛、刺痛、跳痛、刀割痛,严重者影响休息、睡眠、精神状态等。

(三)症状分类

1. 激惹触痛型　临床表现以痛觉超敏特征,轻触摸即可产生剧烈的难以忍受的疼痛。

2. 痹痛型　临床以浅感觉减退和痛觉敏感为特征,触痛明显。

3. 中枢整合痛型　临床上可兼有以上两型的表现,以中枢继发性敏感化异常为主要特征,表现为火烧样痛、撕裂样痛、针刺样痛、刀割样痛、闪电样痛、绳索捆绑样绷紧痛等。

(四)典型症状

1. 疼痛　针刺痛、烧灼痛、闪电痛、磨擦痛、撕裂痛、虫咬痛、胀痛、紧痛等,或几种疼痛同时并存,少数患者麻木或奇痒或极度困乏,穿衣服及轻触皮肤即可触发疼痛。

2. 时间　数月至数年不等,10 年以上患者少见。

(五)伴随症状

1. 心里负担　由于对剧烈疼痛的恐惧,患者心理负担沉重,情绪抑郁,甚至有自杀倾向。

2. 局部可见色素沉着或瘢痕形成　色素沉着随着时间推移逐渐变淡,一般无瘢痕形成,少数患者急性期皮肤受损严重者可形成瘢痕。

3. 感觉异常　患区可出现明显的感觉异常,多数患者以痛觉过敏为特征,少数患者表现为浅感觉尤其是触觉的减退。

(六)诊断

PHN 主要是相应区域的神经受累,疼痛主要呈跳跃性疼痛、烧灼痛、间歇性刺痛以及感觉异常。既往有明确的带状疱疹病史,且疼痛区域在既往带状疱疹发病的部位。PHN 主要根据患者带状疱疹病史以及临床表现就可诊断,无需借助相关检查,但是,需要排除相关性疾病,本病例患者做腰椎 MRI 示 L3/4-L5/S1 椎间盘膨出,以排除腰椎间盘病变引起的疼痛。

(七)鉴别诊断

本病需与腰椎间盘突出症,梨状肌综合征鉴别诊断。

1. 带状疱疹后遗神经痛　一般既往有明确的带状疱疹病史,以神经痛或感觉异常为主,且疼痛区域在既往带状疱疹发病的部位,夜间疼痛较明显。

2. 腰椎间盘突出症　腰椎间盘突出引起的下肢放射痛,轻者表现为由腰部至大腿及小腿后侧的放射性刺痛或麻木感,直达足底部;一般可以忍受。重者则表现为由腰至足部的电击样剧痛,且多伴有麻木感。疼痛轻者虽仍可步行,但步态不稳,呈跛行。平卧疼痛可缓解,站立位疼痛加重。直腿抬高试验阳性。腰椎 MR 显示腰椎间盘突出。

3. 梨状肌综合征　梨状肌综合征是一种常见病,主要病因是梨状肌压迫坐骨神经,当梨状肌受损出现炎症、肿胀、充血,压迫坐骨神经出现的周围神经卡压性疾病。患者主要表现以臀部为主的疼痛,臀部疼痛为刀割样灼烧样的疼痛,严重者可影响夜间睡眠。大小便、咳嗽、打喷嚏时疼痛加重。局部可以触摸到紧张挛缩的梨状肌。直腿抬高试验、梨状肌紧张试验阳性。

(八)PHN 的治疗

1. 药物治疗 钙离子通道阻滞剂如普瑞巴林、加巴喷丁等为治疗 PHN 的一线用药物,其他常用药物包括黛力新、甲钴胺、曲马多、阿片类镇痛药等,及外用利多卡因凝胶贴膏等。

2. 物理治疗 包括红外线或超短波、中波紫外线照射患处,缓解疼痛。

3. 针刺治疗 激痛点针刺治疗。激痛点是指肌纤维持续性收缩形成活化的挛缩结节或紧绷肌带,它可以阻碍血液循环,造成能量供给危机,使组织释放炎症物质,刺激伤害感受器,造成疼痛。疱疹后局部的软组织粘连、挛缩、结瘢形成激痛点堵塞而导致的局部微循环缺血及炎症因子释放可能是带状疱疹后神经痛的关键因素。本病例患者在疼痛区域可以明显触及激痛点,对其进行针刺松解后,疼痛较前立即显著缓解。

4. 神经阻滞治疗 包括外周神经阻滞、椎间孔神经根阻滞治疗,常用配伍药物：2% 利多卡因 5 mg+ 维生素 B_{12} 0.5 mg+ 复方倍他米松 40 mg+0.9% 生理盐水共 20 mL 混合液,每个点注射混合镇痛液 3~4 mL。

5. 微创介入治疗 以上治疗失败患者可以采用脉冲射频神经调节术或热凝射频神经毁损术,脊髓电刺激等微创介入治疗。

【小结】

PHN 属于神经病理性疼痛,临床表现为在受累区域持续出现的异常性剧烈疼痛,常持续数月至数年,严重影响患者的机体能力、心理情绪及生活质量。由于产生其病理生理机制非常复杂,所以目前 PHN 尚无有效的对因治疗方法,治疗主要以促进神经损伤修复和改善身体机能、缓解疼痛为主。本病例采用的是药物联合激痛点针刺治疗简单易行,疗效肯定。

【专家点评】

PHN 属于顽固的神经病理性疼痛,临床上提倡早发现、早治疗。带状疱疹发作急性期72 小时内及时口服抗病毒药物至关重要,其可以预防进一步发展成 PHN。

激痛点存在的情况下,机体中 P 物质、缓激肽等炎症介导因子的病理性释放触发正反馈循环,导致中枢敏化,从而降低疼痛阈值,并使疼痛向非损伤组织扩散,而持续性疼痛会触发下行神经通路,诱发继发性痛觉过敏的发生。因此,激痛点针刺通过直接针刺病变肌肉群上紧缩的结节,一方面降低肌肉筋膜组织的张力,降低或灭活激痛点的活性,促进血液为病变组织提供营养,改善能量供给危机;另一方面,灭活激痛点,可以使机体 P 物质、缓激肽等炎症因子水平显著降低,从而提高中枢神经系统抑制痛觉感受器的兴奋性,提高疼痛阈值,从而可以有效缓解神经病理性疼痛。此项技术简单、安全、绿色、疗效确切,值得临床推广。

（林彦 余剑波）

病例160 三叉神经半月神经节微球囊压迫术后失聪症状好转一例病例报道

【导读】

三叉神经痛是临床最常见的颅神经疾病,以三叉神经分布区反复发作的阵发性剧烈疼痛为主要表现,严重影响着患者的生活质量。三叉神经痛分为原发性三叉神经痛和继发性三叉神经痛,其中原发性三叉神经痛又根据神经血管压迫的程度分为经典型和特发性三叉神经痛;而继发性三叉神经痛是指除外神经血管压迫的其他器质性病变引起。三叉神经痛的治疗包括药物治疗、微血管减压术、伽马刀治疗、神经损毁术,包括射频热凝术、球囊压迫及甘油射频神经切断术。各种治疗方法各有优缺点,但是明确神经血管压迫的患者首选微血管减压术。

【病例简介】

患者,男,61岁,因"右侧面颊部间断疼痛11年"入院。患者11年前无明显诱因出现右侧面颊部电击样疼痛,VAS评分7~8分,2014年外院诊断为"三叉神经痛",行微血管减压术(MVD),术后疼痛部分缓解,VAS评分2~4分,伴右耳失聪,口服卡马西平治疗,症状反复。2017年5月患者右面颊部疼痛症状加重,于我科2017年6月5日局麻下行CT引导下右眶下神经+半月神经节射频术,术后患者症状基本消失,术后VAS评分1分。2020年3月患者上述症状复现,疼痛位置主要位于右侧下牙槽、上牙槽、上唇、下唇、鼻翼外侧、右舌根及舌咽部,口服药物等对症治疗,效果不佳,VAS评分7~8分。患者既往有"高血压"病史10余年,口服"厄贝沙坦,马来酸氨氯地平",血压控制120~145/60~90 mmHg。专科查体:右侧面颊部及额部皮无破损,轻度肿胀,触痛明显,未触及明显的疼痛扳机点,无张口受限,右侧咬肌轻度萎缩,右耳失聪。患者于2021年3月16日全麻下行经皮穿刺半月神经节微球囊压迫术(PMC)。取右侧口角外侧2.5 cm处为右卵圆孔穿刺点,全身麻醉后在C型臂引导下穿刺右侧卵圆孔,经穿刺针置入球囊导管,注入0.7 mL造影剂扩张球囊进行压迫,C型臂下球囊呈梨形,压迫4分钟,释放造影剂,取出球囊及穿刺针,穿刺点敷料覆盖,手术结束。患者返复苏室,苏醒拔管过程顺利,安返病房,术后当日患者各项生命体征正常,疼痛消失,右额顶部、面颊部、右舌及右侧口腔黏膜明显麻木感,右耳失聪症状明显改善,右耳听力趋于健侧。患者随访1月余,未再出现右面颊部疼痛,右耳听力基本正常。

【问题】

随着显微技术的进步,一些传统开颅手术的并发症如颅内出血、脑脊液漏、手术死亡等所占比例逐渐减少,而由于解剖位置上的毗邻,三叉神经痛MVD术后出现神经并发症仍较常见,据统计占手术总数的8%~23%。神经并发症有面部麻木、听力下降、外展神经麻痹等。

结合文献我们对可能导致听力下降的原因分析如下:手术过程中对小脑半球的过度牵拉;内听动脉血管痉挛;显微解剖过程中神经的机械性损伤;Teflon棉对听神经的直接压迫等。

Baliazin认为听力下降主要是因为位听神经牵拉伤。其预防性措施包括打开硬膜时缓慢释放脑脊液,术中避免位听神经受牵拉,关闭颅腔时使颅内压恢复正常防止迷路水肿等。

Rizvi 通过研究发现后颅窝开颅时,由于脑脊液释放小脑回缩,位听神经受牵拉,增加了位听神经传导的峰间潜伏期;如果峰间潜伏期增加超过 1.5ms 就可能导致听力下降。Nurmikko在微血管减压术中进行了脑干听觉诱发电位监测,他发现当位听神经受到牵拉时其传导性发生了改变。如果是暂时的牵拉,这种改变迅速消失;因此术中使用脑干听觉诱发电位监测,可以及时发现位听神经受到的牵拉,避免损伤位听神经。

关于 MVD 术后引起的听力下降或失聪等并发症的相关治疗,国内外均无较为有效的治疗方法,大部分都是营养神经、改善微循环等保守治疗,而且效果不明确。

【小结】

本病例患者行 MVD 术后右耳失聪,考虑可能和手术导致腔内粘连、听神经异常牵拉或患者自身解剖等因素有关,患者行 PMC 微创手术减轻疼痛的同时大大改善患者听力,可能与球囊压迫半月神经节后颅内发生轻微解剖学改变使得听神经的异常牵拉得以恢复有关,亦或球囊压迫阻断痛觉纤维传导,减少炎症因子释放,改善周围血液循环,从而使得位听神经功能得以恢复。

【专家点评】

PMC 是目前治疗三叉神经痛的主要微创方法之一。其原理是 PMC 导致三叉神经的有髓纤维轴突损伤和脱髓鞘改变,相比细小有髓或无髓纤维则较少受累,此可阻断三叉神经的传导通路,同时抑制触发神经痛的扳机点,从而缓解疼痛的发生。

本病例 PMC 术后听力下降症状明显改善,术中是否对听神经有无机械性影响,或内听动脉有无影响,仍需结合影像学或相关功能检查证实。但通过此病例也我们开阔了视野,为MVD 术后听力下降的患者给予新的希望。

（蒋文臣）

病例 161　难治性癌痛鞘内泵镇痛策略病例报道一例

【导读】

癌性疼痛是疼痛部位需要修复或调节的信息传到神经中枢后引起的感觉,是造成癌晚期患者主要痛苦的原因之一。在癌性疼痛患者中,因各种原因 50%~80% 的疼痛未能得到有效控制。因此控制癌症晚期患者疼痛这一问题亟待解决。

【病例简介】

患者,中年女性,47 岁,主因"腰部及后背酸痛 9 个月,加重 1 个月"入院。

现病史:患者因黄疸入院,后确诊为胰腺癌并行手术治疗,术后出现伤口部位疼痛,尚不影响正常生活。后于 xx 医院规律化疗。3 个月出现后背及腰骶部疼痛,且疼痛逐渐加重,平卧困难,半侧卧位后疼痛可稍缓解。近一月疼痛加重,平卧 10 s 左右即出现剧烈后背及腰骶部疼痛,并伴有腹部手术切口剧烈胀痛,夜间以平卧位睡眠,睡眠质量差。口服盐酸羟考酮缓释片 50 mg,每 12 h 1 次。效果不佳,自述近期出现左颜面部无汗伴有左上肢感觉轻微减退,为求进一步诊治,遂来我院就诊,门诊以"癌性疼痛 胰腺癌术后 骨转移 癌肝转移癌"收入院。患者自发病以来精神可,饮食可,睡眠差,小便正常,大便可,体重减轻。

既往史:曾行胰腺癌 Whipple 手术治疗,无过敏史,无外伤史。现右上臂侧 PICC 留置,曾经 PICC 留置过程中出现上肢静脉血栓形成,现持续口服利伐沙班抗凝治疗。

检查:BP:135/75 mmHg。神清,精神可,生命体征平稳,双侧瞳孔正大等圆,对光反射正常,心肺腹未见明显异常,胸廓无明显畸形,腹部可见 10 cm 左右术后切口,胸背部及腰部压痛明显,叩击痛阳性(以 L3-5 为著)。腰椎活动度可,双下肢温度觉无异常,双侧肌力可,双跟腱反射(-),双侧直腿抬高试验阴性,双"4"字试验阴性,双跟臀试验阴性。

实验室检查:血常规、肝肾功能、电解质等未见明显异常。

PET:颈 7 椎体及颈 6-7 附件异常示踪剂分布浓集区,考虑恶性肿瘤骨转移性病变可能性大。

CT:双肺纹理增多,多发小结节;双侧胸膜增厚;颈 7 椎体及部分肋骨局部骨质密度欠均匀。考虑肝转移。

腰椎核磁:考虑腰 2-3 椎体骨破坏,考虑骨转移癌。

入院诊断:癌性疼痛,膜腺癌,whipple 术后,骨转移癌,肝转移癌,PICC 留置。

治疗如下。

口服药物:加巴喷丁 300 mg,日三次,度洛西汀 60 mg,日一次。

手术治疗过程:手术在手术室 C 型臂引导下,局部麻醉下操作,术中持续监测患者生命体征。患者取左侧卧位,严格无菌条件下选择第 2-3 腰椎间隙,在 DSA 影像引导下将鞘内导管经 Tuohy 穿刺针输送到蛛网膜下腔。应用皮下隧道针将鞘内导管引导出至右锁骨中线肋弓水平皮袋切口处并与输注港紧密连接。最后,将输注港植入皮袋,缝合固定于筋膜上,逐层缝合皮肤。以专用的无损伤蝶形针垂直插入输注港,回抽脑脊液通畅后连接 PCA 电子泵。电子泵药物配置为吗啡与罗派卡因混合液 100 mL,吗啡浓度均为 1.00 mg/mL,罗派卡因浓度为 0.125%,设定输注速度 0.2 mL/h,单次补充剂量 0.2 mL,锁定时间为 120 min。鞘内治疗后停用其他治疗前镇痛用药。

治疗效果:自鞘内镇痛以来,患者可平卧入眠,夜间睡眠时间显著改善。该患者疼痛较前明显缓解,未出现爆发痛,未出现异常情况,痊愈出院。术后 6 个月、1 年随访,疼痛控制可,大大提高了生活质量。

【问题】

(一)难治性癌痛可能原因

1.肿瘤或治疗导致疼痛的主要机制

(1)直接损伤感觉神经。

(2)肿瘤及周围炎性细胞释放炎性因子(如肿瘤坏死因子 -α 等)。

(3)侵犯破坏血管造成缺血、侵犯空腔脏器造成梗阻或侵犯实质脏器造成包膜张力过高。肿瘤的持续性生长造成急性疼痛持续存在,极易形成外周或(和)中枢敏化。

2.癌性神经病理性疼痛　癌性神经病理性疼痛是指肿瘤或治疗过程中侵犯感觉神经系统造成的疼痛。由肿瘤或治疗对神经的直接损伤引起,可促进递质释放,造成伤害性感受器局部酸中毒,释放炎性因子如肿瘤坏死因子 α 等,继而导致伤害性感受器的敏化。持续性疼痛可引起交感神经兴奋、造成脊髓背角突触可塑性改变引起中枢敏化。神经病理性疼痛的主要特征之一是对阿片类药物敏感性较差。

3. 骨转移性癌痛　根据骨转移病灶的病理特点,骨转移可分为溶骨型、成骨型和混合型3类。溶骨型骨转移使受侵蚀的骨强度下降,破骨细胞和成骨细胞活性之间的平衡被打破,破骨细胞活性增加,发生溶骨性破坏和肿瘤组织浸润,侵蚀和破坏支配骨髓的感觉神经。

4. 癌性爆发痛　癌性爆发痛是指阿片类药物对持续性疼痛控制相对稳定,突然出现的短暂疼痛强度增强的感受。爆发痛分为诱发痛和自发痛,前者可因运动等而诱发,后者无明显诱因,随机发生,不可预测。爆发性癌痛的机制还不十分清楚,目前研究发现,阿片类药物在有效控制持续性疼痛的剂量下仅作用于部分外周 μ 受体,还可激活未被阿片类药物阻滞的感觉纤维。

5. 癌性内脏痛　肿瘤可侵犯周围的交感神经,造成交感神经性癌痛。内脏器官受到机械性牵拉、痉挛、缺血和炎症等刺激而引起的疼痛称为内脏痛。交感神经外周定位模糊、中枢投射广泛,并多伴有牵涉痛。

本例患者主要表现为腰背部疼痛不适,分析疼痛产生的原因包括肿瘤本身导致的疼痛、神经病理性疼痛、骨转移性疼痛及癌性爆发性痛,在治疗过程中,我们考虑患者疼痛情况较为复杂,给予加巴喷丁治疗神经病理性疼痛,给予鞘内吗啡布比卡因输注改善癌性疼痛,根据爆发痛发生的特点提前给予镇痛药物,改善并尽可能的抑制爆发痛的发生,考虑患者长期疼痛,我们给予度洛西汀改善焦虑抑郁状态。

(二)难治性癌痛的诊断及评估

1. 难治性癌痛诊断　难治性癌痛的诊断需同时满足以下两条标准:①持续性疼痛数字化评分≥4分和(或)爆发痛次数≥3次/天;②遵循相关癌痛治疗指南,单独使用阿片类药物和(或)联合辅助镇痛药物治疗 1~2 周患者疼痛缓解仍不满意和(或)出现不可耐受不良反应。

2. 难治性癌痛评估

(1)难治性癌痛评估概述:对于常规药物治疗效果不佳的难治性癌痛,需要进行全面的再评估。内容主要包括疼痛发生原因、机制、解剖特征、功能评价、药物治疗史、心理因素及是否存在肿瘤急症,并且要在治疗的全程进行动态评估。

(2)癌性神经病理性疼痛的评估:国际疼痛研究协会(International Association for the Study of Pain, IASP)于 2008 年提出的神经病理性疼痛的分级诊断标准被广泛沿用。临床上进行神经病理性疼痛筛查推荐使用 ID 疼痛量表,DN4 问卷诊断特异性较高,可用于进一步明确诊断。

(3)骨转移性癌痛的评估:癌性骨痛包括静息时持续性疼痛、静息时自发性的爆发痛和运动时诱发性的爆发痛。骨转移的诊断需要借助 ECT 及 CT、MRI 的检查和碱性磷酸酶等化验指标。静息性骨痛采用常规癌痛的评估方法;自发性和诱发性的骨痛可借鉴爆发痛的评估方法进行评估。

(4)癌性爆发痛的评估:确诊爆发痛需要全部满足以下 3 个条件:①存在基础疼痛(前

一周中疼痛持续时间每日 >12 h);②在前一周的基础疼痛得到充分的控制(疼痛强度为无或者轻度);③患者存在短暂的疼痛加重现象。爆发性疼痛的评估主要依据量表,艾伯塔癌症爆发性疼痛评估工具具有一定的针对性。另外,英国和爱尔兰姑息医学协会癌症爆发性疼痛的评估流程对癌症患者是否存在爆发性疼痛也能进行准确有效的评估。

(5)癌性内脏痛的评估:通过影像学检查存在明确的内脏组织肿瘤浸润及植物神经损伤;疼痛定位模糊;常表现为痉挛样疼 痛、钝痛、绞痛、胀痛、牵拉痛、游走样痛等;有时合并一定的功能障碍。符合以上特征可诊断为内脏痛。目前,内脏痛的评估尚无特异性量表。

(三)鞘内药物输注系统植入术(implantable drug de-livery system,IDDS)适应证与禁忌证

1. IDDS 优势　与全身用药相比,鞘内注射镇痛药物用量小,且不良反应更小,可明显改善患者的生存质量。

2. IDDS 适应证　①采用多模式治疗方法后癌痛未得到充分控制者。②接受阿片类药物等治疗虽有效,但无法耐受其不良反应者。③自愿首选 IDDS 植入术治疗的癌痛患者。

【小结】

癌性疼痛常常包含多种因素导致的疼痛。作为疼痛科医生应该掌握并鉴别癌痛产生的的不同病因,能够进行准确的判断和分析,及时进行疼痛评估,针对癌痛产生的各方面因素合理的进行治疗,控制疼痛,改善患者生活质量。

【专家点评】

疼痛是癌症患者最常见的症状,且随病情进展持续性加重。世界卫生组织在全球广泛推广的癌痛三阶梯治疗可使绝大部分患者疼痛得到有效缓解,但仍有 15%~20% 的患者疼痛未能得到满意控制。鞘内吗啡输注用于治疗临床难治性癌痛已被广泛报道。但是鞘内单独应用吗啡对有些患者并不能使疼痛充分缓解,而且有些患者鞘内应用吗啡也会产生耐受。Deer 等研究表明鞘内联合应用吗啡及罗派卡因输注不仅显著增强镇痛效果,且显著减少阿片类药物的应用剂量,同时降低阿片类药物相关不良反应发生率,对合并神经病理性疼痛的癌痛患者临床镇痛效果更加确切。

传统口服给药是大多数癌痛患者的首选,但如伴有消化系统症状如食欲减低、消化道溃疡、出血或梗阻等以及口咽部肿瘤、消化系统肿瘤患者,不能口服药物或存在口服禁忌;或服用大剂量阿片类药物,患者依从性差;或经口服给药后副作用明显、镇痛效果不理想,应用鞘内泵吗啡输注可根据患者按压的有效次数以及疼痛情况,及时调整剂量,尽快滴定至适宜的维持剂量。维持镇痛期间,疼痛加剧或出现爆发痛时患者可以按需给药及时处理疼痛,避免了等待时间,可以为爆发痛患者提供及时、安全及有效的镇痛。

对于终末期癌痛患者,曾经接受过多种治疗手段且镇痛效果不满意的难治性疼痛,大多数癌症患者以及家属表达的强烈愿望就是减少痛苦,尤其对于重度疼痛的终末期患者,病患和家属承受着巨大的煎熬与痛苦,最大程度地减轻病人疼痛以及安抚家属,成为这部分病人姑息治疗的重要内容。

(史可梅　韩晨阳　李全波)

病例 162　O₃ 套袋联合腰交感神经节阻滞治疗糖尿病足病例报道一例

【导读】

糖尿病足是糖尿病中晚期的一种严重并发症,是指因下肢远端神经外周、血管病变导致的足部感染、溃疡或深层组织破坏。据国际糖尿病足组织报道:在全球,每年因糖尿病足导致的截肢人数超过 100 万,每 20 秒就有 1 人因糖尿病足而截肢。此外,研究发现,糖尿病足患者的死亡风险甚至远超许多恶性肿瘤,其较高的致残率和致死率已经成为威胁人们健康的主要杀手,疼痛科相关技术的介入为糖尿病足的治疗带来了新的方向。

【病例简介】

患者,老年女性,83 岁,主因"双足疼痛伴左足趾破溃 6 月"入院。6 月前自觉左下肢发凉,左侧第 1 足趾反复化脓、坏死、渗液及麻痛,抗生素治疗仅短期缓解,严重影响日常生活和睡眠。入院查左下肢皮温低于右侧,轻度紫绀,踝关节以下尤其明显,足背动脉搏动弱,左足第 1 跖趾关节肿胀发黑,挤压后有少量脓性渗液从内侧窦口渗出。

相关化验及检查如下。

血糖:13.8 mmol/L。

血管情况:右下肢动脉广泛粥样硬化伴多发斑块形成,左下肢动脉血栓形成合并闭塞。

腰椎影像:L4-5 椎间盘突出,伴椎管狭窄。

治疗如下。

腰交感神经节阻滞:俯卧位,选择 L1 椎体左侧旁开 8 cm 为穿刺点,向内侧与后正中线成 45°角进针,CT 引导下穿刺至 L1 椎体左前方,回吸无血,注入造影剂碘海醇 5 mL,显示造影剂扩至 L2 椎体左前方后注入 0.5% 利多卡因 20 mL,观察 20 min,期间患者左下肢皮温升高,色泽转微红,患者自觉肢体发热,左足痛感减轻。术毕送归病房时患者即自述左足麻痛明显减轻,左下肢皮温升高,皮肤紫绀消失,色泽微红。

O₃ 套袋治疗:患者取舒适体位,用生理盐水清洗创口,再用碘伏溶液局部消毒后,清理溃疡坏死组织,用干净无菌纱布覆盖溃疡,再放置一连接管,连接管另一端接一三通,然后用一自制塑料套膜包裹患足,在溃疡面两端分别用医用胶带密闭,在塑料套膜开口端再次用医用胶带密闭,尽量保持套膜里不通气。接着用注射器配合三通尽量抽尽套膜里的空气,关闭三通,将注射器连接德国赫尔曼 O₃ 发生器,将 O₃ 浓度调至为 60 μg/mL,抽取 O₃ 连接至三通处,缓慢注入 O₃,直至塑料套膜充盈,停止通 O₃ 后关闭三通使之在密闭状态下再保持 20 min。治疗结束后抽出塑料套膜内气体,用碘伏消毒,更改干净无菌纱布包扎。每天一次,半个月为一疗程,可反复进行。

术后第 3 天,发黑及渗液的足趾变干燥,色泽恢复正常。至术后第 7 天出院,患足肤色微红,皮温略高于右侧,足趾干燥无渗液。出院后 3 月随访,患者左足麻痛完全消失,足趾干燥无渗液,休息睡眠好,无低血压及腹泻等并发症,患者对疗效满意。

【问题】

(一)糖尿病足产生可能原因

当糖尿病患者的下肢远端神经、外周血管等发生病变时会引起的足部感染、溃疡、深层组织受损,即为糖尿病足。糖尿病主要的并发症为微血管、大血管等病变,其和患者患有糖尿病的时间、血糖水平等存在紧密联系。患者机体长期处于高糖状态下,血管壁上的氨基酸、蛋白质等在糖化作用下逐渐形成糖化产物,在血脂代谢异常的情况下,血管内膜有所增厚,甚至管腔变得狭窄,形成的粥样硬化斑块大多分布于下肢动脉主干。糖尿病患者的下肢血管病变中较为常见的是中小动脉,足背动脉、腘动脉、胫前动脉以及胫后动脉等均容易受累,发病率较高的属股动脉。此外,糖尿病周围神经病变是糖尿病足发生的重要危险因素,运动神经病变影响了足部肌肉的牵张力,使足部肌肉萎缩并改变了足底受力部位,导致足畸形,如爪形趾、锤状趾等。感觉神经受损,保护性感觉丧失,使足部对外界压力、异物或冷热反应性和抵御能力下降而易受伤,形成溃疡。自主神经病变使患者皮肤泌汗功能减弱,从而出现足部皮肤干燥皲裂,易引发细菌感染。运动神经、感觉神经及自主神经病变可以分别或共同成为糖尿病足发生的危险因素,影响糖尿病足的预后。

(二)糖尿病足的临床表现、诊断与评估

1. 糖尿病足的临床表现　患者可出现发热、畏寒、寒战等典型的全身炎症表现;足部皮肤红、热、肿胀、变硬、疼痛或触痛、创面出现脓性分泌物等感染的症状和体征。但约 50% 的患者临床表现不典型,这些患者大多存在严重的周围血管病变、周围神经病变以及长期的高血糖,尤其在严重缺血和长病程的老年患者。对于面积 >2 cm²、深度 >3 mm 的创面,如果伴有非脓性分泌物、着色异常、臭味、肉芽组织易碎和(或)易出血、伤口边缘变黑和(或)坏死、无明确诱因的伤口疼痛或触痛加剧、尽管治疗合理但未见明显好转,均有助于 DFI 的诊断。DFI 开始常为表浅感染,但随着时间的推移,细菌可蔓延至皮下组织,包括筋膜、肌肉、肌腱、关节和骨组织。足部在解剖上存在多个纵行腔隙,有利于感染向近端蔓延。

2. 糖尿病足的诊断

1)病史:详细询问记录糖尿病史、DFU 史、足溃疡原因、部位、治疗情况和治疗过程中病情变化等。

2)体格检查

(1)全身症状:如发热、寒战、恶心、呕吐、疼痛、精神 / 神志变化等。

(2)营养情况:有无贫血、水肿等。

(3)周围血管病变、周围神经病变以及创面状况、有无骨暴露或探及骨的状况等。

3)实验室检查:对所有 DFI 患者均需行血清炎症标志物测定及溃疡创面微生物培养,但任一炎症标志物均不能单独用于 DFI 的诊断。目前常用的血清学炎症标志物包括血白细胞计数及分类、超敏 CRP、ESR 及降钙素原等。

4)影像学检查:影像学检查可以帮助临床医师更好地了解软组织及骨骼有无感染及感染的程度,主要检查方法包括足部 X 线平片、超声、MRI 及放射性核素显像。

3. 糖尿病足的评估　糖尿病足的诊断是以临床表现为重要依据,而不仅仅依靠病原菌参数。临床上根据患者病史、体格检查、实验室结果及影像学检查进行诊断。分 3 个层次评估感染情况：患者全身状况、患足或患肢的血管病变和神经病变以及足感染创面状态。DFI 一旦诊断，应该按照国际糖尿病足工作组（IWGDF）或美国感染病学会（IDSA）的分级方法行分级评估。

（三）O_3 治疗糖尿病足的机制

1. 增加组织供氧　O_3 能够增加局部组织供氧，发生反应后生成的活性氧为人体的组织细胞提供良好的环境，可以使体内细胞完成自身修复和增殖的过程，还能加快局部细胞增生繁殖，加速新鲜组织细胞的修复和促进其生长。组织接受局部氧疗能促进微循环的改善，降低血流阻力，增强组织细胞膜的通透性，降低组织炎性渗出量缓解局部肿胀，增加局部组织细胞的营养供应，最终达到促进创面快速愈合的目的。

2. 抗感染　O_3 施展杀菌抗感染的机制可分为非特异性和特异性抑制。非特异性抑制可使体内有活性酶的一类细菌被灭活，阻碍细菌的代谢，从而抑制病原微生物的生长。特异性抑制主要针对厌氧菌，因其在治疗过程中既缺乏细胞色素氧化酶，又缺乏过氧化物酶及过氧化氢酶，所以不能从自身代谢反应中获得能量供应，又不能除去参与有氧代谢的过氧化氢，导致其新陈代谢发生障碍，致使厌氧菌不能存活。因此，O_3 通过增加组织氧份供应、抑制病原菌繁殖，刺激创面的愈合。

3. 改善血液微循环　O_3 除了组织供氧和灭菌作用外，还能改善微循环，刺激毛细血管的扩张，改善毛细血管通透性，加快毛细血管的血流速度，降低红细胞的滤过率，增强红细胞的弹性，使红细胞及血小板凝集的现象减少，从而加快血流速度，使血液粘度和细胞凝聚性下降，增加组织供氧、缓解炎性渗出性水肿，从而对组织细胞的生理代谢、营养吸收、功能和自身修复有积极的作用。此外，还能增加红细胞 2，3-二磷酸甘油酸（2，3-2DPG）及三磷酸腺苷（ATP）的含量，提高红细胞的携氧能力，增加氧的释放，促进组织修复。O_3 在发挥治疗作用后，分解为活性氧，留在局部组织中可明显改善局部的低氧环境，使细胞含氧量增高，从而加速创面的愈合过程。

4. 激机体免疫活性　O_3 能激活具有免疫活性的细胞，使干扰素、白介素、粒细胞巨噬细胞集落刺激因子、肿瘤坏死因子等细胞因子释放增加，进而增强机体的免疫功能。O_3 也可诱导并激活机体抗氧化酶系统，产生大量过氧化氢酶、超氧化物歧化酶、谷胱甘肽过氧化物酶和还原酶，清除机体产生过多的自由基，调节机体抗氧化、抗感染能力。治疗浓度的活性氧可促使血液产生脂质过氧化物和 O_3 类过氧化物，这些活性过氧化物进入细胞质，通过细胞基因转录和翻译，释放细胞因子，起到抗炎、增强机体免疫的作用

5. O_3 能浓度选择　O_3 具有很高的能量，很快自行分解为氧气和具有很强氧化能力的单个氧原子。臭氧的疗效与浓度存在密切的相关性，一般认为，高浓度 O_3（30~70 μg/mL）可导致组织结构破坏，中等浓度（20~30 μg/mL）时主要发挥免疫调节作用，低浓度（<20 μg/mL）时主要发挥增加氧供的作用。现在的研究认为，O_3 进入体内后，作为一种强氧化剂，能明显升高超氧阴离子、过氧化氢和羟自由基等活性氧（reactive oxygen species，ROS）的含量，其衍生出来的各种复合物能与不同靶目标作用，导致多因子参与的病理生理学变化，诱

导并激活机体抗氧化酶系统。

6. 腰交感阻滞讨论　腰交感神经节阻滞可通过对相应节段腰交感神经进行阻滞,以对神经传导发挥阻断作用,有利于扩张下肢血管,增加血供,进而减轻患者痛感,达到治疗血栓闭塞性脉管炎、改善糖尿病下肢动脉闭塞等疾病的目的。腰交感神经邻近脊髓及神经根,进行腰交感神经节阻滞过程中需要小心谨慎,应该由具有丰富临床疼痛治疗经验及对局部解剖熟悉的医师完成,以保障穿刺准确性,提升阻滞效果。

【小结】

糖尿病足是糖尿病患者较为严重的并发症之一,患者足部溃疡常伴不同程度的感染,加重下肢或足部缺血坏死,导致截肢(趾)甚至死亡。早期防治,可促进患者的康复和预后,降低死亡率。目前对 DF 的治疗大多数采用药物全身或外科手段局部治疗,只能暂时改善病情,缺乏特效的治疗方案,疼痛科中腰交感神经节阻滞通过调节腰交感神经节改善下肢血流,为糖尿病足的治疗提供新的思路,我们在此基础上联合 O_3 套袋治疗,进一步促进糖尿病足溃疡创面的愈合,为糖尿病足的治疗提供了新的思路。

【专家点评】

本例患者糖尿病史 30 余年,足部溃疡坏死反复出现,经久不愈,抗感染及局部治疗均不能有效改善左下肢尤其足部血供。对于该类患者常规外科治疗方法是行血管重建手术。但对于已发生坏疽,且在休息时有疼痛及广泛病变或不能进行血管重建的患者,则需要截肢。本例患者应用选择性腰交感神经化学毁损治疗,可达到长期抑制左下肢交感神经的缩血管作用,使受损血管部分再通;亦可促进侧支循环建立,从根本上改善血供,达到完全控制感染,有效防止复发,对于不适用血管重建手术的患者同样适用。

该手术精确定位腰交感神经,可保证腰交感神经的有效阻滞。由于手术穿刺路径靠近肾脏和椎旁神经根,易误伤穿刺周围组织,而 CT 引导可清晰地显示穿刺路径中的脏器和大血管,从而避免肾脏、肾动脉、腹主动脉和脊神经损伤。

影像引导下经皮腰交感神经阻滞术,可通过微创的方法,解决糖尿病后期广泛血管病变导致的肢体血液循环障碍,从而有效治疗局部感染和坏疽,以及由此伴发的长期慢性疼痛,改善了患者的日常生活能力和生活质量。该方法是糖尿病足治疗中,尤其是针对长期存在广泛且严重的足部血管神经病变的患者可供选择的有效治疗措施。

联合局部 O_3 套袋治疗糖尿病足,使坏疽局部烂肉脱落快,新的肉芽组织加快生长,局部微循环得到改善,为创面的生长创造了良好的生长条件。O_3 还能激活 T 细胞,促进干扰素的生成,这有利于加快受感染的糖尿病足的伤口愈合。

(史可梅　韩晨阳　李全波)

病例 163　球囊压迫术治疗顽固性三叉神经痛病例报道一例

【导读】

三叉神经痛(TN)是临床最常见的脑神经疾病,以三叉神经分布区反复发作性、阵发性、剧烈性疼痛为主要表现,多数为单侧面部发病、少数为双侧面部发病,性质可呈电击样或针刺样,通常可由触碰扳机点而诱发。因疼痛位于头面部且非常容易被触发,致使患者不敢吃东西、刷牙、洗脸等,其日常工作、学习与生活都受到严重的影响。此外,因三叉神经痛多为慢性疼痛,长年累月的发作影响患者情绪,最终极易导致抑郁发作。

【病例简介】

患者,女性,66 岁,因"右侧面部疼痛 4 年余,加重 1 月余"入院。

现病史:患者于 4 年前无明显诱因出现右侧面疼痛,主要位于右侧鼻旁,上唇,向上额部放射,诊断为三叉神经痛,后于我科门诊行眶上及眶下神经射频热凝术,术后患者疼痛缓解明显。近 1 个月患者右侧面部再次出现疼痛不适,疼痛性质及程度同前,且出现下牙槽处疼痛,疼痛性质为放射样、针刺样疼痛,吃饭、吞咽触摸时可诱发疼痛,服用奥卡西平治疗,疼痛可稍缓解。今为求进一步治疗,遂来我院就诊,门诊以"三叉神经痛"收入院。自发病以来饮食欠佳,睡眠尚可,大、小便正常。

既往史:甲亢病史,近期未服用药物。否认高血压,糖尿病,冠心病,脑血管病等病史。近期复查头颅 CT 及核磁均提示颅内囊性病变(详见报告)

体格检查:生命体征平稳,右侧上唇周围可及感觉减退,双侧侧面部皮肤未及肿胀,右侧上唇周围存在扳机点,双侧咬肌未及萎缩。

辅助检查:近期本院头颅 CT:①左顶叶颅板下巨大低密度灶,考虑囊性成分为主,请结合病史,必要时增强扫描。②脑萎缩。

治疗:

三叉球囊压迫术:患者平车入手术室,取仰卧位,常规行心电监护,开放静脉通路,监测动脉血压,气管插管全麻后,面部常规消毒、铺无菌巾,取右侧口角旁开约 2.5 cm 处为穿刺点,在 C 型臂引导下穿刺至右侧卵圆孔内, C 型臂正位及侧位再次确认穿刺针位于卵圆孔内,深度未超过卵圆孔内口,拔出穿刺针芯,置入球囊导管,C 型臂正位及侧位确认球囊导管位置,逐步缓慢注入 0.7 mL 造影剂扩张球囊,C 型臂下确认球囊呈梨形后计时压迫 4 分钟。压迫完成后,释放造影剂,同步取出球囊导管及穿刺针,穿刺点以敷贴妥善固定,局部按压 5 分钟。手术结束,复苏室密切观察至完全清醒、意识清晰、生命体征均平稳后安返病房。

术后患者诉疼痛未发作,右侧面部第三支区域麻木明显,第一支及第二支区域无明显麻木感,进食可,余未诉不适,术后 3 个月随访,患者右侧面部疼痛缓解明显,无明显麻木感,可正常饮食,生活。

【问题】

1. 分类 根据三叉神经痛症状分类分为典型三叉神经痛和非典型三叉神经痛。

(1)典型三叉神经痛:是指符合下列特征的三叉神经痛:①疼痛为阵发性反复发作;②有明确的间歇期且间歇期完全正常;③有"扳机点"和明确的诱发动作;④三叉神经功能正常。原发性三叉神经痛多为典型三叉神经痛。

(2)非典型三叉神经痛:是指符合下列特征的三叉神经痛:①疼痛时间延长甚至为持续性疼痛,但可有阵发性加重;②无"扳机点"现象;③出现了三叉神经功能减退的表现,如面部麻木、感觉减退、角膜反射迟钝、咀嚼肌无力和萎缩。继发性三叉神经痛多为非典型三叉神经痛。

2. 三叉神经痛的诊断及鉴别诊断

1）三叉神经痛的诊断：依据典型的临床表现可以诊断三叉神经痛，区别原发性三叉神经痛和继发性三叉神经痛建议参考以下几点：

（1）三叉神经反射电生理学检测可能有助于诊断原发性三叉神经痛。

（2）存在三叉神经感觉减退或双侧同时起病可能为继发性三叉神经痛，但是由于特异度较差，不存在上述特征的患者也不能排除继发性三叉神经痛。

（3）术前影像学检查（MRI、CT等）有助于确诊继发性三叉神经痛，但对于原发性三叉神经痛，术前影像学检查（MRI、CT等）并不能确诊或者排除是否存在责任血管对三叉神经的压迫，但是仍然推荐三叉神经痛患者术前行影像学检查。

（4）患者起病年龄较轻、异常的三叉神经诱发电位、药物治疗效果不佳及三叉神经第一支分布区域疼痛者并不提示为原发三叉神经痛。

2）原发性三叉神经痛的鉴别诊断

（1）继发性三叉神经痛：由肿瘤、动脉瘤、动静脉畸形等引起的三叉神经痛。

（2）牙痛：牙痛主要表现为牙龈及颜面部持续性胀痛隐痛，检查可发现牙龈肿胀、局部叩痛、张口受限，明确诊断经治疗后疼痛消失。

（3）三叉神经炎：因头面部炎症、代谢病变，如糖尿病、中毒等累及三叉神经，引起的三叉神经炎症反应，表现为受累侧三叉神经分布区的持续性疼痛；多数为一侧起病，少数可两侧同时起病。神经系统检查可发现受累侧三叉神经分布区感觉减退，有时运动支也被累及。

（4）舌咽神经痛：疼痛部位多位于颜面深部、舌根、软腭、扁桃体、咽部及外耳道等，疼痛性质及持续时间与三叉神经痛相似，少数患者有"扳机点"，一般位于扁桃体窝及舌咽部。

（5）蝶腭神经痛：主要表现为颜面深部的持续性疼痛，疼痛可放射至鼻根、颧部、眼眶深部、耳、乳突及枕部等，疼痛性质呈烧灼样，持续性，规律不明显，阻滞蝶腭神经节有效

三叉神经痛的治疗

三叉神经痛分为药物治疗及外科治疗。

1. 三叉神经痛的药物治疗　药物治疗对原发性三叉神经痛的疗效确切，尤其适合于治疗初发生原发性三叉神经痛患者。但药物治疗对继发性三叉神经痛的疗效不确切。原发性三叉神经痛的一线治疗药物包括卡马西平（200~1200 mg/d）和奥卡西平（600~1800 mg/d）。虽然卡马西平的疗效优于奥卡西平，但后者安全性方面的顾虑更少一些。如果以上任何一种钠离子通道阻滞剂无效，下一步应考虑外科手术。典型原发性三叉神经痛的自然恢复几乎是不可能的，药物治疗的效果可能是部分缓解完全缓解与复发交替出现，因此，鼓励患者根据发作的频率来调整药物剂量。

2. 三叉神经痛的外科治疗　当药物治疗的疗效减退或者出现患者无法耐受的药物副作用而导致药物治疗失败时，可以尽早考虑外科手术治疗。外科手术方式有多种，包括经皮三叉神经半月神经节射频温控热凝术、Meckel's囊球囊压迫术、Meckel's囊甘油注射、伽马刀治疗及微血管减压手术。

循证医学证据表明，Meckel's囊球囊压迫术治疗更适合治疗以下三叉神经痛患者：①年龄 >70 岁。②全身情况较差（心、肺、肝、肾、代谢性疾病等）。③已行微血管减压术后无效或者疼痛复发。④拒绝开颅手术者。⑤鼻咽癌相关性三叉神经痛。

【小结】

三叉神经痛是一种临床常见的颅神经疾病，由于其剧烈的疼痛，严重影响了患者的生活质量、工作和社交，也增加了医疗支出。麻醉疼痛医生应该掌握三叉神经痛的不同分型，能够与其他相关的疾病进行鉴别诊断，掌握三叉神经痛的常见治疗方法，及外科手术的适应症。针对患者的病情，制定合理的诊疗方案。

【专家点评】

临床上最常见的是原发性三叉神经痛，其病因未明，且患者没有器质性病变的存在。因此我们考虑该患者为原发性三叉神经痛。目前，大多数学者认为原发性三叉神经痛致病因素为三叉神经在进入脑干处受到的异常机械作用（如蛛网膜增生、抬高的岩骨嵴导致的挤压，以及在狭窄的圆孔和卵圆孔处受到压迫），神经血供异常导致的缺血及退行性病变，有些病例在桥小脑角段常常存在异常走行的血管对三叉神经根入脑干区造成压迫。三叉神经经长期压迫后会脱髓鞘，与临近的无髓鞘或同样脱髓鞘的神经纤维形成异常接触，刺激通过异常接触部位的传入中枢，冲动经旁路传出中枢，不断累加而导致三叉神经痛的发作。本例患者是典型的顽固性原发性三叉神经痛，患者先于门诊就诊，行口服药物治疗，后效果不明显，辅助三叉神经周围神经阻滞治疗。伴随病情不断进展，疼痛控制不佳，行三叉神经射频热凝治疗，症状缓解明显，但射频治疗一年后疼痛再次复发，最终行球囊压迫治疗，治疗后疼痛缓解明显，随访一年后，未再次出现疼痛。

顽固性三叉神经痛具有一定的复发性，在治疗过程中一定要保证穿刺位置的准确，尽可能的达到满意位置，避免手术位置不准确带来的复发。

三叉神经球囊压迫术时易导致三叉神经心脏反射（trigemino cardiac reflex，TCR）的发生，TCR 是指手术操作涉及第 5 对脑神经三叉神经时出现心率和血压突然降低超过 20% 的临床现象，TCR 是一种常见的脑干反射，在眼科、颌面部、三叉神经节及神经外科相关手术中发生率较高，严重者可危及生命。TCR 由三叉神经感觉支传递信号，通过半月神经节传导至三叉神经感觉核，继而传导至位于疑核和迷走神经背侧核中的运动神经元，激活心脏副交感神经性迷走神经元，引起负性变时和变力反应，导致心率减慢。TCR 的预防措施主要包括使用抗胆碱类药物和局部神经阻滞：①预防性使用抗胆碱能类药物可降低 TCR 的发生率，对于高危人群建议使用阿托品 0.01 mg/kg 静脉注射，但反复使用或者阿托品剂量 >0.01 mg/kg 可引起双向性心率变化并增加异位搏动，引起的心律失常比 TCR 持续更久，需要引起重视。②局部神经阻滞可阻断神经传递，切断反射弧，除了降低 TCR 发生率外，还可减弱其发生强度。三叉神经球囊压迫术中，TCR 发病率较高，合理使用全身麻醉药物，保持麻醉深度，预防性使用抗胆碱能药物或局部阻滞可有效降低 TCR 的发生。麻醉医师在临床工作中正确认识 TCR 以及 TCR 与麻醉的相关性非常重要，同时需要关注手术操作对患者血流动力学变化的影响，加强监测，对高危患者必要时行预防性处理等。

（史可梅　韩晨阳　李全波）

病例 164　脊髓电刺激治疗外伤后顽固性神经痛病例报道一例

【导读】

复杂性区域性疼痛综合征(complex regional pain syndrome，CRPS)是一组继发于伤害性事件的疼痛症候群,表现为区域性疼痛、感觉异常和自主神经系统功能紊乱,CRPS 的病理生理机制尚不清楚,引起 CRPS 的原因较多。现报道 1 例因外伤后引起的 CRPS。

【病例简介】

患者,男性,48 岁,主因"颈椎外伤后双上肢疼痛 5 年余"入院。

现病史:患者于 5 年前因车祸致脊髓损伤,于 xx 医院行颈椎手术,术后出现双上肢疼痛,呈持续性烧灼疼痛,影响睡眠,休息后无明显减轻,就诊于 xx 医院行药物(曲马多,加巴喷丁)治疗后无明显好转,疼痛持续加重,遂来我院门诊,门诊以"神经痛 周围神经病 颈椎术后"收入院。患者自发病以来精神、食欲尚可、睡眠差,大小便如常。既往史:平素身体健康状况一般,无脑梗塞、脑出血等病史。无输血史。检查: BP: 120/90mmHg。神清,精神可,生命体征平稳,双侧瞳孔正大等圆,对光反射正常,心肺腹未见明显异常,心肺腹未见明显异常,胸廓无明显畸形,颈椎生理弯曲存在,双侧颈部活动自如,双侧颈椎旁及棘突无压痛,双侧臂丛牵拉试验(—),双倒压顶实验(—),双侧推间孔挤压试验(—),双侧 Hoffman 征(—)。双侧肢体感觉有减退,上肢毛细血管扩张、温度降低;双侧膝跳反射无亢进,双侧跟腱反射(—),双侧踝阵孪(—)。双上肢肌力减退。余未见明显异常。辅助检查血常规:白细胞 6.53×10^9/L,红细胞 4.0×10^{12}/L,血小板 137×10^9/L,肝功能:谷丙转氨酶 21.3U/L,谷草转氨酶 58.1U/L,总胆红素 12.6 μmol/L,肾功能:肌酐 62umol/L,尿素 3.7mmol/l;入院诊断:CRPS;周围神经病;颈椎术后。

治疗如下。

药物治疗:普瑞巴林联合氨酚羟考酮。

神经阻滞治疗:星状神经节阻滞。

脊髓电刺激治疗:患者取俯卧位,常规心电监护,建立上肢静脉通路,常规消毒后背部,铺治疗巾。在 C 型臂引导下取相应椎弓根为穿刺点,取 1% 利多卡因局麻成功后,置入 18 号穿刺针,在影像指导下证实穿刺针针尖位于硬膜外腔内准确无误后,反复回抽无血液及脑脊液后,置入通管,建立通道拔出通管,然后顺着穿刺针置入电极,C 型臂引导电极头位置准确无误,利用诱发电位、电刺激确定电极的精准部位,确定电刺激诱发位置,拔出导丝,固定导管,观察无不适反应后返回病房。返回病房后再次调试电极参数(36us 60HZ 2.8v),确定有效频率后嘱其卧床 48 小时,继续观察病情。

治疗效果:患者双上肢疼痛明显缓解,未出现异常情况,痊愈出院。

【问题】

(一)复杂性区域性疼痛综合征可能原因

CRPS 的发病机制尚不十分明确,目前认为有多种机制参与。这些机制包括神经源性炎症参与的中枢及外周敏化氧化应激反应和自身抗体形成,中枢神经形态功能改变,遗传和精神心理因素等。无论 CRPS I 还是 CRPS Ⅱ,神经源性炎症反应都是 CRPS 最先触发的机制,且贯穿 CRPS 的整个发病过程。机体在伤害性刺激发生后可引起大量神经肽释放,神经肽参与痛觉传递引起 CRPS 的特征性感觉异常和痛觉过敏。神经肽还可以增加血管通透性,扩张毛细血管,因而出现流汗、皮肤发红、皮温改变等。在中枢神经系统,神经肽可与相应受体结合,引起脊髓胶质细胞的激活和疼痛敏化。

(二)复杂性区域性疼痛综合征诊断方法

国际疼痛研究学会(International Association for the Study Pain, IASP)于 2005 年发布 Budapest 诊断标准中陈述,CRPS 的临床表现主要有以下几个方面:持续性疼痛的程度与刺激的强度不比例,且疼痛范围不属于单神经支配区;出现痛觉过敏、痛觉超敏和触诱发痛等感觉异常;有血管舒缩异常的表现,比如双侧肢体皮肤颜色和温度不一致,在 CRPS 急性期可出现皮肤发红、皮温升高的表现,而在慢性期可出现皮肤青紫、皮温降低;排汗异常或肢体肿胀;可有毛发稀疏、指甲脆弱、皮肤变薄等营养不良的表现;出现肌肉无力、运动幅度减低和肌张力障碍等运动障碍。本例患者的发病特点:自发痛、烧灼感,痛觉过敏;双上肢毛细血管扩张、温度降低;双上肢感觉减退,运动功能下降、肌力减低。病人有明确的颈部外伤史及颈部手术病史,符合 CRPS 诊断。

(三)复杂性区域性疼痛综合征治疗方法

目前临床报道了经颅磁刺激、经皮电刺激等物理治疗方法,包括心理疏导在内的心理治疗方法,非甾体类抗炎药和激素、双膦酸盐、免疫球蛋白、氯胺酮、加巴喷丁、降钙素等药物治疗方法,交感神经阻滞治疗以及外科交感神经切除术、脊髓背根入髓区毁损等手术方法。近年来,有报道免疫调节治疗、肉毒毒素局部注射治疗、高压氧治疗、本体感觉训练和镜像治疗、血浆置换等研究方案,还在进一步研究验证中。在本案例中,我们针对患者的病情特点给予脊髓电刺激治疗,明显的降低了患者的疼痛,取得了较为显著的疗效。

(四)脊髓电刺激治疗机制

脊髓电刺激(spine corcl stimulation, SCS)近年来广泛用于治疗各种慢性疼痛,特别是难治性慢性疼痛。作为一种基于电流刺激的微创方法,前存在多种学说,包括脊髓门控机制、阻断神经传导通路、降低交感神经系统兴奋性和激活神经递质受体等。脊髓门控机制理论最早提出,应用广泛。1965 年 Wall 提出的"闸门"理论,脊髓电刺激通过刺激脊髓背角大的有髓神经纤维,从而抑制伤害性刺激通过小的无髓神经纤维向上传入,进而达到控制疼痛的目的。对于存在交感神经系统异常的 CRPS,SCS 不仅能够缓解疼痛,而且能够增加肢体血供,改善皮肤软组织症状。此外,新发现的研究机制还包括:脊髓电刺激通过干扰疼痛传导通路,激活阿片受体,激活疼痛下行抑制传导通路,调节 γ- 氨基丁酸能系统,从而控制感觉神经元投射的活性和反应。脊髓电刺激具有微创、可逆、可调、不造成永久性神经功能缺失或损伤的特点,临床应用前景广阔。

【小结】

该病例是双上肢的 CRPS,经过多种治疗方法,尚未缓解,我们采用脊髓电刺激的治疗手段,能够覆盖一个较大的范围脊髓节段,因而电流可覆盖足够范围的感觉异常区域。该病人放置电极后疼痛即有明显缓解,血管扩张情况明显改善,皮温升高,可正常排汗。说明脊髓电刺激可以明显改善交感、副交感神经功能,不仅能够缓解疼痛,而且能够增加肢体血供。术后 3 个月回访病人的肢体功能和生活质量也得到明显改善。

【专家点评】

本例患者是颈部外伤及颈椎术后导致较为典型的复杂性区域性疼痛综合征,在临床诊治过程中属于顽固性的疼痛,伴随交感神经系统紊乱,采用脊髓电刺激治疗不仅缓解了疼痛,也改善了交感神经紊乱状况,因此,脊髓电刺激对于复杂性区域性疼痛综合征具有良好的临床疗效。

由于患者就诊时,已出现肢体肌力减退,经治疗后以疼痛及肢体异常性疼痛感觉减轻为主,肌力尚未改善,故应早期诊断及联合治疗,以有效缓解疼痛,改善肢体功能,延缓或阻止疾病进展,以防止出现肢体功能障碍、提高患者生活质量。

(史可梅 韩晨阳 李全波)

病例 165 射频治疗顽固性带状疱疹后遗神经痛病例报道一例

【导读】

带状疱疹后遗神经痛(post-herpetic neuralgia , PHN)是带状疱疹皮损愈合后遗留的顽固性神经病理性疼痛,为带状疱疹最常见的并发症之一。该病随年龄增长发生率增高, 40 岁以上带状疱疹(herpes zoster , HZ)患者约 30% 可以引起 PHN,其长期持续的剧烈疼痛,给患者身心带来极大的痛苦。如何进行有效的治疗、改善患者的生活质量成为目前临床和基础研究中的热点问题。

【病例简介】

患者,老年女性, 100 岁,主因"左侧额部疱疹疼痛 15 天,进行性加重"入院。患者入院前 15 天前无明显诱因出现左侧眉弓部疼痛, 5 天后该处皮肤出现簇状疱疹,在当地医院进行抗病毒及镇痛〈药物不详〉治疗后,疱疹处皮损结痂,但疼痛进行性加重,呈刀割样绞痛,影响夜间睡眠。遂来我院就诊,门诊以"带状疱疹"收住院。患者自发病以来无发热,饮食可,精神、睡眠欠佳,大小二便如常,体重未见明显改变。既往史:平素身体健康状况一般,无冠心病、高血压、糖尿病等病史。无输血史,无手术史,无过敏史,无外伤史。检查: BP 140/65mmHg。神清,精神可,生命体征平稳,双侧瞳孔正大等圆,对光放射正常,心肺腹未见明显异常,胸廓无明显畸形,左侧眉弓区域皮肤可见带状疱疹皮损、带状疱疹结痂,未及痛觉过敏。余未见明显异常。疼痛评分 VAS: 9 分。辅助检查:实验室检查未见明显异常。心电图:窦性心律。入院诊断:带状疱疹神经痛,周围神经病。

经过综合评估和分析认为,患者虽然高龄,但是未合并高血压、糖尿病等基础疾病,重要器官功能处于基本正常范围,患者积极配合治疗,缓解疼痛的欲望明显。麻醉风险评 ASA′ I

级,未见临床治疗或介入治疗禁忌证。可以耐受并实施疼痛科规范化临床综合诊疗方案。

经过和患者的充分沟通和知情同意,神经痛医疗组开始实施以微创介入治疗为主的临床规范化综合诊疗方案。本综合方案主要目标是控制神经源性炎症范围、调节损伤神经异常放电和降低 PHN 的发生率。

口服药物:加巴喷丁 200 mg,3 次 / 日;神经妥乐平 8IU,2 次 / 日。

左侧眶上神经射频治疗:患者取仰卧位,常规心电监护,建立上肢静脉通路,常规消毒后,铺治疗巾。取左右眉弓前 1/3 处为穿刺点,予 1% 利多卡因皮肤表面局麻成功后,置入射频针,在 CT 引导下,穿刺入眶上孔,反复回吸无血、无脑脊液,连接射频仪,刺激异感出现后确定与患者既往疼痛部位一致后予 60 度、70 度、80 度热凝射频共 6 分钟,射频完毕予复方倍他米松 1 mL 注入。治疗效果:左侧面部疼痛较前减轻,夜间睡眠明显改善,不影响正常生活。疼痛评分 VAS:2 分。

【问题】

（一）诊断及鉴别诊断

1. 带状疱疹后遗神经痛的诊断　带状疱疹后神经痛临床表现,特点如下。

（1）疼痛部位:常见于单侧胸部、三叉神经（主要是眼支）或颈部,其中胸部占 50%,头面部、颈部及腰部分别各占 10%~20%,骶尾部占 2%~8%,其他部位 <1%。PHN 的疼痛部位通常比疱疹区域有所扩大,极少数患者会发生双侧疱疹。

（2）疼痛性质:疼痛性质多样,可为烧灼样、电击样、刀割样、针刺样或撕裂样。可以一种疼痛为主,也可以多样疼痛并存。

（3）疼痛特征:①自发痛:在没有任何刺激情况下,在皮疹分布区及附近区域出现的疼痛。②痛觉过敏:对伤害性刺激的反应增强或延长。③痛觉超敏:非伤害性刺激引起的疼痛,如接触衣服或床单等轻微触碰或温度的微小变化而诱发疼痛。④感觉异常:疼痛部位常伴有一些感觉异常,如紧束样感觉、麻木、蚁行感或瘙痒感,也可出现客观感觉异常,如温度觉和振动觉异常,感觉迟钝或减退。

病程:30%~50% 患者的疼痛持续超过 1 年,部分病程可达 10 年或更长。

（4）其他临床表现:PHN 患者常伴情感、睡眠及生命质量的损害,45% 患者的情感受到中重度干扰,表现为焦虑、抑郁、注意力不集中等。有研究报道,60% 的患者曾经或经常有自杀想法,超过 40% 的患者伴有中、重度睡眠障碍及日常生活的中—重度干扰。患者还常出现多种全身症状,如慢性疲乏、厌食、体重下降、缺乏活动等。患者疼痛程度越重,活力、睡眠和总体生命质量所受影响越严重。值得注意的是,患者的家属也易出现疲乏、应激、失眠以及情感困扰。

2. 鉴别诊断

（1）椎体压缩后神经痛:疼痛沿脊柱向两侧扩散,仰卧或坐位时疼痛减轻,直立时后伸或久立、久坐时疼痛加剧,日间疼痛轻,夜间和清晨醒来时加重,弯腰、肌肉运动、咳嗽、大便用力时加重。一般骨量丢失 12% 以上时即可出现骨痛。老年骨质疏松症时,椎体骨小梁萎缩,数量减少,椎体压缩变形,脊柱前屈,腰肌为了纠正脊柱前屈,加倍收缩,肌肉疲劳甚至痉挛,产生疼痛。新近胸腰椎压缩性骨折,亦可产生急性疼痛,相应部位的脊柱棘突可有强烈压痛及叩击痛,一般 2~3 周后可逐渐减轻,部分患者可呈慢性腰痛。若压迫相应的脊神经可产生四肢放射痛、双下肢感觉运动障碍、肋间神经痛、胸骨后疼痛类似心绞痛,也可出现上腹痛类似急腹症。若压迫脊髓、马尾神经可影响膀胱、直肠功能。

(2)椎体肿瘤转移性疼痛:临床主要表现为肿瘤侵犯部位的局部疼痛和相应节段脊髓以及神经根受损引起的继发症状。疼痛常沿脊柱不知不觉的发生,在夜间加重。病程进展时疼痛加重,呈烧灼痛或钻痛。当广泛的骨质破坏及脊柱不稳定时,病人活动后严重疼痛,妨碍其日常生活。病人常可发生单侧或双侧的根性疼痛,咳嗽、喷嚏或躯干的活动均可使疼痛加重。肋间神经受到刺激可误认为胸部或腹部疾病。少数情况在转移病变以下出现弥漫性疼痛。当颈髓或胸髓受压可感觉小腿痛,此因脊髓丘脑束受到刺激所致。当脊髓受压,屈颈时可突然出现肢体的麻木,称之为 Lhermitte 征。疼痛的发生率各文献报道的结果不一,从 66% 到接近 100%。神经症状主要表现为截瘫和大小便功能障碍。

(二)带状疱疹后遗神经痛的治疗

1.PHN 治疗目的是 尽早有效地控制疼痛,缓解伴随的睡眠和情感障碍,提高生活质量。

2.PHN 治疗原则是 尽早、足量、足疗程及联合治疗,许多患者的治疗可能是一个长期持续的过程。药物治疗是基础,应使用有效剂量的推荐药物,药物有效缓解疼痛后应避免立即停药,仍要维持治疗至少 2 周。药物联合微创介入治疗可有效缓解疼痛并减少药物用量及不良反应。治疗过程中,要监测疼痛强度的改善情况。治疗 1 周后,应对治疗的效果和不良反应进行评价以便维持或调整现有的治疗方案。使用 VAS 或 NRS 对疼痛进行评价,通常,治疗后疼痛评分较基线降低 ≥ 30% 即认为临床有效,降低 ≥ 50% 即为明显改善。

(1)药物治疗:PHN 的一线药物包括钙离子通道调节剂(普瑞巴林和加巴喷丁)、三环类抗抑郁药(阿米替林)和 5% 利多卡因贴剂,二线药物包括阿片类药物和曲马多等。

(2)微创介入治疗:是指在影像引导下以最小的创伤将器具或药物置入到病变组织,对其进行物理、化学治疗的技术。临床用于治疗 PHN 的微创介入治疗主要包括神经介入技术和神经调控技术。药物治疗是镇痛的基础,微创介入与药物联合应用治疗 PHN 可有效缓解疼痛,同时减少镇痛药物用量,减少不良反应,提高患者生活质量。

【小结】

带状疱疹后遗神经痛可引起患者剧烈疼痛、严重影响患者的生活质量。长期剧烈疼痛可导致患者产生焦虑抑郁等精神方面的疾病,甚至可诱发患者的自杀行为。作为麻醉疼痛医师应该了解带状疱疹后遗神经痛的发病机制,能够进行诊断及鉴别诊断,掌握带状疱疹后遗神经痛的治疗原则和方法。对于这类患者,我们需要做好术前评估,针对患者的个体情况制定适合患者的治疗方案,控制神经异常放电,减轻患者的疼痛。

【专家点评】

带状疱疹后遗神经痛的治疗一直是疼痛治疗的难点,除各种口服药外,局部外用药(辣椒碱、局麻药凝胶)、局部皮内注射(局麻药、糖皮质激素、肉毒碱、神经妥乐平)、神经阻滞

（局麻药、神经营养药、糖皮质激素、医用O_3）、神经调控（脉冲射频、脊髓电刺激、鞘内泵置入）、医用O_3大自血治疗、各种理疗及心理治疗，不一而足。

由带状疱疹后遗神经痛诊疗共识编写专家组在2016年《中国疼痛医学杂志》上发布的"带状疱疹后神经痛诊疗中国专家共识"中明确指出：选择性神经毁损（"以手术切断或部分切断"，或用化学方法"乙醇和阿霉素"，或物理方法"射频热凝和冷冻等"阻断脑、脊神经、交感神经及各类神经节等的神经传导功能"）可用来治疗PHN，即对责任脊神经进行射频热凝毁损用于治疗顽固性PHN在中国疼痛专家已达成共识。而且，2019年由刘延青执笔的《射频治疗技术疼痛科专家共识》中也指出，"标准射频治疗过程中，治疗区域温度超过60℃可破坏传导痛温觉的神经纤维，高于85℃则无选择地破坏所有神经纤维。可根据治疗目的选择合适的射频温度"。目前射频治疗参数设定无金标准，需大量高质量的研究提供最佳治疗参数，有研究者认为，采用90℃热凝120~150 s可增加热治疗效应，产生范围更大的带状毁损区域。顽固性PHN的临床治疗重点集中在以下三个关键步骤：①消除神经源性炎症；②调节交感神经功能；③促进损伤神经修复，减少PHN发生率。

（史可梅　韩晨阳　李全波）

【参考文献】

[1] AZIZ Q, GIAMBERARDINO MA, BARKE A, et al. The IASP classification of chronic pain for ICD-11: Chronic secondary visceral pain[J]. Pain, 2019, 160:69-76.

[2] ERIKA A PETERSEN, THOMAS G STAUSS, JAMES A SCOWCROFT, et al. Effect of High-frequency（10-kHz）Spinal Cord Stimulation in Patients With Painful Diabetic Neuropathy[J]. A Randomized Clinical Trial. 2021, 1;78（6）:687-698.

[3] ONAKPOYA IJ, THOMAS ET, LEE JJ, et al. Benefits and harms of pregabalin in the management neuropathic pain: a rapid review and meta-analysis of randomized clinical trials[J]. BMJ. Open, 2019,9（1）: e23600.

[4] 谢可平,谢士彪,田云飞,等.O3治疗糖尿病足的临床应用价值 [J]. 中国医药指南, 2012,10（10）:622-623.

[5] GAMBETA E, CHICHORRO JG, ZAMPONI GW. Trigeminal neuralgia: An overview from pathophysiology to pharmacological treatments[J]. Mol Pain. 2020 Jan-Dec; 16: 1744806920901890.

索引